Referenzwerk Prävention und Gesundheitsförderung

Referenzwerk Prävention und Gesundheitsförderung

Klaus Hurrelmann, Matthias Richter, Stephanie Stock (Hrsg.)

Klaus Hurrelmann
Matthias Richter
Stephanie Stock
(Hrsg.)

Referenzwerk Prävention und Gesundheitsförderung

Grundlagen, Konzepte und Umsetzungsstrategien

6., überarbeitete und erweiterte Auflage

unter Mitarbeit von

Thomas Altgeld
Katharina Althaus
Lea Blunck
Michael Böhm
Elmar Brähler
Tilman Brand
Klara Brixius
Andrea Budnick
Anneke Bühler
Gerhard Bühringer
Maxie Bunz
Heide Busse
Ulrike de Vries
Kevin Dadaczynski
Ralf Decking
Manfred Döpfner
Karsten Dreinhöfer
Toni Faltermaier
Raimund Geene
Elena Gomes de Matos
Johanna Hanefeld
Charlotte Hanisch
Bernhard Haring
Christopher Hautmann
Alina Herrmann
Patricia Hilgers
Andrea Icks
Veronika Jäger
André Karch
Theodor Klotz
Peter Koppe
Ursula Kraus
Adelheid Kuhlmey
Romy Lauer
Janna Leimann
Anja Leppin
Julika Loss
Albert C. Ludolph
Martin Merbach
Ricarda Mewes
Ute Mons
Kai Mosebach
Beate S. Müller
Dirk Müller
Uta Nennstiel
Veronika Ottová-Jordan
Franz Petermann (†)
Holger Pfaff
Timo-Kolja Pförtner
Martin Pinquart
Nina Pintzinger
Evelyn Plamper
Eike Quilling
Wolfgang Rathmann
Walter Rätzel-Kürzdörfer
Marcus Redaèlli
Gaby Resmark
Kerstin Rhiem
Michael Schäfer
Kathrin Schlößler
Rita Schmutzler
Maria Schumann
Friedrich W. Schwartz
Johannes Siegrist
Rainer K. Silbereisen
Jacob Spallek
Katja Stenzel
Doris Stöckl
Harald Strippel
Ana N. Tibubos
Anja Tüchler
Horst C. Vollmar
Olaf von dem Knesebeck
Ulla Walter
Rolf Weitkunat
Simone Weyers
Manfred Wildner
Manfred Wolfersdorf
Hajo Zeeb
Stephan Zipfel
Fionna Zöllner

hogrefe

Prof. Dr. Dr. h. c. Klaus Hurrelmann (Hrsg.)
hurrelmann@hertie-school.org

Prof. Dr. Matthias Richter (Hrsg.)
richter.matthias@tum.de

Prof. Dr. Stephanie Stock (Hrsg.)
stephanie.stock@uk-koeln.de

Bibliografische Information der Deutschen Nationalbibliothek
Die Deutsche Nationalbibliothek verzeichnet diese Publikation in der Deutschen Nationalbibliografie; detaillierte bibliografische Daten sind im Internet über http://www.dnb.de abrufbar.

Anregungen und Zuschriften bitte an:
Hogrefe AG
Lektorat Gesundheit
Länggass-Strasse 76
3012 Bern
Schweiz
Tel. +41 31 300 45 00
info@hogrefe.ch
www.hogrefe.ch

Lektorat: Susanne Ristea, Wiebke Erchinger
Bearbeitung: Thomas Koch-Albrecht, Münchwald/Hunsrück
Herstellung: René Tschirren
Satz: Claudia Wild, Konstanz
Druck und buchbinderische Verarbeitung: Finidr s. r. o., Český Těšín
Printed in Czech Republic

6., überarbeitete und erweiterte Auflage 2024

Die 4. Auflage erschien unter dem Titel „Lehrbuch Prävention und Gesundheitsförderung".
Die 5. Auflage erschien unter dem Titel „Referenzwerk Prävention und Gesundheitsförderung".

(E-Book-ISBN_PDF 978-3-456-96350-1)
(E-Book-ISBN_EPUB 978-3-456-76350-7)
ISBN 978-3-456-86350-4
https://doi.org/10.1024/86350-000

Inhaltsverzeichnis

Vorwort

Wir freuen uns, das Referenzwerk Prävention und Gesundheitsförderung in einer völlig neu bearbeiteten und aktualisierten Fassung in 6. Auflage vorzulegen. Der Hogrefe Verlag hat keine Mühe gescheut, auch die neue Auflage wieder in einer ansprechenden und hochwertigen Form zu präsentieren. Dafür möchten wir uns ausdrücklich bedanken.

In der Herausgeberschaft hat sich eine Änderung ergeben: Theodor Klotz ist auf eigenen Wunsch ausgeschieden. Er gehörte zu den Initiatoren des Werkes und war von der ersten Auflage an Mitglied im Herausgeberteam. Wir haben viel von ihm profitiert und bedanken uns für seine langjährige Begleitung mit den anregenden Impulsen, die maßgeblich zum Erfolg des Werkes beigetragen haben.

Bei mehreren Artikeln hat die Autorenschaft gewechselt, bei anderen sind zu den bisherigen neue Autorinnen und Autoren hinzugekommen. Als Herausgeber bedanken wir uns bei allen Kolleginnen und Kollegen, die in den vergangenen Jahren zu diesem Werk beigetragen haben.

„Prävention und Gesundheitsförderung" hat sich als führendes Referenzwerk in medizinischen, gesundheitswissenschaftlichen, psychologischen, pädagogischen und soziologischen Studiengängen und Weiterbildungsprogrammen bewährt, weil es ein klares wissenschaftliches Programm verfolgt: durch einen interdisziplinären Ansatz die beiden Interventionsformen Krankheitsprävention und Gesundheitsförderung aufeinander beziehen.

Leitendes Prinzip des Lehrbuches ist es, Ansätze aus wissenschaftlichen Disziplinen des biomedizinisch-personenorientierten und des sozial- und bevölkerungsorientierten Paradigmas zusammenzuführen. Hierdurch wird das Ergänzungsverhältnis der beiden Interventionsformen Krankheitsprävention und Gesundheitsförderung betont. Jede Form der Abgrenzung der beiden Interventionsformen voneinander wird als nicht hilfreich erachtet. Gerade weil die Krankheitsprävention dem naturwissenschaftlichen und medizinischen, die Gesundheitsförderung dem bevölkerungs- und sozialwissenschaftlichen Paradigma jeweils nahesteht, ist ihr Ergänzungsverhältnis fruchtbar und erkenntnisfördernd.

Wir danken den Autorinnen und Autoren der einzelnen Beiträge, die durch ihre Beteiligung zum Ausdruck bringen, dass sie diesem wissenschaftlichen Programm zustimmen und die hier eingeschlagene interdisziplinäre und intersektorale Vorgehensweise befürworten.

Klaus Hurrelmann, Berlin
Matthias Richter, München
Stephanie Stock, Köln

Grundlagen und Konzepte von Prävention und Gesundheitsförderung

1 Krankheitsprävention und Gesundheitsförderung

Klaus Hurrelmann, Matthias Richter, Theodor Klotz und Stephanie Stock

Überblick

- Was charakterisiert die Begriffe „Krankheitsprävention" und „Gesundheitsförderung"?
- Was sind Risiko- und Schutzfaktoren für die Gesundheit?
- Wie ergänzen sich „Krankheitsprävention" und „Gesundheitsförderung"?
- Welchen Stellenwert haben „Krankheitsprävention" und „Gesundheitsförderung" in der gesundheitlichen Versorgungsstruktur?

1.1 Krankheitsprävention und Gesundheitsförderung als komplementäre Interventionsformen

Die Begriffe „Krankheitsprävention" und „Gesundheitsförderung" werden in der internationalen Fachliteratur nicht einheitlich verwendet. Auch im deutschen Sprachraum bestehen unterschiedliche Definitionen nebeneinander.

1.1.1 Historische Entstehung der Begriffe

Um eine Begriffsverwirrung zu vermeiden, ist eine Rückbesinnung auf die historische Entstehung der beiden Begriffe hilfreich (Hurrelmann et al., 2016):

- **Der historisch ältere Begriff „Krankheitsprävention"**, meist verkürzt als „Prävention" bezeichnet, entwickelte sich in der **Sozialmedizin** des 19. Jahrhunderts. Unter den Begriffen Vorbeugung, Vorsorge, Prophylaxe oder Prävention wurden alle Ansätze zusammengefasst, die eine **Vermeidung des Auftretens von Krankheiten** und damit die Verringerung ihrer Verbreitung und die Verminderung ihrer Auswirkungen zum Ziel hatten. Der entscheidende Ansatz dafür war, die Auslösefaktoren von Krankheiten zurückzudrängen oder ganz auszuschalten. Um 1900 verdichtete sich die Erkenntnis, dass vor allem unzureichende hygienische Lebensumstände und belastende Arbeitsbedingungen zu den Auslösefaktoren zählen und sowohl Lebensqualität als auch Lebensdauer der Bevölkerung schwer beeinträchtigen. Fachwissenschaftlich waren an der Aufdeckung dieser Zusammenhänge vor allem innovative Bereiche der Medizin und Epidemiologie beteiligt. Aus ihren Reihen heraus wurden auch die ersten Ansätze eines vorbeugenden, prophylaktischen und präventiven Handelns formuliert (Abholz, 2006).
- **Der Begriff „Gesundheitsförderung"** (Health Promotion) ist erheblich jünger. Er entwickelte sich aus den gesundheitspolitischen Debatten der **Weltgesundheitsorganisation** (WHO), in die neben bevölkerungsmedizinischen auch ökonomische, politische, kulturelle und soziale Erkenntnisse eingingen. Der Begriff etablierte sich im Anschluss an die Definition von „Gesundheit" in der Gründungskonvention der WHO: „Gesundheit ist der Zustand des völligen körperlichen, psychischen und sozialen Wohlbefindens und nicht nur das Freisein

von Krankheit und Gebrechen“ (World Health Organization, 1946). Bei der Diskussion über Umsetzungsstrategien des Gesundheitsbegriffs wurde bei einer Konferenz in Ottawa (World Health Organization, 1986) das Konzept „Gesundheitsförderung“ etabliert. Im Unterschied zur Krankheitsprävention mit ihrer im Vordergrund stehenden Vermeidungsstrategie geht es bei der Gesundheitsförderung um eine Promotionsstrategie, durch die Menschen eine Verbesserung ihrer Lebensbedingungen und damit eine **Stärkung der gesundheitlichen Ressourcen** („Empowerment“) erfahren sollen. Fachwissenschaftlich waren an der Entwicklung dieses Ansatzes vor allem sozial- und bevölkerungswissenschaftliche Disziplinen beteiligt (Kickbusch, 2003).

Obwohl sich die beiden Begriffe auf unterschiedliche Bezugsrahmen beziehen, haben sie eine Gemeinsamkeit: Sowohl „Krankheitsprävention“ als auch „Gesundheitsförderung“ beschreiben begrifflich Handlungsschritte, also Formen der „Intervention“. Es handelt sich in beiden Fällen um das gezielte Eingreifen von Akteuren, meist öffentlich und/oder professionell autorisierter Personen und Institutionen, um sich abzeichnende oder bereits eingetretene Verschlechterungen der Gesundheit bei einzelnen Personen oder Bevölkerungsgruppen zu beeinflussen. Damit diese Intention gelingen kann, ist ein koordiniertes Zusammenwirken aller beteiligten Akteure auf verschiedenen Ebenen des Systems notwendig. Zudem sollte sich das präventive Handeln an evidenzbasierten Grundlagen orientieren.

1.1.2 Definition von Krankheitsprävention und Gesundheitsförderung

Der Unterschied der beiden Interventionsformen liegt also in ihrer Eingriffslogik, die sich auf verschiedenartige theoretische Grundlagen bezieht. Hieraus lässt sich ihre Definition ableiten:

- **Krankheitsprävention (oft verkürzt auch nur „Prävention“ genannt) bezeichnet alle Interventionen, die dem Vermeiden des Eintretens und des Ausbreitens einer Krankheit dienen.** Das Eingreifen (Intervenieren) richtet sich auf das Verhindern und Abwenden von Risiken für das Eintreten und die Ausbreitung von Krankheiten. Voraussetzung eines gezielten Intervenierens ist eine Kenntnis pathogenetischer physiologischer und psychischer Dynamiken, also der Entwicklungs- und Verlaufsstadien des Krankheitsgeschehens.
- **Gesundheitsförderung bezeichnet alle Interventionen, die der Verbesserung der gesundheitsrelevanten Lebensbedingungen der Bevölkerung dienen.** Das Eingreifen richtet sich auf die ökonomischen, ökologischen, kulturellen und sozialen Bedingungen der Lebensgestaltung von einzelnen Personen oder Gruppen der Bevölkerung. Voraussetzung eines gezielten Intervenierens ist eine Kenntnis salutogenetischer Dynamiken, also der Entwicklungs- und Verlaufsformen für das Gesundsein und Gesundbleiben.

Wichtig für Gesundheitsförderung und Prävention

Gemeinsames Ziel: Gesundheitsgewinn

Gemeinsames Ziel der beiden Interventionsformen „Krankheitsprävention“ und „Gesundheitsförderung“ ist, einen sowohl individuellen als auch kollektiven Gesundheitsgewinn zu erzielen – einmal durch das Zurückdrängen von Risiken für Krankheiten, zum anderen durch die Förderung von gesundheitsrelevanten Lebensbedingungen und individuellen Ressourcen. Die analytische Unterscheidung der beiden Begriffe ist auf Antonovsky zurückzuführen, der auch den neuen Begriff „Salutogenese“ als Gegenbegriff zu „Pathogenese“ prägte (Antonovsky, 1987). Die pathogenetische und die salutogenetische Dynamik folgen einer unterschiedlichen Sachlogik. Entsprechend bezeichnen die beiden Begriffe

Krankheitsprävention und Gesundheitsförderung bei gemeinsamer Zielsetzung unterschiedliche Interventionsformen mit verschiedenartigen Wirkungsprinzipien (Hurrelmann & Richter, 2013).

1.1.3 Wirkungsprinzip der Krankheitsprävention

Krankheitsprävention bedeutet im Wortsinn, einer Krankheit zuvorzukommen, um sie zu verhindern oder abzuwenden. Zugrunde liegt die Annahme, dass die zukünftige Entwicklung des Krankheitsgeschehens individuell und kollektiv vorhergesagt werden kann. Die Interventionsform Prävention beruht damit auf einer **Zukunftsprognose**, die ihrerseits auf der Abschätzung der Eintrittswahrscheinlichkeit des unerwünschten Ereignisses „Krankheit" aufbaut.

Die zentrale Annahme dabei ist: Werden die Voraussetzungen für das Eintreten der Krankheit früh erkannt und die Regeln des Krankheitsverlaufes antizipiert, können gezielte Interventionen zur Abwendung des Eintritts des Ereignisses „Krankheit" und/oder seiner Folgen eingeleitet werden (Franke, 2012). Der Erfolg der präventiven Intervention wird daran gemessen, in welchem Ausmaß der zu erwartende Krankheitsausbruch und/oder der sich verschlimmernde Krankheitsverlauf gemindert oder sogar verhindert werden können (Dietscher & Pelikan, 2016).

Ausgelöst werden die Interventionshandlungen durch die Identifizierung von „Risikofaktoren", die nachweislich bei der Entstehung und beim Verlauf der Krankheit im Spiel sind. Wichtige Risikofaktoren für die heute weit verbreiteten „Volkskrankheiten" Herz-Kreislauf-Erkrankungen, Diabetes, Krebserkrankungen und Demenz sind Bluthochdruck, hohe Blutfettwerte, Übergewicht, mangelnde Bewegung, schlechte Ernährung und dauerhafte psychische Überlastung („Stress"). Durch die gezielte präventive Intervention wird zu einem Zeitpunkt, zu dem die Risikofaktoren deutlich identifiziert werden können, in die Dynamik der Pathogenese eingegriffen, die daraufhin einen anderen Verlauf nimmt, als es ursprünglich zu erwarten war (Walter & Schwartz, 2003). Es wird ein „Gesundheitsgewinn" erzielt, der im Abbau einer zu erwartenden individuellen oder kollektiven Krankheitslast besteht.

Im Idealfall soll so früh eingegriffen werden, dass sich aus den identifizierten Risikofaktoren noch keine erkennbaren Krankheitssymptome gebildet haben („primäre Prävention"). Auch eine Intervention bei bereits manifesten Krankheitssymptomen im Erststadium gilt als aussichtsreich („sekundäre Prävention"). Es handelt sich hierbei um eine medizinische, psychologische oder therapeutische Intervention, deren Spektrum in der Regel von Aufklärung und Beratung über Vorsorgeuntersuchungen (Screening wie etwa Mammografie), Aufforderung zu Verhaltungsänderungen (etwa Tabakabstinenz, Reduktion des Alkoholabusus, körperliche Aktivität, Entspannung) bis zu pharmakologischer Behandlung (etwa Blutdruckeinstellung) reicht. „Tertiäre Prävention" bezeichnet Interventionen, welche die möglichst weitgehende Wiederherstellung von Funktionsfähigkeit und Lebensqualität nach einem einschneidenden Krankheitsereignis begleiten. Ein Beispiel ist die Rehabilitation nach einer Krebsoperation.

Klassifikation der Risikofaktoren

Die Risikofaktoren können in vier Gruppen eingeteilt werden. Sie können auf unterschiedlichen Wegen im weiteren Zeitverlauf zu einer Krankheit führen:

1. **genetische physiologische und psychische Anlagen**, zum Beispiel vererbte Stoffwechselstörungen (z. B. familiäre Hypercholesterinämie), angeborene Gelenkanomalien (z. B. kongenitale Hüftdysplasie), introvertiertes Temperament und angeborene Ängstlichkeit. Genetische Anlagen können unter be-

stimmten Bedingungen durch Umwelteinflüsse modifiziert werden. Aus der Epigenetik wissen wir, dass bestimmte Faktoren, wie etwa das mütterliche Bewegungs- und Ernährungsverhalten in der Schwangerschaft, den Aktivitätszustand von bestimmten Genen erhöhen oder erniedrigen und damit auf die Ausprägung im späteren Leben Einfluss nehmen können;

2. **behaviorale Dispositionen**, zum Beispiel suchtförmige Verhaltensweisen wie Zigarettenrauchen, unkontrollierter Konsum anderer psychoaktiver Substanzen oder fettreicher Nahrungsmittel, unkontrollierte Nutzung von digitalen Tools und Videospielen am Smartphone oder Computer, Bewegungsmangel;
3. **psychische Expositionen**, zum Beispiel dauerhafte Überlastungen entweder in der Schule oder am Arbeitsplatz und/oder im Privatleben, Erleben von Beziehungskonflikten, Diskriminierungen oder sexualisierter oder rassistischer Gewalt;
4. **ökologische Expositionen**, zum Beispiel das Erleben von Pandemien, Folgen des Klimawandels, erhöhte Strahlenbelastung, verunreinigtes Wasser, Folgen dauerhafter Intensivlandwirtschaft und zuckerreicher, industrialisierter Nahrungsmittelangebote.

Die dem Wirkungsprinzip der Prävention zugrunde liegenden Aussagen und Handlungen beruhen auf einer **Wahrscheinlichkeitsbasis**. Dabei handelt es sich um mathematische Analysen, wie solche der Stärke des statistischen Zusammenhangs („Korrelation") von einzelnen oder mehreren Risikofaktoren und dem Auftreten von einzelnen oder mehreren Krankheiten in bestimmten Populationen. So kann zum Beispiel statistisch festgestellt werden, dass der Risikofaktor „Bluthochdruck" in der Bevölkerungsgruppe von über 50-jährigen Männern bei 60 % anzutreffen ist, und dass von diesen 60 % „Risikofaktorträgern" dreimal so viele Herz-Kreislauf-Krankheiten haben wie in der Gruppe der über 50-jährigen Männer ohne Bluthochdruck.

Möglichkeiten der Krankheitsprävention

Die bisherigen Präventionsstrategien bauen auf quantifizierbaren Wahrscheinlichkeitsaussagen über die Wirkung eines Risikofaktors für ganze Bevölkerungsgruppen, aber nicht für Einzelpersonen auf. Deswegen kann einem individuellen Menschen als Adressat der Intervention „blutdrucksenkendes Medikament einnehmen" keine Gewissheit gegeben werden, dass er selbst auch tatsächlich keine Herz-Kreislauf-Erkrankung entwickelt. Hierzu wären Erkenntnisse auf der Basis einer individuellen Risikoanalyse nötig. Solche Erkenntnisse liegen bis heute aber nur vereinzelt vor.

Die Forschung im Bereich Gesundheitserziehung zeigt deutlich, wie begrenzt die Möglichkeiten sind, auf der Basis von nur bevölkerungsbezogenen Wahrscheinlichkeitsaussagen einen Menschen zu überzeugen, seine fest im Lebensalltag verankerten behavioralen und psychischen Risikofaktoren zu verändern (Wulfhorst & Hurrelmann, 2009). Klassisches Beispiel ist die zwar statistisch starke, aber eben nicht zwangsläufig bei jedem Individuum auftretende Korrelation von Nikotinabusus und Bronchialkarzinom. So gibt es Raucher, die sich als 70-Jährige bester pulmonaler Gesundheit erfreuen, und 50-jährige Nichtraucher mit fortgeschrittenem Bronchialkarzinom. Entsprechend schwierig ist es, auf der Basis dieser Information einen Raucher von den Vorteilen der Tabakabstinenz zu überzeugen.

Große Hoffnungen werden aus diesem Grund auf die Beeinflussung der Risikofaktoren mit genetischer, physiologischer und psychischer Disposition gesetzt. Unter dem Begriff **„Public Health Genetics"** hat sich ein aussichtsreicher Forschungszweig zu den Möglichkeiten der Krankheitsprävention in diesem Bereich etabliert.

Die bisherigen Erkenntnisse mahnen aber zur Zurückhaltung. Vieles deutet darauf hin, dass auch in diesem Bereich keine kausalen, schon gar keine monokausalen und damit determinierenden Präventionsstrategien identifiziert werden können. Auch scheint die erfolgreiche Beeinflussung genetischer Krankheitsdispositionen nicht zu verhindern, dass sich pathogenetische Prozesse andere, ebenfalls krankheitsorientierte Verlaufsbahnen als ursprünglich genetisch angelegt suchen. Die vier oben genannten Gruppen von Risikofaktoren (genetische, behaviorale, psychische und ökologische) wirken in einer noch unbekannten Weise zusammen und beeinflussen sich jeweils gegenseitig.

1.1.4 Wirkungsprinzip der Gesundheitsförderung

Gesundheitsförderung baut auf einem vergleichbaren Wirkungsprinzip wie Krankheitsprävention auf, indem in eine vorhersagbare Verlaufsdynamik menschlicher Befindlichkeiten eingegriffen wird. Auch bei der Gesundheitsförderung ist das Ziel ein „Gesundheitsgewinn", also eine Verbesserung der Qualität der Befindlichkeit der Adressaten einer Intervention gegenüber den Personen, die keine Intervention erfahren (Hurrelmann & Richter, 2013).

Im Unterschied zur Krankheitsprävention geht es, wie erwähnt, bei der Gesundheitsförderung nicht um ein Handeln auf der Basis des pathogenetischen, sondern des salutogenetischen Wirkungsprinzips. Das heißt, es sollen nicht Risikofaktoren zurückgedrängt oder ausgeschaltet, sondern Schutzfaktoren und Ressourcen gestärkt werden, die als Voraussetzung für die Verbesserung der Gesundheitsentwicklung gelten. Ziel der Interventionsform der „Promotion" ist es, so früh wie möglich den zu erwartenden Verlauf der Entwicklung des gesunden Zustandes eines Menschen oder einer ganzen Gruppe von Menschen mit dem Ziel zu beeinflussen, dass ein höheres Niveau des Gesundheitsstandes erreicht wird, als es ohne die Intervention wahrscheinlich gewesen wäre. Der Gesundheitsgewinn liegt damit in der Herstellung eines höheren als des ursprünglich erwarteten Gesundheitsstandes (Loss et al., 2016; Naidoo & Wills, 2019).

Klassifikation der Schutzfaktoren

Die Schutzfaktoren lassen sich in vier Gruppen einteilen:

1. **soziale und wirtschaftliche Faktoren**, insbesondere gute Bedingungen am Arbeitsplatz und eine gute sozioökonomische Lebenslage;
2. **Umweltfaktoren**, insbesondere gute Luft- und Wasserqualität, gute Wohnbedingungen und stabile soziale Netzwerke (Freunde, Nachbarschaft);
3. **behaviorale und psychische Faktoren**, insbesondere angemessene Bewegung, Ernährung und Spannungsbewältigung, reduzierter Konsum von legalen und illegalen Drogen, sicheres Gefühl von Selbstkontrolle, Selbstwirksamkeit und Eigenverantwortung, Optimismus und Widerstandsfähigkeit (Resilienz);
4. **uneingeschränkter Zugang zu gesundheitsrelevanten Leistungen**, insbesondere zu Bildungs- und Sozialangeboten, Transport- und Freizeitmöglichkeiten und zu Angeboten der Krankenversorgung, Pflege und Rehabilitation.

Möglichkeiten der Gesundheitsförderung

Auch die dem Wirkungsprinzip der Gesundheitsförderung zugrunde liegenden Aussagen beruhen auf einer Wahrscheinlichkeitsbasis. So lässt sich zum Beispiel berechnen, wie stark sich der Gesundheitsstand von Berufstätigen in einem Betrieb mit umfassendem Arbeitsschutz, flexiblen Arbeitszeiten und Angeboten von Fitnesstraining von dem unterscheidet, den Berufstätige in vergleichbaren Betrieben ohne solche Interventionen aufweisen. Auch kann man angeben, um wie viele Prozentpunkte höher der von Kinderärzten eingeschätzte Gesundheitsstand von Kleinkindern ist, die aus finanziell gesicherten Elternhäusern kommen, im Unterschied zu Kindern aus armen Elternhäusern. Aus diesen statistischen Zusammenhängen lässt sich aber nicht kausal schließen, dass sich die Interventionsform „betriebliches Gesundheitsmanagement“ oder „finanzielle Familienförderung“ bei einem einzelnen Berufstätigen oder einem einzelnen Kind direkt auswirkt (Ruckstuhl, 2020).

1.1.5 Das komplementäre Verhältnis der beiden Interventionsformen

Wichtig für Gesundheitsförderung und Prävention

Die Darstellung der Wirkungsprinzipien der beiden Interventionsformen Krankheitsprävention und Gesundheitsförderung hat deutlich gemacht: Beide orientieren sich am gleichen Ziel und folgen dabei einer jeweils spezifischen Sachlogik des Handelns. Krankheitsprävention und Gesundheitsförderung stehen also in einem sich gegenseitig ergänzenden, komplementären Verhältnis zueinander. Beide wollen einen Gesundheitsgewinn erzielen, aber auf unterschiedliche Weise, sodass je nach Ausgangslage einmal die eine und einmal die andere Interventionsform die angemessene und erfolgversprechende sein kann und grundsätzlich eine Kombination beider Formen aussichtsreich ist.

Eine scharfe Abgrenzung der beiden Interventionsformen voneinander ist aus diesem Grund nicht hilfreich. Sie wird dann unproduktiv oder sogar destruktiv, wenn hierdurch die unterschiedlichen Denk- und Arbeitsweisen der jeweils zugrunde liegenden wissenschaftlichen Disziplinen gegeneinander in Stellung gebracht werden. Wie erläutert, folgt die Krankheitsprävention überwiegend dem naturwissenschaftlichen und medizinischen, die Gesundheitsförderung überwiegend dem bevölkerungs- und sozialwissenschaftlichen Paradigma. Die in den Beiträgen dieses Lehrbuchs zusammengetragene Evidenz zur Effektivität und Effizienz der beiden Interventionsformen geben keinen Anhaltspunkt dafür, die eine Form der anderen vorzuziehen.

Beide Interventionsformen erfreuen sich einer wachsenden Beachtung in Theorie und Praxis. So ist in den letzten zwei Jahrzehnten ein zuvor nicht bekanntes Voranschreiten präventiven Denkens und Arbeitens in der Medizin auffällig. In immer mehr Teilbereichen kurativen Handelns setzt sich der Gedanke durch, nicht erst auf entwickelte Störungen, sondern bereits auf die ersten erkennbaren Anfänge der Störungen zu reagieren. „Wenn der Risikobefund (Weite der Bauchaorta, Größe eines Polypen etc.) mit einem bestimmten Maß von benennbarem Risiko verbunden ist, dann wird therapeutisch gehandelt, um Schlimmerem vorzubeugen“ (Abholz, 2006, S. 53). Gesundheitsförderliche Ansätze finden besonders in sozialen Einrichtungen wie Schulen und Betrieben (Settings), aber auch auf kommunaler und regionaler Basis wachsende Unterstützung (Bundeszentrale für gesundheitliche Aufklärung, 2023).

1.2 Krankheitsprävention und Gesundheitsförderung als integrale Bestandteile der Versorgung

Seit dem Jahr 2015 existiert in Deutschland ein „Präventionsgesetz“, das ausdrücklich auch die Gesundheitsförderung mit umfasst. Zu den Zielen gehört es, Ansätze der Krankheitsprävention und Gesundheitsförderung direkt in den alltäglichen Lebenswelten zu stärken, besonders in Kindertagesstätten und Schulen, am Arbeitsplatz und im Pflegeheim. Außerdem werden die Früherkennungsuntersuchungen für Kinder, Jugendliche und Erwachsene weiterentwickelt und der Impfschutz verbessert. Das Präventionsgesetz strebt eine enge Zusammenarbeit der Sozialversicherungsträger, Länder und Kommunen im Bereich Prävention und Gesundheitsförderung für alle Altersgruppen an. Auch die soziale Pflegeversicherung erhält einen ex-

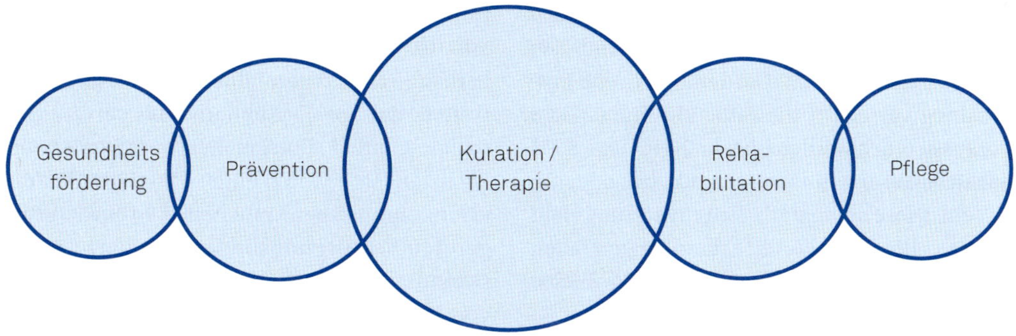

Abbildung 1-1: Vereinfachte Darstellung des Istzustands der Gewichte der einzelnen Versorgungssegmente des Gesundheitssystems.

pliziten Präventionsauftrag, um Menschen in stationären Pflegeeinrichtungen erreichen zu können. Das Gesetz sieht weiterhin vor, dass künftig ein stärkeres Augenmerk auf individuelle Belastungen und Risikofaktoren für das Entstehen von Krankheiten gelegt wird. Auch Ansätze der Prävention und Gesundheitsförderung im kommunalen Bereich werden unterstützt, weil hier ein hohes Potenzial besteht, die Gesundheit einer Bevölkerung zu verbessern (Gerlinger & Rosenbrock, 2024).

Mit diesem Gesetz werden die beiden Interventionsformen der Krankheitsprävention und Gesundheitsförderung zum ersten Mal gesetzlich verankert und auf einer verlässlichen Basis finanziert. Allerdings handelt es sich um eine Form der Finanzierung über eine im Sozialgesetzbuch verankerte Zwangsabgabe der Krankenkassen, die sich von der ansonsten in der gesetzlichen Krankenversicherung üblichen Finanzierung – über die Kostenerstattung je nach Behandlungsfall – unterscheidet. Im Bereich der präventiven Früherkennungs- und Screeningverfahren ebenso wie der präventiven genetischen Analysen ändert sich das bereits: Sie werden schrittweise in die Kostenerstattung übernommen. Demgegenüber sind die meisten Ansätze der Gesundheitsförderung noch nicht als vollständig integrierte Komponenten einer umfassenden gesundheitlichen Versorgung anerkannt, sondern werden in Kindergärten, Schulen und ebenso am Arbeitsplatz und in den Pflegeheimen überwiegend als immer wieder neu bei den Krankenkassen zu beantragende Förderprojekte geführt (Franzkowiak, 2023).

1.2.1 Grenzen der kurativen Ausrichtung des Versorgungssystems

Ob durch das Präventionsgesetz eine nachhaltige Neuausrichtung der Versorgungsstrukturen erreicht werden kann, ist aus diesem Grund noch nicht absehbar. Aus der Logik des traditionell auf Krankheitsheilung ausgerichteten Gesundheitssystems in Deutschland ergibt sich eine Schwerpunktsetzung, die **Therapie und Kuration akuter Krankheiten in den Mittelpunkt der Versorgung** stellt. Entsprechend lässt sich der historisch über Jahrzehnte etablierte Istzustand des Versorgungssystems in Deutschland vereinfacht wie in Abbildung 1-1 charakterisieren: Die einzelnen Versorgungssegmente bilden eine Abfolge von Schritten in einem typischen Krankheitsverlauf. Die in der Abbildung zum Ausdruck gebrachte Größe eines Segments symbolisiert sein jeweiliges Gewicht im Versorgungssystem.

Durch die **Veränderung des Krankheitsspektrums in Richtung einer Vermehrung chronischer Krankheiten** ist dringend eine Weiterentwicklung der Versorgungsstrukturen angezeigt. Chronische Krankheiten sind durch rein kurative und therapeutische Interventionsformen in der Regel nicht zu heilen, sondern können lediglich in ihrem Verlauf abgemildert oder verzögert werden. Die demografische Entwicklung verschärft die Situation dramatisch. Voraussichtlich werden im Jahr 2040 etwa 35 % der Bevölkerung in Deutschland über 65 Jahre alt sein. Diese demografische Entwicklung zieht mit den altersassoziierten Erkrankungen (allen voran der Demenz) erhebliche soziale Probleme und finanzielle Belastungen nach sich.

Eine Ausrichtung des Versorgungssystems an den Prinzipien einer aktivierenden und patientenzentrierten Versorgung ebenso wie an denen von Krankheitsprävention und Gesundheitsförderung ist daher geboten. Wichtig in diesem Zusammenhang ist auch die Stärkung der Gesundheitskompetenz von besonders betroffenen Bevölkerungsgruppen mit chronischen Beeinträchtigungen (Schaeffer & Pelikan, 2017).

Wichtig für Gesundheitsförderung und Prävention

Die Anforderungen, die sich aus der Verschiebung des Krankheitspanoramas hin zu den chronischen Erkrankungen ergeben, lassen sich strukturell durch eine auf Kuration ausgerichtete Gesundheitsversorgung nicht erfüllen. Sie verlangen eine Verbindung aller Segmente miteinander und eine erheblich stärkere Verankerung von Krankheitsprävention und Gesundheitsförderung ebenso wie Rehabilitation und Pflege. Viele der heute vorherrschenden chronischen Krankheiten treten in Kombination miteinander auf und sind zu einem großen Teil auf identische Risikofaktoren zurückzuführen. Aus diesem Grund ist es wünschenswert, Prävention und Gesundheitsförderung zu einem integralen Bestandteil des Gesundheits- und Versorgungssystems zu machen. Dadurch kann im Zusammenspiel mit Kuration/Therapie, Rehabilitation und Pflege eine messbare Verbesserung des Gesundheitsstandes der Bevölkerung erwartet werden.

Chronische Krankheiten führen zu einem dauerhaften Angewiesensein der Patientinnen und Patienten auf das gesundheitliche Versorgungssystem, das Sozialsystem und das persönliche soziale Umfeld. Entsprechend wird es in den nächsten Jahrzehnten durch die steigende Prävalenz chronischer Krankheiten zu einem **steigenden Versorgungsbedarf** bei den vorherrschenden chronischen Krankheiten kommen, vor allem bei Herz-Kreislauf-Krankheiten, Krebserkrankungen, Erkrankungen des Bewegungsapparates, obstruktiven Lungenerkrankungen, psychischen Erkrankungen und Demenz. Erschwert wird die Versorgungssituation durch das gemeinsame Auftreten mehrerer chronischer Krankheiten (Multimorbidität), wobei Multimorbidität mehr als die Summe der Einzeldiagnosen ist, da einzelne Krankheiten beispielsweise als Risikofaktoren für andere chronische Krankheiten auftreten können (z. B. Hypertonie als Risikofaktor für Demenz und Herz-Kreislauf-Erkrankungen) (Egle et al., 2020).

Wichtig für Gesundheitsförderung und Prävention

Krankheitsprävention und Gesundheitsförderung als integraler Bestandteil der Gesundheitsversorgung

Eine Gesundheitspolitik, die die Verbesserung des Gesundheitszustandes der gesamten Bevölkerung im Blick hat, sollte daher eine Gesundheitsversorgung anstreben, die Kuration, Prävention und Gesundheitsförderung eng miteinander verbindet und in einem ausgewogenen Verhältnis zueinander gewichtet. Bei einer weiteren Verstärkung von Investitionen in die Kuration besteht die Gefahr, dass diejenigen Bevölkerungsgruppen hiervon besonders profitieren, die aufgrund höherer Gesundheitskompetenz einen leichten Zugang zum Versorgungssystem haben. Bevölkerungsgruppen mit niedriger Gesundheitskompetenz nehmen hingegen Präventionsangebote seltener in Anspruch und haben deshalb bei Eintreten einer chronischen Erkrankung schlechtere Outcomes. Wird hier nicht durch das Gesundheitssystem gegengesteuert, kann sich hierdurch die ohnehin schon bestehende Ungleichheit des Gesundheitsstatus zwischen verschiedenen Bevölkerungsgruppen weiter verstärken (Richter & Hurrelmann, 2009).

In Abbildung 1-2 wird der wünschenswerte Idealzustand einer Architektur des Gesundheitssystems gezeigt, die Gesundheitsförderung und Krankheitsprävention als integrale Bestandteile der gesundheitlichen Versorgungsstruktur aufnimmt. Im Kontrast zu Abbildung 1-1 wird deutlich: Kuration und Therapie bilden zwar wie bisher das zentrale Segment, allerdings sind sie eng sowohl mit Krankheitsprävention und Gesundheitsförderung als auch mit Rehabilitation und Pflege verknüpft. Alle um Kuration und Therapie herum gruppierten Versorgungssegmente sind in diesem Modell nicht mehr voneinander getrennt, sondern bilden ein eng verflochtenes Gesamtsystem. Gesundheitsförderung und Krankheitsprävention werden hierdurch zu einer festen Komponente aller übrigen Versorgungssegmente.

1.2.2 Gesundheitspolitische Herausforderungen für Prävention und Gesundheitsförderung

Eine gesundheitspolitische Stärkung der Rolle von Prävention und Gesundheitsförderung ist nur im Rahmen eines umfassenden Konzepts der Sozial- und Gesellschaftspolitik zu verwirklichen. Dazu müssen neben dem Gesundheitssystem auch andere Politikbereiche wie Wirtschaft, Arbeit, Bildung, Wissenschaft, Umwelt, Städtebau, Verkehr und Verbraucherschutz berücksichtigt werden („intersektoraler Ansatz“, wie zum Beispiel im Health-in-All-Konzept der Weltgesundheitsorganisation) vorgesehen (Gerlinger & Rosenbrock, 2024). Zudem sollten Angebote zu Prävention und Gesundheitsförderung über den gesamten Lebenslauf von der Kindertagesstätte über Schule, Berufsausbildung, Universität und Beruf bis zum Ruhestand feste Bestandteile der jeweiligen Lebenswelten werden.

Inwieweit sich Gesundheitsförderung und Krankheitsprävention im Gesundheitssystem weiter durchsetzen werden, hängt nicht zuletzt davon ab, ob es gelingt, ihren politischen und wirtschaftlichen Nutzen nachzuweisen. Problematisch ist hierbei, dass die Kosten der Prävention in der Gegenwart aufgebracht werden müssen, während der Nutzen in der Zukunft liegt.

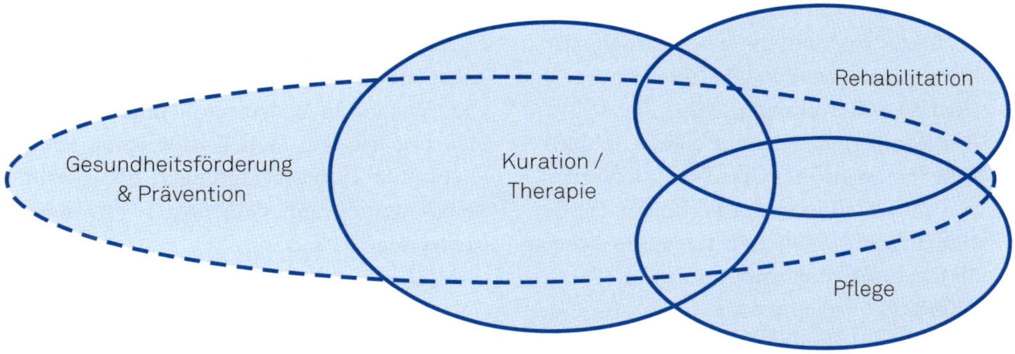

Abbildung 1-2: Darstellung des wünschenswerten Sollzustands der einzelnen Versorgungssegmente des Gesundheitssystems.

Ein weiterer wichtiger Aspekt ist zudem der bereits erwähnte immer wichtiger werdende **Ausgleich gesundheitlicher Ungleichheit nach sozialer Lebenslage.** Hier ergeben sich in den nächsten Jahren große Herausforderungen:

- Durch Prävention und Gesundheitsförderung potenziell beeinflussbare Erkrankungen und deren Risikofaktoren kommen besonders häufig bei Menschen mit niedrigem sozialem und ökonomischem Status vor. Das Problem von Angeboten der Prävention und Gesundheitsförderung ist, dass sie vor allem von den Bevölkerungsgruppen genutzt werden, die sozial bessergestellt sind. Sie verfügen über einen höheren Bildungsgrad sowie häufig über eine höhere Gesundheitskompetenz. Gleichzeitig sind sie sensibel für Angebote, die sie leistungsfähiger und resilienter machen. Menschen in benachteiligter sozialer Lebenslage mit niedriger Gesundheitskompetenz werden demgegenüber durch Präventionsprogramme schlecht erreicht. Es kann von einem „Präventionsdilemma" gesprochen werden, weil gerade diejenigen Gruppen, die von Vorbeugung besonders profitieren, am schwersten erreicht werden. Strategien mit einer eindeutigen Zielgruppenausrichtung auf die Lebenslage und Herkunft der jeweiligen Bevölkerungsgruppe haben ambivalente Resultate gezeigt, weil es dadurch zu unbeabsichtigten Stigmatisierungen gekommen ist. Aussichtsreicher erscheinen Ansätze, die in der sozialräumlichen Lebenswelt der Bevölkerungsgruppen verankert sind und aktiv von diesen selbst mitgestaltet werden (Setting Approach) (Richter & Hurrelmann, 2023).
- Die Kompetenz, sich auf eigene Initiative Informationen über Ursachen und Verläufe von Krankheiten und Anleitungen für den Umgang mit ihnen zu erschließen – meist als **Gesundheitskompetenz (engl. Health Literacy)** bezeichnet –, wird aufgrund der steigenden Prävalenz chronisch-degenerativer Krankheiten immer wichtiger. Die dazu notwendigen Fähigkeiten sind ungleich in der Bevölkerung verteilt und bei sozial benachteiligten Gruppen unzureichend entwickelt. Deswegen stellt sich die Herausforderung, Ärzte, Therapeuten und andere Gesundheitsprofessionelle darin zu schulen, ihre Klienten auf die Eigenverantwortung als „mündiger Patient" vorzubereiten und zugleich unterstützende Leistungen wie etwa Orientierungshilfen und Beratungen anzubieten (Schaeffer & Pelikan, 2017). Dies ist insbesondere für chronisch kranke Menschen von Bedeutung. Für einen erfolgreichen Umgang mit der eigenen chronischen Erkrankung ist ein gelingendes Selbstmanagement wichtig, was seinerseits eine hohe Gesundheitskompetenz voraussetzt. Aufgrund der steigenden Prävalenz chronischer Krankheiten entwickelt sich Gesundheitskompetenz zunehmend zu einer wichtigen Determinante für gesundheitliche Ungleichheit.

Neue Impulse erhalten Krankheitsprävention und Gesundheitsförderung auch durch die einschneidenden Erfahrungen der Covid-19-Pandemie, die auf die lebenswichtige Bedeutung von Hygiene und Impfung aufmerksam gemacht haben, sowie durch die Bedrohungen der Gesundheit großer Teile der Weltbevölkerung im Gefolge der Klimawandels. Hierdurch gewinnen klassische Ansätze wie das von Hancock entwickelte multidimensionale „Mandala-Modell der Gesundheit", das die praktischen Ansatzpunkte für Gesundheitsförderung und Gesundheitspolitik betont und dadurch Anhaltspunkte für Interventionsplanungen liefert, wieder stark an Bedeutung (Hancock, 1985). Hancock hat sein Modell inzwischen auf die weltweiten Herausforderungen der Gesundheitsförderung, auf „Planetary Health", ausgerichtet (Hancock, 2021).

Zusammenfassung

- Krankheitsprävention (oft verkürzt auch nur „Prävention“) bezeichnet alle Interventionen, die dem Vermeiden des Eintretens oder des Ausbreitens einer Krankheit dienen.
- Gesundheitsförderung bezeichnet alle Interventionen, die der Verbesserung der gesundheitsrelevanten Lebensbedingungen der Bevölkerung dienen.
- Krankheitsprävention und Gesundheitsförderung stehen in einem sich gegenseitig ergänzenden, komplementären Verhältnis zueinander und streben beide einen Gesundheitsgewinn an.
- Prävention und Gesundheitsförderung sind ein integraler Bestandteil eines modernen Gesundheits- und Versorgungssystems. Das Präventionsgesetz aus dem Jahr 2015 hat einen ersten Schritt in diese Richtung festgelegt.
- Noch sind Krankheitsprävention und Gesundheitsförderung aber nicht zu wirklich integralen Bestandteilen der Gesundheitsversorgung geworden.

Diskussionsanregung

- Wie unterscheiden sich die Wirkmechanismen von Krankheitsprävention und Gesundheitsförderung?
- Bei welchen gesundheitlichen Herausforderungen sind Ansätze der Krankheitsprävention und bei welchen Ansätze der Gesundheitsförderung aussichtsreicher?
- Worin unterscheiden sich trotz gleicher Zielsetzung die Formen und Prinzipien von Krankheitsprävention und Gesundheitsförderung?
- Warum sollten Krankheitsprävention und Gesundheitsförderung zu einem integralen Bestandteil der gesundheitlichen Versorgungsstruktur werden?
- Wie können die beiden Interventionsformen so eingesetzt werden, dass die gesundheitliche Ungleichheit in der Bevölkerung reduziert wird?

Literatur

Abholz, H. H. (2006). Prävention in der Medizin. *Prävention und Gesundheitsförderung, 1*, 51–56. https://doi.org/10.1007/s11553-005-0013-x

Antonovsky, A. (1987). *Unraveling the mystery of health.* (Zur Entmystifizierung der Gesundheit, dgvt). Jossey Bass.

Bundeszentrale für gesundheitliche Aufklärung (BZgA) (Hrsg.). (2023). *Leitbegriffe der Gesundheitsförderung und Prävention. Glossar zu Konzepten, Strategien und Methoden.* Verfügbar unter https://www.leitbegriffe.bzga.de

Dietscher, C. & Pelikan, J. (2016). Soziologie der Krankheitsprävention. In M. Richter & K. Hurrelmann (Hrsg.), *Soziologie von Gesundheit und Krankheit. Ein Lehrbuch* (S. 435–450). Springer VS.

Egle, U. T., Heim, C., Strauss, B. & Känel, R. von. (2020). Das bio-psycho-soziale Krankheitsmodell – revisited. In U. T. Egle, C. Heim, B. Strauß & R. von Känel (Hrsg.), *Psychosomatik. Neurobiologisch fundiert und evidenzbasiert. Ein Lehr- und Handbuch* (S. 39–48). Kohlhammer.

Franke, A. (2012). *Modelle von Gesundheit und Krankheit.* Huber.

Franzkowiak, P. (2023). Prävention und Krankheitsprävention. In Bundeszentrale für gesundheitliche Aufklärung (BZgA) (Hrsg.), *Leitbegriffe der Gesundheitsförderung und Prävention. Glossar zu Konzepten, Strategien und Methoden.* Verfügbar unter https://leitbegriffe.bzga.de/alphabetisches-verzeichnis/praevention-und-krankheitspraevention/

Gerlinger, T. & Rosenbrock, R. (Hrsg.). (2024). *Gesundheitspolitik* (4., überarbeitete und erweiterte Aufl.). Hogrefe.

Hancock, T. (1985). The mandala of health: a model of the human ecosystem. *Family & Community Health, 8*(3), 1–10. https://doi.org/10.1097/00003727-198511000-00002

Hancock, T. (2021). Towards healthy One Planet cities and communities: planetary health promotion at the local level. *Health Promotion International, 36*(Suppl. 1), i53–i63.

Hurrelmann, K., Laaser, U. & Richter, M. (2016). Gesundheitsförderung und Prävention. In K. Hurrelmann & O. Razum (Hrsg.), *Handbuch Gesundheitswissenschaften* (6. Aufl., S. 661–691). Beltz Juventa.

Hurrelmann, K. & Richter, M. (2013). *Gesundheits- und Medizinsoziologie* (8. Aufl.). Beltz Juventa.

Kickbusch, I. (2003). Gesundheitsförderung. In F. W. Schwartz, B. Badura, R. Busse, R. Leidl, H. Raspe, J. Siegrist & U. Walter (Hrsg.), *Public Health. Ge-*

sundheit und Gesundheitswesen (2. Aufl., S. 181–188). Urban & Fischer.

Loss, J., Warrelmann, B. & Lindacher, V. (2016). Gesundheitsförderung: Idee, Konzepte und Vorgehensweisen. In M. Richter & K. Hurrelmann (Hrsg.), *Soziologie von Gesundheit und Krankheit. Ein Lehrbuch* (S. 417–432). Springer VS.

Naidoo, J. & Wills, J. (2019). *Lehrbuch Gesundheitsförderung* (3. Aufl.). Hogrefe. https://doi.org/10.1024/85744-000

Richter, M. & Hurrelmann, K. (Hrsg.). (2009). *Gesundheitliche Ungleichheit. Grundlagen, Probleme, Perspektiven* (2. Aufl.). Springer VS. https://doi.org/10.1007/978-3-531-91643-9

Richter, M. & Hurrelmann, K. (2023). Die soziologische Perspektive auf Gesundheit und Krankheit. In M. Richter & K. Hurrelmann (Hrsg.), *Soziologie von Gesundheit und Krankheit* (S. 1–19). Springer VS.

Ruckstuhl, B. (2020). *Gesundheitsförderung – Entwicklungsgeschichte einer neuen Public-Health-Perspektive* (2. Aufl.). Beltz Juventa.

Schaeffer, D. & Pelikan, J. (Hrsg.). (2017). *Health Literacy. Forschungsstand und Perspektiven*. Hogrefe.

Walter, U. & Schwartz, F.W. (2003). Prävention. In F.W. Schwartz, B. Badura, R. Busse, R. Leidl, H. Raspe, J. Siegrist & U. Walter (Hrsg.), *Public Health. Gesundheit und Gesundheitswesen* (2. Aufl., S. 189–214). Urban & Fischer.

World Health Organization (WHO). (1946). *Constitution*. WHO.

World Health Organization (WHO). (1986). *Ottawa Charta*. WHO.

Wulfhorst, B. & Hurrelmann, K. (Hrsg.). (2009). *Gesundheitserziehung*. Huber.

Lese- und Medienempfehlung zur Vertiefung

Bundesvereinigung Prävention und Gesundheitsförderung. (2024). *bvpg*. Verfügbar unter https://bvpraevention.de/

Bundeszentrale für gesundheitliche Aufklärung (BZgA) (Hrsg.). (2023). *Leitbegriffe der Gesundheitsförderung und Prävention. Glossar zu Konzepten, Strategien und Methoden*. Verfügbar unter https://leitbegriffe.bzga.de/

GKV-Spitzenverband. (2024). *Leitfaden Prävention*. Verfügbar unter https://www.gkv-spitzenverband.de/krankenversicherung/praevention_selbsthilfe_beratung/praevention_und_bgf/leitfaden_praevention/leitfaden_praevention.jsp

Landeszentrale für Gesundheit Bayern. (2024). *Was heißt eigentlich Prävention? – Fachbegriffe der Gesundheitsförderung anschaulich gemacht*. Verfügbar unter https://www.youtube.com/watch?v=8izq9ZY7Qjs

Nationale Präventionskonferenz (NPK). (2024). *Die Nationale Präventionskonferenz*. Verfügbar unter https://www.npk-info.de/

Razum, O. & Kolip, P. (Hrsg.). (2020). *Handbuch Gesundheitswissenschaften* (7. Aufl.). Beltz Juventa.

Richter, M. & Hurrelmann, K. (Hrsg.). (2024). *Soziologie von Gesundheit und Krankheit. Ein Lehrbuch* (2. Aufl.). Springer VS.

2 Theorien der Krankheitsprävention und des Gesundheitsverhaltens

Nina Pintzinger und Ricarda Mewes

Überblick

- Krankheitsprävention und Gesunderhaltung: Welche Arten der Prävention gibt es?
- Gesundheitsverhalten: Welche Faktoren wirken auf das Gesundheitsverhalten und wie unterscheiden sich kontinuierliche Modelle von Stadienmodellen?
- Was versteht man unter Rückfallprophylaxe und wie kann sie gestärkt werden?

Im Laufe der vergangenen Jahrzehnte wurde eine Vielzahl von Studien durchgeführt, die Risikopotenziale für somatische Erkrankungen und psychische Störungen untersuchten. Das daraus resultierende Wissen wurde auf vielfältige Weise in der Bevölkerung verbreitet: über Zeitungen und Zeitschriften und in den letzten Jahren vermehrt über das Internet und soziale Medien. Einer großen amerikanischen Studie zufolge nutzen 72 % aller Internetnutzerinnen und Internetnutzer das Internet, um sich über gesundheitsbezogene Themen zu informieren (Fox & Duggan, 2013). Es ist anzunehmen, dass dabei auch häufig Informationen zur Krankheitsprävention gesucht werden. Beispielsweise zeigte sich während der Covid-19-Pandemie, dass Personen, die vermehrt online nach Gesundheitsinformationen suchten, auch häufiger präventive Maßnahmen ergriffen (Li et al., 2020). Webseiten und Social-Media-Kanäle bieten rasch und kostengünstig Zugriff auf aktuelle Gesundheitsinformationen und beeinflussen dadurch das Gesundheitsverhalten der Bevölkerung maßgeblich. Die Fülle an Informationen birgt aber auch beträchtliche Nachteile, wie beispielsweise die Schwierigkeit, vertrauenswürdige und qualitätsgeprüfte Inhalte aus der Fülle an verfügbaren Informationen herauszufiltern (Cline & Haynes, 2001).

Das vermehrte Wissen über gesundheitsbezogene Themen hat auch die **Auffassungen hinsichtlich der Genese von Krankheiten und Störungen** sowie hinsichtlich der daraus abgeleiteten Interventionsformen verändert: Im 19. Jahrhundert lag dem Medizinsystem ein biomedizinisches Modell zugrunde, in welchem Krankheit und Gesundheit als ausschließlich biologisch beeinflusste Zustände angesehen wurden. Im 20. Jahrhundert wurden zunehmend auch soziale und psychische Aspekte in Zusammenhang mit Gesundheit und Krankheit gebracht und das **biopsychosoziale Modell** etabliert. Diese veränderte Betrachtung der Ätiologie von Erkrankungen beinhaltete auch die Annahme, dass Menschen ihre Gesundheit aktiv erhalten, fördern und im Krankheitsfalle selbstständig Beiträge zu Genesung und Rehabilitation leisten können. Der Fokus wurde von „kurativem“ auf „präventives“ Denken sowie

Wichtig für Gesundheitsförderung und Prävention

Vor dem Hintergrund des vermehrten Wissens über Krankheitsursachen und des biopsychosozialen Zugangs wird heute das Gesundheitsverhalten und ihm zugrunde liegende kognitive und motivationale Faktoren wie Einstellungen, Werthaltungen und Ursachenzuschreibungen besonders beachtet.

in Richtung Schutzfaktoren, Ressourcen und Selbstmanagementstrategien gelenkt.

2.1 Klassifikation von Prävention

Eine gängige Definition beschreibt Prävention als „alle Interventionshandlungen, die sich auf Risikogruppen mit klar erwartbaren, erkennbaren oder bereits im Ansatz eingetretenen Anzeichen von Störungen und Krankheiten richten" (Laaser & Hurrelmann, 2000, S. 395). Die Bundeszentrale für gesundheitliche Aufklärung fasst den Begriff etwas weiter, nämlich als allgemeinen „Oberbegriff für alle Interventionen, die zur Vermeidung oder Verringerung des Auftretens, der Ausbreitung und der negativen Auswirkungen bzw. Folgekosten von unerwünschten Ereignissen, Zuständen oder Entwicklungen beitragen" (Franzkowiak, 2022). Präventive Maßnahmen (Früherkennung, Frühintervention) sollen das Auftreten oder Fortschreiten von bekannten und vorab definierten somatischen Erkrankungen und psychischen Störungen verhindern oder zumindest verzögern bzw. die negativen Konsequenzen solcher Erkrankungen oder Störungen möglichst gering halten.

Eine erste Klassifikation von Prävention mit einer zweistufigen Einteilung in **Primär- und Sekundärprävention** wurde 1957 von der Commission on Chronic Illness (CCI) vorgeschlagen. Primärprävention umfasst jene Maßnahmen, die bereits vor Krankheitseintritt ergriffen werden; sekundärpräventive Maßnahmen treten nach einer Krankheitsmanifestation – im Sinne von „Behandlung und Rückfallprophylaxe" – in Kraft. Caplan (1964) unterschied Formen der Prävention anhand des Interventionszeitpunktes und nahm die heute bekannteste Einteilung in **Primär-, Sekundär- und Tertiärprävention** vor. Im Rahmen der Primärprävention sollen die Wahrscheinlichkeit eines Krankheitseintritts und die Inzidenz einer Erkrankung gesenkt werden, die sekundäre Prävention zielt durch Früherkennung und Verhinderung des Fortschreitens auf eine Senkung der Prävalenzrate einer Krankheit ab; Maßnahmen, die der tertiären Prävention zugeordnet werden, sollen die Folgeschäden einer vorliegenden Erkrankung oder Störung reduzieren und die physische und psychische Leistungsfähigkeit erhalten bzw. weitestgehend wiederherstellen.

In der praktischen Arbeit mit **Suchterkrankungen** hat sich folgende dreistufige Klassifikation durchgesetzt: Unter Primärprävention wird die „Allgemeine Prophylaxe an unselektierten Personengruppen" verstanden, „Prophylaxe an Hochrisikogruppen vor der Krankheitsmanifestation" wird als Sekundärprävention bezeichnet und „Behandlung und Rückfallprophylaxe nach der Krankheitsmanifestation" gelten als Tertiärprävention (Uhl, 2005). Nach Strasser (1978) lässt sich die erste Stufe der Prävention aufgliedern in **Primordialprävention**, die darauf abzielt, die Verbreitung von gesellschaftlichen Risikofaktoren zu verhindern (Slesina, 2007), und Primärprävention, die direkt auf unselektierte Individuen ausgerichtet ist. Auch die **Tertiärprävention**, die alle Interventionsmaßnahmen nach Krankheitseintritt sowie die Prävention von Folgeschäden bei bestehenden Krankheiten beinhaltet, kann weiter untergliedert werden in „Tertiärprävention Typ A" (Behandlungsmaßnahmen) und „Tertiärprävention Typ B" (Rückfallprophylaxe). Rückfallprophylaxe zählt gemeinsam mit Rehabilitation und palliativmedizinischen Behandlungsmaßnahmen für einen nicht heilbaren, (weiter) fortgeschrittenen und lebensverkürzenden Zustand zu den kompensatorischen Maßnahmen (Uhl, 1998).

Gordon (1983) unterscheidet zwischen universellen Präventionsprogrammen, die auf die allgemeine Prophylaxe der Gesamtbevölkerung abzielen, selektiven Programmen, die an spezielle Gruppen mit erhöhtem Risiko gerichtet sind, ohne dass die zu verhindernde Problematik schon vorhanden ist, und indizierten Programmen, die ihren Fokus auf die Personen legen, die bereits Anzeichen einer Erkrankung oder Störung aufweisen.

2.2 Präventives Verhalten – Gesundheitsverhalten

Zählten am Beginn des 20. Jahrhunderts übertragbare Krankheiten und Infektionen, bedingt durch schlechte Lebensbedingungen und mangelnde Hygiene, zu den häufigsten Todesursachen (Loddenkemper et al., 2010), stehen heute Erkrankungen im Vordergrund, die durch risikoreiche Verhaltensweisen und Lebensstilfaktoren mitbedingt sind. Diese sind zudem auch immer relevanter, wenn es um den Verlust gesunder Lebensjahre geht bzw. um die Anzahl an Lebensjahren, die man mit Beeinträchtigungen lebt (GBD 2019 Diseases & Injuries Collaborators, 2020). Beispiele dafür sind Herz-Kreislauf-Erkrankungen, Karzinome, chronische Schmerzen und psychische Störungen sowie Folgen schwerer Verletzungen etwa durch Autounfälle. Die Menschen erreichen in unserer Zeit ein so hohes Lebensalter wie nie zuvor, diese Alterung geht jedoch mit einem Anstieg von Erkrankungen sowie häufiger Multimorbidität einher. Dementsprechend haben sich im Laufe der Zeit auch die Ansätze der Prävention und deren Ziele von der Vermeidung übertragbarer Krankheiten stärker in Richtung der Gesunderhaltung und der Vermeidung von nicht übertragbaren Krankheiten verschoben, bei denen das Verhalten und verhaltensbeeinflussende Faktoren eine besondere Rolle spielen.

Im Bereich der Gesundheitspsychologie hat sich für präventives Handeln der Begriff **„Gesundheitsverhalten“** etabliert. Nach Faltermaier (2017) umfasst Gesundheitsverhalten alle Verhaltensweisen gesunder Menschen, die nach wissenschaftlichen (epidemiologischen) Erkenntnissen zur Vermeidung von Krankheiten beitragen oder der Erhaltung von Gesundheit dienen. Als Beispiele können sportliche Aktivität, gesunde Ernährung, Sonnenschutzverhalten, Kondombenutzung, Zahnpflege und andere angeführt werden. Ziegelmann (2002, S. 152) definiert Gesundheitsverhalten als „Verhalten, ein Verhaltensmuster, eine Handlung oder eine Gewohnheit, die mit der Erhaltung, der Wiederherstellung oder mit der Verbesserung von Gesundheit im Zusammenhang stehen“. Schwarzer (2004) spricht auch von Gesundheitsverhalten, wenn Risikoverhaltensweisen, wie beispielsweise Rauchen, vermieden werden. Im Rahmen der gesundheitspsychologischen Forschung werden jene psychologischen Prozesse untersucht, die sich in präventiven Maßnahmen positiv auf die Etablierung gesundheitsförderlicher Verhaltensweisen auswirken (Matterazzo, 1980).

Wichtig für Gesundheitsförderung und Prävention

Gesundheitspsychologische Präventionskonzepte beschreiben den Einfluss von Kognition, Emotion, Motivation, Persönlichkeit und Verhalten auf die Gesundheit von Einzelpersonen oder bestimmten Gruppen. Aus diesen Konzepten wird abgeleitet, welche protektiven Faktoren (Schutzfaktoren) gefördert bzw. aufgebaut werden sollten und wie sie erfolgreich in der Vorbeugung von Krankheiten oder zur Vorbeugung von Rückfällen eingesetzt werden können.

Im Folgenden werden einige psychologische Modelle des Gesundheitsverhaltens exemplarisch dargestellt.

2.3 Modelle des Gesundheitsverhaltens

Gesundheitsverhaltensmodelle lassen sich grob in zwei Gruppen unterteilen: in die kontinuierlichen Prädiktionsmodelle und die dynamischen Stadienmodelle (Sniehotta & Schwarzer, 2003). **Kontinuierliche Prädiktionsmodelle** gehen davon aus, dass bestimmte Variablen (z. B. Selbstwirksamkeitserwartung, Risiko- und Kontrollwahrnehmung, Einstellungen) auf ein bestimmtes Gesundheitsverhalten Einfluss nehmen. Je nach Ausprägung der Variablen des Modells befindet sich eine Person auf einem bestimmten Punkt eines Kontinuums einer Verhaltenswahrscheinlichkeit. Die Wahrscheinlichkeit, dass eine Person ein (gesundheitsförderliches) Verhalten zeigt, steigt, je günstiger die Ausprägung der kognitiven und affektiven Prädiktoren des Modells ausfällt. Im Rahmen der kontinuierlichen Prädiktionsmodelle werden im Folgenden das Health-Belief-Modell (HBM) (Becker, 1974; Rosenstock, 1966) und die „Protection Motivation Theory" (PMT) (Rogers, 1983) erläutert. **Dynamische Stadienmodelle** nehmen an, dass Personen während einer Verhaltensänderung qualitativ unterschiedliche Stadien durchlaufen. In jedem dieser Stadien beeinflussen andere Faktoren eine mögliche Verhaltensänderung. Zu den dynamischen Stadienmodellen zählen das transtheoretische Modell der Verhaltensänderung (Prochaska & Di Clemente, 1983), das Prozessmodell präventiven Handelns (Precaution Adoption Process Model) (Weinstein & Sandman, 1992) und das sozial-kognitive Prozessmodell gesundheitlichen Handelns (Health Action Process Approach, HAPA) (Schwarzer, 1992, 2008).

2.3.1 Kontinuierliche Prädiktionsmodelle

Dem **Health-Belief-Modell** (Becker, 1974; Rosenstock, 1966) liegt die Annahme zugrunde, dass die Wahrscheinlichkeit einer Verhaltensänderung mit dem Ausmaß an wahrgenommener Gesundheitsbedrohung und dem Ausmaß der angenommenen Wirksamkeit einer Verhaltensänderung ansteigt (siehe Abbildung 2-1).

Die subjektive Gesundheitsbedrohung setzt sich aus der subjektiven Vulnerabilität und dem Schweregrad einer Erkrankung zusammen. Die Vulnerabilität ergibt sich aus der Einschätzung der Wahrscheinlichkeit einer Erkrankung, der Schweregrad betrifft Annahmen über die Folgen einer Erkrankung. Wer sich für anfällig für eine bestimmte Erkrankung hält und diese als schwerwiegend ansieht, wird demnach eher präventive Maßnahmen ergreifen. Eine Einschätzung der Wirksamkeit einer präventiven Maßnahme wird nach Abwägung der Kosten und Nutzen dieser Maßnahme vorgenommen. Zusätzlich wird das Verhalten auch noch von externen und internen Handlungsanstößen (siehe „Handlungsreize" in Abbildung 2-1; z. B. Symptomwahrnehmung, Gesundheitskampagne in den Medien) gesteuert.

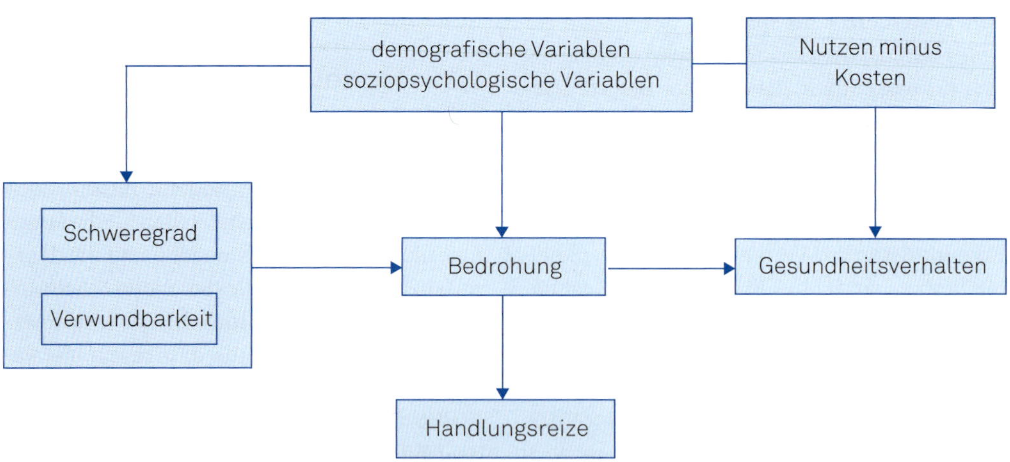

Abbildung 2-1: Health-Belief-Modell (nach Schwarzer, 2004).

In einer Überarbeitung des Health-Belief-Modells (Becker & Rosenstock, 1987) wurde die Gesundheitsmotivation neben der subjektiven Vulnerabilität und dem Schweregrad der Erkrankung als dritter Faktor aufgenommen. Sie bezeichnet die Bereitschaft, gesundheitliche Belange als bedeutsam anzusehen.

Die **Theorie der Schutzmotivation** (Protection Motivation Theory, PMT) (Rogers, 1983) findet im Bereich der Krankheitsprävention sehr häufig Anwendung. Sie wurde ursprünglich entwickelt, um die Wirkung von Furchtappellen auf nachfolgendes Verhalten zu untersuchen. In einer überarbeiteten Version (Maddux & Rogers, 1983; Rogers, 1983) wurden zusätzlich zu den Furchtappellen noch weitere umweltbezogene (z.B. Beobachtungslernen) und intrapersonale Prädiktoren (z.B. Persönlichkeitsmerkmale) miteinbezogen (siehe Abbildung 2-2).

Nach dieser Theorie fließen zwei Aspekte in die Bewertung von gesundheitsrelevanten Informationen ein: die Bedrohungseinschätzung und die Einschätzung der Bewältigungsmöglichkeiten. Im Rahmen der Bedrohungseinschätzung wird eine Abwägung von Kosten und Nutzen eines bestimmten Verhaltens vorgenommen. Der wahrgenommene Schweregrad einer Gesundheitsbedrohung und die subjektive Vulnerabilität stellen die Kosten eines Verhaltens dar, der Nutzen eines Verhaltens ergibt sich aus den wahrgenommenen positiven Konsequenzen („Belohnungen"). Die Bewältigungseinschätzung setzt sich aus der Selbstwirksamkeitserwartung einer Person, aus der Handlungswirksamkeit und den Handlungskosten zusammen. Das Konzept der Selbstwirksamkeit beruht auf der sozial-kognitiven Theorie von Bandura (1997), deren zentrale Annahme darin besteht, dass kognitive, emotionale, motivationale und aktionale Prozesse durch Erwartungen gesteuert werden, im Besonderen durch die Selbstwirksamkeitserwartung und die Ergebniserwartung in Bezug auf eine Handlung.

Wichtig für Gesundheitsförderung und Prävention

Die Selbstwirksamkeitserwartung bezeichnet die Annahme, dass man neue oder schwierige Handlungen aufgrund der eigenen Kompetenz ausführen kann. Eine hohe Selbstwirksamkeitserwartung wirkt sich positiv auf die Krankheitsbewältigung aus; selbstwirksame Personen ertragen beispielsweise Schmerzen besser und erholen sich rascher nach Operationen. Studienergebnisse dazu finden sich zum Beispiel bei Jackson et al. (2014).

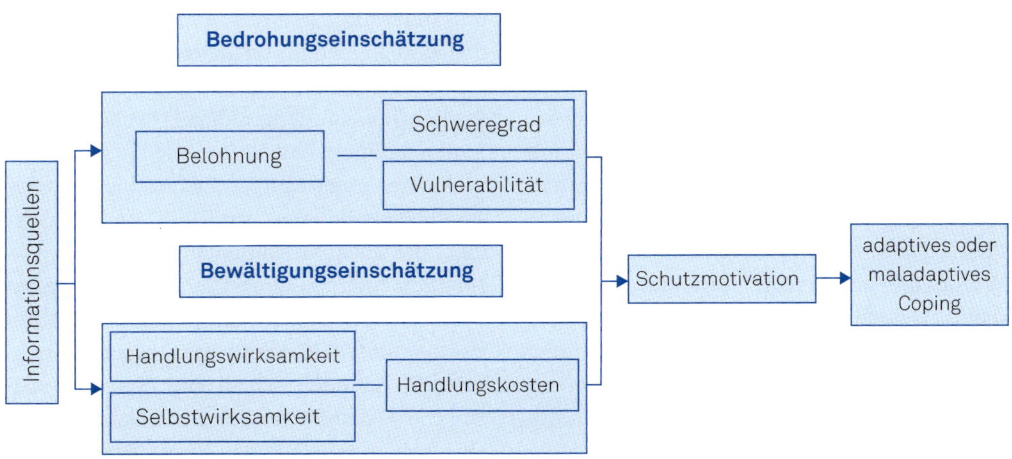

Abbildung 2-2: Theorie der Schutzmotivation (nach Rogers, 1983).

Die Einschätzung von Bedrohung und Bewältigungsmöglichkeiten führt schließlich zur Bildung einer Schutzmotivation. Das Verhalten wird in der PMT als adaptive oder maladaptive Bewältigung (Coping) erfasst. Als adaptives Verhalten gilt die Aufnahme von präventiven Verhaltensweisen, aber auch die Aufgabe von Risikoverhaltensweisen. Aufgrund der Komplexität dieses Modells wurde in den meisten empirischen Studien lediglich eine Auswahl der darin enthaltenen Variablen untersucht.

2.3.2 Dynamische Stadienmodelle

Das **transtheoretische Modell der Verhaltensänderung** (Transtheoretical Model, TTM) (Prochaska & DiClemente, 1983) wurde ursprünglich zur Beschreibung der Veränderungsbereitschaft im Rahmen der Raucherentwöhnung entwickelt. Später wurde es auch auf andere Problembereiche ausgeweitet und dient nun allgemein der Beschreibung der Änderungsbereitschaft eines konkret definierten Problemverhaltens. Auf einer zeitlichen Dimension sind verschiedene Veränderungsphasen zu beschreiben, die auf dem Weg zu einer dauerhaften Verhaltensänderung durchschritten werden. Auf die erste Phase (Absichtslosigkeit; Precontemplation), in der ein entsprechendes Problembewusstsein noch fehlt, folgt die Phase der Absichtsbildung (Contemplation), die vor allem von Ambivalenz gegenüber dem Problemverhalten geprägt ist. Danach folgt die Phase der Vorbereitung (Preparation), in der Personen hoch motiviert sind, unmittelbar mit der Veränderung des problematischen Verhaltens zu beginnen. Daran schließt die aktivste Phase des Modells, die Handlungsphase, an. Wurde die angestrebte Veränderung stabil mehr als sechs Monate beibehalten, spricht man von der Phase der Aufrechterhaltung (Maintenance). Die Stufen der Veränderung werden zwar theoretisch in aufsteigender Reihenfolge sukzessive durchschritten, in jeder Phase ist jedoch auch eine Regression in eine vorhergehende Phase möglich. Deshalb sieht das TTM einen spiralförmigen Veränderungsprozess vor, in dem häufig ein mehrmaliges Durchlaufen der Phasen nötig ist, bis ein Verhalten langfristig als stabil betrachtet werden kann. Erst dann hat eine Person die (letzte) Phase der dauerhaften Aufrechterhaltung eines Gesundheitsverhaltens (Termination) erreicht (siehe Abbildung 2-3).

Der Wechsel von einer Stufe zur nächsten wird durch unterschiedliche kognitiv-affektive und verhaltensorientierte Prozesse beeinflusst, die z. B. bei Ahmad und Singh (2022) dargestellt werden. Zusätzlich sind auch Konstrukte wie Selbstwirksamkeitserwartung, Entscheidungsbalance und Versuchung bedeutsam. Selbstwirksamkeitserwartung bezeichnet im TTM die wahrgenommene Kompetenz, mit Risikosituationen, die einen Rückfall auslösen könnten, erfolgreich umgehen zu können. Im Rahmen der Entscheidungsbalance werden die positiven und negativen Konsequenzerwartungen für das Gesundheitsverhalten reflektiert. Unter Versuchung wird die wahrgenommene Dringlichkeit verstanden, mit der eine Person in einer schwierigen Situation einer früheren, ungesunden Verhaltensweise nachgeben möchte.

Das **Prozessmodell präventiven Handelns** (Precaution Adoption Process Model) (Weinstein, 1988) soll den Einfluss der Wahrnehmung einer gesundheitlichen Gefahr für eine Verhaltensänderung aufzeigen. Auch in diesem Modell wird angenommen, dass eine Person während einer Verhaltensänderung verschiedene Stadien durchläuft, die anhand psychologischer Stufen definiert sind.

Auf der ersten Stufe, „Unkenntnis eines Gesundheitsverhaltens“, sind Personen anzusiedeln, die noch nie von einer spezifischen Gesundheitsbedrohung und dem dazugehörigen Gesundheitsverhalten gehört haben. Auf der zweiten Stufe, „Kenntnis des Gesundheitsverhaltens“, befinden sich all jene, denen ein spezifisches Gesundheitsverhalten bekannt ist, die aber keinen persönlichen Bezug dazu aufweisen. Auf der dritten Stufe, „Entscheidung“, wä-

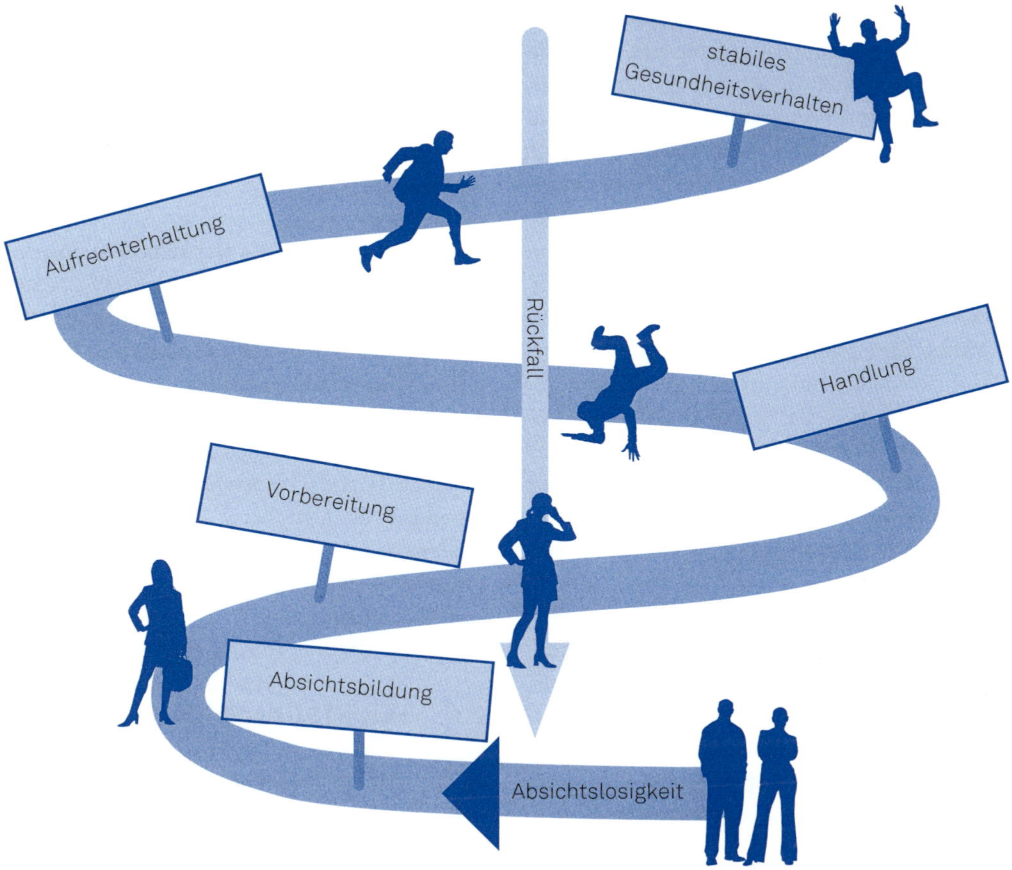

Abbildung 2-3: Transtheoretisches Modell der Verhaltensänderung (nach Prochaska & DiClemente, 1983; Prochaska et al., 2009).

gen Personen ab, ob sie handeln sollen oder nicht. Von dieser Stufe aus können zwei verschiedene Stufen erreicht werden: Stufe vier, „Entscheidung nicht zu handeln", oder Stufe fünf, „Entscheidung zu handeln". Entscheiden sich Personen dafür, keine Handlung zu setzen, ist die Handlungssequenz zu Ende. Treten Personen aber in die fünfte Stufe, „Entscheidung zu handeln", ein, muss ein Verhalten eingeleitet werden. Dies ermöglicht dann den Eintritt in die sechste Stufe, die Handlung selbst. Die siebte Stufe berücksichtigt die Aufrechterhaltung eines Gesundheitsverhaltens. Eine erfolgreiche Verhaltensänderung findet statt, wenn die Stufen des Modells in folgender Reihenfolge durchlaufen werden: 1-2-3-5-6-7. Auch hier wird die Möglichkeit eines Rückfalls auf eine vorige Stufe berücksichtigt, allerdings ist ein Rückfall auf Stufe eins ausgeschlossen, da das erworbene Wissen um eine Gesundheitsbedrohung auch weiterhin vorhanden bleibt.

Das **sozial-kognitive Prozessmodell gesundheitlichen Handelns** (Health Action Process Approach, HAPA) (Schwarzer, 1992, 2001) geht davon aus, dass auf dem Weg zu einer Verhaltensänderung unterschiedliche Phasen durchlaufen werden, in denen sich jeweils andere psychologische Konstrukte als zielführend für die tatsächliche Umsetzung dieser Verhaltensänderung erweisen. In der nichtintentionalen Phase sind potenzielle Gesundheitsrisiken meist unbekannt, das eigene Verhalten wird meist wenig reflektiert. Personen, die sich in dieser Phase befinden, werden als „Unmotivierte“ bezeichnet (Schwarzer & Fleig, 2014). Sie werden von Überzeugungen und Einstellungen geleitet, im Vordergrund steht die Bildung einer Intention (Zielsetzung) zur Verhaltensänderung. Mit der Intentionsbildung erfolgt der Übertritt in die intentionale Phase und unmotivierte werden zu motivierten Personen. Intentionen werden durch die Selbstwirksamkeitserwartung, die Handlungsergebniserwartung und die Risikowahrnehmung beeinflusst. Wird angenommen, dass die Verhaltensänderung ein positives Ergebnis bringt, wirkt sich dies auch positiv auf die Intentionsbildung aus, allerdings nur dann, wenn man sich als selbstwirksam in Bezug auf die Umsetzung einschätzt (Schwarzer & Fleig, 2014).

Zwischen Intention und tatsächlicher Verhaltensänderung findet ein Planungsprozess statt, der sich in Handlungs- und Bewältigungsplanung untergliedert. In der darauffolgenden aktionalen Phase soll eine Initiative gesetzt, die entsprechende Handlung ausgeführt und aufrechterhalten werden. Aus den motivierten Personen werden Handelnde (siehe Abbildung 2-4).

Präventive Verhaltensweisen sollen möglichst lange aufrechterhalten und nach Rückschlägen wiederhergestellt werden. Dies wird in der Anwendung des HAPA-Modells anhand weiterer volitionaler Variablen berücksichtigt: Im Zuge der oben genannten Bewältigungsplanung (Sniehotta & Schwarzer, 2003) werden vorrausschauend Pläne für kritische Situationen gebildet. Die Handlungskontrolle beeinflusst als Selbstregulationsmechanismus, der den laufenden Abgleich von aktuellem Verhalten und Zielverhalten ermöglicht, ebenfalls die Aufrechterhaltung einer Verhaltensänderung (Schwarzer, 2008). Nach Schwarzer und Renner (2000) ist die Selbstwirksamkeit sowohl in der motivationalen Phase als auch in der volitionalen Phase im Sinne einer Aufrechterhaltungs- und Wiederherstellungsselbstwirksamkeit bedeutsam.

2.4 Rückfallprophylaxe

In den bisher dargestellten Modellen wurden mehrfach Rückfälle in frühere Phasen des präventiven Prozesses erwähnt. In der Gesund-

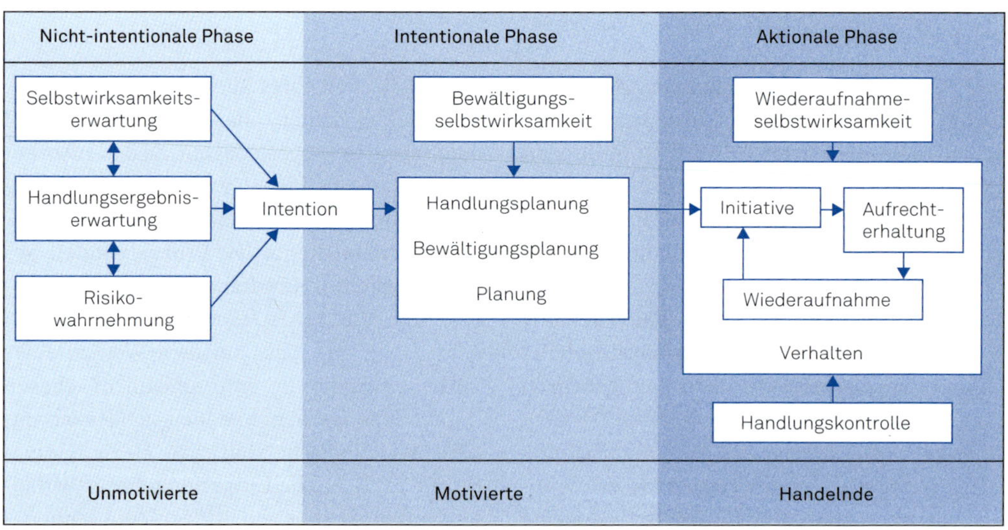

Abbildung 2-4: Sozial-kognitives Prozessmodell gesundheitlichen Handelns (nach Schwarzer, 2008; Schwarzer & Fleig, 2014).

heitsverhaltensforschung versteht man unter einem Rückfall die Rückkehr zu ungesunden Risikoverhaltensweisen: Ein neu erworbenes Gesundheitsverhalten, zum Beispiel eine Ernährungsumstellung, kann nicht dauerhaft aufrechterhalten werden (Keller, 2002). Diesbezügliche Kenntnisse stammen vorwiegend aus der Arbeit mit Suchterkrankungen; aber auch bei anderen psychischen Störungen (z. B. Depressionen, Psychosen) und chronischen Erkrankungen (z. B. Diabetes) hat Rückfallprophylaxe einen wichtigen Stellenwert.

Wichtig für Gesundheitsförderung und Prävention

Aus einer sozial-kognitiven Perspektive betrachtet, können „Ausrutscher" (engl. *lapses*) auftreten, die auch als Lernprozess für eine positive Problembewältigung anzusehen sind. Ein Rückfall (engl. *relapse*) bedeutet aus dieser Perspektive hingegen eine dauerhaftere Rückkehr zu früheren Risikoverhaltensweisen. Ziele einer therapeutischen Intervention wären demnach das Erkennen von Risikosituationen und das Erlernen und Anwenden erfolgreicher Bewältigungsreaktionen.

Dies wird im **Relapse-Prevention-Modell** von Marlatt und Gordon (1985) aufgezeigt (siehe Abbildung 2-5).

Als Hochrisikosituationen werden all jene Situationen angesehen, welche die Kontrolle einer Person über ihr Verhalten gefährden könnten. Dazu zählen negative emotionale Zustände (z. B. Angst, Aufregung, Ärger), positive Ereignisse (z. B. Feste, Jubiläen), negative soziale Situationen (z. B. Konflikte), sozialer Druck (z. B. wenn in sozialen Settings Alkohol getrunken wird), Begegnung mit suchtmittelbezogenen Stimuli, Austesten der eigenen Willensstärke und unspezifisches Verlangen. In diesem Modell wird angenommen, dass Ausrutscher passieren können und nicht unbedingt zu einem kompletten Rückfall führen müssen. Abhängig von der Ursachenzuschreibung des Ausrutschers kann ein Abstinenz-Verletzungs-Effekt eintreten. Die Person fühlt sich schuldig und attribuiert die Gründe dafür im Sinne von „Ich bin zu schwach", „Ich schaffe das nie". Dieser wahrgenommene Kontrollverlust und die Möglichkeit, negative Gefühle durch erneuten Konsum abzuwenden, erhöhen die Wahrscheinlichkeit eines Rückfalls in früheres Suchtverhalten.

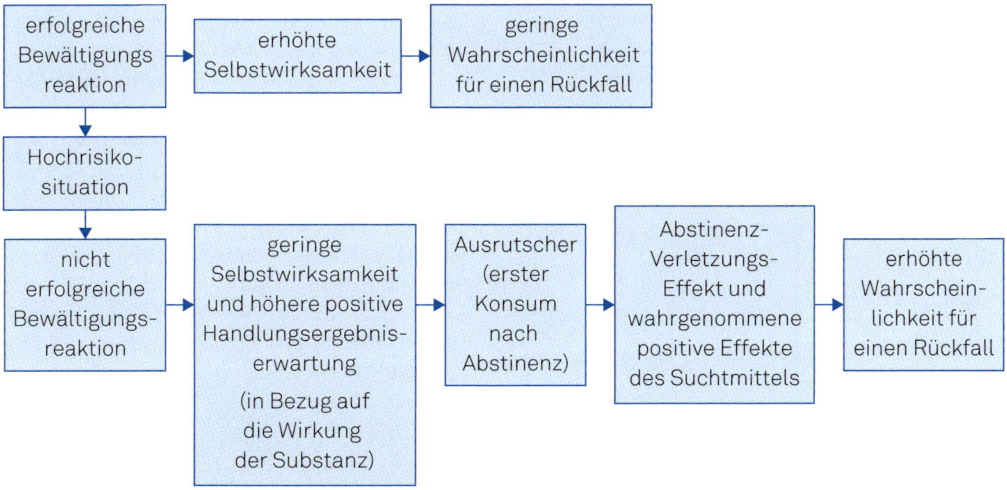

Abbildung 2-5: Modell des Rückfallprozesses (nach Marlatt, 1996).

2.5 Fazit und Ausblick

Die beschriebenen Modelle weisen auf die Wichtigkeit psychologischer Faktoren wie der Selbstwirksamkeitserwartung, der Motivation und der Intentionsbildung für das Gesundheitsverhalten hin, machen aber auch deutlich, dass gerade die Aufrechterhaltung des Gesundheitsverhaltens eine Herausforderung sein kann. Angesichts der gesundheitlichen Entwicklungen hin zu einer Zunahme nicht übertragbarer chronischer Erkrankungen, aber auch neuer gesundheitlicher Bedrohungen durch übertragbare Krankheiten, wie Covid-19, werden die vorgestellten Themen und Modelle voraussichtlich auch in Zukunft von großer Relevanz bleiben.

Zusammenfassung

Das Kapitel bietet einen Überblick über Klassifikationsformen von Prävention und gängige Präventionsmodelle, die in kontinuierliche Prädiktionsmodelle und dynamische Stadienmodelle unterteilt werden. Im Zusammenhang mit Rückfallprophylaxe werden Möglichkeiten für den Umgang mit einer Rückkehr zu früheren ungesunden Verhaltensweisen thematisiert.

Diskussionsanregung

- Was ist Primordialprävention? Nennen Sie ein Beispiel aus dem Suchtbereich.
- Was sind kontinuierliche Prädiktionsmodelle im Bereich des Gesundheitsverhaltens?
- Was wird unter Selbstwirksamkeitserwartung verstanden?
- Was wird im Rahmen der Rückfallprophylaxe als Ausrutscher und Rückfall verstanden?

Literatur

Ahmad, A. & Singh, J. (2022). Influence of processes of change on stages of change for smoking cessation. *Journal of Applied Social Science, 16*(1), 209–222. https://doi.org/10.1177/19367244211036994

Bandura, A. (1997). *Self-efficacy: the exercise of control.* Freeman.

Becker, M. H. (Hrsg.). (1974). The health belief model and personal health behavior. *Health Education Monographs, 2*, 324–508. https://doi.org/10.1177/109019817400200407

Becker, M. H. & Rosenstock, I. M. (1987). Comparing social learning theory and the health belief model. In W. B. Ward (Ed.), *Advances in health education and promotion* (Vol. 2, pp. 245–249). JAI.

Caplan, G. (1964). *Principles of preventive psychiatry.* Basic Books.

Cline, R. J. & Haynes, K. M. (2001). Consumer health information seeking on the Internet: the state of the art. *Health Education Research, 16*(6), 671–692. https://doi.org/10.1093/her/16.6.671

Commission on Chronic Illness. (1957). *Chronic illness in the United States: prevention of chronic illness.* Harvard University Press.

Faltermaier, T. (2017). *Gesundheitspsychologie* (2., überarbeitete und erweiterte Aufl.). Kohlhammer. https://doi.org/10.17433/978-3-17-026150-1

Fox, S. & Duggan, M. (2013). *Health Online 2013.* Available from https://www.pewinternet.org/wp-content/uploads/sites/9/media/Files/Reports/PIP_HealthOnline.pdf

Franzkowiak, P. (2022). Prävention und Krankheitsprävention. In Bundeszentrale für gesundheitliche Aufklärung (BZgA) (Hrsg.), *Leitbegriffe der Gesundheitsförderung und Prävention. Glossar zu Konzepten, Strategien und Methoden.* Zugriff am 26. September 2023 unter https://leitbegriffe.bzga.de/alphabetisches-verzeichnis/praevention-und-krankheitspraevention/

GBD 2019 Diseases and Injuries Collaborators. (2020). Global burden of 369 diseases and injuries in 204 countries and territories, 1990–2019: a systematic analysis for the Global Burden of Disease Study 2019. *Lancet, 396*, 1204–1222. https://doi.org/10.1016/S0140-6736(20)30925-9

Gordon, R. (1983). An operational classification of disease prevention. *Public Health Report, 98*(2), 107–109.

Jackson, T., Wang, Y., Wang, Y. & Fan, H. (2014). Self-efficacy and chronic pain outcomes: a meta-analytic review. *Journal of Pain, 15*(8), 800–814. https://doi.org/10.1016/j.jpain.2014.05.002

Keller, S. (2002). Rückfall und Rückfallmanagement. In R. Schwarzer, M. Jerusalem & H. Weber (Hrsg.), *Gesundheitspsychologie von A bis Z* (S. 479–483). Hogrefe.

Laaser, U. & Hurrelmann, K. (2000). Gesundheitsförderung und Krankheitsprävention. In K. Hurrelmann & U. Laaser (Hrsg.), *Handbuch Gesundheitswissenschaften* (S. 395–434). Juventa.

Li, S., Feng, B., Liao, W. & Pan, W. (2020). Internet use, risk awareness, and demographic characteristics associated with engagement in preventive behaviors and testing: cross-sectional survey on COVID-19 in the United States. *Journal of Medical Internet Research, 22*(6), e19782. https://doi.org/10.2196/19782

Loddenkemper, R., Diel, T. & Schaberg, T. (2010). Tuberkulose – geschichtliche Entwicklung, Status quo und Ausblick. *Pneumologie, 64*(9), 567–572. https://doi.org/10.1055/s-0030-1255623

Maddux, J. E. & Rogers, R. W. (1983). Protection motivation and self-efficacy: a revised theory of fear appeals and attitude change. *Journal of Experimental Social Psychology, 19*, 469–479. https://doi.org/10.1016/0022-1031(83)90023-9

Marlatt, A. G. & Gordon, J. R. (1985). *Relapse prevention*. Guilford Press.

Marlatt, G. A. (1996). Taxonomy of high-risk situations for alcohol relapse: evolution and development of a cognitive-behavioral model. *Addiction, 91*(12, Suppl. 1), 37–50. https://doi.org/10.1046/j.1360-0443.91.12s1.15.x

Matterazzo, J. D. (1980). Behavioral health and behavioral medicine: frontiers for a new health psychology. *American Psychologist, 35*, 807–817. https://doi.org/10.1037/0003-066X.35.9.807

Prochaska, J. O. & Di Clemente, C. C. (1983). Stages and processes of self-change of smoking: toward an integrative model of change. *Journal of Consulting and Clinical Psychology, 51*, 390–395. https://doi.org/10.1037/0022-006X.51.3.390

Prochaska, J. O., Johnson, S. & Lee, P. (2009). The transtheoretical model of behavior change. In S. A. Shumaker, J. K. Ockene & K. A. Riekert (Eds.), *The handbook of health behavior change* (pp. 59–84). Springer.

Rogers, R. W. (1983). Cognitive and physiological processes in fear appeals and attitude change: a revised theory of protection motivation. In J. R. Cacioppo & R. E. Petty (Eds.), *Social psychology: a sourcebook* (pp. 153–176). Guilford Press.

Rosenstock, I. M. (1966). Why people use health services. *Milbank Memorial Fund Quarterly, 44*, 94. https://doi.org/10.2307/3348967

Schwarzer, R. (1992). Self-efficacy in the adoption and maintenance of health behaviors: theoretical approaches and a new model. In R. Schwarzer (Ed.), *Thought control of action* (pp. 217–242). Hemisphere.

Schwarzer, R. (2001). Social cognitive factors in changing health-related behaviors. *Current Directions in Psychological Science, 10*, 47–51. https://doi.org/10.1111/1467-8721.00112

Schwarzer, R. (2004). *Psychologie des Gesundheitsverhaltens. Einführung in die Gesundheitspsychologie* (3., überarbeitete Aufl.). Hogrefe.

Schwarzer, R. (2008). Modeling health behavior change: how to predict and modify the adoption and maintenance of health behaviors. *Applied Psychology: An International Review, 57*, 1–29. https://doi.org/10.1111/j.1464-0597.2007.00325.x

Schwarzer, R. & Fleig, L. (2014). Von der Risikowahrnehmung zur Änderung des Gesundheitsverhaltens – ein langer Weg. *Zentralblatt für Arbeitsmedizin, Arbeitsschutz und Ergonomie, 64*(5), 338–341. https://doi.org/10.1007/s40664-014-0055-z

Schwarzer, R. & Renner, B. (2000). Social-cognitive predictors of health behavior: action self-efficacy and coping self-efficacy. *Health Psychology, 19*(5), 487–495. https://doi.org/10.1037/0278-6133.19.5.487

Slesina, W. (2007). Primordiale, primäre, sekundäre und tertiäre Prävention. Eine Begriffsbestimmung. *Deutsche Medizinische Wochenschrift, 132*, 2196–2198. https://doi.org/10.1055/s-2007-991628

Sniehotta, F. F. & Schwarzer, R. (2003). Modellierung der Gesundheitsverhaltensänderung. In M. Jerusalem & H. Weber (Hrsg.), *Psychologische Gesundheitsförderung* (S. 677–694). Hogrefe.

Strasser, T. (1978). Reflections on cardiovascular diseases. *Interdisciplinary Science Reviews, 3*, 225–230. https://doi.org/10.1179/030801878791925921

Uhl, A. (1998). Evaluation of primary prevention in the field of illicit drugs: definitions – concepts – problems. In A. Springer & A. Uhl (Eds.), *Evaluation research in regard to primary prevention of drug abuse* (pp. 135–221). Brussels: European Commission Social Sciences, COST-A6 Publication.

Uhl, A. (2005). Präventionsansätze und -theorien. *Wiener Zeitschrift für Suchtforschung, 28*, 39–45.

Weinstein, N. D. (1988). The precaution adoption process. *Health Psychology, 7*, 355–386. https://doi.org/10.1037/0278-6133.7.4.355

Weinstein, N. D. & Sandman, P. M. (1992). A model of the precaution adoption process: evidence from home radon testing. *Health Psychology, 11*, 170–180. https://doi.org/10.1037/0278-6133.11.3.170

Ziegelmann, J. P. (2002). Gesundheits- und Risikoverhalten. In R. Schwarzer, M. Jerusalem & H. Weber (Hrsg.), *Gesundheitspsychologie von A bis Z* (S. 152–155). Hogrefe.

Lese- und Medienempfehlung zur Vertiefung

Bengel, J. & Jerusalem, M. (Hrsg.). (2009). *Handbuch der Gesundheitspsychologie und Medizinischen Psychologie*. Hogrefe.

Brinkmann, R. (2021). *Angewandte Gesundheitspsychologie* (2., aktualisierte Aufl.). Pearson Studium.

Egger, M., Razum, O. & Rieder, A. (Hrsg.). (2021). *Public Health kompakt*. De Gruyter Studium. https://doi.org/10.1515/9783110673708

Ehlert, U. (Hrsg.). (2016). *Verhaltensmedizin*. Springer. https://doi.org/10.1007/978-3-662-48035-9

Knoll, N., Scholz, U. & Rieckmann, N. (2017). *Einführung in die Gesundheitspsychologie* (4., aktualisierte Aufl.). UTB Ernst Reinhardt. https://doi.org/10.36198/9783838547459

Kohlmann, C.-W., Salewski, C. & Wirtz, M. A. (Hrsg.). (2018). *Psychologie in der Gesundheitsförderung*. Hogrefe. https://doi.org/10.1024/85770-000

3 Konzepte und Strategien der Prävention

Anja Leppin und Lea Blunck

Überblick

- Was ist Prävention?
- Primär-, Sekundär- und Tertiärprävention
- Strategien der Prävention
- Methoden der Prävention
- Fazit und Ausblick

3.1 Was ist Prävention?

Präventionsmaßnahmen dienen dazu, vorhersagbare Probleme zu verhindern. Es geht darum, in der Gegenwart zu intervenieren, um unangenehme oder unerwünschte Zustände in der Zukunft zu vermeiden, oder zumindest darum, die Wahrscheinlichkeit des Auftretens solcher Zustände und/oder ihr Ausmaß zu reduzieren (Bloom & Gullotta, 2014; Hurrelmann et al., 2016). Im Kontext von Public Health handelt es sich dabei nur um solche Maßnahmen, die intentional auf eine **Verhinderung gesundheitlicher Probleme** gerichtet sind (Cowen, 1996).

Wichtig für Gesundheitsförderung und Prävention

Definition
Krankheitsprävention versucht, durch strategische Interventionsmaßnahmen das Auftreten und Fortschreiten spezifischer Krankheiten, vorzeitiger Mortalität oder unerwünschter physischer/psychischer Zustände bei Individuen oder in Populationen zu verhindern/zu verzögern.

Gezielte präventive Interventionen setzen ätiologisches Wissen über Entstehung und Verlauf spezifischer Krankheiten voraus (Becker, 1997). Vor allem chronischen Krankheiten liegt jedoch meist ein komplexes Bedingungsgefüge multipler Faktoren zugrunde, und oft sind weder alle möglichen Einflussfaktoren noch die Art ihres kausalen Zusammenwirkens bekannt. Insofern ist Prävention in vielen Fällen weniger auf spezifische kausale Eingriffe als auf die **Beeinflussung von Bedingungs- oder Risikofaktoren** für Krankheiten ausgerichtet. Risikofaktoren, wie z. B. Rauchen oder Umweltverschmutzung, haben ihrerseits multiple Wirkungen, das heißt, sie wirken in Hinblick auf unterschiedliche Krankheiten pathogen. Daher zielt Prävention, anders als Therapie, nicht notwendigerweise auf spezifische Krankheiten, sondern oft auf ganze Krankheitsspektren. Und auch bezüglich der Zielgruppe unterscheidet sich Prävention von therapeutischer Behandlung, da sie oft nicht primär auf einzelne Individuen ausgerichtet ist, sondern auf **Breitenwirkung und Community-Orientierung** setzt und proaktiv an die Zielgruppen herangetragen wird.

3.2 Primär-, Sekundär- und Tertiärprävention

Eine der gängigsten Differenzierungen von Präventionsmaßnahmen ist die in Primär-, Sekundär- und Tertiärprävention (Tabelle 3-1) (Bloom & Gullotta, 2014; Leavell & Clark, 1953).

3.2.1 Primärprävention

Primärprävention umfasst alle Maßnahmen, die **vor der ersten Manifestation** einer Erkrankung durchgeführt werden, um deren Auftreten zu verhindern. Hierzu gehören z. B. Impfungen (siehe (Kap. 16) oder frühe schulische Programme zur Prävention von Tabak- und Alkoholkonsum (siehe Kap. 23). Adressaten primärpräventiver Maßnahmen sind also Gesunde oder zumindest Personen ohne manifeste Symptomatik, und das Ziel ist, die Inzidenz spezifischer Krankheiten zu senken. Teilweise wird hier noch die **primordiale Prävention** abgegrenzt, die zum Ziel hat, bereits das Auftreten sozialer, ökonomischer, umweltbezogener oder verhaltensbasierter Risikokonstellationen zu verhindern.

Der Begriff der Primärprävention (besonders im Sinne der primordialen Prävention) ist oft nur schwer von dem der Gesundheitsförderung abzugrenzen (siehe Kap. 4). Relativ einfach ist dies dort, wo es explizit um die Verhinderung spezifischer Krankheiten geht, wie im Fall von Impfungen, die bestimmte Infektionserkrankungen abwehren sollen. Bei vielen breit angelegten, unspezifischen Interventionen, z. B. im Bereich Ernährung oder physische Aktivität, ist die Grenze jedoch mehr oder weniger fließend.

3.2.2 Sekundärprävention

Sekundärprävention dient der **Krankheitsfrüherkennung und Krankheitseindämmung**. Der pathogene Prozess hat hier bereits angefangen, häufig ohne dass die Betroffenen die Krankheitssymptomatik wahrnehmen. Mithilfe spezieller diagnostischer Maßnahmen und durch frühes therapeutisches Eingreifen kann ein Fortschreiten der Krankheit jedoch verhindert, abgeschwächt oder verzögert werden. Ein klassisches Beispiel für sekundärpräventive Maßnahmen sind individuelle Krankheitsfrüherkennungsuntersuchungen und **Massenscreenings** (z. B. Mammografien). Ziel ist in diesem Fall durch frühe Intervention/Therapie die Prognose zu verbessern und vorzeitige Mortalität zu verhindern, wie z. B. bei der Früherkennung von Darmkrebs. Zur Sekundärprävention gehört aber auch die Verhinderung neuer Krankheitsfälle durch Programme zur Identifikation und zur Behandlung von Risikofaktoren, z. B. Frühinterventionen bei verhaltensauffälligen Kleinkindern, mit deren Hilfe spätere manifeste psychische Störungen oder Problemverhalten verhindern werden sollen. Andere Beispiele sind Rauchentwöhnungsprogramme zur Reduktion des Risikos von Krebserkrankungen und koronarer Herzkrankheit oder die medikamentöse Behandlung von Bluthochdruck.

Tabelle 3-1: Primär-, Sekundär- und Tertiärprävention.

	Primärprävention	Sekundärprävention	Tertiärprävention
Zeitpunkt der Intervention	vor Eintreten einer Krankheit	in Frühstadien einer Krankheit	nach Manifestation/Akutbehandlung einer Krankheit
Ziel der Intervention	Verringerung der Inzidenz von Krankheiten	Eindämmung der Entwicklung, Chronifizierung oder Verschlechterung einer Krankheit	Verhinderung von Folgeschäden oder Rückfällen
Zielgruppe der Intervention	Gesunde bzw. Personen ohne Symptomatik	Patient*innen/Klient*innen	Patient*innen mit chronischer Beeinträchtigung und Rehabilitand*innen

Zielgruppe sekundärpräventiver Maßnahmen sind meist Gesunde/Symptomlose, die aber im Fall einer positiven Diagnose zu Patientinnen oder Patienten werden, oder Personen, die Risikofaktoren bzw. erste Frühsymptome einer Erkrankung aufweisen.

3.2.3 Tertiärprävention

Tertiäre Prävention liegt dagegen immer dann vor, wenn eine **Krankheit oder ein unerwünschter Zustand bereits manifest** geworden ist. Zielgruppe solcher Maßnahmen sind dementsprechend Patienten und Patientinnen. Hier geht es darum, Konsequenzen einer Krankheit in ihrer Intensität zu mildern, Folgeschäden zu vermeiden oder Rückfällen bzw. weiteren Manifestationen vorzubeugen und hiermit vorzeitige Mortalität zu verhindern. In diesen Bereich gehören beispielsweise rehabilitative Behandlungen nach der Akutbehandlung von Myokardinfarkt oder Krebserkrankungen. Problematisch ist hier natürlich die Begriffsüberschneidung mit der medizinisch-therapeutischen Behandlung sowie der Rehabilitation. Es ist also eine Frage der Perspektive bzw. der Zielrichtung der Maßnahme, ob eine bestimmte Intervention als kurativ-therapeutischer oder als präventiver Eingriff verstanden wird. Im Prinzip kann damit natürlich auch jede medizinische Akutbehandlung mit Blick auf das Ereignis „Tod" als Präventionsmaßnahme bezeichnet werden. Es ist allerdings zweifelhaft, ob die Verwendung eines so wenig trennscharfen Begriffs hilfreich ist.

Jenseits der Tertiärprävention ist auch noch eine **„Quartärprävention"** vorgeschlagen worden. Hierbei geht es darum, eine Übermedikalisierung/Überbehandlung bei Patientinnen und Patienten und daraus resultierende Folgeschäden zu verhindern (Jamoulle, 2015).

Wichtig zu wissen ist, dass die Zuordnung spezifischer Maßnahmen zu den einzelnen Präventionsphasen nicht einheitlich gehandhabt wird. Dies liegt einerseits daran, dass eine trennscharfe Abgrenzung nicht immer möglich ist (Froom & Benbassat, 2000), ist aber auch auf unterschiedliche Konventionen der Begriffsverwendung zurückzuführen. So wird z. B. – vor allem im angloamerikanischen Sprachraum – die medikamentöse Behandlung von Risikofaktoren wie Bluthochdruck und Hypercholesterinämie bei Patientinnen und Patienten mit koronarer Herzerkrankung oft als Sekundärprävention bezeichnet, obwohl es sich um Gruppen mit manifester chronischer Erkrankung handelt.

3.3 Strategien der Prävention

3.3.1 Beseitigung von Krankheitsursachen versus Stärkung der Abwehr

Umgesetzt werden kann (Primär-)Prävention vorrangig auf zwei Wegen. Zum einen kann man versuchen, **Krankheitsursachen auszuschalten** bzw. eine **Exposition zu verhindern** oder zu vermindern. Beispiele hierfür sind die Ausrottung bestimmter Krankheitserreger wie des Pockenvirus, Versuche, gesundheitsschädigendes Verhalten (Rauchen, fett- und zuckerreiche Ernährung) zu verhindern bzw. zu reduzieren, oder auch die Beseitigung physisch oder psychisch riskanter Arbeitsplatzbedingungen. Zum anderen kann die mentale oder physische **Abwehrfähigkeit** („host resistance") von Menschen gestärkt werden, wie z. B. durch eine Grippeimpfung oder durch Training zur Kompetenz-/Resilienzförderung bei Kindern, wenn es um die Prävention von Drogenkonsum oder psychischen Problemen geht.

3.3.2 Universelle versus zielgruppenspezifische Präventionsansätze

Präventionsstrategien unterscheiden sich wesentlich darin, bei wem sie intervenieren, das heißt, ob sie bei der Gesamtbevölkerung ansetzen oder aufgrund von Risikokriterien nach Teil- oder Zielgruppen segmentieren (Gordon,

1983; Mrazek & Haggerty, 1994). **Universelle Strategien** zielen darauf ab, die gesamte Bevölkerung oder große Bevölkerungsgruppen anzusprechen, ohne eine Auswahl nach individuellem Risikostatus vorzunehmen. Dieser Ansatz ist typisch für die Primärprävention. Ein Beispiel dafür sind Standardimpfungen gegen Masern, Mumps und Röteln bei Kleinkindern oder Jugendschutzgesetze, die den Verkauf von Tabakprodukten und Alkohol unter einer bestimmten Altersgrenze verbieten. Auch die bevölkerungsweiten Impfungen gegen Covid-19 während der Corona-Pandemie fallen in diese Kategorie. Im Gegensatz dazu sprechen **zielgruppenspezifische Ansätze** nur bestimmte Segmente der Bevölkerung an. Der zentrale Unterschied zu universellen Strategien ist der individuelle Risikostatus in Bezug auf spezifische Krankheiten (Gordon, 1983). Unterschieden wird hier in selektive und indizierte Ansätze.

Wenn es um Personengruppen geht, die aufgrund bestimmter Merkmale wie höherem Alter ein erhöhtes Erkrankungsrisiko haben, aber noch nicht erkrankt sind, spricht man von **selektiven Präventionsstrategien**. Ein Beispiel dafür ist die jährliche Grippeschutzimpfung, die allen über 60-Jährigen angeboten wird, oder Darmkrebsscreenings für Bevölkerungsgruppen ab 50. In die Kategorie der **indizierten Präventionsstrategien** fallen dagegen präventive Interventionen bei Personen, bei denen bereits Vorstufen einer Krankheit aufgetreten sind oder die krankheitsspezifische und/oder schwerwiegende Risikofaktoren aufweisen. Beispiele dafür sind regelmäßige Screenings für Brust- oder Darmkrebs bei Personen mit stark erhöhtem familiären/genetischen Risiko oder Adipositas-Präventionsprogramme für Personen, die bereits übergewichtig sind. In der Praxis kann es allerdings manchmal schwierig sein, selektive von indizierter Prävention und indizierte Prävention von Therapie abzugrenzen.

Wichtig ist, dass in Hinblick auf die Zielgruppenspezifität noch einmal unterschieden werden muss, ob es tatsächlich um die Auswahl der Zielgruppen geht oder aber um eine **zielgruppenspezifische Art der Ansprache**. Selbst wenn die Gesamtbevölkerung – oder doch große Teile hiervon – in die Maßnahme einbezogen werden soll, ist es in vielen Fällen sinnvoll, die Botschaften zielgruppenspezifisch zu formulieren, d.h. **methodisch unterschiedlich umzusetzen** (siehe z.B. Bauer & Bittlingmeyer, 2016). Die Zielgruppen können dabei anhand unterschiedlicher personbezogener Kriterien wie Alter, Geschlecht, sozioökonomische Merkmale, aber auch anhand von Kontext- oder Settingmerkmalen (z.B. Schule, Gemeinde, Betrieb) definiert werden.

3.3.3 Verhaltens- versus Verhältnisprävention

Ein weiteres Unterscheidungskriterium von Präventionsstrategien ist der strategische Ansatzpunkt, der gewählt wird, um Veränderungen zu erreichen. Letztlich ist das Ziel von Prävention zwar immer, gesundheitliche Veränderungen bei einzelnen Personen oder Bevölkerungsgruppen herbeizuführen, die entsprechenden Interventionen können jedoch direkt bei diesen Personen und ihrem Verhalten ansetzen oder aber die Umwelt, in der diese Personen leben, zum Ausgangspunkt nehmen.

Verhaltensprävention versucht demnach, individuelles (Risiko-)Verhalten wie Rauchen oder Bewegungsarmut zu beeinflussen oder Personen zu motivieren, medizinische Interventionen wie Impfungen oder Früherkennungsverfahren in Anspruch zu nehmen. **Verhältnispräventive Maßnahmen** haben das Ziel, ökologische, soziale, ökonomische oder kulturelle Strukturen zu ändern, die zur Entstehung und Entwicklung von Krankheiten führen, diese ermöglichen oder begünstigen (Tabelle 3-2).

Oft wird Prävention implizit mit Verhaltensprävention gleichgesetzt, während Gesundheitsförderung im Kontext des Settingansatzes eher als verhältnisorientiert gilt. Es ist jedoch wichtig daran zu erinnern, dass Krankheitsprävention ihre **Tradition in den Sozial- und Hy-**

Tabelle 3-2: Verhaltens- und Verhältnisprävention.

strategischer Ansatzpunkt	Definition	Beispiele
Verhaltensprävention	Einflussnahme auf den Gesundheitszustand durch das individuelle Gesundheitsverhalten	• Kampagnen zur Teilnahme an Masern- oder Grippeimpfungen • „Ernährungsampeln" als Warnhinweise auf Fertignahrungsmitteln • schulische Interventionsprogramme gegen den Konsumbeginn von Tabak, Alkohol oder illegalen Drogen
Verhältnisprävention	Einflussnahme auf den Gesundheitszustand durch Veränderung der Lebensbedingungen/Umwelt von Personen	• gesetzliche Verbote gesundheitsschädlicher Baustoffe wie Asbest • Abgasnormen für Fahrzeuge • flächendeckende Fluoridierung des Trinkwassers • ergonomische Gestaltung von Arbeitsplätzen • Einführung einer Salatbar in der Uni-Mensa

gienereformen des 19. Jahrhunderts hat und insofern immer (auch) eine genuin verhältnisorientierte Disziplin gewesen ist.

3.4 Methoden der Prävention

So vielfältig die Konzepte und Strategien von Prävention sind, so groß ist auch die Palette der Methoden oder Mittel, die eingesetzt werden, um präventive Ziele praktisch umzusetzen. Zu nennen sind hier vor allem:

- individuell-edukative Ansätze
- politisch-strukturelle Ansätze
  - normativ-regulatorische Ansätze
  - ökonomische Anreiz-/Sanktionssysteme
  - materiell-strukturelle Umweltveränderungen

Die in der Verhaltensprävention dominierenden **individuell-(psycho)edukativen Ansätze** („Gesundheitserziehung"/„Gesundheitsbildung") setzen auf die Einsicht und Veränderungsmotivation von Individuen und bauen dabei vor allem auf folgende Methoden:

- Information/Aufklärung (z.B. bevölkerungsweite Impfkampagnen, individuelle Arzt-Patient-Gespräche über die Schädlichkeit von Tabakkonsum, abschreckende Warnhinweise und -fotos auf Zigarettenpackungen)
- Beratung (z.B. Patientenberatung, Sucht- und Drogenberatung, Beratung von Personen in Krisensituationen)
- Verhaltens- und Selbstmanagementtraining (z.B. schulische Kompetenzförderungsprogramme, Stressbewältigungsprogramme, Patientenschulungen).

Alle diese Ansätze versuchen, bei den adressierten Personen individuelles Wissen, Motivation und Kompetenz zu fördern, gesundheitsschädliches Verhalten zu reduzieren und gesundheitsförderliches Verhalten aufzubauen.

Der zweite große Bereich neben den edukativen Methoden umfasst eine Reihe von Ansätzen, die alle in den Bereich **politisch-struktureller Interventionen** eingeordnet werden können und die in vielen Fällen bevölkerungsweit oder zumindest auf größere Gruppen und soziale Kontexte ausgerichtet sind (Cohen et al., 2000).

Hierzu gehören zum einen **normativ-regulatorische Ansätze**, die versuchen, präventive Ziele über Gesetze, Vorschriften und Regeln durchzusetzen. Oft ist die Intention, das individuelle Verhalten zu verändern, in vielen Fällen geht es aber auch um die Beeinflussung von Umweltbedingungen. Beispiele für solche Maßnahmen sind Rauchverbote im öffentlichen Raum, das Verbot der Mobiltelefonnutzung ohne Freisprecheinrichtung beim Autofahren, Emissionsschutzgesetze, Arbeitsschutzgesetze oder das Verbot, Alkohol an Jugendliche zu verkaufen.

Eine weitere Option sind **ökonomische Anreiz- oder Sanktionssysteme**. So ist z. B. eine Erhöhung der Tabaksteuer ein klassisches Beispiel für den Ansatz, durch Verteuerung gesundheitsschädlicher Produkte das Nachfrage- und Konsumverhalten zu ändern. Dagegen sind eine Ermäßigung der Krankenkassengebühren bei Inanspruchnahme präventiver Gesundheitsdienstleistungen oder Beitragsnachlässe für Versicherte, die das Rauchen aufgeben, Beispiele für präventive Anreizsysteme.

Darüber hinaus sind auch **materiell-strukturelle Umweltveränderungen** und die Schaffung von Angebots- und Verfügbarkeitsstrukturen wichtig für die Prävention. Häufig werden diese allerdings primär der Gesundheitsförderung zugeordnet. Ob man aber bestimmte Maßnahmen wie die Einführung gesunden Essens in einer Betriebscafeteria, das Angebot von Yogakursen in einer Gemeinde oder die Anlage von Joggingpfaden oder Fahrradwegen im Einzelfall als spezifisch präventive Intervention oder als allgemeines Gesundheitsförderungsangebot ansieht, mag vom Kontext und der jeweiligen Perspektive abhängen.

3.5 Fazit und Ausblick

Die Palette möglicher präventiver Interventionen ist also groß. In der bisherigen Präventionsarbeit werden verschiedene Maßnahmen jedoch oft isoliert voneinander, in Einzelinitiativen ohne Abstimmung und Koordination durchgeführt, existieren sozusagen „nebeneinander" und „nacheinander". Vieles deutet jedoch darauf hin, dass Prävention vor allem dann erfolgreich ist, wenn Maßnahmen miteinander verknüpft sind, aufeinander aufbauen und in einem konsistenten Kontext stehen. Trotzdem gibt es inzwischen eine stetig wachsende Evidenz für die Wirksamkeit und Kosteneffektivität einzelner präventiver Interventionsansätze (z. B. Masters et al., 2017; Piepoli et al., 2016). Dabei mehren sich besonders im Bereich der chronischen „lifestyle-basierten" Krankheiten die Hinweise auf eine „Effektivitätshierarchie" präventiver Interventionen zugunsten universeller, bevölkerungsbezogener politisch-struktureller Maßnahmen. Vor allem in Hinblick auf Tabakkonsum, aber partiell auch im Ernährungsbereich, konnte z. B. gezeigt werden, dass regulatorisch-fiskalische Interventionen (Rauchverbote, Steuern) effektiver sind als rein auf individuelle Motivation abzielende edukative Ansätze (Capewell & Capewell, 2018; Masters et al., 2017).

Große Bedeutung für die Prävention nicht übertragbarer Krankheiten, wie Diabetes, Übergewicht und koronare Herzerkrankungen, hat auch die Gestaltung der Lebensumwelt. Ungesunde oder gesundheitsförderliche Lebensstile werden z. B. von der Qualität und Erreichbarkeit des Lebensmittelangebotes in der näheren Umgebung begünstigt oder erschwert (Fast Food vs. frisches Obst/Gemüse vom Markt). Ebenso spielt es eine Rolle für die physische Aktivität, ob die Infrastruktur auf Auto- bzw. Fahrradverkehr ausgelegt ist (Tonne et al., 2021).

Strukturelle Lebensbedingungen werden zukünftig durch den Klimawandel und die rapide Urbanisierung erheblichem Anpassungsdruck ausgesetzt sein. Zurzeit leben circa 75 % der Menschen in Europa in Städten und der Anteil steigt weltweit kontinuierlich (United Nations, Department of Economic & Social Affairs, 2019). Städte tragen aufgrund ihres hohen Treibhausgasausstoßes zum Klimawandel bei; zugleich sind sie besonders anfällig für die Folgen des Klimawandels, wie klimabedingte Extremwettervorfälle (Giles-Corti et al., 2022). Extreme Hitze kann sich durch dichte Bebauung in den Städten anstauen und verstärken. Versiegelungen großer Flächen verhindern den

Abfluss von Regenwasser und erhöhen das Risiko für Überflutungen. Zudem fördert das Zusammenleben auf immer engerem Raum die Entstehung und Ausbreitung von Infektionskrankheiten. Darüber hinaus trägt die mit der Urbanisierung einhergehende Luftverschmutzung erheblich zu kardiovaskulären und Atemwegserkrankungen sowie zu vorzeitiger Mortalität bei (Fuller et al., 2022).

Nachhaltige Städte, die an die Auswirkungen des Klimawandels und fortschreitende Urbanisierung angepasst sind, können im Sinne der Verhältnisprävention großflächig eine gesundheitsförderliche und krankheitspräventive Umwelt schaffen. Zum Beispiel können eine Priorisierung von Fuß-, Radverkehr und öffentlichen Verkehrsmitteln die Luftverschmutzung senken und Grünflächen der Entstehung von Hitzeinseln entgegenwirken sowie für Abkühlung, Ruhe und Erholung sorgen (z. B. Giles-Corti et al., 2022). Zudem bieten Parks und andere Grünflächen die Gelegenheit, sich aktiv zu bewegen, soziale Kontakte zu treffen und Stress zu reduzieren (Nieuwenhuijsen et al., 2017). Es gibt dementsprechend viel Potenzial, durch systematische Gestaltung der Lebensverhältnisse die Gesundheit vieler Menschen zu stärken und Krankheiten vorzubeugen.

Zusammenfassung

- Prävention kann hinsichtlich Zielstellung, Zielgruppe und Strategie unterschieden werden in
  - Primär-, Sekundär-, und Tertiärprävention,
  - universelle, selektive und indizierte Prävention,
  - Verhaltens- und Verhältnisprävention.
- Die Palette der Präventionsmethoden reicht von individuell-edukativen Herangehensweisen (Gesundheitserziehung) bis zu politisch-strukturellen Ansätzen (normativ-regulatorische Interventionen, Schaffung von ökonomischen Anreiz- und Sanktionssystemen, materiell-strukturelle Umweltveränderungen).

Diskussionsanregung

- Sollten verhältnisorientierte Maßnahmen gegenüber verhaltenspräventiven Interventionen priorisiert werden? In welchen Kontexten, unter welchen Bedingungen und in Bezug auf welche präventiven Ziele?
- Präventiver professioneller Paternalismus zur Förderung von Public Health (z. B. durch Zusatzsteuern auf ungesunde Nahrungsmittel oder durch „Nudging"-Interventionen) versus individuelle Freiheitsrechte: Gibt es ein „Recht auf gesundheitsgefährdendes Verhalten"?
- Welche Rolle können technologische Support-Systeme (z. B. „Wearables") in der präventiven Verhaltensänderung spielen? Welche Herausforderungen entstehen für Datensicherheit und individuelle Verfügungsrechte über eigene Gesundheitsdaten?
- Welche Möglichkeiten und Risiken liegen in einer zukünftigen „personalisierten Prävention" auf Basis von Genomanalysen?
- Ist es gerechtfertigt, KI-Algorithmen einzusetzen, um Gesundheitsdaten zu analysieren und personalisierte Präventionsstrategien zu entwickeln? Inwieweit könnten solche Systeme soziale Ungleichheiten verstärken oder reduzieren? [Frage von ChatGPT generiert]

Literatur

Bauer, U. & Bittlingmayer, U. H. (2016). Zielgruppenspezifische Gesundheitsförderung. In K. Hurrelmann & O. Razum (Hrsg.), *Handbuch Gesundheitswissenschaften* (5. Aufl., S. 693–228). Beltz Juventa.

Becker, P. (1997). Prävention und Gesundheitsförderung. In R. Schwarzer (Hrsg.), *Gesundheitspsychologie* (2. Aufl., S. 517–531). Hogrefe.

Bloom, M. & Gulotta, T. P. (2014). Definitions of primary prevention. In T. P. Gullotta & M. Bloom (Eds.), *Encyclopedia of primary prevention and health promotion* (pp. 3–12). Springer.

Capewell, S. & Capewell, A. (2018). An effectiveness hierarchy of preventive interventions: neglected paradigm or self-evident truth? *Journal of Public*

Health, 40(2), 350–358. https://doi.org/10.1093/pubmed/fdx055

Cohen, D.A., Scribner, R.A. & Farley, T.A. (2000). A structural model of health behavior: a pragmatic approach to explain and influence health behaviors at the population level. *Preventive Medicine, 30*(2), 146–154. https://doi.org/10.1006/pmed.1999.0609

Cowen, E.L. (1996). The ontogenesis of primary prevention: lengthy strides and stubbed toes. *American Journal of Community Psychology, 24*, 235–249. https://doi.org/10.1007/BF02510400

Froom, P. & Benbassat, J. (2000). Inconsistencies in the classification of preventive interventions. *Preventive Medicine, 31*, 153–158. https://doi.org/10.1006/pmed.2000.0689

Fuller, R., Landrigan, P.J., Balakrishnan, K., Bathan, G., Bose-O'Reilly, S., Brauer, M., Caravanos, J., Chiles, T., Cohen, A., Corra, L., Cropper, M., Ferraro, G., Hanna, J., Hanrahan, D., Hu, H., Hunter, D., Janata, G., Kupka, R., Lanphear, B., ... Yan, C. (2022). Pollution and health: a progress update. *Lancet Planetary Health, 6*(6), e535–e547. https://doi.org/10.1016/S2542-5196(22)00090-0

Giles-Corti, B., Moudon, A.V., Lowe, M., Cerin, E., Boeing, G., Frumkin, H., Salvo, D., Foster, S., Kleeman, A., Bekessy, S., de Sá, T.H., Nieuwenhuijsen, M., Higgs, C., Hinckson, E., Adlakha, D., Arundel, J., Liu, S., Oyeyemi, A.L., Nitvimol, K. & Sallis, J.F. (2022). What next? Expanding our view of city planning and global health, and implementing and monitoring evidence-informed policy. *Lancet Global Health, 10*(6), e919–e926. https://doi.org/10.1016/S2214-109X(22)00066-3

Gordon, R.S. (1983). An operational classification of disease prevention. *Public Health Reports, 98*, 107–109.

Hurrelmann, K., Laaser, U. & Richter, M. (2016). Gesundheitsförderung und Krankheitsprävention. In K. Hurrelmann & O. Razum (Hrsg.), *Handbuch Gesundheitswissenschaften* (5. Aufl., S. 661–692). Beltz Juventa.

Jamoulle, M. (2015). Quaternary prevention, an answer of family doctors to overmedicalization. *International Journal of Health Policy and Management, 4*, 1–4. https://doi.org/10.15171/ijhpm.2015.24

Leavell, H.R. & Clark, E.G. (1953). *Textbook of preventive medicine*. McGraw Hill.

Masters, R., Anwar, E., Collins, B., Cookson, R. & Capewell, S. (2017). Return on investment of public health interventions: a systematic review. *Journal of Epidemiology and Community Health, 71*, 827–834. https://doi.org/10.1136/jech-2016-208141

Mrazek, P.J. & Haggerty, R.J. (1994). *Reducing risks for mental health disorders: frontiers for preventive intervention*. National Academy Press.

Nieuwenhuijsen, M.J., Khreis, H., Triguero-Mas, M., Gascon, M. & Dadvand, P. (2017). Fifty shades of green: pathway to healthy urban living. *Epidemiology, 28*(1), 63–71. https://doi.org/10.1097/EDE.0000000000000549

Piepoli, M.F., Hoes, A.W., Agewall, S., Albus, C., Brotons, C., Catapano, A.L., Cooney, M.-T., Corrà, U., Cosyns, B., Deaton, C., Graham, I., Hall, M.S., Hobbs, F.D. R., Løchen, M.-L., Löllgen, H., Marques-Vidal, P., Perk, J., Prescott, E., Redon, J.,... Binno, S. (2016). 2016 European guidelines on cardiovascular disease prevention in clinical practice. *International Journal of Behavioral Medicine, 24*, 321–419. https://doi.org/10.1007/s12529-016-9583-6

Tonne, C., Adair, L., Adlakha, D., Anguelovski, I., Belesova, K., Berger, M., Brelsford, C., Dadvand, P., Dimitrova, A., Giles-Corti, B., Heinz, A., Mehran, N., Nieuwenhuijsen, M., Pelletier, F., Ranzani, O., Rodenstein, M., Rybski, D., Samavati, S., Satterthwaite, D., ... Adli, M. (2021). Defining pathways to healthy sustainable urban development. *Environment International, 146*, 106236. https://doi.org/10.1016/j.envint.2020.106236

United Nations, Department of Economic and Social Affairs, Population Division. (2019). *World urbanization prospects: the 2018 revision* (ST/ESA/SER.A/420). United Nations.

Lese- und Medienempfehlung zur Vertiefung

Gullotta, T.P. & Bloom, M. (Eds.). (2014). *Encyclopedia of primary prevention and health promotion*. Springer.

Hurrelmann, K., Laaser, U. & Richter, M. (2016). Gesundheitsförderung und Krankheitsprävention. In K. Hurrelmann & O. Razum (Hrsg.), *Handbuch Gesundheitswissenschaften* (5. Aufl., S. 661–692). Beltz Juventa.

4 Konzepte und Strategien der Gesundheitsförderung

Thomas Altgeld

Überblick

- Was unterscheidet Gesundheitsförderung von Prävention?
- In welchen Bereichen liegen personale und soziale/gesellschaftliche Ansatzpunkte zur Förderung der Gesundheit?
- Welche Kernstrategien der Gesundheitsförderung verfolgt die Weltgesundheitsorganisation?
- Welche Impulse werden durch das Präventionsgesetz gesetzt?

4.1 Was ist Gesundheitsförderung?

Gesundheitsförderung und Prävention[1] verfolgen ähnliche Ziele: Beiden ist gemeinsam, dass sie die Gesundheit von Individuen und Bevölkerungsgruppen fördern wollen und – anders als Kuration, Rehabilitation und Pflege – nicht nur beim Auftreten von Krankheiten als Interventionen relevant werden. Aber während präventives Denken im Sinne einer Verhinderung von Krankheiten und Störungen seit Etablierung der Präventivmedizin gut in der Medizin verankert ist, ist die Perspektive der Gesundheitsförderung für die Medizin noch Neuland und ungewohnt, weil hier zahlreiche Akteure außerhalb der Medizin das Feld gestalten. Die Begriffe Gesundheitsförderung und Prävention werden häufig synonym benutzt, hinter ihnen stehen aber ganz unterschiedliche Konzepte und Strategien, weil auch die Hintergründe, Praxen und Denktraditionen unterschiedliche sind (siehe hierzu auch Kap. 1).

Während die Krankheitsprävention eng an Epidemiologie und Verhaltensmedizin gebunden ist und mit medizinischen Grundkonzepten Aktionsfelder auch im nicht medizinischen Bereich sucht (z. B. die Schule für die Suchtprävention oder Sexualaufklärung zur Vermeidung sexuell übertragbarer Erkrankungen), hat die Gesundheitsförderung eine Verbindung zu sozialen Bewegungen und ihren – sozialwissenschaftlich fundierten – Grundkonzepten der Partizipation und des Empowerments. Gesundheitsförderung bezieht sich auf die Gestaltung gesundheitsförderlicher Lebensverhältnisse und fokussiert auf Lebenswelten, also soziale Systeme, die von Menschen gestaltet werden. Die Medizin spielt aus diesem Grund hier eher eine Nebenrolle.

Im Folgenden werden zunächst die unterschiedlichen Philosophien und Prinzipien unter Rückgriff auf das Salutogenesemodell von Antonovsky erläutert (Antonovsky, 1979, 1987), ehe anschließend der historische Kontext des Konzepts dargestellt und die Kernstrategien der Gesundheitsförderung benannt werden. Dem Settingansatz, also der Arbeit in und mit sozialen Kontexten, kommt dabei besondere Bedeutung zu; deshalb ist ihm der Schwerpunkt des Beitrags gewidmet, indem an zwei Beispielen –

---

1 Wenn im Folgenden von „Prävention" die Rede ist, meint dies immer Primärprävention, also die Reduzierung von Risiken gefährdeter Gruppen (zur Unterscheidung von Primär-, Sekundär- und Tertiärprävention siehe auch Kap. 3).

Krankenhaus und Schule – verdeutlicht wird, wie Gesundheitsförderungskonzepte konkret umgesetzt werden. Am Ende des Beitrags werden die aktuellen politischen und rechtlichen Rahmenbedingungen näher beleuchtet.

4.1.1 Definitionen und Konzepte der Gesundheitsförderung und Prävention

Im Folgenden wird zur Verdeutlichung der Unterschiede ein Rahmenmodell von Gesundheit und Krankheit zugrunde gelegt, das vom Medizinsoziologen Aaron Antonovsky entwickelt wurde und unter der Bezeichnung **„Salutogenese“**[2] die Diskussion um die Verhinderung von Krankheit und die Förderung von Gesundheit und Wohlbefinden entscheidend geprägt hat (Antonovsky, 1979; Antonovsky, 1987). Antonovsky stellte die Krankheits- und Risikoorientierung der Medizin infrage, da Individuen ständig Risiken ausgesetzt sind, welche die körperliche und psychische Gesundheit gefährden. Die relevante Frage ist nach Antonovsky nicht, was Menschen krank macht, sondern was sie **trotz Risiken und Belastungen gesund hält**. Im salutogenetischen Modell werden Gesundheit und Krankheit als die **zwei Pole eines Kontinuums** konzipiert, auf dem Menschen ständig die Position wechseln. Ob jemand stärker in Richtung des Gesundheitspols oder in Richtung des Krankheitspols geht, hängt einerseits von der Anzahl und Qualität der Risiken, andererseits von den personalen und sozialen **Schutzfaktoren** und Ressourcen ab (Kolip, 2003), über die ein Mensch verfügt und die in der Lage sind, die Wirkung von Risiken abzumildern. Unterschieden werden Schutzfaktoren und Ressourcen auf personaler Ebene, also z.B. Selbstwertgefühl, Selbstwirksamkeitserwartung, internale Kontrollüberzeugungen, aber auch ein stabiles Immunsystems, und auf sozialer Ebene, z.B. ein emotional tragendes soziales Netzwerk und soziale Unterstützung, aber auch ein stabiles Sozialsystem.

Kennzeichnend für die Gesundheitsförderung ist, dass sie die Determinanten der Gesundheit verändern will. Insbesondere den sozialen Determinanten wird, vor allem in der britischen Diskussion, verstärkt Aufmerksamkeit geschenkt. Hierzu zählen soziale Ungleichheit, Arbeitslosigkeit, soziales Kapital, frühkindliche Entwicklung und gesundheitsschädliche Arbeitsbedingungen (Marmott & Wilkinson, 2006; World Health Organization, 2010).

Wichtig für Gesundheitsförderung und Prävention

Abgrenzung von Gesundheitsförderung und Prävention

Legt man dieses Rahmenmodell zugrunde, so lässt sich zur Unterscheidung von Gesundheitsförderung und Prävention Folgendes festhalten:

- Prävention hat ihren Ausgangspunkt bei spezifizierten Krankheiten oder Störungen und hat das Ziel, diese Risiken zu minimieren oder gänzlich auszuschalten (Beispiele: Impfprogramme, Schutzkleidung am Arbeitsplatz, Safer-Sex- oder Suchtpräventions-Kampagnen). Das zugrunde liegende Modell ist das **Risikofaktorenmodell**.
- Gesundheitsförderung setzt an den Schutzfaktoren (auch: Ressourcen) an und will diese fördern (Beispiele: Lebenskompetenzprogramme, die das Selbstwertgefühl und die Problemlösekompetenzen von Kindern steigern sollen, oder gesundheitsförderliche Organisationsentwicklung im Betrieb). Sie hat das Ziel, die Gesundheit und das Wohlbefinden zu steigern. Das zugrunde liegende Modell ist das **Salutogenesemodell**.

Völlig trennscharf sind die Strategien in der Praxis nicht, wie sich am Beispiel der Suchtprävention zeigen lässt. Moderne Suchtpräventionsprogramme, z.B. schulische Interventionsmaß-

2 Der Neologismus „Salutogenese“ wurde von Antonovsky als Gegenbegriff zur Pathogenese geprägt und meint die Entstehung und Aufrechterhaltung von Gesundheit.

nahmen im Kindes- und frühen Jugendalter, beinhalten mittlerweile beides: Präventionselemente (z.B. Nein sagen zu Drogen) und Gesundheitsförderung (Steigerung von Lebenskompetenzen; für ein Beispiel siehe Alfes et al., 2017). Prävention und Gesundheitsförderung lassen sich nicht gegeneinander ausspielen, sondern können sich ergänzen (Walter et al., 2012). Aber auch wenn in zahlreichen Maßnahmen beide Elemente vertreten sind, so ist die konzeptionelle Trennung von Gesundheitsförderung und Prävention bedeutsam, da sich Blickrichtung und Strategien unterscheiden (siehe hierzu Kap. 2).

Gesundheitsförderung ist nicht eine andere Facette der Prävention oder gar mit ihr identisch, sondern impliziert einen radikalen Perspektivenwechsel, der nicht Krankheiten in den Blick nimmt, sondern die Determinanten für Gesundheit und Wohlbefinden. Kenneth R. Ginsburg bringt diesen Perspektivenwechsel am Beispiel der Zielrichtung gesundheitsbezogener Interventionen im Jugendalter auf den Punkt: „Is our ultimate goal really to prevent adolescents from behaving in antisocial or dangerous manners? Or is our vision to facilitate the development of individuals who are well prepared to be creative, responsible, and productive humans?" (Ginsburg, 2003, S. 167).

Quer zur Unterscheidung von Prävention und Gesundheitsförderung liegt eine weitere Differenzierung: Gesundheitsbezogene Interventionen können entweder am **Individuum** ansetzen, etwa über die Stärkung des Selbstwertgefühls (Gesundheitsförderung) oder über die Ermunterung zum Tragen eines Fahrradhelms (Prävention). Sie können aber auch am **sozialen Umfeld** (z.B. Eltern oder Arbeitskolleginnen und -kollegen) oder an den **gesellschaftlichen oder rechtlichen Rahmenbedingungen** ansetzen, z.B. durch Schaffung anregender Lernumwelten in der Schule (Gesundheitsförderung) oder Rauchverbote in Gaststätten (Prävention). Für diese Unterscheidung hat sich das Begriffspaar **Verhaltens- versus Verhältnisprävention** etabliert. Diese Begriffe sind aber verwirrend, denn die Unterscheidung lässt sich nicht nur auf Präventionsmaßnahmen, sondern auch auf Gesundheitsförderung anwenden (Altgeld & Kickbusch, 2023).

Wichtig für Gesundheitsförderung und Prävention

Gesundheitsförderung verfolgt somit das Ziel, über die **Stärkung von Ressourcen** die Gesundheit der Bevölkerung zu verbessern. Ansatzpunkte sind entweder **Individuen**, die befähigt werden sollen, durch selbstbestimmtes Handeln ihre Gesundheitschancen zu erhöhen, oder die sozialen, ökologischen und ökonomischen **Rahmenbedingungen**. Gesundheitsförderung ist dann besonders wirkungsvoll, wenn verhaltensbezogene und verhältnisbezogene Interventionsmaßnahmen miteinander kombiniert werden.

In die Planung von Gesundheitsförderungsprogrammen fließt eine Vielzahl von Erkenntnissen mit ein, die in verschiedenen **Human- und Sozialwissenschaften** gewonnen wurden, insbesondere Forschungsergebnisse und Modelle aus der Public-Health-Forschung, der Arbeitswissenschaft und der Organisationsentwicklung, aber auch der Gesundheitspsychologie (z.B. bei der Entwicklung von Maßnahmen zur Förderung sozialer Unterstützung und sozialer Netzwerke oder Theorien zur Verhaltensänderung) und der Architektur.

Verglichen mit Präventionsmaßnahmen, die sich auf spezifische Risiken richten, scheinen Gesundheitsförderungsansätze auf der theoretischen Ebene weniger konkret zu sein. Sie setzen an den **Ressourcen** wie persönlichen Kompetenzen oder sozialen Netzwerken an, wirken indirekt über die Modifikation von Gesundheitsdeterminanten, und den Interventionen liegt häufig ein komplexes Wirkungsgefüge zugrunde. Aber in der Umsetzung vor Ort werden diese Strategien sehr schnell konkret, weil sie der Vielfalt von Lebenslagen und Lebensumfeldern gerechter werden als Programme, die genau diese Rahmenbedingungen nicht aufgreifen und so sehr schnell quasi programmimmanent „schwer erreichbare Zielgruppen“ produzieren (beispielsweise erreichen viele Adipositas-Präventionsprogramme nur eher gesundheitsbewusste Frauen mit einem höheren Bildungsniveau) (Altgeld, 2007).

Ungewohnt aus medizinischer Perspektive ist zudem, dass sich Gesundheitsförderungsmaßnahmen nicht auf den Gesundheitsbereich begrenzen lassen. Vielmehr sind hieran zahlreiche Akteure beteiligt, da **Gesundheitsförderung eine intersektorale Aufgabe** ist, die den Bildungsbereich, die Stadt- und Verkehrsplanung und die Jugendarbeit, um nur einige zu nennen, einschließt (Kolip, 2003). Dies macht Gesundheitsförderung zu einer komplexen Aufgabe. Der **Wirksamkeitsnachweis** ist deshalb eine methodische Herausforderung, für die aber mittlerweile auch Modelle und Instrumente entwickelt wurden, die der Komplexität und Dynamik von Gesundheitsförderung auch in der Methodik Rechnung tragen (Kolip & Müller, 2009; Kolip et al., 2012).

Eine stärkere partizipative Ausrichtung der Prävention sowie eine höhere Priorität der Kontextbeeinflussung würde verbunden mit einer ausreichenden Qualitätssicherung die bisherigen Präventionsaktivitäten vom Kopf auf die Füße stellen und damit auch das vermutete gesundheitsökonomische Potenzial der Prävention endlich realisieren. Das entscheidende Kriterium für erfolgreiche Gesundheitsförderungs- und Präventionsansätze ist eine frühzeitige Beteiligung der anvisierten Zielgruppen (Wright, 2010). Gerade weil Gesundheit und Gesundheitsverhalten eine höchst individuelle Angelegenheit darstellen und subjektive Gesundheitsbegriffe bei jedem Einzelnen anders aussehen, kommt man mit rein wissensbasierten Präventionsansätzen, die Verhaltensänderungen in heterogenen Alltagssituationen ganz unterschiedlicher Individuen auslösen sollen, nicht weiter. Ein frühzeitiger Einbezug der Zielgruppen schon in die Problemdefinition muss der Goldstandard für Präventions- und Gesundheitsförderungsprogramme werden. Je frühzeitiger die Zielgruppen an der Programmgestaltung partizipieren, desto niedriger sind die Schwellen der Inanspruchnahme und Veränderung von gesundheitsbezogenen Verhaltensweisen. Systematische Programmplanung, die sich z. B. an Logic Models oder Intervention Mapping orientiert, definiert den Einbezug der Zielgruppe als Qualitätskriterium (Bartholemew et al., 2011; Schlicht und Zinsmeister, 2015).

Bereits 1994 haben Kühn und Rosenbrock auf eine gewisse Selektion von Präventionsprogrammen hingewiesen: „Es lassen sich Regelmäßigkeiten einer ‚Zuchtwahl‘ von Präventionskonzepten erkennen. Die soziale Umwelt selektiert und mutiert präventive Ideen, Ansätze und Konzepte in einer Weise, in der die Angepasstesten überleben“ (Kühn & Rosenbrock, 1994, S. 40). Diese „Zuchtwahl“ angepasster, leicht realisierbarer Präventions- und Gesundheitsförderungsprogramme für bessergestellte Bevölkerungsgruppen zeigt, dass in der Gesundheitspolitik nach wie vor ein verkürztes, individualistisches Präventionsverständnis herrscht, das sich am Bildungsbürgertum orientiert, und kein partizipativer Gesundheitsförderungsbegriff, der sich am Alltag der adressierten Individuen ausrichtet und genau diese Gruppen schon in die Themenauswahl einbezieht. Das „Präventionsdilemma“ (Bauer, 2005), das darauf aufmerksam macht, dass von Präventionsangeboten vor allem diejenigen profitieren, die sie am wenigsten nötig haben, hat hierin seine Ursache.

4.1.2 Geschichte der Gesundheitsförderung

Bei der Etablierung der Gesundheitsförderungsidee hat die **Weltgesundheitsorganisation** (WHO) eine Schlüsselrolle eingenommen. In den 1980er-Jahren setzte die WHO neue Akzente in der eigenen Arbeit und fokussierte auf Gesundheitsförderung (Altgeld & Kickbusch,

2012). Die **Ottawa-Charta** zur Gesundheitsförderung, die vor mehr als 37 Jahren von der ersten internationalen Konferenz der Weltgesundheitsorganisation am 21. November 1986 verabschiedet wurde (WHO, 1986), gilt als Kristallisationspunkt für ein neues Gesundheitsverständnis und als Startsignal für Gesundheitsförderungsstrategien auf internationaler und nationaler Ebene. Sie greift die Ideen unterschiedlicher sozialer Bewegungen (Umwelt-, Frauen- und Bürgerrechtsbewegung) und medizinkritische Diskussionen (Illich, 1977; McKeown, 1979) auf und bündelt sie in einem programmatischen Papier.

Die Weltgesundheitsorganisation selbst hatte zwar in ihrer Verfassung von 1946 bereits eine erweiterte Definition von Gesundheit formuliert, nämlich den „Zustand des vollständigen körperlichen, geistigen und sozialen Wohlbefindens und nicht des Freiseins von Krankheit und Gebrechen" (Franzkowiak & Sabo, 1993, S. 60). Aber dies hatte bis Ende der 1970er Jahre kaum Einfluss auf die Ausgestaltung der Programme der Weltgesundheitsorganisation. Bis 1978 (Verabschiedung der Deklaration von Alma Ata zur Primären Gesundheitsversorgung) ließ sich innerhalb der Prävention und der klassischen Gesundheitserziehung, wie sie von der WHO sowie anderen internationalen und nationalen Organisationen gestaltet wurde, eine starke Krankheitsorientierung feststellen.

In der Ottawa-Charta wurde Gesundheitsförderung nun als ein Prozess definiert mit dem Ziel, allen Menschen ein höheres Maß an Selbstbestimmung über ihre Gesundheit zu ermöglichen und so Gesundheitspotenziale und Wohlbefinden („well-being") zu steigern. Von zentraler Bedeutung sind dafür fünf Handlungsebenen, die in der Charta 1986 erstmals definiert wurden:

- Entwicklung einer gesundheitsfördernden Gesamtpolitik;
- Schaffung gesundheitsförderlicher Lebenswelten;
- Unterstützung gesundheitsbezogener Gemeinschaftsaktionen;
- Entwicklung persönlicher Kompetenzen;
- Neuorientierung der Gesundheitsdienste.

Die gesundheitsfördernde Gesamtpolitik rahmt in diesem Mehrebenenmodell die anderen Ebenen, die mit der individuellen Ebene (Steige-

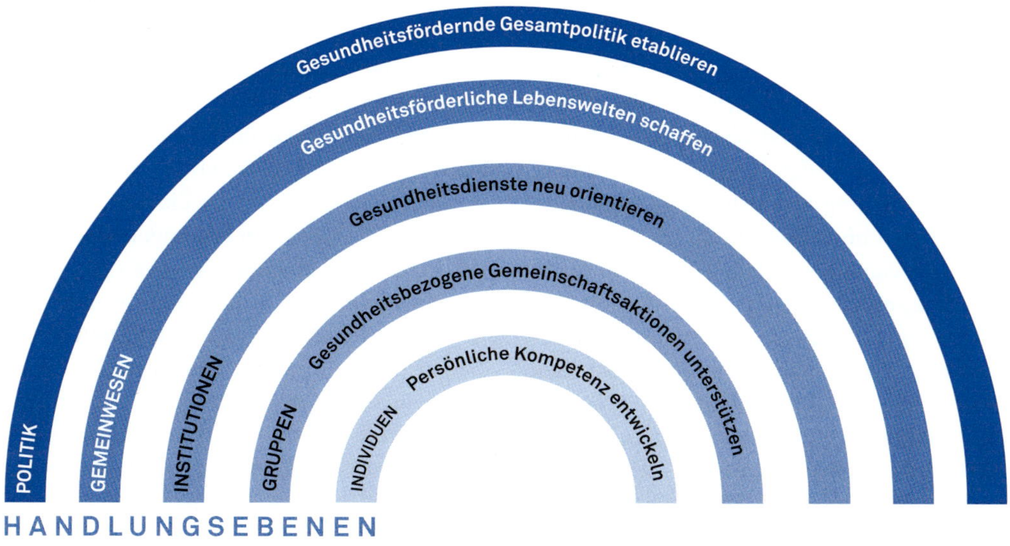
Gesundheitsfördernde Gesamtpolitik etablieren
Gesundheitsförderliche Lebenswelten schaffen
Gesundheitsdienste neu orientieren
Gesundheitsbezogene Gemeinschaftsaktionen unterstützen
Persönliche Kompetenz entwickeln
POLITIK
GEMEINWESEN
INSTITUTIONEN
GRUPPEN
INDIVIDUEN
HANDLUNGSEBENEN

Abbildung 4-1: Mehrebenenmodell der Gesundheitsförderung (Altgeld, 2020). Abgedruckt mit freundlicher Genehmigung von de Gruyter.

rung persönlicher Kompetenzen) beginnen (Abbildung 4-1). Ohne eine gesundheitsfördernde Gesamtpolitik sind die Gesundheitsgewinne, die in den anderen Ebenen erzielt werden können, deutlich begrenzter, weil alle Politikbereiche Einfluss auf die Gesundheit haben und zur Förderung von Wohlbefinden und Lebensqualität beitragen. Bis dato wurde in Deutschland keine nennenswerte gesundheitsfördernde Gesamtpolitik entwickelt.

Wichtig für Gesundheitsförderung und Prävention

Erst mit der Ottawa-Charta, die 1986 auf der 1. Internationalen Gesundheitsförderungskonferenz verabschiedet wurde, wird die Krankheitsorientierung traditioneller Präventions- und Gesundheitserziehungsprogramme aufgegeben und eine Mehrebenen-Strategie unter der Leitfrage „Wie lässt sich Gesundheit herstellen?“ entwickelt. Gesundheit wird nicht länger als utopisches Ziel und als Aufgabe von Expertinnen und Experten definiert, sondern als Prozess, der in den konkreten Lebenszusammenhängen abläuft.

In der Gesundheitsförderungsprogrammatik spielen seit der Ottawa-Charta auch Fragen und Strategien zur Herstellung gesundheitlicher Chancengleichheit eine wichtige Rolle (Altgeld & Walter, 1997). Die WHO betont damit den politischen Impetus der Gesundheitsförderung, die einen Beitrag zum **Abbau gesundheitlicher Ungleichheit** leisten soll.

Für die Weiterentwicklung der Gesundheitsförderungsprogrammatik waren die Empfehlungen der nachfolgenden internationalen Konferenzen zur Gesundheitsförderung (Adelaide 1988, Sundsvall 1991, Jakarta 1997, Mexiko 2000, Bangkok 2005, Nairobi 2009, Helsinki 2013, Shanghai 2016 sowie 2021 virtuell) wesentlich. Dabei werden die in der Ottawa-Charta benannten **Kernstrategien** weiter ausdifferenziert. In den Empfehlungen von Adelaide 1988 etwa wird hervorgehoben, dass für traditionelle Bevölkerungsgruppen, ethnische Minderheiten und Migrantinnen oder Migranten ein **gleichberechtigter Zugang zu Gesundheitsdiensten** zu sichern ist. Ebenso sollte die Eigenständigkeit ihrer jeweiligen (Gesundheits-)Kulturen berücksichtigt werden. In der Stellungnahme der 3. Internationalen Konferenz für gesundheitsförderliche Lebenswelten in Sundsvall (1991) wird eine **Verknüpfung zum Umweltbereich** hergestellt. Dabei wird der Zusammenhang zwischen einer sich verschlechternden Umweltsituation, zunehmender Armut bestimmter Bevölkerungsgruppen und den gesundheitlichen Folgen deutlich herausgestellt. Außerdem finden sich hier auch erstmals deutliche Aussagen zur **Chancenungleichheit zwischen den Geschlechtern** (Altgeld, 2016). Die Unterdrückung und sexuelle Ausbeutung von Frauen sowie deren Diskriminierung auf dem Arbeitsmarkt und in anderen gesellschaftlichen Gebieten wird in der Erklärung verurteilt, und Maßnahmen zu ihrer Vermeidung werden eingefordert (Franzkowiak & Sabo, 1993, S. 119). In der Erklärung der Gesundheitsminister von Mexiko 2000 wird die Ausarbeitung von **nationalen Aktionsplänen zur Gesundheitsförderung** gefordert und in Bangkok 2005 die globale Perspektive von Gesundheit hervorgehoben. In dem Abschlussdokument der Konferenz in Nairobi 2009 wird eine stärkere Implementierung von Gesundheitsförderungsansätzen insbesondere im Hinblick auf die sozialen Determinanten von Gesundheit nachdrücklich angemahnt und eine eher kritische Bilanz der bisherigen Aktivitäten auf diesem Feld durch Regierungen gezogen.

Schwerpunkt der 8. Globalen Gesundheitsförderungskonferenz in Helsinki 2013 war die Frage, wie Gesundheit und gesundheitliche Chancengerechtigkeit durch den **Health-in-All-Policies-Ansatz** (HiAP) gefördert werden können. Die Gesundheit ganzer Bevölkerungen wird durch gesamtgesellschaftliche Entwicklungen maßgeblich beeinflusst (z.B. Auswirkungen der Wirtschaftskrise in Griechenland, Irland, Russland) und kann durch deren gesamtpolitische Bewältigung (z. B. Finnland) positiv beeinflusst werden. Der Schaffung einer gesundheitsförderlichen Gesamtpolitik, die alle Politikfelder einbezieht, kommt deshalb eine zentrale Bedeutung zu. In Shanghai 2016 wurde diese Ausrichtung bekräftigt und eine enge Verknüpfung mit der Agenda 2030 für eine nachhaltige Entwicklung, den Sustainable Development Goals (Martens & Obenland, 2016), hergestellt. „Bei der Gesundheitsförderung haben wir es heute mit einem neuen globalen Kontext zu tun. Die Gesundheit der Menschen kann nicht länger getrennt von der Gesundheit unseres Planeten betrachtet werden [...]. Die Bedrohungen für die Gesundheitssicherheit nehmen zu, und mächtige kommerzielle Interessen wirken sich ungünstig auf die Gesundheit aus“ (World Health Organization, 2016, S. 1).

Die 10. Globale Konferenz zur Gesundheitsförderung für Wohlbefinden, Gerechtigkeit und nachhaltige Entwicklung fand im Dezember 2021 virtuell statt und verabschiedete die **Geneva Charta for Well-being** (World Health Organization, 2022). Darin werden die planetaren Herausforderungen für die Gesundheit in wiederum fünf Handlungsfeldern gebündelt:

- value, respect and nurture planet earth and its ecosystems;
- design an equitable economy that serves human development within planetary and local ecological boundaries;
- develop healthy public policy for the common good;
- achieve universal health coverage;
- adress the impacts of digital transformation.

In Deutschland hat die Verabschiedung der Ottawa-Charta einen für ein gesundheitspolitisches Dokument ungewöhnlichen „enthusiastischen Aufbruch“ ausgelöst und wurde als „Kern des **New Public Health** und als Markenzeichen innovativer Reformpolitik gefeiert“ (Badura, 1997, S. 29). Aber erst seit Ende der 1990er-Jahre wurden Anstrengungen unternommen, die Gesundheitsförderungsprogrammatik in die nationale Gesundheitspolitik zu implementieren.

4.1.3 Kernstrategien der Gesundheitsförderung

Wichtig für Gesundheitsförderung und Prävention

In der Ottawa-Charta wird Gesundheitsförderung definiert als „Prozess, allen Menschen ein höheres Maß an Selbstbestimmung über ihre Gesundheit zu ermöglichen und sie damit zur Stärkung ihrer Gesundheit zu befähigen“ (World Health Organization, 1986). Individuen und Gruppen sollen ihre Bedürfnisse wahrnehmen und ihre Lebensumstände verändern können.

Der Ansatz der Ottawa-Charta versteht sich als emanzipatorisch – das Schlüsselwort lautete **„Empowerment“** – und politisch, denn das Ziel war und ist es, gesundheitsförderliche Rahmenbedingungen (Lebenswelten) zu schaffen, um mehr Chancengleichheit zu erlangen. Durch die Ottawa-Charta ziehen sich zwei Leitgedanken: **Gesundheitsförderung als Aufgabe aller Politikbereiche** (Intersektoralität: Gesundheitsförderung wird als Querschnittsaufgabe gefasst; siehe oben: Health in all Policies) sowie Stärkung der Kompetenzen, die es Individuen und Gruppen ermöglichen, ihre Bedürfnisse wahrzunehmen, die eigenen Stärken zu erkennen und Einfluss auf ihre Lebensumwelt auszuüben (Altgeld & Kickbusch, 2012).

Als Grundsatzdokument bleibt die Ottawa-Charta notwendigerweise in vielen Formulierungen abstrakt. Deshalb wurde flankierend dazu das **Konzept der gesundheitsfördernden Settings** durch die Weltgesundheitsorganisation erarbeitet. Bereits 1986 wurde das Gesunde-Städte-Netzwerk gegründet, da der Kommune eine zentrale Rolle für die Gestaltung gesundheitsförderlicher Lebenswelten zugesprochen wurde. In den Prinzipien der „Gesunden Stadt“

wird der Settingansatz erstmals umgesetzt: „Ein Setting ist ein Sozialzusammenhang, der relativ dauerhaft und seinen Mitgliedern auch subjektiv bewusst ist. Dieser Zusammenhang drückt sich aus durch eine formale Organisation (z.B. Betrieb, Schule), regionale Situation (z.B. Kommune, Stadtteil, Quartier), gleiche Lebenslage (z.B. Rentner/Rentnerinnen), gemeinsame Werte und Präferenzen (z.B. Religion, sexuelle Orientierung) bzw. durch eine Kombination dieser Merkmale. [...] Der Settingansatz fokussiert die Lebenswelt der Menschen und damit die Rahmenbedingungen, unter denen Menschen leben, lernen, arbeiten und konsumieren" (Rosenbrock & Hartung, 2011, S. 497).

Dieser Ansatz erlaubt es, kleinräumige Strategien passgenau für das jeweilige soziale System in seinem Sozialraum zu entwickeln, wobei die Grundannahmen, die Qualitätsmerkmale und Kernroutinen der gesundheitsfördernden Settingarbeit stets gleich bleiben, aber die Vorarbeiten, die Art und Anzahl der einzubeziehenden Personen variieren können. Der Begriff der „Lebenswelten", der beispielsweise von der Gesundheitspolitik als vermeintlich leichter zu verstehender Fachbegriff in die deutsche Diskussion eingeführt wurde, gibt diese Aspekte des englischen Settingbegriffs zu wenig wieder, hat sich aber mittlerweile in der Arbeit der gesetzlichen Krankenversicherungen etabliert.

Wichtig für Gesundheitsförderung und Prävention

Der Settingansatz stellt die wichtigste Umsetzungsstrategie der Gesundheitsförderung dar. Ihm liegt die Idee zugrunde, dass Gesundheit kein abstraktes Ziel ist, sondern im Alltag hergestellt und aufrechterhalten wird. Gesundheitsförderung muss im Lebensalltag ansetzen. Die Fokussierung auf definierte Sozialräume, sei es das Quartier, der Betrieb, die Schule oder das Krankenhaus, ermöglicht es, die Zielgruppen und Akteure genauer zu bestimmen, adäquate Zugangswege zu definieren und die vorhandenen Ressourcen zu nutzen.

Im Unterschied zur traditionellen Gesundheitserziehung werden innerhalb des Settingansatzes nicht der einzelne Mensch und sein individuelles Verhalten in den Vordergrund der Interventionen und Maßnahmen gestellt, sondern das soziale System selbst. Dabei können dennoch einzelne Gesundheitsprobleme oder -risiken fokussiert werden, z.B. innerhalb von Gesunde-Stadt-Projekten das Bewegungsverhalten bestimmter Bevölkerungsgruppen oder die Umweltbelastungen durch den Klimawandel. Der Settingansatz ermöglicht es zudem, verhaltens- und verhältnisbezogene Maßnahmen miteinander zu verbinden. Fast alle Settingansätze wurden unter Beteiligung der WHO konzeptionell vorbereitet und innerhalb von internationalen Gesundheitskonferenzen über modellhafte Netzwerke gestartet. Maßgeblich für diesen Start waren eine definierte Grundsatzprogrammatik und eine Selbstverpflichtung von Akteuren zur Erprobung des Ansatzes in ihrem jeweiligen Setting. Auf diese Weise wurden folgende Settings für die Gesundheitsförderung erschlossen:

- gesunde Städte,
- gesundheitsfördernde Schulen,
- gesundheitsfördernde Betriebe,
- gesundheitsfördernde Krankenhäuser,
- gesunde Regionen,
- gesundheitsfördernde Gefängnisse,
- gesundheitsfördernde Hochschulen.

Für die Settings Kindertageseinrichtungen und Quartiere haben sich auch ohne Starthilfe der WHO in Deutschland Programmatiken (z.B. Landesvereinigung für Gesundheit & Akademie für Sozialmedizin Niedersachsen, 2015) und bundeslandbezogene Netzwerke (z.B. in Sachsen und Brandenburg) etabliert. Seit einigen Jahren werden auch Diskussionen geführt, inwiefern digitale Welten oder die Konsumwelt selbst ein eigenes Setting oder Lebenswelt darstellen, für die gesundheitsfördernde Settingansätze entwickelt werden sollten (Kickbusch, 2016). Als Kernstrategien in der gesundheitsfördernden Settingarbeit lassen sich folgende

Vorgehensweisen festhalten (Altgeld & Kickbusch, 2023):

- Einbezug und Beteiligung aller relevanten Gruppen in dem jeweiligen Settingkontext;
- Prozessorientierung statt vorgegebener fest gefügter Programme. Die Ausgangsbedingungen werden mit allen Beteiligten genau analysiert und Maßnahmen darauf aufbauend entwickelt. Nach Durchführung der Maßnahmen wird der Erfolg bewertet und eine neue Ausgangsanalyse vorgenommen;
- Entwicklung integrierter Konzepte statt punktueller Einzelaktionen;
- Systeminterventionen, die teilweise individuelle Verhaltensweisen beeinflussen, aber auch die Verhältnisse innerhalb des Settings selbst;
- Verankerung von Gesundheit als Querschnittsanforderung an die Kernroutinen des jeweiligen Settings.

Die Reichweite der jeweiligen Settingansätze und die Transparenz darüber sind unterschiedlich groß. Vor allem innerhalb der Bereiche Schule und Betrieb sind vielfältige Aktivitäten zu verzeichnen, aber es existieren keine nationalen Koordinierungsstellen oder Netzwerke für diese Settings. Bundesweit reichen die Aktivitäten der Schulen von der klassischen Gesundheitserziehung, z. B. in Form von Unterrichtseinheiten, über themenspezifische Gesundheitsförderungsprojekte bis hin zu verhaltens- und verhältnisbezogenen Settingprojekten. Die bislang einzige nationale Bestandsaufnahme der Bundesanstalt für Arbeitsschutz und Arbeitsmedizin ermittelte 2008 bundesweit, dass bei rund 14 % aller Schulen ein Arbeiten nach dem Settingansatz erfolgt (Paulus & Witteriede, 2008). Dagegen waren 2023 innerhalb des deutschen Gesunde-Städte-Netzwerkes nur 92 Kommunen engagiert, allerdings fast alle deutschen Großstädte. Einige Settingansätze haben formalisierte Aufnahmekriterien, Netzwerkstrukturen und Geschäftsstellen aufgebaut (z.B. Gesundheitsfördernde Krankenhäuser), andere sind eher in weniger verbindlichen Strukturen miteinander vernetzt (z.B. Gesundheitsfördernde Hochschulen).

Für fast alle Settingansätze wurden **Qualitätskriterien** definiert, die vor allem auf Struktur- und Prozessqualität setzen. Die **Ergebnisqualität** aller genannten Settingansätze ist bislang zu wenig erforscht worden. Allmählich nimmt aber auch in Deutschland die Diskussion um die Effekte bevölkerungs- oder gemeindebezogener Interventionen an Fahrt auf (Kolip et al., 2012; Tempel et al., 2013). Die im folgenden Kapitel ausgewählten Beispiele sollen die Komplexität und die Zielsetzungen des Settingansatzes illustrieren.

Da alle Settingansätze komplexe Interventionsmechanismen auf verschiedenen Handlungsebenen beinhalten und zudem eine wissenschaftliche Begleitforschung für Praxisprojekte auf kommunaler Ebene schwer finanzierbar ist, stellt sich dennoch die Frage nach dem Wirksamkeitsnachweis von diesen Ansätzen. Eine Evidenzbasierung von Gesundheitsförderung, wie z.B. De Bock et al. (2021) sie anstreben, scheitert bislang daran, dass dafür verwendete Evidenzbasierungsansätze aus dem medizinischen Sektor zwar hinsichtlich der Beschreibbarkeit von Variablen und der Messbarkeit von Veränderungen durchaus auf Präventionsprogramme übertragen werden können; diese sind für komplexere Gesundheitsförderungsansätze in heterogenen Settings mit diversen Dialoggruppen allerdings nicht geeignet. Maximal übertragbar ist der Ansatz der Evidenzbasierung auf weniger komplexe Ansätze der Primärprävention. Vielleicht sollte man auch deshalb dazu übergehen, Gesundheitsförderung und Prävention begrifflich sauberer zu trennen und nicht ständig als eine Wortmarke ohne Sichtbarmachung der sehr unterschiedlichen Grundlagen und Ansätze zu benutzen.

Für die Gesundheitsförderung und andere komplexe Interventionen in sozialen Systemen, etwa im Bereich der Jugendhilfe, werden deshalb eher andere **Wirkungsmodelle zur Überprüfung von Erfolgen** diskutiert (Ge-

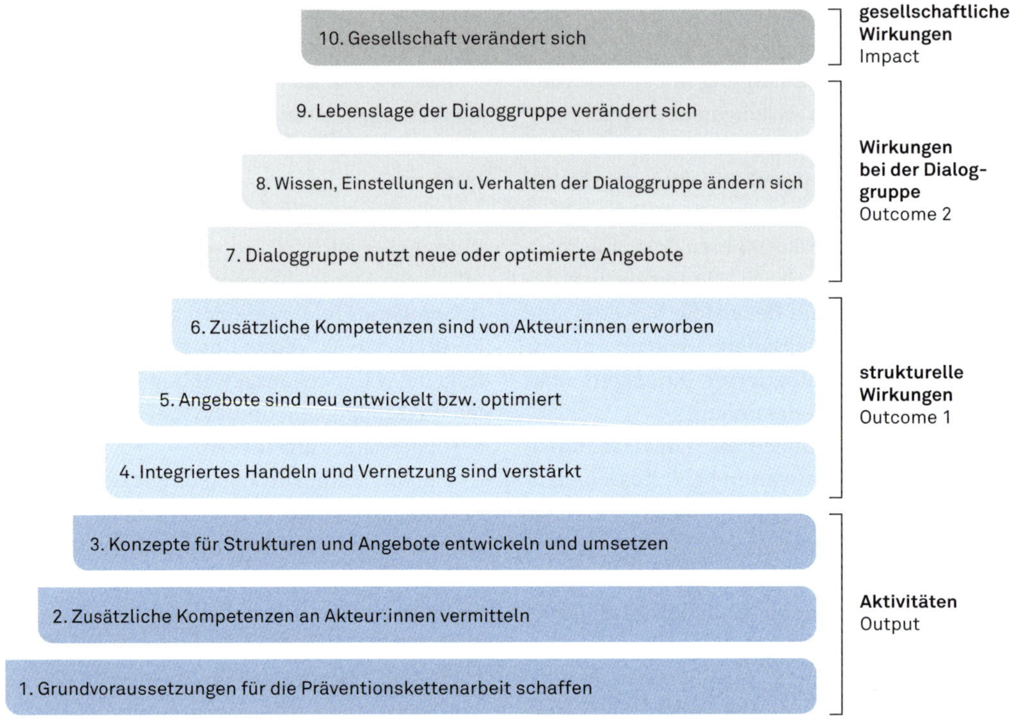

Abbildung 4-2: Wirkungsmodell für Präventionsketten (Quelle: Humrich et al. (2022); angelehnt an PHINEO (2013), erschienen in Brandes et al. (2022)). Abgedruckt mit freundlicher Genehmigung der Landesvereinigung für Gesundheit und Akademie für Sozialmedizin Niedersachsen Bremen e.V.

sundheitsförderung Schweiz, 2017). „Der Aufwand an Ressourcen für Wirkungsevaluationen muss in einem angemessenen Verhältnis stehen zum Aufwand für die gesundheitsförderliche Maßnahme selbst. Vor allem aufwendige und langfristige Maßnahmen sollen gut auf ihre Wirksamkeit, Zweckmässigkeit und Wirtschaftlichkeit überprüft werden. Eine geeignete Methodologie ist dabei zentral" (Gesundheitsförderung Schweiz, 2017, S. 17). In Niedersachsen wurde für integrierte kommunale Gesundheitsförderungsansätze ein **Wirkungsmodell für Präventionsketten** (Abbildung 4-2) entwickelt, das zwischen Wirkungen auf der Ebene der Strukturen vor Ort und der Dialoggruppen differenziert und gesellschaftliche Wirkungen benennt. Diese Wirkungsmodelle werden vor Ort mit den Akteurinnen und Akteuren für die jeweiligen Ansätze und Maßnahmen in der konkreten Situation definiert und lassen sich dann auch projektspezifisch in dem jeweiligen Handlungsfeld überprüfen.

4.2 Praxis der Gesundheitsförderung in ausgewählten Settings

4.2.1 Gesundheitsfördernde Krankenhäuser

Der Settingansatz des „Gesundheitsfördernden Krankenhauses" ist letztlich eine **Weiterentwicklung der betrieblichen Gesundheitsförderung**, die den besonderen Rahmenbedingungen in Krankenhäusern Rechnung trägt. Er eröffnet im gesamten Krankenhausbereich Möglichkeiten der Entwicklung gesundheitsorientierter Perspektiven, Ziele und Strukturen. Die Kernprinzipien der **Partizipation aller re-**

levanten Gruppen im Setting werden hier ebenfalls angewandt, d. h. die Beschäftigten (aller Professionen) werden genauso einbezogen wie Patienten und Patientinnen sowie deren Angehörige. Es geht um den Abbau von Gesundheitsrisiken und die Stärkung von Gesundheitspotenzialen für alle genannten Gruppen. Dies wird erreicht, indem Handlungsbedarfe gemeinsam ermittelt und Routinen verändert werden (Müller et al., 1997).

1997 wurden auf der „5. Internationalen Konferenz Gesundheitsfördernder Krankenhäuser" in Wien die Ergebnisse eines 1993 gestarteten Modellversuches der Weltgesundheitsorganisation in den **„Wiener Empfehlungen"** zusammengefasst. Diese stellen die Grundlagen und die Handlungsstrategien des gesundheitsfördernden Krankenhauses dar. Die Wiener Empfehlungen zu Gesundheitsfördernden Krankenhäusern halten einführend die **Zielstellungen für ein gesundheitsförderndes Krankenhaus** fest (Weltgesundheitsorganisation, 1997). Ein gesundheitsförderndes Krankenhaus sollte demnach

- Menschenwürde, Gleichheit, Solidarität und berufliche Ethik fördern, wobei es die unterschiedlichen Bedürfnisse, Werte und Kulturen der verschiedenen Bevölkerungsgruppen anerkennt und berücksichtigt,
- orientiert sein an Qualitätsverbesserung, am Wohlbefinden der Patientinnen und Patienten, Angehörigen und Mitarbeiter/Mitarbeiterinnen sowie am Schutz der Umwelt und an der Entwicklung der Potenziale des Krankenhauses hin zu einer „lernenden Organisation",
- sich an einem holistischen Konzept von Gesundheit und Krankenversorgung orientieren und nicht nur kurative Dienstleistungen anbieten,
- den einzelnen Menschen sowohl als Leistungserbringer wie auch als Patient/Patientin oder Angehörigen mehr in den Mittelpunkt stellen, Heilungsprozesse fördern und Patienten/Patientinnen dabei unterstützen, Verantwortung für ihren Gesundungsprozess bzw. für ihre Gesundheit mit zu übernehmen,
- die effiziente bzw. kosteneffektive Nutzung von Ressourcen nach Maßgabe ihres Beitrages zur Verbesserung der Gesundheit gewährleisten,
- sich soweit wie möglich mit anderen Ebenen des gesundheitlichen Versorgungssystems vernetzen und aktiv mit anderen Einrichtungen und Institutionen in der lokalen Umgebung kooperieren.

Diese eher weit gefassten Zielstellungen legen in der konkreten Umsetzung dann häufig einen Schwerpunkt auf die **Verbesserung der Kommunikation, Information und Ausbildung** im jeweiligen Krankenhaus beispielsweise durch (vgl. Weltgesundheitsorganisation, 1997)

- Verbesserung der Kommunikation und Krankenhauskultur zur Förderung der Lebensqualität der Beschäftigten im Krankenhaus, um den Erfordernissen einer berufsgruppenübergreifenden Kooperation gerecht zu werden,
- Verbesserung der Kommunikation zwischen den Beschäftigten des Krankenhauses und den Patientinnen und Patienten,
- Verstärkung der Angebote und Qualität der Information, Kommunikation, Ausbildungs- und Trainingsprogramme für Patientinnen und Patienten sowie deren Angehörige im Umgang mit Gesundheit und Krankheit,
- Entwicklung einer „Corporate Identity" im Krankenhaus,
- Verbesserung der Kommunikation und Zusammenarbeit mit bestehenden Gesundheits- und Sozialdiensten im kommunalen Umfeld, mit lokalen Initiativen der Gesundheitsförderung, Selbsthilfeeinrichtungen und anderen Organisationen mit dem Ziel der Optimierung der Schnitt- bzw. Nahtstellen zwischen verschiedenen Diensten und Akteuren des Gesundheitssektors,
- Entwicklung von Informationssystemen, die nicht nur administrativen Zwecken dienen, sondern auch die gesundheitlichen Ergebnisse messen und darstellen.

Ein weiteres Handlungsfeld besteht in der gesundheitsförderlichen Organisationsentwicklung und im Projektmanagement, um bestehende Routinen und die Beteiligung aller davon Betroffenen zu verändern. Zudem wird die Ausbildung des Krankenhauspersonals in den für die Gesundheitsförderung relevanten Bereichen wie Aufklärung, Kommunikation, psychosoziale Fähigkeiten und Fertigkeiten sowie Management verstärkt vorangetrieben.

Heute gibt es über 800 Krankenhäuser, die auf dieser Basis in 20 nationalen und zehn regionalen Netzen in 23 europäischen Ländern organisiert sind. Das **Deutsche Netzwerk Gesundheitsfördernder Krankenhäuser** (DNGfK) wurde 1996 in Prien am Chiemsee gegründet. Es hat 2016 seine Arbeit umgestellt und besteht aktuell noch aus 15 Mitgliedern in acht Bundesländern. Es bestehen innerhalb des Netzwerkes fünf Arbeitsgruppen, welche die inhaltliche Arbeit und Vernetzung vorantreiben sollen zu Qualitätsverträgen, Patient Reported Outcome Measures (PROMs), Betrieblichem Gesundheitsmanagement (BGM), Gesunden Regionen und New Work. Außerdem finden zahlreiche Aktivitäten in diesem Feld vor allem auf Trägerebene und lokal in Krankenhäusern, Rehabilitations- und Pflegeeinrichtungen statt.

Wichtig für Gesundheitsförderung und Prävention

Krankenhäuser sind ein relevantes Setting zur Umsetzung einer ressourcenorientierten Gesundheitsförderung unter ganzheitlichen Gesichtspunkten. Es geht um eine gesundheitsförderliche Weiterentwicklung der Organisation Krankenhaus und die Veränderung von Kernroutinen. Einbezogen werden in die Umsetzung die Beschäftigten genauso wie Patientinnen und Patienten sowie deren Angehörige. Wesentliche Elemente sind die Verbesserung von Kommunikationsroutinen nach innen und außen, Qualifizierung des Personals insbesondere auch in „soft skills" sowie Veränderung von Routinen und Angeboten (z. B. die Krankenhausverpflegung oder die Dienstplanorganisation). Inhaltliche Anknüpfungspunkte und vergleichbare Ansätze lassen sich auch in Qualitätssicherungsansätzen im Krankenhausbereich finden.

4.2.2 Gesundheitsfördernde Schulen

Gesundheitsbezogene Maßnahmen finden – zum Beispiel in Form von **Gesundheitserziehung** – bereits seit Jahrzehnten im schulischen Kontext[3] statt. Diese Maßnahmen orientieren sich überwiegend am **Präventionsparadigma** und nutzen die Schule als Bildungseinrichtung, in der eine gesamte Bevölkerungsgruppe leicht zu erreichen ist. Gesundheitsförderung im oben definierten Sinne hingegen findet zunehmend Eingang in das Setting Schule, obwohl die Schnittstellen zwischen Bildungssektor und Gesundheitssektor bis zu Beginn des Jahrtausends eher marginal waren. Gesetzlich geregelt sind nur die Gruppenprophylaxe zur Prävention von Zahnerkrankungen sowie die Schuleingangsuntersuchungen. Gesundheitsförderung spielt in den jeweiligen Schulgesetzen der Länder nur eine nachrangige Rolle. 2012 wurde jedoch durch die Kultusministerkonferenz der Länder eine Empfehlung zur Gesundheitsförderung und Prävention in der Schule erarbeitet, die Gesundheitsförderung und Prävention als integrale Bestandteile von Schulentwicklung definiert. „Sie stellen keine Zusatzaufgaben der Schulen dar, sondern gehören zum Kern eines jeden Schulentwicklungsprozesses" (Sekretariat der ständigen Konferenz der Kultusminister der Länder in der Bundesrepublik Deutschland, 2012, S. 3).

3 Eine Besonderheit des deutschen Bildungssystems ist die im Grundgesetz der Bundesrepublik Deutschland festgelegte Länderzuständigkeit für das Bildungswesen: die sogenannte „Kulturhoheit der Bundesländer". Deshalb sind die meisten Maßnahmen eher bundeslandspezifisch und kaum bundeslandübergreifend angelegt.

Schule als soziales System mit seinen positiven wie negativen Auswirkungen auf die Gesundheit der dort lernenden und arbeitenden Menschen ist erst im Rahmen der Implementation des Settingansatzes stärker ins Blickfeld geraten. Die Weltgesundheitsorganisation hat bereits 1991 auf der Grundlage der Europarat-Empfehlung von 1988 mit dem Aufbau eines **europaweiten Netzwerkes gesundheitsfördernder Schulen** begonnen. In Deutschland kann mittlerweile auf eine mehr als 25-jährige Erfahrung mit Modellen zur gesundheitsfördernden/gesunden Schule zurückgeblickt werden. Eine große Herausforderung bleibt in dem Ziel bestehen, die Qualität der schulischen Leistungen von der sozialen Herkunft zu entkoppeln.

Im Rahmen des Modellprogramms **„Gesund leben lernen"** sind in Niedersachsen Instrumente entwickelt worden, die diesen Herausforderungen gerecht werden. Ziele innovativer schulischer Gesundheitsförderung sind immer eng mit der Weiterentwicklung der Schule und der **Verbesserung ihrer Bildungsqualität** verbunden. Neben der klaren Orientierung an den Dimensionen der Schulentwicklung ist die Verminderung sozial bedingter Ungleichheit von Gesundheitschancen und -risiken ein wesentliches Ziel von „Gesund leben lernen" in Niedersachsen (Landesvereinigung für Gesundheit & Akademie für Sozialmedizin Niedersachsen, 2022). Deshalb sind im ersten Schritt nur Grund-, Haupt- und Förderschulen aus Stadtteilen und Regionen mit erhöhtem Entwicklungsbedarf aufgenommen worden. Ein besonderes Gewicht wird auf die Verbesserung der **Gesundheit von Lehrkräften** gelegt, weil das Konzept davon ausgeht, dass zuerst deren Ressourcen gestärkt und Über- bzw. Fehlbelastungen abgebaut werden müssen, damit neue Kräfte zur Durchführung von Maßnahmen zur Gesundheitsförderung für und mit Schülerinnen und Schülern frei werden.

Das Programm folgt dem Settingansatz und den Prinzipien des betrieblichen Gesundheitsmanagements: Ganzheitlichkeit, Partizipation, Integration und Projektmanagement. Gesundheitsfördernde Schulentwicklung wird als Lernprozess aufgefasst, der strukturiert durchgeführt werden muss. Für das Management des Prozesses werden Steuerungsgruppen eingerichtet. Bis 2023 wurden in Niedersachsen mehr als 340 Schulen aller Schulformen in diesem Projekt erreicht und auf dem Weg der gesundheitsfördernden Weiterentwicklung begleitet. **Steuerungsgruppen Gesundheit**, Gesundheitszirkel und schulinterne Befragungen von Lehrkräften sowie von Schülerinnen und Schülern sind Instrumente, die von den Modellschulen gut angenommen werden und weitreichende Veränderungen von Organisationsroutinen ermöglichen.

In welchen Feldern können Veränderungen im Sinne einer gesundheitsfördernden Organisationsentwicklung in Schulen ansetzen? Dies beginnt bei einer anderen Gestaltung des Unterrichts, z. B. der Erprobung **neuer Unterrichtsformen** oder der Aufnahme gesundheitsbezogener Elemente (Bewegungspausen oder Klassenfrühstück) in den Unterricht selbst, und endet bei der Entwicklung eines Schulprogramms, in dem Gesundheitsförderung einen wichtigen Baustein darstellt. Außerdem spielt die Schulhof-, Klassenraum- und Gebäudegestaltung eine wesentliche Rolle bei der Veränderung von Schulleben. Dazu gehören Schulhöfe, die Bedürfnisse nach Bewegung und Kommunikation genauso befriedigen wie die nach Ruhe und Entspannung. Auch dem Stress- und Aggressionsabbau (z. B. über die Vermittlung einer gewaltfreien Streitkultur, Peermediationsansätze) sowie der Stärkung psychosozialer Kompetenzen kommt eine besondere Rolle zu. Die gesundheitsfördernde Schule ist aber nicht auf die Schulzeit und den geografischen Raum Schule begrenzt, sondern enthält ebenso eine Öffnung in das kommunale Umfeld und leistet Beiträge zu einer sinnvollen **Freizeitgestaltung**. Die Öffnung in das kommunale Umfeld wird als wechselseitiger Prozess organisiert, d. h. die Schule mobilisiert zusätzliche Ressourcen (z. B. von Firmen) und stellt gleichzeitig ihre Ressourcen (insbesondere Räume, vor allem Turnhallen) dem Stadtteil zur Verfügung.

Wichtig für Gesundheitsförderung und Prävention

Mit dem Settingansatz soll es Schulen ermöglicht werden, Schulentwicklungsprozesse voranzutreiben, die den Lern- und Arbeitsplatz Schule gesundheitsfördernd gestalten. Einbezogen werden dabei sowohl die Schülerinnen und Schüler, die Lehrkräfte, die Väter und Mütter, das nicht unterrichtende Personal sowie das kommunale Umfeld der Schulen. Gesundheitsförderung kann bei der Gestaltung von Schulgebäuden beginnen und hört bei veränderten Interaktionsstrukturen zwischen Eltern, Schülerinnen und Schülern sowie Lehrkräften auf. Gerade die neueren Modellversuche im schulischen Sektor verknüpfen diese Aktivitäten mit dem übergeordneten Ziel, die Bildungsqualität der Schule zu steigern.

4.3 Politische und rechtliche Rahmenbedingungen der Gesundheitsförderung in Deutschland

Investitionen in Gesundheit und in Gesundheitsförderung finden in allen **gesellschaftlichen Subsystemen** statt. Wenn jedes Politikfeld irgendwie auch gesundheitsfördernd sein kann, diffundiert die Verantwortung für Gesundheit leicht, zumal Gesundheit als Entscheidungskriterium in anderen Politikfeldern (z. B. Wirtschafts-, Bildungs-, Städtebau- oder Familienpolitik) nicht explizit verankert ist. Die sogenannte „Gesundheitspolitik" selbst organisiert in den meisten westlichen Gesellschaften eher die Rahmenbedingungen der Krankenversorgung und einige eng daran gekoppelte Präventionsprogramme. Finanzierungswege und -quellen der Gesundheitsförderung sind deshalb nur schwer zu gewichten und umfassend zu beschreiben. Volkswirtschaftlich betrachtet haben Ausgaben für Gesundheitsförderung und Prävention im Gegensatz zu Gesundheitsausgaben einen nur geringen Stellenwert.

Der angelsächsische Begriff **„investment for health"** hat sich im deutschen Sprachraum nicht durchgesetzt. Hier wird in der Regel über die stetig wachsenden Kosten der Gesundheitsversorgung diskutiert, nicht aber über Investitionen in Gesundheit. Dies macht auch die nachrangige Stellung der Prävention und Gesundheitsförderung gegenüber der Kuration und Rehabilitation schon begrifflich deutlich. In Deutschland erhielten 1988 die gesetzlichen Krankenversicherungen (GKV) als erster Sozialversicherungszweig mit dem **§ 20 des SGB V** eine gesetzliche Grundlage zur Finanzierung von Gesundheitsförderung. Dieser Finanzierungsweg wurde 1996 wieder abgeschafft und erst im Jahr 2000 in veränderter Form erneut eingeführt, begrenzt durch Richtwerte und die Koppelung der Umsetzung an die „Verminderung sozial bedingter Ungleichheit von Gesundheitschancen".

2015 wurde vom Deutschen Bundestag nach drei erfolglosen Anläufen in den vorherigen Legislaturperioden ein **Präventionsgesetz** verabschiedet und wird seitdem mit Hochdruck umgesetzt. In der Begründung für die Verabschiedung wurden die Ziele des Gesetzes folgendermaßen definiert: „Mit dem Gesetz werden die strukturellen Voraussetzungen dafür geschaffen, dass Gesundheitsförderung und Prävention in jedem Lebensalter und in allen Lebensbereichen als gemeinsame Aufgabe auch der Sozialversicherungsträger unter Beteiligung auch der Unternehmen der privaten Krankenversicherung und der privaten Pflege-Pflichtversicherung unterstützt werden. Zudem wird ein Rahmen für die Verbesserung der Zusammenarbeit der Akteure auf Bundes-, Landes- und kommunaler Ebene gesetzt" (Deutscher Bundestag, 2015, S. 1).

Noch im Jahr 2015 fand die erste Sitzung der **„Nationalen Präventionskonferenz"** statt, in der nur die Kranken-, Renten-, Pflege- und Unfallversicherungen stimmberechtigt sind. Alle anderen gesetzten Mitglieder (u. a. Bund, Länder, Arbeitgeber- und Arbeitnehmerorganisationen) haben nur Beratungsrechte. Die sogenannten Bundesrahmenempfehlungen wurden Anfang 2016 in der zweiten Sitzung der Nationalen Präventionskonferenz beschlossen. Orientiert an den Lebensphasen wurden drei gemeinsame Oberziele definiert:

- gesund aufwachsen,
- gesund leben und arbeiten,
- gesund im Alter.

Auf Ebene der Bundesländer sollten auf Grundlage dieser Bundesrahmenempfehlungen **Landesrahmenvereinbarungen** zwischen den Bundesländern, den gesetzlichen Kranken- und Pflege- sowie den Unfall- und Rentenversicherungen und den Vertretern der Bundesagentur für Arbeit geschlossen werden. Bis Anfang 2018 wurden in allen 16 Bundesländern solche Landesrahmenvereinbarungen abgeschlossen, welche die Leistungsausgaben der Krankenkassen und die Kooperation unterschiedlicher Akteure regeln. In den meisten Bundesländern sind darüber hinaus, wie gesetzlich vorgesehen, die Kommunalen Spitzenverbände den Vereinbarungen beigetreten. Erklärtes Ziel der Vereinbarungen ist es, existierende Gesundheitsaktivitäten im Land zu bündeln und die Gesundheitsförderung in allen Lebenswelten weiterzuentwickeln. Bereits im ersten Jahr der finanziellen Wirksamkeit (2016) stiegen die Ausgaben der Krankenversicherer im Bereich der **Präventionsleistungen** gegenüber dem Vorjahreszeitraum um rund 172 Mio. auf rund 485 Mio. Euro. Die vorgesehenen Richtwerte von 7 Euro je Versicherten für die gesamten Präventionsleistungen, darunter jeweils 2 Euro für Präventionsmaßnahmen in betrieblichen und nicht betrieblichen Lebenswelten, wurden damit bereits weitestgehend erreicht. 2022 lag der vorgesehene Richtwert der Ausgaben je Versicherten bei 7,94 Euro und wurde nach einem kurzzeitigen, pandemiebedingten Absinken der Ausgaben in 2020 mit einem Gesamtvolumen von 583,9 Mio. Euro fast erreicht (GKV-Spitzenverband/Medizinischer Dienst Bund, 2023, S. 47).

Allerdings wird die Effektivität der Umsetzung sowie der gesundheitsökonomische Nutzen der Präventionsleistungen bislang kaum evaluiert und spielt auch in den beiden Nationalen Präventionsberichten von 2019 (Nationale Präventionskonferenz, 2019) und 2023 (Nationale Präventionskonferenz, 2023) keine entscheidende Rolle. Nur Kriterien der Struktur- und Prozessqualität sind im Handlungsleitfaden des Spitzenverbandes Bund der Krankenkassen festgelegt. Die verhaltenspräventiven Kursangebote, in die mehr als 3 Euro pro Versicherten investiert wurden, erreichen bislang vor allem gut gebildete, weibliche Versicherte mit höherem Einkommen am effektivsten (GKV-Spitzenverband/Medizinischer Dienst Bund, 2023).

Die Ausgaben in **anderen Sozialversicherungszweigen** liegen weit unter denen der GKV. Die gesetzliche Unfallversicherung erhielt 1996 den gesetzlichen **Auftrag zur Prävention arbeitsbedingter Gesundheitsgefahren** (SGB VII, § 14). In den Sozialgesetzbüchern Band VI (§ 31), IX (§ 3, § 26, § 44) und XI (§ 7) sind Finanzierungsmöglichkeiten für Primär-, Sekundär- und Tertiärprävention enthalten. Die **Pflegeversicherungen** wurden mit dem Präventionsgesetz verpflichtet, 0,30 Euro für Gesundheitsförderung und Prävention in stationären Pflegeeinrichtungen auszugeben. Hier sind 2017 die ersten Modellversuche angelaufen und ein Leitfaden für die Umsetzung wurde entwickelt sowie fortlaufend aktualisiert (GKV-Spitzenverband, 2023). Die Ausgaben der GKV lagen 2022 in diesem Bereich bei 0,25 Euro je Versicherten und einem Gesamtvolumen von 18 Mio. Euro (GKV-Spitzenverband/Medizinischer Dienst Bund, 2023, S. 49).

Zunehmend wichtiger wird das Engagement nicht öffentlicher, gemeinnütziger Träger, insbesondere das von Stiftungen und Einrichtungen des privaten Sektors. Nicht staatliche Einrichtungen erhalten zum Teil Fördergelder aus anderen Sektoren, sie akquirieren und setzen darüber hinaus Eigenmittel, Spenden und Mitgliedsbeiträge in erheblichem Umfang ein. Der Anteil **privater Investitionen in Gesundheitsförderung** wächst angesichts der prekären öffentlichen Haushaltslage. Zunehmende Bedeutung, insbesondere für nicht staatliche Einrichtungen, hat seit Anfang der 1990er-Jahre das professionelle Fundraising.

Der größte Finanzierungsanteil der gesundheitsfördernden Maßnahmen und Präventionsprogramme wird trotzdem noch aus öffentlichen Mitteln bestritten, auch wenn genaue Übersichten, die alle staatlichen Ebenen und verschiedene Felder der Primärprävention berücksichtigen, fehlen. Der Bereich organisiert sich quasi urwüchsig als „gesamtgesellschaftliche Aufgabe". **Mischfinanzierungen** zwischen öffentlichen Geldern, Mitteln der Sozialversicherungsträger und privaten Trägern nehmen dennoch zu, was beispielsweise beim Aufbau von **Präventionsketten** in Kommunen oder der Veranstaltung des Kindersicherheitstages deutlich wird. Die Heterogenität der Finanzierungsträger hat die Diskussion um gesetzlich verankerte **gemeinschaftliche Finanzierungsmodelle** in den letzten Jahren intensiver werden lassen.

Schon in der Jakarta-Erklärung der World Health Organization (1997) wird der Stellenwert neuer, **sektor- und trägerübergreifender Finanzierungswege** der Gesundheitsförderung auf lokaler, nationaler und weltweiter Ebene besonders herausgestellt. Nur über neue Ansätze zur Bündelung der Aktivitäten von Regierungen, nicht staatlichen Organisationen, Bildungseinrichtungen und des privaten Sektors kann eine breitere Basis für die Finanzierung der Gesundheitsförderung sichergestellt werden. In anderen deutschsprachigen europäischen Ländern existieren zum Teil langjährige Vorbilder für eine Gemeinschaftsfinanzierung bzw. eine nationale Stiftung Prävention.

Ähnlich verlässliche Gemeinschaftsfinanzierungsstrategien haben sich in Deutschland bisher leider nicht etablieren lassen. Hier wird nach wie vor auf allen Ebenen in träger- statt zielgruppenorientierte Programme mit mehr oder weniger großen Reichweiten investiert, diese Entwicklungen wurden durch die Mehrausgaben der Krankenversicherungen im Rahmen des Präventionsgesetzes sogar noch angeheizt. Auch mögliche Synergieeffekte unterschiedlicher Präventionsansätze (z.B. Sucht-, Kriminal-, Gewalt- und Unfallprävention) werden nicht genutzt, weil die Finanzierungswege unterschiedlichen Sektoren zugeordnet sind. Mehr Investitionen in integrierte Präventionsansätze und in beteiligungsorientierte, gesundheitsfördernde Settingarbeit würde Kosten sparen und vor allem die Anfälligkeiten für jedwede neue Präventionsmode drastisch senken. Das Konzept der Präventionsketten, das in Nordrhein-Westfalen und Niedersachsen auf Landesebene in die kommunale Umsetzung gebracht wurde, stellt ein solches integriertes Handlungskonzept dar. Ziel ist es, vor Ort bereits vorhandene Ressourcen und Programme zu optimieren und besser miteinander zu vernetzen. So sollen die Chancengerechtigkeit hergestellt und Entwicklungsmöglichkeiten jedes einzelnen Kindes verbessert werden (Landesvereinigung für Gesundheit & Akademie für Sozialmedizin Niedersachsen, 2013).

Zusammenfassung

Gesundheitsförderung orientiert sich an den personalen und sozialen Ressourcen der Gesunderhaltung. Die Weltgesundheitsorganisation spricht dabei den Settings einen zentralen Stellenwert zu, denn mit der Gestaltung von Lebenswelten werden individuumsbezogene Ansätze durch einen Blick auf die sozialen und gesellschaftlichen Verhältnisse ergänzt. Mit dem Präventionsgesetz, das 2016 in Kraft trat, sollen die Gesundheitsförderungsaktivitäten auf Landesebene weiterentwickelt und gebündelt werden.

Diskussionsanregung

- Was ist der Hauptunterschied zwischen Prävention und Gesundheitsförderung?
- Was unterscheidet verhaltens- von verhältnisorientierten Ansätzen? Nennen Sie jeweils Beispiele für Prävention und Gesundheitsförderung bei Interventionen im Kindes- und Jugendalter.
- Was beinhaltet das Mehrebenen Modell der Gesundheitsförderung?
- Welche Beiträge liefert die Gesundheitsförderung zur Herstellung gesundheitlicher Chancengleichheit?
- Welche Sozialversicherungszweige haben einen gesetzlich verankerten Präventionsauftrag?
- Wann wurde in Deutschland ein Präventionsgesetz verabschiedet und was sind seine zentralen Regelungsbestandteile?

Literatur

Alfes, J., Finne, E., Czerwinski, F. & Kolip, P. (2017). Prävention sexualisierter Gewalt. Zur Implementierung des IGEL-Programms in Grundschulen. *Prävention und Gesundheitsförderung, 12*(2), 112–117. https://doi.org/10.1007/s11553-016-0577-7

Altgeld, T. (2007). Warum weder Hänschen noch Hans viel über Gesundheit lernen – geschlechtsspezifische Barrieren der Gesundheitsförderung und Prävention. *Prävention und Gesundheitsförderung, 2*, 90–97. https://doi.org/10.1007/s11553-007-0065-1

Altgeld, T. (2016). Geschlechteraspekte der Prävention und Gesundheitsförderung. In P. Kolip & K. Hurrelmann (Hrsg.), *Handbuch Geschlecht und Gesundheit* (2. Aufl., S. 300–311). Hogrefe.

Altgeld, T. (2020). Wieviel zersplitterte Zuständigkeit verträgt unsere Gesundheit? *Public Health Forum, 28*(3), 191–194. https://doi.org/10.1515/pubhef-2020-0051

Altgeld, T. & Kickbusch, I. (2012). Gesundheitsförderung. In F.W. Schwartz, U. Walter, J. Siegrist & P. Kolip (Hrsg.), *Das Public Health Buch. Gesundheit und Gesundheitswesen* (S. 187–195). Urban & Fischer.

Altgeld, T. & Kickbusch, I. (2023). Gesundheitsförderung. In F.W. Schwartz, U. Walter, J. Siegrist, P. Kolip, R. Leidl, R. Busse, V. Amelung & M.L. Dierks (Hrsg.), *Public Health – Gesundheit und Gesundheitswesen* (S. 323–335). Elsevier Urban & Fischer.

Altgeld, T. & Walter, U. (1997). Don't hesitate, innovate. Gesundheitsförderung zwischen Utopie und Realität. In T. Altgeld, I. Laser & U. Walter (Hrsg.), *Wie kann Gesundheit verwirklicht werden?* (S. 13–22). Juventa.

Antonovsky, A. (1979). *Health, stress, and coping*. Jossey Bass.

Antonovsky, A. (1987). *Unraveling the mystery of health. How people manage stress and stay well*. Jossey Bass.

Badura, B. (1997). Zehn Jahre Ottawa-Charta: Was bleibt vom enthusiastischen Aufbruch? In T. Altgeld, I. Laser & U. Walter (Hrsg.), *Wie kann Gesundheit verwirklicht werden?* (S. 29–35). Juventa.

Bartholemew, L.K., Parcel, G.S., Kok, G., Gottlieb, N.H. & Fernandez, M.E. (2011). *Planning health promotion programs* (3rd ed.). Jossey Bass.

Bauer, U. (2005). *Das Präventionsdilemma. Potenziale schulischer Kompetenzförderung im Spiegel sozialer Polarisierung*. Verlag für Sozialwissenschaften. https://doi.org/10.1007/978-3-322-93541-0

Brandes, S., Humrich, W. & Richter-Kornweitz, A. (Hrsg.) (2022). *Wirkungen sichtbar machen – Eine Einführung in die Arbeit mit Wirkmodellen* (Praxis Präventionskette 5, *2. überarbeitete Auflage*). Hannover: Landesvereinigung für Gesundheit und Akademie für Sozialmedizin Niedersachsen Bremen e.V. Verfügbar unter https://www.praeventionsketten-nds.de/fileadmin/media/downloads/praxis-praeventionskette/Praxisblatt_5_Wirkungen_planen_und_sichtbar_machen_web_2._Auflage.pdf

De Bock, F., Diedrich, M. & Rehfuess, E. (2021). Evidenzbasierte Prävention und Gesundheitsförderung 1: Verständnis. In Bundeszentrale für gesundheitliche Aufklärung (BZgA) (Hrsg.), *Leitbegriffe der Gesundheitsförderung und Prävention. Glossar zu Konzepten, Strategien und Methoden*. Zugriff am 13. Dezember 2023 unter https://leitbegriffe.bzga.de/alphabetisches-verzeichnis/evidenzbasierte-praevention-und-gesundheitsfoerderung-1-verstaendnis/

Deutscher Bundestag. (2015). *Gesetzesentwurf der Bundesregierung. Entwurf eines Gesetzes zur Stärkung der Gesundheitsförderung und der Prävention (Präventionsgesetz – PrävG)* (Bundestag-Drucksache 18/4282 vom 11.03.2015). Verfügbar unter https://dip21.bundestag.de/dip21/btd/18/042/1804282.pdf

Franzkowiak, P. & Sabo, P. (Hrsg.). (1993). *Dokumente der Gesundheitsförderung*. Peter Sabo.

Gesundheitsförderung Schweiz (Hrsg.). (2017). *Wirkungen der Gesundheitsförderung nachweisen und optimieren*. Verfügbar unter https://gesundheitsfoerderung.ch/sites/default/files/migration/documents/Arbeitspapier_042_GFCH_2017-11_Wirkungen_der_Gesundheitsfoerderung_nachweisen_und_optimieren.pdf

Ginsburg, K. R. (2003). Developing our future: seeing and expecting the best in youth. *Journal of Midwifery und Women's Health, 48*, 167–169.

GKV-Spitzenverband (Hrsg.). (2023). *Leitfaden Prävention in stationären Pflegeeinrichtungen nach § 5 SGB XI*. Zugriff am 13. Dezember 2023 unter https://www.gkv-spitzenverband.de/media/dokumente/pflegeversicherung/Leitfaden_Pravention_Pflege_2023_barrierefrei.pdf

GKV-Spitzenverband/Medizinischer Dienst Bund (Hrsg.). (2023). *Präventionsbericht 2023*. Zugriff am 13. Dezember 2023 unter https://www.gkv-spitzenverband.de/krankenversicherung/praevention_selbsthilfe_beratung/praevention_und_bgf/praeventionsbericht/praeventionsbericht.jsp

Humrich, W., Petras, K. & Richter-Kornweitz, A. (2022). Wirkungsmodell für Präventionsketten nach Brandes (2017), angelehnt an PHINEO (2013), lizenziert unter CC BY-SA 4.0. In S. Brandes, W. Humrich & A. Richter-Kornweitz (Hrsg.), *Wirkungen sichtbar machen – Eine Einführung in die Arbeit mit Wirkungsmodellen* (Praxis Präventionskette 5, 2. überarbeitete Auflage). Hannover: Landesvereinigung für Gesundheit und Akademie für Sozialmedizin Niedersachsen Bremen e. V. Verfügbar unter https://www.praeventionsketten-nds.de/fileadmin/media/downloads/praxis-praeventionskette/Praxisblatt_5_Wirkungen_planen_und_sichtbar_machen_web_2._Auflage.pdf

Illich, I. (1977). *Die Nemesis der Medizin*. Rowohlt.

Kickbusch, I. (2016). *Die Verantwortung von Unternehmen in der Gesundheitsgesellschaft*. Verfügbar unter https://docplayer.org/114517640-Die-verantwortung-von-unternehmen-in-der-gesundheitsgesellschaft.html

Kolip, P. (2003). Ressourcen für Gesundheit. Potenziale und ihre Ausschöpfung. *Gesundheitswesen, 65*, 155–162. https://doi.org/10.1055/s-2003-38512

Kolip, P., Ackermann, G., Ruckstuhl, B. & Studer, H. (2012). *Gesundheitsförderung mit System. quint-essenz – Qualitätsentwicklung in Projekten der Gesundheitsförderung und Prävention*. Hans Huber.

Kolip, P. & Müller, V. (2009). *Qualität von Gesundheitsförderung und Prävention*. Huber.

Kühn, H. & Rosenbrock, R. (1994). Präventionspolitik und Gesundheitswissenschaften. Eine Problemskizze. In R. Rosenbrock, H. Kühn & M. Köhler (Hrsg.), *Präventionspolitik* (S. 29–54). Edition Sigma.

Landesvereinigung für Gesundheit & Akademie für Sozialmedizin Niedersachsen. (2013). *Werkbuch Präventionskette. Herausforderungen und Chancen beim Aufbau von Präventionsketten in Kommunen*. Verfügbar unter https://www.fruehehilfen.de/fileadmin/user_upload/fruehehilfen.de/pdf/Publikation_Werkbuch_Praeventionskette.pdf

Landesvereinigung für Gesundheit & Akademie für Sozialmedizin Niedersachsen. (2015). *Gesunde Kita für alle! Leitfaden zur Gesundheitsförderung im Setting Kindertagesstätte*. Eigenverlag.

Landesvereinigung für Gesundheit und Akademie für Sozialmedizin Niedersachsen. (2022). *Gesundheitsmanagement in Schulen – ein Leitfaden*. Verfügbar unter https://www.gesundheit-nds-hb.de/fileadmin/Projekte/Gesund-Leben-Lernen/GLL_Gesundheitsmanagement-in-Schulen_Handlungsleitfaden.pdf

Marmott, M. & Wilkinson, R. (2006). *Social determinants of health* (2nd ed.). Oxford University Press.

Martens, J. & Obenland, W. (2016). *Die Agenda 2030. Globale Zukunftsziele für nachhaltige Entwicklung*. Bonn, Osnabrück: Global Policy Forum (GPF) und terre des hommes. Zugriff am 13. Dezember 2023 unter https://www.globalpolicy.org/images/pdfs/GPFEurope/Agenda_2030_online.pdf

McKeown, T. (1979). *The role of medicine*. Blackwell.

Müller, B., Münch, H. & Badura, B. (1997). *Gesundheitsförderliche Organisationsgestaltung im Krankenhaus*. Juventa.

Nationale Präventionskonferenz (NPK). (2019). *Erster Präventionsbericht nach § 20d Abs. 4 SGB V*. Verfügbar unter https://www.npk-info.de/fileadmin/user_upload/ueber_die_npk/downloads/2_praeventionsbericht/NPK-Praeventionsbericht_Barrierefrei.pdf

Nationale Präventionskonferenz (NPK). (2023). *Zweiter Präventionsbericht nach § 20d Abs. 4 SGB V*. Verfügbar unter https://www.npk-info.de/fileadmin/user_upload/ueber_die_npk/downloads/2_praeventionsbericht/zweiter_npk_praeventionsbericht_barrierefrei.pdf

PHINEO. (2013). *Kursbuch Wirkung*. Berlin.

Paulus, P. & Witteriede, H. (2008). *Schule – Gesundheit – Bildung: Bilanz und Perspektiven*. Bundesanstalt für Arbeitsschutz und Arbeitsmedizin.

Rosenbrock, R. & Hartung, S. (2011). Settingansatz/Lebensweltansatz. In Bundeszentrale für gesundheitliche Aufklärung (Hrsg.), *Leitbegriffe der Gesundheitsförderung und Prävention* (S. 497–500). Verlag für Gesundheitsförderung.

Schlicht, W. & Zinsmeister, M. (2015). *Gesundheitsförderung systematisch planen und effektiv intervenieren*. Springer. https://doi.org/10.1007/978-3-662-46989-7

Sekretariat der ständigen Konferenz der Kultusminister der Länder in der Bundesrepublik Deutschland. (2012). *Empfehlung zur Gesundheitsförderung und Prävention in der Schule. Beschluss der Kultusministerkonferenz vom 15.11.2012*. Verfügbar unter https://www.kmk.org/fileadmin/Dateien/veroeffentlichungen_beschluesse/2012/2012_11_15-Gesundheitsempfehlung.pdf

Tempel, N., Bödeker, M., Reker, N., Schaefer, I., Klärs, G. & Kolip, P. (2013). *Qualitätssicherung von Projekten zur Gesundheitsförderung in Settings* (Forschung und Praxis der Gesundheitsförderung, Bd. 42). Bundeszentrale für gesundheitliche Aufklärung.

Walter, U., Robra, B. P. & Schwartz, F. W. (2012). Prävention. In F. W. Schwartz, U. Walter, J. Siegrist & P. Kolip (Hrsg.), *Das Public Health Buch. Gesundheit und Gesundheitswesen* (S. 196–222). Urban & Fischer.

Weltgesundheitsorganisation (WHO). (1997). *Wiener Empfehlungen zu Gesundheitsfördernden Krankenhäusern*. Zugriff am 13. Dezember 2023 unter https://dngfk.de/wp-content/uploads/2018/02/1997-wiener-empfehlungen.pdf

World Health Organization (WHO). (1986). Ottawa Charta for Health Promotion. Deutsche Übersetzung in P. Franzkowiak & P. Sabo (Hrsg.), *Dokumente der Gesundheitsförderung*. Peter Sabo.

World Health Organization (WHO). (1997). *Die Jakarta Erklärung zur Gesundheitsförderung für das 21. Jahrhundert. Verabschiedet auf der 4. Internationalen Konferenz zur Gesundheitsförderung vom 21.–25. Juli 1997 in Jakarta, Indonesien.*

World Health Organization (WHO). (2010). *Social determinants of health*. Retrieved December 13, 2023 from https://www.who.int/teams/social-determinants-of-health

World Health Organization (WHO). (2016). *Shanghai Declaration on promoting health in the 2030 Agenda for Sustainable Development*. Retrieved December 13, 2023 from https://www.who.int/publications/i/item/WHO-NMH-PND-17.5

World Health Organization (WHO). (2022). *Geneva Charta for Well-being*. Retrieved December 13, 2023 from https://cdn.who.int/media/docs/default-source/health-promotion/geneva-charter-4-march-2022.pdf?sfvrsn=f55dec7_21&download=true

Wright, M. (Hrsg.). (2010). *Partizipative Qualitätsentwicklung in der Gesundheitsförderung und Prävention*. Huber.

Lese- und Medienempfehlung zur Vertiefung

Antonovsky, A. (1987). *Unraveling the mystery of health. How people manage stress and stay well* (Deutsch von Alexa Franke: Salutogenese. Die Entmystifizierung der Gesundheit. Tübingen: DGVT, 1997). Jossey Bass.

Gesundheitsförderung Schweiz (Hrsg.). (2017). *Wirkungen der Gesundheitsförderung nachweisen und optimieren*. Verfügbar unter https://gesundheitsfoerderung.ch/sites/default/files/migration/documents/Arbeitspapier_042_GFCH_2017-11_Wirkungen_der_Gesundheitsfoerderung_nachweisen_und_optimieren.pdf

Kolip, P., Ackermann, G., Ruckstuhl, B. & Studer, H. (2020). *Gesundheitsförderung mit System – Qualitätsentwicklung in Projekten der Gesundheitsförderung und Prävention*. Huber.

Naidoo, J. & Wills, J. (2019). *Lehrbuch Gesundheitsförderung*. Hogrefe. https://doi.org/10.1024/85744-000

5 Digitale Gesundheitsförderung und Prävention

Kevin Dadaczynski

Überblick

- Was kennzeichnet die Begriffe digitale Gesundheitsförderung, Prävention und gesundheitliche Versorgung?
- Welche Ansatzpunkte zur Kategorisierung von digitaler Gesundheitsförderung und Prävention gibt es?
- Führt die Digitalisierung zu einer Verringerung oder Verstärkung sozialer Ungleichheiten von Gesundheit?
- Welche Chancen und Herausforderungen gehen mit der digitalen Gesundheitsförderung und Prävention einher?

Sei es das Onlineshopping, das Streaming von Entertainmentinhalten oder die Kommunikation über soziale Medien oder Messenger-Dienste, der Alltag von Menschen ist in hohem Ausmaß digital geprägt und hat nahezu alle Lebensbereiche erfasst. So verfügen mehr als 91 % aller deutschen Haushalte über einen Internetzugang. Die mediale Internutzung lag nach einem coronabedingten Anstieg im Jahr 2023 bei durchschnittlich 139 Minuten/Tag (Kupferschmitt & Müller, 2023; Statistisches Bundesamt, 2022).

Die zunehmende Alltagsdurchdringung hat auch für die Bereiche Gesundheitsförderung und Prävention zu neuen Angebots- und Kommunikationsformen geführt. Sie folgen überwiegend dem Ziel, über eine niedrigschwellige und flächendeckende Versorgung zu einer Verbesserung der gesundheitlichen Lage der Bevölkerung beizutragen. Tatsächlich weisen die Ergebnisse des repräsentativen „Health Information Trends Survey" (HINTS Germany) darauf hin, dass Online-Lexika (z. B. Wikipedia) oder Internetseiten öffentlicher Behörden (z. B. Robert Koch-Institut) von mehr als der Hälfte der Internetnutzerinnen und -nutzer im Alter von 18 bis 79 Jahren für die Recherche nach Gesundheitsinformationen genutzt werden (Baumann et al., 2021). Hoch im Kurs stehen dabei auch Videoplattformen (z. B. Youtube), die von 49,2 % für gesundheitsbezogene Zwecke verwendet werden, während etwa ein Drittel der Befragten Fitness-Apps und ein Fünftel Wearables nutzen (Baumann et al., 2021). Mittlerweile liegen gesetzliche Rahmenbedingungen zur Zertifizierung und Finanzierung digitaler Gesundheitsangebote vor, die jedoch für die Bereiche Gesundheitsförderung und Prävention nur zum Teil relevant sind.

Der folgende Beitrag zielt auf eine Einführung in die digitale Gesundheitsförderung und Prävention. Nach einer Klärung zentraler Begriffe werden Klassifikationsmöglichkeiten digitaler Anwendungen und Einsatzbereiche sowie gesetzliche Rahmenbedingungen vorgestellt. Anschließend wird der Frage nachgegangen, ob und inwiefern die unterschiedliche Nutzung digitaler Anwendungen Einfluss auf die sozial ungleichen Muster des Gesundheitsverhaltens und der Gesundheit hat. Der Beitrag schließt mit Herausforderungen und Chancen, die mit der digitalen Gesundheitsförderung und Prävention verbunden sind.

5.1 Definition von digitaler Public Health, Gesundheitsförderung und Prävention

Obgleich die Digitalisierung im Bereich Gesundheit in den vergangenen Jahren stark fortgeschritten ist, mangelt es bisher an einem einheitlichen Begriffsverständnis. So stehen die Begriffe wie E- oder Digital Health, Telemedizin, Digital Public Health oder auch Mobile Health (auch als M-Health bezeichnet) häufig unverbunden nebeneinander und werden auch sehr unterschiedlich eingesetzt. Shaw et al. (2017) beschreiben fließende Grenzen als ein zentrales Charakteristikum und differenzieren auf Basis von Experteninterviews drei überlappende Bereiche von E-Health:

- Gesundheit in unseren Händen (umfasst Technologien zum individuellen Monitoring und Tracking von Indikatoren der Gesundheit),
- Interaktion für Gesundheit (umfasst Technologien für die Kommunikation mit und über Gesundheit zwischen Leistungserbringern und -empfängern) sowie
- datenermöglichende Gesundheit („data enabling health"; umfasst die Erhebung, Verwaltung und Nutzung von Gesundheitsdaten).

Trotz der Unterschiede im Verständnis des Begriffs Digital Public Health schält sich in den letzten Jahren als kleiner gemeinsamer Nenner die Vorstellung heraus, dass mit der Integration digitaler Technologien in die gesundheitliche Versorgung potenziell eine Verbesserung von gesundheitlichen Wirkungen und eine Steigerung der Effizienz von Dienstleistungen erreicht werden kann (Iyamu et al., 2021).

Durch begriffliche Differenzierung lässt sich der Grad der Integrationsleistung von digitalen Technologien ausdrücken:

- Dabei stellt der technische Prozess der Konvertierung von analogen Informationen (z. B. Impfausweis als Printversion) in digitale Formate (digitaler Impfausweis) die einfachste Form dar (**„Digitization"**).
- Unter dem Begriff **„Digitalization"** wird ein soziotechnischer Prozess verstanden, der auf die Integration digitaler Technologien in bestehende Abläufe und Aufgaben abzielt und das Ziel verfolgt, die Effizienz gesundheitlicher Dienstleistungen zu verbessern und einen gesundheitlichen Mehrwert für verschiedene Gruppen von Nutzenden zu schaffen. Exemplarisch hierfür zu nennen ist die digital gestützte Erfassung von individuellen Bedarfen, Präferenzen und Vorerfahrungen (z. B. im Rahmen einer Eingangsbefragung), auf deren Basis bestehende analoge oder auch digitale Interventionen (z. B. Beratungen, Kursangebote) individualisiert werden. Dies bedarf mitunter der Anpassung bestehender Angebotsstrukturen und -prozesse, weshalb diese Form der Einbindung mit höheren Aufwänden einhergeht.
- Die umfassendste Form der Integration von digitalen Technologien wird mit dem Begriff der **„digitalen Transformation"** beschrieben. Hierunter verstehen Iyamu et al. (2021) den komplexen und vielschichtigen Prozess, der etablierte Funktionsweisen und Zielvorstellungen der Gesundheitsversorgung grundlegend verändert und sich an den Gesundheitsbedürfnissen der Bevölkerung orientiert. Die zurzeit intensivste Form dieser mitunter „disruptiven" Transformation stellt die hochdynamische Entwicklung im Bereich künstliche Intelligenz dar, deren Einsatzbereich von der automatisierten Analyse großer Datenmengen unterschiedlicher Quellen, der Erstellung von Vorhersagemodellen zur Unterstützung gesundheitsrelevanter Entscheidungsprozesse bis hin zur Generierung personalisierter Gesundheitsbotschaften reicht (Jungwirth & Haluza, 2023; Wang et al., 2023).

Wichtig für Gesundheitsförderung und Prävention

Bisher hat sich noch keine einheitliche Verwendung von Begriffen im Bereich der digitalen Gesundheitsförderung und Prävention herausgebildet. Für den deutschen Diskurs lässt sich eine zunehmende Verwendung der englischen Bezeichnung „Digital Public Health" erkennen. Als Überbegriff beschreibt dieser die organisierte Nutzung und Anwendung von internetbasierten Informations- und Kommunikationstechnologien (IKT), mit denen gezielt die Gesundheit von Menschen gefördert und Krankheiten bzw. deren Fortschreiten vermieden sowie Beiträge zur gesundheitlichen Versorgung der Bevölkerung geleistet werden sollen (Dadaczynski & Tolks, 2018; Zeeb et al., 2020). Damit grenzt sich dieser Begriff von anderen Begriffen wie E-Health oder Telemedizin ab, die eine stärkere Versorgungsorientierung und Ausrichtung auf klinische und primär medizinische Aspekte, Akteure und Gruppen aufweisen. Digital Public Health adressiert explizit die Gesundheitsförderung und Prävention und erlaubt die Integration von Begriffen wie M-Health, der auf eine spezifische Technologie, in diesem Fall mobile Endgeräte wie Smartphones und Tablets, ausgerichtet ist. Darüber hinaus finden sich spezifische Begrifflichkeiten wie ePrävention oder Digitales Betriebliches Gesundheitsmanagement (Scherenberg, 2022), die wichtige Teilgebiete der digitalen Public Health darstellen, aber bisher noch wenig ausdifferenziert werden.

5.2 Klassifikation von digitaler Gesundheitsförderung und Prävention

Wie bereits für das Begriffsverständnis festgestellt, so mangelt es aktuell auch an einem einheitlichen System zur Klassifikation und Beschreibung von Anwendungen der digitalen Gesundheitsförderung und Prävention. Dadaczynski und Tolks (2018) unterscheiden drei Formen der Vermittlung gesundheitsbezogener Inhalte, und zwar (1) informationale Angebote (Internetseiten, internetbasierte Interventionen, mobile Applikationen), (2) unterhaltungsorientierte Angebote (Gamification, Serious Games) und (3) peer-to-peer bezogene Angebote (soziale Medien, Online-Communities). Hiermit lassen sich bereits viele der derzeit in der Gesundheitsförderung und Prävention genutzten digitalen Anwendungen abbilden. Jedoch ist diese einfache Klassifikation nicht geeignet, Strategien, Ebenen und Zielgruppen zu unterscheiden oder jegliche (auch zukünftige) Informations- und Kommunikationstechnologien eindeutig zu verorten.

Für eine Systematisierung lassen sich u.a. folgende Ansatzpunkte heranziehen:

- **Differenzierung nach zeitlicher Eingriffslogik:** Nach dem Zeitpunkt der Interventionshandlung unterschieden, lassen sich digitale Anwendungen der Primärprävention (vor dem Eintreten einer Erkrankung), der Sekundärprävention (Früherkennung von Erkrankungen) sowie der Tertiärprävention (Verhinderung des Fortschreitens und Wiederauftretens einer Erkrankung) zuordnen (siehe hierzu Kap. 1). Beispielhaft für die Primärprävention sind Internetseiten mit allgemeinen Informationen zu einem gesunden Lebensstil oder Wearables zum Monitoring von körperlichen Parametern. Hingegen sind digitale Vorsorgekalender oder das Hautkrebsscreening per App Beispiele für die digitale Sekundärprävention, während Onlineschulungen zur Gewichtsreduktion bei von Adipositas betroffenen Menschen der Tertiärprävention zuzuordnen sind.
- **Differenzierung nach Ansatzpunkt:** Strategien der Gesundheitsförderung und Prävention lassen sich danach unterscheiden, ob sie am individuellen Verhalten und seinen Determinanten (u.a. Wissen, Einstellungen, Gesundheitskompetenz) oder an den Lebens-, Arbeits- und gesellschaftlichen

Bedingungen von Gesundheit ansetzen (siehe Kap. 3). Aktuell lässt sich eine deutliche Dominanz digitaler Anwendungen mit verhaltenspräventiver Ausrichtung feststellen, was sich unter anderem an der hohen Anzahl an Apps der Kategorie „Gesundheit und Fitness“ (Google Play Store) oder der Vielzahl an Self-Tracking Tools und Wearables ablesen lässt. Wie ein aktueller Scoping Review von Stark et al. (2023) zeigt, liegen jedoch nur wenige digitale Anwendungen der verhältnisorientierten Gesundheitsförderung und Prävention vor. Die Recherche der internationalen Literatur ergab 34 Studien, von denen lediglich 10 einen exklusiven Fokus auf die Verhältnisprävention aufweisen.

- **Differenzierung nach Handlungsebenen:** Die Ottawa-Charta der Gesundheitsförderung unterscheidet fünf Handlungsbereiche und -ebenen, die vom Individuum (Ziel: persönliche Kompetenzen entwickeln) bis zur Politikebene (Ziel: Schaffung einer gesundheitsfördernden Gesamtpolitik) reichen (siehe Kap. 4). Obgleich die individuelle Ebene dem zuvor genannten Ansatzpunkt der Verhaltensprävention entspricht, ermöglichen die Handlungsebenen eine differenziertere Verortung digitaler Anwendungen. Beispielhaft genannt sei die Ebene der Nachbarschaften und Gemeinschaften (Ziel: gesundheitsbezogene Gemeinschaftsaktionen unterstützen), die einer systematischen Vernetzung und Zusammenarbeit von kommunalen Akteuren sowie Bürgerinnen und Bürgern bedarf. Hierfür steht bereits seit 2012 mit *inforo* eine nationale digitale Vernetzungsplattform zur Verfügung (https://www.inforo-online.de; Salaschek & Thaiss, 2017). Solche Formen des digital gestützten Capacity Building in der kommunalen Gesundheitsförderung sind auch international bislang noch vergleichsweise selten, aber angesichts der zunehmenden Bedeutung des öffentlichen Gesundheitsdienstes von hoher Bedeutung (Zens et al., 2020).
- **Differenzierung nach Zielgruppen:** Schließlich können digitale Anwendungen unter Rückgriff auf eine Klassifikation der Weltgesundheitsorganisation (2018) nach Zielgruppe bzw. Stakeholder unterschieden werden. Dabei werden vier Nutzergruppen differenziert, denen verschiedene Kategorien digitaler Anwendungen zugeordnet werden: (1) Klientinnen und Klienten, verstanden als Endnutzende digitaler Gesundheitsangebote (z. B. gezielte Informationen für vulnerable Gruppen, Peer-to-Peer-Kommunikation, Monitoring der persönlichen Gesundheit), (2) Akteure der gesundheitlichen Versorgung (z. B. digitale Entscheidungshilfen, Gesundheitsdaten von Klientinnen und Klienten, digitale Kommunikationsprozesse), (3) für gesundheitsbezogene Organisationen verantwortliche Stellen (z. B. digitales Personal- und Versorgungmanagement, digitale Registerdaten) sowie (4) Akteure, die gesundheitsbezogene Daten erheben und analysieren (z. B. gesundheitsbezogene Geoinformationssysteme, Datenaustausch und Interoperabilität).

Wichtig für Gesundheitsförderung und Prävention

Bislang steht ein einheitliches System der Kategorisierung und Beschreibung von Anwendungen der digitalen Gesundheitsförderung und Prävention aus. Eine sinnvolle Orientierung bietet die Differenzierung nach zeitlicher Eingriffslogik (Primär, Sekundär- und Tertiärprävention), Ansatzpunkt (Verhaltens- und Verhältnisprävention) oder Handlungsebenen der Gesundheitsförderung (z. B. individuelle Kompetenzentwicklung, Schaffung einer gesundheitsfördernden Gesamtpolitik). Ferner lassen sich Anwendungen nach verschiedenen Gruppen von Akteuren und Nutzenden unterscheiden.

5.3 Gesetzliche Rahmenbedingungen digitaler Gesundheitsförderung und Prävention

In den vergangenen Jahren wurden verschiedene Gesetzesinitiativen auf den Weg gebracht, um die Digitalisierung des deutschen Gesundheitssystems voranzutreiben. Neben den Terminservice- und Versorgungsgesetz (TSVG) und dem Patientendaten-Schutzgesetz (PDSG) sind das Digitale-Versorgung-Gesetz (DVG) sowie das Digitale-Versorgung-und-Pflege-Modernisierungs-Gesetz (DVPMG) zu nennen.

Mit dem **Digitale-Versorgung-Gesetz** (DVG) ist ein gesetzlicher Leistungsanspruch auf die Versorgung mit und Nutzung von sogenannten digitalen Gesundheitsanwendungen (DiGA) eingeführt worden. Hierbei handelt es sich um Medizinprodukte geringer Risikoklassen, die von Ärztinnen und Ärzten oder Psychotherapeutinnen und Psychotherapeuten nach vorheriger Prüfung durch das Bundesinstitut für Arzneimittel und Medizinprodukte (BfArM) für die Behandlung von Erkrankungen verschrieben werden können (App auf Rezept). Nicht erfasst werden dabei Anwendungen, die der Primärprävention dienen. Hingegen sind Anwendungen, die im Sinne der Sekundär- und Tertiärprävention auf die Verhinderung des Fortschreitens einer Erkrankung oder der Entstehung einer Folgeerkrankung abzielen, abgedeckt. Derzeit finden sich im öffentlichen DiGa-Verzeichnis 55 Anwendungen, von denen 22 Anwendungen vorläufig aufgenommen sind (Stand: November 2023, https://diga.bfarm.de). Für eine vorläufige Aufnahme sind Anforderungen, welche die Sicherheit, Funktionstauglichkeit, den Datenschutz und die Datensicherheit betreffen, zu erfüllen, während der Nachweis eines positiven Versorgungseffekts Voraussetzung der dauerhaften Aufnahme und Kostenübernahme durch die gesetzliche Krankenversicherung ist.

Entsprechende Angebote sollen durch das **Digitale-Versorgung-und-Pflege-Modernisierungs-Gesetz** (DVPMG) auch in der Pflege ermöglicht und durch die Pflegeversicherung erstattet werden. Sogenannte digitale Pflegeanwendungen (DiPa) haben den Zweck, Beeinträchtigungen von pflegebedürftigen Personen zu mindern oder deren Fortschreiten zu verhindern, können aber auch pflegende Angehörige bei der Bewältigung des pflegerischen Alltags unterstützen. Solche Anwendungen müssen nicht zwangsläufig Medizinprodukte sein, beruhen jedoch wesentlich auf digitalen Informations- und Kommunikationstechnologien. Die Prüfung der Erstattungsfähigkeit und die Aufnahme in ein DiPa-Verzeichnis erfolgt ebenfalls durch das Bundesinstitut für Arzneimittel und Medizinprodukte (BfArM) anhand der bereits aufgeführten Anforderungen und durch den Nachweis eines pflegerischen Nutzens.

Weitere Anknüpfungspunkte ergeben sich aus den Regelungen des **Präventionsgesetzes** (PrävG) nach § 20 SGB V. Für die Erbringung von Leistungen der Gesundheitsförderung und Prävention hat der Spitzenverband der gesetzlichen Krankenversicherungen mit dem Leitfaden Prävention bundeseinheitliche Qualitätskriterien vorgelegt, welche die Grundlage der Finanzierung durch die Krankenversicherungen darstellen. Hierbei können auch digitale Präventions- und Gesundheitsförderungsangebote mit Fokus auf individuelles Verhalten durch die Zentrale Prüfstelle Prävention zertifiziert werden. Dabei stellt der Nachweis eines gesundheitlichen Nutzens eine zentrale Anforderung dar, die durch die Prüfung der Konzept- und Planungsqualität, die Informationsgabe an die Versicherten, die Anbieterqualifikation und die Verfügbarkeit individueller Unterstützung (z. B. durch einen E-Coach) ergänzt wird.

Schließlich wurden mit der Einführung des **Digitale-Versorgung-Gesetzes** die gesetzlichen Krankenversicherungen im Jahr 2019 nach § 20k SGB V dazu verpflichtet, Leistungen „[...] zur Förderung des selbstbestimmten gesundheitsorientierten Einsatzes digitaler oder telemedizinischer Anwendungen und Verfahren durch die Versicherten [...]" vorzusehen.

Entsprechend dem Ansatz der digitalen Gesundheitskompetenz sollen die Fähigkeiten des Findens und kritischen Umgangs mit gesundheitsbezogenen Informationen und digitalen Anwendungen vermittelt werden.

Wichtig für Gesundheitsförderung und Prävention

In den vergangenen Jahren wurden verschiedene gesetzliche Grundlagen der digitalen gesundheitlichen Versorgung geschaffen. Im Digitale-Versorgung-Gesetz (DVG) und im Digitale-Versorgung-und-Pflege-Modernisierungs-Gesetz (DVPMG) sind lediglich Bezüge zur Sekundär- und Tertiärprävention zu erkennen. Hingegen finden sich im Präventionsgesetz Regelungen zur Qualitätssicherung und Finanzierung von digitalen Anwendungen der Gesundheitsförderung und Primärprävention, die auch die digitale Gesundheitskompetenz betreffen.

5.4 Digitalisierung und soziale Ungleichheiten von Gesundheit

Mit digitalen Anwendungen wird auch die Hoffnung verbunden, die verschiedenen Gruppen von Nutzenden niedrigschwellig ansprechen und damit vor allem auch jene Gruppen erreichen zu können, die den höchsten Bedarf an Maßnahmen der Gesundheitsförderung und Prävention aufweisen. So sind digitale im Vergleich zu analogen Angeboten der Gesundheitsförderung weniger personalintensiv sowie rund um die Uhr und häufig im Taschenformat (d.h. mobil) zugänglich, weshalb deren Skalierbarkeit als grundlegend hoch eingeschätzt werden kann. Jedoch sind entsprechende Hoffnungen an verschiedene Herausforderungen geknüpft, die nicht per se gegeben sind und bei Nichtvorliegen sogar zu einer Verschärfung bestehender sozialer Ungleichheiten von Gesundheit beitragen können. Dabei werden unter der Bezeichnung „Digital Divide" Unterschiede im Zugang zu und der Nutzung von Informations- und Kommunikationstechnologien entlang von drei Ebenen diskutiert (s.a. Müller et al., 2020):

- **Primärer (d.h. first-level) Digital Divide** beschreibt Unterschiede im Zugang zu digitalen Technologien. Die technischen Entwicklungen der letzten Jahre haben dazu geführt, dass digitale Endgeräte zunehmend erschwinglich werden, was zu einer Reduktion sozialer Unterschiede der Verfügbarkeit geführt hat.
- **Sekundärer (d.h. second-level) Digital Divide** bezieht sich auf soziale Unterschiede in der Nutzungskompetenz in Bezug auf digitale Endgeräte und deren Anwendungen. Exemplarisch hierfür kann die digitale Gesundheitskompetenz angeführt werden. Dabei weisen sowohl Jugendliche (Dadaczynski et al., 2022) als auch Erwachsene (Schaeffer et al., 2023) mit geringem (subjektivem) Sozialstatus deutlich mehr Schwierigkeiten im Umgang mit digitalen Gesundheitsinformationen auf. Auch zeigt sich, dass die Nutzung digitaler Gesundheitsangebote (z.B. in Form von Websites, Apps oder digitalen Interventionen) vor allem in der Gruppe derjenigen mit geringem Sozialstatus am geringsten ausgeprägt ist (Schaeffer et al., 2023).
- **Tertiärer (d.h. third-level) Digital Divide** schließlich bezeichnet Unterschiede in der Verbesserung von Gesundheit über digitale Technologien. Wer also einen eingeschränkten Zugang zu Technologien und Endgeräten hat (first-level) oder diese nur bedingt einsetzen kann (second-level), der wird auch nur sehr bedingt hiervon profitieren können (third-level). Tatsächlich zeigen sich auch gesundheitsabträgliche Effekte: In einer amerikanischen Studie wiesen Studierende mit einer eingeschränkten digitalen Gesundheitskompetenz eine geringere Bereitschaft auf, Covid-19-bezogene Schutzverhaltensweisen einzuhalten, was sich nachteilig auf die Infektionswahrscheinlichkeit auswirkte (Patil et al., 2021).

Dass diese Ungleichheiten nicht auf individuelle Kompetenzdefizite zu verengen sind, ist ein wesentliches Grundverständnis der Gesundheitsförderung und Prävention, die ihren Ausgangspunkt in sozialökologischen Modellen von Gesundheit nehmen (siehe Kap. 35). Jahnel et al. (2022) haben daher eine Erweiterung des Modells sozialer Determinanten von Dahlgren und Whitehead vorgenommen und in den fünf Dimensionen digitale Determinanten gesundheitlicher Ungleichheiten integriert. Über soziale Medien kommunizierte Missinformationen ließen sich z. B. sowohl auf Ebene sozialer und kommunaler Netzwerke verorten (Faktencheck auf Ebene sozialer Netzwerke), aber auch auf übergeordneter Ebene gesellschaftlicher Rahmenbedingungen (z. B. politische Vorgaben für Informationsanbietende zum Umgang mit Falschinformationen). Insgesamt erlaubt dieser Rahmen nicht nur die Analyse digitaler Ungleichheiten, sondern ermöglicht auch die Entwicklung von Maßnahmen der Gesundheitsförderung und Prävention.

Wichtig für Gesundheitsförderung und Prävention

Digitale Anwendungen können zu einer Verstärkung sozialbedingter Ungleichheiten von Gesundheit beitragen. Während sich der Zugang zu digitalen Endgeräten und dem Internet stark verbessert hat, bestehen soziale Unterschiede in der Nutzung der Medien und deren Anwendung, die zu Disparitäten der gesundheitlichen Entwicklung führen können. Die Analyse digitaler Ungleichheiten ist bei der Entwicklung und Umsetzung von Maßnahmen der Gesundheitsförderung und Prävention zu berücksichtigen.

5.5 Chancen und Herausforderungen der digitalen Gesundheitsförderung und Prävention

Die Digitalisierung geht mit einer Vielzahl von Möglichkeiten einher, sowohl Einzelpersonen als auch ganze Bevölkerungsgruppen auf innovative und kreative Weise mit gesundheitsbezogenen Botschaften und Interventionen anzusprechen. Auf einige der in Tabelle 5-1 dargestellten Chancen wurde im Rahmen dieses Beitrags bereits eingegangen.

So ergibt sich zumindest im Idealfall die Möglichkeit der Erzielung populationsbezogener Effekte, die sich aus einer potenziell hohen Reichweite, einer hohen Verfügbarkeit und vergleichsweise geringen Zugangshürden speisen. So sind digitale Gesundheitsinformationen und -anwendungen unabhängig von zeitlichen als auch räumlichen Gegebenheiten nutzbar und können überdies an die Bedarfe und Präferenzen der Nutzenden angepasst werden. Über Algorithmen und Automatisierungsprozesse können Inhalte (z. B. auf Basis eines Assessment) kostengünstig tailorisiert (d. h. individualisiert) werden, sodass ein und dieselbe digitale Anwendung zeitgleich in verschiedenen Formen ausgespielt werden kann (Nöcker & Dadaczynski, 2018). Weitere Vorteile ergeben sich über das Monitoring objektiver gesundheitlicher Parameter im Lebensalltag mithilfe von Wearables (z. B. Smartphone, Smart Rings), mit denen eine Sensibilität für einen gesundheitsförderlichen Lebensstil geschaffen werden kann. Zudem sind solche Daten für die Gesundheitsforschung von hoher Bedeutung („Big Data") und stellen eine geeignete Ergänzung zu Befragungsdaten dar (Hicks et al., 2019).

Diese Möglichkeiten dürfen jedoch nicht den Blick für dafür verstellen, dass es eine ganze Reihe von Herausforderungen gibt, die ohne Anspruch auf Vollständigkeit in Tabelle 5-1 aufgeführt sind. Einhergehend mit dem bereits beschriebenen Phänomen des Digital Divide ist auf den noch immer stark vorhandenen indivi-

Tabelle 5-1: Chancen und Herausforderungen der digitalen Gesundheitsförderung und Prävention (erweitert nach Dadaczynski & Tolks, 2018).

Chancen	Herausforderungen
• orts- und zeitunabhängige Verfügbarkeit gesundheitsbezogener Informationen und Anwendungen • Möglichkeit der Tailorisierung, d.h. der Ausrichtung an den individuellen Bedürfnissen • geringe Kosten durch Automatisierungsprozesse • größere Reichweite und dadurch Ermöglichung populationsbezogener Effekte (impact = reach × effectiveness) • objektive Erfassung und Monitoring von Gesundheitsparametern • Alltagsdurchdringung mobiler Applikationen und Endgeräte erhöhen Sensibilität für Gesundheit • neue Möglichkeiten der Datenerhebung und -analyse für Forschungszwecke	• Qualität digitaler Angebote und Informationen ist oftmals ungeklärt (Evaluation und Qualitätssicherung) • Anonymität und Schutz persönlicher Daten • Problem des Transfers in den Alltag bei ausschließlich digitalen Maßnahmen • Ungleichheiten der Verfügbarkeit und Nutzung digitaler Medien (Digital Divide) • Gefahr der zunehmenden Orientierung am Optimierungsprinzip (z.B. Quantified Self) • generelle Überbetonung individuellen Verhaltens und Vernachlässigung von Verhältnissen • schmaler Grat zwischen Autonomie und Kontrolle • Kommerzialisierung von Gesundheit

duellen Verhaltensbezug digitaler Anwendungen hinzuweisen, der nur einen Teilbereich der Gesundheitsförderung und Prävention abbildet und ebenfalls zur Entstehung von Ungleichheiten beiträgt. Exemplarisch für Individualisierungstendenzen ist die digital gestützte Selbstvermessung des eigenen Körpers, wie sie u.a. in der „Quantified-Self"-Bewegung extensiv betrieben wird. Gerade bei Anwendungen, die ausschließlich im digitalen Raum stattfinden, steht überdies zu befürchten, dass der Transfer in den Lebensalltag erschwert wird, weshalb die Kombination von digitalen mit realweltlichen Maßnahmen geeignet scheint.

Darüber hinaus ergeben sich eine ganze Reihe von **ethischen Fragen**, die von Kommerzialisierungsinteressen, Fragen der Privatsphäre und des Datenschutzes zu den bereits benannten Ungleichheiten reichen (Marckmann, 2020). So sind große internationale Unternehmen häufig Treiber in der Entwicklung digitaler Lösungen im Bereich Gesundheit, die sich vor allem durch Gewinnorientierung auszeichnen und deren Lösungen häufig weder qualitätsgesichert noch hinreichend (auch hinsichtlich nicht intendierter Wirkungen) evaluiert sind. Schließlich haben Dockweiler und Razum (2016) zu Recht darauf hingewiesen, dass der Grat zwischen gefühlter Autonomie der Nutzenden und der Kontrolle durch Dritte sehr schmal ist. So ist die Verknüpfung von Gesundheitsdaten mit jenen zu Konsumgewohnheiten längst Realität und die Auswertung von Mobilitätsdaten für die Ableitung von Maßnahmen zur Eindämmung der Covid-19-Pandemie bereits erprobt.

Wichtig für Gesundheitsförderung und Prävention

Den Chancen der digitalen Gesundheitsförderung und Prävention stehen zahlreiche Schwierigkeiten gegenüber. Um die Wahrscheinlichkeit nachhaltiger Gesundheitsgewinne zu erhöhen, ist im Rahmen der Analyse, Entwicklung, Umsetzung und Evaluation eine besondere Aufmerksamkeit auf die in Tabelle 5-1 exemplarisch aufgeführten Herausforderungen zu legen.

Zusammenfassung

- Bislang existiert für den Bereich der digitalen Gesundheitsförderung und Prävention kein begrifflicher Konsens. In Abgrenzung zu versorgungsorientierten Termini zeichnet sich mit dem Begriff „Digital Public Health" ein insbesondere für die Gesundheitsförderung und Prävention geeigneter Begriffsrahmen ab.
- Aktivitäten und Maßnahmen der digitalen Gesundheitsförderung und Prävention lassen sich nach gängigen Systematiken kategorisieren, so nach zeitlicher Eingriffslogik, nach Ansatzpunkt, nach den Handlungsebenen der Gesundheitsförderung oder in Abhängigkeit der Gruppen von Akteuren und Nutzenden.
- Aktuelle gesetzliche Rahmenbedingungen decken insbesondere die digitale Sekundär- und Tertiärprävention ab, während sich aus dem Präventionsgesetz gesetzliche Bezüge zur digitalen Primärprävention ergeben, die über den Leitfaden Prävention in konkrete Anforderungen münden.
- Digitale Gesundheitsförderung und Prävention sollte soziallagensensibel ausgerichtet sein. Besondere Ungleichheiten ergeben sich vor allem hinsichtlich der Nutzungskompetenz und Anwendung sowie der dadurch bedingten Verbesserung von Gesundheit.

Diskussionsanregung

- Warum macht es Sinn, dass digitale Anwendungen der Verhaltensprävention mit jenen der Verhältnisprävention in einem ausgeglichenen Verhältnis stehen? Was hat dies mit sozialen Ungleichheiten von Gesundheit zu tun?
- Welche Anforderungen müssen digitale Anwendungen der Gesundheitsförderung und Prävention nach dem Leitfaden Prävention erfüllen?
- Welche unbeabsichtigten (nicht intendierten) Wirkungen könnten die digitale Gesundheitsförderung und Prävention haben? Wie kann man diese feststellen und vermeiden?
- Wie können digitale Anwendungen die Balance zwischen persönlicher Autonomie und Kontrolle durch Dritte wahren?

Literatur

Baumann, E., Czerwinski, F., Großmann, U. & Calhoun, K. (2021). *Ist Gesundheit schon digitaler Alltag? Teilergebnisse der Studie „HINTS Germany" zur Nutzung digitaler Gesundheitsangebote*. Stiftung Gesundheitswissen.

Dadaczynski, K., Rathmann, K., Schricker, J., Bilz, L., Sudeck, G., Fischer, S.M., Janiczek, O. & Quilling, E. (2022). Digitale Gesundheitskompetenz von Schülerinnen und Schülern. Ausprägung und Assoziationen mit dem Bewegungs-und Ernährungsverhalten. *Bundesgesundheitsblatt Gesundheitsforschung Gesundheitsschutz, 65*(7-8), 784–794. https://doi.org/10.1007/s00103-022-03548-5

Dadaczynski, K. & Tolks, D. (2018). Digitale Public Health. Chancen und Herausforderungen internetbasierter Technologien und Anwendungen. *Public Health Forum, 26*(3), 275–278. https://doi.org/10.1515/pubhef-2018-0059

Dockweiler, C. & Razum, O. (2016). Digitalisierte Gesundheit: neue Herausforderungen für Public Health. *Gesundheitswesen, 78*, 5–7.

Hicks, J.L., Althoff, T., Sosic, R., Kuhar, P., Bostjancic, B., King, A.C., Leskovec, J. & Delp, S.L. (2019). Best practices for analyzing large-scale health data from wearables and smartphone apps. *NPJ Digital Medicine, 2*(1), 45. https://doi.org/10.1038/s41746-019-0121-1

Iyamu, I., Xu, A.X. T., Gómez-Ramírez, O., Ablona, A., Chang, H.J., Mckee, G. & Gilbert, M. (2021). Defining digital public health and the role of digitization, digitalization, and digital transformation: scoping review. *JMIR Public Health and Surveillance, 7*(11), e30399. https://doi.org/10.2196/30399

Jahnel, T., Dassow, H.H., Gerhardus, A. & Schüz, B. (2022). The digital rainbow: digital determinants of health inequities. *Digital Health, 8*, 20552076221129093. https://doi.org/10.1177/20552076221129093

Jungwirth, D. & Haluza, D. (2023). Artificial intelligence and public health: an exploratory study. *International Journal of Environmental Research and Public Health, 20*(5), 4541. https://doi.org/10.3390/ijerph20054541

Kupferschmitt, T. & Müller, T. (2023). Aktuelle Ergebnisse der repräsentativen Langzeitstudie ARD/ZDF-Massenkommunikation Trends 2023: Mediennutzung im Intermediavergleich. *Media Perspektiven, 21*, 1–20.

Marckmann, G. (2020). Ethische Fragen von Digital Public Health. *Bundesgesundheitsblatt Gesundheitsforschung Gesundheitsschutz, 63*(2), 199–205. https://doi.org/10.1007/s00103-019-03091-w

Müller, A.C., Wachtler, B. & Lampert, T. (2020). Digital Divide – Soziale Unterschiede in der Nutzung digitaler Gesundheitsangebote. *Bundesgesundheitsblatt Gesundheitsforschung Gesundheitsschutz, 63*(2), 185–191. https://doi.org/10.1007/s00103-019-03081-y

Nöcker, G. & Dadaczynski, K. (2018). Digitale Gesundheitskommunikation im Spannungsfeld massen-und personalkommunikativer Ansprache: Foren-Webcare und spielerische Zugänge als neue strategische Instrumente. In V. Scherenberg & J. Pundt (Hrsg.), *Digitale Gesundheitskommunikation. Zwischen Meinungsbildung und Manipulation* (S. 109–1036). APOLLON University Press.

Patil, U., Kostareva, U., Hadley, M., Manganello, J.A., Okan, O., Dadaczynski, K., Massey, P., Agner, J. & Sentell, T. (2021). Health literacy, digital health literacy, and COVID-19 pandemic attitudes and behaviors in US college students: implications for interventions. *International Journal of Environmental Research and Public Health, 18*(6), 3301. https://doi.org/10.3390/ijerph18063301

Salaschek, M. & Thaiss, H. (2017). Gesundheitskompetenz vernetzen: Qualitätsentwicklung von Online-Multiplikatorenplattformen. *Public Health Forum, 25*(1), 60–62. https://doi.org/10.1515/pubhef-2016-2149

Schaeffer, D., Gille, S., Berens, E.M., Griese, L., Klinger, J., Vogt, D. & Hurrelmann, K. (2023). Digitale Gesundheitskompetenz der Bevölkerung in Deutschland. Ergebnisse des HLS-GER 2. *Gesundheitswesen, 85*(04), 323–331. https://doi.org/10.1055/a-1670-7636

Scherenberg, V. (2022). Digitalisierung in Prävention und Gesundheitsförderung. In Bundeszentrale für gesundheitliche Aufklärung (BZgA) (Hrsg.), *Leitbegriffe der Gesundheitsförderung und Prävention. Glossar zu Konzepten, Strategien und Methoden.* Zugriff am 20. November 2023 unter https://leitbegriffe.bzga.de/alphabetisches-verzeichnis/digitalisierung-in-praevention-und-gesundheitsfoerderung

Shaw, T., McGregor, D., Brunner, M., Keep, M., Janssen, A. & Barnet, S. (2017). What is eHealth (6)? Development of a conceptual model for eHealth: qualitative study with key informants. *Journal of Medical Internet Research, 19*(10), e324. https://doi.org/10.2196/jmir.8106

Stark, A.L., Geukes, C., Albrecht, J. & Dockweiler, C. (2023). Digitale Anwendungen in der Planung und Umsetzung von verhältnisorientierter Gesundheitsförderung und Prävention in Settings: Ergebnisse eines Scoping Reviews. *Gesundheitswesen, 85*(04), 380–387. https://doi.org/10.1055/a-1757-9264

Statistisches Bundesamt. (2022). *Wirtschaftsrechnungen. Private Haushalte in der Informationsgesellschaft – Nutzung von Informations- und Kommunikationstechnologien (Mikrozensus-Unterstichprobe zur Internetnutzung)* (Fachserie 15, Reihe 4). Statistisches Bundesamt.

Wang, X., He, X., Wei, J., Liu, J., Li, Y. & Liu, X. (2023). Application of artificial intelligence to the public health education. *Frontiers in Public Health, 10*, 1087174. https://doi.org/10.3389/fpubh.2022.1087174

World Health Organization (WHO). (2018). *Classification of digital health interventions.* Retrieved October 24, 2023 from https://www.who.int/publications/i/item/WHO-RHR-18.06

Zeeb, H., Pigeot, I. & Schüz, B. (2020). Digital Public Health – ein Überblick. *Bundesgesundheitsblatt Gesundheitsforschung Gesundheitsschutz, 63*(2), 137–144. https://doi.org/10.1007/s00103-019-03078-7

Zens, M., Zarneh, Y.S., Dolle, J. & De Bock, F. (2020). Digital Public Health – Hebel für Capacity Building in der kommunalen Gesundheitsförderung. *Bundesgesundheitsblatt Gesundheitsforschung Gesundheitsschutz, 63*, 729–740. https://doi.org/10.1007/s00103-020-03148-1

Lese- und Medienempfehlung zur Vertiefung

Dadaczynski, K., Schiemann, S. & Paulus, P. (Hrsg.). (2016). *Gesundheit spielend fördern. Potenziale und Herausforderungen von digitalen Spieleanwendungen für die Gesundheitsförderung und Prävention.* Beltz Juventa.

Dockweiler, C. & Fischer, F. (Hrsg.). (2019). *ePublic Health. Einführung in ein neues Forschungs- und Anwendungsfeld.* Hogrefe.

O'Neil, I. (2019). *Digital health promotion: a critical introduction.* Policy Press.

Scherenberg, V. & Pundt, J. (Hrsg.). (2018). *Digitale Gesundheitskommunikation. Zwischen Meinungsbildung und Manipulation.* APOLLON University Press.

Prävention und Gesundheitsförderung im Lebenslauf

6 Prävention und Gesundheitsförderung im Kindheitsalter

Veronika Ottová-Jordan und Fionna Zöllner

Überblick

- Was kennzeichnet die Lebensphase „Kindheit“ und welche Bedeutung hat sie für die weitere gesundheitliche Entwicklung?
- Was sind Risiko- und Schutzfaktoren im Kindesalter und welche Ansatzpunkte für die Prävention ermöglichen sie?
- Wie werden Präventionsmaßnahmen bewertet und welche Rolle spielt das Qualitätsmanagement?

Das Kindesalter ist die Lebensphase, in der ein Mensch die gravierendsten anatomischen, physiologischen und Verhaltensentwicklungen durchmacht. Innerhalb kurzer Zeit entwickeln sich körperliche Strukturen und Funktionen, motorische, sensorische, kommunikative und kognitive Funktionen und Fähigkeiten, emotionale Regulationen sowie vielfältige soziale Verhaltensweisen und Kompetenzen (Oerter & Montada, 2008). Diese Entwicklungen werden bedingt durch das Zusammenspiel von biologischen Anlagen und mannigfaltigen Umwelteinflüssen. Zu Letzteren werden auch die Erziehungseinflüsse durch Eltern und formale Institutionen wie Kindergarten und Schule gezählt. Mit dem Begriff **Sozialisation** wird der Prozess bezeichnet, in dessen Verlauf sich der „mit einer biologischen Ausstattung versehene menschliche Organismus zu einer sozial handlungsfähigen Persönlichkeit bildet, die sich über den Lebenslauf hinweg in Auseinandersetzung mit den Lebensbedingungen weiterentwickelt“ (Hurrelmann & Bauer, 2015, S. 15).

Das Kindesalter wird vielfach als eine Lebensphase mit relativ geringerer Belastung durch Krankheiten und Behinderungen angesehen. Dennoch hat die Lebensphase der Kindheit eine große Bedeutung für die **Gesundheitsdynamik** im weiteren Lebensverlauf.

Wichtig für Gesundheitsförderung und Prävention

Belastungen, die in der Kindheit und Jugend auftreten, können sich auch noch Jahrzehnte später in manifesten Erkrankungen niederschlagen (Dragano & Siegrist, 2006). Der Stoffwechsel, die funktionale Kapazität verschiedener physiologischer Systeme und die Immunologie werden in der frühen Kindheit nachhaltig geprägt (Bergmann & Bergmann, 2007).

Unter Umständen beeinflussen bereits im Kindes- oder Jugendalter einsetzende chronische Erkrankungen die gesundheitliche Situation der Betroffenen lebenslang. Ben-Shlomo und Kuh unterscheiden daher verschiedene Modelle der Wirkung gesundheitsrelevanter Einflussfaktoren auf den Lebenslauf (Ben-Shlomo & Kuh, 2002):

- Nach dem Modell der **Akkumulation von Risiken** addieren sich die schädlichen Einflüsse aus der frühen Lebensphase mit schädlichen Einflüssen aus der späteren Phase zu einem erhöhten Krankheitsrisiko auf. Die schädigenden Einflüsse können dabei entweder unkorreliert (z. B. Alkoholkonsum und Infektionserkrankungen in der

Kindheit) oder korreliert sein (z.B. Tabakkonsum und soziale Klassenzugehörigkeit in der Kindheit).

- Das Modell der **kritischen Perioden** postuliert bestimmte Zeitfenster bzw. Entwicklungsphasen, in denen eine besondere Vulnerabilität für schädigende Einflussfaktoren vorliegt. Beispielsweise wirkt Substanzmissbrauch umso schädlicher, je jünger die betreffende Person ist.

Wichtig für Gesundheitsförderung und Prävention

Im Kindesalter bilden sich bereits viele gesundheitsrelevante Einflussfaktoren mit einer im Lebenslauf relativ hohen Stabilität aus: Im Rahmen der Sozialisation werden von den Eltern bzw. anderen Bezugspersonen grundlegende Verhaltensmuster angeeignet, z.B. bezüglich der Hygiene, der Ernährung, physischer Aktivität und Muster im Umgang mit dem eigenen Körper und der eigenen Gesundheit. Diese in der Kindheit erworbenen Muster wirken sich unter Umständen noch Jahrzehnte später auf die Gesundheit der Betroffenen aus.

6.1 Risiko- und Schutzfaktoren

Für die Prävention und Gesundheitsförderung im Kindesalter bedeutsam ist das Konzept der **Risikofaktoren.** Unter einem Risikofaktor wird ein Charakteristikum einer Person verstanden (z.B. erhöhter Blutdruck), bei dessen Vorliegen die Wahrscheinlichkeit erhöht ist, von einer bestimmten Erkrankung (z.B. Herzinfarkt) befallen zu werden. Das Risikofaktorenkonzept berücksichtigt, dass in der Regel nicht ein einzelner, genau zu bezeichnender Faktor als eindeutige Erklärung für das Zustandekommen eines Gesundheitsproblems identifiziert werden kann. Risikofaktoren ermöglichen es, einen bestimmten Krankheitszustand auf einen oder mehrere Ausgangsfaktoren zu beziehen und somit auch die Bedeutung einer kumulativen bzw. spezifischen Kombination zu erkennen. Die genaue Wirkrichtung ist damit allerdings noch nicht bekannt.

Wichtig für Gesundheitsförderung und Prävention

Körperliche, psychische und soziale Risikofaktoren und Risikokonstellationen im Lebenslauf erhöhen die Auftretenswahrscheinlichkeit von Symptomen der Gesundheitsbeeinträchtigung. Ob es zu einer Gesundheitsbeeinträchtigung kommt, hängt jedoch auch von den einer Person zur Verfügung stehenden Ressourcen ab.

Den Risikofaktoren stehen jedoch auch sogenannte **Schutzfaktoren** oder **Ressourcen** gegenüber, die protektiv gegen die Entwicklung von Erkrankungen wirken und die negativen Auswirkungen von Risikofaktoren abmildern, kompensieren oder davor abschirmen können.

Nachfolgend sind beispielhaft die Schutzfaktoren und Ressourcen genannt, die protektiv gegen die Entwicklung von emotionalen und Verhaltensproblemen wirken. Analog lassen sich aber auch für somatische Erkrankungen Schutzfaktoren und Ressourcen benennen. Grob lassen sich diese Ressourcen in personale, soziale und familiäre Ressourcen unterteilen:

- Zu den **personalen Ressourcen** zählen gesundheitlich förderliche Persönlichkeitsmerkmale wie z.B. eine hohe Selbstwirksamkeitserwartung, also die Überzeugung, Herausforderungen bewältigen zu können bzw. über die zur Bewältigung notwendigen Mittel zu verfügen. Die Arten und Weisen, wie eine Person belastende Lebenssituationen und Anforderungen bewältigt, stellen ebenfalls personale Ressourcen dar **(Muster und Stile der Bewältigung)** (Güzelsoy et al., 2022).
- Zu den **sozialen Ressourcen** werden die mobilisierbaren sozialen Beziehungen zu Freunden und dem sozialen Umfeld gezählt. Eine gute Integration in soziale Beziehungen

geht mit einer hohen sozialen Kompetenz und einer Kompetenz zur vorbeugenden Bewältigung gesundheitlicher Krisensituationen einher und kann die Auftretenswahrscheinlichkeit belastender Situationen senken **(Abschirmwirkung)**. In Krisen- und Belastungssituationen kann psychische und praktische Hilfe durch soziale Unterstützung zu einer produktiven Verarbeitung der Anforderungen führen und kann dabei helfen, negative Auswirkungen zu reduzieren **(Pufferwirkung)**. Die Fähigkeit, mit bereits eingetretenen schweren Gesundheitsstörungen und Krankheiten umzugehen, kann durch soziale Ressourcen gestärkt werden **(Toleranzwirkung)** (Berkmann, 1995; Kolip & Lademann, 2016).
- Im Kindesalter sind die **familiären Ressourcen** von besonders großer Bedeutung. Hierzu werden die soziale Unterstützung und der Rückhalt durch die Eltern gezählt sowie ein gut ausgeprägter familiärer Zusammenhalt und ein positives Familienklima (Ravens-Sieberer & Wille, 2008).

Kinder, die sich trotz vorhandener Risikofaktoren gesund entwickeln, werden als resilient bezeichnet (Masten et al., 2009).

Wichtig für Gesundheitsförderung und Prävention

Grundlegende Ansatzpunkte für die Prävention im Kindesalter sind die Vermeidung, Entschärfung oder Kontrolle von Risikofaktoren sowie die Stärkung von Ressourcen und Schutzfaktoren.

Konkret geht es im Rahmen der Prävention und Gesundheitsförderung bei Kindern darum, Gesundheitsrisiken und Probleme frühzeitig zu erkennen, z. B. durch Screening. Noch vor dem Auftreten erster Krankheitszeichen **(primäre Prävention)** – beziehungsweise nach dem Auftreten von Krankheitssymptomen **(sekundäre Prävention)** – besteht die Aufgabe darin, diese zu beeinflussen und – sofern nicht heilbar – in ihrem Verlauf aufzuhalten und zu kompensieren **(tertiäre Prävention)** (Hurrelmann, 2010). Nachfolgend werden beispielhaft Präventionsansätze im Kindesalter vorgestellt.

6.2 Primäre Prävention im Kindesalter

Die nachfolgenden Beispiele beziehen sich vor allem auf somatische Gesundheitsprobleme. Von großer Relevanz ist aber natürlich auch die primäre Prävention von emotionalen und Verhaltensproblemen. Hier ist insbesondere die frühzeitige Identifikation von Risikokonstellationen bedeutsam. Sofern erkannte Risikofaktoren nicht vermieden werden können, ist insbesondere die Stärkung von nur schwach ausgebildeten Schutzfaktoren notwendig.

Wichtig für Gesundheitsförderung und Prävention

Die primäre Prävention im Kindesalter lässt sich grob zwei verschiedenen Krankheitskategorien zuordnen:
- Einerseits soll jenen Gesundheitsproblemen, die früh im Kindesalter auftreten können, begegnet werden, noch bevor die ersten bzw. geringsten Krankheitssymptome auftreten,
- andererseits soll der Entstehung von Krankheiten, die sich erst später entwickeln, frühzeitig vorgebeugt werden.

6.2.1 Gesundheitsprobleme, die früh im Kindesalter auftreten können

- Verschiedene **Infektionserkrankungen** wie z. B. Diphtherie, Polio (Kinderlähmung), Masern und weitere können durch entsprechende Impfungen vermieden werden. Zur Orientierung stehen die Empfehlungen der Ständigen Impfkommission des Robert

Koch-Instituts in Berlin (https://www.rki.de) zur Verfügung. Beratungen zu Impffragen können z. B. über die Haus-/Kinderarztpraxen sowie die Beratungsangebote der Krankenkassen bezogen werden.

- **Verletzungen und Sterblichkeit durch Unfälle, Vergiftungen und Einatmen bzw. Verschlucken** lassen sich vermeiden durch passive Schutzmaßnahmen wie z. B. Rückhalte- und Sitzsysteme im Auto, geprüfte Kinderwagen, Kindersitze und -möbel sowie altersgerechte, geprüfte Spielzeuge. Die sichere Verwahrung von ätzenden oder giftigen Substanzen, Medikamenten, Zigaretten und Alkoholika zählt ebenfalls zu den passiven Maßnahmen der primären Prävention. Zu den aktiven Maßnahmen zählt die Förderung der motorischen Kompetenz inklusive Gleichgewicht und Körperbeherrschung. Das In-Bewegung-Sein fördert auch die Aufnahmebereitschaft der Sinnesorgane. Informationen sind z. B. bei der Bundeszentrale für gesundheitliche Aufklärung (https://www.kindergesundheit-info.de) oder der Bundesarbeitsgemeinschaft „Mehr Sicherheit für Kinder e. V." (https://www.kindersicherheit.de) erhältlich.
- Das Risiko des **Plötzlichen Säuglingstods** kann verringert werden durch Schlafrückenlage des Säuglings, im Schlafsack ohne zusätzliche Decken, eher kühlere Schlafumgebung, Nichtrauchen und Stillen.
- Das Risiko von **Kuhmilchallergien und atopischen Ekzemen** kann durch Stillen oder die Ernährung mit Milchprodukten, die von bestimmten natürlichen, aber als allergicerzeugend geltenden Inhaltsstoffen durch Hydrolyse befreit wurden, verringert werden. Für hilfreich wird auch eine möglichst von allergiefördernden Stoffen freie Ernährung sowie der regelmäßige Verzehr von fettreichem Fisch seitens der schwangeren und/oder stillenden Frau gehalten (Deutsche Gesellschaft für Ernährung, 2018; Høst et al., 2008).
- **Krankheiten durch Nährstoffmangel** wie Rachitis, Blutarmut, Minderwuchs, Karies und andere durch Mangel an Vitaminen, Eisen, Zink, Jod, Fluorid bedingte Krankheiten können durch gute Ernährung der werdenden und stillenden Mutter (und später des Kindes) vermieden werden. In der Schwangerschaft und Stillzeit ist auf die zusätzliche Einnahme von Folsäure und ggf. Jod zu achten (Deutsche Gesellschaft für Ernährung, 2018). Bei Flaschenernährung ist auf kommerzielle, geprüfte und altersangepasste Flaschennahrungsprodukte zu achten. Ergänzungen betreffen insbesondere Vitamin D, Fluorid und evtl. Jod und Eisen. Empfehlungen können in Kinderarztpraxen und bei telefonischen Beratungsservices der Krankenkassen erhalten werden.
- **Milchzahnkaries** kann durch regelmäßige Zahnpflege und das Weglassen von Nuckelflaschen zur Beruhigung vermieden werden (Dauernuckeln). Ebenfalls zu vermeiden sind Essen und Trinken über eine längere Dauer (sogenanntes Daueressen). Säuglinge sollten bis zum Zahndurchbruch ein Supplement mit Fluorid und Vitamin D erhalten. Danach sollte Fluorid entweder systemisch oder über die Zahnpasta angewandt werden und ab dem Alter von 12 Monaten sollten die Zähne zweimal täglich mit einer fluoridhaltigen Zahnpasta geputzt werden. Vitamin D ist als Supplement bis zum zweiten Frühsommer einzunehmen. Abhängig vom Fluoridgehalt des Trinkwassers, sollte ggf. auf weiteres Fluorid verzichtet werden (Berg et al., 2021).
- **Kognitive Entwicklungsdefizite infolge von Sinnesfunktionsstörungen** wie Schwerhörigkeit und Sehstörungen lassen sich durch frühzeitige Behandlung der entsprechenden Beeinträchtigung vermeiden (beispielsweise durch die Anpassung entsprechender Hörgeräte und Sehhilfen).
- **Infektionen durch mangelnde Hygiene** wie z. B. entsprechende Durchfallerkrankungen oder Hautinfektionen können durch Schulungen von Eltern, Versorgenden und Pflegepersonen in allgemeiner und speziel-

ler Nahrungs- und Körperhygiene vermieden werden.

- **Atemwegserkrankungen durch Passivrauchen** können durch Verzicht auf das Rauchen in der Wohnung und in der Nähe des Kindes vermieden werden (vgl. Bergmann und Bergmann, 2007).

6.2.2 Gesundheitsprobleme, die sich später entwickeln, denen aber teilweise früh vorgebeugt werden kann

- Der Entwicklung von **Übergewicht und Adipositas** kann frühzeitig präventiv begegnet werden durch die Reduzierung des Übergewichts der Mutter vor der Schwangerschaft, die Begrenzung der Gewichtszunahme in der Schwangerschaft sowie durch Erkennung und die Behandlung von Schwangerschaftsdiabetes. Ausreichende körperliche Aktivität während der Schwangerschaft, Stillen über einen Zeitraum von mindestens sechs Monaten und Einführung von Beikost frühestens im 5. Monat verringert das Risiko einer Übergewichtsentwicklung ebenfalls. Auch die Vermeidung hoher Proteinzufuhr zählt zu den Maßnahmen, mittels derer eine ungünstige und langfristig wirksame epigenetische Prägung des kindlichen Stoffwechsels vermieden werden kann.
- Das Risiko von **Karies der bleibenden Zähne und Zahnverlust** kann durch die Prävention der Milchzahnkaries (s. o.), Versiegelung der Zahnfissuren, Fluoridprophylaxe mit fluoridangereichertem Speisesalz, Fluorzahnpasta und Fluoranwendungen verringert werden. Eine wirksame Zahnpflege und regelmäßige zahnärztliche Kontrollen tragen ebenfalls zur Risikoverringerung bei, ebenso wie die Vermeidung von Daueressen und Dauertrinken von zucker- und säurehaltigen Getränken. Mit sechs Jahren ist eine Kontrolle zweimal jährlich beim Zahnarzt sinnvoll.
- **Verletzungen und Sterblichkeit durch Unfälle** lassen sich durch die Vermittlung von risikovorbeugenden Verhaltensweisen wie z. B. das Tragen von Helmen (und Gelenkschutz) beim Fahrradfahren (und Inlineskate oder Skateboard) vermeiden. Die Vermittlung umsichtigen Verhaltens im Straßenverkehr, bei Freizeitaktivitäten und -sportarten sowie im Haushalt trägt ebenso wie der Aufbau motorischer Kompetenz zur Prävention bei. Informationen sind bei der Bundeszentrale für gesundheitliche Aufklärung (https://www.kindergesundheit-info.de) oder der Bundesarbeitsgemeinschaft „Mehr Sicherheit für Kinder e. V." (https://www.kindersicherheit.de) erhältlich.
- Die Auftretenswahrscheinlichkeit von **Diabetes mellitus Typ II** kann durch Maßnahmen der Primärprävention von Übergewicht (s. o.) und der Vermeidung von Übergewicht verringert werden. Die Entwicklung guter Essgewohnheiten (regelmäßige vitamin- und nährstoffreiche Kost, Begrenzung des Verzehrs von fett- und zuckerhaltigen Nahrungsmitteln) und die Ausbildung guter Bewegungsgewohnheiten (regelmäßige und ausreichende körperliche Aktivität) tragen ebenfalls zur Vermeidung bei.
- **Vorzeitige Herz-Kreislauf-Erkrankungen** können durch Vermeidung von Übergewicht und die Entwicklung guter Essgewohnheiten (regelmäßige vitamin- und nährstoffreiche Kost, Begrenzung des Verzehrs fett- und zuckerhaltiger Nahrungsmittel) und guter Bewegungsgewohnheiten (regelmäßige und ausreichende körperliche Aktivität, Begrenzung passiver Freizeitaktivitäten wie Fernsehen, Video, Internet und Computerspiele) vermieden werden.
- Das Risiko eines **Aufmerksamkeitsdefizit-/Hyperaktivitätssyndroms** (ADHS) kann durch den Verzicht auf Rauchen in der Schwangerschaft und gute Beschäftigung mit dem Kind verringert werden. Klare Strukturen, feste Regeln und ungeteilte Aufmerk-

samkeit für das Kind wirken ebenfalls risikoreduzierend.

- **Entwicklungs- und Lernprobleme, Verhaltensprobleme und emotionale Probleme** wie z.B. Ängste, Depressionen und Selbstwertprobleme können durch einen guten familiären Zusammenhalt, ein Familienklima, das durch Wertschätzung, Akzeptanz und klare Regeln geprägt ist, und ungeteilte Aufmerksamkeitszuteilung in ihrer Auftretenswahrscheinlichkeit vermindert werden. Bedeutsam ist dabei weniger die absolute Zeit an Aufmerksamkeitszuteilung, sondern dass in einer verlässlichen Weise das Kind mit der ihm zugeteilten Aufmerksamkeit rechnen kann. Auch bei der Unterstützung aus der Familie ist es wichtig, dass hier eine Zuverlässigkeit geboten wird (Ravens-Sieberer & Wille, 2008).
- **Muskuloskelettale Erkrankungen** können durch Vermeidung von Übergewicht und die Entwicklung guter Bewegungsgewohnheiten (regelmäßige körperliche Aktivität, Begrenzung passiver Freizeitaktivitäten wie Fernsehen, Video, Internet und Computerspiele) vermieden werden (vgl. Bergmann & Bergmann, 2007).

6.3 Sekundäre Prävention im Kindesalter

Wichtig für Gesundheitsförderung und Prävention

Die sekundäre Prävention im Kindes- und Jugendalter betrifft die frühzeitige Diagnose von somatischen und psychischen Gesundheitsproblemen, die Feststellung von entsprechenden Behandlungsbedarfen und die Planung, Durchführung, Steuerung und Bewertung entsprechender therapeutischer Maßnahmen.

Das frühzeitige Erkennen von Gesundheitsproblemen stellt für die sekundäre Prävention eine zentrale Bedeutung dar.

Als Beispiel kann hier das **Stoffwechselscreening** genannt werden, bei dem allen neugeborenen Kindern zwischen dem 3. und 10. Lebenstag einige Tropfen Blut entnommen werden, das auf Hinweise für Stoffwechselerkrankungen und Hormonstörungen, wie z.B. Schilddrüsenunterfunktionen, Phenylketonurie, Mukoviszidose und weitere, untersucht wird. Ergänzend gibt es noch die Untersuchung der **Sauerstoffsättigung** des Blutes, zu niedrige Sauerstoffsättigungswerte können ein Hinweis sein auf gefährliche angeborene Herzfehler. Auch das sogenannte **Kinder-Vorsorgeprogramm** stellt ein Krankheitsfrüherkennungsprogramm dar, das auf die Erkennung erster Anhaltspunkte für körperliche und insbesondere neurologische Störungen und Fehlentwicklungen zielt. Hierdurch soll die rechtzeitige, bedarfsgerechte Behandlung gesichert werden.

Des Weiteren sollen Eltern zusätzliche gesundheitsfördernde Informationen erhalten. Die Kinder werden dafür zu festgelegten Terminen ihrem Kinder- oder Hausarzt vorgestellt. Insgesamt sind zehn Vorsorgetermine vorgesehen, zu denen sich der untersuchende Arzt auch sonst ein Bild von der Gesundheit der Kinder machen kann. Die Vorsorgetermine finden unmittelbar nach der Geburt **(U1)**, am 3.–10. Lebenstag **(U2)**, in der 4.–5. Woche **(U3)**, im 3.–4. Monat **(U4)**, im 6.–7. Monat **(U5)**, im 10.–12. Monat **(U6)**, im 21.–24. Monat **(U7)**, im 34. - 36. Monat **(U7a)**, im 46.–48. Monat **(U8)** und im 60.–64. Monat **(U9)** statt. Ergänzend gibt es noch weitere Untersuchungen im Alter von 7 bis 8 Jahren **(U10)** und 9 bis 10 Jahren **(U11)**, die jedoch noch nicht von allen Krankenkassen erstattet werden. Die Teilnahmequote für die U-Untersuchungen hat sich in den letzten Jahren deutlich verbessert und liegt bei den meisten Untersuchungen bei mehr als 98 % (Schmidtke et al., 2018).

Besondere Bedeutung haben die frühzeitige **Erkennung und Behandlung von psychischen Auffälligkeiten** sowie **Entwicklungs- und Lernstörungen**. Ergebnisse aus epidemiologischen Studien zeigen, dass 17 % bis

20 % der Kinder und Jugendlichen in Deutschland Hinweise auf psychische Auffälligkeiten aufweisen (Barkmann & Schulte-Markwort, 2012; Hölling et al., 2014; Klasen et al., 2017). In der „Befragung zum seelischen Wohlbefinden und Verhalten" (BELLA-Studie) zeigten im Elternbericht 11,2 % der Kinder und Jugendlichen klinisch bedeutsame Anzeichen für **Depression**, 10,6 % für **Angststörungen**, 5,7 % für **ADHS** und 12,2 % für **Störungen des Sozialverhaltens** (Klasen et al., 2016). Zum Teil traten auch mehrere Probleme gleichzeitig auf. Die genannten Prozentzahlen können daher nicht zu einem Gesamtprozentsatz aufsummiert werden.

Eine frühzeitige diagnostische Feststellung und eine bedarfsgerechte psychologische, psychotherapeutische oder psychiatrische Behandlung sind bei entsprechenden Schweregraden notwendig. Auch weil psychische Probleme, die sich vor dem 14. Lebensjahr manifestieren, die Wahrscheinlichkeit für psychische Erkrankungen im Erwachsenenalter deutlich erhöhen (Mulraney et al., 2021). Derzeit ist allerdings im Bereich der emotionalen und Verhaltensprobleme eine deutliche Unterversorgung festzustellen. Aus den Ergebnissen der BELLA-Studie geht hervor, dass weniger als ein Drittel der Kinder, die durch ein Screeninginstrument (SDQ) als psychisch auffällig eingestuft wurden, in psychiatrisch-psychotherapeutischer Behandlung ist (Hintzpeter et al., 2014).

6.4 Tertiäre Prävention im Kindesalter

Wichtig für Gesundheitsförderung und Prävention

Die tertiäre Prävention im Kindesalter umfasst die vielfältigen rehabilitativen und kompensatorischen Maßnahmen, die z. B. von sozialpädiatrischen Zentren, Spezialkliniken oder Ambulanzen (Rehabilitationseinrichtungen) angeboten werden.

In den letzten Jahrzehnten haben sich Veränderungen im Gesundheits- und Krankheitsprofil der Kinder vollzogen, die für die primäre, sekundäre und insbesondere auch tertiäre Prävention bedeutsam sind.

Die Mehrheit der Bevölkerung in den hoch entwickelten westlichen Gesellschaften lebt heutzutage – aufgrund der Bekämpfung des **materiellen Elends**, verbesserten **hygienischen Bedingungen** und weitreichenden **Krankenversicherungs- und Versorgungsstrukturen** – unter verhältnismäßig günstigen Lebensbedingungen. Gleichzeitig hat der **medizinische Fortschritt** zu einer erfolgreichen Bekämpfung der sogenannten **akuten Erkrankungen** beigetragen, die durch mikrobiologische Krankheitserreger wie Viren oder Bakterien ausgelöst werden und zu verschiedenen Arten von Infektionen führen (Palfrey et al., 2005). Infolge der verbesserten medizinischen Versorgung führen heutzutage viele **chronisch degenerativen Erkrankungen** nicht mehr notwendigerweise zu einer Verkürzung der Lebenszeit. Bei anderen chronischen Erkrankungen konnte zumindest die durchschnittliche Lebenserwartung deutlich verlängert werden, im Falle der Zystischen Fibrose haben Neugeborene heute im Durchschnitt eine Lebenserwartung von etwa 57 Jahren, verglichen mit ca. 35 Jahren im Jahr 2000 (Burkhart & Nährlich, 2022). Damit einhergehend ist die Verbreitung der akuten Erkrankungen deutlich zurückgegangen, wohingegen die lebenslang anhaltenden gesundheitlichen Beeinträchtigungen zugenommen haben (Ravens-Sieberer & Wille, 2008).

Auch im Kindes- und Jugendalter herrschen heute **chronische Krankheiten** vor. Hierunter werden Krankheiten verstanden, die wenigstens ein Jahr lang anhalten und mindestens einmal im Quartal ärztlich behandelt werden müssen. Weiter sind es auch Krankheiten, die entweder Resultat eines länger andauernden Prozesses degenerativer Veränderung sind oder dauernde somatische bzw. psychische Schäden oder Behinderungen zur Folge haben. Chronische Erkrankungen und Verletzungen – wie z. B. **ange-**

borene Fehlbildungen, Schäden des zentralen Nervensystems, Taubheit oder Blindheit – können in der Regel nicht (vollständig) geheilt, sondern nur in der Ausprägung ihrer Symptomatik eingedämmt und somit in ihren Folgen erträglicher gemacht werden. Dennoch kann die **körperliche** als auch **psychische und soziale Funktionsfähigkeit** auf Dauer beeinträchtigt und das alltägliche Leben nachhaltig erschwert sein (Warschburger, 2000).

Die chronischen Krankheiten im Kindesalter haben die noch in den 1950er-Jahren vorherrschenden **„Kinderkrankheiten“** wie **Keuchhusten, Windpocken, Scharlach, Masern, Röteln** und **Mumps**, aber auch die Tuberkulose als Herausforderungen an das Gesundheitssystem „abgelöst“. Durch hochwirksame Medikamente, weitverbreitete Schutzimpfungen und eine effiziente Umwelthygiene spielen Letztere gegenwärtig eine untergeordnete Rolle. Demgegenüber haben heute in Deutschland etwa 16,2 % Kinder und Jugendliche eine lang andauernde chronische Erkrankung bzw. ein Gesundheitsproblem (Neuhauser & Poethko-Müller, 2014). Zu den verbreiteten chronischen Krankheiten des Kindesalters gehören **Erkrankungen aus dem atopischen Formenkreis** wie z. B. **Asthma** und **Neurodermitis, Stoffwechselerkrankungen** wie etwa **Diabetes**, verschiedene **neuronale Erkrankungen** wie z. B. **Epilepsien** oder **Zerebralparesen**, Erkrankungen des Bewegungsapparats, aber auch Herz- und Kreislauf-Erkrankungen (Kamtsiuris et al., 2007). Die Häufigkeit von Übergewicht (einschließlich Adipositas) bei Kindern und Jugendlichen im Alter von 3 bis 17 Jahren beträgt 15,4 %, die Adipositasprävalenz liegt bei 5,9 % (Schienkiewitz et al., 2018).

Schwerwiegende Erkrankungen treten zwar seltener auf, sind zum Teil jedoch mit besonders massiven Folgen für die Gesundheitsdynamik im gesamten Lebensverlauf verbunden, wie z. B. die **Zystische Fibrose, Krebserkrankungen** oder die **juvenile rheumatoide Arthritis**. Auch die im vorigen Abschnitt erwähnten emotionalen und Verhaltensprobleme, Entwicklungs- und Lernstörungen können chronifizieren und werden dann zu den chronischen Erkrankungen gezählt.

6.5 Präventionsressourcen

Grundsätzlich verfügen **Familien** über ein erhebliches **Präventionspotenzial**, gleichzeitig kann der familiäre Kontext jedoch auch bedeutsame **Risiken** für die gesundheitliche Verfassung und Entwicklung von Kindern erzeugen. Die Möglichkeiten der externen Beeinflussung von Familien sind jedoch begrenzt: Familiäre Alltagsprozesse lassen sich kaum von außen steuern. Familien tendieren außerdem dazu, sich bis zu einem bestimmten Grad gegenüber ihrer Umwelt abzuschotten und die Betreuung und Versorgung von Kindern unabhängig durchzuführen. Externe Bedingungen können damit zwar auf die eigendynamischen Prozesse von Familien einwirken, aber kaum gezielt Einfluss nehmen (Herth, 2008).

Einen Ansatzpunkt für die Prävention und Gesundheitsförderung stellt die **Förderung der Elternkompetenz** dar: Im Rahmen von Elterntrainings soll das grundsätzliche Erziehungsverhalten der Eltern verbessert werden – im Sinne einer primären Prävention am besten bevor es zu Auffälligkeiten gekommen ist.

Andere Angebote können auch über Kinderarztpraxen angeboten werden. Spezielle Schulungsprogramme für Eltern neurodermitiskranker Kinder (Staab et al., 2006) oder Asthmaschulungen für Eltern asthmakranker Kinder – oder Schulungen der Kinder selbst (Lob-Corzilius & Petermann, 1997) – werden beispielsweise durch speziell ausgebildete Trainer über Pädiater oder Hausarztpraxen angeboten. Informationen über entsprechende Maßnahmen können bei der Bundeszentrale für gesundheitliche Aufklärung (https://www.bzga.de) oder in den Leitlinien der Arbeitsgemeinschaft der Wissenschaftlichen Medizinischen Fachgesellschaften (AWMF) (https://www.awmf.org) bezogen werden. Insbesondere für die Eltern bieten sich aber auch die Beratungsdienste der Krankenkassen an.

Viele Präventionsaspekte bedürften einer entsprechenden Ausbildung der Eltern, vielfach besteht auch eine entsprechende Nachfrage. Dennoch stehen hierfür derzeit keine flächendeckenden Programme zur Verfügung. Einschlägige Informationen sind über die Beratungs- und Informationsdienste der Krankenkassen verfügbar, auch die Bundeszentrale für gesundheitliche Aufklärung stellt Informationen zur Verfügung. Für Stillberatungen stehen freie Stillgruppen (https://www.afs-stillen.de) oder die „La Leche Liga" zur Verfügung (https://www.lalecheliga.de).

Die **Stärkung familialer Stressbewältigungskompetenzen** stellt einen weiteren Ansatzpunkt dar: Dies dient der Vermeidung von familiären Überlastungen und daraus resultierenden Beziehungsstörungen und Krisen sowie Beeinträchtigungen der psychosozialen Versorgung der Kinder. Einerseits sollten Familien im Krisenfall einen guten Zugang zu **Beratungs- und Hilfesystemen** in ihrem unmittelbaren Lebensfeld haben, andererseits könnte das Auftreten solcher Krisen durch systematische Entlastungen vom alltäglichen Erziehungs- und Haushaltsaufwand bereits im Vorfeld vermieden werden. Hierzu zählen Ganztagsbetreuungen von Kindern in Tageseinrichtungen und Schulen. Eine pädagogisch anspruchsvolle Tages- oder Hortbetreuung könnte dabei auch Defizite im Erziehungs- und Versorgungsverhalten der Eltern kompensieren (Herth, 2008).

Die häufigsten Ansprechpartner für Eltern stellen wohl nach wie vor die **Kinder- und Hausarztpraxen** dar. Verschiedene Schulungsangebote (z. B. Asthmaschulungen) werden daher auch über Kinder- und Hausarztpraxen angeboten. Junge Eltern kontaktieren darüber hinaus auch gerne Hebammen, zu denen sie während der Schwangerschaft und Geburtsvorbereitung ein Vertrauensverhältnis aufgebaut haben (Bergmann & Bergmann, 2007).

Kindertagesstätten und Kindergärten werden zunehmend zu Handlungsfeldern der Gesundheitsförderung und Prävention. In diesem Zusammenhang zu nennen sind z. B. Forschungsprojekte, die auf eine **Kompetenzförderung von Kindern und deren Eltern und der Erzieherinnen und Erzieher** zielen. Dies kann auf drei Ebenen erfolgen:

- Konzipierung und Durchführung von Fortbildungsmaßnahmen für Erzieher und Erzieherinnen, die dann multiplikatorisch diese Kompetenzen bzw. Informationen weitervermitteln,
- fachliche Unterstützungsangebote für die Begleitung entsprechender Projekte,
- Erarbeitung von Medienmaterialen zum Thema Kompetenzentwicklung für Kindertagesstätten.

Andere Projekte zielen auf die Elternbildung in Kooperation mit Kindertageseinrichtungen (Wustmann, 2008).

Kooperationspartner auf dem Gebiet der Sekundär- und Tertiärprävention sind in Deutschland vor allem die **Kinder- und Hausarztpraxen**. Diese kooperieren mit anderen Spezialisten, wie z. B. **Hals-Nasen-Ohren-Arzt, Augenarzt, Orthopäde, Chirurg** und insbesondere auch **Psychologe, Psychotherapeut, Psychiater, Ökotrophologe, Sprach-, Ergo- und Physiotherapeut**. Für die tertiäre Prävention spielen insbesondere die sozialpädiatrischen Zentren sowie ambulante und stationäre **Rehabilitationseinrichtungen** eine Rolle.

6.6 Qualitätsmanagement und Bewertung von Präventionsmaßnahmen

Wichtig für Gesundheitsförderung und Prävention

Die Wirksamkeit von Präventionsmaßnahmen sollte grundsätzlich wissenschaftlich abgesichert werden. Während in der kurativen Medizin systematische Studien unterschiedlicher Typen zum Nachweis von Wirksamkeit, Angemessenheit, Verträglichkeit, Akzeptanz und zum Kosten-Nutzen-Verhältnis etabliert sind, wurden entsprechende Studien im Bereich der Prävention bisher seltener durchgeführt.

Ein Beispiel hierfür stellt die Überprüfung der Wirksamkeit **ambulanter Neurodermatitisschulung** in einer kontrollierten deutschen Multicenterstudie dar (Staab et al., 2006). Die Schulung wurde bei etwa 1000 Patienten bzw. deren Eltern nach einem Jahr Wartezeit durchgeführt. Die Evaluation der Wirksamkeit erfolgte separat für

- Eltern mit neurodermatitiskranken Kindern im Alter von 0 bis 7 Jahren,
- Eltern mit neurodermatitiskranken Kindern im Alter von 8 bis 12 Jahren sowie
- Jugendliche im Alter von 13 bis 18 Jahren.

Nach einer interdisziplinär mit einem Arzt, einem Psychologen und einer Diätassistentin über eine Dauer von 6-mal 2 Stunden durchgeführten ambulanten Neurodermatitisschulung konnte in allen Altersgruppen eine signifikante Verbesserung des Hautzustandes festgestellt werden. Im Vergleich zu den wartenden Gruppen verbesserte sich der Hautscore signifikant deutlicher in den geschulten Gruppen. Deutliche Verbesserungen ergaben sich auch in der **gesundheitsbezogenen Lebensqualität** der Betroffenen.

Ein wichtiges Ergebnis war, dass die Schulungsteilnehmer nach einem halben Jahr sowohl in ihrer Wahrnehmung bezüglich der Krankheit als auch in ihrem Verhalten beim Umgang mit Neurodermatitis deutlich verbesserte Fähigkeiten zeigten. Auch ein Jahr nach dem Training besaßen die meisten der positiven Schulungsergebnisse noch Gültigkeit. Die Angst ist ein Jahr später deutlich reduziert, Krankenhausaufenthalte und Schulfehltage hatten signifikant abgenommen (Staab et al., 2006).

Für einige Aspekte der Prävention im Kindesalter gibt es eine Art Surveillance. Die **Ständige Impfkommission am Robert Koch-Institut** in Berlin etwa erfasst das Vorkommen und die Verbreitung von Erkrankungen, denen durch Impfungen vorgebeugt werden kann. Darüber hinaus werden der Impfstatus in der Bevölkerung und das Auftreten unerwünschter Nebenwirkungen erfasst. Die Informationen werden z.B. über Meldungen von Sentinel-Praxen und Gesundheitsämtern erlangt. Weiterhin werden serologische Messungen zur Frage der Immunität vorgenommen. Auf ähnliche Art und Weise werden in regelmäßigen Abständen Informationen zur Zahngesundheit von Kindern und Jugendlichen durch die Deutsche Arbeitsgemeinschaft für Jugendzahnpflege (https://www.daj.de) gesammelt.

Zur Sicherstellung einer wirksamen Prävention bedarf es einer **externen Qualitätssicherung** sowie eines **internen Qualitätsmanagements** der Präventionsanbietenden und -durchführenden. Dazu zählt beispielsweise der Vergleich zwischen mehreren Asthmatrainern hinsichtlich der Zufriedenheit der Kursteilnehmer und Teilnehmerinnen.

6.7 Fazit und Ausblick

Das Setting der werdenden oder jungen Familie stellt ein erhebliches Potenzial für die frühe Prävention dar. Dennoch wird dieser Ansatzpunkt in Deutschland derzeit kaum ausgeschöpft. Diese Vernachlässigung ignoriert die erhebliche Nachfrage, die es dafür gibt, und berücksichtigt auch nicht, dass junge Eltern die vermittelten Kenntnisse und Fähigkeiten gut in eigenes Verhalten umsetzen (Bergmann & Bergmann, 2003). Außerdem werden der Lebensstil, das Gesundheitsverhalten, der Stoff-

Wichtig für Gesundheitsförderung und Prävention

Das Setting der werdenden oder jungen **Familie** stellt ein erhebliches Potenzial für die frühe Prävention dar. Dennoch wird dieser Ansatzpunkt in Deutschland derzeit kaum ausgeschöpft.

wechsel und Allergien schon früh geprägt (Bergmann & Bergmann, 2007).
Manche der in diesem Kapitel genannten Aspekte der Prävention erscheinen trivial. Dennoch muss das gesicherte Wissen wirklich verstanden und die Fähigkeit zur Vermittlung dieses Wissens und der entsprechenden praktischen Umsetzung gelernt sein. Somit besteht ein Bedarf an ausgebildeten Personen, die Prävention und Gesundheitsförderung im Kindesalter vermitteln. Die von den Eltern am besten akzeptierten Berater sind **Kinderärzte, Kinderkrankenschwestern und Pfleger, Hebammen** und während der Schwangerschaft auch **Frauenärzte**. Mit einbezogen werden sollten auch **Erzieher, Betreuer**, sonstige **Pädagogen, Psychologen** und **Sozialarbeiter**. Hierfür sollten entsprechende Bildungsangebote bereitgestellt werden, die das Thema Prävention am besten bereits mit in die Ausbildung integrieren. Dies ist beispielsweise in der neuen Ausbildungsordnung für Ärzte/Ärztinnen explizit verankert.

Erfreulicherweise haben die vielfältigen **Akteure im Public-Health-Bereich** die Bedeutung der Prävention allgemein erkannt. So steht die Gesundheitspolitik zunehmend hinter der Prävention, die Krankenkassen vermitteln, unterstützen und finanzieren entsprechende Angebote. Wünschenswert wäre dennoch die stärkere explizite Berücksichtigung der Prävention im Kindesalter. Als wünschenswert wurde auch erachtet, dass die **Kranken- und Rentenversicherungsträger** ein Dach für die Aus- und Weiterbildung auf dem Gebiet der Prävention und Gesundheitsförderung mit einem starken Schwerpunkt auf der Prävention bei Kindern etablieren. Damit könnte auch die Verantwortung für das Qualitätsmanagement und die Qualitätskontrolle übernommen werden.

Deutlich wird, dass es einen Bedarf an **wissenschaftlich gesicherten Erkenntnissen** über die Wirksamkeit der Maßnahmen sowie über die Bedingungen, die mit dem Erfolg und Misserfolg entsprechender Maßnahmen in Beziehung stehen, gibt. Hierfür sind wissenschaftliche Anwendungsstudien (z.B. randomisierte Interventionsstudien) gefordert. Außerdem ist ein wissenschaftlich fundiertes, sowohl internes als auch externes Qualitätsmanagement entsprechender Einrichtungen und Anbieter erforderlich. Gegenwärtig bereits existierende Präventionskonzepte müssen weiter- und neu entwickelt werden. Diese Entwicklungen sollten insbesondere aktuelle Veränderungen in den Bedingungen, die zum Erfolg oder Misserfolg von Präventionsmaßnahmen beitragen, berücksichtigen.

Insbesondere die Identifikation von Präventionsbedarfen und die Zuführung zu bedarfsgerechter Prävention gerade bei schwer erreichbaren Personengruppen stellt eine Herausforderung dar.

Zusammenfassung

- Die primäre Prävention im Kindesalter lässt sich grob zwei Kategorien zuordnen: Einerseits soll jenen Gesundheitsproblemen, die früh im Kindesalter auftreten können, begegnet werden, noch bevor die ersten bzw. geringsten Krankheitssymptome auftreten, andererseits soll der Entstehung von Krankheiten, die sich erst später entwickeln, frühzeitig vorgebeugt werden.
- Die sekundäre Prävention im Kindes- und Jugendalter betrifft die frühzeitige Diagnose von somatischen und psychischen Gesundheitsproblemen, die Feststellung von entsprechenden Behandlungsbedarfen und die Planung und Durchführung entsprechender Maßnahmen.
- Die tertiäre Prävention im Kindesalter umfasst die vielfältigen rehabilitativen und kompensatorischen Maßnahmen, die z.B. von sozialpädiatrischen Zentren, Spezialkliniken oder Ambulanzen (Rehabilitationseinrichtungen) angeboten werden.
- Es besteht ein Bedarf an wissenschaftlich gesicherten Erkenntnissen über die Wirksamkeit der Maßnahmen sowie über die Bedingungen, die mit dem Erfolg und Misserfolg entsprechender Maßnahmen in Beziehung stehen.

Diskussionsanregung

- Welche Bedeutung hat das Kindesalter für die Gesundheitsdynamik im weiteren Lebensverlauf?
- Skizzieren Sie die wichtigsten Veränderungen im Gesundheits- und Krankheitsprofil der Kinderbevölkerung.
- Wie unterscheiden sich primäre, sekundäre und tertiäre Prävention im Kindesalter und welche Rolle spielt die Familie in diesem Kontext?
- Mithilfe welcher Maßnahmen lassen sich Angebote der Prävention und Gesundheitsförderung wissenschaftlich evaluieren und warum ist dies wichtig?

Literatur

Barkmann, C. & Schulte-Markwort, M. (2012). Prevalence of emotional and behavioural disorders in German children and adolescents: a meta-analysis. *Journal of Epidemiology and Community Health, 66*(3), 194–203. https://doi.org/10.1136/jech.2009.102467

Ben-Shlomo, Y. & Kuh, D. (2002). A life course approach to chronic disease epidemiology: conceptual models, empirical challenges and interdisciplinary perspectives. *International Journal of Epidemiology, 31*, 285–293. https://doi.org/10.1093/ije/31.2.285

Berg, B., Cremer, M., Flothkötter, M., Koletzko, B., Krämer, N., Krawinkel, M., Lawrenz, B., Przyrembel, H., Schiffner, U., Splieth, C., Vetter, K. & Weißenborn, A. (2021). Kariesprävention im Säuglings- und frühen Kindesalter. *Monatsschrift Kinderheilkunde, 169*(6), 550–558. https://doi.org/10.1007/s00112-021-01167-z

Bergmann, K. E. & Bergmann, R. L. (2003). *Health promotion and disease prevention in the family. Communicating knowledge, competence, and health behaviour.* De Gruyter. https://doi.org/10.1515/9783110215106

Bergmann, K. E. & Bergmann, R. L. (2007). Prävention und Gesundheitsförderung im Kindesalter. In K. Hurrelmann, T. Klotz & J. Haisch (Hrsg.), *Lehrbuch Prävention und Gesundheitsförderung* (S. 55–62). Huber.

Berkmann, L. F. (1995). The role of social relations in health promotion. *Psychosomatic Medicine, 57*, 245–254. https://doi.org/10.1097/00006842-199505000-00006

Burkhart, M. & Nährlich, L. (2022, Juli). *Zahlen, Daten & Fakten für Patienten & Angehörige.* Mukoviszidose e. V. & Mukoviszidose Institut gGmbH. Verfügbar unter https://www.muko.info/fileadmin/user_upload/mediathek/erkrankung/patientenberichtsband_2021.pdf

Deutsche Gesellschaft für Ernährung. (2018, Dezember). *Einheitliche Handlungsempfehlungen für die Schwangerschaft aktualisiert und erweitert.* Zugriff am 25. Oktober 2023 unter https://www.dge.de/gesunde-ernaehrung/gezielte-ernaehrung/ernaehrung-in-schwangerschaft-und-stillzeit/handlungsempfehlungen-ernaehrung-in-der-schwangerschaft/

Dragano, N. & Siegrist, J. (2006). Die Lebenslaufperspektive sozialer Ungleichheit: Konzepte und Forschungsergebnisse. In M. Richter & K. Hurrelmann (Hrsg.), *Gesundheitliche Ungleichheit: Grundlagen, Probleme, Perspektiven* (S. 199–220). VS Verlag für Sozialwissenschaften.

Güzelsoy, N., Ravens-Sieberer, U., Westenhöfer, J., Devine, J., Erhart, M., Hölling, H. & Kaman, A. (2022). Risks and resources for depressive symptoms and anxiety in children and adolescents during the Covid-19 Pandemic – results of the longitudinal COPSY study. *Frontiers in Psychiatry, 13*, 901783. https://doi.org/10.3389/fpsyt.2022.901783

Herth, A. (2008). Familiale Einflussfaktoren auf die Kinder- und Jugendgesundheit und Konsequenzen für die Praxis. In T. Bals, A. Hanses & W. Melzer (Hrsg.), *Gesundheitsförderung in pädagogischen Settings. Ein Überblick über Präventionsansätze in zielgruppenorientierten Lebenswelten* (S. 29–50). Juventa.

Hintzpeter, B., Metzner, F., Pawils, S., Bichmann, H., Kamtsiuris, P., Ravens-Sieberer, U. & Klasen, F. (2014). Inanspruchnahme von ärztlichen und psychotherapeutischen Leistungen durch Kinder und Jugendliche mit psychischen Auffälligkeiten: Ergebnisse der BELLA-Studie. *Kindheit und Entwicklung, 23*(4), 229–238. https://doi.org/10.1026/0942-5403/a000148

Hölling, H., Schlack, R., Petermann, F., Ravens-Sieberer, U., Mauz, E. & KiGGS Study Group. (2014). Psychische Auffälligkeiten und psychosoziale Beeinträchtigungen bei Kindern und Jugendlichen im Alter von 3 bis 17 Jahren in Deutschland – Prävalenz und zeitliche Trends zu 2 Erhebungszeitpunkten (2003–2006 und 2009–2012): Ergebnisse der KiGGS-Studie – Erste Folgebefragung

(KiGGS Welle 1). *Bundesgesundheitsblatt Gesundheitsforschung Gesundheitsschutz, 57*(7), 807–819. https://doi.org/10.1007/s00103-014-1979-3

Høst, A., Halken, S., Muraro, A., Dreborg, S., Niggemann, B., Aalberse, R., Arshad, S.H., Von Berg, A., Carlsen, K.-H., Duschén, K., Eigenmann, P.A., Hill, D., Jones, C., Mellon, M., Oldeus, G., Oranje, A., Pascual, C., Prescott, S., Sampson, H., ... Zeiger, R.S. (2008). Dietary prevention of allergic diseases in infants and small children. *Pediatric Allergy & Immunology, 19*, 1–4. https://doi.org/10.1111/j.1399-3038.2007.00680.x

Hurrelmann, K. (2010). *Gesundheitssoziologie* (7. Aufl.). Juventa.

Hurrelmann, K. & Bauer, U. (2015). *Einführung in die Sozialisationstheorie* (11. Aufl.). Beltz.

Kamtsiuris, P., Atzpodien, K., Ellert, U., Schlack, R. & Schlaud, M. (2007). Prävalenz von somatischen Erkrankungen bei Kindern und Jugendlichen in Deutschland. *Bundesgesundheitsblatt Gesundheitsforschung Gesundheitsschutz, 50*, 686–700. https://doi.org/10.1007/s00103-007-0230-x

Klasen, F., Meyrose, A., Otto, C., Reiß, F. & Ravens-Sieberer, U. (2017). Psychische Auffälligkeiten von Kindern und Jugendlichen in Deutschland. Ergebnisse der BELLA-Studie. *Monatsschrift Kinderheilkunde, 165*, 402–407. https://doi.org/10.1007/s00112-017-0270-8

Klasen, F., Petermann, F., Meyrose, A.-K., Barkmann, C., Otto, C., Haller, A.-C., Schlack, R., Schulte-Markwort, M. & Ravens-Sieberer, U. (2016). Verlauf psychischer Auffälligkeiten von Kindern und Jugendlichen: Ergebnisse der BELLA-Kohortenstudie. *Kindheit und Entwicklung, 25*(1), 10–20. https://doi.org/10.1026/0942-5403/a000184

Kolip, P. & Lademann, J. (2016). Familie und Gesundheit. In K. Hurrelmann, U. Laaser & O. Razum (Hrsg.), *Handbuch Gesundheitswissenschaften* (6. Aufl., S. 517–540). Beltz Juventa.

Lob-Corzilius, T. & Petermann, F. (1997). *Asthmaschulungen – Wirksamkeit bei Kindern und Jugendlichen*. Beltz Psychologie Verlags Union.

Masten, A.S., Cutuli, J.J., Herbers, J.E. & Reed, M.-G.J. (2009). Resilience in development. In C.R. Snyder & S.J. Lopez (Hrsg.), *Oxford handbook of positive psychology* (2nd ed., pp. 117–132). Oxford University Press.

Mulraney, M., Coghill, D., Bishop, C., Mehmed, Y., Sciberras, E., Sawyer, M., Elfron, D. & Hiscock, H. (2021). A systematic review of the persistence of childhood mental health problems into adulthood. *Neuroscience and Biobehavioral Reviews, 129*, 182–205. https://doi.org/10.1016/j.neubiorev.2021.07.030

Neuhauser, H., Poethko-Müller, C. & KiGGS Study Group. (2014). Chronische Erkrankungen und impfpräventable Infektionserkrankungen bei Kindern und Jugendlichen in Deutschland: Ergebnisse der KiGGS-Studie – Erste Folgebefragung (KiGGS Welle 1). *Bundesgesundheitsblatt Gesundheitsforschung Gesundheitsschutz, 57*, 779–788. https://doi.org/10.1007/s00103-014-1976-6

Oerter, R. & Montada, L. (Hrsg.). (2008). *Entwicklungspsychologie* (6. Aufl.). Beltz Psychologie Verlags Union.

Palfrey, J.S., Tonniges, T.F., Green, M. & Richmond, J. (2005). Introduction: adressing the millenial morbidity – the context of community pediatrics. *Pedatrics, 115*, 1121–1123. https://doi.org/10.1542/peds.2004-2825B

Ravens-Sieberer, U. & Wille, N. (2008). Die Bedeutung familiärer, sozialer und personaler Schutzfaktoren für das Wohlbefinden von Kindern und Jugendlichen. In T. Bals, A. Hanses & W. Melzer (Hrsg.), *Gesundheitsförderung in pädagogischen Settings. Ein Überblick über Präventionsansätze in zielgruppenorientierten Lebenswelten* (S. 51–63). Juventa.

Schienkiewitz, A., Brettschneider, A.-K., Damerow, S. & Rosario, A.S. (2018). Übergewicht und Adipositas im Kindes- und Jugendalter in Deutschland – Querschnittergebnisse aus KiGGS Welle 2 und Trends. *Journal of Health Monitoring, 3*(1), 16–23.

Schmidtke, C., Kuntz, B., Starker, A. & Lampert, T. (2018). Inanspruchnahme der Früherkennungsuntersuchungen für Kinder in Deutschland – Querschnittergebnisse aus KiGGS Welle 2. *Journal of Health Monitoring, 3*(4), 68–77.

Staab, D., Diepgen, T.L., Fartasch, M., Kupfer, J., Lob-Corzilius, T., Ring, J., Scheewe, S., Scheidt, R., Schmid-Ott, G., Schnopp, C., Szczepanski, R., Werfel, T., Wittenmeier, M. Wahn, U. & Gieler, W. (2006). Age related, structured educational programmes for the management of atopic dermatitis in children and adolescents: multicentre, randomised controlled trial. *British Medical Journal, 332*, 933–938. https://doi.org/10.1136/bmj.332.7547.933

Warschburger, P. (2000). *Chronisch kranke Kinder und Jugendliche*. Kohlhammer.

Wustmann, C. (2008). Gesundheitsförderung im Setting Kindertageseinrichtungen. In T. Bals, A. Hanses & W. Melzer (Hrsg.), *Gesundheitsförderung in pädagogischen Settings. Ein Überblick über Präventionsansätze in zielgruppenorientierten Lebenswelten* (S. 183–193). Juventa.

Lese- und Medienempfehlung zur Vertiefung

Blair, M. (2010). *Child public health*. Oxford University Press. https://doi.org/10.1093/acprof:oso/9780199547500.001.0001

Clark, H., Coll-Seck, A. M., Banerjee, A., Peterson, S., Dalglish, S. L., Ameratunga, S., Balabanova, D., Bhan, M. K., Bhutta, Z. A., Borrazzo, J., Claeson, M., Doherty, T., El-Jardali, F., George, A. S., Gichaga, A., Gram, L., Hipgrave, D. B., Kwamie, A., Meng, Q., ... Costello, A. (2020). A future for the world's children? A WHO-UNICEF-Lancet Commission. *Lancet, 395*(10224), 605–658. https://doi.org/10.1016/S0140-6736(19)32540-1

Ravens-Sieberer, U., Kaman, A., Devine, J. & Reiß, F. (2023). Die Covid-19-Pandemie – wie hat sie die Kinderpsyche beeinflusst? *Monatsschrift Kinderheilkunde, 171*, 608–614. https://doi.org/10.1007/s00112-023-01775-x

Ravens-Sieberer, U. & Ottová-Jordan, V. (2016). Children's mental health in Europe: the current situation and its implications. In M. Matthes, L. Pulkkinen, B. Heys, C. Clouder & L. M. Pinto (Eds.), *Improving the quality of childhood in Europe* (Vol. 6, pp. 98–111).

7 Prävention und Gesundheitsförderung im Jugendalter

Martin Pinquart und Rainer K. Silbereisen

Überblick

- Veränderungen der Gesundheit und des Gesundheitsverhaltens im Jugendalter und zugrunde liegende Faktoren
- personenbezogene und kontextbezogene Einflüsse auf das Gesundheitsverhalten Jugendlicher
- Prävention und Gesundheitsförderung im Jugendalter

Gesundheitsverhalten umfasst sowohl **gesundheitsförderliche Verhaltensweisen** wie ausreichende Bewegung, gesunde Ernährung, Verhütungsmittelgebrauch, Tragen eines Sturzhelms beim Fahrradfahren als auch **gesundheitsgefährdende Verhaltensweisen** wie Alkohol- und Nikotinkonsum. Viele gesundheitsgefährdende Verhaltensweisen sind miteinander korreliert, das heißt, wer raucht, konsumiert z.B. auch mit größerer Wahrscheinlichkeit Alkohol und zeigt eher Verhaltensweisen, die andere Menschen oder sich selbst schädigen können, wie z.B. riskantes sexuelles Verhalten (Hale & Viner, 2016).

Wichtig für Gesundheitsförderung und Prävention

Im Jugendalter entstehen einige gesundheitsgefährdende Verhaltensweisen (z.B. Alkohol-, Nikotin- und Drogenkonsum), und Verhaltensweisen der Jugendlichen sind die wichtigsten Ursachen für Todesfälle in diesem Altersabschnitt (z.B. Unfälle, Suizid). Damit ist das Jugendalter ein wichtiges Zeitfenster für Präventionsmaßnahmen.

Die Gestaltung von Präventionsmaßnahmen erfordert, die Entstehungsbedingungen und Verläufe gesundheitlicher Verhaltensweisen zu verstehen. Am Anfang unseres Beitrags stehen Verläufe gesundheitsbezogener Verhaltensweisen, gefolgt von dabei wirkenden Risiko- und Schutzfaktoren sowie einer Übersicht zur Wirksamkeit von Prävention und Gesundheitsförderung.

7.1 Verlaufsformen von Gesundheit und Gesundheitsverhalten im Jugendalter

Etwa 89 % der 11- bis 15-Jährigen in Deutschland schätzen ihre Gesundheit als gut oder ausgezeichnet ein, wobei mit wachsendem Alter vor allem bei Mädchen der Anteil sinkt (Karman et al., 2020). Gemäß Selbstberichten weisen ca.14 % der 11- bis 17-Jährigen eine chronische Erkrankung auf; Elternangaben liegen bei fast 20 % (Neuhauser et al., 2014). Der Anteil chronisch Kranker steigt im Verlauf von Kindheit und Jugend an. Gesundheitsbezogene Verhaltensweisen und Umweltfaktoren sind für die Entstehung einiger Erkrankungen bedeutsam und bilden damit Ansatzpunkte für Präventionsmaßnahmen.

Die meisten gesundheitsbezogenen Verhaltensweisen zeigen **systematische Veränderungen im Kindes- und Jugendalter.** Auswertungen des deutschen Kinder- und Jugendgesundheitssurveys belegen, dass viele gesundheitsförderliche Verhaltensweisen im Jugendalter seltener als in der mittleren Kindheit auftreten, wie ausreichende körperliche Bewegung und gesunde Ernährung. Einige gesundheitsgefährdende Verhaltensweisen treten zumeist erstmals im Jugendalter auf, wie der Konsum von Alkohol, Nikotin und illegalen Drogen (Abbildung 7-1).

Neben bereichsspezifischen **mittleren Verlaufsformen** gibt es bedeutsame interindividuelle Unterschiede; Studien zum Rauschtrinken identifizierten **verschiedene Entwicklungspfade** (Fairman et al., 2019): Neben Personen, die früh mit Rauschtrinken begannen und dieses Verhalten über das Jugendalter weiter steigerten, gab es auch solche mit einer deutlichen Abnahme im späten Jugendalter sowie Personen mit Beginn im späten Jugendalter und solche, die während des gesamten Jugendalters keine hohe Alkoholmenge konsumierten. Bezüglich körperlicher Aktivität wurden größere Gruppen mit bereits niedrigen Werten in der späten Kindheit und einem weiteren Absinken im Jugendalter identifiziert sowie kleinere Gruppen mit umgekehrt u-förmigen Verläufen sowie mit hohen Ausgangswerten und einer weiteren Steigerung im Jugendalter (Lounassalo et al., 2021).

7.1.1 Gründe für Veränderungen des Gesundheitsverhaltens im Jugendalter

Da sich im Jugendalter fast alle gesundheitsbezogenen Verhaltensweisen deutlich verändern, liegt es nahe, nach entwicklungsbezogenen Einflüssen auf das Verhalten zu suchen. Hierbei gibt es drei Erklärungsansätze.

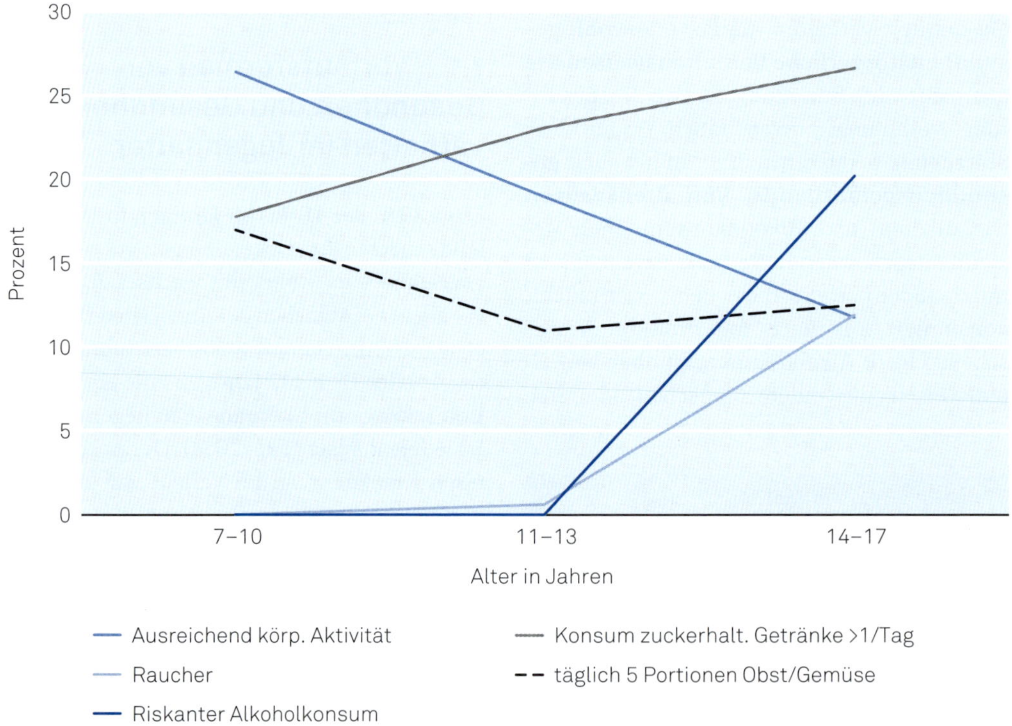

Abbildung 7-1: Altersunterschiede in gesundheitsbezogenen Verhaltensweisen (Welle 2 des Kinder- und Jugendgesundheitssurvey; nach Finger et al., 2018; Mensink et al., 2018; Robert Koch-Institut, 2018; Zeiher et al., 2018).

Erstens wird ein Anstieg gesundheitlich riskanter Verhaltensweisen im Jugendalter damit erklärt, dass Jugendliche zunehmend mehr gesundheitsbezogene Entscheidungen – etwa über Ernährung, Schlafdauer und Substanzkonsum – selbst treffen **(Autonomie)**. Die hierfür bedeutsamen kognitiven Fähigkeiten entwickeln sich im Laufe des gesamten Jugendalters, und vor allem im frühen und mittleren Jugendalter suchen Jugendliche aufgrund **neurobiologischer Veränderungen** im Gehirn nach erregenden Erfahrungen und der Anerkennung durch Gleichaltrige. Gesundheitlich riskantes Verhalten befriedigt diese Bedürfnisse. Wichtig sind hier also **emotionale und soziale Einflüsse auf Entscheidungen** (Nelson et al., 2019).

Ein zweiter Erklärungsversuch betont Altersunterschiede in der **Repräsentation riskanter Situationen**. Im Jugendalter entsteht ein abwägender, „hyperrationaler" Entscheidungsstil, mit dem man jene Alternative wählt, bei der das Produkt aus Nutzen und Eintrittswahrscheinlichkeit am höchsten ist. Sehr seltene negative Folgen riskanten Verhaltens (etwa aufgrund eines einmaligen ungeschützten Geschlechtsverkehrs an AIDS zu versterben) haben wenig Einfluss auf die Entscheidung, wenn positive Konsequenzen sehr wahrscheinlich sind. Im Erwachsenenalter werde dagegen eher kategorial (im Sinne von: Gibt es ein mögliches Risiko?) und risikovermeidend entschieden, auch wenn gravierende negative Folgen wenig wahrscheinlich sind (Reyna et al., 2015).

Drittens werden von Jugendlichen einige riskante gesundheitsbezogene Verhaltensweisen genutzt, um die Lösung von **Entwicklungsaufgaben** voranzutreiben. Der Begriff „Entwicklungsaufgaben" beschreibt hierbei Schritte auf dem Weg zum Erwachsenwerden, wie das Erreichen zunehmender **Unabhängigkeit** von den Eltern, der Aufbau von **Peer- und Partnerschaftsbeziehungen** und die **Identitätsentwicklung** (Quenzel & Hurrelmann, 2022).

So vergrößern z. B. Jugendliche mit höherem **legalem Substanzkonsum** ihren Freundeskreis stärker als andere Gleichaltrige, sie gewinnen stärker an **Ansehen bei den Peers** und haben mit größerer Wahrscheinlichkeit im Folgejahr eine Partnerschaft aufgebaut. Auch andere gesundheitsbezogene Verhaltensweisen – wie Sport zu treiben, Diät zu halten (vor allem von weiblichen Jugendlichen) oder riskantes Verhalten im Straßenverkehr (bei männlichen Jugendlichen) – dienen als Mittel, um Anerkennung bei Gleichaltrigen zu finden. Jugendliche nutzen zudem gesundheitsbezogene Verhaltensweisen, die durch die Eltern missbilligt werden oder verboten sind, als Mittel, um sich von den Eltern zu distanzieren und Autonomie zu gewinnen. Zum Jugendalter als Zeit des **Sich-Ausprobierens** gehört das Experimentieren mit legalen und illegalen Substanzen: Viele Jugendliche nennen als Konsummotiv, etwas Neues zu erleben und Selbsterfahrung zu machen. Riskantes Gesundheitsverhalten – wie riskantes Fahrverhalten – kann dazu beitragen, Grenzen auszutesten, Selbstbestätigung zu erhalten oder Einzigartigkeit zu demonstrieren. Riskantes gesundheitsbezogenes Verhalten wird ebenso zur Auseinandersetzung mit der **männlichen und weiblichen Geschlechtsrolle** genutzt (etwa von männlichen Jugendlichen, um Mut und Stärke zu demonstrieren). Gesundheitliche Folgen (wie Unwohlsein nach übermäßigem Alkoholkonsum) sind hier meist vorübergehender Natur. Allerdings tragen einige riskante gesundheitsbezogene Verhaltensweisen im Jugendalter auch zu Gesundheitsproblemen im Erwachsenenalter bei; man denke etwa an Folgen sexuell übertragbarer Erkrankungen wie der HIV-Infektion.

Einige risikobehaftete gesundheitsbezogene Verhaltensweisen – wie der Konsum von

Wichtig für Gesundheitsförderung und Prävention

Gesundheitsbezogene Verhaltensweisen werden von Jugendlichen häufig als Mittel zur Bewältigung ihrer Entwicklungsaufgaben genutzt (zur Übersicht: Pinquart & Silbereisen, 2002).

Alkohol und Nikotin und die frühe Aufnahme sexueller Aktivitäten – können als Versuch verstanden werden, die Privilegien des Erwachsenenalters einzufordern, die Jugendlichen von der Gesellschaft aufgrund ihres Alters noch nicht gewährt werden oder die aufgrund mangelnder Kompetenzen nicht auf weniger riskanten Wegen erreicht werden können. Hier nimmt das riskante Verhalten im jungen Erwachsenenalter wieder ab, wenn die Entwicklungsaufgaben der Jugend bewältigt wurden und wenn Anforderungen des Erwachsenenalters nur noch schlecht mit dem bisherigen Verhalten vereinbar sind (etwa Einschränkung des Alkoholkonsums im Zusammenhang mit Elternschaft und Berufstätigkeit).

Wichtig für Gesundheitsförderung und Prävention

Sehr riskante gesundheitsbezogene Verhaltensweisen – wie der Konsum harter Drogen oder S-Bahn-Surfen – werden nur von wenigen Jugendlichen gezeigt, denen vermutlich die Ressourcen zu einer altersnormativen Bewältigung ihrer Entwicklungsaufgaben fehlen und die somit Misserfolge bei der Bewältigung dieser Aufgaben haben (vgl. die Problemverhaltenstheorie; Jessor et al., 1998). Solche Kompetenzdefizite – wie etwa Probleme bei der Impulskontrolle – reichen bei manchen Jugendlichen schon bis in die frühe Kindheit zurück (Caspi, 2000).

7.2 Einflussfaktoren auf interindividuelle Unterschiede im Gesundheitsverhalten

Wie schon in Bezug auf unterschiedliche Entwicklungsverläufe angedeutet, gibt es ein beträchtliches Ausmaß interindividueller Unterschiede im Gesundheitsverhalten. Obwohl z. B. fast alle Jugendlichen erste Erfahrungen mit Alkohol machen, kommt es nur bei einem Teil zum Missbrauch. Diese Unterschiede werden über Risiko- und Schutzfaktoren erklärt (Jessor et al., 1998). Da gesundheitsgefährdende Verhaltensweisen oftmals gemeinsam auftreten, liegt es auf der Hand, dass viele Einflussfaktoren ebenso bereichsübergreifend wirken. Allerdings nimmt im Verlaufe des Jugendalters die Höhe des Zusammenhangs gesundheitsbezogener Verhaltensweisen ab (Hale & Viner, 2016). Dies spricht dafür, dass zunehmend für eine Verhaltensweise spezifische Risiko- und Schutzfaktoren zur Wirkung kommen (wie etwa, ob der romantische Partner ein bestimmtes gesundheitsbezogenes Verhalten zeigt). Für die Prävention und Gesundheitsförderung sind veränderbare Risiko- und Schutzfaktoren besonders wichtig.

7.2.1 Personale Bedingungen

Erstens sind **Einstellungen zu gesundheitsbezogenen Verhaltensweisen** (Erwartungen über damit verbundene Konsequenzen), die Meinung, dass diese Verhaltensweisen weit verbreitet (normativ) sind und das Vertrauen in die eigenen entsprechenden Fähigkeiten bedeutsam, da diese psychischen Faktoren nahe am Verhalten ansetzen. So erklären diese soziokognitiven Faktoren ein Drittel der Varianz der körperlichen Aktivität Jugendlicher (Plotnikoff et al., 2013).

Zweitens spielen **allgemeine Persönlichkeitsfaktoren** eine Rolle. Probleme der Selbststeuerung während der Kindheit (Aufmerksamkeitsstörungen, mangelnde Impulskontrolle) begünstigen riskantes Gesundheitsverhalten im Jugendalter (Caspi, 2000). Wer bereits in der Kindheit Probleme mit der **Selbstkontrolle** hatte, wird sich z. B. schwertun, einen verantwortungsvollen Umgang mit Alkohol zu lernen und Gefahrensituationen aus dem Weg zu gehen. Zudem fehlen diesen Jugendlichen oft auch weitere **Ressourcen für die Bewältigung ihrer täglichen Aufgaben** (wie etwa soziale Kompetenz und Problemlösefähigkeiten). Allerdings ist auch ein zu hohes Maß von Selbst-

kontrolle nicht immer günstig für die Entwicklung. Zwar vermeiden stark gehemmte und ängstliche Kinder im Jugendalter riskante Verhaltensweisen, sie haben jedoch erhöhte Probleme beim Aufbau sozialer Kontakte (Caspi, 2000). Ein hoher **Selbstwert** und hohe **Selbstwirksamkeitserwartungen** gehen dagegen mit positivem Gesundheitsverhalten einher (Craggs et al., 2011).

Drittens variiert Gesundheitsverhalten in Abhängigkeit von **soziodemografischen Merkmalen**. So zeigen weibliche Jugendliche im Mittel günstigeres Gesundheitsverhalten als männliche Gleichaltrige, etwa bezüglich Ernährung und Alkoholkonsum (Zeiher et al., 2018). Ein höherer Sozialstatus und ein Besuch der gymnasialen Oberstufe gehen ebenso mit besserem Gesundheitsverhalten einher (Zeiher et al., 2018), während das Unterschreiten der Armutsgrenze mit besonders ungünstigem Gesundheitsverhalten verbunden ist (Min et al., 2018). Bei jungen Menschen mit Migrationshintergrund sind Übergewicht und Adipositas stärker verbreitet als bei Gleichaltrigen ohne Migrationshintergrund, Rauschtrinken kommt dagegen seltener vor.

Viertens spielen **biologische Einflüsse** eine Rolle. So gibt es genetische Einflüsse auf Substanzkonsum, körperliche Aktivität und Essverhalten Jugendlicher (Dierker et al., 2023). Jugendliche, die früh in die Pubertät kommen, machen früher und auch vorübergehend mehr Erfahrungen mit Alkohol und Drogen; sie werden früher sexuell aktiv und haben ein erhöhtes Risiko, im Jugendalter Eltern zu werden (Hoyt et al., 2020). Dies wird unter anderem damit erklärt, dass körperlich reifer zu wirken den Umgang mit älteren Jugendlichen fördert und sie deren Verhaltensweisen übernehmen.

Wichtig für Gesundheitsförderung und Prävention

Viele Unterschiede zwischen früh Pubertierenden und anderen Jugendlichen verschwinden später wieder, wenn die anderen Jugendlichen aufholen, wobei allerdings Spätfolgen im Erwachsenenalter bekannt sind, etwa in Bezug auf Substanzkonsum (Hoyt et al., 2020). Selbstkontrollprobleme in Kindheit und Jugend beeinflussen dagegen mit großer Wahrscheinlichkeit auch das Gesundheitsverhalten im Erwachsenenalter (Caspi, 2000).

7.2.2 Kontextfaktoren

Das Gesundheitsverhalten Jugendlicher steht mit dem **Verhalten von Bezugspersonen** – wie Eltern, Peers, Lehrkräften – und Einflüssen sozialer Medien in Zusammenhang (Jessor et al., 1998; Plotnikoff et al., 2013; Prochnow et al., 2020). Andere Menschen sind Modelle für gesundes oder ungesundes Verhalten, sie kommunizieren explizite und implizite soziale Normen und können direkt zum Verhalten auffordern und Gelegenheiten für das Verhalten schaffen (etwa gemeinsam Sport zu treiben oder Alkohol für jene Jugendliche besorgen, die diesen noch nicht selbst kaufen dürfen). Welche Kontaktpartner einflussreicher sind, variiert mit dem Alter der Jugendlichen und der Qualität der jeweiligen Beziehung. Die Ähnlichkeit im Gesundheitsverhalten von Freunden oder in Partnerbeziehungen beruht nicht nur auf sozialen Einflüssen, sondern zum Teil auch auf Selektion, da Jugendliche gezielt solche Peers suchen, die ihre schon etablierten Gewohnheiten teilen. Neben den genannten Verhaltensweisen von Bezugspersonen mit direkten Bezügen zum Gesundheitsverhalten ist auch das allgemeine Elternverhalten – wie Wärme, Kontrolle und Autonomieförderung – mit gesundheitsbezogenen Verhaltensweisen der Kinder und Jugendlichen assoziiert (Davids et al., 2017; Hale & Viner, 2016).

Bedingungen im breiteren sozialen Umfeld, wie der **Nachbarschaft**, sollen nur kurz erwähnt werden, etwa die **Zugänglichkeit** von Substanzen, (un-)gesunden Nahrungsmitteln und das Ausmaß **sozialer Kontrolle** in der

Nachbarschaft, das riskantem gesundheitsbezogenem Verhalten entgegenwirkt.

Dass **gesellschaftliche Rahmenbedingungen** Gesundheitsverhalten beeinflussen, zeigte die Covid-19-Pandemie. So nahmen während des Lockdowns der Medienkonsum und der Konsum von Süßigkeiten bei Kindern und Jugendlichen zu, während weniger Sport getrieben wurde. Ebenso stiegen Angst- und Depressionssymptome deutlich an (Ravens-Sieberer et al., 2021). Die in 32 Staaten durchgeführte Health Behaviour in School-aged Children Study zeigte zudem, dass in Staaten mit geringerem **gesellschaftlichem Wohlstand** das Rauchen Jugendlicher verbreiteter ist und in Staaten mit größerer **Einkommensungleichheit** Jugendliche weniger körperlich aktiv sind. In Staaten mit geringeren **sozialen Aufstiegschancen** waren Rauchen und ungesunde Ernährung der Jugendlichen verbreiteter (Schmengler et al., 2022).

7.3 Ansätze zur Prävention und Gesundheitsförderung

Die meisten vorliegenden gesundheitsbezogenen Präventionsprogramme für Jugendliche sind auf eine Form von **Risikoverhalten** ausgerichtet, wie etwa auf Substanzkonsum, riskantes Sexualverhalten, oder die Prävention depressiver Symptome. Tabelle 7-1 fasst die Ergebnisse von seit dem Jahr 2017 erschienenen Metaanalysen zu Präventionseffekten im Jugendalter zusammen. Programme zur Förderung körperlicher Aktivität und gesunder Ernährung erzielten im Mittel sehr kleine bis kleine positive Effekte, während keine signifikanten Effekte auf die Prävention von Übergewicht nachgewiesen werden konnten. Kleine Effekte wurden auch auf den Kondomgebrauch gefunden, wobei von Peers geleitete Programme sich im Gegensatz zu Programmen, welche die Eltern einbezogen, allerdings als unwirksam erwiesen. Programme zur Prävention von Substanzkonsum hatten im Mittel keine Effekte auf den Konsum von Alkohol und Nikotin, während ein Teil der Metaanalysen kleine Effekte auf den Konsum von Cannabis bzw. (anderen) illegalen Drogen fand. Metaanalysen zur Prävention internalisierender Symptome fanden im Mittel sehr kleine bis kleine Effekte. Die Metaanalyse zu schulbasierten E-Health-Programmen (Champion et al., 2019) kam zu vergleichbaren Ergebnissen wie Metaanalysen der Wirkung von Programmen im traditionellen Face-to-Face-Format.

In Bezug auf **Programminhalte** waren die Förderung von Emotionsregulation, sozialen Fertigkeiten, Standfestigkeit, Problemlösen, Stressmanagement und Achtsamkeit im Mittel mit positiven Effekten auf das Gesundheitsverhalten verbunden (Skeen et al., 2019). Die unbefriedigenden und zum Teil inkonsistenten Ergebnisse zur Prävention des Substanzkonsums beruhen vermutlich zum Teil darauf, dass nicht alle Präventionsstrategien gleichermaßen für alle Jugendliche wirksam sind. So zeigte die Metaanalyse von Onrust et al. (2016), dass Interventionen zur Förderung von Selbstkontrollfähigkeiten und Problemlösefähigkeiten (zwei sogenannte Lebenskompetenzen) vor allem in der späten Kindheit und im frühen Jugendalter überdurchschnittliche Effekte erzielten, wenn diese Fähigkeiten noch wenig entwickelt sind. Das Training der Fähigkeit, Gruppendruck zu widerstehen, ging im frühen Jugendalter z. T. sogar mit reduzierten Programmeffekten einher, im späten Jugendalter jedoch mit erhöhten Effekten. Standfestigkeitstrainings widersprechen im frühen Jugendalter dem hohen Bedürfnis nach Anerkennung durch Gleichaltrige und wirken deshalb noch nicht. Maßnahmen, die überhöhte Erwartungen über die Verbreitung des Substanzkonsums unter Gleichaltrigen korrigieren und die gesündere Alternativen zum Substanzkonsum thematisieren, funktionierten dagegen im frühen Jugendalter. Nur im späten Jugendalter hatten jene Programme überdurchschnittliche Effekte, die ungünstige Auswirkungen des Substanzkonsums auf persönliche Ziele thematisierten, vermutlich weil in diesem

Tabelle 7-1: Ergebnisse von Metaanalysen zu Präventionseffekten auf Jugendliche.

Zielvariable	Effekte (Posttest)	Autoren
körperliche Aktivität	d = .14 bis .33 (schulbasierte E-Health)	Champion et al., 2019
	d = .37 (schulbasiert)	Owen et al., 2017
Ernährung (Obst-/Gemüse-konsum)	d = .11 (schulbasierte E-Health)	Champion et al., 2019
Übergewicht	d = -.05	Munsamy & Shanmugham, 2023
Kondom-gebrauch	d = .38 (universell)	Morales et al., 2018
	d = .32 (elternbasiert)	Widman et al., 2019
	d = .00 (Peer-Education)	Sun et al., 2018
Alkoholkonsum	d = -.03 bis -.08 (jeweils n.s.)	Champion et al., 2019; Hodder et al., 2017; Tinner et al., 2022
Nikotinkonsum	d = -.01 bis -.11 (jeweils n.s.)	Champion et al., 2019; Hodder et al., 2017; Song & Park, 2021; Tinner et al., 2022
Cannabis-konsum, illegale Substanzen	d = -.03 bis -.08 (jeweils n.s.)	Lize et al., 2017; Tinner et al., 2022
	d = -.20 (schulbasiert)	Hodder et al., 2017
	d = -.33 (Cannabiskonsum)	Boumparis et al., 2019
internalisierende Symptome	d = -.09 bis -.10	Skeen et al., 2019
	d = -.40 bis -.56 (schulbasiert)	Feiss et al., 2019

Positive d-Werte zeigen eine stärkere Zunahme der Zielvariable bei Programmteilnehmern im Vergleich zur Kontrollgruppe, die nicht teilnahm (gemessen in Standardabweichungseinheiten).
n.s. = nicht signifikant

Alter längerfristige Ziele etwa in Bezug auf Studium und Beruf wichtiger werden. Zudem waren universelle Präventionsprogramme im Mittel weniger wirksam als selektive und indizierte Prävention, unter anderen, weil Primärprävention bei jenen Jugendlichen keine Veränderung bewirken kann, die sowieso kein problematisches Verhalten gezeigt hätten.

Aus den Bedingungen und Entwicklungspfaden von gesundheitlichen Verhaltensweisen im Jugendalter und aus der Forschung zur Wirksamkeit von Präventionsmaßnahmen im Jugendalter lassen sich fünf **Schlussfolgerungen** für die Gesundheitsförderung ableiten:

1. Aufgrund der unterschiedlichen Entwicklungspfade sind **differenzielle Maßnahmen zur Gesundheitsförderung** notwendig: Universelle Prävention mit dem Ziel des Hinauszögerns altersunangemessener gesundheitsbezogener Verhaltensweisen und der Verhinderung riskanter Verhaltensweisen (wie Fahren bei Trunkenheit) sind für jene Jugendlichen sinnvoll, die vergleichsweise wenig Risikofaktoren aufweisen. Für Jugendliche, die bereits in der Kindheit auffällig wurden und deutliche Defizite in der Verhaltensregulation zeigen, sind universelle Präventionsmaßnahmen zu wenig. Hier sind therapeutische Maßnahmen notwendig, die möglichst schon im Vorschul- oder Grundschulalter einsetzen und im Jugendalter mit selektivpräventiven

Wichtig für Gesundheitsförderung und Prävention

Überdurchschnittlich effektive Interventionen richteten sich an Jugendliche mit Risikofaktoren oder bereits vorhandenen Symptomen (selektive und indizierte Prävention); sie sind theoretisch gut begründet, erfordern eine aktive Mitwirkung der Teilnehmer, ermöglichen somit ein interaktives Lernen (etwa über Rollenspiele und Kleingruppenarbeit) und kombinieren verschiedene Interventionsstrategien (z.B. Onrust et al., 2016).

Maßnahmen für auffällige Jugendliche zu koppeln sind.

2. Da verschiedene Problemverhaltensweisen häufig gemeinsam auftreten und es **geteilte Risiko- und Schutzfaktoren** gibt, sind besonders solche Maßnahmen nützlich, die zugleich die Veränderung verschiedenartiger gesundheitsbezogener Verhaltensweisen anstreben.
3. Weil aus Sicht der Jugendlichen die längerfristigen gesundheitlichen Konsequenzen ihres Verhaltens sekundär gegenüber den unmittelbaren Konsequenzen für die Bewältigung ihrer Entwicklungsaufgaben sind, hat eine **ausschließliche Wissensvermittlung** über gesundheitliche (Spät-)Folgen des Risikoverhaltens wenig Aussicht auf Erfolg (Onrust et al., 2016).
4. Da gesundheitsbezogenes Verhalten eng mit der Bewältigung von Entwicklungsaufgaben der Jugendlichen verbunden ist und ein diesbezügliches Kompetenzdefizit riskantes Verhalten fördert, sind ressourcenerhöhende Maßnahmen zu empfehlen, welche die **Fähigkeit zur Bewältigung von Entwicklungsaufgaben fördern** bzw. allgemein günstige Bedingungen für die Förderung der Entwicklung Jugendlicher liefern. Hierbei sollten gezielt Selbstregulationsfähigkeiten gefördert werden, die bei riskanten Verhaltensweisen Jugendlicher eine große Rolle spielen (Nelson et al., 2019; Onrust et al., 2016).
5. Wegen der Vielzahl der Einflussfaktoren auf das Gesundheitsverhalten sind **multimodale Interventionen** sinnvoll, die verschiedene Einflussfaktoren und Kontexte (etwa Familie, Schule, Kommune) einbeziehen und interdisziplinär vorgehen (z.B. Mitwirkung von Lehrern, Sozialarbeitern, Ärzten, Psychologen, Kommunalpolitikern). So lässt sich z.B. die Förderung allgemeiner Lebenskompetenzen mit der Förderung von Widerstandsfähigkeiten gegen das Angebot von Alkohol oder illegalen Drogen durch Peers, der Vermittlung von Wissen über die tatsächliche Verbreitung des Substanzkonsums unter Gleichaltrigen und der Bereitstellung von konstruktiven Möglichkeiten zur Freizeitgestaltung verbinden (Weichold et al., 2023). Die Auswahl von Strategien muss hierbei aber an das Alter der Teilnehmer angepasst werden.

7.4 Fazit und Ausblick

Angesichts der bei einzelnen riskanten Verhaltensweisen – wie Rauschtrinken – identifizierten unterschiedlichen Verlaufsmuster sollte die künftige Forschung auch für andere gesundheitsbezogene Verhaltensweisen differenzielle Verlaufsmuster und Einflussfaktoren auf diese Verläufe identifizieren. Nachdem für Präventionsmaßnahmen gegen riskanten Substanzkonsum eine differenzielle Wirksamkeit verschiedener Strategien in Abhängigkeit vom Alter der Teilnehmer gezeigt wurde, sollte auch in anderen Bereichen der Prävention und Gesundheitsförderung danach gesucht werden. Zu diesen Themen gewonnenes Wissen ist wichtig, um zielgruppenspezifische Präventions- und Interventionsmaßnahmen anzubieten und die Effekte dieser Maßnahmen zu erhöhen.

Zusammenfassung

Im Jugendalter entstehen einige gesundheitsgefährdende Verhaltensweisen, wie Alkohol-, Nikotin- und Drogenkonsum, weil soziale Gelegenheiten für riskantes Verhalten zunehmen, einige riskante Verhaltensweisen den Aufbau von Peerbeziehungen und die Lösung anderer Entwicklungsaufgaben fördern und weil vor allem jüngere Jugendliche noch nicht gut Einflüssen Gleichaltriger widerstehen können. Allerdings gibt es bedeutsame interindividuelle Unterschiede im Ausmaß gesundheitsbezogener Verhaltensweisen in Abhängigkeit von bestehenden Risiko- und Schutzfaktoren. Präventionsmaßnahmen müssen an das Alter der Jugendlichen angepasst werden, etwa indem allgemeine Selbstkontroll- und Problemlösefähigkeiten schon in der frühen Jugend gefördert werden, während die Förderung der Standfestigkeit gegen Gruppendruck erst im mittleren und späten Jugendalter erfolgversprechend ist. Digitale Medien bieten eine Option für niedrigschwellige Präventionsmaßnahmen.

Diskussionsanregung

- Wie kann man die Zunahme vieler riskanter Verhaltensweisen im Jugendalter erklären?
- Wie verändert sich der Zusammenhang zwischen verschiedenen riskanten gesundheitsbezogenen Verhaltensweisen im Verlauf des Jugendalters?
- Warum ist ein früher Beginn der Pubertät Risikofaktor für einige gesundheitsgefährdende Verhaltensweisen?
- Wie würden Sie – auf Basis der vorliegenden Befunde – ein wirksames Programm zur Prävention von Alkohol- und Tabakkonsum im frühen Jugendalter gestalten?

Literatur

Boumparis, N., Loheide-Niesmann, L., Blankers, M., Ebert, D.D., Korf, D., Schaub, M.P., Spijkerman, R., Tait, R.J. & Riper, H. (2019). Short-and long-term effects of digital prevention and treatment interventions for cannabis use reduction: a systematic review and meta-analysis. *Drug and Alcohol Dependence, 200*, 82–94. https://doi.org/10.1016/j.drugalcdep.2019.03.016

Caspi, A. (2000). The child is the father of the man: personality continuities from childhood to adulthood. *Journal of Personality and Social Psychology, 78*, 158–172. https://doi.org/10.1037/0022-3514.78.1.158

Champion, K.E., Parmenter, B., McGowan, C., Spring, B., Wafford, Q.E., Gardner, L.A., Thornton, L., McBride, N., Barrett, E.L., Teesson, M., Newton, N.C. & Health4Life team. (2019). Effectiveness of school-based eHealth interventions to prevent multiple lifestyle risk behaviours among adolescents: a systematic review and meta-analysis. *Lancet Digital Health, 1*(5), e206–e221. https://doi.org/10.1016/S2589-7500(19)30088-3

Craggs, C., Corder, K., van Sluijs, E.M.F. & Griffin, S.J. (2011). Determinants of change in physical activity in children and adolescents. *American Journal of Preventive Medicine, 40*, 645–658. https://doi.org/10.1016/j.amepre.2011.02.025

Davids, E.L., Roman, N.V. & Leach, L. (2017). The link between parenting approaches and health behavior: a systematic review. *Journal of Human Behavior in the Social Environment, 27*(6), 589–608. https://doi.org/10.1080/10911359.2017.1311816

Dierker, P., Kühn, M. & Mönkediek, B. (2023). Does parental separation moderate the heritability of health risk behavior among adolescents? *Social Science & Medicine, 331*, 116070. https://doi.org/10.1016/j.socscimed.2023.116070

Fairman, B.J., Simons-Morton, B.G., Haynie, D.L., Liu, D., Goldstein, R.B., Hingson, R.W. & Gilman, S.E. (2019). State alcohol policies, taxes, and availability as predictors of adolescent binge drinking trajectories into early adulthood. *Addiction, 114*(7), 1173–1182. https://doi.org/10.1111/add.14600

Feiss, R., Dolinger, S.B., Merritt, M., Reiche, E., Martin, K., Yanes, J.A. Thomas, C.M. & Pangelinan, M. (2019). A systematic review and meta-analysis of school-based stress, anxiety, and depression prevention programs for adolescents. *Journal of Youth and Adolescence, 48*, 1668–1685. https://doi.org/10.1007/s10964-019-01085-0

Finger, J.D., Varnaccia, G., Borrmann, A., Lange, C. & Mensink, G.M.B. (2018). Körperliche Aktivität von Kindern und Jugendlichen in Deutschland – Querschnittergebnisse aus KiGGS Welle 2 und Trends. *Journal of Health Monitoring, 3*, 24–31.

Hale, D.R. & Viner, R.M. (2016). The correlates and course of multiple health risk behavior in adolescence. *BMC Public Health, 16*, 458. https://doi.org/10.1186/s12889-016-3120-z

Hodder, R.K., Freund, M., Wolfenden, L., Bowman, J., Nepal, S., Dray, J., Kingsland, M., Yoong, S.L. & Wiggers, J. (2017). Systematic review of universal school-based ‚resilience' interventions targeting adolescent tobacco, alcohol or illicit substance use: a meta-analysis. *Preventive Medicine, 100*, 248–268. https://doi.org/10.1016/j.ypmed.2017.04.003

Hoyt, L.T., Niu, L., Pachucki, M.C. & Chaku, N. (2020). Timing of puberty in boys and girls: implications for population health. *SSM-Population Health, 10*, 100549. https://doi.org/10.1016/j.ssmph.2020.100549

Jessor, R., Turbin, M.S. & Costa, F.M. (1998). Protective factors in adolescent health behavior. *Journal of Personality and Social Psychology, 75*, 788–800. https://doi.org/10.1037/0022-3514.75.3.788

Kaman, A., Ottová-Jordan, V., Bilz, L., Sudeck, G., Moor, I. & Ravens-Sieberer, U. (2020). Subjektive Gesundheit und Wohlbefinden von Kindern und Jugendlichen in Deutschland – Aktuelle Ergebnisse der HBSC-Studie 2017/18. *Journal of Health Monitoring, 5*(3), 7–21.

Lize, S.E., Iachini, A.L., Tang, W., Tucker, J., Seay, K.D., Clone, S., DeHart, D. & Browne, T. (2017). A meta-analysis of the effectiveness of interactive middle school cannabis prevention programs. *Prevention Science, 18*, 50–60. https://doi.org/10.1007/s11121-016-0723-7

Lounassalo, I., Hirvensalo, M., Palomäki, S., Salin, K., Tolvanen, A., Pahkala, K., Rovio, S., Fogelholm, M., Yang, X., Hutri-Kähönen, N., Raitakari, O.T. & Tammelin, T.H. (2021). Life-course leisure-time physical activity trajectories in relation to health-related behaviors in adulthood. *BMC Public Health, 21*(1), 1–13. https://doi.org/10.1186/s12889-021-10554-w

Mensink, G.B.M., Schienkiewitz, A., Rabenberg, M., Borrmann, A., Richter, A. & Haftenberger, M. (2018). Konsum zuckerhaltiger Erfrischungsgetränke bei Kindern und Jugendlichen in Deutschland – Querschnittergebnisse aus KiGGS Welle 2 und Trends. *Journal of Health Monitoring, 3*, 32–39.

Min, J., Xue, H. & Wang, Y. (2018). Association between household poverty dynamics and childhood overweight risk and health behaviours in the United States. *Pediatric Obesity, 13*(10), 590–597. https://doi.org/10.1111/ijpo.12292

Morales, A., Espada, J.P., Orgiles, M., Escribano, S., Johnson, B.T. & Lightfoot, M. (2018). Interventions to reduce risk for sexually transmitted infections in adolescents: a meta-analysis of trials, 2008–2016. *PLoS ONE, 13*(6), e0199421.

Munsamy, G. & Shanmugham, R. (2023). Prevention and interventional strategies of adolescent obesity/overweight – Systematic review and meta-analysis of 10 years research. *Bioscience Journal, 39*, e39078. https://doi.org/10.14393/BJ-v39n0a2023-65745

Nelson, T.D., Nelson, J.M., Mason, W.A., Tomaso, C.C., Kozikowski, C.B. & Espy, K.A. (2019). Executive control and adolescent health: toward a conceptual framework. *Adolescent Research Review, 4*, 31–43. https://doi.org/10.1007/s40894-018-0094-3

Neuhauser, H., Poethko-Müller, C. & KiGGS Study Group. (2014). Chronische Erkrankungen und impfpräventable Infektionserkrankungen bei Kindern und Jugendlichen in Deutschland. *Bundesgesundheitsblatt Gesundheitsforschung Gesundheitsschutz, 57*(7), 779–788. https://doi.org/10.1007/s00103-014-1976-6

Onrust, S.A., Otten, R., Lammers, J. & Smit, F. (2016). School-based programmes to reduce and prevent substance use in different age groups: what works for whom? Systematic review and meta-regression analysis. *Clinical Psychology Review, 44*, 45–59. https://doi.org/10.1016/j.cpr.2015.11.002

Owen, M.B., Curry, W.B., Kerner, C., Newson, L. & Fairclough, S.J. (2017). The effectiveness of school-based physical activity interventions for adolescent girls: a systematic review and meta-analysis. *Preventive Medicine, 105*, 237–249. https://doi.org/10.1016/j.ypmed.2017.09.018

Pinquart, M. & Silbereisen, R.K. (2002). Gesundheitsverhalten im Kindes- und Jugendalter: Entwicklungspsychologische Erklärungsansätze. *Bundesgesundheitsblatt Gesundheitsforschung Gesundheitsschutz, 45*, 873–878. https://doi.org/10.1007/s00103-002-0492-2

Plotnikoff, R.C., Costigan, S.A., Karunamuni, N. & Lubans, D.R. (2013). Social cognitive theories used to explain physical activity behavior in adolescents: a systematic review and meta-analysis. *Preventive Medicine, 56*, 245–253. https://doi.org/10.1016/j.ypmed.2013.01.013

Prochnow, T., Delgado, H., Patterson, M.S. & Meyer, M.R. U. (2020). Social network analysis in child and adolescent physical activity research: a systematic literature review. *Journal of Physical Activity and Health, 17*(2), 250–260. https://doi.org/10.1123/jpah.2019-0350

Quenzel, G. & Hurrelmann, K. (2022). *Lebensphase Jugend* (14. Aufl.). Juventa.

Ravens-Sieberer, U., Kaman, A., Otto, C., Adedeji, A., Napp, A.K., Becker, M., Blanck-Stellmacher, U., Löffler, C., Schlack, R., Hölling, H., Devine, J., Erhart, M. & Hurrelmann, K. (2021). Seelische Gesundheit und psychische Belastungen von Kindern und Jugendlichen in der ersten Welle der Covid-19-Pandemie – Ergebnisse der COPSY-Studie. *Bundesgesundheitsblatt Gesundheitsforschung Gesundheitsschutz, 64*(12), 1512–1521. https://doi.org/10.1007/s00103-021-03291-3

Reyna, V., Wilhelms, E.A., McCormick, M.J. & Weldo, R.B. (2015). Development of risky decision making: fuzzy-trace theory and neurobiological perspectives. *Child Developmental Perspectives, 9*, 32–37. https://doi.org/10.1111/cdep.12117

Robert Koch-Institut (RKI). (2018). *Themenblatt: Obst und Gemüseverzehr*. Zugriff am 21. Februar 2024 unter https://www.rki.de/DE/Content/Gesundheitsmonitoring/Studien/Adipositas_Monitoring/Verhalten/HTML_Themenblatt_Obst_Gemuese.html

Schmengler, H., Peeters, M., Stevens, G.W., Kunst, A.E., Delaruelle, K., Dierckens, M., Charrier, L., Weinberg, D., Oldehinkel, A.J. & Vollebergh, W.A. M. (2022). Socioeconomic inequalities in adolescent health behaviours across 32 different countries – The role of country-level social mobility. *Social Science & Medicine, 310*, 115289. https://doi.org/10.1016/j.socscimed.2022.115289

Skeen, S., Laurenzi, C.A., Gordon, S.L., du Toit, S., Tomlinson, M., Dua, T., Fleischmann, A., Kohl, K., Ross, D., Servili, C., Brand, A.S., Dowdall, N., Lund, C., van der Westhuizen, C., Carvajal-Aguirre, L., Eriksson de Carvalho, C. & Melendez-Torres, G.J. (2019). Adolescent mental health program components and behavior risk reduction: a meta-analysis. *Pediatrics, 144*(2), e20183488. https://doi.org/10.1542/peds.2018-3488

Song, R. & Park, M. (2021). Meta-analysis of the effects of smoking prevention programs for young adolescents. *Child Health Nursing Research, 27*(2), 95–110. https://doi.org/10.4094/chnr.2021.27.2.95

Sun, W.H., Miu, H.Y. H., Wong, C.K. H., Tucker, J.D. & Wong, W.C. W. (2018). Assessing participation and effectiveness of the peer-led approach in youth sexual health education: systematic review and meta-analysis in more developed countries. *Journal of Sex Research, 55*(1), 31–44. https://doi.org/10.1080/00224499.2016.1247779

Tinner, L., Palmer, J.C., Lloyd, E.C., Caldwell, D.M., MacArthur, G.J., Dias, K., Langford, R., Redmore, J., Wittkop, L., Watkins, S.H., Hickman, M. & Campbell, R. (2022). Individual-, family- and school-based interventions to prevent multiple risk behaviours relating to alcohol, tobacco and drug use in young people aged 8–25 years: a systematic review and meta-analysis. *BMC Public Health, 22*(1), 1111. https://doi.org/10.1186/s12889-022-13072-5

Weichold, K., Blumenthal, A., Kilian, A. & Silbereisen, R.K. (2023). *Suchtprävention in der Schule. IPSY – ein Lebenskompetenzprogramm für die Klassenstufen 5–7* (2., überarbeitete Aufl.). Hogrefe. https://doi.org/10.1026/03215-000

Widman, L., Evans, R., Javidi, H. & Choukas-Bradley, S. (2019). Assessment of parent-based interventions for adolescent sexual health: a systematic review and meta-analysis. *JAMA Pediatrics, 173*(9), 866–877. https://doi.org/10.1001/jamapediatrics.2019.2324

Zeiher, J., Lange, C., Starker, A., Lampert, T. & Kuntz, B. (2018). Tabak- und Alkoholkonsum bei 11- bis 17-Jährigen in Deutschland – Querschnittergebnisse aus KiGGS Welle 2 und Trends. *Journal of Health Monitoring, 3*, 23–43.

Lese- und Medienempfehlung zur Vertiefung

Donohue, W.T., Benuto, L.T. & Tolle, L.W. (Eds.). (2013). *Handbook of adolescent health psychology*. Springer. https://doi.org/10.1007/978-1-4614-6633-8

Lohaus, A., Jerusalem, M. & Klein-Hessling, J. (2006). *Gesundheitsförderung im Kindes- und Jugendalter*. Hogrefe.

Wilson, B.K., Baranowski, T. Iannotti, R.J. & Delameter, A.M. (2023). *Promoting healthy diet and physical activity in children and adolescents: developmental issues*. Sage.

8 Prävention und Gesundheitsförderung im Erwachsenenalter

Toni Faltermaier

Überblick

- Wie lässt sich die lange Phase des Erwachsenenalters charakterisieren und welche Bezüge bestehen zu gesundheitlichen Fragen und zur Prävention/Gesundheitsförderung?
- Welche gesundheitlichen Risiken ergeben sich aus der Perspektive der Krankheitsätiologie für die Prävention im Erwachsenenalter?
- Welche gesundheitlichen Ressourcen ergeben sich aus der Perspektive der Salutogenese für die Gesundheitsförderung im Erwachsenenalter?
- Ansätze und Strategien der Prävention und Gesundheitsförderung im Erwachsenenalter lassen sich bestimmen nach verschiedenen Settings, nach Zielgruppen, nach Phasen im Lebenslauf und nach personalen und strukturellen Gegebenheiten.

Oft wird mit der Prävention die Überzeugung verbunden, je früher sie einsetze, umso besser sei sie. Daraus wird dann die besondere Bedeutung von präventiven Maßnahmen in Kindheit und Jugend abgeleitet. Grundsätzlich ist diese Argumentation nicht falsch, dennoch wäre es ein großer Fehler, die verschiedenen Lebensphasen gegeneinander auszuspielen und etwa die Phase des Erwachsenenalters als weniger wichtig für die Prävention zu bewerten.

Erstens stellt das **Erwachsenenleben die längste Lebensphase** dar und erreicht durch die steigende Lebenserwartung heute eine mittlere Altersspanne von ca. 60 Jahren. Zweitens werden gerade in dieser Altersphase sehr viele und ganz **entscheidende gesundheitliche Einflüsse** wirksam; deshalb ergeben sich viele sinnvolle Ansatzpunkte für präventive Maßnahmen, zumal in mindestens der Hälfte dieser Zeit der durchschnittliche Erwachsene davon ausgehen kann, noch überwiegend gesund zu sein. Und drittens sind viele präventiven Interventionen nur bei Erwachsenen möglich oder erfordern für sie einen besonderen Zugang. Erwachsene haben eine **Schlüsselrolle** für die Gesundheit von Kindern und Jugendlichen: Sie sind für sie in gesundheitlicher Hinsicht entscheidende Vorbilder und Gestalter. Insofern stehen die verschiedenen Lebensphasen in Bezug auf Gesundheit in einem **Wechselverhältnis**. Dies und die Tatsache, dass gesundheitliche Prozesse meist wesentlich langfristig wirksam sind, macht es notwendig, sie möglichst in allen Altersphasen und im Laufe des Lebens immer wieder zum Thema zu machen.

Jeder Praxisansatz bedarf zum einen der wissenschaftlichen Fundierung durch empirisch möglichst gut belegte Theorien, und er sollte zum anderen in seiner Wirkung evaluiert werden (vgl. Faltermaier, 2023a). Für eine angemessene Prävention verschiedener Krankheiten benötigen wir daher ätiologische Theorien, die ihre Ursachen als empirisch belegte Risikofaktoren formulieren. Eine Praxis der Gesundheitsförderung sollte sich zudem an **salutogenetischen Theorien** orientieren, die wissenschaftlich nachgewiesene Bedingungen von Gesundheit benennen. Im Folgenden werden daher zunächst einige konzeptionelle Grundlagen für die Prävention und Gesundheitsförderung im Erwachsenenalter gelegt, dann werden verschiedene Ansätze und Strategien für ihre praktische Umsetzung beschrieben und diskutiert.

8.1 Konzeptionelle Grundlagen von Prävention und Gesundheitsförderung

8.1.1 Gesundheit im Erwachsenenalter

Wie kann man das Erwachsenenalter theoretisch angemessen fassen und welche Rolle spielt die Gesundheit im Leben von Erwachsenen?

Wichtig für Gesundheitsförderung und Prävention

Die Formulierung einer universellen Struktur des Erwachsenenlebens etwa in Form einer Phasen- oder Stufentheorie erweist sich angesichts von gesellschaftlichen Entwicklungen, die zunehmend eine Individualisierung und Pluralisierung von Lebensläufen mit sich bringen, immer mehr als illusorisch, oft sogar als ideologisch.

Dennoch benötigen wir für wissenschaftliche Analysen immer Ordnungskriterien, zumal für eine so lange Lebensphase wie das Erwachsenenalter. In jenen wissenschaftlichen Disziplinen, die sich mit dem Erwachsenenalter aus unterschiedlichen Perspektiven befassen, in der Entwicklungspsychologie des Erwachsenenalters, Lebenslaufsoziologie, Erwachsenenpädagogik oder Gerontologie, haben sich **pragmatische Einteilungen** ergeben, in denen jedoch die Altersgrenzen immer als variable Festlegungen gedacht sind.

So wird häufig ein **frühes** (ca. 20–40 Jahre), **mittleres** (ca. 40–60 Jahre) und **spätes Erwachsenenalter** (ca. 60–80 Jahre) unterschieden (Faltermaier et al., 2014). Eine andere grobe Strukturierung ergibt sich, wenn spezifische Einschnitte im Lebenslauf, nämlich Übergänge zwischen sozialen Rollen oder markante Lebensereignisse herangezogen werden (Faltermaier et al., 2014). Daraus resultieren z. B. Lebensphasen, die eng mit Veränderungen der beruflichen Rolle verknüpft sind: Der Beginn und Abschluss einer beruflichen Ausbildung und der Eintritt in die Arbeitswelt markieren eine erste Phase, dann werden in der beruflichen Laufbahn in der Regel verschiedene erwünschte oder unerwünschte Veränderungen (z. B. Arbeitsplatzwechsel, beruflicher Aufstieg oder Abstieg, Arbeitslosigkeit) durchlaufen; schließlich endet diese soziale Rolle mit dem Eintritt in den beruflichen Ruhestand. Eine korrespondierende, durch die familiäre Rolle bedingte Lebensstruktur beginnt mit der Gründung einer Familie (erste Elternschaft), durchläuft Änderungen, die mit dem Heranwachsen der Kinder verbunden sind, und endet zumindest äußerlich wenn das letzte Kind das Elternhaus verlassen hat („empty nest"). **Normalbiografien** dieser Art werden zwar heute angesichts geringerer normativer Vorgaben seltener, sind aber nach wie vor wirksam.

Je nach theoretischer Perspektive werden unterschiedliche Prozesse im Lebenslauf Erwachsener hervorgehoben. Eine Reihe von Konzepten ermöglicht uns eine theoretische und empirische Erfassung von Entwicklungsprozessen im Erwachsenenalter (vgl. Faltermaier et al., 2014; Hurrelmann et al., 2008):

- **Entwicklungsaufgaben:** Dieses Konzept formuliert für jeden Entwicklungsabschnitt spezifische Aufgaben, die Menschen in dieser Phase zu bewältigen haben und die mitbestimmen, ob sie sich positiv weiterentwickeln oder stagnieren. Für das frühe Erwachsenenalter werden beispielsweise die Partnerwahl, die Familiengründung (erstes Kind) und der Beginn einer beruflichen Karriere als zentrale Entwicklungsaufgaben gesehen.
- **Belastung und Bewältigung:** Diese Konzepte thematisieren psychisch belastende Phasen im Lebenslauf Erwachsener (z. B. berufliche Belastungen, soziale Belastungen

mit engen Bezugspersonen) und postulieren, dass eine erfolgreiche Bewältigung dieser Belastungen eine Chance für die Weiterentwicklung darstellt, eine nicht gelingende Bewältigung dagegen psychische Krisen oder gesundheitliche Probleme mit sich bringen kann.

- **Übergänge und Lebensereignisse:** Sie konzentrieren sich auf mehr oder weniger abrupte, einschneidende und emotional bedeutsame Veränderungen im Lebensmuster oder im Passungsgefüge zwischen Person und Umwelt, die wegen der damit verbundenen Labilisierung der Lebenssituation zur persönlichen Veränderung beitragen können. Man unterscheidet **normative** Lebensereignisse, die durch soziale Normen geregelt sind (z.B. Heirat, Geburt des ersten Kindes, Ruhestand), sie werden vom überwiegenden Teil der Bevölkerung erlebt und sind erwartbar oder sogar planbar, und **nonnormative** Ereignisse, dies sind eher individuell bedeutsame Lebensveränderungen (z.B. eine Krankheit, der Verlust des Arbeitsplatzes, die Trennung vom Lebenspartner), die oft unerwartet eintreten, unerwünscht sind und eher eine Minderheit von Menschen betreffen. Derartige Ereignisse bringen für das Individuum einen deutlichen Anpassungsdruck und Handlungszwänge mit sich. Die Art des Umgangs mit diesen Lebensveränderungen, d.h. das **Bewältigungshandeln** der Betroffenen, entscheidet mit darüber, ob sich positive Folgen für die persönliche Weiterentwicklung ergeben oder ob sich negative krisenhafte Verläufe ergeben, die sich auch negativ auf die Gesundheit auswirken können.
- **Sozialisation:** Auch dieses Konzept betont die Veränderung der Lebenssituation, allerdings werden hier die kontinuierlichen Anforderungen und ihre Lerneffekte thematisiert, die etwa mit dem Eintritt in eine neue soziale Rolle verbunden sind. Die lange Sozialisation in die Berufswelt, den Erwerb von Wissen und Kompetenzen in der Ausbildung, die Auseinandersetzung mit Anforderungen einer ersten/neuen Stelle oder einer verantwortlichen Position in einem Unternehmen, oder das Hineinwachsen in die Elternrolle und ihren (mit dem Alter der Kinder) wandelnden Anforderungen, die intensiven Erfahrungen und Herausforderungen eines Lebens in einer intimen Lebensgemeinschaft – sie sind Beispiele dafür, dass im Erwachsenenleben mit dem Einnehmen sozialer Rollen nahezu unmerklich auch persönliche Veränderungsprozesse erfolgen, die mit den neuen Anforderungen einer sozialen Rolle und mit vielen individuellen Lernprozessen verbunden sind.
- **subjektive Ziele:** Dieses Konzept betont den aktiven Beitrag des Individuums als Subjekt zu seiner eigenen Entwicklung. Menschen sind in der Lage, sich reflexiv zu sich selbst zu verhalten und die eigene Entwicklung bewusst mitzusteuern. Sie können sich in ihrem Leben kurz- oder langfristige Ziele setzen und diese aktiv verfolgen. Dazu gehört etwa die Entwicklung beruflicher Ziele und ihre Verfolgung in der beruflichen Karriere, die Planung der familiären Entwicklung (Zahl und Zeitpunkt von Kindern sowie Förderung ihrer Fähigkeiten, des familiären Wohnumfeldes) oder die Entwicklung spezieller Interessen (z.B. das Erlernen einer Sportart, einer Sprache, das Kennenlernen anderer Kulturen).

Diese fünf theoretischen Konzepte zeigen jeweils unterschiedliche Perspektiven auf das Erwachsenenalter.

Auch die **Gesundheit** ist ein zentrales Thema des Erwachsenenalters (Faltermaier et al., 2014). Vordergründig erscheint es weniger in frühen als vielmehr in späteren Altersphasen von Bedeutung zu sein, da die Prävalenz ernster Krankheiten erst nach dem 50. Lebensjahr deutlich ansteigt. Die Wahrscheinlichkeit von schweren Krankheiten wie Herz-Kreislauf-Erkrankungen oder Krebserkrankungen steigt in der Tat mit dem Alter deutlich an, entsprechend

Wichtig für Gesundheitsförderung und Prävention

Jeder Ansatz hat seine Berechtigung, aber auch seine Grenzen. Es ist daher in der Regel sinnvoll, mehrere dieser Konzepte heranzuziehen, um Entwicklungsprozesse Erwachsener zu beschreiben und zu erklären. Viele Konzepte lassen sich im übergeordneten Konstrukt der Identität integrieren. Identität ist die Antwort auf die Frage „Wer bin ich?“ und lässt sich in kognitive (Selbstkonzept), emotionale (Selbstwertgefühl), motivationale (Kontrollüberzeugung), körperliche (Körperkonzept) und soziale Aspekte differenzieren (vgl. Faltermaier et al., 2014). Die Entwicklung der Identität wird heute so verstanden, dass nach einer oft krisenhaften Findung der Identität in der Adoleszenz die **Identität** eines Menschen sich auch im Laufe des Erwachsenenalters mit den jeweiligen Veränderungen immer weiterentwickeln kann (Faltermaier et al., 2014; Keupp et al., 1999).

erhöhen sich auch die Mortalitätsraten und die **Prävalenzraten chronischer Erkrankungen**. Das höhere Alter ist zudem von einer zunehmenden **Multimorbidität** gekennzeichnet, dem gleichzeitigen Auftreten mehrerer Krankheiten bei einer Person.

Gleichfalls lässt sich beobachten, dass auch die Häufigkeit von leichteren gesundheitlichen Einschränkungen und Alltagserkrankungen im mittleren bis ins spätere Erwachsenenalter zunimmt. Gesundheit wird somit – wenn man die auftretenden Krankheiten und Beschwerden betrachtet – spätestens im mittleren Erwachsenenalter für immer mehr Menschen zu einem wahrnehmbaren Phänomen; eigene Krankheiten oder Krankheiten von Bezugspersonen werden zunehmend zu bedeutsamen Themen und Lebensereignissen. Das verändert auch die **subjektive Sicht auf die eigene Gesundheit**. Die im mittleren und späten Erwachsenenalter nicht mehr selbstverständliche Verfügbarkeit von Gesundheit macht sie zunehmend zum Thema und lässt auch Fragen entstehen, wie sie möglichst lange zu erhalten ist. Persönliche **Reflexionsprozesse** und öffentliche **Gesundheitsdiskurse** haben die Gesundheit für viele Menschen zu einem wichtigen Lebensthema gemacht, was in allen Phasen des Erwachsenenlebens zu einer veränderten Gewichtung in Lebenszielen und -prioritäten führen kann, z. B. kann mit der Familiengründung auch die eigene Gesundheit zu einem wichtigen Thema der Eltern werden.

Wenn nun auf dem Hintergrund dieser Skizze des Erwachsenenalters die Frage gestellt wird, welche Ansatzpunkte für Prävention und Gesundheitsförderung möglich sind, dann müssen wir uns zunächst mit gesundheitswissenschaftlichen Theorien und empirischen Erkenntnissen auseinandersetzen, die Grundlagen für ein präventives bzw. gesundheitsförderndes Handeln abgeben können: Damit sind wissenschaftliche Erkenntnisse erstens über die Ätiologie von Krankheiten und zweitens über die Genese von Gesundheit (Salutogenese) angesprochen. Wir werden uns zunächst mit den erworbenen, damit potenziell veränderbaren gesundheitlichen Risiken und anschließend mit den gesundheitlichen Ressourcen beschäftigen.

8.1.2 Gesundheitliche Risiken in der Lebenssituation und Lebensweise

Wir verfügen heute nach mehr als fünf Jahrzehnten gesundheitswissenschaftlicher Forschung über substanzielle empirische Erkenntnisse über die Ätiologie von Krankheiten, insbesondere über die psychosozialen Bedingungen der vielfach untersuchten und verbreiteten Herz-Kreislauf-Erkrankungen, psychischen Erkrankungen, Krebserkrankungen oder Infektionskrankheiten.

Empirisch lassen sich zunehmend generelle Risikofaktoren nachweisen, die das Risiko nicht nur für eine, sondern für mehrere Erkrankungen erhöhen. Als gut belegte **psychosoziale Risikobedingungen** gelten heute vor allem Stressoren, Risikoverhaltensweisen, spezifische Per-

Wichtig für Gesundheitsförderung und Prävention

Bedingungen, die empirisch nachweisbar die Wahrscheinlichkeit einer Bevölkerungsgruppe erhöhen, eine dieser Krankheiten zu erleiden, werden als **Risikofaktoren** bezeichnet; in der Regel trägt erst das langfristige Zusammenwirken mehrerer dieser Faktoren zu einer bedeutsamen Gefährdung von Menschen bei (vgl. Faltermaier, 2023a).

sönlichkeitsmerkmale, soziostrukturelle und soziale Bedingungen; durch nachweisbare Interaktionen zwischen diesen Faktoren und über physiologische Wirkungsmechanismen (im kardiovaskulären, endokrinologischen und immunologischen System) lassen sich Pfade belegen, die zu körperlichen Krankheiten führen können. In dieser Weise stellen sie insgesamt ein empirisch gut belegtes Modell der psychosozialen Krankheitsätiologie dar (Adler & Matthews, 1994; Faltermaier, 2023a).

- **Stressoren oder psychische Belastungen** können als die am längsten und besten untersuchten psychosozialen Risiken gelten. Die psychologische Stresskonzeption von Lazarus sieht Stress als eine **Wechselwirkung (Transaktion) zwischen Umwelt und Person**, bei der externe oder interne Anforderungen die Anpassungskapazitäten der Person beanspruchen oder übersteigen. Nicht die situativen Stressoren allein, sondern der Prozess ihrer kognitiven Einschätzung zusammen mit den Versuchen ihrer Bewältigung durch die betroffene Person entscheiden über die somatischen Auswirkungen. Drei Arten von Stressoren werden unterschieden und in verschiedenen Forschungsrichtungen in ihren ätiologischen Beiträgen zur Genese von Krankheiten untersucht: belastende Lebensereignisse (vor allem als Verlustereignisse), Dauerbelastungen (vor allem am Arbeitsplatz) und Alltagsärgernisse („daily hassles") (Dragano, 2016; Faltermaier, 2023a; Siegrist, 2005). Für die erwachsene Bevölkerung in Deutschland hat insbesondere die Studie des Robert Koch-Instituts zur Gesundheit Erwachsener (DEGS1) gezeigt, dass chronischer Stress mit psychischer und psychosomatischer Symptomatik (Depressionen, Burn-out und Schlafstörungen) verbunden ist (Hapke et al., 2013) und dass vor allem Frauen, Menschen mit geringem sozialem Status und mit geringer sozialer Unterstützung unter Stress leiden.
- **riskante Lebensweisen:** Als verhaltensbedingte Risikofaktoren bei vielen Erkrankungen sind insbesondere Rauchen, übermäßiger Alkoholkonsum, sexuelles Risikoverhalten, riskante Ernährungsgewohnheiten und Bewegungsmangel gut belegt. Gesundheitspsychologische Forschungen untersuchen jeweils die Determinanten eines Risikoverhaltens und ihrer Veränderung (Schwarzer, 2004). Die weitergehende Frage, wie sich riskante Verhaltensweisen kombinieren und zu riskanten Lebensstilen werden, ist bisher noch wenig untersucht. Forschungsergebnisse zeigen jedoch, dass die Bedingungen riskanter Lebensweisen nicht nur in individuellen Überzeugungen liegen, sondern sich auch durch **soziokulturelle Verhältnisse** (Geschlecht, soziale Schicht, Alter) und durch **soziale Netzwerke** erklären lassen. Männer, sozial Benachteiligte, jüngere Erwachsene und sozial weniger integrierte Menschen leben gesundheitlich riskanter als ihre jeweiligen Gegenpole (Faltermaier, 2023a).
- **riskante Persönlichkeitsmerkmale:** Ein wichtiger Einfluss auf die Genese von Krankheiten zeigt sich auch in bestimmten personalen Dispositionen: Lange Zeit galt das „Typ-A-Verhaltensmuster" als gut nachgewiesener Risikofaktor für koronare Herzerkrankungen: Es enthält ein Bündel von Merkmalen wie Ungeduld und Hektik, Aggressivität, ehrgeiziges und konkurrentes Leistungsstreben sowie Ärger und Feindseligkeit. Die Forschung hat jedoch einige widersprüchliche Ergebnisse erbracht und konzeptionelle Probleme und methodische

Schwächen des Typ-A-Konstrukts konstatiert. Daher hat man sich stärker auf spezifische Merkmale konzentriert und fand dabei vor allem Ärger, Feindseligkeit und Aggression als wirksame Komponenten des Typ-A-Musters (Faltermaier, 2023a). Allgemein scheint eine persönliche Disposition zu negativen Gefühlen wie Ängstlichkeit, Depressivität, emotionale Labilität und geringes Selbstwertgefühl („Neurotizismus") mit einer höheren Gefährdung für Krankheiten verbunden zu sein (Adler & Matthews, 1994; Eschenbeck, 2009).

- **riskante Lebensbedingungen:** Gesundheitliche Risiken in den sozialen Verhältnissen werden vor allem durch sozialepidemiologische Studien nahegelegt, die Unterschiede zwischen Bevölkerungsgruppen in der Mortalität und Morbidität erbracht haben (Lampert, 2016). Insbesondere bestehen deutliche gesundheitliche Differenzen zwischen den sozialen Schichten (nach Einkommen, Bildungsstand oder beruflichem Status), zwischen den Geschlechtern, zwischen Kulturen und nach dem Grad der sozialen Integration (Faltermaier & Hübner, 2016; Lampert, 2016). Die Ergebnisse der Forschung deuten darauf hin, dass gesundheitliche Risiken vor allem in der Lebenssituation von materiell ärmeren, sozial benachteiligten oder gering gebildeten Menschen liegen, dass Menschen gefährdeter sind, wenn sie allein leben oder sozial isoliert sind, dass Männer für viele schwere Krankheiten ein höheres Risiko haben als Frauen (bei einigen aber auch umgekehrt), dass Menschen mit Migrationshintergrund ein generell größeres Gefährdungspotenzial aufweisen und dass schließlich Menschen spezifischen Risiken ausgesetzt sind, wenn sie mit Umweltnoxen konfrontiert sind, in schlechten Wohnverhältnissen leben sowie dauerhaft in Berufen mit massiven Risiken oder Belastungen (Lärm, Schadstoffe, einseitige Beanspruchungen etc.) arbeiten (Faltermaier & Hübner, 2016; Lampert, 2016).

8.1.3 Gesundheitliche Ressourcen in der Lebenssituation und Lebensweise

Eine alternative theoretische Perspektive zur Krankheitsätiologie bietet die **Salutogenese:** Sie stellt die Frage, wie und unter welchen Bedingungen die Gesundheit erhalten bleibt bzw. sogar gefördert werden kann. Die Salutogenese hat eine kürzere Geschichte und kann daher noch nicht auf jenen Umfang an empirischer Forschung verweisen wie die krankheitsorientierte Forschung, sie hat aber in jüngerer Zeit deutliche Fortschritte gemacht (Faltermaier, 2023a).

Wichtig für Gesundheitsförderung und Prävention

Das von Antonovsky (1987) entwickelte theoretische Modell der Salutogenese formuliert als Zielvariable Gesundheit, die als Kontinuum konzipiert ist (nicht als Dichotomie von Gesundheit und Krankheit), und als Erklärungskonzepte die (erfolgreiche) Bewältigung von Stressoren, allgemeine Widerstandsressourcen und das Kohärenzgefühl („sense of coherence") (Antonovsky, 1987). Zudem können als gesunderhaltende Kräfte auch die gesundheitlichen Handlungskompetenzen von Menschen und ihre subjektiven Gesundheitsvorstellungen (Faltermaier, 2023b) herangezogen werden.

Im Folgenden soll auf einige dieser gesundheitlichen Ressourcen näher eingegangen werden (vgl. Antonovsky, 1987; Faltermaier, 2023a):

- **Personal-psychische Ressourcen** umfassen psychische Merkmale und Kompetenzen der Person, die wesentliche Grundlagen für die erfolgreiche Bewältigung von Stressoren darstellen. Dabei sind erstens spezifische **kognitive Merkmale** wie Kontrollüberzeugungen oder Selbstwirksamkeitsüberzeugungen von Bedeutung, zweitens stellen komplexe **Persönlichkeitsmerkmale** wie ein hohes Selbstwertgefühl, Intelligenz, eine stabile Identität oder psychische Widerstandsfähigkeit allgemein gute Grundlagen für die Bewältigung von Belastungen dar. Drittens sind schließlich **Handlungskompetenzen** (z. B. soziale Kompetenzen sowie rationale und flexible Copingstile) erforderlich, um die Bewältigungshandlungen auch effektiv umzusetzen.

- **Sozial-interpersonale Ressourcen** sind gesundheitliche Ressourcen in der sozialen Umwelt. Hier ist insbesondere das soziale Netzwerk einer Person zu nennen, es sollte möglichst stabile und vielfältige Beziehungen enthalten, um in Belastungssituationen auch flexible und wirksame **soziale Unterstützung** erhalten zu können. Dabei spielt vor allem die emotionale Unterstützung durch enge und vertraute Personen eine wichtige Rolle; aber auch „schwache" Bindungen können für instrumentelle Hilfen sehr bedeutungsvoll sein.
- **Materielle und kulturelle Ressourcen** beschreiben die Verfügbarkeit über finanzielle Mittel, Güter und Dienstleistungen, sie stellen eine wesentliche Grundlage für die Bewältigung vieler alltäglicher Belastungen (z. B. Erwerbslosigkeit, Wohnungsprobleme) dar. Gleichfalls können kulturelle Ressourcen wie die Einbindung in stabile Lebenswelten und in kulturelle Überzeugungs- und Unterstützungssysteme (z. B. religiös-weltanschauliche Überzeugungen) bei Bedarf nicht nur konkrete Hilfen leisten, sondern auch Erklärungen und Sinn für die eigene Lebenswelt geben, damit auch das Kohärenzgefühl als salutogene Kraft fördern.
- Das von Antonovsky als zentrale Kraft der Salutogenese formulierte Konstrukt des **Kohärenzgefühls** lässt sich als basale Lebensorientierung eines Menschen verstehen, als eine tiefe Überzeugung, dass das eigene Leben im Prinzip verstehbar, bewältigbar und sinnhaft ist (Antonovsky, 1987). Auf dieser Grundlage sind Menschen besser in der Lage, die im Leben unweigerlich auf sie zukommenden Stressoren und Risiken zu bewältigen, wie empirische Studien zeigen. Menschen mit einem hohen Kohärenzgefühl sind besser in der Lage, die verfügbaren Ressourcen auch zu mobilisieren; das wiederum hält sie gesund (vgl. Faltermaier, 2023a). In der Tat zeigen Längsschnittstudien in verschiedenen repräsentativen Stichproben der Bevölkerung, dass ein hohes Kohärenzgefühl langfristig die Gesundheit positiv beeinflussen kann (Faltermaier, 2023a).
- **Gesundheitskompetenzen:** Menschen sind heute zunehmend für ihre Gesundheit motiviert und verfügen teilweise auch über das Wissen und die Kompetenzen, um sich ihre Gesundheit in Rahmen ihres Alltagslebens selbst erhalten zu können. Die Gesundheitsforschung hat sich inzwischen mit den Gesundheitsvorstellungen von medizinischen Laien, ihren Handlungskompetenzen und den Leistungen des „Laiengesundheitssystems" intensiver auseinandergesetzt (Faltermaier, 2023b). Es zeigt sich, dass erwachsene Menschen aller sozialen Schichten differenzierte Vorstellungen von Gesundheit entwickeln können. Dabei fällt auf, dass in der Bevölkerung häufig ein positiver Gesundheitsbegriff vertreten wird und dass viele Menschen komplexe „subjektive Theorien" darüber formulieren, was ihre Gesundheit gefährden und was sie erhalten kann (Faltermaier, 2023a, 2023b). Dementsprechend zeigen heute immer mehr Menschen Aktivitäten in ihrem Alltag zur Erhaltung der Gesundheit, auch wenn sie in der Umsetzung oft hinter dem zurückbleiben, was sie selbst für wünschenswert halten. Die Gesundheitsselbsthilfe im Alltag ist umfangreich und vielfältig; und sie stellt ein reiches Muster von Anknüpfungspunkten für professionelle Projekte der Gesundheitsförderung dar.

8.2 Ansätze und Strategien der Prävention und Gesundheitsförderung bei Erwachsenen

Primäre Prävention zielt darauf, die Entstehung von Krankheiten zu verhindern, indem an ihren potenziellen Ursachen, den Krankheitsrisiken, angesetzt wird. Dabei wird unterschieden zwischen einer **Verhaltensprävention**, die durch eine Veränderung konkreten Risikoverhaltens ihre Ziele erreichen möchte, und einer **Verhältnisprävention**, die an strukturellen Risikobedingungen, an riskanten Lebensverhältnissen ansetzt. Die Gesundheitsförderung hat dagegen das Ziel, Gesundheit auch positiv zu fördern, indem sie salutogene Kräfte stärkt und gesundheitliche Ressourcen fördert. Sie steht in der Tradition der Ottawa-Charta zur Gesundheitsförderung, die von der WHO 1986 verabschiedet wurde und eine breite internationale Bewegung und viele professionelle Aktivitäten ausgelöst hat (Bundeszentrale für gesundheitliche Aufklärung, 2023; Faltermaier, 2023a; Faltermaier & Wihofszky, 2011).

Prävention und Gesundheitsförderung schließen sich aber keineswegs aus, sie können sich vielmehr sinnvoll ergänzen. In diesem Sinne wird ein **integrativer Ansatz** vertreten, der einen gleichzeitigen Abbau von gesundheitlichen Risiken und eine Förderung von gesundheitlichen Ressourcen als optimale Strategie sieht. Zudem wird davon ausgegangen, dass verhaltens- und verhältnisbezogene Strategien keine Alternativen darstellen müssen, sondern möglichst miteinander zu verbinden sind. Gesundheitsförderung als professionelle Praxis muss ihre Zielgruppen an der Veränderung beteiligen, da es um deren Lebensalltag und Lebensweisen geht, da deren Kompetenzen gebraucht werden und nur dadurch langfristige Wirkungen zu erzielen sind. **Partizipation** ist daher ein notwendiges Grundprinzip und **„Empowerment“**, d.h. die Befähigung der Menschen, ihre gesundheitlichen Belange selbst in die Hand zu nehmen, eine sinnvolle Strategie der Gesundheitsförderung (Faltermaier & Wihofszky, 2012).

Für die Prävention und Gesundheitsförderung im Erwachsenenalter kommen die im Folgenden dargelegten Ansätze in Betracht, die in diesem Rahmen aber nur ansatzweise ausgeführt werden können.

8.2.1 Settingbezogene Ansätze

Prävention und Gesundheitsförderung haben sich häufig auf überschaubare Bereiche oder Institutionen konzentriert, für Erwachsene sind insbesondere die Settings von Betrieb, Familie und Kommune von Bedeutung (Faltermaier, 2023a). Die **Gesundheitsförderung im Betrieb** (Bamberg et al., 2011; Faltermaier, 2023a; vgl. auch Kap. 29) hat den großen Vorteil, dass sich am Arbeitsplatz zentrale und langfristige Einflüsse auf die Gesundheit von Erwachsenen konzentrieren und zwar sowohl gesundheitliche Risiken als auch Ressourcen. Viele Menschen sind erwerbstätig und daher im betrieblichen Setting erreichbar. Daher wären von erfolgreichen und nachhaltigen betrieblichen Strategien der Veränderung große gesundheitliche Effekte zu erwarten. Angesichts des demografischen Wandels, der Kosten von krankheitsbedingten Fehlzeiten und des erkennbaren Fachkräftemangels sind Betriebe zunehmend selbst interessiert, in die Gesundheit ihrer Mitarbeiter und Mitarbeiterinnen zu investieren. Der Anteil der von einer betrieblichen Gesundheitsförderung erreichten Betriebe und Beschäftigten nimmt seit 20 Jahren kontinuierlich zu (GKV-Spitzenverband/MDS, 2022), er müsste aber noch deutlich gesteigert werden, um nachhaltige Effekte auf die Gesundheit der Bevölkerung zu erzielen.

Betriebliche Strukturen sind aber oft besonders resistent gegen Veränderungen, und die Unternehmensziele werden oft in (falscher) Diskrepanz zu den Zielen einer Gesundheitsförderung gesehen. Aus diesen Gründen dominieren im Betrieb immer noch Ansätze der Aufklärung oder der Verhaltensänderung, die aber selten langfristige Wirkungen zeigen; strukturelle Ansätze der Gesundheitsförderung sind aufwendiger und werden entsprechend seltener realisiert; aber auch hier zeigt sich allmählich ein Umdenken.

Ein Ansatz der **Gesundheitsförderung in der Familie** könnte eine ähnlich große Bedeutung haben, weil sich dort sowohl gesundheitliche Risiken als auch Ressourcen zeigen, weil dort Menschen aus verschiedenen Generationen versammelt sind und weil Eltern als Multiplikatoren in gesundheitlichen Fragen eine zentrale Rolle einnehmen (Schnabel, 2001; vgl. Kap. 28). Die Familie spielt aber bis heute (im Gegensatz zur Schule) in der Praxis kaum eine Rolle, vermutlich weil ein professioneller Zugang zu dieser sehr privaten Sphäre nur für wenige Familien akzeptabel ist. Dennoch sprechen große gesundheitsrelevante Themen wie Belastungen und Krisen in der Partnerbeziehung, Gewalt, Sucht und Krankheiten in der Familie sowie Armut und Einsamkeit dafür, dem Setting Familie in der Gesundheitsförderung größere Aufmerksamkeit zu widmen.

Eine längere Tradition auch durch viele Initiativen der WHO hat die Gesundheitsförderung im Setting der **Stadt oder der Gemeinde** (vgl. Kap. 30); sie scheint heute angesichts großer kultureller und sozialer Diversität eine zunehmende Bedeutung zu gewinnen, hat aber im Rahmen des Öffentlichen Gesundheitsdienstes traditionell wenig Mittel zur Verfügung.

8.2.2 Zielgruppenbezogene Ansätze

Professionelle Angebote der Gesundheitsförderung sollten spezifisch auf Zielgruppen mit hohem Bedarf zugeschnitten werden. Dabei erhebt sich die Frage, welche Gruppen besonders von der Gesundheitsförderung profitieren würden. Die Gesundheitsberichterstattung des Bundes (z. B. des RKI) oder der Krankenkassen bieten umfangreiche und aktuelle Gesundheitsdaten zur Orientierung und Bestimmung von Zielgruppen.

Traditionell werden Menschen, die einem besonderen Risiko unterliegen, als besonders geeignet für Präventionsprogramme gesehen. Das kann ein spezifischer Risikofaktor (z. B. Übergewicht) oder ein spezielles Risikoverhalten (z. B. Rauchen) sein, die Intervention wird dann entsprechend für die **Risikogruppe** entworfen. Diese Strategie hat allerdings auch deutliche Nachteile, weil Menschen damit leicht auf ihr Risikomerkmal reduziert werden; sie sind oft schwer zu erreichen, weil mit der Bestimmung als Risikogruppe stigmatisierende Prozesse verbunden sein können und weil Interventionen oft sehr vereinfachend auf eine Beseitigung eines Risikomerkmals konzentriert werden.

Eine komplexere Strategie würde eine Konstellation von mehreren Risiken heranziehen, die sich aus der Lebenssituation ergeben, und daraus Zielgruppen bestimmen: Die **Konzentration auf sozial benachteiligte Gruppen**, die in materieller oder sozialer Deprivation leben und die eine höhere gesundheitliche Gefährdung aufweisen, wäre ein prominentes Beispiel für eine gesundheitlich multiple Risikogruppe.

Eine andere **Definition von Zielgruppen** ergibt sich daraus, dass soziale Gruppen sich in ihrer Lebenssituation und Lebensweise unterscheiden und daher nicht nur unterschiedliche Risiken und Ressourcen aufweisen, sondern auch besondere professionelle Zugänge notwendig werden: Aus den gesundheitlichen Unterschieden zwischen den Geschlechtern (Faltermaier & Hübner, 2016) lassen sich geschlechtersensible Ansätze der Gesundheitsförderung bei Frauen und bei Männern (Altgeld, 2016) ableiten; aus den unterschiedlichen gesundheitlichen Belastungen in verschiedenen Kulturen würden sich kultursensible Ansätze der Gesundheitsförderung ergeben, wie z. B. bei Menschen mit Migrationshintergrund (vgl. Kap. 32). Auch der Ansatz an spezifischen Berufsgruppen in ihren jeweiligen Settings (z. B. Lehrende, Pflegepersonal) oder der Ansatz an zentralen beruflichen Positionen (z. B.

Führungskräfte) lassen sich aufgrund deren spezifischen psychosozialen Belastungen als sinnvolle Beispiele für diese Strategie anführen. Neben der Analyse des Bedarfs sollte jedoch immer auch eine Analyse der Bedürfnisse der Zielgruppe erfolgen, die auf die subjektive Ausgangslage der Personen, ihren gesundheitlichen Kompetenzen und ihren lebensweltlichen Bedingungen aufbauen kann.

8.2.3 Ansatzpunkte im Lebenslauf Erwachsener

Weitergehende Überlegungen zu den Zielgruppen und Ansätzen einer Gesundheitsförderung sollen nun auf spezifische Phasen und Themen des Erwachsenenalters bezogen werden.

Es gibt erstens Übergangsphasen im ganzen Lebenslauf, in denen Erwachsene ein hohes Maß an gesundheitlichen Belastungen haben und ihre Gefährdung entsprechend hoch ist: Der **Berufseinstieg** und die **Familiengründung** im frühen Erwachsenenalter, die Phasen großer beruflicher Karriereschritte und sich ablösender Kinder im mittleren Alter sowie der Übergang in den **beruflichen Ruhestand** im späten Erwachsenenleben (vgl. Faltermaier et al., 2014) können als Beispiele dienen. In diesen Phasen können gleichzeitig aber auch **Sensibilisierungen** für gesundheitliche Fragen erfolgen (Faltermaier et al., 2014), weil sich entweder durch eine Überforderung oft auch gesundheitliche Grenzen bemerkbar machen oder weil sich neue Aspekte im Leben eröffnen (das Kleinkind als Gegenentwurf zur durchrationalisierten Arbeitswelt). Die Verunsicherungen der eigenen Identität in diesen Phasen machen Menschen manchmal offener für Veränderungen und sind damit interessant als Ansatzpunkte der Gesundheitsförderung, die ja immer mit der Motivierung von Menschen zu tun haben.

Noch stärker belastend und verunsichernd sind zweitens **Verlustereignisse** und Krisen im Lebenslauf (vgl. Filipp & Aymann, 2010): Das Erleben von Arbeitslosigkeit, eines beruflichen Abstiegs (oder ausbleibenden Aufstiegs), einer Partnertrennung oder einer eigenen Krankheit oder eines Todesfalls bei nahestehenden Personen sind häufige Beispiele dafür. Die Bewältigung dieser Ereignisse ist schwierig, bedeutet Trauerarbeit und stellt Sinnfragen. Gesundheit wird als Wert oft dann höher gewichtet, wenn sich andere Ziele relativiert haben.

Einen noch direkteren Bezug zu Gesundheit haben drittens **Körperereignisse**, also Lebensereignisse, die deutliche körperliche Veränderungen mit sich bringen: **Schwangerschaft** und Geburt, das **Klimakterium** oder eine **ernste Krankheit** sind Erfahrungen, die Aufmerksamkeit auf den eigenen Körper lenken und damit für gesundheitliche Prozesse sensibilisieren, die beim „Schweigen der Organe“ gar nicht wahrgenommen werden und damit Motivation für Veränderungen mit sich bringen können.

In einer kontinuierlicheren Form finden solche körperlichen Prozesse beim Erleben des **Alterns** statt, d.h. wenn etwa in der Lebensmitte erste Alterszeichen (graue Haare, Falten) wahrgenommen werden, leichte Leistungseinbußen verspürt werden oder sich Beschwerden und alltägliche Krankheiten häufen. Auch diese Erfahrungen machen eigene Grenzen und die Endlichkeit sichtbar, sie sensibilisieren damit auch für gesundheitliche Fragen (Faltermaier et al., 2014).

8.2.4 Personale und strukturelle Ansätze

Prävention und Gesundheitsförderung im Erwachsenenalter haben konzeptionell und methodisch je nach Zielsetzung einen weiten Bereich von Möglichkeiten. Es dominieren heute jedoch Ansätze der Verhaltensänderung, die sich in nahezu stereotyper Weise auf die Veränderung des Ernährungs-, Bewegungs- und Rauchverhaltens beschränken und Entspannungsverfahren als Universalmittel gegen Stress einsetzen.

Typisch ist dabei meist die Setzung des Änderungsziels durch Professionelle und die Intervention durch Trainingsverfahren in Gruppen. Dennoch gibt es einige konzeptionell anspruchsvolle und empirisch evaluierte Programme der Gesundheitsförderung für Erwachsene (vgl. Kaluza, 2004). In der Regel werden dabei jedoch weder eine umfassende Analyse der individuellen Risiken und Ressourcen vorgenommen noch die gesundheitlichen Kompetenzen einer Person oder Gruppe systematisch einbezogen. Ansätze einer **subjekt- und kompetenzorientierten Gesundheitsberatung** bei Erwachsenen könnten diese Analyse personaler und sozialer Risiken und Ressourcen von Personen sowie ihrer lebensweltlich-biografischen Voraussetzungen sinnvoll mit motivierender Arbeit mit den Überzeugungen, Kompetenzen und Lebensperspektiven verbinden (Faltermaier, 2023a). Idealerweise sollten aber möglichst personale und strukturelle Ansätze der Gesundheitsförderung verbunden werden (Faltermaier, 2023a), wenn etwa in betrieblichen Settings sowohl Arbeitsbedingungen als auch personale Motive, Ressourcen und Kompetenzen einbezogen werden (vgl. Bamberg et al., 2011).

Zusammenfassung

Für eine wirksame Prävention und Gesundheitsförderung bei Erwachsenen ist es notwendig, die jeweilige Lebensphase und ihre Anforderungen zu berücksichtigen. In diesem Beitrag wurden dazu verschiedene theoretische Konzepte über Entwicklungsprozesse von Erwachsenen beschrieben und die damit nach dem Stand der Forschung verbundenen gesundheitlichen Risiken und Ressourcen skizziert. Aus diesem Rahmen lassen sich Ansätze für die Praxis der Prävention und Gesundheitsförderung entwickeln, die spezifische Zielgruppen in ihren jeweiligen Settings und in Übergängen im Lebenslauf mit passgenauen Strategien erreichen.

Diskussionsanregung

- Mit welchen theoretischen Konzepten lassen sich Entwicklungsprozesse im Erwachsenenalter beschreiben und wie hängen sie mit der Gesundheit im Lebenslauf von Erwachsenen zusammen?
- Welche gesundheitlichen Risiken und Ressourcen lassen sich im Erwachsenenalter beschreiben und wie sind sie zu begründen?
- Welche Zielgruppen von Erwachsenen haben besonderen Bedarf für Maßnahmen der Prävention und Gesundheitsförderung und welche Ansätze wären besonders geeignet, um sie zu erreichen und nachhaltig wirksam zu werden?

Literatur

Adler, N. & Matthews, K. (1994). Health psychology: Why do some people get sick and some stay well? *Annual Review of Psychology, 45*, 229–259. https://doi.org/10.1146/annurev.ps.45.020194.001305

Altgeld, T. (2016). Geschlechteraspekte in der Prävention und Gesundheitsförderung. In P. Kolip & K. Hurrelmann (Hrsg.), *Handbuch Geschlecht und Gesundheit* (S. 300–311). Hogrefe.

Antonovsky, A. (1987). *Unraveling the mystery of health*. Jossey-Bass.

Bamberg, E., Ducki, A. & Metz, A. (Hrsg.). (2011). *Gesundheitsförderung und Gesundheitsmanagement in der Arbeitswelt: ein Handbuch*. Hogrefe.

Bundeszentrale für gesundheitliche Aufklärung (BZgA) (Hrsg.). (2023). *Leitbegriffe der Gesundheitsförderung und Prävention. Glossar zu Konzepten, Strategien und Methoden*. Verfügbar unter https://leitbegriffe.bzga.de/

Dragano, N. (2016). Arbeit und Gesundheit. In M. Richter & K. Hurrelmann (Hrsg.), *Soziologie von Gesundheit und Krankheit* (S. 167–182). Springer VS.

Eschenbeck, H. (2009). Positive und negative Affektivität. In J. Bengel & M. Jerusalem (Hrsg.), *Handbuch der Gesundheitspsychologie und Medizinische Psychologie* (S. 86–91). Hogrefe.

Faltermaier, T. (2023a). *Gesundheitspsychologie* (3. Aufl.). Kohlhammer. https://doi.org/10.17433/978-3-17-041183-8

Faltermaier, T. (2023b). Laienperspektiven auf Gesundheit und Krankheit. In M. Richter & K. Hurrelmann (Hrsg.), *Soziologie von Gesundheit und Krankheit* (S. 247–260). Springer VS.

Faltermaier, T. & Hübner, I. (2016). Psychosoziale Gesundheitstheorien aus Geschlechterperspektive. In P. Kolip & K. Hurrelmann (Hrsg.), *Handbuch Geschlecht und Gesundheit* (S. 45–57). Hogrefe.

Faltermaier, T., Mayring, P., Saup, W. & Strehmel, P. (2014). *Entwicklungspsychologie des Erwachsenenalters* (3. Aufl.). Kohlhammer.

Faltermaier, T. & Wihofszky, P. (2011). Gesundheitsförderung und Prävention im Kontext von Public Health. In T. Schott & C. Hornberg (Hrsg.), *Die Gesellschaft und ihre Gesundheit. 20 Jahre Public Health in Deutschland: Bilanz und Ausblick einer Wissenschaft* (S. 257–274). VS Verlag für Sozialwissenschaften.

Faltermaier, T. & Wihofszky, P. (2012). Partizipation in der Gesundheitsförderung: Salutogenese – Subjekt – Lebenswelt. In R. Rosenbrock & S. Hartung (Hrsg.), *Handbuch Partizipation und Gesundheit* (S. 102–113). Huber.

Filipp, S.H. & Aymanns, P. (2010). *Kritische Lebensereignisse und Lebenskrisen. Vom Umgang mit den Schattenseiten des Lebens.* Kohlhammer.

GKV-Spitzenverband/MDS (Hrsg.). (2022). *Präventionsbericht 2022.* GKV-Spitzenverband.

Hapke, U., Maske, U.E., Scheidt-Nave, C., Bode, L., Schlack, R. & Busch, M.A. (2013). Chronischer Stress bei Erwachsenen in Deutschland. Ergebnisse der Studie zur Gesundheit Erwachsener in Deutschland (DEGS1). *Bundesgesundheitsblatt Gesundheitsforschung Gesundheitsschutz, 65*(5/6), 749–754. https://doi.org/10.1007/s00103-013-1690-9

Hurrelmann, K., Walper, S. & Grundmann, M. (Hrsg.). (2008). *Handbuch der Sozialisationsforschung* (7. Aufl.). Juventa.

Kaluza, G. (2004). Psychologische Gesundheitsförderung und Prävention im Erwachsenenalter. Eine Sammlung empirisch evaluierter Interventionsprogramme. *Zeitschrift für Gesundheitspsychologie, 14*(4), 171–196. https://doi.org/10.1026/0943-8149.14.4.171

Keupp, H., Ahbe, T., Gmür, W., Höfer, R., Kraus, W., Mitzscherlich, B. & Straus, F. (1999). *Identitätstransformationen. Das Patchwork der Identitäten in der Spätmoderne.* Rowohlt.

Lampert, T. (2016). Soziale Ungleichheit und Gesundheit. In M. Richter & K. Hurrelmann (Hrsg.), *Soziologie von Gesundheit und Krankheit* (S. 121–137). Springer VS.

Schnabel, P.E. (2001). *Familie und Gesundheit. Bedingungen, Möglichkeiten und Konzepte der Gesundheitsförderung.* Juventa.

Schwarzer, R. (2004). *Psychologie des Gesundheitsverhaltens* (3. Aufl.). Hogrefe.

Siegrist, J. (2005). Stress am Arbeitsplatz. In R. Schwarzer (Hrsg.), *Gesundheitspsychologie* (Enzyklopädie der Psychologie C/X/1, S. 304–319). Göttingen: Hogrefe.

Lese- und Medienempfehlung zur Vertiefung

Bundeszentrale für gesundheitliche Aufklärung (BZgA) (Hrsg.). (2023). *Leitbegriffe der Gesundheitsförderung und Prävention. Glossar zu Konzepten, Strategien und Methoden.* Verfügbar unter https://leitbegriffe.bzga.de/

Faltermaier, T. (2023). *Gesundheitspsychologie* (3. Aufl.). Kohlhammer. https://doi.org/10.17433/978-3-17-041183-8

Kohlmann, C.W., Salewski, C. & Wirtz, M. (Hrsg.). (2018). *Psychologie in der Gesundheitsförderung.* Hogrefe. https://doi.org/10.1024/85770-000

9 Prävention und Gesundheitsförderung im hohen Alter

Adelheid Kuhlmey und Andrea Budnick

Überblick

- Was kennzeichnet die Gesundheit im hohen Alter?
- Welche Bedeutung haben sozioökonomische Merkmale für die Gesundheit im hohen Alter?
- Welche Präventionsziele ergeben sich aus einem multidimensionalen Verständnis von Gesundheit im hohen Alter?
- Welche Bedeutung haben spezifische Maßnahmen der Gesundheitsförderung und Prävention im hohen Alter?

Ob und wie Menschen gesund ein hohes Lebensalter erreichen können, ist angesichts der sich wandelnden Altersstruktur eine Zukunftsfrage von hoher Relevanz. Gegensätzliche Szenarien skizzieren noch immer die möglichen krankheitsbezogenen Entwicklungen in den Gesellschaften des langen Lebens. Einerseits argumentiert die sogenannte **„Medikalisierungs- oder Expansionsthese"** (Krämer, 1999), dass die Wahrscheinlichkeit von Morbidität, verbunden mit funktionellen Einschränkungen und der Gefahr von Pflegebedürftigkeit, angesichts steigender Lebenserwartung zunimmt. Dieses Expansionsszenario steht dem Modell der **„Morbiditätskompression"** gegenüber, in dem Fries bereits in den 1980er-Jahren der Vorstellung widersprach, dass Alter und Krankheit zwangsläufig eng verbunden sind. Im Mittelpunkt des Paradigmas stehen gesundheitsbezogene Chancen, durch geeignete Prävention, gesundheitsförderlichen Lebensstil und adäquate Versorgungsstrukturen die Entstehung manifester Phasen von (chronischen) Erkrankungen so weit hinauszuzögern, dass Einschränkungen von Funktionalität und Lebensqualität – wenn überhaupt – erst in den letzten Phasen des Lebens auftreten (Fries et al., 2011). Die Frage, welches der genannten Szenarien zur Morbiditätsentwicklung in alternden Gesellschaften zukünftig am wahrscheinlichsten ist, kann derzeit nicht abschließend beantwortet werden. Dazu tragen heute einerseits noch Erkenntnislücken zu den Mechanismen körperlicher und geistiger Veränderungsprozesse im Altersgang bei und fehlt es andererseits an einer konsequent auf Prävention und den Erhalt der Gesundheit ausgerichteten gesellschafts- und gesundheitspolitischen Strategie.

9.1 Gesundheitsbegriff und Präventionsziele im hohen Alter

Gesundheit im hohen Alter ist ein **mehrdimensionales Konstrukt**, das sich nicht auf somatische Veränderungen reduzieren lässt. Es gibt keine Altersnormen für organische Beeinträchtigungen, sondern lediglich Risiken oder Wahrscheinlichkeiten für das Auftreten bestimmter (meist chronischer) Erkrankungen im höheren und hohen Alter. In das Konstrukt gehen das subjektive Befinden, gesellschaftliche Bewertungen oder soziale und umweltbezogene Rahmenbedingungen ein. So beeinflussen soziale und psychische Determinanten Symptomentwicklungen, den Verlauf von Beschwerden und den Umgang mit Gesundheit und Krankheit, haben Parameter wie Lebenslage, Bildung oder das (Gesundheits-)Verhalten der Person im Lebensverlauf Auswirkungen auf die Gesundheit im hohen Lebensalter. Letztlich sind Gesundheit und Krankheit im hohen Alter relative und dynamische Zustände in einem komplexen **Interaktionsgeflecht biopsychosozialer Belastungs- und Bewältigungsfaktoren** (Pohlmann, 2022).

Im Gegensatz zum jungen und mittleren Erwachsenenalter gilt für das sehr hohe Lebensalter, dass Gesundheit in dieser Lebensphase nicht die völlige Abwesenheit von Einschränkungen und Krankheitsprozessen bedeuten kann, sondern als Zustand einer dem Lebensalter angemessenen Funktionsfähigkeit zu begreifen ist, die Einfluss nimmt auf den Erhalt von Selbstständigkeit, Selbstbestimmung, Wohlbefinden und Lebensqualität.

Insbesondere sehr alte Menschen laufen dabei angesichts von (chronischen) Krankheitsprozessen und Funktionseinbußen Gefahr, auf dem Gesundheitskontinuum zunehmend in ein Ungleichgewicht von abnehmenden Ressourcen einerseits und wachsenden Risiken andererseits zu geraten.

Damit sind auch wesentliche Ansatzpunkte von Prävention und Gesundheitsförderung im sehr hohen Lebensalter beschrieben: Vorhandene physische, psychische und soziale **Ressourcen** in einer besonders vulnerablen Zielgruppe sind zu identifizieren und mit Blick auf den Erhalt von Selbstständigkeit und Selbstbestimmung, Wohlbefinden und Lebensqualität zu stärken; weiteren Ressourcenverlust gilt es zu verhindern. Dies betrifft in besonderem Maße bereits eingeschränkte und hilfebedürftige Personen. Zu betonen ist, dass in jeder Lebensphase – auch bei dauerhaften körperlichen, kognitiven oder sozialen Einbußen – wenigstens ein Mindestmaß an Ressourcen und Potenzialen existiert.

Zu den Zielsetzungen einer alterssensiblen Prävention gehören die Vorbeugung genereller Risiken, die Verzögerung von Funktionseinbußen und Vermeidung individueller Gefahren, die Eindämmung unvermeidlicher Belastungen, eine Verbesserung von Chancen und Möglichkeiten sowie sozialer Teilhabe, Verarbeitung dauerhafter Beeinträchtigung und Verstetigung verbliebener Ressourcen.

> **Wichtig für Gesundheitsförderung und Prävention**
>
> Gesundheit im hohen Alter zu ermöglichen, heißt für Gesundheitsförderung und Prävention die Maximierung von Gewinnen und die Minimierung von Gesundheitsverlusten. Ziel der Gesunderhaltung im Alter ist der Gewinn von Lebensqualität. Prävention im hohen Alter bedeutet Unterstützung der jeweils vorhandenen Potenziale der altwerdenden Frauen und Männer und bedeutet nicht den zum Scheitern verurteilten Versuch, einen Zustand X bis zum Lebensende erhalten zu wollen.

Die Zielgruppen von Gesundheitsförderung und Prävention im hohen Alter sind häufig bereits erkrankte Personen, Personen mit einem Versorgungs- und Pflegebedarf, Menschen in der eigenen Häuslichkeit, aber auch solche, die in Institutionen leben. Prinzipiell gehören aber zur Zielgruppe einer Gesundheitsförderung und Prävention im Alter Menschen in allen anderen Lebensabschnitten, verbunden mit Themen wie Vermeidung von Altersarmut und Altersdiskriminierung, Beförderung von sozialer Teilhabe und altersgerechter Gestaltung der sozialen und klimatischen Umwelt, Ermöglichung und Ertüchtigung zu gesundheitsförderndem Verhalten und lebenslangem Lernen.

9.2 Sozioökonomische Merkmale und ihre Bedeutung für Gesundheit im hohen Alter

Wissenschaftlich kontrovers wird die Frage diskutiert, ob gesundheitliche Ungleichheit im höheren und hohen Alter weiterhin besteht oder ob diese mit zunehmendem Alter eher schwindet. Dieser Diskurs führte zu vier wesentlichen

Thesen: Kontinuitätsthese (Kohli et al., 2005; Mayer & Wagner, 2010), Differenzierungsthese (Kohli et al., 2005; Mayer & Wagner, 2010; Motel-Klingebiel et al., 2010), Angleichungsthese (Kohli et al., 2005; Motel-Klingebiel et al., 2010) und Altersbedingtheitsthese (Kohli et al., 2005; Mayer & Wagner, 2010):

- Die **Kontinuitätsthese** besagt, dass im jüngeren Lebensalter generierte Unterschiede im hohen Alter bestehen bleiben und sich somit soziale Ungleichheiten und gesundheitliche Risiken im Altersgang fortsetzen.
- Die **Differenzierungsthese** geht von der Kumulation sozialer Ungleichheit und somit auch von Risiken für die Gesundheit im Verlauf des Lebens aus.
- Konträr argumentiert die **These der Angleichung.** Bestehende Ungleichheiten könnten mit fortschreitendem Alter abgemildert werden. Die Zugehörigkeit zu einer sozialen Schicht verliere aufgrund des Austritts aus dem Berufsleben an Relevanz und gesundheitliche Einschränkungen würden für alle Menschen mit fortschreitendem Lebensalter bedeutsamer (Schütze, 2012).
- Ähnlich argumentiert die **These der Altersbedingtheit**, die tendenziell ebenfalls von einer Abmilderung sozialer Ungleichheit ausgeht, jedoch postuliert, dass sich die Determinanten für soziale Ungleichheit im Lebensverlauf verändern. Essenziell für eine bessere oder schlechtere Position im hohen Alter werden andere soziale Bedingungen als im Erwerbsleben. Einfluss auf ein gesundes Leben im Alter nimmt eher das soziale Gefüge – z. B. das Eingebundensein in einen bestehenden und unterstützenden Familienverband (Schütze, 2012).

Ausgewählte empirische Befunde stützen die eine oder die andere These.

Vor dem Hintergrund des sozialen Status zeigt, dem Robert Koch-Institut zufolge, die subjektive Gesundheitsbeschreibung der älteren Bevölkerung, dass 62,8 % der über 65-jährigen Männer und 64,8 % der gleichaltrigen Frauen mit niedrigem sozioökonomischem Status angaben, einen mittelmäßigen, schlechten oder sehr schlechten allgemeinen Gesundheitszustand zu haben. In derselben Altersgruppe traf dies nur auf 36,3 % der Männer und 35,7 % der Frauen mit hohem Status zu (Saß et al., 2017). In der Gruppe der Hochaltrigen zeigt sich, dass noch zwei Drittel (69,5 %) der Hochgebildeten eine positive Bewertung ihres Gesundheitszustandes angaben, aber nur 61,3 % dieser Kohorte mit mittlerem und 55,4 % mit niedrigem Bildungsniveau (Zimmermann et al., 2022). Diese Bewertung der Gesundheit resultiert aus bildungsabhängigen Gesundheitsgefährdungen im Lebensverlauf **(Kontinuitätsthese)**.

Wichtig für Gesundheitsförderung und Prävention

Auch für Maßnahmen der Gesundheitsförderung und Prävention im hohen Alter ist die Beachtung von Zielgruppen entlang sozioökonomischer Parameter bedeutsam. Dabei sollte insbesondere der Faktor Bildung berücksichtigt werden.

Die Empirie zeigt zudem einen bedeutenden Befund: Demnach haben Menschen mit mehr als 15 Jahren Bildung nur das halbe Risiko, an Demenz zu erkranken, im Vergleich zu Personen mit weniger als 12 Jahren Bildung. Jedes weitere Bildungsjahr reduziert das Risiko an Alzheimer zu erkranken um 9 % (Kukull et al., 2002). Tendenziell setzt sich dieses Muster für Männer und Frauen im Altersgang fort. Nichtsdestoweniger nähern sich die Verhältnisse insbesondere bei betagten Frauen durchaus an **(Angleichungsthese)**.

Die Prävalenz der gesundheitsbedingten Einschränkungen bei alltäglichen Aktivitäten lag bei hochaltrigen Menschen mit niedriger Bildung bei 66,5 %, jedoch bei Frauen mit hoher Bildung bei 58,5 %. Bei Männern derselben Alterskohorte zeigte sich ein insgesamt besserer Gesundheitszustand – in der unteren Bildungsgruppe litten 63,7 % an gesundheitsbedingten Einschränkungen bei alltäglichen Aktivitäten (etwas weniger im Vergleich zu den Frauen), bei Männern der oberen Bildungsgruppe waren es etwas mehr als die Hälfte (54,2%) (Heidemann et al., 2021).

9.3 Zur Bedeutung spezifischer Präventionsmaßnahmen für Gesundheit im hohen Alter

Gesundheit im hohen Alter ist von vielen Faktoren abhängig, u.a. von den Verhältnissen in einem Gesundheitssystem, den sozioökonomischen Bedingungen eines Menschen oder seiner Bildung, biografischen Ereignissen sowie dem Gesundheitsverhalten oder den gesellschaftlichen Altersbildern. Viele im Alter vorherrschende (meist chronische) Erkrankungen können durch eine gesundheitsfördernde soziale sowie klimatische Umwelt und einen gesundheitsförderlichen Lebensstil vermieden oder im weiteren Verlauf positiv beeinflusst werden: durch die Förderung körperlicher und geistiger Aktivität, die Vermeidung von Einsamkeit und die Ermöglichung sozialer Teilhabe sowie eine ausgewogene Ernährung oder ein gesundheitsförderliches Essverhalten.

Wichtig für Gesundheitsförderung und Prävention

Für Gesundheitsförderung und Prävention im hohen Alter sind die Unterstützung persönlicher Faktoren, wie der gesundheitsförderliche Lebensstil, die Bewältigung von Ereignissen des Alltags und in Krisen, das gesundheitliche Vorsorgeverhalten, ebenso wichtig wie umweltbezogene Faktoren der Ausgestaltung des Wohnumfeldes oder des Gesundheitswesens, das soziale Eingebundensein oder die bestehenden Altersbilder.

9.3.1 Körperliche und geistige Aktivität

Gesundheitsförderung zielt auf den Erhalt von gesundheitsrelevanten Ressourcen des gesunden sowie des kranken Menschen. Dabei geht es auch um die gesundheitsförderliche Gestaltung der Umwelt. **Prävention** hingegen dient der Verhütung bzw. frühzeitigen Erkennung (Primär- und Sekundärprävention) oder auch dem Vermeiden der Progredienz von Krankheiten (Tertiärprävention). Die Weltgesundheitsorganisation (WHO) empfiehlt in ihrer Leitlinie zur **körperlichen Aktivität** bei Personen ab dem 65. Lebensjahr (World Health Organization, 2020):

- mindestens 150 bis 300 Minuten körperliche Aktivität mittlerer Intensität oder 75 bis 150 Minuten intensive körperliche Aktivität pro Woche,
- zusätzlich Muskelaufbauübungen an mindestens zwei Tagen oder Training der Balance und Stärke an mindestens drei Tagen der Woche. Insbesondere Balance- und Koordinationstraining sind wichtig.

Werden diese Vorgaben nicht erreicht, gibt es starke Hinweise darauf, dass *etwas* körperliche Aktivität (unter dem Niveau der Vorgaben) eine gesundheitsförderliche Wirkung zeigt und besser ist als *keine* körperliche Aktivität. Sitzendes Verhalten hingegen ist mit negativen Gesundheitsfolgen assoziiert, wie z.B. allgemeiner Sterblichkeit, Sterblichkeit infolge von Herz-Kreislauf-Erkrankungen, Prävalenz von Krebs und Diabetes Typ 2 (World Health Organization, 2020). Befunde zeigen u.a. einen positiven Einfluss von körperlichem Training auf **Gebrechlichkeit**, als ein wichtiges Maß für den Erhalt der Selbstständigkeit im hohen Alter. In der randomisierten Interventionsstudie von Ožić et al. (2020) zeigten sich nach einem Jahr deutliche Anstiege der Gebrechlichkeit in der Kontrollgruppe und kein Anstieg der körperlichen Gebrechlichkeit in den Interventionsgruppen. Zudem hatte die Intervention einen positiven

Effekt auf die Fähigkeit zum **selbstständigen Wohnen** bei Älteren (Ožić et al., 2020).

Körperliche Aktivität zeitigt aber auch präventive Wirkungen auf die **Kognition**. Lisko et al. (2021) zeigten anhand eines Scoping Reviews, dass das Risiko für Demenz und eine Alzheimer-Erkrankung bei aktiven Personen geringer war als bei körperlich inaktiven.

Nicht nur körperliches, auch **kognitives Training** hat Auswirkungen auf die geistige Leistungsfähigkeit und auf den längeren Erhalt kognitiver Ressourcen bei schon pathologischen Einbußen der geistigen Leistungen. Die lebenslange Bildung und ein kontinuierliches kognitives Training zeigen einen Einfluss auf das Risiko für Demenz. So übt ein geringer sozioökonomischer Status einen negativen Einfluss auf das Risiko für Demenz aus und zeigt das kognitive Training sowohl bei Personen mit bereits vorhandenen Einschränkungen der geistigen Leistungsfähigkeit als auch bei Personen ohne diese Einschränkungen positive Effekte auf die Kognition (Lisko et al., 2021). Tsai und Shen (2022) bestätigen mit einem narrativen Review und unter Auswertung der Studienlage zwischen 2008 und 2021 die Zusammenhänge. Interventionen waren in der Lage, die kognitiven Fähigkeiten älterer Menschen zu verbessern, den Abbau kognitiver Kompetenzen zu verlangsamen und den Beginn von Demenz zu verzögern.

9.3.2 Vermeidung von Einsamkeit und Ermöglichung von Teilhabe

Die WHO definiert Teilhabe als das „Einbezogensein in eine Lebenssituation" und damit als eine zentrale Kategorie gesellschaftlicher (und eben nicht nur individueller) Lagebestimmung. Der Begriff spiegelt den Anspruch auf Zugang und Partizipation an den grundlegenden öffentlichen Gütern wider, unabhängig vom Lebensalter. Dennoch zeigt der DEAS 2017 (Huxold et al., 2019), dass die Zahl (nicht die Prävalenz von Einsamkeit) der einsamen Menschen im Alter hierzulande zunimmt und verweist der Freiwilligensurvey (2014; Bundesministerium für Familie, Senioren, Frauen und Jugend, 2016) darauf, dass die Engagementquote der ab 65-Jährigen mit 34 % im Vergleich zu anderen Altersgruppen die niedrigste ist. Die vier wichtigsten Engagementbereiche älterer Menschen sind der soziale Bereich, Sport und Bewegung, Kultur und Musik sowie Kirche und Religion. Der Freiwilligensurvey verweist darauf, dass **Teilhabe- und Engagementdefizite** älterer Menschen in vielen Fällen nicht auf ein individuelles Rückzugsbedürfnis, sondern vielmehr auf unzureichende Teilhabemöglichkeiten und Altersbilder, die Verluste akzentuieren, zurückgehen (Bundesministerium für Familie, Senioren, Frauen und Jugend, 2016).

Soziale Isolierung beschreibt, keine oder nur wenige soziale Kontakte zu haben, **Einsamkeit** setzt voraus, dass sich Betroffene selber ausgeschlossen fühlen. So können Menschen isoliert sein, ohne sich einsam zu fühlen, oder auch viele soziale Kontakte haben und sich dennoch alleine fühlen. Mit sozialer Isolation und Einsamkeit wird eine Vielzahl von psychischen sowie physischen Risiken für die Gesundheit verbunden. Metastudien haben nachgewiesen, dass soziale Isolierung mit einem erhöhten Gesundheitsrisiko einhergeht und unter anderem Schlaganfälle und koronare Herzkrankheiten begünstigen kann. Dabei stellt soziale Isolierung ein höheres Sterberisiko als Übergewicht und Bluthochdruck dar. Die Hauptmechanismen für den Effekt von Einsamkeit auf die Gesundheit entstehen über das allgemeine **Gesundheitsverhalten**. So bewegen sich einsame Menschen weniger, ernähren sich schlechter, trinken mehr Alkohol und rauchen häufiger im Vergleich zu nicht einsamen Personen. Diese Verhaltensweisen münden nicht selten in gestörten Schlaf, biologischen Dysregulationen sowie einer negativen sozialen Wahrnehmung (Holt-Lunstad & Smith, 2016).

Die Hamburger Langzeit-Kohortenstudie LUCAS kontrollierte die Wirkungen einer Intervention zum Thema „Aktive Gesundheitsförderung im Alter“. Die Komponenten des Programms bestanden aus Informationen zu den Themen Bewegung, Ernährung, soziale Teilhabe und gesundes Altern. Es ging um die **Stärkung der sozialen Kompetenz** und um **Empowerment** durch Arbeit in Kleingruppen. Zu den Ergebnissen der Interventionsstudie gehört die Erkenntnis, dass Teilnehmende des Programms während des Beobachtungszeitraums 2000 bis 2020 signifikant länger überlebten und auch länger ohne Pflegebedürftigkeit lebten als Personen, die nicht am Programm teilnahmen (Dapp et al., 2023). Ein **sozial eingebundenes Leben** entscheidet mit darüber, ob Menschen im hohen Alter gesund bleiben und gesundheitliche Beeinträchtigungen bewältigen können.

In den kommenden Jahren könnten zunehmend auch **extreme Wetter- und Umweltveränderungen** die Teilhabe von Menschen im Alter einschränken und bestehende Gesundheitsprobleme verstärken oder neue verursachen. Beobachtet werden schon heute Herz-Kreislauf-Probleme, aber auch Mangelernährung und letztlich eine höhere Inanspruchnahme notfallmedizinischer Dienste. Die Belastungen und Einschränkungen durch Hitze werden von Betroffenen z. B. als Trägheit und Abgeschlagenheit, Schlaf- und Konzentrationsprobleme sowie Schwindel und Kopfschmerzen wahrgenommen. Am stärksten gefährdet sind gebrechliche Menschen, wenn sie allein leben, ambulant betreut werden und kognitiv eingeschränkt sind (Becker et al., 2019). Auch solche Veränderungen unserer klimatischen Umwelt müssen bei den Überlegungen zur Gesundheitsförderung und Prävention im Alter zukünftig Beachtung finden.

9.3.3 Angemessene Ernährung

Eine gesunde Ernährung trägt in jedem Lebensalter, aber gerade in den hohen Lebensjahren zu Wohlbefinden und dem Erhalt der Gesundheit bei. So ist eine wichtige Zielsetzung von Gesundheitsförderung und Prävention im hohen Alter die **Förderung eines angemessenen Ernährungsverhaltens**, verbunden mit der Anpassung der Energiezufuhr an den veränderten Bedarf, eine eiweiß-, vitamin- und ballaststoffreiche Nahrungszusammensetzung, einer vielseitigen Lebensmittelzusammenstellung, eine Verteilung der Nahrungsaufnahme auf mehrere Mahlzeiten am Tag und eine ausreichende Flüssigkeitszufuhr.

Eine Studie des Deutschen Instituts für Ernährung zeigt, dass Sport und gezielte Ernährung auch im höheren Alter wichtig sind und mit präventiven Effekten für die Gesundheit im Alter einhergehen. Untersucht wurde an 60 Probanden zwischen 65 und 85 Jahren, welchen Einfluss eine protein- und omega-3-reiche Ernährung in Kombination mit regelmäßiger körperlicher Aktivität auf die Muskelleistung und das Entzündungsaltern hatte. Die Befunde zeigen – insbesondere bei den Männern – eine Verbesserung der Muskelleistung und eine Reduzierung von Entzündungswerten innerhalb der achtwöchigen Intervention (Haß et al., 2023).

Bekannt sind die Folgen von **Übergewicht** im Alter als eine Vorstufe zu Adipositas. Diese ist mit zahlreichen negativen gesundheitlichen Folgen, wie z. B. Störungen des Glukosestoffwechsels, Bluthochdruck, kardiovaskulären Erkrankungen, erhöhtem Risiko bestimmter Krebserkrankungen und einem erhöhten Mortalitätsrisiko assoziiert. Hingegen erscheint ein leichtes Übergewicht im Alter eher unproblematisch, da sich die Befunde häufen, denen zufolge leicht übergewichtige Ältere im Vergleich zu Normalgewichtigen ein anscheinend geringeres Mortalitätsrisiko haben und im Falle des Auftretens von Krankheitsepisoden diese besser bewältigen.

Bekannt ist aber auch, dass gerade für sehr alte Menschen und pflegebedürftige Personen eine Gefahr der Mangelernährung besteht. Dies trifft geschätzt für ca. 15 bis 24 % der selbstständig lebenden Älteren zu und führt zu erhöhter Morbidität, Mortalität und einer geringeren Lebensqualität (Volkert, 2015). Auf Gefahren einer **Unter- oder Mangelernäh-**

rung verweisen neuere Studien, die sich mit präventiven Wirkungen der Ernährung auf kognitive Erkrankungen wie Demenz befassen. Einerseits beeinflusste eine kalorienarme Ernährung die Gesundheit des Hirns positiv und könnte – vor allem, wenn diese im mittleren Alter implementiert wird – präventiv bei Demenz wirken. Andererseits zeigte sich die Gefahr einer Mangelernährung im hohen Alter (Souza Matos et al., 2021). Auch weitere Studien stützen den Kontext von Ernährung und Prävention demenzieller Erkrankungen. Ein höherer Konsum von Lebensmitteln, die einer mediterranen Diät entsprechen, ist mit besseren kognitiven Fähigkeiten im Alter assoziiert. Eine hohe Adhärenz zu einer solchen Diät ist außerdem mit Prävention von Demenz assoziiert, allerdings zeigt sich hier eine geringere Evidenz (Van den Brink et al., 2019).

Wichtig für Gesundheitsförderung und Prävention

Gesundheitsförderung, Prävention und Rehabilitation müssen zu starken Komponenten des Gesundheitssystems werden. Heute ist das System nahezu exklusiv auf die Versorgung von Defiziten bei pflegebedürftigen Menschen ausgerichtet. Benötigt wird ein Paradigmenwechsel hin zur Stärkung der vorhandenen physischen, psychischen und sozialen Ressourcen alter Menschen – auch bei bereits eingeschränkter Gesundheit und Pflegebedürftigkeit.

9.4 Präventionsansätze zur Verminderung von Pflegebedürftigkeit im hohen Alter

Pflegebedürftigkeit ist ein Zustand physischer, psychischer und sozialer Vulnerabilität, der mehrheitlich in den hohen Lebensjahren auftritt. Die gestiegene Lebenserwartung beeinflusst das Risiko des Eintritts von Pflegebedürftigkeit im Lebensverlauf. Zwar verlängert sich die Lebenszeit, die in relativ gutem Gesundheitszustand verbracht wird, dies führt jedoch nicht zu einer zeitlichen Begrenzung von Hilfe- und Pflegebedarf auf einen immer kürzeren Zeitraum vor dem Lebensende (das wegen des Zuwachses an Lebenserwartung später liegt). Dadurch verlängerten sich vor allem in den letzten Jahren sogar die Abschnitte des Lebens mit einem Pflegebedarf.

Hajek et al. (2017) zeigen in einer bevölkerungsbasierten prospektiven Kohortenstudie bedeutsame Prädiktoren von **Pflegebedürftigkeit** im Längsschnitt, die zugleich Ansatzpunkte für Prävention bilden: Demenzielle Erkrankungen, Beeinträchtigungen in der Mobilität und ein höheres Alter sind dabei maßgebliche Faktoren, welche die Wahrscheinlichkeit einer Pflegebedürftigkeit erhöhen. Gellert et al. (2018) befunden in einer prospektiven Kohortenstudie basierend auf Routinedaten der gesetzlichen Kranken- und Pflegeversicherung, dass Alter, Krankenhauseinweisungen und demenzielle Erkrankungen positiv, Muskel-Skelett-Erkrankungen negativ mit Langzeitpflege assoziiert waren. Blüher et al. (2017) konstatieren neben Alter, Krankheitsentwicklungen, sozialen Determinanten, Mobilitätseinschränkungen, Sturzereignissen und Inkontinenz auch psychische Erkrankungen, Aspekte des Wohlbefindens sowie subjektive Gesundheitseinschätzungen als Determinanten von Pflegebedürftigkeit im Alter. Sie zeigen weiter, auf der Basis von Daten der Erstbegutachtungen des Medizinischen Dienstes Berlin-Brandenburg aus dem Jahr 2017, dass von allen Personen mit Erstdiagnose Demenz 97,5 % in einen Pflegegrad eingestuft werden (Blüher et al., 2017). **Demenz** ist damit die häufigste pflegebegründende Diagnose in diesem Datensatz.

Eine **präventive Strategie** zur Vermeidung oder wenigstens Verzögerung von Pflegebedürftigkeit kann darum u.a. auf einer **Beeinflussung kognitiver Abbauprozesse** fokussieren. Empfehlungen richten sich aus pathogenetischer und salutogenetischer Perspektive sowohl auf **medikamentöse Ansätze** – etwa zur Verlangsamung von pathologischen Abbauprozessen – als auch auf nicht medikamentöse Strategien der **Ressourcenstärkung**, wie gezieltes kognitives Training oder die Ermöglichung sozialer Teilhabe.

Soziale Aktivitäten könnten im höheren Lebensalter ein Baustein sein, um Demenz vorzubeugen (Whitehall-II-Studie): Befunde zeigen, dass eine Person, die im Alter von 60 Jahren fast täglich Freunde sieht, 12% weniger wahrscheinlich an Demenz erkrankt als jemand, der nur alle paar Monate einen Freund sieht (Sommerlad et al., 2019). Laut dem Leibniz-Institut für Wirtschaftsforschung (Schmitz & Westphal, 2021) entspricht der **Effekt des Ruhestands** auf das Gedächtnisvermögen etwa der altersbedingten Verschlechterung, die sich zwischen dem 60. und 70. Lebensjahr einstellt. Oder anders ausgedrückt: Der normale kognitive Abbau, den Menschen innerhalb von zehn Jahren erfahren, verdoppelt sich durch die Verrentung noch einmal. Hier könnten ein flexibles Renteneintrittsalter, eine möglichst aktive Gestaltung des Ruhestands und eine strukturierte Einbindung älterer und alter Menschen in gesellschaftliche Bezüge positive Gesundheitsfolgen haben und präventiv den Eintritt einer Pflegebedürftigkeit vermindern.

Soziale Risiken für den Eintritt einer Pflegebedürftigkeit liegen bei alten Menschen auch in **fehlenden engen Beziehungen** (es steigt die Anzahl der Alleinlebenden und die Zahl der kinderlosen Paare nimmt zu) und entsprechend **brüchigen oder nicht vorhandenen Unterstützungspotenzialen**. Diese Defizite bringen mit steigendem Alter – in Zuständen hoher Fragilität – zunehmende Risiken für den Erhalt von Selbstständigkeit mit sich. Empfehlungen richten sich aus einer salutogenetischen Perspektive auf die **Förderung von inter- und intragenerationalen Wohnformen**. Diese sind geeignet, Netzwerke enger und verbindlicher sozialer Beziehungen zu knüpfen. Die hierdurch entstehenden sozialen Ressourcen in Form von Unterstützungspotenzialen und ein erhöhter Aktivitätslevel können gerade bei frühzeitiger Aktivierung funktionale Gesundheit stärken, Selbstständigkeit fördern sowie Hilfeabhängigkeit hinausschieben und zudem helfen, Einsamkeit als gesundheitliches Risiko zu vermeiden.

Zusammenfassung

Ausgehend von einem multidimensionalen Verständnis der Gesundheit im Alter skizziert das Kapitel die zentrale Zielstellung der Gesundheitsförderung und Prävention in den hohen Lebensjahren. Diese umfasst den Erhalt der Selbstständigkeit und Selbstbestimmung, das Wohlbefinden und die Qualität des Lebens im Alter. Das Erreichen von Gesundheit im Alter ist von den Verhältnissen der klimatischen, sozialen oder gesundheitspolitischen Umwelt ebenso abhängig wie von den lebenslangen Verhaltensweisen alt gewordener Menschen und den Lebensereignissen, die im hohen Alter bewältigt werden müssen. Anhand empirischer Befunde wird gezeigt, dass spezifische Maßnahmen der Gesundheitsförderung und Prävention, u.a. in den Bereichen körperliche und geistige Aktivität, soziale Teilhabe oder Ernährung, auch in den hohen Lebensjahren die Entwicklung der Gesundheit beeinflussen, auch dann, wenn alte Menschen bereits von körperlichen und geistigen Einschränkungen betroffen sind.

Diskussionsanregung

- Wo liegen Ansätze für den Abbau gesundheitlicher Ungleichheit im Lebensverlauf?
- Welche Maßnahmen könnten präventiv getroffen werden, um die Auswirkungen der Klimaveränderungen für alte, gesundheitlich vulnerable Menschen einzudämmen?
- Welche gesundheitsförderlichen Maßnahmen können Menschen mit Demenz unterstützen, damit diese ihre Selbstständigkeit möglichst lange behalten?

Literatur

Becker, C., Herrmann, A., Haefeli, W.E., Rapp, K. & Lindemann, U. (2019). Neue Wege zur Prävention gesundheitlicher Risiken und der Übersterblichkeit von älteren Menschen bei extremer Hitze. *Bundesgesundheitsblatt Gesundheitsforschung Gesundheitsschutz, 62*, 565–570. https://doi.org/10.1007/s00103-019-02927-9

Blüher, S., Schnitzer, S. & Kuhlmey, A. (2017). Der Zustand Pflegebedürftigkeit und seine Einflussfaktoren im hohen Lebensalter. In K. Jacobs, A. Kuhlmey, S. Greß, J. Klauber & A. Schwinger (Hrsg.), *Pflegereport 2017 – Schwerpunkt: Die Versorgung der Pflegebedürftigen* (S. 3–11). Schattauer.

Bundesministerium für Familie, Senioren, Frauen und Jugend (BMFSFJ). (2016). *Freiwilliges Engagement in Deutschland. Der Deutsche Freiwilligensurvey 2014*. Verfügbar unter https://www.bmfsfj.de/resource/blob/93916/527470e383da76416d6fd1c17f720a7c/freiwilligensurvey-2014-langfassung-data.pdf

Dapp, U., Minder, C.E., Neumann, L., Golgert, S., Vinyard, D., Thiem, U. & von Renteln-Kruse, W. (2023). Prävention im Alter: Lohnt sich das noch? Langzeiteffekte des Programms Aktive Gesundheitsförderung im Alter zu Pflegebedürftigkeit und Mortalität über 20 Jahre in der Longitudinalen Urbanen Cohorten-Alters-Studie (LUCAS). In P. Bröckerhoff, R. Kaspar, S. Hansen & C. Woopen (Hrsg.), *Normenwandel in der alternden Gesellschaft* (Schriften zu Gesundheit und Gesellschaft, Bd. 7, S. 37–52). Springer.

Fries, J.F., Bruce, B. & Chakravarty, E. (2011). Compression of morbidity 1980–2011: a focused review of paradigms and progress. *Journal of Aging Research, 2011*, 261702. https://doi.org/10.4061/2011/261702

Gellert, P., Eggert, S., Zwillich, C., Hörter, S., Kuhlmey, A. & Dräger, D. (2018). Long-term care status in centenarians and younger cohorts of oldest old in the last 6 years of life: trajectories and potential mechanisms. *Journal of the American Medical Directors Association, 19*(6), 535–540. https://doi.org/10.1016/j.jamda.2018.02.010

Hajek, A., Brettschneider, C., Ernst, A., Posselt, T., Mamone, S., Wiese, B., Wexerer, S., Werle, J., Pentzek, M., Fuchs, A., Stein, J., Luck, T., Bickel, H., Mösch, E., Kleineidam, L., Heser, K., Maier, W., Scherer, M., Riedel-Heller, S.G. & König, H.H. (2017). Einflussfaktoren auf die Pflegebedürftigkeit im Längsschnitt. *Gesundheitswesen, 79*(2), 73–79.

Haß, U., Heider, S., Kochlik, B., Herpich, C., Pivovarova-Ramich, O. & Norman, K. (2023). Effects of exercise and Omega-3-supplemented, high-protein diet on inflammatory markers in serum, on gene expression levels in PBMC, and after ex vivo whole-blood LPS stimulation in old adults. *International Journal of Molecular Sciences, 24*(2), 928. https://doi.org/10.3390/ijms24020928

Heidemann, C., Scheidt-Nave, C., Beyer, A.-K., Baumert, J., Thamm, R., Maier, B., Neuhauser, H., Fuchs, J., Kuhnert, R. & Hapke, R. (2021). Gesundheitliche Lage von Erwachsenen in Deutschland – Ergebnisse zu ausgewählten Indikatoren der Studie GEDA 2019/2020-EHIS. *Journal of Health Monitoring, 6*(3), 3–27.

Holt-Lunstad, J. & Smith, T.B. (2016). Loneliness and social isolation as risk factor for CVD: Implications for evidence-based patient care and scientific inquiry. *Heart, 102*(13), 987–989. https://doi.org/10.1136/heartjnl-2015-309242

Huxhold, O., Engstler, H. & Hoffmann, E. (2019, Mai). *DZA-Fact Sheet. Entwicklung der Einsamkeit bei Menschen im Alter von 45 bis 84 Jahren im Zeitraum von 2008 bis 2017*. Berlin: Deutsches Zentrum für Altersfragen. Verfügbar unter https://www.dza.de/fileadmin/dza/Dokumente/Fact_Sheets/Fact_Sheet_Einsamkeit_2019_05_16_Internet.pdf

Kohli, M., Kühnemund, H., Motel-Klingebiel, A. & Szydlik, M. (2005). Soziale Ungleichheit. In M. Kohli & H. Kühnemund (Hrsg.), *Die zweite Lebenshälfte. Gesellschaftliche Lage und Partizipation im Spiegel des Alters-Survey* (S. 318–336). VS Verlag für Sozialwissenschaften.

Krämer, W. (1999). Hippocrates und Sisyphus – die moderne Medizin als das Opfer ihres eigenen Erfolges. In W. Kirch & H. Kliemt (Hrsg.), *Rationierung im Gesundheitswesen* (Bd. 61, S. 389–393). Roderer.

Kukull, W.A., Higdon, R., Bowen, J.D., McCormick, W.C., Teri, L., Schellenberg, G.D., van Belle, G., Jolley, L. & Larson, E.B. (2002). Dementia and Alzheimer disease incidence: a prospective cohort study. *Archives of Neurology, 59*(11), 1737–1746. https://doi.org/10.1001/archneur.59.11.1737

Lisko, I., Kulmala, J., Annetorp, M., Ngandu, T., Mangialasche, F. & Kivipelto, M. (2021). How can dementia and disability be prevented in older adults: where are we today and where are we going? *Journal of Internal Medicine, 289*(6), 807–830. https://doi.org/10.1111/joim.13227

Mayer, K.U. & Wagner, M. (2010). Lebenslagen und soziale Ungleichheit im hohen Alter. In U. Linden-

berg, J. Smith, K.U. Mayer & P.B. Baltes (Hrsg.), *Die Berliner Altersstudie* (S. 275–300). Akademie Verlag.
Motel-Klingebiel, A., Wurm, S., Huxhold, O. & Tesch-Römer, C. (2010). Wandel von Lebensqualität und Ungleichheit in der zweiten Lebenshälfte. In A. Motel-Klingebiel, S. Wurm & C. Tesch-Römer (Hrsg.), *Altern im Wandel* (S. 61–89). Kohlhammer.
Ožić, S., Vasiljev, V., Ivković, V., Bilajac, L. & Rukavina, T. (2020). Interventions aimed at loneliness and fall prevention reduce frailty in elderly urban population. *Medicine, 99*(8), e19145. https://doi.org/10.1097/MD.0000000000019145
Pohlmann, S. (2022). Diversität und Gestaltbarkeit von Gesundheit und Krankheit im Alter. In R. Haring (Hrsg.), *Gesundheitswissenschaften* (Springer Reference Pflege – Therapie – Gesundheit, S. 513–521). Springer.
Saß, A.C., Lange, C., Finger, J.D., Allen, J., Born, S., Hoebel, J., Kuhnert, R., Müters, S., Thelen, J., Schmich, P., Varga, M., von der Lippe, E., Wetzstein, M. & Ziese, T. (2017). Gesundheit in Deutschland aktuell – Neue Daten für Deutschland und Europa Hintergrund und Studienmethodik von GEDA 2014/2015-EHIS. *Journal of Health Monitoring, 2*(1), 83–90.
Schmitz, H. & Westphal, M. (2021). *The dynamic and heterogeneous effects of retirement on cognitive decline* (Ruhr Economic Papers, no. 918). Available from https://www.econstor.eu/bitstream/10419/251582/1/1796396648.pdf
Schütze, Y. (2012). Soziale Ungleichheit im Alter. In P. Graf Kielmansegg & H. Häfner (Hrsg.), *Alter und Altern. Wirklichkeiten und Deutungen* (S. 115–123). Springer.
Sommerlad, A., Sabia, S., Singh-Manoux, A., Lewis, G. & Livingston, G. (2019). Association of social contact with dementia and cognition: 28-year follow-up of the Whitehall II cohort study. *PLoS Med, 16*(8), e1002862. https://doi.org/10.1371/journal.pmed.1002862
Souza Matos, M., Platt, B. & Delibegović, M. (2021). Effects of dietary restriction on metabolic and cognitive health. *Proceedings of the Nutrition Society, 80*(2), 126–138. https://doi.org/10.1017/S0029665120007910
Tsai, F.J. & Shen, S.W. (2022). Concepts of dementia prevention in the health promotion among older adults: a narrative review. *Medicine, 101*(50), e32172. https://doi.org/10.1097/MD.0000000000032172
Van den Brink, A.C., Brouwer-Brolsma, E.M., Berendsen, A.A. M. & van de Rest, O. (2019). The Mediterranean, Dietary Approaches to Stop Hypertension (DASH), and Mediterranean-DASH Intervention for Neurodegenerative Delay (MIND) Diets are associated with less cognitive decline and a lower risk of Alzheimer's disease – a review. *Advances in Nutrition, 10*(6), 1040–1065. https://doi.org/10.1093/advances/nmz054
Volkert, D. (2015). *Ernährung im Alter* (Praxiswissen Gerontologie und Geriatrie kompakt, Bd. 4). De Gruyter. https://doi.org/10.1515/9783110346497
World Health Organization (WHO). (2020, November). *WHO guidelines on physical activity and sedentary behaviour*. Geneva: World Health Organization. Available from https://www.who.int/publications/i/item/9789240015128
Zimmermann, J., Brijoux, T. & Zank, S. (2022). *Erkrankungen, Pflegebedürftigkeit und subjektive Gesundheit im hohen Alter* (D80+ Kurzberichte, 3). Köln: Bundesministerium für Familie, Senioren, Frauen und Jugend; Universität zu Köln, Cologne Center for Ethics, Rights, Economics, and Social Sciences of Health (ceres); Deutsches Zentrum für Altersfragen. Verfügbar unter https://ceres.uni-koeln.de/fileadmin/user_upload/Bilder/Dokumente/NRW80plus_D80plus/20220110_D80__Kurzbericht_Nummer_3-Erkrankungen-Pflegebeduerftigkeit-Gesundheit_Jan2022.pdf

Lese- und Medienempfehlung zur Vertiefung

Blüher, S., Schnitzer, S. & Kuhlmey, A. (2017). Der Zustand Pflegebedürftigkeit und seine Einflussfaktoren im hohen Lebensalter. In K. Jacobs, A. Kuhlmey, S. Greß, J. Klauber & A. Schwinger (Hrsg.), *Pflegereport 2017 – Schwerpunkt: Die Versorgung der Pflegebedürftigen* (S. 3–11). Schattauer.
Dapp, U., Minder, C.E., Neumann, L., Golgert, S., Vinyard, D., Thiem, U. & von Renteln-Kruse, W. (2023). Prävention im Alter: Lohnt sich das noch? Langzeiteffekte des Programms Aktive Gesundheitsförderung im Alter zu Pflegebedürftigkeit und Mortalität über 20 Jahre in der Longitudinalen Urbanen Cohorten-Alters-Studie (LUCAS). In P. Bröckerhoff, R. Kaspar, S. Hansen & C. Woopen (Hrsg.), *Normenwandel in der alternden Gesellschaft* (Schriften zu Gesundheit und Gesellschaft, Bd. 7, S. 37–52). Springer.
Lisko, I., Kulmala, J., Annetorp, M., Ngandu, T., Mangialasche, F. & Kivipelto, M. (2021). How can dementia and disability be prevented in older adults: where are we today and where are we going? *Journal of Internal Medicine, 289*(6), 807–830. https://doi.org/10.1111/joim.13227

Prävention somatischer Störungen und Krankheiten

10 Prävention von Herz-Kreislauf-Krankheiten

Bernhard Haring und Michael Böhm

Überblick

- Welche Pathophysiologie liegt kardiovaskulären Erkrankungen zugrunde?
- Wie bestimmt sich das globale Risiko eines Patienten?
- Wie sehen moderne Strategien der Primär- und Sekundärprävention aus?

10.1 Epidemiologie kardiovaskulärer Erkrankungen

Kardiovaskuläre Erkrankungen gehören zu den häufigsten Todesursachen sowohl in den westlichen Industrienationen als auch in den Schwellenländern. Das chronische Koronarsyndrom, der akute Myokardinfarkt und die Herzinsuffizienz stellen nach wie vor in Deutschland die häufigsten Todesursachen bei Männern und auch bei Frauen dar. Die den kardiovaskulären Erkrankungen zugrunde liegende Ursache sind meist Veränderungen der Gefäßwand (Ablagerung von Fetten, vermehrtes Zellwachstum mit Bindegewebe und Kalkbildung), die unter dem Begriff Atherosklerose subsummiert werden. Trotz wesentlicher Fortschritte in Diagnostik und Therapie verstirbt weiterhin ein Großteil der Patienten vorzeitig an kardiovaskulären Erkrankungen. Die mit einer verbesserten Therapie einhergehende steigende Morbidität führt zu einer erheblichen sozioökonomischen Belastung.

Wichtig für Gesundheitsförderung und Prävention

Die hohe Inzidenz und Prävalenz kardiovaskulärer Erkrankungen in den Industrienationen korreliert eng mit den Lebensverhältnissen und sozialen und ökonomischen Bedingungen. Die Kontrolle kardiovaskulärer Risikofaktoren führt zu einer verminderten Morbidität und Mortalität insbesondere bei Patienten mit bekannter oder noch unentdeckter koronarer Herzerkrankung.

10.2 Das kardiovaskuläre Kontinuum

Die Atherosklerose ist eine progressiv-fortschreitende, multifaktorielle, chronisch-entzündliche Erkrankung, der in der Regel eine Schädigung der das Gefäß auskleidenden Zellschicht (Endothel genannt) zugrunde liegt. **Kardiovaskuläre Risikofaktoren** wie arterielle Hypertonie (Bluthochdruck), Diabetes mellitus (Zuckerkrankheit), Hyperlipidämie (Fettstoffwechselstörung), Nikotin aber auch Lebensalter und männliches Geschlecht führen durch eine mechanische und/oder toxische **Schädigung der Endothelzellschicht** zu einem vermehrten Einwandern von Entzündungszellen, Makrophagen und zu einer Ansammlung von Lipiden in der Gefäßwand. Das nachfolgende Wachstum von glatten Gefäßmuskelzellen trägt schließlich zur Entstehung einer atherosklerotischen Plaque bei. Bereits im frühen Kindesalter lassen sich bei entsprechendem Risikoprofil bereits sogenannte „fatty streaks“ nachweisen, aus denen im Laufe der Zeit eine stenosierende Lumeneinengung der Gefäße resultieren kann. Die klinischen Manifestationsformen der Atherosklerose sind am Herzen die **koronare Herzkrankheit** (KHK), die zu Angina pectoris, Herzinfarkt und Herzinsuffizienz führt (Abbildung 10-1). Weitere Organmanifestationen sind der **ischämische Schlaganfall** (Apoplex), die **periphere arterielle Verschlusskrankheit** (pAVK), das **Aortenaneurysma** (Aufweitung der Hauptschlagader) und die **Nierenarterienverengung** (Stenose). Zahlreiche Interventionsstudien haben gezeigt, dass die verschiedenen Therapieformen der beschriebenen Erkrankungen nicht nur kardiale Ereignisse, sondern auch nicht kardiale Ereignisse wie Schlaganfall und pAVK positiv beeinflussen.

Wichtig für Gesundheitsförderung und Prävention

Die Initiierung präventiver Maßnahmen ergibt sich nicht mehr allein aus dem Risiko für ein kardiales Ereignis, sondern berücksichtigt insgesamt ein erhöhtes Risiko für ein vaskuläres Geschehen. Präventive Maßnahmen führen demnach nicht nur zu einer Reduktion der koronaren Herzkrankheit, sondern in ähnlichem Ausmaße auch zu einer Reduktion von Schlaganfällen und pAVK.

Als wesentliche, **unabhängige Risikofaktoren** für einen beschleunigten Verlauf der Atherosklerose gelten die arterielle Hypertonie, Diabetes mellitus, Nikotinabusus und Lipidstoffwechselstörungen (erhöhtes Gesamt- und LDL-

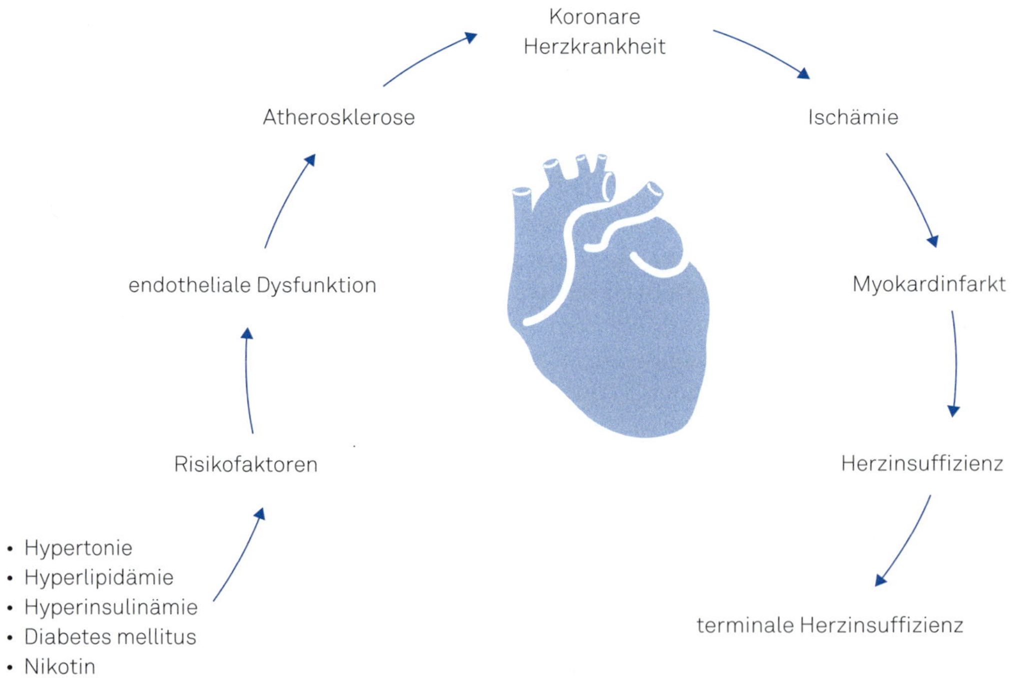

Abbildung 10-1: Kardiovaskuläres Kontinuum. Kardiale Risikofaktoren führen durch mechanische und chemische Alteration der gefäßauskleidenden Endothelzellschicht zur endothelialen Dysfunktion, dem frühesten pathomorphologischen Korrelat der Atherosklerose. Im weiteren Verlauf kommt es zu einer Manifestation einer (stenosierenden) koronaren Herzerkrankung mit Durchblutungsstörungen (Ischämie) und häufig Herzinfarkt. Die Entwicklung einer ischämischen Herzschwäche (Herzinsuffizienz) mit dem Endstadium, der terminalen Herzinsuffizienz, stellt den Endpunkt des Kontinuums dar.

Cholesterin, erniedrigtes HDL-Cholesterin). Neben diesen beeinflussbaren, klassischen Risikofaktoren existieren weitere, **nicht beeinflussbare Risikofaktoren** wie Lebensalter, männliches Geschlecht und genetische Disposition, die einen erheblichen Einfluss auf das Entstehen einer Atherosklerose haben. Darüber hinaus existiert eine weitere Zahl von **prädisponierenden Risikoindikatoren**. Hierzu zählen Adipositas, mangelnde körperliche Aktivität, psychosoziale Faktoren und ethnische Charakteristika. Unter den neueren identifizierten kardiovaskulären Risikoindikatoren sticht die **„Klonale Hämatopoese von unbestimmtem Potenzial“** (CHIP) hervor. Diese ist als das Auftreten von erworbenen Mutationen ausgewählter Gene in der DNA von Blut- oder Knochenmarkzellen definiert und ist mit einem erhöhten Risiko für die Entwicklung einer hämatologischen Neoplasie als auch einer kardiovaskulären Erkrankung assoziiert. Inwieweit das mit CHIP assoziierte kardiovaskuläre Risiko beeinflussbar ist, ist Gegenstand aktueller Forschung.

Eine effektive präventive Therapiestrategie muss zunächst sowohl die **Patienten identifizieren**, die ein hohes Risiko für das Entstehen einer Atherosklerose haben, als auch die Patienten, die bereits eine manifeste Atherosklerose haben, ohne hiervon zu wissen. Diese Patienten müssen über ihr Risiko informiert und aufgeklärt werden, um eine Sensibilisierung für die Erkrankung zu erreichen. Der weitere Schwerpunkt einer präventiven Therapie muss auf der **Einstellung der beeinflussbaren Risikofaktoren** liegen.

10.3 Risikostratifizierung

Die Komplexität atherogener Risikofaktoren macht eine effektive Primär- und Sekundärprävention der koronaren Herzkrankheit schwierig. In den letzten Jahren wurden basierend auf großen epidemiologischen Studien **(Framingham-Studie, Procam-Studie)** Risikobewertungsstrategien entwickelt, die für jeden individuellen Patienten aufgrund der Gesamtheit der vorliegenden Risikofaktoren ein prädiktives **Risikoprofil** erstellen.

Wichtig für Gesundheitsförderung und Prävention

Die Erfassung des **individuellen Risikoprofils** eines jeden Patienten ist der erste Schritt in der Primärprävention und leitet die nachfolgende Therapiestrategie, da basierend auf dem individuellen Risikoprofil eine mehr oder weniger intensivierte Prävention erfolgen muss.

Nach den Daten der MRFIT-Studie (Multiple Risk Factor Intervention Trial) und der Nurses Health Study (Stamler et al., 1986; Stampfer et al., 2000) machen die Hauptrisikofaktoren über 80 % des Risikos für eine vorzeitige Manifestation einer KHK aus. Die „Interheart“-Studie konnte darüber hinaus zeigen, dass die bekannten Risikofaktoren zu 90 % für den akuten Herzinfarkt verantwortlich sind (Yusuf et al., 2004).

Die **Leitlinien** zur Prävention kardiovaskulärer Erkrankungen basieren auf der Bestimmung des absoluten Risikos, in den nächsten zehn Jahren ein kardiales Ereignis wie Myokardinfarkt oder kardialen Tod zu erreichen (s. a. https://www.escardio.org). Das globale Risiko eines Patienten lässt sich mit verschiedenen Risk Scores errechnen (z. B. dem **Framingham Risk Score** oder dem **Procam Score**) (Assmann et al., 2002; D’Agostino et al., 2001). Problematisch sind diese **Score-Systeme** in dem Sinne, dass sie prinzipiell nur bei der Bevölkerungsgruppe angewendet werden dürfen, die in der zugrunde liegenden Studie untersucht wurde. So hat sich gezeigt, dass der Framingham Risk Score das kardiovaskuläre Risiko bei Patienten in Europa überschätzt (Hense et al., 2003). In Europa hat sich deshalb der **SCORE** sowie, in der verfeinerten Version, der **SCORE2** durchgesetzt (https://www.escardio.org), der auf den Ergebnissen zahlreicher, prospektiver europäischer Studien basiert. In das SCORE-System gehen die folgenden Risikofaktoren ein: Alter, Geschlecht, Nikotinabusus, systolischer Blutdruck und Gesamtcholesterin. Die einzelnen Risikofaktoren werden basierend auf den epidemiologischen Daten unterschiedlich und anhand von Länderlisten gewichtet und anhand der Gesamtsumme einer Risikogruppe zugeordnet. Vorteile dieses Modells sind vor allem die länderspezifische Übertragbarkeit und die Berücksichtigung der heterogenen kardiovaskulären Mortalität innerhalb der europäischen Bevölkerung (niedriges Risiko in Deutschland, Belgien, Frankreich, Griechenland, Italien, Luxemburg, Spanien, Schweiz, Portugal; hohes Risiko u. a. in Osteuropa). Ein zentrales Element dieses Systems ist die Angabe einer **absoluten 10-Jahres-Wahrscheinlichkeit** für ein tödliches kardiovaskuläres Ereignis. Durch die Verwendung des Endpunkts „tödliches Ereignis" liegt die Schwelle für ein hohes Risiko bei ≥ 5 %.

Es existieren **vier Risikokategorien**:

1. **sehr hohes Risiko:** Patienten mit diagnostizierter KHK oder kardiovaskulären Erkrankungen im Bereich des Gehirns (Schlaganfall und transitorische ischämische Attacke [TIA]) und der übrigen Gefäße (Plaques der Arteria carotis, Aortenaneurysma, periphere arterielle Verschlusskrankheit). Hierzu gehören aber auch Patienten mit schwerer chronischer Niereninsuffizienz (glomeruläre Filtrationsrate [GFR] < 30 ml/min/1,73 m^2), Diabetes mellitus mit Organschaden wie Proteinurie oder zusätzlich einem bedeutenden Risikofaktor wie Rauchen oder deutlicher Hypercholesteriämie oder deutlicher Hypertonie sowie Patienten mit einem SCORE ≥ 10 %.
2. **hohes Risiko:** Patienten mit deutlich erhöhten einzelnen Risikofaktoren, die meisten anderen Patienten mit Diabetes mellitus ohne Organschaden oder bedeutende zusätzliche Risikofaktoren, mittelschwere chronische Niereninsuffizienz (GFR 30–59 ml/min/1,73 m^2) oder einem absoluten Risiko von ≥ 5 % bis < 10 % nach SCORE, innerhalb der nächsten zehn Jahre ein tödliches kardiovaskuläres Ereignis zu erleiden.
3. **mittleres Risiko:** Patienten mit einem SCORE-Risiko von ≥ 1 % bis < 5 % für ein tödliches kardiovaskuläres Ereignis in den nächsten zehn Jahren.
4. **niedriges Risiko:** SCORE < 1 %.

10.4 Primär- und Sekundärprävention kardiovaskulärer Erkrankungen

Eine präventive Strategie ist dann am effektivsten, wenn sie den Patienten zugutekommt, die das höchste Risiko für eine kardiovaskuläre Erkrankung haben. Nach den europäischen Leitlinien sollte die Priorität für strenge Präventionsstrategien vor allem bei folgenden Patientengruppen liegen:

- Patienten mit KHK, pAVK und zerebrovaskulären atherosklerotischen Erkrankungen,
- asymptomatische Patienten mit einem hohen/sehr hohen Risiko für atherosklerotische kardiovaskuläre Erkrankungen. Dies umfasst im einzelnen Patienten mit multiplen Risikofaktoren und einem 10-Jahres-Risiko für ein tödliches kardiovaskuläres Ereignis von ≥ 5 %, Patienten mit einzelnen, isoliert ausgeprägten Risikofaktoren (Gesamtcholesterin > 320 mg/dl, LDL-Cholesterin > 240 mg/dl, arterielle Hypertonie ≥ 180/110 mmHg) sowie Typ-II-Diabetiker und
- Verwandte von Patienten mit frühzeitiger kardiovaskulärer Erkrankung.

In der klinischen Praxis gestaltet sich die Umsetzung von Leitlinien zur kardiovaskulären Prävention schwierig. Im Vordergrund steht die Änderung von ungesunden Lebensgewohnheiten, die dem Patienten aufgezeigt und vermittelt werden müssen. Dabei besteht eine große Kluft zwischen theoretisch implementierten Leitlinien und der Vermittlung der Inhalte durch den Arzt. Zwingende Voraussetzung zur praktischen Umsetzung ist eine **gefestigte Beziehung zwischen Arzt und Patient**. Die Vermittlung des Zusammenhangs von Verhaltensweisen, Gesundheit und Krankheit nimmt einen wichtigen Stellenwert ein. Der Patient sollte **Risikofaktoren bei sich selbst erkennen** können und gemeinsam mit dem Arzt Strategien entwickeln, diese zu verändern.

10.4.1 Nikotinkarenz

Der **atherogene Effekt** von Nikotin wird führend über eine Hyperfibrinogenämie und eine vermehrte Thrombozytenaktivierung mit erheblicher Steigerung der Thrombogenität vermittelt. Dazu kommt es durch Nikotin zu einer Sympathikusaktivierung und einer Senkung des HDL-Cholesterins.

Wichtig für Gesundheitsförderung und Prävention

Die tägliche Menge an Zigaretten und die Anzahl der Jahre korrelieren eng mit dem Risiko für eine Atherosklerose. Kommt es zu einem akuten Myokardinfarkt, ist die Mortalität bei Rauchern etwa doppelt so hoch. Die kardiovaskuläre Gesamtmortalität liegt bei Rauchern ca. 60–70 % über der von Nichtrauchern.

Sowohl bei der Primärprävention als auch in der Sekundärprävention muss das Ziel die **absolute Nikotinkarenz** sein. Der Konsum von elektronischen Zigaretten oder Shisha anstelle des konventionellen Rauchens wird nicht empfohlen. Therapeutisch stehen eine Reihe validierter Raucherentwöhnungsprogramme zur Verfügung, die zu Beginn der Therapie durch eine Nikotinersatztherapie in Form von Nikotinpflastern oder eine medikamentöse Therapie (z. B. Bupropion, Vareniclin) unterstützt werden können. Der Einsatz von E-Zigaretten als Nikotinersatz zur Raucherentwöhnung kann in Kombination mit anderen Verhaltensmaßnahmen sinnvoll sein.

10.4.2 Gesundheitsbewusste Ernährung und Gewichtsreduktion

Ein gesundes Gewicht entspricht einem Body-Mass-Index (BMI) von > 20,0 und < 25,0 kg/m^2. Länderspezifische Unterschiede in der Ernährungsweise erklären einen Teil der regionenspezifischen Prävalenz und Inzidenz kardiovaskulärer Erkrankungen. Eine gesunde Ernährung ist ein Eckpfeiler in der Prävention kardiovaskulärer Erkrankungen. Der **mediterranen Diät**, aber auch anderer Diätweisen (z. B. nach den „Dietary Approaches to Stop Hypertension [DASH]) kommt eine Schlüsselrolle zu. Eine **gesunde Ernährung** vermindert durch Gewichtsreduktion, Senkung des arteriellen Blutdrucks und eine verbesserte Stoffwechsellage (Lipide und Glukose) das Risiko für kardiovaskuläre Erkrankungen. Die bevorzugte Aufnahme von Gemüse und Obst sowie von Vollkornprodukten, Fisch und magerem Fleisch ist mit einer Reduktion sowohl von kardiovaskulären Ereignissen als auch von Malignomen (insbesondere des Kolonkarzinoms) verbunden. Nach den gegenwärtigen Empfehlungen sollten Nahrungsmittel reich an ungesättigten Fettsäuren gegenüber gesättigten Fetten bevorzugt werden, sodass der Gesamtanteil der bezogenen Energie aus gesättigten Fetten weniger als 10 % der Gesamtenergieaufnahme beträgt. Die maximale Salzaufnahme sollte weniger als 5 g/Tag betragen. Der Konsum von zuckerhaltigen Getränken oder auch von Getränken mit künstlich versetzten Süßstoffen sollte weitestgehend eingeschränkt werden.

Eine Gewichtsreduktion bei Patienten mit einem BMI von über 25 kg/m^2 muss angestrebt werden, da ein vermehrter **abdominaler Fettanteil** mit einem erhöhten Atheroskleroserisiko sowie gesteigerter Morbidität verbunden ist. DieGewichtsreduktion sollte langsam und konstant über eine Lebenstilmodifikation erfolgen, um sogenannte Jo-Jo-Effekte zu vermeiden. Unter den vielversprechendsten aktuellen medikamentösen Substanzgruppen zur dauerhaften Gewichtskontrolle sind insbesondere die

Glucagon-like-Peptide-1-Rezeptoragonisten (GLP-1-Rezeptor-Agonisten) zu nennen, die neben ihrer antidiabetogenen Wirkung eine deutliche Gewichtsreduktion erreichen. Die Wirkstoffe, Semaglutide als auch Tirzepatide, sind aktuell als aussichtsreichste Kandidaten zu nennen. Einschränkend ist, dass eine medikamentöse Gewichtsreduktion mit einer Lebensstilmodifikation einhergehen muss, da ansonsten bei Therapieabsetzen mit einem deutlichen Wiederanstieg des Gewichts zu rechnen ist. Die Langzeitfolgen dieser Therapieformen lassen sich aktuell noch nicht abschätzen. Chirurgische Maßnahmen zur Gewichtsreduktion sind nur bei Adipositas per magna mit begleitender engmaschiger psychosozialer Betreuung indiziert (vergleiche auch Kap. 14).

10.4.3 Moderater Alkoholkonsum

Beobachtungsstudien suggerieren, dass moderater Alkoholgenuss mit einem geringeren kardiovaskulären Risiko assoziiert ist, wobei die Evidenz für eine klare Empfehlung nicht ausreichend ist. Gegenwärtig geht man davon aus, dass antioxidative Reaktionen, die Erhöhung des HDL-Cholesterins sowie antithrombotische und vasodilatierende Prozesse mögliche protektive Effekte erklären, wobei diese von den Einflüssen eines generell gesunden Lebensstils schwer zu trennen sind. In der Literatur wurden die Inhaltsstoffe des Rotweins mit einer Gefäßwandprotektion in Verbindung gebracht. Das sogenannte „french paradox" beschreibt die Beobachtung, dass trotz annährend gleichverteiltem Fettanteil in der Ernährung, Franzosen eine etwa auf die Hälfte reduzierte Sterblichkeit im Vergleich zu Amerikanern haben. Offensichtlich spielt dabei der Rotweinkonsum eine entscheidende Rolle (Criqui & Ringel, 1994). Ob und inwieweit einzelne Inhaltsstoffe des Rotweins eine Rolle spielen (Rosenkranz et al., 2002), müssen weitere Untersuchungen zeigen. Jedenfalls nimmt mit steigendem Alkoholkonsum (> 30 g/Tag) das Risiko für Hypertonie, Herzinsuffizienz, Schlaganfall und plötzlichem Herztod zu. Nach den aktuellen Leitlinien sollte der Alkoholkonsum maximal 100 g pro Woche nicht überschreiten.

10.4.4 Vermeidung der arteriellen Hypertonie

Die akute oder chronische Erhöhung des Blutdrucks führt zu **Endorganschäden an Nieren, Herz, Gehirn** sowie an den großen und kleinen Gefäßen. Bereits bei Vorliegen einer milden arteriellen Hypertonie besteht ein um ein Vielfaches erhöhtes Risiko für eine KHK und ein bis zu 4-fach erhöhtes Risiko für einen Myokardinfarkt. Aus der Framingham-Studie ist eine fast lineare Beziehung zwischen Blutdruck und kardiovaskulär bedingter Mortalität bekannt (Stokes et al., 1989). Die **hypertensive Herzerkrankung** als kardiale Folge der chronischen Hypertonie umschreibt die Summe und Interaktionen kardialer Organmanifestationen. Hierzu zählen vor allem die Zunahme der Herzmuskeldicke **(Myokardhypertrophie)** und die Veränderungen der kleinen Gefäße am Herzen **(koronare Mikroangiopathie)**. Im Gegensatz zur koronaren Makroangiopathie (Veränderung der großen Gefäße) wird die Mikroangiopathie im koronaren und peripheren Gefäßsystem als eine hypertoniespezifische Folge angesehen.

Eine arterielle Hypertonie liegt vor, wenn die Blutdruckwerte regelmäßig unter Alltagsbedingungen > 140/90 mmHg betragen. Nach den aktuellen Leitlinien der Fachgesellschaften sollte der **Zielblutdruck** in der Primärprävention bei < 140/90 mmHg liegen. Der kardiovaskuläre Nutzen einer intensivierten Blutdruckreduktion auf < 130/80 mmHg muss in ein individualisiertes Therapiekonzept unter Berücksichtigung des Alters (> 80 Jahre), vorbestehender Erkrankungen und Gebrechlichkeit einbezogen werden.

Bei Patienten im Alter zwischen 18 und 79 Jahren mit Blutdruckwerten > 140/90 mmHg besteht die Indikation für eine **pharmakologi-**

Wichtig für Gesundheitsförderung und Prävention

Im Vordergrund der Therapie der arteriellen Hypertonie steht die Lebenstilmodifikation. Die nicht medikamentöse Basisbehandlung der arteriellen Hypertonie in Form einer kochsalzreduzierten, gesunden Diät sowie einer täglichen Ausdauerbelastung und einer begleitenden Reduktion assoziierter Risikofaktoren (Nikotinabusus, Hypercholesterinämie, Adipositas) ist eine notwendige Maßnahme, die einer pharmakologischen Therapie vorausgehen bzw. sie begleiten sollte.

sche Therapie. Sollte eine Vorgeschichte einer kardiovaskulären Erkrankung bereits vorliegen, ist die Indikation strenger zu stellen und ab einem Blutdruck ≥ 130/80 mmHg mit einer Therapie zu beginnen. Für die Pharmakotherapie der arteriellen Hypertonie steht eine Reihe von Substanzklassen zur Verfügung, die eine effektive Blutdrucksenkung bewirken. **Diuretika, Betablocker, ACE-Hemmer, AT_1-Antagonisten und Kalziumantagonisten** stellen die Basis einer antihypertensiven Therapie dar. Im überwiegenden Anteil aller Patienten empfiehlt es sich, bereits bei Therapieinitiierung eine Kominationstherapie aus verschiedenen Substanzklassen anzuwenden. Die Kombinationstherapie ist einer maximierten Monotherapie überlegen, da zum einen durch verschiedene Angriffspunkte der Antihypertensiva eine effektivere Blutdrucksenkung zu erreichen ist, zum anderen bei Dosissteigerungen einer Monotherapie die Nebenwirkungen deutlich vermehrt sind.

10.4.5 Körperliche Aktivität

Angesichts der Zunahme an Tätigkeiten im Sitzen und geringer körperlicher Aktivität schon im Kindesalter sollte in allen Altersgruppen auf eine **ausreichende körperliche Betätigung** geachtet werden. Empfohlen wird – unabhängig vom Alter – für 150 bis 300 Minuten ein gemäßigtes oder für 75 bis 150 Minuten pro Woche ein intensives aerobes Fitnesstraining. Sollte aufgrund körperlicher Gebrechen eine Belastung für 150 Minuten mit moderater Aktivität nicht möglich sein, sollte so viel körperliche Aktivität wie möglich durchgeführt werden. Neben aerobem Fitnesstraining wird Krafttraining zweimal die Woche explizit empfohlen. Bei Patienten mit bevorzugt sitzender Lebensweise und Risikofaktoren oder bestehender koronarer Herzkrankheit, sollte vor Initiierung einer entsprechenden körperlichen Aktivität eine klinische Untersuchung, inklusive Belastungs-EKG, erfolgen. Häufig sind diese Patienten aufgrund von Vorerkrankungen verunsichert und schränken ihre Bewegung ein. Der Anschluss an **Koronarsportgruppen** mit fachkundiger Anleitung und Aufsicht durch einen Arzt ist sinnvoll.

10.4.6 Reduktion der Lipide

Zahlreiche randomisierte, prospektive Studien zur Primär- und Sekundärprävention haben gezeigt, dass eine Reduktion der Blutfette (Lipide) eng mit einer **verminderten Mortalität** korreliert LIPID Study Group, 1998; Packard, 1998; Pekkanen et al., 1990; Sacks et al., 1996; Scandinavian Simvastatin Study Group, 1994). Dies ließ sich unabhängig von Geschlecht, Alter, Begleiterkrankungen und unabhängig von den Cholesterin-Ausgangswerten nachweisen. Interessanterweise profitierten Patienten mit als normal erachteten Cholesterin-Plasmakonzentrationen ebenso wie Patienten mit deutlich erhöhten Werten. Die **Hypercholesterinämie** setzt ebenso wie die arterielle Hypertonie ein differenziertes Vorgehen, basierend auf einer Risikostratifizierung, voraus. Dabei gelten unterschiedliche Lipidzielwerte für Patienten mit hohem und sehr hohem Risiko und für Patienten in Niedrigrisikogruppen. Patienten mit familiär vererbter Hypercholesterinämie stellen eine weitere Gruppe dar, der besonderes Augenmerk geschenkt werden muss. Die familiäre Hypercholesterinämie ist eine autosomal-dominant vererbte genetische Erkrankung mit einer Prävalenz von 1 : 300, die bereits in der heterozygoten Form schwere LDL-Cholesterin Erhöhungen aufweist. Betroffene haben bereits in jungem Alter ein dramatisch erhöhtes Risiko für ein kardiovaskuläres Ereignis. Bei Individuen, die unbehandelt LDL-Cholesterin Werte von > 190 mg/dl aufweisen, oder bei Nichterreichen der Therapieziele trotz Therapie ist an eine familiäre Hypercholesterinämie zu denken, und die Patienten sind an eine Lipid-Spezialsprechstunde anzubinden. Familienmitglieder von Betroffenen sind ebenfalls auf die Lipidwerte zu screenen.

Die Empfehlungen zu Grenzwerten bei Gesamt und LDL-Cholesterin sind nach wie vor Gegenstand zahlreicher Diskussionen. Die Europäische Gesellschaft für Kardiologie hat einen Leitfaden zum Management von Dyslipidämien erstellt. Dabei wird zunächst das individuelle kardiovaskuläre Risiko berechnet und das sich daraus ergebenden Cholesterin-Therapieziel bestimmt. Die Senkung des LDL steht im Zentrum des Lipidmanagement und es gilt der Grundsatz: „lower is better for longer – even at low risk“. Nach den aktuellen Empfehlungen sollte der LDL-Cholesterin-Schwellenwert für eine medikamentöse Therapie bei einem kardiovaskulären Risiko von ≥ 1% bis < 5% unter 100 mg/dl liegen, während bei hohem Risiko (> 5% bis < 10%) ein LDL unter 70 mg/dl anzustreben empfohlen wird. Bei sehr hohem kardiovaskulärem Risiko, d. h. wenn bereits eine manifeste KHK oder ein KHK-Äquivalent vorhanden ist, sollte eine LDL-Senkung auf unter < 55 mg/dl erfolgen. Leider ist häufig der Herzinfarkt oder Schlaganfall die klinische Erstmanifestation einer atherosklerotischen Gefäßerkrankung und es erfolgt oftmals im Rahmen der Spitalsbehandlung die Einleitung einer Lipidtherapie. In diesem Fall ist zusätzlich zu einem LDL-Ziel von < 55 mg/dl das LDL auch um zumindest 50% zu senken. Um dies zu erreichen, ist jedenfalls mit einem Hochdosisstatin (LDL-Senkung ca. 50%) zu beginnen. Bei Individuen mit einem LDL-Ausgangswert > 110 mg/dl wird eine Kombinationstherapie aus Statin und Ezetimib (LDL-Senkung ca. 65%) empfohlen. Sollte auch dies nicht zur Zielwerterreichung führen, ist eine Erweiterung der medikamentösen Therapie um weitere Substanzen (Bempoidinsäure; PCSK9-Hemmer) erforderlich.

Bislang existieren keine speziellen Leitlinien für HDL-Cholesterin, obwohl bei Männern ein HDL < 1 mmol/l (40 mg/dl) und bei Frauen < 1,2 mmol/l (46 mg/dl) mit einem erhöhten Risiko assoziiert ist. Andererseits gibt es Hinweise, dass extrem hohe HDL-Werte (> 2,3 mmol/l bzw. 90 mg/dl) mit einem erhöhten kardiovaskulären Risiko vergesellschaftet sind und HDL sich daher nicht als eigenständiger Risikoprädiktor eignet. Auch für **Triglyzeride** bestehen keine eigenständigen Zielwerte, wiewohl Werte < 1,7 mmol/l (150 mg/dl) mit einem niedrigeren kardiovaskulären Risiko assoziiert sind und bei höheren Werten andere Risikofaktoren in Betracht gezogen werden sollten (Ernährung, Diabetes, Alkoholkonsum, etc.). Aufgrund der überwiegenden genetischen Determinanz, wird eine einmalige Bestimmung von Lipoprotein(a) empfohlen. Ab einem Lipoprotein(a) > 50 mg/dl ist von einem relevant erhöhten kardiovaskulären Risiko auszugehen.

10.4.7 Diabetes mellitus

Siehe hierzu Kap. 15.

10.4.8 Prophylaktische medikamentöse Therapien

In der Primär- und Sekundärprävention existieren einige wenige Medikamentengruppen, die in großen prospektiven, randomisierten und placebokontrollierten Studien einen wesentlichen Effekt auf Morbidität und Mortalität gezeigt haben.

In der Sekundärprävention zählen bei Vorliegen einer manifesten Atherosklerose **Acetylsalicylsäure** oder **Clopidogrel** zur obligaten Standardmedikation. In der Primärprävention zeigen Metaanalysen für die Einnahme von Acetylsalicylsäure nur einen moderaten Nutzen zur Prävention des ersten Herzinfarkts oder Schlaganfalls auf Kosten übermäßiger schwerer Blutungen. Gegenwärtig empfehlen die aktuellen Leitlinien daher keine Aspirintherapie bei Patienten ohne kardiovaskuläre Erkrankung.

Die günstige prognostische Wirkung der Cholesterinsenkung durch **Statine** ist klar belegt, weswegen dem Einsatz von Statinen sowohl in der Primär- und Sekundärprävention ein fester Stellenwert zukommt. Der günstige Effekt ist überwiegend Folge der LDL-Cholesterin-Senkung sowie in niedrigerem Ausmaß Konsequenz von pleiotropen vaskuloprotektiven Effekten. Neben den Statinen stehen auch andere Substanzen wie **Ezetimib, Bempedoinsäure, PCSK9-Hemmer** und **Inclisiran** zur Verfügung und sollten je nach Befundkonstellation zum Einsatz kommen. Wenn Statine in adäquater Dosis nicht vertragen werden oder damit keine ausreichende LDL-Senkung erreicht wird, besteht die Möglichkeit, das Statin mit Ezetimib zu kombinieren. Ezetimib hemmt die Aufnahme von Cholesterin aus dem Darm und verstärkt die Wirkung von Statinen. Sollte es auch unter der Kombination aus Statin und Ezetimib nicht gelingen, das LDL-Cholesterin ausreichend zu senken, steht der neue Wirkstoff Bempedoinsäure additiv zur Verfügung. Sollte wiederum bei Patienten mit hohen LDL-Cholesterinwerten und hohem kardiovaskulärem Risiko unter den vorangehenden Therapien der LDL-Zielwert nicht erreicht werden, können zudem PCSK9-Hemmer oder Inclisiran zum Einsatz kommen. PCSK9 Hemmer sind vollhumane Antikörper, die ein körpereigenes Enzym (PCSK9) hemmen, das an der Regulation von LDL-Rezeptoren beteiligt ist. Die Wirksamkeit von PCSK9-Hemmern auf kardiovaskuläre Ereignisse wurde in zwei großen Studien bestätigt (FOURIER und ODYSSEY OUTCOME) (Sabatine et al., 2017; Schwartz et al., 2018). Inclisiran ist ein RNA-Wirkstoff und PCSK9-Syntheseinhibitor (Ray et al., 2017). PCSK-9 Inhibitoren als auch Inclisiran senken das LDL-Cholesterin zusätzlich zu vorangehender Medikation um ca. 50–60 %.

Eine **Betablockertherapie** nach Myokardinfarkt führt zu einer signifikanten Reduktion der Sterblichkeit, kardialem Tod, plötzlichem Herzstillstand und Tod durch Arrhythmien (Gottlieb et al., 1998; Yusuf et al., 1993). Während der ersten Stunden nach einem **akuten Myokardinfarkt** führen Betablocker zu einer Reduktion des myokardialen Sauerstoffbedarfs durch Reduktion der Herzfrequenz, des systemischen Blutdrucks und der myokardialen Kontraktilität. Durch eine verlängerte Diastole kommt es zu einer **Verbesserung der myokardialen Perfusion**, insbesondere in den subendokardialen Anteilen. Betablocker reduzieren die Infarktgröße, die mit einem Infarkt assoziierten Komplikationen und die Reinfarktrate.

Zahlreiche große, randomisierte Studien haben die Rolle von ACE-Hemmern nach Myokardinfarkt und bei der Herzinsuffizienz untersucht (CONSENSUS Trial Study Group, 1987; Dickstein & Kjekshus, 2002; The SOLVD Investigators, 1991). Bei Patienten nach Myokardinfarkt **reduzieren ACE-Hemmer signifikant die Mortalität** (SAVE) (Pfeffer et al., 1992). Patienten mit eingeschränkter linksventrikulärer Funktion oder klinisch manifester Herzinsuffizienz zeigen eine signifikante Verbesserung der LV-Funktion, eine verminderte Mortalität und eine Reduktion des Risikos für die Entwicklung einer Herzinsuffizienz. Sowohl in der Heart Outcomes Prevention Evaluation Study (HOPE) (Yusuf et al., 2000) als auch im European Trial on Reduction of Cardiac Events with Perindopril in Stable Coronary Artery Disease (EUROPA) (Fox et al., 2003) zeigte sich, dass eine ACE-Hemmer-Therapie bei Hochrisikopatienten (manifeste koronare Herzkrankheit oder Diabetes mellitus mit einem weiteren Risikofaktor) ohne begleitende Herzinsuffizienz die kardiovaskuläre Letalität oder das Myokardinfarktrisiko signifikant vermindern kann. Die **AT_1-Rezeptor-Antagonisten** vermitteln eine Hemmung des Renin-Angiotensin-Systems durch direkte Blockierung des Angiotensin II am Rezeptor. Im Studienvergleich mit ACE-Hemmern bei Patienten nach Myokardinfarkt waren AT_1-Rezeptor-Antagonisten in der Mortalitätsreduktion genauso effektiv (VALIANT Trial) (Pfeffer et al., 2003). Patienten mit arterieller Hypertonie und gesicherter linksventrikulärer Hypertrophie zeigen unter AT_1-Rezeptor-Blockade im Vergleich zu Betablockern eine signifikante Reduktion der kardiovaskulären Mortalität, von Schlaganfall und Myokardinfarkt (Dahlof et al., 2002). Darüber hinaus führt die AT_1-Rezeptor-Blockade zu einer ausgeprägten Rückbildung der linksventrikulären Hypertrophie. Die ONTARGET-Studie zeigt, dass der AT_1-Rezeptor-Antagonist Telmisartan bei Patienten mit hohem kardiovaskulärem Risiko genauso effektiv Herzinfarkte, Schlaganfälle, Herzinsuffizienz und Todesfälle verhindern kann wie Ramipril (The ONTARGET Investigators, 2008). Eine Kombinationstherapie von ACE-Hemmer und AT_1-Rezeptor-Antagonisten erhöht die Nebenwirkungsrate und sollte nicht in der Standardtherapie eingesetzt werden. Demgegenüber konnte der Einsatz eines **Angiotensinrezeptor-Neprilysin-Antagonisten (ARNI)**, bestehend aus der Wirkstoffkombination Sacubitril, einem Neprilysin-Inhibitor, und Valsartan, einem AT_1-Rezeptor-Antagonist, – verglichen mit einer ACE-Hemmer-Therapie – bei Patienten mit symptomatischer, chronischer Herzinsuffizienz einen deutlichen kardiovaskulären Nutzen zeigen (PARADIGM-HF) (McMurray et al., 2014), was für die tägliche klinische Praxis von großer Bedeutung ist. Inhibitoren des Natrium-Glukose-Kotransporters 2 („sodium-glucose linked transporter 2 inhibitors", **SGLT2i**) stellen eine weitere wichtige neue Medikamentenklasse der jüngeren Zeit dar. SGLTi wirken am proximalen Nierentubulus, was in einer reduzierten Glukoserückresorption aus dem Primärharn und letztlich in einer renalen Glukosurie resultiert. Ursprünglich wurden die SGLT2-Inhibitoren (SGLT2i) als Antidiabetika entwickelt. Aufgrund günstiger kardiovaskulärer Therapieeffekte, insbesondere hinsichtlich Herz- und Niereninsuffizienz-assoziierter Endpunkte, gerieten die SGLT2i zunehmend in den Blickpunkt der medikamentösen Herzinsuffizienztherapie (EMPAREG-OUTCOME; DAPA-HF; Emperor-reduced; DELIVER) und Niereninsuffizienztherapie (DAPA-CKD; EMPA-Kidney; CREDENCE) und haben mittlerweile einen überragenden Stellenwert aufgrund ihrer zahlreichen positiven Effekte eingenommen (Wanner et al., 2016; Zinman et al., 2015).Chronisch nierenkranke Typ-2-Diabetiker haben ein hohes kardiovaskuläres Risiko. Der medikamentöse Einsatz von **Finerenon**, einem nichtsteroidalen selektiven Mineralokortikoidrezeptor-Antagonisten (MRA), kann sowohl die Progression der diabetischen Nephropathie als auch das Risiko für kardiovaskuläre Ereignisse additiv zur Standardtherapie signifikant verringern (Fidelio-DKD Studie) (Bakris et al., 2020). Anders als Spironolacton oder Eplerenon ist Finerenon ein nichtsteroidaler MRA und dabei offenbar mit einem günstigeren Nebenwirkungsprofil, insbesondere niedrigerem Hyperkaliämierisiko, behaftet.

In den letzten Jahren setzt sich zunehmend die Erkenntnis durch, dass die Atherosklerose eine inflammatorische Erkrankung ist und als „response to injury" (d.h. Verletzungs- und Heilungsantwort auf eine Noxe) zu sehen ist. Es wird postuliert, dass es, ausgelöst durch Hypercholesterinämie, arterielle Hypertonie, Rauchen, Diabetes etc., zu einer Aktivierung von Endothel- und glatten Muskelzellen der Gefäßwand mit verstärkter Einwanderung von Entzündungszellen kommt, die das Entstehen und die Progression der Atherosklerose befeuern. Eine Hemmung der inflammatorischen Signalkaskade kann daher eine wirksame Therapiestrategie atherosklerotischer Erkrankungen darstellen. Dies konnte erstmalig durch die CANTOS-Studie demonstriert werden (Ridker et al., 2017). Patienten mit zurückliegendem Myokardinfarkt und Nachweis einer persistierenden systemischen Inflammationsreaktion wurde der Interleukin-1β-Antikörper **Canakinumab**, ein Medikament zugelassen zur Behandlung von rheumatologischen Erkrankungen, oder Placebo verabreicht. Die Canakinumab-Therapie senkte die systemische Immunantwort ohne Beeinflussung des LDL-Cholesterinspiegels und führte zu einer signifikanten Reduktion kardiovaskulärer Folgeereignisse. Trotz dieser Ergebnisse erhielt Canakinumab in den USA als auch Europa keine Zulassungserweiterung für die kardiovaskuläre Prävention. Einzug in die klinische Praxis der kardiovaskulären Sekundärprävention hat jüngst das antiinflammatorische Medikament **Colchicin** gefunden, dessen Wirkmechanismus auf einer Hemmung des NLRP3-Inflammasoms, eines zytosolischen Proteinkomplexes in Makrophagen und Granulozyten, durch Störung der Mikrotubuli-Formation beruht (Nidorf et al., 2020).

Zusammenfassung

Ziele der kardiovaskulären **Primärprävention bei Patienten mit hohem Risiko** für eine kardiovaskuläre Erkrankung sind:

- Erfassung des globalen Risikos durch Risikostratifizierung (in Europa SCORE),
- gesundheitsbewusste Lebensgewohnheiten implementieren (Nikotinkarenz, Gewichtskontrolle, gesunde ausgewogene Ernährung, ausreichende körperliche Bewegung),
- Einstellung einer arteriellen Hypertonie, diabetogenen Stoffwechsellage und Hyperlipidämie entsprechend den Leitlinien der nationalen und internationalen Fachgesellschaften mittels nicht medikamentöser und medikamentöser Maßnahmen (Antihypertensiva und Statine).

Ziele der kardiovaskulären **Sekundärprävention bei Patienten mit manifester kardiovaskulärer Erkrankung** sind:

- gesundheitsbewusste Lebensgewohnheiten implementieren (Nikotinkarenz, Gewichtskontrolle, gesunde ausgewogene Ernährung, ausreichende körperliche Bewegung),
- Thrombozytenaggregationshemmung mit Aspirin und/oder Clopidogrel,
- Einstellung einer arteriellen Hypertonie, diabetogenen Stoffwechsellage und Hyperlipidämie entsprechend den Leitlinien der nationalen und internationalen Fachgesellschaften mittels nicht medikamentöser und medikamentöser Maßnahmen (Antihypertensiva, Antidiabetika und Statine),
- Einstellung einer bestehenden Herz- und Niereninsuffizienz entsprechend den Leitlinien der nationalen und internationalen Fachgesellschaften mittels medikamentöser Maßnahmen (ARNI; SGLTi).

Diskussionsanregung

- Nennen Sie die häufigsten Erkrankungs- und Todesursachen in den westlichen Industrienationen.
- Welche Effekte hat der Nikotinkonsum für das kardiovaskuläre Risiko?
- Welches sind die Organmanifestationen der Atherosklerose?
- Wie ist nach den derzeitigen Richtlinien ein Hochrisikopatient definiert?
- Was ist die Funktion von Score-Systemen zur Abschätzung des kardiovaskulären Risikos?
- Welche ist die beste Vorgehensweise bei der Einstellung der arteriellen Hypertonie?
- Nennen Sie präventive Vorgehensweisen bei der Hyperlipidämie.
- Welche Substanzklassen bei arterieller Hypertonie sind angezeigt?

Literatur

Assmann, G., Cullen, P. & Schulte, H. (2002). Simple scoring scheme for calculating the risk of acute coronary events based on the 10-year follow-up of the prospective cardiovascular Munster (PROCAM) study. *Circulation, 105*, 310–315. https://doi.org/10.1161/hc0302.102575

Bakris, G.L., Agarwal, R., Anker, S.D., Pitt, B., Ruilope, L.M., Rossing, P., Kolkhof, P., Nowack, C.,

Schloemer, P., Joseph, A., Filippatos, G. & FIDELIO-DKD Investigators. (2020). Effect of Finerenone on chronic kidney disease outcomes in Type 2 Diabetes. *New England Journal of Medicine, 383*(23), 2219–2229. https://doi.org/10.1056/NEJMoa2025845

CONSENSUS Trial Study Group. (1987). Effects of enalapril on mortality in severe congestive heart failure. Results of the Cooperative North Scandinavian Enalapril Survival Study (CONSENSUS). *New England Journal of Medicine, 316*(23), 1429–1435. https://doi.org/10.1056/NEJM198706043162301

Criqui, M.H. & Ringel, B.L. (1994). Does diet or alcohol explain the French paradox? *Lancet, 344*, 1719–1723. https://doi.org/10.1016/S0140-6736(94)92883-5

D'Agostino, R.B., sen., Grundy, S., Sullivan, L.M. & Wilson, P. (2001). Validation of the Framingham coronary heart disease prediction scores: results of a multiple ethnic groups investigation. *Journal of the American Medical Association, 286*(2), 180–187. https://doi.org/10.1001/jama.286.2.180

Dahlof, B., Devereux, R.B., Kjeldsen, S.E., Julius, S., Beevers, G., Faire, U., Fyhrquist, F., Ibsen, H., Kristiansson, K., Lederballe-Pedersen, O., Lindholm, L.H., Nieminen, M.S., Omvik, P., Oparil, S. & Wedel, H. (2002). Cardiovascular morbidity and mortality in the Losartan Intervention For Endpoint reduction in hypertension study (LIFE): a randomised trial against atenolol. *Lancet, 359*(9311), 995–1003. https://doi.org/10.1016/S0140-6736(02)08089-3

Dickstein, K. & Kjekshus, J. (2002). Effects of losartan and captopril on mortality and morbidity in highrisk patients after acute myocardial infarction: the OPTIMAAL randomised trial. Optimal Trial in Myocardial Infarction with Angiotensin II Antagonist Losartan. *Lancet, 360*, 752–760. https://doi.org/10.1016/S0140-6736(02)09895-1

Fox, F.M. & EURopean trial On reduction of cardiac events with Perindopril in stable coronary Artery disease Investigators. (2003). Efficacy of perindopril in reduction of cardiovascular events among patients with stable coronary artery disease: randomised, double-blind, placebo-controlled, multicentre trial (the EUROPA study). *Lancet, 362*(9386), 782–788. https://doi.org/10.1016/S0140-6736(03)14286-9

Gottlieb, S.S., McCarter, R.J. & Vogel, R.A. (1998). Effect of beta-blockade on mortality among high-risk and low-risk patients after myocardial infarction. *New England Journal of Medicine, 339*, 489–497. https://doi.org/10.1056/NEJM199808203390801

Hense, H.W., Schulte, H., Lowel, H., Assmann, G. & Keil, U. (2003). Framingham risk function overestimates risk of coronary heart disease in men and women from Germany – results from the MONICA Augsburg and the PROCAM cohorts. *European Heart Journal, 24*, 937–945. https://doi.org/10.1016/S0195-668X(03)00081-2

LIPID Study Group (The Long-Term Intervention with Pravastatin in Ischaemic Disease Study Group). (1998). Prevention of cardiovascular events and death with pravastatin in patients with coronary heart disease and a broad range of initial cholesterol levels. *New England Journal of Medicine, 339*, 1349–1357. https://doi.org/10.1056/NEJM199811053391902

McMurray, J.J.V., Packer, M., Desai, A.S., Gong, J., Lefkowitz, M.P., Rizkala, A.R., Rouleau, J.L., Shi, V.C., Solomon, S.D., Swedberg, K. & Zile, M.R. (2014). Angiotensin-neprilysin inhibition versus enalapril in heart failure. *New England Journal of Medicine, 371*(11), 993–1004. https://doi.org/10.1056/NEJMoa1409077

Nidorf, S.M., Fiolet, A.T. L, Mosterd, A., Eikelboom, J.W., Schut, A., Opstal, T.S. J., The, S.H. K., Xu, X.F., Ireland, M.A., Lenderink, T., Latchem, D., Hoogslag, P., Jerzewski, A., Nierop, P., Whelan, A., Hendriks, R., Swart, H., Schaap, J., Kuijper, A.F. M., ... Thompson, P.L. (2020). Colchicine in patients with chronic coronary disease. *New England Journal of Medicine, 383*(19), 1838–1847. https://doi.org/10.1056/NEJMoa2021372

Packard, C.J. (1998). Influence of pravastatin and plasma lipids on clinical events in the West of Scotland Coronary Prevention Study (WOSCOPS). *Circulation, 97*, 1440–1445. https://doi.org/10.1161/01.CIR.97.15.1440

Pekkanen, J., Linn, S., Heiss, G., Suchindran, C.M., Leon, A., Rifkind, B.M. & Tyroler, H.A. (1990). Ten-year mortality from cardiovascular disease in relation to cholesterol level among men with and without preexisting cardiovascular disease. *New England Journal of Medicine, 322*, 1700–1707. https://doi.org/10.1056/NEJM199006143222403

Pfeffer, M.A., Braunwald, E., Moyé, L.A., Basta, L., Brown, E.J., Jr., Cuddy, T.E., Davis, B.R., Geltman, E.M., Goldman, S. & Flaker, G.C. (1992). Effect of Captopril on mortality and morbidity in patients with left ventricular dysfunction after myocardial infarction – results of the Survival and Ventricular Enlargement Trial. *New England Jour-*

nal of Medicine, 327(10), 669–677. https://doi.org/10.1056/NEJM199209033271001

Pfeffer, M. A., McMurray, J. J. V., Velazquez, E. J., Rouleau, J.-L., Køber, L., Maggioni, A. P., Solomon, S. D., Swedberg, K., Van de Werf, F., White, H., Leimberger, J. D., Henis, M., Edwards, S., Zelenkofske, S., Sellers, M. A. & Califf, R. M. (2003). Valsartan, captopril, or both in myocardial infarction complicated by heart failure, left ventricular dysfunction, or both. *New England Journal of Medicine, 349*(20), 1893–1906. https://doi.org/10.1056/NEJMoa032292

Ray, K. K., Landmesser, U., Leiter, L. A., Kallend, D., Dufour, R., Karakas, M., Hall, T., Troquay, R. P. T., Turner, T., Visseren, F. L. J., Wijngaard, P., Wright, R. S. & Kastelein, J. J. P. (2017). Inclisiran in patients at high cardiovascular risk with elevated LDL Cholesterol. *New England Journal of Medicine, 376*(15), 1430–1440. https://doi.org/10.1056/NEJMoa1615758

Ridker, P. M., Everett, B. M., Thuren, T., MacFadyen, J. G., Chang, W. H., Ballantyne, C., Fonseca, F., Nicolau, J., Koenig, W., Anker, S. D., Kastelein, J. J. P., Cornel, J. H., Pais, P., Pella, D., Genest, J., Cifkova, R., Lorenzatti, A., Forster, T., Kobalava, Z., ... Glynn, R. J. (2017). Antiinflammatory therapy with Canakinumab for atherosclerotic disease. *New England Journal of Medicine, 377*(12), 1119–1131. https://doi.org/10.1056/NEJMoa1707914

Rosenkranz, S., Knirel, D., Dietrich, H., Flesch, M., Erdmann, E. & Böhm, M. (2002). Inhibition of the PDGF receptor by red wine flavonoids provides a molecular explanation for the „French paradox“. *FASEB Journal, 16*, 1958–1960. https://doi.org/10.1096/fj.02-0207fje

Sabatine, M. S., Giugliano, R. P., Keech, A. C., Honarpour, N., Wiviott, S. D., Murphy, S. A., Kude, J. F., Wang, H., Liu, T., Wasserman, S. M., Seve, P. S. & Pedersen, T. R. (2017). Evolocumab and clinical outcomes in patients with cardiovascular disease. *New England Journal of Medicine, 376*(18), 1713–1722. https://doi.org/10.1056/NEJMoa1615664

Sacks, F. M., Pfeffer, M. A., Moye, L. A., Rouleau, J. L., Rutherford, J. D., Cole, T. G. Brown, L., Warnica, J. W., Arnold, J. M., Wun, C. C., Davis, B. R. & Braunwald, E. (1996). The effect of pravastatin on coronary events after myocardial infarction in patients with average cholesterol levels. *New England Journal of Medicine, 335*(14), 1001–1009. https://doi.org/10.1056/NEJM199610033351401

Scandinavian Simvastatin Study Group. (1994). Randomised trial of cholesterol lowering in 4444 patients with coronary heart disease: the Scandinavian Simvastatin Survival Study (4S). *Lancet, 344*, 1383–1389.

Schwartz, G. G., Steg, P. G., Szarek, M., Bhatt, D. L., Bittner, V. A., Diaz, R., Edelberg, J. M., Goodman, S. G., Hanotin, C., Harrington, R. A., Jukema, J. W., Lecorps, G., Mahaffey, K. W., Moryusef, A., Pordy, R., Quintero, K., Roe, M. T., Sasiela, W. J., Tamby, J. F., ... Zeiher, A. M. (2018). Alirocumab and cardiovascular outcomes after acute coronary syndrome. *New England Journal of Medicine, 379*, 2097–2107. https://doi.org/10.1056/NEJMoa1801174

Stamler, J., Wentworth, D. & Neaton, J. D. (1986). Is relationship between serum cholesterol and risk of premature death from coronary heart disease continuous and graded? Findings in 356,222 primary screenees of the Multiple Risk Factor InterventionTrial (MRFIT). *Journal of the American Medical Association, 256*, 2823–2828. https://doi.org/10.1001/jama.1986.03380200061022

Stampfer, M. J., Hu, F. B., Manson, J. E., Rimm, E. B. & Willett, W. C. (2000). Primary prevention of coronary heart disease in women through diet and lifestyle. *New England Journal of Medicine, 343*, 16–22. https://doi.org/10.1056/NEJM200007063430103

Stokes, J., III, Kannel, W. B., Wolf, P. A., D'Agostino, R. B. & Cupples, L. A. (1989). Blood pressure as a risk factor for cardiovascular disease. The Framingham Study – 30 years of follow-up. *Hypertension, 13*(5, Suppl.), I13–I18.

The ONTARGET Investigators. (2008). Telmisartan, Ramipril, or both in patients at high risk for vascular events. *New England Journal of Medicine, 358*, 1547–1559. https://doi.org/10.1056/NEJMoa0801317

The SOLVD Investigators. (1991). Effect of enalapril on survival in patients with reduced left ventricular ejection fractions and congestive heart failure. *New England Journal of Medicine, 325*, 293–302. https://doi.org/10.1056/NEJM199108013250501

Wanner, C., Inzucchi, S. E., Lachin, J. M., Fitchett, D., von Eynatten, M., Mattheus, M., Johansen, O. E., Woerle, H. J., Broedl, U. C. & Zinman, B. (2016). Empagliflozin and progression of kidney disease in Type 2 Diabetes. *New England Journal of Medicine, 375*(4), 323–334. https://doi.org/10.1056/NEJMoa1515920

Yusuf, S., Hawken, S., Ounpuu, S., Dans, T., Avezum, A., Lanas, F., McQueen, M., Budaj, A., Pais, P., Varigos, J. & Lisheng, L. (2004). Effect of potentially modifiable risk factors associated with myocardial infarction in 52 countries (The Interheart-Study):

case control study. *Lancet, 364*(9438), 937–952. https://doi.org/10.1016/S0140-6736(04)17018-9

Yusuf, S., Lessem, J., Jha, P. & Lonn, E. (1993). Primary and secondary prevention of myocardial infarction and strokes: an update of randomly allocated, controlled trials. *Journal of Hypertension, 11*(Suppl.), S61–S73. https://doi.org/10.1097/00004872-199306003-00013

Yusuf, S., Sleight, P., Pogue, J., Bosch, J., Davies, R. & Dagenais, G. (2000). Effects of an angiotensin-converting-enzyme inhibitor, ramipril, on cardiovascular events in high-risk patients. The Heart Outcomes Prevention Evaluation Study Investigators. *New England Journal of Medicine, 342*, 145–153. https://doi.org/10.1056/NEJM200001203420301

Zinman, B., Wanner, C., Lachin, J.M., Fitchett, D., Bluhmki, E., Hantel, S., Mattheus, M., Devins, T., Johansen, O.E., Woerle, H.J., Broedl, U.C. & Inzucchi, S.E. (2015). Empagliflozin, cardiovascular outcomes, and mortality in Type 2 Diabetes. *New England Journal of Medicine, 373*(22), 2117–2128. https://doi.org/10.1056/NEJMoa1504720

Lese- und Medienempfehlung zur Vertiefung

Deutsche Gesellschaft für Kardiologie: https://www.dgk.org

European Society of Cardiology: https://www.escardio.org

American Heart Association: https://www.heart.org

Risikoberechnung nach dem EURO-Score für Deutschland: http://www.scores.bnk.de/esc.html

11 Prävention von Krebserkrankungen

Ute Mons

Überblick

- An welcher Stelle im Verlauf einer Krebserkrankung setzen Primär-, Sekundär- und Tertiärprävention an?
- Welche Maßnahmen zur Primärprävention und Sekundärprävention von Krebserkrankungen werden in Deutschland empfohlen?
- Wie kann das Krebspräventionspotenzial in Zukunft besser ausgeschöpft werden?

11.1 Epidemiologie von Krebserkrankungen

Mit 231533 Todesfällen im Jahr 2022 (Männer: 124992; Frauen: 106541) sind Krebserkrankungen die zweithäufigste Todesursache in Deutschland (Destatis, 2023). Da mit dem Krebsfrüherkennungs- und -registergesetz eine rechtliche Grundlage für die systematische Erfassung von Krebserkrankungen geschaffen wurde, gibt es über die **Todesursachenstatistik** hinaus eine belastbare **Datenbasis zum Krebsgeschehen** in Deutschland, insbesondere zur Häufigkeit von Neuerkrankungen (Inzidenz) sowie zum Überleben nach Diagnosestellung. Zuständig für die Zusammenstellung und Auswertung der Daten ist das am Robert Koch-Institut angesiedelte **Zentrum für Krebsregisterdaten** (ZfKD). Gemäß der Datenbank des ZfKD wurden im Jahr 2019 insgesamt 502655 Krebsneuerkrankungen registriert (Männer: 267730; Frauen: 234925). Die häufigsten Krebserkrankungen bei Männern waren Prostatakrebs (68579), Lungenkrebs (35675) und Darmkrebs (32701), bei Frauen Brustkrebs (71375), Darmkrebs (26266) und Lungenkrebs (23546) (Erdmann et al., 2021). Die Überlebenschancen von Personen mit Krebs lassen sich aus den relativen 5-Jahres-Überlebensraten ablesen, die das Überleben über einen Zeitraum von fünf Jahren nach Diagnose im Vergleich mit der allgemeinen Bevölkerung gleichen Alters und Geschlechts darstellen. Die Überlebensraten betragen für 2017/2018 insgesamt bei Frauen 66 % und bei Männern 61 %, sind aber in hohem Maße von der Tumorart abhängig. So reicht die relative Überlebensrate von Werten von unter 20 % für bösartige Tumoren der Lunge, Leber und Bauchspeicheldrüse bis hin zu Werten von über 90 % für das maligne Melanom der Haut, Hodenkrebs und Schilddrüsenkrebs (Erdmann et al., 2021). Insgesamt sind die altersstandardisierten Inzidenz- und Mortalitätsraten in Deutschland bei beiden Geschlechtern rückläufig, die absoluten Zahlen sind jedoch aufgrund der demografischen Alterung leicht ansteigend. Prognosen zufolge ist aufgrund dieser demografischen Trends in den nächsten Jahren eine weitere deutliche Zunahme der Krebserkrankungen zu erwarten (Stock et al., 2018), weshalb der Krebsprävention eine bedeutende Rolle zukommt.

Die Zugänglichkeit von Krebserkrankungen für **Prävention** ergibt sich aus dem natürlichen Verlauf der Krankheit, der in Abbildung 11-1 schematisch dargestellt ist. Der biologische Beginn der Krankheit setzt mit einer irreversiblen Reihe von Ereignissen ein, wie beispielsweise einer Genmutation, die das Zellwachstum so

Wichtig für Gesundheitsförderung und Prävention

Die Entstehung von Krebs ist ein multifaktorieller Prozess. Der bedeutsamste Risikofaktor ist das Alter, da mit zunehmendem Alter die Wahrscheinlichkeit für die Entstehung krebsauslösender Genveränderungen in den Körperzellen steigt. Daneben spielen genetische und familiäre Prädispositionen, gesundheitsrelevante Verhaltensweisen, Umweltfaktoren und chronische Infektionen eine bedeutende Rolle als Krebsrisikofaktoren (Frickhofen, 2017).

verändert, dass Gewebe unkontrolliert wächst (Frickhofen, 2017). Zunächst verläuft die Erkrankung präklinisch, d.h. ohne Symptome oder sonstige Anzeichen. Je nach Krebsart kann diese Phase über Krebsvorstufen und -frühformen verlaufen. Symptome, die zur ärztlichen Untersuchung und Diagnose der Erkrankung führen, treten erst mit dem weiteren Fortschreiten der Krebserkrankung auf. Dies markiert den Beginn der klinischen Phase, die im weiteren Verlauf zu Heilung durch Behandlung (Remission), zu chronischem Verlauf oder Tod fortschreitet. Auch wenn jede Krebserkrankung verschieden schnell verläuft, liegt diesem Schema die Beobachtung zugrunde, dass sich das Tumorwachstum über mehrere Krankheitsstadien hinweg fortschreitend weiterentwickelt und dass im Verlauf verschiedene pathologische Veränderungen irreversibel werden können (DosSantos Silva, 1999).

Diesem Schema folgend ergeben sich mehrere Ansatzpunkte für Prävention. **Primärprävention** setzt vor oder während der Exposition mit vermeidbaren Krebsrisikofaktoren an, mit dem Ziel, die Exposition zu reduzieren oder zu beenden und somit das Krebsrisiko zu senken. **Sekundärprävention** setzt in der präklinischen Phase an, sobald die Erkrankung grundsätzlich detektierbar ist, und hat zum Ziel, die Krankheit frühzeitig zu erkennen, um so bessere Behandlungs- und Heilungschancen zu erreichen. Bei der **Tertiärprävention** geht es um den Einsatz von Begleitmaßnahmen, die zur Erhöhung der langfristigen Überlebenschancen oder zur Verbesserung der Lebensqualität beitragen sollen. Entsprechend setzt die Tertiärprävention in der klinischen Phase an (DosSantos Silva, 1999). Gleichsam ist zu beachten, dass nicht alle Krebserkrankungen gleichermaßen der Prävention zugänglich sind; da es je nach Lokalisation und Art der Krebserkrankungen unterschiedliche Ursachen und Verläufe gibt.

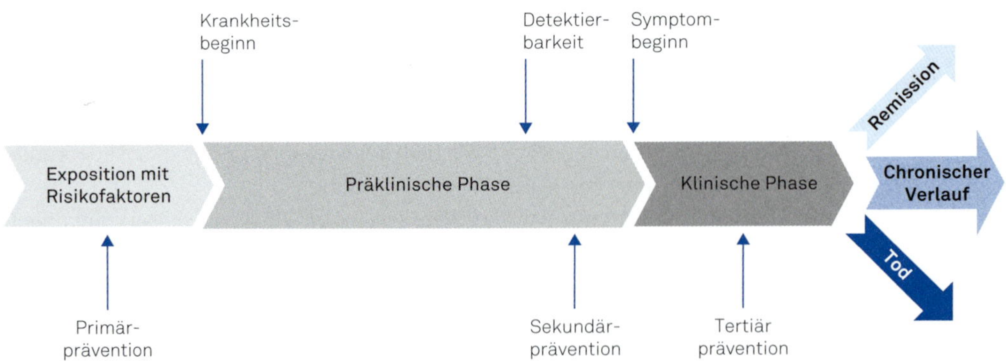

Abbildung 11-1: Schematische Darstellung des Verlaufs von Krebserkrankungen und der Ansatzpunkte für Prävention (angelehnt an DosSantos Silva, 1999).

11.2 Primärprävention von Krebs: Senkung des Krebsrisikos

Für die Primärprävention von Krebs, die bei den Krebsrisikofaktoren ansetzt, sind solche Risikofaktoren von Interesse, die grundsätzlich modifizierbar sind, deren Exposition sich also gänzlich vermeiden oder zumindest reduzieren lässt. Neben dem **Risikofaktoren-Management** kann auch **Chemoprävention**, also der Einsatz von Wirkstoffen zur Verhinderung oder Verzögerung der Krebsentstehung, ein primärpräventiver Ansatz sein (Steward & Brown, 2013). Ein Arzneimittel, das generell vor Krebs schützt, existiert jedoch nicht und wird es angesichts der Komplexität der Erkrankung auch sicherlich nie geben. Für einzelne Krebserkrankungen gibt es zwar Hinweise, dass bestimmte Arzneimittel das Erkrankungsrisiko senken können, allerdings ist aufgrund der Nebenwirkungen der Einsatz solcher Arzneimittel bislang nur bei Hochrisikogruppen (z. B. aufgrund genetischer Disposition) nach sorgfältiger Abwägung von Nutzen und Risiken sinnvoll.

Wichtig für Gesundheitsförderung und Prävention

Während für viele Krebserkrankungen die Ätiologie noch nicht vollständig aufgeklärt ist oder die Auslöser zwar bekannt, aber nicht beeinflussbar sind, sind zumindest mehrere der häufigsten Krebsarten der Primärprävention zugänglich, darunter insbesondere Lungenkrebs, Darmkrebs, Hautkrebs, Magenkrebs, Leberkrebs, Mundhöhlen- und Rachenkrebs sowie Gebärmutterhalskrebs (Erdmann et al., 2021).

Wie in Abbildung 11-2 dargestellt, sind Schätzungen zufolge mehr als ein Drittel der Krebserkrankungen auf **modifizierbaren Risikofaktoren** zurückzuführen (Behrens et al., 2018; Gredner et al., 2018; Mons et al., 2018). Der mit Abstand größte vermeidbare Risikofaktor ist das Rauchen, auf den fast ein Fünftel der Krebserkrankungen zurückgeführt werden kann (Mons et al., 2018). Aber auch weitere verhaltensbedingte Faktoren, wie ungesunde Ernährungsgewohnheiten (Konsum von verarbeitetem Fleisch, hoher Konsum von rotem Fleisch, hoher Salzkonsum, geringer Konsum von ballaststoffreichen Nahrungsmitteln, geringer Obst- und Gemüsekonsum), Übergewicht, Bewegungsmangel und Alkoholkonsum sind substanzielle Risikofaktoren für mehrere Krebserkrankungen, darunter Darmkrebs (Behrens et al., 2018; Mons et al., 2018). Rund 4 % der Krebsfälle sind auf chronische Infektionen mit dem Magenbakterium Helicobacter pylori, dem Humanen Papillomvirus, Hepatitis B, Hepatitis C, dem Humanen-Immundefizienz-Virus und dem Humanen Herpesvirus 8 zurückzuführen (Gredner et al., 2018). Für Gebärmutterhalskrebs beispielsweise gelten chronische Infektionen mit dem Humanen Papillomvirus als Hauptursache (Walboomers et al., 1999).

Auch **Umweltfaktoren** können Krebs auslösen. Einige dieser Faktoren treten natürlicherweise in der Umwelt auf, wie natürliche ultraviolette Strahlung und das Edelgas Radon, während andere auf anthropogene Ursachen zurückzuführen sind, wie künstliche ultraviolette Strahlung (z. B. in Solarien), Passivrauchen, ionisierende Strahlung (z. B. in Form von Röntgenstrahlung) oder Feinstaub. Aufgrund von Datenlücken ließ sich der Anteil der auf Umweltfaktoren zurückführbaren Krebserkrankungen bislang nicht vollständig abschätzen, beträgt aber mindestens 1 % (Gredner et al., 2018).

Auch **hormonelle Faktoren** spielen bei der Krebsentstehung eine Rolle; bei Frauen senkt Stillen das Krebsrisiko, während Hormonersatztherapien das Krebsrisiko erhöhen können (Erdmann et al., 2021).

Darüber hinaus kann es im **beruflichen Kontext** an Arbeitsstätten Exposition mit krebserzeugenden Substanzen geben, die das Risiko für bestimmte Krebserkrankungen erhö-

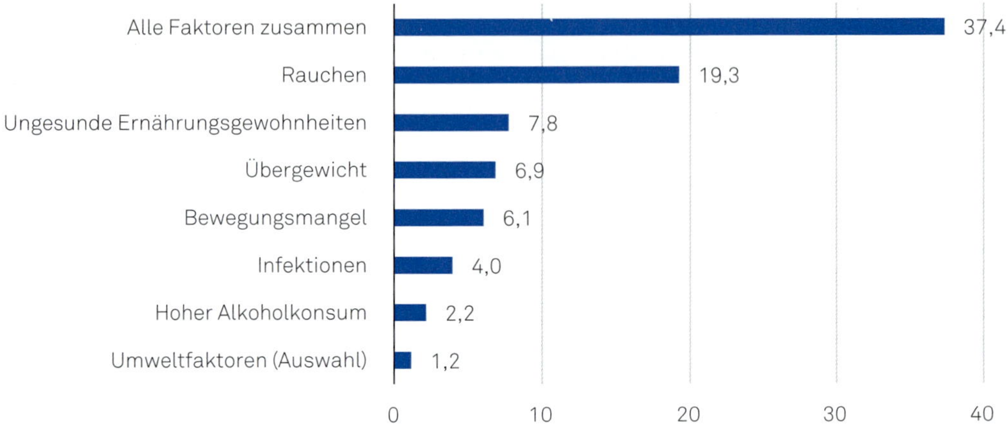

Abbildung 11-2: Prozentuale Anteile der auf vermeidbare Faktoren zurückführbaren Krebsfälle bei 35- bis 84-jährigen Männern und Frauen in Deutschland im Jahr 2018 (Gredner et al., 2018).

hen, beispielsweise mit Benzol in Werkstätten oder Quarzstäuben im Baugewerbe (Erdmann et al., 2021).

Um das Bewusstsein für die häufigsten Krebsrisikofaktoren in der europäischen Bevölkerung zu erhöhen, wurde auf Initiative der Europäischen Kommission der **Europäische Kodex zur Krebsbekämpfung** erarbeitet. Der Kodex umfasst Maßnahmen, die jede Person selbst ergreifen kann, um das individuelle Risiko, an Krebs zu erkranken, zu senken (Tabelle 11-1), wobei elf dieser 12 Maßnahmen der Primärprävention zuzuordnen sind. Koordiniert und entwickelt wurde der Kodex von der Internationalen Krebsagentur (IARC) der Weltgesundheitsorganisation (WHO) auf Basis wissenschaftlicher Erkenntnisse zur Krebsentstehung und -prävention (Schüz et al., 2015). Die Maßnahmen umfassen im Wesentlichen Empfehlungen für einen gesunden Lebensstil, zudem wird empfohlen, sich vor der Sonne, Strahlen- und Radonbelastung und krebserzeugenden Substanzen am Arbeitsplatz zu schützen. Darüber hinaus wird geraten, Kinder durch Impfung vor Infektionen zu schützen, die Krebserkrankungen verursachen können. Während die aktuelle im Jahr 2014 veröffentlichte 4. Auflage des Europäischen Kodex zur Krebsbekämpfung eine Impfung gegen das sexuell übertragbare Humane Papillomvirus explizit nur für Mädchen empfiehlt, wird die Impfung in Deutschland seit 2018 auch für Jungen empfohlen (Ständige Impfkommission, 2018).

Auch wenn sich das Krebsrisiko durch individuelle Entscheidungen und Verhaltensweisen senken lässt, sollte nicht übersehen werden, dass der individuelle Handlungsspielraum ganz entscheidend durch Lebensumstände, Umfeld und gesellschaftliche Rahmenbedingungen beeinflusst wird. Gesundheitspolitische Maßnahmen können dazu beitragen, die **gesellschaftlichen Rahmenbedingungen und Lebenswelten** so zu gestalten, dass sie gesundheitsförderliches Verhalten begünstigen. Beispielsweise können höhere Preise für ungesunde Genussmittel, wie Tabakzigaretten oder alkoholische Getränke, zu einer Senkung des Konsums beitragen und somit das Krebsrisiko günstig beeinflussen. Auf Bevölkerungsebene ließen sich so erhebliche Zahlen an Krebsfällen verhindern (Gredner et al., 2020; Gredner et al., 2021b). Bei einer solchen Krebspräventionsstrategie kann es sinnvoll sein, einen Schwerpunkt insbesondere auf weit verbreitete Krebsrisikofaktoren und häufige Krebserkrankungen zu legen, um auf Bevölkerungsebene einen möglichst großen Gesundheitsnutzen zu erzielen.

Tabelle 11-1: Europäischer Kodex zur Krebsbekämpfung, 4. Auflage von 2014 (Schüz et al., 2015).

Zwölf Möglichkeiten, das individuelle Krebsrisiko zu senken	
1.	Rauchen Sie nicht. Verzichten Sie auf jeglichen Tabakkonsum.
2.	Sorgen Sie für ein rauchfreies Zuhause. Unterstützen Sie rauchfreie Arbeitsplätze.
3.	Legen Sie Wert auf ein gesundes Körpergewicht.
4.	Sorgen Sie für regelmäßige Bewegung im Alltag. Verbringen Sie weniger Zeit im Sitzen.
5.	Ernähren Sie sich gesund: • Essen Sie häufig Vollkornprodukte, Hülsenfrüchte, Obst und Gemüse. • Schränken Sie Ihre Ernährung mit kalorienreichen Nahrungsmitteln ein (hoher Fett- oder Zuckergehalt) und vermeiden Sie zuckerhaltige Getränke. • Vermeiden Sie industriell verarbeitetes Fleisch; essen Sie weniger rotes Fleisch und salzreiche Lebensmittel.
6.	Reduzieren Sie Ihren Alkoholkonsum. Der völlige Verzicht auf Alkohol ist noch besser für die Verringerung Ihres Krebsrisikos.
7.	Vermeiden Sie zu viel Sonnenstrahlung, insbesondere bei Kindern. Achten Sie auf ausreichenden Sonnenschutz. Gehen Sie nicht ins Solarium.
8.	Schützen Sie sich am Arbeitsplatz vor krebserregenden Stoffen, indem Sie die Sicherheitsvorschriften befolgen.
9.	Finden Sie heraus, ob Sie in Ihrem Zuhause einer erhöhten Strahlenbelastung durch natürlich vorkommendes Radon ausgesetzt sind. Falls ja, ergreifen Sie Maßnahmen zur Senkung dieser hohen Radonwerte.
10.	Für Frauen: • Stillen senkt das Krebsrisiko bei Müttern. Falls möglich, stillen Sie Ihr Kind. • Hormonersatztherapien erhöhen das Risiko für bestimmte Krebserkrankungen. Nehmen Sie Hormonersatztherapien möglichst wenig in Anspruch.
11.	Sorgen Sie dafür, dass Ihre Kinder an Impfprogrammen teilnehmen gegen • Hepatitis B (Neugeborene) • Humanes Papillomavirus (HPV) (Mädchen)
12.	Nehmen Sie an bestehenden Krebsfrüherkennungs- und Screening Programmen teil: • Darmkrebs (Männer und Frauen) • Brustkrebs (Frauen) • Gebärmutterhalskrebs (Frauen)

11.2.1 Primärprävention am Beispiel der Lungenkrebs-Prävention

Rauchen ist der Hauptrisikofaktor für Lungenkrebs; das Risiko an Lungenkrebs zu erkranken oder zu versterben ist bei rauchenden Personen im Vergleich zu nie rauchenden Personen um den Faktor 15 bis 30 erhöht. Schätzungen zufolge sind 89 % der Lungenkrebsfälle bei Männern und 83 % bei Frauen auf das Rauchen zurückzuführen (Mons et al., 2018). Aufgrund der langen Latenzzeit in der Entwicklung von Lungenkrebs bei langjährig rauchenden Personen spiegelt die aktuelle Entwicklung der Lungenkrebsinzidenz und -mortalität das Rauchverhalten über die letzten Jahrzehnte wider. Da die Prävalenz des Tabakkonsums bei Männern schon länger rückläufig ist als der bei Frauen, ist bei Männern ein Rückgang und bei Frauen weiterhin ein Anstieg der altersstandardisierten Lungenkrebsrate zu beobachten (Wienecke et al., 2014). Entsprechend sind die sinkenden Lungenkrebsraten bei Männern auch ein Erfolgsindikator für die Tabakpräventionsmaßnahmen der letzten Jahrzehnte: Tabaksteuererhöhungen, Rauchverbote in öffentlichen Räumen, Erhöhung des Mindestalters für den Tabakkauf und ein höheres Bewusstsein in puncto Gesundheitsgefahren des Rauchens haben zum Rückgang des Rauchens und somit letztlich auch zum Sinken der Lungenkrebsraten beigetragen. Dennoch ist in Deutschland in der Tabakprävention noch viel Luft nach oben: Die Rauchprävalenz liegt über dem EU-Durchschnitt, während die Gesundheitspolitik in der Umsetzung von wirksamkeitsgeprüften Maßnahmen der Tabakprävention wesentlich zögerlicher ist als andere EU-Länder (Gredner et al., 2021a). Entsprechend könnte eine erhebliche Zahl von Krebsfällen durch eine konsequentere Tabakpräventionspolitik vermieden werden (Gredner et al., 2020; Gredner et al., 2021a).

11.3 Sekundärprävention von Krebs: Früherkennung und Screening

Ziel der Sekundärprävention ist es, Tumoren möglichst frühzeitig zu erkennen und so bessere Behandlungs- und Überlebenschancen zu erzielen. Damit eine Krebsart der Sekundärprävention zugänglich ist, müssen jedoch mehrere Voraussetzungen erfüllt sein (Andermann et al., 2008; DosSantos Silva, 1999). Erstens muss die Erkrankung eine präklinische Phase durchlaufen, in welcher der Krebs oder seine Vorstufen und Frühformen erkennbar sind. Zweitens muss es einen Test geben, mit dem eine zuverlässige Früherkennung möglich ist. Drittens muss eine Behandlung in dieser frühen Phase zu einer verbesserten Prognose führen im Vergleich zur Behandlung in einem späteren Krankheitsstadium, also die Krebsmortalität senken.

Wichtig für Gesundheitsförderung und Prävention

Werden Früherkennungsuntersuchungen im Rahmen einer Reihenuntersuchung großer Bevölkerungsgruppen durchgeführt, bezeichnet man dies als **Screening**. Gibt es ein Einladungsverfahren für teilnahmeberechtigte Personengruppen, dann handelt es sich um ein organisiertes **Screeningprogramm**. Einladungsverfahren im Rahmen organisierter Screeningprogramme sollten idealerweise mit leicht zugänglichem und verständlichem Informationsmaterial und einem niedrigschwelligen Zugang zur Früherkennungsuntersuchung kombiniert werden.

Die Anforderungen an **Früherkennungsuntersuchungen** insbesondere im Kontext von Screeningprogrammen sind hoch, weil sie anlasslos bei symptomlosen gesunden Menschen angewandt werden, die mit hoher Wahrscheinlichkeit nicht an Krebs leiden (DosSantos Silva, 1999). Entsprechend müssen die Tests zuverlässig sein, also zum einen möglichst viele Tumoren erkennen **(Sensitivität)** und zum anderen möglichst selten falsch-positive Ergebnisse liefern **(Spezifität)**. Denn wenn Früherkennungstests Tumoren übersehen, führt dies zu einer falschen Sicherheit, während falsch-positive Ergebnisse unnötige Folgeuntersuchungen nach sich ziehen. In einigen Fällen können falsch-positive Ergebnisse auch zu unnötigen Behandlungen führen **(Übertherapie)**, wenn Tumoren gefunden werden, die nie zu einer Beeinträchtigung von Lebensqualität und Lebenserwartung geführt hätten **(Überdiagnose)**. Nicht zuletzt sollten die Untersuchungen möglichst wenig invasiv und belastend sein (oder zumindest komplikationsarm, wenn sie invasiv sind).

Generell sollte über die Inanspruchnahme von Früherkennungsangeboten idealerweise nach ärztlicher Beratung im Rahmen einer informierten individuellen Entscheidung entschieden werden. Der Anspruch auf Maßnahmen zur Krebsfrüherkennung ist im **Krebsfrüh-**

Wichtig für Gesundheitsförderung und Prävention

Alles in allem sollte der Nutzen von Früherkennungsuntersuchungen die Nachteile überwiegen, um routinemäßig im Rahmen von Screenings eingesetzt zu werden. Aus diesem Grund sind entsprechende Früherkennungsangebote in der Regel auf bestimmte Altersgruppen begrenzt, für die davon ausgegangen werden kann, dass der Nutzen die Nachteile überwiegt. Verschiedene Forschungsinitiativen befassen sich zudem mit den Fragen, wie Früherkennungsangebote noch zielgenauer an das individuelle Risiko angepasst werden können, sodass Hochrisikogruppen intensiver und Niedrigrisikogruppen seltener gescreent werden können, und was die ethischen, rechtlichen und praktischen Voraussetzungen für die Einführung solcher Angebote wären (Schmutzler et al., 2022). Man kann davon ausgehen, dass wegen der höheren Wahrscheinlichkeit, in Hochrisikokollektiven einen Tumor zu finden, bei solchen risikoadaptierten Ansätzen das Risiko falsch-positiver Befunde geringer ist sowie Nutzen-Risiko- und Nutzen-Kosten-Verhältnis günstiger sind. Bereits umgesetzt wird das Konzept risikoadaptierter Früherkennung bei familiärem Brust- und Eierstockkrebs: Hier haben Frauen mit erhöhtem genetischem Krebsrisiko die Möglichkeit, intensivierte Früherkennungsangebote in Anspruch zu nehmen.

erkennungs- und -registergesetz festgelegt. Die Details hinsichtlich der Anspruchsvoraussetzungen, dem ärztlichen Leistungsumfang und der Untersuchungsintervalle der Angebote regeln Richtlinien des Gemeinsamen Bundesausschusses der Ärzte und Krankenkassen. Eine Übersicht über aktuelle Früherkennungsangebote in Deutschland ist in Tabelle 11-2 dargestellt. Derzeit wird darüber hinaus die Einführung eines Lungenkrebsscreenings mittels Niedrigdosis-Computertomografie vorbereitet (Reck et al., 2023).

Die Einführung eines Früherkennungsangebots geht typischerweise zunächst mit einem deutlichen Anstieg der Inzidenz für die jeweilige Krebserkrankung einher, weil im Rahmen der Früherkennung mehr Krebsfälle diagnostiziert werden (DosSantos Silva, 1999). In der Folge sollte die Inzidenz dann langsam absinken und längerfristig auch ein Rückgang der Mortalität sichtbar werden. Bei Krebsarten, bei denen im Rahmen der Früherkennung bereits Krebsvorstufen erkannt und behandelt werden können, kann der Anstieg der Inzidenz nach Einführung eines Früherkennungsangebots schwächer ausfallen als bei Krebsarten, bei denen im Rahmen der Früherkennung nur manifeste Tumoren entdeckt werden können.

11.3.1 Früherkennung und Screening am Beispiel Darmkrebs

Nachdem Blut-Stuhltests zur Darmkrebsfrüherkennung in Deutschland bereits seit 1977 angeboten wurden, wurde die Darmspiegelung (Koloskopie) im Oktober 2002 in das gesetzliche Krebsfrüherkennungsprogramm aufgenommen. Die **Vorsorgekoloskopie** ist zwar eine vergleichsweise aufwendige und invasive Früherkennungsuntersuchung, allerdings sind Komplikationen selten (Stock et al., 2013). Zudem ermöglicht es die Vorsorgekoloskopie, Krebs nicht nur früher zu erkennen, sondern auch Vorstufen wie Darmpolypen zuverlässig zu identifizieren und diese bereits im Rahmen der Untersuchung zu entfernen, sodass deren Weiterentwicklung zu Darmkrebs verhindert wird. Evaluationsstudien legen eine Reduktion der Darmkrebsinzidenz und -mortalität um 40–60 % durch Koloskopie-Screening nahe (Brenner et al., 2014). Einer Untersuchung zufolge hat die Einführung der Darmkrebsfrüherkennung in Deutschland innerhalb von zehn Jahren nach Einführung in den Altersgruppen ab 55 Jahren zu einem Rückgang der altersstandardisierten Darmkrebsinzidenz um rund 14 % ge-

Tabelle 11-2: Übersicht über Früherkennungsangebote in Deutschland (Quelle: https://www.bundesgesundheitsministerium.de/krebsfrueherkennung, Stand: Oktober 2023).

Krebsart	Anspruch auf Früherkennungsuntersuchungen
Brustkrebs	• Frauen ab 30 Jahren: Anspruch auf jährliche klinische Untersuchung der Brust (Tastuntersuchung) • Frauen im Alter von 50–69 Jahren: Anspruch auf eine Röntgen-Mammografie alle zwei Jahre (Ausweitung auf Frauen im Alter von 70–75 Jahren für 1. Juli 2024 geplant) • intensiviertes Früherkennungsprogramm für Frauen mit genetisch bedingtem hohem Brustkrebsrisiko
Darmkrebs	• Frauen und Männer im Alter von 50–54 Jahren: Anspruch auf jährlichen Test auf okkultes Blut im Stuhl • Männer ab 50 Jahren: Anspruch auf maximal zwei Darmspiegelungen im Abstand von zehn Jahren • Frauen ab 55 Jahren: Anspruch auf maximal zwei Darmspiegelungen im Abstand von zehn Jahren • Frauen und Männer im Alter ab 55 Jahren: solange noch keine Früherkennungs-Darmspiegelung in Anspruch genommen wurde, Anspruch auf Test auf okkultes Blut im Stuhl alle zwei Jahre (alternativ zur Darmspiegelung) • bei auffälligem Blutstuhltest besteht immer ein Anspruch auf eine Darmspiegelung zur weiteren Abklärung
Gebärmutterhalskrebs	• Frauen im Alter von 20–34 Jahren: Anspruch auf jährliche klinische gynäkologische Untersuchung sowie zytologische Untersuchung mittels Pap-Abstrich • Frauen ab 35 Jahren: Anspruch auf jährliche klinische gynäkologische Untersuchung sowie auf Kombinationsuntersuchung, bestehend aus einem Test auf genitale Infektionen mit Humanen Papillomviren und einer zytologischen Untersuchung mittels Pap-Abstrich, alle drei Jahre
Hautkrebs	• alle Personen ab 35 Jahren: Anspruch auf Ganzkörperinspektion alle zwei Jahre
Prostatakrebs	• Männer ab 45 Jahren: Anspruch auf jährliche klinische urologische Untersuchung einschließlich Abtasten der Prostata

führt und zu einem Rückgang der altersstandardisierten Mortalität um mehr als 20 % (Brenner et al., 2016). Angesichts der Inanspruchnahme-Quoten von unter 20 % wird in Deutschland das Präventionspotenzial jedoch weiterhin nicht voll ausgeschöpft. Um allein die aufgrund der demografischen Alterung zu erwartenden Anstiege in der Darmkrebsinzidenz aufzuhalten, ist Schätzungen zufolge in der Zukunft mindestens eine Verdopplung der Inanspruchnahme-Quoten erforderlich (Heisser et al., 2022). Um die Inanspruchnahme zu verbessern, wurde die Darmkrebsfrüherkennung im Juli 2019 zu einem organisierten Screening mit Einladungsprogramm erweitert. Dadurch sind die Untersuchungszahlen zunächst deutlich angestiegen, im Kontext der Covid-19-Pandemie jedoch vorübergehend eingebrochen (Erdmann et al., 2021; Mangiapane et al., 2022). Eine Evaluation des organisierten Darmkrebsscreenings auf die Darmkrebsinzidenz und -mortalität in Deutschland steht noch aus.

11.4 Tertiärprävention von Krebs: Management und Nachsorge

Die Tertiärprävention setzt während einer manifesten oder nach überstandener Krebserkrankung an und hat zum Ziel, Komplikationen und ein Wiederkehren des Tumors (Rezidiv) zu verhindern, psychische und physische Auswirkungen der Erkrankung oder Therapie abzumildern und die Lebensqualität zu verbessern. Entsprechend dieser breiten Zielsetzung umfasst die Tertiärprävention ein diverses Aufgabengebiet.

Analog zur Primärprävention liegt ein Schwerpunkt der Tertiärprävention auf dem **Gesundheitsverhalten**, da verhaltensbedingte Risikofaktoren auch mit dem Überleben assoziiert sind und auch bei Zweittumoren und bei Rezidiven eine Rolle spielen. Darüber hinaus ist bekannt, dass diese Faktoren auch einen Einfluss auf Nebenwirkungen der Behandlung, den Erfolg der Krebstherapie und auf die Lebensqualität haben können (Blanchard et al., 2008; Spei et al., 2023; Van Blarigan et al., 2018). Beispielsweise leiden Frauen mit Brustkrebs während und nach der Behandlung mit Chemotherapie häufig unter dem chronischen Erschöpfungssyndrom Fatigue. Studien konnten zeigen, dass körperliche Aktivität Fatigue reduzieren und Fitness und Lebensqualität signifikant steigern kann (Joaquim et al., 2022).

Auch die **medizinische Nachsorge** nach der eigentlichen Krebsbehandlung wird zur Tertiärprävention gezählt. Ziel der Nachsorge ist es, den Erfolg der Behandlung zu kontrollieren, gegebenenfalls Begleittherapien aufgrund von Krankheits- oder Therapiefolgen einzuleiten und einen Rückfall frühzeitig zu erkennen. Infolge der verbesserten Überlebenschancen rücken zudem zunehmend Langzeit- und Spätfolgen der Erkrankung und Therapie in den Fokus, die über die eigentliche Nachsorgephase hinausgehen; entsprechende Versorgungsmodelle werden subsumiert unter dem Begriff **Cancer Survivorship Care** (Mehnert-Theuerkauf & Esser, 2022).

Im Fokus der Nachsorge ist auch die **psychosoziale Situation** von Patientinnen und Patienten. Angesichts der psychischen Belastung, die Krebserkrankungen und deren Behandlung mit sich bringen, leiden viele Betroffene unter Angststörungen, Anpassungsstörungen und Depressionen. Zwischen 30 und 40 % leiden unter so starken Belastungen, dass die psychischen Auswirkungen die Kriterien einer klinisch relevanten psychischen Diagnose erfüllt (Mitchell et al., 2011). Zwar gibt es in Deutschland **psychoonkologische Angebote** für Personen mit Krebserkrankung in zertifizierten Krebszentren sowie in onkologischen Reha-Einrichtungen, allerdings gibt es auch Versorgungslücken, insbesondere im ambulanten Bereich, sodass weniger als die Hälfte der von psychischen Belastungen betroffenen Personen mit Krebs die Angebote in Anspruch nehmen (Faller et al., 2017).

11.5 Ausblick

Die Zahl der Krebserkrankungen und -todesfälle ließe sich durch eine Stärkung primär- und sekundärpräventiver Maßnahmen deutlich senken. Das immense Potenzial konzertierter Anstrengungen in der Krebsprävention zeigt das Beispiel Australien, das mit einem umfassenden HPV-Impfprogramm bei jungen Menschen in Kombination mit einem HPV-Test-basierten Gebärmutterhalskrebs-Screening für Frauen derzeit auf bestem Weg ist, Gebärmutterhalskrebs weitgehend zu eliminieren (Hall et al., 2019). Da trotz sinkender Krebsraten aufgrund der demografischen Alterung die absolute Zahl an Krebserkrankungen in Zukunft ansteigen wird, ist eine Stärkung der Krebsprävention in all ihren Dimensionen auch in Deutschland dringend erforderlich.

Zusammenfassung

- Krebs ist die zweithäufigste Todesursache in Deutschland. Prognosen zufolge ist aufgrund der demografischen Alterung in den nächsten Jahren eine deutliche Zunahme der Krebsinzidenz und -mortalität zu erwarten. Um diesem demografischen Effekt entgegenzuwirken, kommt der Krebsprävention eine bedeutende Rolle zu.
- Die Entstehung von Krebs ist ein multifaktorieller Prozess; es ist eine Reihe an Krebsrisikofaktoren bekannt. Ziel der Primärprävention ist es, die Exposition mit vermeidbaren Krebsrisikofaktoren, darunter gesundheitsrelevante Verhaltensweisen, Umweltfaktoren, bestimmte Infektionen und beruflicher Kontakt mit krebserzeugenden Substanzen, zu reduzieren und somit das Risiko einer Krebserkrankung zu senken.
- Für einige Krebserkrankungen gibt es verlässliche Früherkennungstests, die es ermöglichen, die Krebserkrankung in einem frühen präklinischen Stadium zu erkennen, sodass das Fortschreiten verhindert oder die Erkrankung effektiver behandelt werden kann. Dies wird als Sekundärprävention bezeichnet.
- Die Tertiärprävention setzt bei der Krebserkrankung im klinischen Stadium oder nach überstandener Erkrankung an und zielt darauf ab, Komplikationen und Langzeitfolgen zu verhindern und die Lebensqualität der Betroffenen zu verbessern.

Diskussionsanregung

- Warum können auch durch eine hypothetisch „perfekte" Prävention und Gesundheitsförderung Krebserkrankungen nicht völlig verhindert werden?
- Was kann die Gesundheitspolitik tun, um es der Bevölkerung leichter zu machen, sich gemäß den Empfehlungen zur Krebsprävention zu verhalten und Krebsfrüherkennungsmaßnahmen in Anspruch zu nehmen?
- Warum ist es sinnvoll, dass Primärprävention von Krebs in der Regel krebsartübergreifend angelegt ist, während Sekundärprävention von Krebs in der Regel krebsartspezifisch ist?
- Was bedeuten die zu erwartende Zunahme der Krebsneuerkrankungen einerseits und die verbesserten Früherkennungs- und Behandlungsmöglichkeiten andererseits für die Tertiärprävention?

Literatur

Andermann, A., Blancquaert, I., Beauchamp, S. & Déry, V. (2008). Revisiting Wilson and Jungner in the genomic age: a review of screening criteria over the past 40 years. *Bulletin of the World Health Organization, 86*(4), 317–319. https://doi.org/10.2471/BLT.07.050112

Behrens, G., Gredner, T., Stock, C., Leitzmann, M.F., Brenner, H. & Mons, U. (2018). Cancers due to excess weight, low physical activity, and unhealthy diet. *Deutsches Arzteblatt International, 115*(35–36), 578–585. https://doi.org/10.3238/arztebl.2018.0578

Blanchard, C.M., Courneya, K.S., Stein, K. & American Cancer Society's SCS-II. (2008). Cancer survivors' adherence to lifestyle behavior recommendations and associations with health-related quality of life: results from the American Cancer Society's SCS-II. *Journal of Clinical Oncology, 26*(13), 2198–2204. https://doi.org/10.1200/JCO.2007.14.6217

Brenner, H., Schrotz-King, P., Holleczek, B., Katalinic, A. & Hoffmeister, M. (2016). Declining bowel cancer incidence and mortality in Germany: an analysis of time trends in the first ten years after the introduction of screening colonoscopy. *Deutsches Ärzteblatt International, 113*(7), 101–106. https://doi.org/10.3238/arztebl.2016.0101

Brenner, H., Stock, C. & Hoffmeister, M. (2014). Effect of screening sigmoidoscopy and screening colonoscopy on colorectal cancer incidence and mortality: systematic review and meta-analysis of randomised controlled trials and observational studies. *British Medical Journal, 348*, g2467. https://doi.org/10.1136/bmj.g2467

Destatis. (2023, November). *Anzahl der Gestorbenen nach Kapiteln der ICD-10 und nach Geschlecht für 2022.* Statistisches Bundesamt. Zugriff am 24. Februar 2024 unter https://www.destatis.de/DE/Themen/Gesellschaft-Umwelt/Gesundheit/Todesursachen/Tabellen/gestorbene_anzahl.html

DosSantos Silva, I. (1999). *Cancer epidemiology: principles and methods.* International Agency for Research on Cancer.

Erdmann, F., Spix, C., Katalinic, A., Christ, M., Folkerts, J., Hansmann, J., Kranzhöfer, K., Kunz, B., Manegold, K., Penzkofer, A., Treml, K., Vollmer, G., Weg-Remers, S., Barnes, B., Buttmann-Schweiger, N., Dahm, S., Fiebig, J., Franke, M., Gurung-Schönfeld, I., ... Wienecke, A. (2021). *Krebs in Deutschland für 2017/2018.* Robert Koch-Institut.

Faller, H., Weis, J., Koch, U., Brähler, E., Härter, M., Keller, M., Schulz, H., Wegscheider, K., Boehncke, A., Hund, B., Reuter, K., Richard, M., Sehner, S., Wittchen, H. & Mehnert, A. (2017). Utilization of professional psychological care in a large German sample of cancer patients. *Psycho-Oncology, 26*(4), 537–543. https://doi.org/10.1002/pon.4197

Frickhofen, N. (2017). Tumorbiologie für Nichtonkologen. In B. Alt-Epping, S. Fuxius & U. Wedding (Hrsg.), *Onkologie. Das Wichtigste für Ärzte aller Fachrichtungen* (Elsevier Essentials, S. 3–12). Elsevier Urban & Fischer. https://doi.org/10.1016/b978-3-437-21431-8.00001-6

Gredner, T., Behrens, G., Stock, C., Brenner, H. & Mons, U. (2018). Cancers due to infection and selected environmental factors. *Deutsches Ärzteblatt International, 115*(35–36), 586–593. https://doi.org/10.3238/arztebl.2018.0586

Gredner, T., Mons, U., Niedermaier, T., Brenner, H. & Soerjomataram, I. (2021a). Impact of tobacco control policies implementation on future lung cancer incidence in Europe: an international, population-based modeling study. *Lancet Regional Health Europe, 4*, 100074. https://doi.org/10.1016/j.lanepe.2021.100074

Gredner, T., Niedermaier, T., Brenner, H. & Mons, U. (2020). Impact of tobacco control policies on smoking-related cancer incidence in Germany 2020 to 2050 – a simulation study. *Cancer Epidemiology, Biomarkers & Prevention, 29*(7), 1413–1422. https://doi.org/10.1158/1055-9965.EPI-19-1301

Gredner, T., Niedermaier, T., Brenner, H. & Mons, U. (2021b). Impact of reducing alcohol consumption through price-based policies on cancer incidence in Germany 2020–50 – a simulation study. *Addiction, 116*(7), 1677–1688. https://doi.org/10.1111/add.15335

Hall, M.T., Simms, K.T., Lew, J.-B., Smith, M.A., Brotherton, J.M., Saville, M., Frazer, I.H. & Canfell, K. (2019). The projected timeframe until cervical cancer elimination in Australia: a modelling study. *Lancet Public Health, 4*(1), e19–e27. https://doi.org/10.1016/s2468-2667(18)30183-x

Heisser, T., Hoffmeister, M., Tillmanns, H. & Brenner, H. (2022). Impact of demographic changes and screening colonoscopy on long-term projection of incident colorectal cancer cases in Germany: a modelling study. *Lancet Regional Health Europe, 20*, 100451. https://doi.org/10.1016/j.lanepe.2022.100451

Joaquim, A., Leão, I., Antunes, P., Capela, A., Viamonte, S., Alves, A.J., Helguero, L.A. & Macedo, A. (2022). Impact of physical exercise programs in breast cancer survivors on health-related quality of life, physical fitness, and body composition: Evidence from systematic reviews and meta-analyses. *Frontiers in Oncology, 12*, 955505. https://doi.org/10.3389/fonc.2022.955505

Mangiapane, S., Kretschmann, J., Czihal, T. & von Stillfried, D. (2022). *Veränderung der vertragsärztlichen Leistungsinanspruchnahme während der COVID-Krise. Tabellarischer Trendreport bis zum 1. Halbjahr 2022.* Zentralinstitut für die kassenärztliche Versorgung in Deutschland. https://doi.org/10.5771/1611-5821-2016-6-27

Mehnert-Theuerkauf, A. & Esser, P. (2022). Survivorship-Care-Programme für Krebspatienten: Die Bedeutung von Risikostratifizierung, Selbstmanagement- und Gesundheitskompetenzen im Zeitalter digitaler Versorgung. *Bundesgesundheitsblatt Gesundheitsforschung Gesundheitsschutz, 65*(4), 412–419. https://doi.org/10.1007/s00103-022-03514-1

Mitchell, A.J., Chan, M., Bhatti, H., Halton, M., Grassi, L., Johansen, C. & Meader, N. (2011). Prevalence of depression, anxiety, and adjustment disorder in oncological, haematological, and palliative-care settings: a meta-analysis of 94 interview-based studies. *Lancet Oncology, 12*(2), 160–174. https://doi.org/10.1016/S1470-2045(11)70002-X

Mons, U., Gredner, T., Behrens, G., Stock, C. & Brenner, H. (2018). Cancers due to smoking and high alcohol consumption. *Deutsches Arzteblatt International, 115*(35–36), 571–577. https://doi.org/10.3238/arztebl.2018.0571

Reck, M., Dettmer, S., Kauczor, H.-U., Kaaks, R., Reinmuth, N. & Vogel-Claussen, J. (2023). Lung cancer screening with low-dose computed tomography: current status in Germany. *Deutsches Ärzteblatt International, 120*, 387–392. https://doi.org/10.3238/arztebl.m2023.0099

Schmutzler, R. K., Schmitz-Luhn, B., Borisch, B., Devilee, P., Eccles, D., Hall, P., Balmaña, J., Boccia, S., Dabrock, P., Emons, G., Gaissmaier, W., Gronwald, J., Houwaart, S., Huster, S., Kast, K., Katalinic, A., Linn, S.C., Moorthie, S., Pharoah, P., Rhiem, K., ... Woopen, C. (2022). Risk-Adjusted Cancer Screening and Prevention (RiskAP): Complementing Screening for Early Disease Detection by a Learning Screening Based on Risk Factors. *Breast care (Basel, Switzerland)*, *17*(2), 208–223. https://doi.org/10.1159/000517182

Schüz, J., Espina, C., Villain, P., Herrero, R., Leon, M.E., Minozzi, S., Romieu, I., Segnan, N., Wardle, J., Wiseman, M., Belardelli, F., Bettcher, D., Cavalli, F., Galea, G., Lenoir, G., Martin-Moreno, J.M., Nicula, F.A., Olsen, J.H., Patnick, J., ... Working Groups of Scientific Experts. (2015). European Code against Cancer 4th edition: 12 ways to reduce your cancer risk. *Cancer Epidemiology, 39*(Suppl. 1), S1–S10. https://doi.org/10.1016/j.canep.2015.05.009

Spei, M.-E., Bellos, I., Samoli, E. & Benetou, V. (2023). Post-diagnosis dietary patterns among cancer survivors in relation to all-cause mortality and cancer-specific mortality: a systematic review and meta-analysis of cohort studies. *Nutrients, 15*(17), 3860. https://doi.org/10.3390/nu15173860

Ständige Impfkommission (STIKO). (2018). Empfehlungen der Ständigen Impfkommission (STIKO) beim Robert Koch-Institut – 2018/2019. *Epidemiologisches Bulletin, 34*, 1–378. https://doi.org/10.1016/j.khinf.2013.09.013

Steward, W.P. & Brown, K. (2013). Cancer chemoprevention: a rapidly evolving field. *British Journal of Cancer, 109*(1), 1–7. https://doi.org/10.1038/bjc.2013.280

Stock, C., Ihle, P., Sieg, A., Schubert, I., Hoffmeister, M. & Brenner, H. (2013). Adverse events requiring hospitalization within 30 days after outpatient screening and nonscreening colonoscopies. *Gastrointestinal Endoscopy, 77*(3), 419–429. https://doi.org/10.1016/j.gie.2012.10.028

Stock, C., Mons, U. & Brenner, H. (2018). Projection of cancer incidence rates and case numbers until 2030: a probabilistic approach applied to German cancer registry data (1999–2013). *Cancer Epidemiology, 57*, 110–119. https://doi.org/10.1016/j.canep.2018.10.011

Van Blarigan, E.L., Fuchs, C.S., Niedzwiecki, D., Zhang, S., Saltz, L.B., Mayer, R.J., Mowat, R.B., Whittom, R., Hantel, A., Benson, A., Atienza, D., Messino, M., Kindler, H., Venook, A., Ogino, S., Giovannucci, E.L., Ng, K. & Meyerhardt, J.A. (2018). Association of survival with adherence to the American Cancer Society nutrition and physical activity guidelines for cancer survivors after colon cancer diagnosis: the CALGB 89803/Alliance trial. *JAMA Oncology, 4*(6), 783–790. https://doi.org/10.1001/jamaoncol.2018.0126

Walboomers, J.M., Jacobs, M.V., Manos, M.M., Bosch, F.X., Kummer, J.A., Shah, K.V., Snijders, P.J., Peto, J., Meijer, C.J. & Muñoz, N. (1999). Human papillomavirus is a necessary cause of invasive cervical cancer worldwide. *Journal of Pathology, 189*(1), 12–19. https://doi.org/10.1002/(SICI)1096-9896(199909)189:1<12::AID-PATH431>3.0.CO;2-F

Wienecke, A., Barnes, B., Lampert, T. & Kraywinkel, K. (2014). Changes in cancer incidence attributable to tobacco smoking in Germany, 1999–2008. *International Journal of Cancer, 134*(3), 682–691. https://doi.org/10.1002/ijc.28392

Lese- und Medienempfehlung zur Vertiefung

Info-Seiten rund um den Europäischen Kodex zur Krebsbekämpfung: https://cancer-code-europe.iarc.fr/index.php/de/12-moeglichkeiten

Thema „Vorbeugung und Krebsrisiken" auf den Webseiten des Krebsinformationsdiensts des Deutschen Krebsforschungszentrums: https://www.krebsinformationsdienst.de/vorbeugung/

12 Prävention von Atemwegserkrankungen

Franz Petermann (†) und Ulrike de Vries

Überblick

- Beschreibung des Stellenwerts primär-, sekundär- und tertiärpräventiver Maßnahmen bei Atemwegserkrankungen wie Asthma bronchiale und COPD.
- Hierzu Betrachtung der Bereiche Ernährung, Nikotinkonsum, Tierhaltung, Körpergewicht, Allergene, Impfungen und berufliche Exposition.

Unter der Rubrik „Atemwegserkrankungen" kommt unter gesundheitswissenschaftlicher Perspektive vor allem dem Asthma bronchiale und der chronisch obstruktiven Lungenerkrankung (COPD) eine zentrale Bedeutung zu. Das Asthma bronchiale und die COPD werden unter dem Begriff **„chronisch obstruktive Atemwegserkrankungen"** subsumiert. Beide Krankheitsbilder treten häufig auf (im Falle der COPD zunehmend) und spielen in unserem Gesundheitswesen eine große Rolle (de Vries & Petermann, 2015). Maßnahmen zur Prävention sind daher höchst relevant, da sie dazu beitragen können, die Krankheitslast für den Betroffenen und für die Gesellschaft zu reduzieren.

12.1 Asthma: Krankheitsbild und Epidemiologie

Asthma bronchiale stellt eine episodisch auftretende und chronisch-rezidivierende Erkrankung der Atemwege dar. Es liegt eine Bronchokonstriktion mit meist nachweisbarer bronchialer Hyperreagibilität sowie eine Atemwegsentzündung mit charakteristischen Befunden vor, wie etwa Epitheldefekt, Hypertrophie der glatten Muskelzellen sowie mögliche vernarbende Reparaturprozesse mit irreversiblen Gewebeschäden (Kroegel, 2002). Die Symptome treten häufig spontan auf und sind unter Therapie oft reversibel, zeigen jedoch große intra- und interindividuelle Schwankungen in ihrem Auftreten. Die Betroffenen leiden unter Episoden von Atembeschwerden und Luftnot (Atemgeräusche, Kurzatmigkeit, Husten, Brustenge), vorwiegend nachts und am frühen Morgen und/oder bei Auslöserkontakt (Bundesärztekammer et al., 2020). Anhand bundesweiter ärztlicher Abrechnungsdaten wurde für das Jahr 2016 (n = 70 416 019) eine Diagnoseprävalenz des Asthmas von 5,9 % bei Erwachsenen und 5,1 % bei Kindern und Jugendlichen berechnet (Akmatov et al., 2018).

Für die Entwicklung des Asthmas im Kindes- und Jugendalter bilden Allergien den wichtigsten prädisponierenden Faktor; bei Erwachsenen liegt ein sogenanntes **allergisches (extrinsisches) Asthma** bei ca. 80 % der Betroffenen vor (Bundesärztekammer et al., 2020). Häufig zeigt sich hierbei eine genetisch bedingte Bereitschaft zur IgE-Antikörperproduktion gegen Allergene (Atopie) wie Pollen, Hausstaubmilben oder Tierproteine. Seltener sind Allergene wie Schimmelpilze oder bestimmte Nahrungsmittel wie Hühnereiweiß, Milcheiweiß sowie Soja und Weizen verantwortlich. Ein **nicht allergisches (intrinsisches) Asthma** wird dagegen durch Atemwegsinfektionen und nicht allergische Auslöser wie etwa Kaltluft, verschiedene Arzneimittel oder körperliche Bewegung getriggert. Mischformen können vorkommen; insbesondere können bei einem zunächst vorliegenden extrinsischen Asthma im Krankheitsverlauf zunehmend nicht allergische Auslöser relevant werden.

Bei einem nicht unerheblichen Teil der Betroffenen (ca. 9–15 %) können berufsbedingte Noxen bzw. Arbeitsstoffe, etwa Stäube oder Dämpfe, zumindest zum Teil, als ursächlich für die Erkrankung angenommen werden oder ein bestehendes Asthma verschlimmern (Übersicht bei Mapp et al., 2005). Bei bestehender Erkrankung haben psychosoziale Faktoren aufgrund der krankheitsbedingten privaten und beruflichen Einschränkungen der Betroffenen einen großen Einfluss auf die Entwicklung und den Verlauf des Asthmas sowie auf die Lebensqualität und Compliance. Ebenso können häufig vorliegende psychische Komorbiditäten, etwa Angst und Depression, die Erkrankung selbst, das Selbstmanagement der Patienten und letztlich den Therapieerfolg negativ beeinflussen (Petermann & de Vries, 2007; Schneider et al., 2008).

12.2 COPD: Krankheitsbild und Epidemiologie

Der Begriff „COPD“ (*chronic obstructive pulmonary disease*) bezieht sich auf die chronisch obstruktive Bronchitis, das Lungenemphysem und eine Kombination dieser Erkrankungen. Bei der COPD ist die Lungentätigkeit funktionell dauerhaft eingeschränkt, was sich bei den Betroffenen durch chronischen Husten, vermehrte Sputumbildung, Atemnot, insbesondere bei Belastung, und dadurch eingeschränkter physischer Belastbarkeit zeigt. Physiologisch besteht eine progredient verlaufende **Atemwegsobstruktion** mit eingeschränktem Gasaustausch. Eine COPD wird diagnostiziert, wenn Husten und Auswurf über einen Zeitraum von mindestens drei Monaten in zwei aufeinanderfolgenden Jahren bestehen. Bei einem **Lungenemphysem** liegt eine irreversible Erweiterung und Zerstörung der Bronchiolen vor. Darüber hinaus ist die COPD, nicht zuletzt aufgrund der vermehrten Atemarbeit, mit weiteren Einschränkungen verbunden, etwa kardiologischen Erkrankungen, Gewichtsverlust, Muskelschwäche und endokrinologischen Störungen, sodass sie zunehmend als Systemerkrankung verstanden wird (Vogelmeier et al., 2007).

Die Entwicklung einer COPD wird durch eine Reihe von **Risikofaktoren** verursacht; hierzu zählen eine genetische Prädisposition (z.B. der rezessiv vererbte Alpha-1-Protease-Inhibitor-Mangel), niedriges Geburtsgewicht bzw. vermindertes Lungenwachstum, bronchiale Hyperreaktivität, häufige Atemwegsinfektionen in der Kindheit sowie die Exposition mit berufsbedingten und Umweltschadstoffen. Unzweifelhaft ist jedoch, dass Tabakrauch mit direkter Dosis-Wirkungs-Beziehung den wichtigsten Risikofaktor darstellt (Vogelmeier et al., 2007).

Zuverlässige Angaben zur Prävalenz der klinisch relevanten COPD in Deutschland liegen nicht vor, dennoch geht man von einer Größenordnung von 4–6 % bei Erwachsenen aus, verbunden mit der Unterstellung einer erheblichen Dunkelziffer (The Aspect Consortium, 2004). Weltweit erfährt die Inzidenz, Mortalität und Morbidität der COPD einen aufsteigenden Trend: Es wird erwartet, dass sie in der Rangfolge der häufigsten Todesursachen 2020 bereits den dritten Platz einnehmen wird (vgl. Murray & Lopez, 1997).

12.3 Primärprävention bei Atemwegserkrankungen

Maßnahmen zur primären Prävention bei Asthma bronchiale und COPD richten sich vorwiegend an gesunde Personen ohne erkennbares Risiko für die Entwicklung einer allergischen Erkrankung (Vorliegen einer genetischen Disposition für Atopien oder den oben genannten Risikofaktoren für COPD) und umfassen somit spezifische **Maßnahmen zur Gesundheitsför-**

derung der Allgemeinbevölkerung. Primärpräventive Maßnahmen sollen einerseits krankheitsverursachende oder -belastende Faktoren im Lebensumfeld und im Berufsalltag der Betroffenen abbauen, andererseits die Toleranz der Betroffenen gegenüber diesen Faktoren erhöhen (Bundesärztekammer et al., 2020). Da jedoch die genauen Ursachen zumindest für die Entstehung von Asthma bronchiale bislang nicht hinreichend geklärt sind, vielmehr wird ein **multifaktorielles Ursachengefüge** angenommen (Kroegel, 2002), lassen sich hier nur bedingt Aussagen zu wirksamen primärpräventiven Maßnahmen ableiten, die zwar meist auf den Ergebnissen umfangreicher Studien beruhen, dennoch als vorläufig zu bewerten sind. Zudem ist die Beurteilung der Ergebnisse zu verschiedenen Interventionsstudien dadurch erschwert, dass nur bedingt qualitativ hochwertige (im Sinne einer Evidenzbeurteilung) Studiendesigns durchgeführt werden können; beispielsweise lassen sich Einflüsse wie „Stillen" oder „Haustierhaltung" nicht ohne Weiteres in einem randomisierten Design prüfen. Zur Beurteilung sollte zudem kritisch die praktische Relevanz und Durchführbarkeit der Maßnahmen beachtet werden. Hervorzuheben ist, dass präventive Interventionen für Asthma weitaus vielfältiger ausfallen, da hier das Spektrum Atopie bzw. Allergenkarenz im Gegensatz zur COPD relevant ist (vgl. Tabelle 12-1).

12.3.1 Ernährungsbedingte Faktoren

Die Vermeidung potenziell atopisch wirksamer Lebensmittel, etwa Kuhmilch, Eier oder Nüsse, wie auch beispielsweise das ausschließliche Stillen des Kindes (mit oder ohne gleichzeitige hypoallergene Ernährung der Mutter), sind als potenziell präventive Maßnahmen gegen Asthma in vielen Studien mit unterschiedlichen Ergebnissen geprüft worden. Der S3-Leitlinie der Deutschen Gesellschaft für Allergologie und Klinische Immunologie (DGAKI) zufolge (Schäfer et al., 2014), kann jedoch aufgrund der teilweise heterogenen bis widersprüchlichen Studienergebnisse keine eindeutige Befürwortung oder Ablehnung bestimmter Lebensmittel gemacht werden (vgl. auch Abrahamsson et al., 2007).

- **Stillen:** Die präventive Wirkung eines mehrmonatigen Stillens auf die Entstehung eines Asthmas beim Kind wird kontrovers diskutiert. Einige Studien weisen auf einen protektiven Einfluss hinsichtlich einiger auf Asthma hinweisender Symptome („wheezing") und der atopischen Dermatitis in der

Tabelle 12-1: Bisher untersuchte Faktoren zur Prävention bei Asthma und COPD.

Atemwegserkrankung	Faktoren
Asthma	• prä- und postnatale Ernährung • Tierhaltung • Körpergewicht • Hausstaubmilben • Allergenkarenz
Asthma/COPD	• Vermeidung von Tabakrauch • Schutzimpfungen • Immuntherapie • berufliche Exposition mit Schadstoffen • Pharmakotherapie • Physiotherapie • Patientenschulung

frühen Kindheit hin (Kull et al., 2004; Schoetzau et al., 2002). Gdalevich et al. kommen in ihrem systematischen Review (Gdalevich et al., 2001) anhand von zwölf Studien insgesamt zu einem Odds Ratio (OR) von 0,70 für den Schutz vor atopischen Erkrankungen wie Asthma durch Stillen. Die Effekte waren für Kinder aus Familien mit vorliegender atopischer Disposition deutlicher als jene aus Studien mit gemischter Population (OR = 0,52 gegenüber OR = 0,73). Jedoch zeigen insbesondere Langzeitstudien, dass das Stillen die Entstehung von Asthma und Allergien nicht mit Sicherheit verhindert (Matheson et al., 2007). Trotz unklarer Datenlage wird das Stillen dennoch aufgrund wesentlicher Vorteile für das Kind empfohlen (Bundesärztekammer et al., 2020; Friedman & Zeiger, 2005; Gahagan, 2007).

- **Gabe von Muttermilchersatz bzw. hydrolysierter Säuglingsnahrung:** Durch ausschließliche Gabe von partiell oder extensiv hydrolysierter Säuglingsnahrung anstelle von Muttermilch konnte die Inzidenz anderer atopischer Erkrankungen wie die atopische Dermatitis gesenkt werden. Die Asthmaprävalenz wird durch das Füttern von Kuhmilchprodukten jedoch offenbar nicht beeinflusst (von Berg et al., 2008). Einer Säuglingsnahrung auf Sojabasis oder unter Verwendung von anderen Milchsorten kann derzeit kein protektiver Einfluss auf die Entwicklung einer Asthmaerkrankung zugesprochen werden (Schäfer et al., 2014). Zusätzlich liegen gesundheitliche Bedenken bei der Gabe von Produkten auf Sojabasis bei Säuglingen vor (Ernährungskommission der Deutschen Gesellschaft für Kinder- und Jugendmedizin & Ernährungskommission der Schweizerischen Gesellschaft für Pädiatrie, 2006).
- **hypoallergene Diät der Mutter während der Schwangerschaft und Stillphase:** Ein protektiver Einfluss einer allergenarmen Ernährung der Mutter während der Schwangerschaft und Stillphase, etwa Meidung von Kuhmilch, Eiern oder Nüssen, konnte bislang nicht nachgewiesen werden (Kramer & Kakuma, 2006). Dies gilt auch für Mütter mit erhöhtem Atopierisiko. Zusätzlich muss auf die Gefahr der Mangelernährung hingewiesen werden.
- **späte Einführung von Beikost:** Die Studienergebnisse zum Zusammenhang zwischen der verzögerten (nach dem 4. Lebensmonat) Gabe von Beikost und der Entstehung von Allergien beim Kind sind widersprüchlich bzw. es liegen kaum Ergebnisse spezifisch für Asthma vor (Tricon et al., 2006). Eine endgültige Empfehlung für diese Maßnahme kann somit nicht gegeben werden (Bundesärztekammer et al., 2020).

12.3.2 Vermeidung von Tabakrauch

Rauchen und Passivrauchen kommt im Rahmen der Prävention von Asthma und COPD eine große Bedeutung zu. Die aktive und passive Exposition gegenüber Tabakrauch erhöht insbesondere das **Asthmarisiko** des Kindes. Dies gilt besonders während der Schwangerschaft (Bundesärztekammer et al., 2020). Das Passivrauchen in der Schwangerschaft und postnatal ist mit dem Risiko einer verschlechterten Lungenfunktion des Kindes assoziiert (Moshammer et al., 2006). Eine Metaanalyse zur Exposition gegenüber Tabakrauch zeigt eine 30-prozentige Risikoerhöhung für die Entwicklung von Asthma bei Kindern (Vork et al., 2007). Aufgrund dessen sollte regelmäßig der Rauchstatus bzw. die Passivrauchexposition der Familie thematisiert, ärztlicherseits dokumentiert und entsprechende Hilfen (ärztliche Begleitung, Teilnahme am Nichtrauchertraining) angeboten werden.

Für die Entwicklung einer **COPD** ist das Tabakrauchen ebenfalls ein entscheidender Risikofaktor (Andreas, 2007), wobei das Risiko mit dem Ausmaß der Tabakrauchexposition steigt. Präventive Maßnahmen, wie die Gesundheitserziehung und Aufklärung in den Medien und in Schulen sowie die Einhaltung gesetzlicher

Regelungen zur rauchfreien Umwelt, haben sich hierbei als erfolgreich erwiesen (Fichtenberg & Glantz, 2002).

12.3.3 Tierhaltung

Liegt kein erhöhtes Allergierisiko bzw. keine familiäre Disposition für die Entwicklung atopischer Erkrankungen vor, ist die Vermeidung von Tierkontakten (Hund, Katze) nicht nötig (Apelberg et al., 2001; Muche-Borowski et al., 2009). In einer Studie von Apelberg und Kollegen ergab sich, dass eine Haustierhaltung für die Entwicklung von Asthma bronchiale keine große Bedeutung besitzt (Apelberg et al., 2001). Je nach Alter schwanken die Odds Ratios bezüglich der Entwicklung von Asthma zwischen 0,8 und 1,2.

12.3.4 Erhöhter Body-Mass-Index

Es bestehen Hinweise darauf, dass Übergewicht bzw. ein über der Norm liegender Body-Mass-Index (BMI) mit einem erhöhten Risiko zur Neuentwicklung von ärztlich diagnostiziertem Asthma bronchiale einhergeht, das unabhängig von allergologischen Faktoren zu sein scheint (Gilliland et al., 2003). Nicht geklärt, aber vorstellbar wäre, dass bei Vorliegen asthmatypischer Beschwerden auch oder ausschließlich mechanische Atemwegsbehinderungen eine Rolle spielen.

12.3.5 Hausstaubmilben

In Anbetracht des hohen Allergenpotenzials von Hausstaubmilbenkot wurde mehrfach untersucht, ob eine geringere häusliche Milbenbelastung, etwa durch Einhüllen der Matratze und Bettwäsche (Encasings), das Asthmarisiko senken kann. Derzeit kann kein eindeutiger primärpräventiver Effekt dieser Maßnahme auf die Entstehung einer Milbenallergie bzw. Asthma abgeleitet werden (Marks et al., 2006).

12.3.6 Impfungen

Es liegen bisher keine überzeugenden Belege dafür vor, dass Routineimpfungen in der Kindheit das Allergierisiko erhöhen, jedoch Hinweise darauf, dass diese Maßnahmen das Asthmarisiko senken können (Martignon et al., 2005).

12.3.7 Unspezifische Stimulation des Immunsystems

Einer Stimulation des Immunsystems in der frühen Kindheit, etwa durch vermehrten Kontakt mit Allergenen (z. B. durch Leben auf Bauernhof, Besuch Kindergarten, Geschwisterkinder), kann ein schützender Einfluss auf das Asthmarisiko zugesprochen werden (Ege et al., 2006). Allerdings lässt sich eine hieraus abgeleitete Empfehlung für die Allgemeinbevölkerung nicht umsetzen.

12.3.8 Berufliche Exposition

Zur Prävention eines berufsbedingten Asthmas ist die Meidung bzw. Verringerung des Kontaktes mit potenziell asthmaauslösenden Stoffen unabdingbar (Nicholson et al., 2005). Für einige Arbeitsumgebungen konnte die Wirksamkeit dieser Maßnahmen belegt werden, etwa bei Exposition mit Säureanhydriden oder Latex in Gesundheitsberufen (Übersicht bei Nicholson et al., 2005).

12.4 Sekundärprävention bei Atemwegserkrankungen

Sekundärpräventive Interventionen umfassen die Vermeidung bzw. Eindämmung von relevanten Allergenen und Substanzen, Aufklärung und Beratung der Patienten hinsichtlich notwendiger Lebensstil- und Verhaltensänderungen (z. B. bei Nikotinabusus oder bei der Berufswahl) sowie pharmakologische Prophylaxe und

Hyposensibilisierung (Buhl et al., 2006; de Vries & Petermann, 2015).

Die sekundäre Prävention bei Atemwegserkrankungen richtet sich an Personen mit **ersten Krankheitszeichen**, wie etwa eine nachweisbare bronchiale Hyperreagibilität oder ein **subklinisches Krankheitsstadium** (z. B. eine chronische Bronchitis). Für Asthma liegt dieses Risiko bei Kindern oder Nachkommen aus Familien mit mindestens einem Elternteil/Geschwister mit allergischer Sensibilisierung oder manifester Erkrankung aus dem atopischen Formenkreis vor sowie bei Personen, die irgendwann im Leben unter einer allergischen Erkrankung litten. Entsprechende Maßnahmen haben das Ziel, die Manifestierung der Erkrankung, Symptomwechsel oder neue Symptome zu verhindern (Bundesärztekammer et al., 2020).

12.4.1 Vermeidung von Tabakrauch

Aktives Tabakrauchen führt zu einer Reihe von negativen gesundheitlichen Folgen bei Asthmatikern (Übersicht bei Vork et al., 2007). Neben der ohnehin schon empfindlichen Atemwegssituation kommen bei rauchenden Asthmatikern zusätzliche Gewebsschädigungen hinzu, welche die Verschlechterung der Lungenkapazität beschleunigen und damit die Krankheitsprognose verschlechtern (Thomson et al., 2004). Hinzu kommt, dass die Wirkung asthmaspezifischer Medikamente (Kortikoide) sowohl als Inhalat als auch in der systemischen Anwendung durch die Rauchexposition herabgesetzt und damit der Therapieerfolg gefährdet ist (Chauduri et al., 2003). Im Vergleich zu nicht rauchenden Asthmatikern zeigten sich bei den Rauchern **erhöhte Morbiditätsraten**, etwa eine schlechtere Asthmakontrolle, häufigere Exazerbationen und dadurch häufigere Krankenhausaufenthalte (Chaudhuri et al., 2008; Gallefoss & Bakke, 2003; Thomson et al., 2004).

Mittlerweile konnte belegt werden, dass sich auch **Passivrauchen** bei Asthmatikern negativ auf den Asthmaschweregrad und die Lungenfunktion auswirkt (Eisner, 2005; Mannino et al., 2002). Besonders betroffen sind Kinder, die Tabakrauch ausgesetzt sind. Bei ihnen verschlechtert sich die Lungenfunktion bzw. zeigt sich ein ungünstiger Krankheitsverlauf mit häufigeren Exazerbationen (Noonan & Ward, 2007). Nahmen die rauchenden Eltern an einer Maßnahme zur Tabakentwöhnung teil und fiel die Rauchexposition dann weg oder reduzierte sich, verbesserte sich das Asthma der Kinder erheblich (Wilson et al., 2001).

Jaakkola und Jaakkola geben in ihrer Metaanalyse (Jaakkola & Jaakkola, 2006) ein relatives Risiko vom 1,4 an, mit dem sich eine durch Passivrauchen verursachte COPD entwickeln kann. Der Tabakrauch beeinflusst dabei erheblich verschiedene Lungenfunktionsparameter und verschlechtert die Lungenkapazität mit zunehmender Dauer der Exposition.

Wichtig für Gesundheitsförderung und Prävention

Die Vermeidung des Tabakrauchens ist damit eine der effektivsten Maßnahmen, um das COPD-Risiko zu verringern.

Maßnahmen zur **Raucherentwöhnung** sind daher als Prävention generell anzuraten (Bundesärztekammer et al., 2020). Hierzu stehen Maßnahmen im Kurssystem, etwa von den Krankenkassen angeboten, oder ärztlich begleitete Kurse in den Praxen zur Verfügung. Hinzu kommen Abstinenzversuche in Eigenregie der Betroffenen. Entsprechende Kurse enthalten meist verhaltenstherapeutische Bausteine, etwa Reizkontrolle, Aufbau von Alternativverhalten (zum Rauchen), und nutzen mehr oder weniger Nikotinersatzprodukte (etwa Nikotinpflaster). Aussagen für Asthmakranke über die Wirksamkeit dieser Maßnahmen, das heißt Abstinenzraten, sind begrenzt, da kaum Studien vorliegen, in denen ausschließlich die Gruppe der Asthmatiker untersucht wurde. Einzelne Ergebnisse weisen jedoch darauf hin, dass sich die

Qualität der Asthmakontrolle, Lungenfunktion und die Symptomatik besserten, sofern die Patienten eine Abstinenz erreicht hatten (Chaudhuri et al., 2006).

Studien zur Effektivität von Nichtraucherprogrammen liegen für den Bereich COPD häufiger vor, nicht zuletzt auch aufgrund des hohen Risikopotenzials des Rauchens hinsichtlich der Entstehung einer COPD. Nichtraucherprogramme, insbesondere wenn sie verschiedene Komponenten wie ärztliche Beratung, verhaltenstherapeutische Gruppentherapie und Nikotinersatzprodukte enthielten, konnten die Morbidität deutlich senken (Wagena et al., 2004). Nach derzeitigen Empfehlungen umfasst eine erfolgversprechende Raucherentwöhnung u. a. die systematische Analyse der Rauchgewohnheiten bei jedem Patienten mit Verdacht auf COPD, verbunden mit einer stetigen Empfehlung zum Rauchverzicht und dessen Dokumentation bei jedem Arztbesuch (Arzneimittelkommission der Deutschen Ärzteschaft, 2001).

12.4.2 Tierhaltung

Da nicht sicher ausgeschlossen werden kann, dass bei sensibilisierten Personen die Haltung von felltragenden Haustieren einen Risikofaktor für die Asthmaentstehung darstellt oder ob etwa die Katzenhaltung eine Toleranzentwicklung fördert, sollte die Anschaffung der Tiere in Atopikerfamilien vermieden werden (Anyo et al., 2002; Bundesärztekammer et al., 2020). Dies gilt gleichermaßen für die Haltung von Katzen, Hunden, felltragenden Nagetieren und Federtieren.

12.4.3 Hausstaubmilbenexposition

Maßnahmen zur Verringerung derHausstaubmilbenexposition umfassen etwa das Einhüllen der Matratze, Decken und Kissen mit milbendichten Bezügen bzw. häufiges heißes Waschen der Bettwäsche (und Kuscheltiere) und die Vermeidung von Wohnmaterialien, in denen sich Staub festsetzen kann (Teppiche, Vorhänge etc.), insbesondere im Schlafbereich. Die Konzentration der Hausstaubmilbenbelastung im Bett hängt auch vom Innenraumklima ab (Feuchtigkeit). Eine Verringerung der Innenraumfeuchtigkeit ist daher eine weitere Möglichkeit, auf die Milbenbelastung Einfluss zu nehmen. In einer Reihe von Studien scheinen derartige Maßnahmen eine Krankheitsverbesserung bzw. eine Verringerung des durchschnittlichen Medikamentenverbrauchs zu zeigen. Dennoch lassen diese Daten keinen Rückschluss darauf zu, dass generell entsprechende Karenzmaßnahmen in Risikofamilien zur Sekundärprävention zu empfehlen sind (Bundesärztekammer et al., 2020).

12.4.4 Vermeidung weiterer Allergene

Die Vermeidung anderer allergisch wirksamer Substanzen und Umgebungen wie etwa die Eindämmung von Schimmelpilzsporen durch ein nicht zu feuchtes Innenraumklima ist bei sensibilisierten asymptomatischen Personen sicherlich sinnvoll. Jedoch liegen derzeit keine aussagekräftigen Belege für die Effektivität dieser sekundären Präventionsmaßnahmen vor (Bundesärztekammer et al., 2020). Eine Ausnahme bilden Risikoberufe.

12.4.5 Berufliche Exposition

Da die Atopie einen Risikofaktor für die Entwicklung eines berufsbedingten Asthmas darstellt (Nicholson et al., 2005), ist eine entsprechende **Berufs- und ärztliche Beratung** vor Aufnahme einer Tätigkeit wünschenswert (Nolting et al., 2007), in der Praxis jedoch kaum durchführbar, da der prädiktive Wert einer allergischen Sensibilisierung offenbar zu gering ist, um davon weitreichende Berufsentscheidungen abhängig machen zu können (Nicholson et al., 2005). In der SOLAR-Studie (Radon et al., 2006) konnte gezeigt werden, dass asthmakranke Jugendliche dieselben risikobehafteten Berufe anstreben wie gesunde Jugendliche. Aus der Fortführung der SOLAR-Studie sind in Zukunft evidenzbasierte Empfehlungen zur Berufswahl zu erwarten.

Der pathogene Einfluss berufsbedingter Noxen, etwa von Chemikalien, Gasen und organischen Stäuben, auf das COPD-Risiko wird häufig unterschätzt. Nach Hnizdo und Kollegen (Hnizdo et al., 2002) sowie auch nach Schätzung der American Thoracic Society (Balmes et al., 2003) beträgt der Anteil arbeitsplatzbedingter Schadstoffeinwirkung auf das COPD-Risiko 10–20 %.

Bei Personen, die bereits im Berufsleben stehen, umfassen sekundärpräventive Maßnahmen zunächst die **Verringerung der Schadstoffexposition** sowie Beratung und Schulung zum **Arbeitsschutz** (Schmid et al., 2009).

Weiterhin fällt in diesen Bereich die Früherkennung von arbeitsplatzbezogenen Symptomen, etwa durch serielle Untersuchungen (Fragebögen/Lungenfunktionsdiagnostik/Prick-Testungen, spezifische IgE-Bestimmungen; Nicholson et al., 2005) und ggf. Umgestaltung des Arbeitsplatzes. Beispielsweise konnte gezeigt werden, dass sich bei auf Platinsalze sensibilisierten Arbeitern (positiver Pricktest) ein Wechsel des Arbeitsumfeldes günstig auf die Asthmaanfallrate auswirkt (Merget et al., 2001).

12.4.6 Immuntherapie

Im Sinne einer Sekundärprävention ist eine mehrjährige, sogenannte subkutane allergenspezifische Immuntherapie (SCIT), etwa durch Baum- oder Gräserpollenallergene, eine vielversprechende Maßnahme, die den Allergenstatus des Betroffenen günstig beeinflussen kann. Möller und Kollegen konnten hierzu in einer kontrollierten Studie zeigen (Möller et al., 2002) zeigen, dass Kinder, die bereits erste Asthmasymptome aufwiesen, nach dreijähriger SCIT signifikant weniger Asthmasymptome zeigten als die unbehandelten Kinder. Zu ähnlichen, auch langfristigen Effekten kommen Niggemann und Kollegen (Niggemann et al., 2006) sowie Jacobson und Kollegen (Jacobson et al., 2007).

12.5 Tertiärprävention bei Atemwegserkrankungen

Bei manifester Atemwegserkrankung zielt die Tertiärprävention darauf ab, die **Beschwerden zu lindern, die Erkrankung zu kontrollieren und einer Verschlechterung entgegenzuwirken.** Letzteres umfasst die Verhütung von Langzeitschäden (stetiger Verlust der Lungenkapazität) und Komplikationen (Exazerbationen, Asthmaanfälle, Mortalität). Die Tertiärprävention enthält eine Reihe von Maßnahmen, einschließlich Allergenkarenz, Pharmakotherapie, Immuntherapie, Physio- und ggf. Psychotherapie sowie Patientenschulung und Trainings zur Verhaltensänderung. Die medizinische Rehabilitation, in der diese Maßnahmen gebündelt werden, wird oftmals mit der tertiären Prävention gleichgesetzt (Bundesärztekammer et al., 2020).

12.5.1 Tabakrauch

Bei manifestierter COPD sind multimodale Raucherentwöhnungsprogramme in der Lage, den Verlauf der Erkrankung (Anzahl der Exazerbationen und Mortalität) positiv zu beeinflussen (Anthonisen et al., 2005; Donaldson et al., 2002; Van der Meer et al., 2003). Eine erfolgreiche Entwöhnung gelingt umso besser, je mehr die subjektiven respiratorischen Beschwerden des Patienten mitberücksichtigt werden: Symptomatische Raucher zeigen eine höhere Bereitschaft, mit dem Rauchen aufzuhören, als asymptomatische, so sie ihre Beschwerden auf ihr Rauchen zurückführen (Bednarek et al., 2006).

12.5.2 Allergenkarenzmaßnahmen

Bei bestehendem allergisch bedingtem Asthma kann der Kontakt mit dem Allergen eine Verschlechterung der Erkrankung und bedrohliche Exazerbationen hervorrufen, wobei dieses Risiko insbesondere bei hohen Pollen- und Schimmelpilzkonzentrationen besteht (Héguy et al., 2008). Daher ist die Vermeidung des Allergens wichtige Grundlage der Asthmatherapie (Bundesärztekammer et al., 2020). Da meist mehrere Allergene betroffen sind, sollten die eingeleiteten Maßnahmen alle Allergene einbeziehen. Beispielsweise sollte bei einer Allergie gegen Pollen in der entsprechenden Pollensaison der Aufenthalt auf Wiesen und im Wald vermieden und die Fenster geschlossen gehalten werden.

Neben der spezifischen Allergenkarenz sollten auch unspezifische Atemwegsirritanzien, etwa Rauch, Staub, bestimmte Gerüche, Kaltluft, gemieden werden, da auch sie zu Asthmaanfällen führen können (Kroegel, 2002).

12.5.3 Reduktion von Hausstaubmilben

Über die Wirksamkeit der bereits erwähnten Maßnahmen zur Vermeidung von Hausstaubmilbenkontakt (z. B. Encasing) liegen für sensibilisierte erwachsene Patienten mit manifestem Asthma uneinheitliche Aussagen und Empfehlungen vor. Gotzsche und Johansen (2008) sowie Woodcock und Kollegen (Woodcock et al., 2003; nur Wirkung von Encasing), Letztere nach placebokontrollierter Studie, bewerten physikalische und chemische (Aufbringung von Antimilbensprays) Methoden als klinisch nicht wirksam zur Symptomreduktion. Schoenecker und Kollegen (Schoenecker et al., 2001) konnten hingegen einen günstigen Einfluss des Encasings auf Symptome und den Medikamentenverbrauch nachweisen.

Die Aussagen zur Milbenprävention bei sensibilisierten Kindern sind eindeutiger. Hier konnte durch mechanische, chemische und hygienische Maßnahmen (wöchentliches heißes Waschen von Bettzeug) teilweise eine erhebliche Besserung der bronchialen Hyperreagibilität sowie der Symptomatik erzielt werden (Morgan et al., 2004).

12.5.4 Tierkontakt

Bei sensibilisierten Personen mit Tierhaarallergie und manifestem Asthma weist der Kontakt insbesondere mit Katzen- und Hundeallergenen teilweise bedrohliche Folgen für den Krankheitsverlauf auf. Eine Vermeidung von Tierkontakten ist daher dringend anzuraten (Bundesärztekammer et al., 2020). Diese Forderung ist für viele Betroffene schwer umzusetzen, da einerseits die Trennung von dem Haustier mit emotionalen Problemen verbunden ist, andererseits sind die Betroffenen auch außerhalb ihres Wohnumfeldes mit Tierallergenen konfrontiert, beispielsweise bei Katzenhaaren auf der Kleidung anderer Personen. Zusätzlich verbleiben Tierallergene noch lange Zeit in der Wohnung, sodass eine Besserung der Symptomatik erst verzögert eintritt und viele Menschen an der Sinnhaftigkeit der Maßnahme zweifeln lässt.

12.5.5 Berufliche Exposition

Allergene im beruflichen Umfeld lassen sich durch geeignete Maßnahmen meist gut vermeiden (s. o.) (Vandenplas et al., 2002), wobei ein Zusammenhang zwischen Expositionsdauer und Prognose besteht: Je früher Karenzmaßnahmen durchgeführt werden, desto günstiger wirkt sich dies auf die Prognose und letztlich auf das Risiko eines Berufsasthmas aus (Rachiotis et al., 2007).

Liegt bei atemwegskranken Arbeitnehmern nachweislich eine Verschlechterung der Erkrankung durch die Arbeitsbedingungen vor, muss neben der Verringerung der Exposition (ggf. Arbeitsplatzwechsel) das Therapiekonzept des Patienten angepasst werden (Tarlo et al., 2008). Liegt bereits ein Berufsasthma vor, ist dessen Prognose als eher ungünstig zu bezeichnen; das heißt, bei ca. 70 % der Betroffenen greifen Maßnahmen wie Expositionskarenz nicht mehr (Rachiotis et al., 2007). Die Prognose des Berufsasthmas ist umso besser, je weniger Zeit zwischen ersten Symptomen und Diagnosestellung lag und umso besser die Lungenfunktion des Betroffenen vor Ausbruch der Erkrankung war (Nicholson et al., 2005).

12.5.6 Pharmakotherapie

Neben der kausalen Therapie ist die medikamentöse Behandlung elementarer Bestandteil der tertiären Prävention bei Asthma und COPD. Sie hat das Ziel, die Erkrankung zu kontrollieren und insbesondere Langzeitfolgen, wie etwa pathologische Veränderungen der Atemwege (Remodelling), die durch die persistierende Atemwegsentzündung zu befürchten sind, zu verhindern (O'Byrne et al., 2006). Die entsprechenden Medikamente werden eingeteilt in **Bedarfstherapeutika** mit schneller antiobstruktiver symptomatischer Wirkung und **Langzeittherapeutika** (Bundesärztekammer et al., 2020). Die Zusammenstellung und Dosierung der Medikamente richtet sich nach dem Grad der Asthmakontrolle, im Falle der COPD anhand der Symptomatik, und kann im Krankheitsverlauf variieren.

12.5.7 Schutzimpfungen

Um Patienten mit COPD vor Atemwegsinfektionen zu schützen, die ihrerseits zu erheblicher Verschlechterung der Erkrankung führen können, sollten Influenza- bzw. Pneumokokkenschutzimpfungen regelhaft durchgeführt werden (Vogelmeier et al., 2007).

12.5.8 Physiotherapie

Als nicht medikamentöses Therapieelement können physiotherapeutische Maßnahmen für Atemwegskranke hilfreich sein zur Verbesserung der Atemtechnik, Verringerung von Atemnot und Hustenreiz und Stärkung der Atemhilfsmuskulatur (Kroegel, 2002). Besonders wichtig sind Techniken zur Selbsthilfe bei Atemnot, etwa dosiertes Ausatmen (Lippenbremse), Erlernen von Körperhaltungen, die die Atmung erleichtern (z. B. Kutschersitz), und die Sensibilisierung zur Wahrnehmung von Frühsymptomen einer Atemwegsverschlechterung (Interozeption; Weise et al., 2008). Die Effektivität physiotherapeutischer Maßnahmen wurde inzwischen belegt. So konnte durch die korrekte Durchführung eine Verbesserung der Asthmakontrolle bzw. eine Verringerung des Medikamentenbedarfs erzielt werden (Cowie et al., 2008).

12.5.9 Patientenschulung

Als Patientenschulungen werden mehrteilige interaktive Gruppenprogramme für Menschen mit überwiegend chronischen Erkrankungen verstanden. Dieses spezielle Versorgungsangebot wird heute als essenzieller Bestandteil der pneumologischen Therapie gesehen (Bundesärztekammer et al., 2020; Vogelmeier et al., 2007). Patientenschulungen finden in unterschiedlichen Settings, Rahmenbedingungen und unter verschiedenen Durchführungsbedingungen statt. Im stationären oder ambulanten Setting werden evaluierte, nicht evaluierte oder selbst entwickelte Programme oder Teile dieser eingesetzt. Geschult werden Erwachsene, Kinder oder Eltern in unterschiedlichen Gruppengrößen und -zusammensetzungen. Häufig werden Patientenschulungsprogramme durch weitere Maßnahmen wie Verhaltensübungen, Entspannungstrainings und Sporttherapie ergänzt (Petermann, 1997).

Schulungen für Patienten mit Asthma und COPD enthalten meist folgende **Komponenten** (vgl. zusammenfassend Petermann, 1997):

- Informationen über Krankheit und Behandlung,
- Training von Fertigkeiten zur Selbstdiagnostik und -behandlung (z.B. Prüfung der Lungenfunktion mit dem Peak-Flow),
- Motivierung zum Abbau von Risikoverhalten (z.B. Rauchen, Übergewicht, Bewegungsmangel) und Aufbau eines gesundheitsförderlichen Lebensstil (z.B. gesunde Ernährung, körperliche Aktivität),
- Verbesserung der Stressbewältigung (z.B. Entspannungsverfahren),
- Training sozialer Kompetenzen (z.B. zur Inanspruchnahme sozialer Unterstützung und Arzt-Patient-Kommunikation),
- psychosoziale Unterstützung, um krankheits- und behandlungsbedingte Ängste und depressives Verhalten zu vermindern.

Bei schwer kranken COPD-Patienten mit deutlicher Einschränkung der Lungenfunktion oder Patienten mit Lungenemphysem müssen Schulungsmaßnahmen um Information über apparative Therapieformen bzw. intermittierende Selbstbeatmung erweitert werden.

Es hat sich gezeigt, dass strukturierte Schulungen für Patienten mit Asthma und COPD effektiv und effizient (kostensparend) sind (Übersicht bei Devine, 1996). So verbessern sie die Selbstmanagementfähigkeiten der Patienten mit optimaler Symptomkontrolle, verringern die Zahl der Asthmaanfälle und Notfallsituationen und verbessern die Lebensqualität. Nicht zuletzt wirken sie sich günstig auf gesundheitsökonomische Parameter wie Krankenhaus-, Arbeitsunfähigkeits- bzw. Schulfehltage aus (Couturaud et al., 2002; Guevara et al., 2003; Perneger et al., 2002).

Zusammenfassung

Chronische Atemwegserkrankungen wie die chronisch obstruktive Bronchitis (COPD) oder das Asthma bronchiale treten in der Bevölkerung sowohl bei Kindern und Jugendlichen als auch bei Erwachsenen häufig auf. Die Krankheitslast und der Beschwerdedruck der Betroffenen sind vielfach hoch, ebenso die direkten und indirekten medizinischen und ökonomischen Folgekosten. Beide Krankheitsbilder bieten jedoch vielfältige Ansatzpunkte für präventive Strategien, um diese Belastungen einzudämmen oder zu vermeiden. Hierzu setzen primär-, sekundär- und tertiärpräventive Maßnahmen mit jeweils unterschiedlichem Potenzial in den Bereichen Ernährung, Nikotinkonsum, Tierhaltung, Körpergewicht, Allergene, Impfungen und berufliche Exposition an, bei Kindern und Jugendlichen gleichermaßen wie bei Erwachsenen.

Diskussionsanregung

- Unterscheiden sich Asthma und COPD hinsichtlich der Reversibilität der Symptomatik?
- Kann COPD auch als Systemerkrankung verstanden werden?
- Welcher ist der wichtigste prädisponierende Faktor bei der Entwicklung eines Asthmas im Kindesalter?
- Wie beeinflussen berufsbedingte Noxen ein bestehendes Asthma und wie wirken diese sich auf eine COPD-Erkrankung aus?
- Welches präventive Potenzial besitzt mehrmonatiges Stillen in Bezug auf das Asthma?
- Welche Maßnahmen existieren, um die berufliche Exposition mit Schadstoffen im Beruf zu verringern?
- Welche allgemeinen Komponenten sind in Schulungsprogrammen für Atemwegspatienten enthalten?
- Welche gesundheitsökonomischen Parameter können durch die Teilnahme an einer Patientenschulung beeinflusst werden?

Literatur

Abrahamsson, T.R., Jakobsson, T., Bottcher, M.F., Fredrikson, M., Jenmalm, M.C., Björkstén, B. & Oldaeus, G. (2007). Probiotics in prevention of IgE associated eczema: a double-blind, randomized, placebocontrolled trial. *Journal of Allergy and Clinical Immunology, 119*, 1174–1180. https://doi.org/10.1016/j.jaci.2006.12.298

Akmatov, M.K., Holstiege, J., Steffen, A. & Bätzing, J. (2018). *Diagnoseprävalenz und -inzidenz von Asthma bronchiale – Ergebnisse einer Studie mit Versorgungsdaten aller gesetzlich Versicherten in Deutschland (2009–2016)* (Versorgungsatlas-Bericht Nr. 18/08). Berlin: Zentralinstitut für die kassenärztliche Versorgung in Deutschland (Zi). Zugriff am 26. Februar 2024 unter https://www.versorgungsatlas.de/themen/alle-analysen-nach-datum-sortiert/?tab=6&uid=92

Andreas, S. (2007). COPD: Ursachen – Zusammenhänge – Prävention. In H. Lingner, K. Schultz, F.W. Schwartz (Hrsg.), *Volkskrankheit Asthma/COPD* (S. 91–99). Springer.

Anthonisen, N.R., Skeans, M.A., Wise, R.A., Manfreda, J., Kanner, R.E. & Connett, J.E. (2005). The effects of a smoking cessation intervention on 14.5-year mortality: a randomized clinical trial. *Annals of Internal Medicine, 142*, 233–239. https://doi.org/10.7326/0003-4819-142-4-200502150-00005

Anyo, G., Brunekreef, B., de Meer, G., Aarts, F., Janssen, N.A. H. & van Fliet, P. (2002). Early, current and past pet ownership: associations with sensitization, bronchial responsiveness and allergic symptoms in school children. *Clinical and Experimental Allergy, 32*, 361–366. https://doi.org/10.1046/j.1365-2222.2002.01254.x

Apelberg, B.J., Aoki, Y. & Jaakkola, J.J. (2001). Systematic review: exposure to pets and risk of asthma and asthma-like symptoms. *Journal of Allergy and Clinical Immunology, 107*, 455–460. https://doi.org/10.1067/mai.2001.113240

Arzneimittelkommission der Deutschen Ärzteschaft (AKdÄ). (2001). *Empfehlungen zur Therapie der Tabakabhängigkeit* (AVP-Sonderheft Therapieempfehlungen). AKdÄ.

Balmes, J., Becklake, M., Blanc, P., Henneberger, P., Kreiss, K., Mapp, C., Milton, D., Schwartz, D., Toren, K. & Viegi, G. (2003). American Thoracic Society Statement: Occupational contribution to the burden of airway disease. *American Journal of Respiratory and Critical Care Medicine, 167*, 787–797. https://doi.org/10.1164/rccm.167.5.787

Bednarek, M., Gorecka, D., Wielgomas, J., Czajkowska-Malinowska, M., Regula, J., Mieszko-Filipczyk, G., Jasionowicz, M., Bijata-Bronisz, R., Lempicka-Jastrzebska, M., Czajkowski, M., Przybylski, G. & Zielinski, J. (2006). Smokers with airway obstruction are more likely to quit smoking. *Thorax, 61*, 869–873. https://doi.org/10.1136/thx.2006.059071

Berg, A. von, Filipiak-Pittroff, B., Kramer, U., Link, E., Bollrath, C., Brockow, I., Koletzko, S., Grübl, A., Heinrich, J., Wichmann, H.E., Bauer, C.P., Reinhardt, D. & Berdel, D. (2008). Preventive effect of hydrolyzed infant formulas persists until age 6 years: long-term results from the German Infant Nutritional Intervention Study (GINI). *Journal of Allergy and Clinical Immunology, 121*, 1442–1447. https://doi.org/10.1016/j.jaci.2008.04.021

Buhl, R., Berdel, D., Crié, C.P., Gillissen, A., Kardos, P., Kroegel, C., Leupold, W., Lindemann, H., Magnussen, H., Nowak, D., Pfeiffer-Kascha, D., Rabe, K., Rolke, M., Schultze-Werninghaus, G., Sitter, H., Ukena, D., Vogelmeier, C., Welte, T., Wettengel, R. & Wort, H. (2006). Leitlinie zur Diagnostik und Therapie von Patienten mit Asthma bronchiale. *Pneumologie, 60*, 139–183.

Bundesärztekammer (BÄK), Kassenärztliche Bundesvereinigung (KBV) & Arbeitsgemeinschaft der Wissenschaftlichen Medizinischen Fachgesellschaften (AWMF). (2020). *Nationale Versorgungs-Leitlinie Asthma – Langfassung* (4. Aufl. Version 1). Zugriff am 23. Oktober 2023 unter https://www.asthma.versorgungsleitlinien.de

Chaudhuri, R., Livingston, E., McMahon, A.D., Thomson, L., Borland, W. & Thomson, N.C. (2003). Cigarette smoking impairs the therapeutic response to oral corticosteroids in chronic asthma. *American Journal of Respiratory and Critical Care Medicine, 168*, 1308–1311. https://doi.org/10.1164/rccm.200304-503OC

Chaudhuri, R., Livingston, E., McMahon, A.D., Lafferty, J., Fraser, I., Spears, M., McSharry, C.P. & Thomson, N.C. (2006). Effects of smoking cessation on lung function and airway inflammation in smokers with asthma. *American Journal of Respiratory and Critical Care Medicine, 174*, 127–133. https://doi.org/10.1164/rccm.200510-1589OC

Chaudhuri, R., McSharry, C., McCoard, A., Livingston, E., Hothersall, E., Spears, M., Lafferty, J. & Thomson, N.C. (2008). Role of symptoms and lung function indetermining asthma control in smokers with asthma. *Allergy, 63*, 132–135. https://doi.org/10.1111/j.1398-9995.2007.01538.x

Couturaud, F., Proust, A., Frachon, I., Dewitte, J.D., Oger, E., Quiot, J.J. & Leroyer, C. (2002). Education and self-management: a one-year randomized trial in stable adult asthmatic patients. *Journal of Asthma, 39*, 493–500. https://doi.org/10.1081/JAS-120004913

Cowie, R.L., Conley, D.P., Underwood, M.F. & Reader, P.G. (2008). A randomised controlled trial of the Buteyko technique as an adjunct to conventional management of asthma. *Respiratory Medicine, 102*, 726–732. https://doi.org/10.1016/j.rmed.2007.12.012

Devine, E.C. (1996). Meta-analysis of the effects of psychoeducational care in adults with asthma. *Research in Nursing and Health, 19*, 367–376. https://doi.org/10.1002/(SICI)1098-240X(199610)19:5<367::AID-NUR1>3.0.CO;2-O

de Vries, U. & Petermann, F. (2015). Patientenschulung in der medizinischen Rehabilitation. *Physikalische Medizin, Rehabilitationsmedizin, Kurortmedizin, 25*, 293–301. https://doi.org/10.1055/s-0035-1565044

Donaldson, G.C., Seemungal, T.A.R., Bhowmik, A. & Wedzicha, J.A. (2002). Relationship between exacerbation frequency and lung function decline in chronic obstructive pulmonary disease. *Thorax, 57*, 847–852. https://doi.org/10.1136/thorax.57.10.847

Ege, M.J., Bieli, C., Frei, R., van Strien, R.T., Riedler, J., Ublagger, E., Schram-Bijkerk, D., Brunekreef, B., van Hage, M., Scheynius, A., Pershagen, G., Benz, M.R., Lauener, R., von Mutius, E. & Braun-Fahrländer, C. (2006). Prenatal farm exposure is related to the expression of receptors of the innate immunity and to atopic sensitization in school-age children. *Journal of Allergy and Clinical Immunology, 117*, 817–823. https://doi.org/10.1016/j.jaci.2005.12.1307

Eisner, M.D., Klein, J., Hammond, S.K., Koren, G., Lactao, G. & Iribarren, C. (2005). Directly measured second hand smoke exposure and asthma health outcomes. *Thorax, 60*, 814–821. https://doi.org/10.1136/thx.2004.037283

Ernährungskommission der Deutschen Gesellschaft für Kinder- und Jugendmedizin und Ernährungskommission der Schweizerischen Gesellschaft für Pädiatrie. (2006). Stellungnahme zur Verwendung von Säuglingsnahrungen auf Sojaeiweißbasis. *Monatsschrift Kinderheilkunde, 154*, 913–916. https://doi.org/10.1007/s00112-006-1409-1

Fichtenberg, C.M. & Glantz, S.A. (2002). Effect of smoke-free workplaces on smoking behaviour: systematic review. *British Medical Journal, 325*, 188. https://doi.org/10.1136/bmj.325.7357.188

Friedman, N.J. & Zeiger, R.S. (2005). The role of breast-feeding in the development of allergies and asthma. *Journal of Allergy and Clinical Immunology, 115*, 1238–1248. https://doi.org/10.1016/j.jaci.2005.01.069

Gahagan, S. (2007). Breast feeding and the risk of allergy and asthma. *British Medical Journal, 335*, 782–783. https://doi.org/10.1136/bmj.39349.658993.80

Gallefoss, F. & Bakke, P.S. (2003). Does smoking affect the outcome of patient education and selfmanagement in asthmatics? *Patient Education and Counseling, 49*, 91–97. https://doi.org/10.1016/S0738-3991(02)00051-4

Gdalevich, M., Mimouni, D. & Mimouni, M. (2001). Breast-feeding and the risk of bronchial asthma in childhood: a systematic review with meta-analysis of prospective studies. *Journal of Pediatrics, 139*, 261–266. https://doi.org/10.1067/mpd.2001.117006

Gilliland, F.D., Berhane, K., Islam, T., McConnell, R., Gauderman, W.J., Gilliland, S.S., Avol, E. & Peters, J.M. (2003). Obesity and the risk of newly diagnosed asthma in school-age children. *American Journal of Epidemiology, 158*, 406–415. https://doi.org/10.1093/aje/kwg175

Gotzsche, P.C. & Johansen, H.K. (2008). House dust-mite control measures for asthma. *Cochrane Database of Systematic Reviews, 2*, CD001187.

Guevara, J.P., Wolf, F.M., Grum, C.M. & Clark, N.M. (2003). Effects of educational interventions for selfmanagement of asthma in children and adolescents: systematic review and meta-analysis. *British Medical Journal, 326*, 1308–1309. https://doi.org/10.1136/bmj.326.7402.1308

Héguy, L., Garneau, M. & Goldberg, M.S. (2008). Associations between grass and weed pollen and emergency department visits for asthma among children in Montreal. *Environmental Research, 106*, 203–211. https://doi.org/10.1016/j.envres.2007.10.005

Hnizdo, E., Sullivan, P.A., Bang, K.M. & Wagner, G. (2002). Association between chronic obstructive pulmonary disease and employment by industry and occupation in the US population: a study of data from the Third National Health and Nutrition Examination Survey. *American Journal of Epidemology, 156*, 738–746. https://doi.org/10.1093/aje/kwf105

Jaakkola, M.S. & Jaakkola, J.J. (2006). Impact of smoke-free workplace legislation on exposure and health: possibilities for prevention. *European Respiratory Journal, 28*, 397–408. https://doi.org/10.1183/09031936.06.00001306

Jacobsen, L., Niggemann, B., Dreborg, S., Ferdousi, H.A., Halken, S., Høst, A., Koivikko, A., Norberg, L.A., Valovirta, E., Wahn, U. & Möller, C. (2007). Specific immunotherapy has long-term preventive effect of seasonal and perennial asthma: 10-year follow-up on the PAT study. *Allergy, 62*, 943–948. https://doi.org/10.1111/j.1398-9995.2007.01451.x

Kramer, M.S. & Kakuma, R. (2006). Maternal dietary antigen avoidance during pregnancy or lactation, or both, for preventing or treating atopic disease in the child. *Cochrane Database Systematic Reviews, 3*, CD000133. https://doi.org/10.1002/14651858.CD000133.pub2

Kroegel, C. (2002). *Asthma bronchiale. Pathogenetische Grundlagen, Diagnostik und Therapie*. Thieme.

Kull, I., Almqvist, C., Lilja, G., Pershagen, G. & Wickman, M. (2004). Breast-feeding reduces the risk of asthma during the first 4 years of life. *Journal of Allergy and Clinical Immunology, 114*, 755–760. https://doi.org/10.1016/j.jaci.2004.07.036

Mannino, D.M., Homa, D.M. & Redd, S.C. (2002). Involuntary smoking and asthma severity in children: data from the Third National Health and Nutrition Examination Survey. *Chest, 122*, 409–415. https://doi.org/10.1378/chest.122.2.409

Mapp, C.E., Boschetto, P., Maestrelli, P. & Fabbri, L.M. (2005). Occupational asthma. *American Journal of Respiratory and Critical Care Medicine, 172*, 280–305. https://doi.org/10.1164/rccm.200311-1575SO

Marks, G.B., Mihrshahi, S., Kemp, A.S., Tovey, E.R., Webb, K., Almqvist, C., Ampon, R.D., Crisafulli, D., Belousova, E.G., Mellis, C.M., Peat, J.K. & Leeder, S.R. (2006). Prevention of asthma during the first 5 years of life: a randomized controlled trial. *Journal of Allergy and Clinical Immunology, 118*, 53–61. https://doi.org/10.1016/j.jaci.2006.04.004

Martignon, G., Oryszczyn, M.P. & Annesi-Maesano, I. (2005). Does childhood immunization against infectious diseases protect from the development of atopic disease? *Pediatric Allergy and Immunology, 16*, 193–200. https://doi.org/10.1111/j.1399-3038.2005.00254.x

Matheson, M.C., Erbas, B., Balasuriya, A., Jenkins, M.A., Wharton, C.L., Tang, M.L., Abramson, M.J., Walters, E.H., Hopper, J.L. & Dharmage, S.C. (2007). Breast-feeding and atopic disease: a cohort study from childhood to middle age. *Journal of Allergy and Clinical Immunology, 120*, 1051–1057. https://doi.org/10.1016/j.jaci.2007.06.030

Merget, R., Caspari, C., Dierkes-Globisch, A., Kulzer, R., Breitstadt, R., Kniffka, A., Degens, P. & Schultze-Werninghaus, G. (2001). Effectiveness of a medical surveillance program for the prevention of occupational asthma caused by platinum salts: a nested case control study. *Journal of Allergy and Clinical Immunology, 107*, 707–712. https://doi.org/10.1067/mai.2001.113564

Möller, C., Dreborg, S., Ferdousi, H.A., Halken, S., Høst, A., Jacobsen, L., Koivikko, A., Koller, D.Y., Niggemann, B., Norberg, L.A., Urbanek, R., Valovirta, E. & Wahn, U. (2002). Pollen immunotherapy reduces the development of asthma in children with seasonal rhinoconjunctivitis (the PAT-study). *Journal of Allergy and Clinical Immunology, 109*, 251–225. https://doi.org/10.1067/mai.2002.121317

Morgan, W.J., Crain, E.F., Gruchalla, R.S., O'Connor, G.T., Kattan, M., Evans, R., 3rd, Stout, J., Malindzak, G., Smartt, E., Plaut, M., Walter, M., Vaughn, B. & Mitchell, H. (2004). Results of a home-based environmental intervention among urban children with asthma. *New England Journal of Medicine, 351*, 1068–1080. https://doi.org/10.1056/NEJMoa032097

Moshammer, H., Hoek, G., Luttmann-Gibson, H., Neuberger, M.A., Antova, T., Gehring, U., Hruba, F., Pattenden, S., Rudnai, P., Slachtova, H., Zlotkowska, R. & Fletcher, T. (2006). Parental smoking and lung function in children: an international study. *American Journal of Respiratory and Critical Care Medicine, 173*, 1255–1263. https://doi.org/10.1164/rccm.200510-1552OC

Muche-Borowski, C., Kopp, M., Reese, I., Sitter, H., Werfel, T. & Schäfer, T. (2009). Klinische Leitlinie: Allergieprävention. *Deutsches Ärzteblatt International, 106*(39), 625–631.

Murray, C.J. & Lopez, A.D. (1997). Mortality by cause for eight regions of the world: Global Burden of Disease Study. *Lancet, 349*, 1269–1276. https://doi.org/10.1016/S0140-6736(96)07493-4

Nicholson, P.J., Cullinan, P., Taylor, A.J., Burge, P.S. & Boyle, C. (2005). Evidence-based guidelines for the prevention, identification, and management of occupational asthma. *Occupational and Environmental Medicine, 62*, 290–299. https://doi.org/10.1136/oem.2004.016287

Niggemann, B., Jacobsen, L., Dreborg, S., Ferdousi, H. A, Halken, S., Høst, A., Koivikko, A., Koller, D., Norberg, L.A., Urbanek, R., Valovirta, E., Wahn, U. & Möller, C. (2006). Five-year follow-up on the

PAT study: specific immunotherapy and long-term prevention of asthma in children. *Allergy, 61*(7), 855–859. https://doi.org/10.1111/j.1398-9995.2006.01068.x

Nolting, H.D., Loos, S. & Niemann, D. (2007). *Allergie und Berufswahl. Struktur- und Prozessevaluation eines regionalen Modellvorhabens verbesserter Berufsberatung zur Vermeidung bzw. Verminderung berufsbedingter allergischer Erkrankungen.* Wirtschaftsverlag NW.

Noonan, C.W. & Ward, T.J. (2007). Environmental tobacco smoke, woodstove heating and risk of asthma symptoms. *Journal of Asthma, 44*, 735–738. https://doi.org/10.1080/02770900701595675

O'Byrne, P.M., Pedersen, S., Busse, W.W., Tan, W.C., Chen, Y.Z., Ohlsson, S. V., Ullman, A., Lamm, C.J. & Pauwels, R.A. (2006). Effects of early intervention with inhaled budenoside on lung function in newly diagnosed asthma. *Chest, 129*, 1478–1485. https://doi.org/10.1378/chest.129.6.1478

Perneger, T.V., Sudre, P., Muntner, P., Uldry, C., Courteheuse, C., Naef, A.F., Jacquemet, S., Nicod, L., Rochat, T. & Assal, J.P. (2002). Effect of patient education on self-management skills and health status in patients with asthma: a randomized trial. *American Journal of Medicine, 113*, 7–14. https://doi.org/10.1016/S0002-9343(02)01136-1

Petermann, F. (Hrsg.). (1997). *Patientenschulung und Patientenberatung* (2. Aufl.). Hogrefe.

Petermann, F. & de Vries, U. (2007). Asthma und Psyche. In H. Lingner, K. Schultz & F.W. Schwartz (Hrsg.), *Volkskrankheit Asthma/COPD* (S. 149–153). Springer.

Rachiotis, G., Savani, R., Brant, A., MacNeill, S.J., Newman Taylor, A. & Cullinan, P. (2007). Outcome of occupational asthma after cessation of exposure: a systematic review. *Thorax, 62*, 147–152. https://doi.org/10.1136/thx.2006.061952

Radon, K., Huemmer, S., Dressel, H., Windstetter, D., Weinmayr, G., Weiland, S., Riu, E., Vogelberg, C., Leupold, W., von Mutius, E., Goldberg, M. & Nowak, D. (2006). Do respiratory symptoms predict job choices in teenagers? *European Respiratory Journal, 27*, 774–778. https://doi.org/10.1183/09031936.06.00093005

Schäfer, T., Bauer, C.P., Beyer, K., Bufe, A., Friedrichs, F., Gieler, U., Gronke, G., Hamelmann, E. & Hellermann, M., Kleinheinz, A., Klimek, L., Koletzko, S., Kopp, M., Lau, S., Müsken, H., Reese, I., Schmidt, S., Schnadt, S., Sitter, H., ... Muche-Borowski, C. (2014). S3-Leitlinie Allergieprävention – Update 2014. *Allergo Journal International, 23*, 186–199.

Schmid, K., Jungert, B., Hager, M. & Drexler, H. (2009). Is there a need for special preventive medical checkups in employees exposed to experimental animal dust? *International Archives of Occupational and Environmental Health, 82*, 319–327. https://doi.org/10.1007/s00420-008-0338-9

Schneider, A., Lowe, B., Meyer, F.J., Biessecker, K., Joos, S. & Szecsenyi, J. (2008). Depression and panic disorder as predictors of health outcomes for patients with asthma in primary care. *Respiratory Medicine, 102*, 359–366. https://doi.org/10.1016/j.rmed.2007.10.016

Schoenecker, I., Grübl, A., Bartels, P., Ulm, K. & Bauer, P. (2001). Klinische Effekte der Allergenreduktion durch Encasing – eine Metaanalyse. *Allergo Journal, 10*, 95–99.

Schoetzau, A., Filipiak-Pittroff, B., Franke, K., Koletzko, S., Von Berg, A., Gruebl, A., Bauer, C.P., Berdel, D., Reinhardt, D. & Wichmann, H.E. (2002). Effect of exclusive breast-feeding and early solid food avoidance on the incidence of atopic dermatitis in high-risk infants at 1 year of age. *Pediatric Allergy and Immunology, 13*, 234–242. https://doi.org/10.1034/j.1399-3038.2002.01050.x

Tarlo, S.M., Balmes, J., Balkissoon, R., Beach, J., Beckett, W., Bernstein, D., Blanc, P.D., Brooks, S.M., Cowl, C.T., Daroowalla, F., Harber, P., Lemiere, C., Liss, G.M., Pacheco, K.A., Redlich, C.A., Rowe, B., Heitzer, J. (2008). Diagnosis and management of work-related asthma: American College of Chest Physicians Consensus Statement. *Chest, 134*, 1–41. https://doi.org/10.1378/chest.08-0201

The Aspect Consortium. (2004). *Tobacco or health in the European Union.* Luxemburg: Office for Official Publications of the European Communities.

Thomson, N.C., Chaudhuri, R. & Livingston, E. (2004). Asthma and cigarette smoking. *European Respiratory Journal, 24*, 822–833. https://doi.org/10.1183/09031936.04.00039004

Tricon, S., Willers, S., Smit, H.A., Burney, P.G., Devereux, G., Frew, A.G., Halken, S., Host, A., Nelson, M., Shaheen, S., Warner, J.O. & Calder, P.C. (2006). Nutrition and allergic disease. *Clinical and Experimental Allergy Reviews, 6*, 117–188. https://doi.org/10.1111/j.1365-2222.2006.00114.x

Van der Meer, R.M., Wagena, E.J., Ostelo, R.W., Jacobs, J.E. & van Schayck, C.P. (2003). Smoking cessation for chronic obstructive pulmonary disease. *Cochrane Database of Systematic Reviews, 2*, CD002999

Vandenplas, O., Jamart, J., Delwiche, J.P., Evrard, G. & Larbanois, A. (2002). Occupational asthma caused by natural rubber latex: outcome according to cessation or reduction of exposure. *Journal of Allergy and Clinical Immunology, 109*, 125–130. https://doi.org/10.1067/mai.2002.120760

Vogelmeier, C., Buhl, R., Criée, C.P., Gillissen, A., Kardos, P., Köhler, D., Magnussen, H., Morr, H., Nowak, D., Pfeiffer-Kascha, D., Petro, W., Rabe, K., Schultz, K., Sitter, H., Teschler, H., Welte, T., Wettengel, R. & Worth, H. (2007). Leitlinie der Deutschen Atemwegsliga und der Deutschen Gesellschaft für Pneumologie und Beatmungsmedizin zur Diagnostik und Therapie von Patienten mit chronisch obstruktiver Bronchitis und Lungenemphysem (COPD). *Pneumologie, 61*, e1–e40. https://doi.org/10.1055/s-2007-980101

Vork, K.L., Broadwin, R.L. & Blaisdell, R.J. (2007). Developing asthma in childhood from exposure to second hand tobacco smoke: insights from a meta-regression. *Environmental Health Perspectives, 115*, 1394–1400. https://doi.org/10.1289/ehp.10155

Wagena, E.J., van der Meer, R.M., Ostelo, R.J., Jacobs, J.E. & van Schayck, C.P. (2004). The efficacy of smoking cessation strategies in people with chronic obstructive pulmonary disease: results from a systematic review. *Respiratory Medicine, 98*, 805–815. https://doi.org/10.1016/j.rmed.2004.06.001

Weise, S., Kardos, P., Pfeiffer-Kascha, D. & Worth, H. (2008). *Deutsche Atemwegsliga. Empfehlungen zur physiotherapeutischen Atemtherapie* (2. Aufl.). Dustri.

Wilson, S.R., Yamada, E.G., Sudhakar, R., Roberto, L., Mannino, D., Mejia, C. & Huss, N. (2001). A controlled trial of an environmental tobacco smoke reduction intervention in low-income children with asthma. *Chest, 120*, 1709–1722. https://doi.org/10.1378/chest.120.5.1709

Woodcock, A., Forster, L., Matthews, E., Martin, J., Letley, L., Vickers, M., Britton, J., Strachan, D., Howarth, P., Altmann, D., Frost, C. & Custovic, A. (2003). Control of exposure to mite allergen and allergen impermeable bed covers for adults with asthma. *New England Journal of Medicine, 349*, 225–236. https://doi.org/10.1056/NEJMoa023175

Lese- und Medienempfehlung zur Vertiefung

Busse, W.W. & Lemanske, R.F. (2005). *Asthma prevention*. Informa Healthcare. https://doi.org/10.1201/b14148

Lingner, H., Schultz, K. & Schwartz, F.W. (Hrsg.). (2007). *Volkskrankheit Asthma/COPD*. Springer. https://doi.org/10.1007/978-3-540-70920-6

Schultz, K. Buhr-Schinner, H., Vonbank, K., Zwick, R.H., Frey, M. & Puhan, M. (Hrsg.). (2019). *Pneumologische Rehabilitation*. Dustri.

13 Prävention muskuloskelettaler Erkrankungen

Karsten Dreinhöfer, Peter Koppe, Michael Schäfer und Ralf Decking

Überblick

- Warum haben muskuloskelettale Erkrankungen eine so große Bedeutung für funktionelle Einschränkungen, Schmerzen und Behinderung?
- Welche Bedeutung haben Bewegung und Ernährung für die muskuloskelettale Gesundheit?
- Warum haben päventive Ansätze in Kindheit und Jugend eine große Bedeutung im Alter?
- Was sind präventivmedizinische Ansätze der Orthopädie im Lebenszyklus?

13.1 Stellenwert der präventiven Orthopädie

13.1.1 Definition der Orthopädie und Charakterisierung der wichtigsten Arbeitsschwerpunkte

Wichtig für Gesundheitsförderung und Prävention

Definition
Die Orthopädie umfasst die Erkennung, Prävention, Behandlung und Rehabilitation von angeborenen und erworbenen Formveränderungen, Funktionsstörungen, Erkrankungen und Verletzungen der Stütz- und Bewegungsorgane.

Die Stütz- und Bewegungsorgane stellen das größte Organsystem des menschlichen Körpers dar, sodass Veränderungen, Funktionsstörungen oder Verletzungen der einzelnen Strukturen in hoher Anzahl auftreten können. Diese form- oder schmerzbedingten Funktionseinschränkungen führen zu Einschränkungen in der Lebensführung und zur Verminderung der Lebensqualität. Darüber hinaus bedingt eine Chronifizierung der Erkrankung hohe Kosten durch Invalidisierung und Berentung.

Wichtig für Gesundheitsförderung und Prävention

Ziel der Orthopädie ist ein bestmöglicher Erhalt bzw. die Wiederherstellung von Form und Funktion der Bewegungsorgane. So sind es die wesentlichen Aufgaben der Orthopädie, beim Kind und Jugendlichen die Erlangung der möglichen Mobilität zu unterstützen, im weiteren Leben zu erhalten und im Alter gegebenenfalls wiederzuerlangen.

Der Begriff **Orthopädie** setzt sich aus den Begriffen „orthos" (= gerade) und „paidon" (= das Kind) zusammen und stammt aus dem späten 17. Jahrhundert. In dem Begriff spiegelt sich das damalig ausgeprägte Phänomen massiv „verbogener" Extremitätenknochen bei Kindern durch das Krankheitsbild der Rachitis wider. Vor allem Mangelernährung, aber auch Abschirmung der Sonnenstrahlung aufgrund von Smog waren erste Konsequenzen von Ernährungsumstellungen und ausgeprägter Umweltverschmutzung im Zuge der Industrialisierung. Nachdem dieses Krankheitsbild so häufig war, dass es den Namen für die neue Fachdisziplin

Orthopädie gab, sind heutzutage die „gebogenen Kinderknochen“ zumindest in der westlichen Welt weitestgehend verschwunden. Nach der Entdeckung der Bedeutung des Vitamin D im Jahr 1922 konnte die Mangelrachitis durch präventive (nutritive) Maßnahmen, z. B. Lebertran, fast vollständig ausgemerzt werden.

Die Orthopädie entstand als ein Fachgebiet, weil es Hoffnung auf Heilung der früher verbreiteten Krankheiten und Probleme wie Knochentuberkulose, chronische Knocheneiterung, Poliomyelits (Kinderlähmung), fehlverheilte Knochenbrüche, Skoliosen und Klumpfüße gab. Viele dieser Erkrankungen konnten durch präventive, oft noch nicht einmal unmittelbar orthopädische Maßnahmen, systematisch reduziert werden. Heutzutage gehören in den Industrieländern vor allem noch die Skoliose, die Hüftgelenksdysplasie und der Klumpfuß zu den häufig diagnostizierten orthopädischen Krankheitsbildern des Kindes- und Jugendalters (Wirth, 2017). Aufgrund der längeren Lebenserwartung und Überalterung der Bevölkerung nehmen aber nun vor allem die degenerativen Erkrankungen der Älteren und Hochbetagten zu. Für diese Erkrankungen sind neue und andere präventive Strategien vonnöten (Dreinhöfer & Becker, 2018).

Erkrankungen der Haltungs- und Bewegungsorgane sind sehr häufig und ihre Bedeutung für den Einzelnen und die Gesellschaft groß: Die aktuelle Global-Burden-of-Disease-Studie hat gezeigt, dass sie in der Welt der häufigste Grund für lang anhaltende schwere Schmerzen und körperliche Beeinträchtigungen sind (Briggs et al., 2018; Plass et al., 2014). Diese Erkrankungen beeinflussen zudem wesentlich die psychosoziale Situation der Betroffenen, aber auch ihrer Familie und Umgebung. In Europa leiden 20–30 % der Erwachsenen zu jeder Zeit unter Schmerzen der Haltungs- und Bewegungsorgane. 75 % der Deutschen hatten in den letzten 12 Monaten Schmerzen der Haltungs- und Bewegungsorgane. Allein die Erkrankungen der Haltungs- und Bewegungsorgane, ohne Berücksichtigung der sehr umfangreichen Verletzungsfolgen, sind bereits verantwortlich für 25 % der gesamten Krankheitskosten in der EU. In Deutschland sind diese Erkrankungen die zweithäufigste Ursache für einen Arztbesuch; jeder dritte Patient in einer Allgemeinmedizinerpraxis hat muskuloskelettale Beschwerden. Die Erkrankungen und Verletzungen der Haltungs- und Bewegungsorgane sind verantwortlich für 40 % der Arbeitsunfähigkeitszeiten und der frühzeitigen Berentungen (Dreinhöfer, 2017).

In ganz Europa wird die Belastung durch muskuloskelettale Erkrankungen in den nächsten Jahren dramatisch ansteigen. Die Prävalenz der meisten dieser Erkrankungen nimmt mit dem Alter deutlich zu und ist wesentlich durch den individuellen Lebensstil wie z. B. Übergewicht, Rauchen und Bewegungsmangel beeinflusst. Mit der zunehmenden Anzahl älterer Menschen und der veränderten Lebensführung wird diese Belastung in den nächsten Jahrzehnten enorm zunehmen (Dreinhöfer & Watfa Watfa, 2021). Dieses wurde bereits zu Beginn dieses Jahrtausends von den Vereinten Nationen (UN) und der Weltgesundheitsorganisation (WHO) erkannt und hat zur Proklamation des Jahrzehnts der Knochen- und Gelenkerkrankungen (Bone and Joint Decade 2000–2010) geführt (Dreinhöfer, 2000; Lidgren, 2012).

Muskuloskelettale Gesundheit ist zentral für eine gesunde Gesellschaft über die Lebensspanne. Muskuloskelettale Funktionsfähigkeit

Wichtig für Gesundheitsförderung und Prävention

Die Behandlung degenerativer, entzündlicher und posttraumatischer Veränderungen stellt eine Hauptaufgabe der Orthopädie dar. Die Prävention dieser Erkrankungen bewirkt nicht nur eine Minderung oder Vermeidung von Leid bei den betroffenen Menschen. Sie hat eine große sozioökonomische Bedeutung, da kostenintensive Therapien und ggf. Berentung oder gar Pflegebedürftigkeit hohe direkte und indirekte Kosten verursachen.

ist die Grundlage für die Partizipation in Beruf, Familie und Gesellschaft, zudem für die Prävention und Stabilisierung anderer nicht übertragbarer Erkrankungen (NCD). Neben der Optimierung des Krankheitsmanagements hat insbesondere die Prävention die größte Bedeutung (Briggs et al., 2023).

13.1.2 Logik eines vorbeugenden Arbeitens in der Orthopädie

Die Prävention spielt in der gesamten Orthopädie eine große Rolle: Die Gesundheitsförderung und **primäre Prävention** ermöglichen es, das Auftreten einer Erkrankung zu verhindern, die **sekundäre Prävention** verhindert die volle Ausprägung und die **tertiäre Prävention** mildert die körperlichen und sozialen Konsequenzen eines Krankheitsbildes.

- **Primärprävention:** Seit der Einführung der Vorsorgeuntersuchungen im Kindesalter in der Bundesrepublik Deutschland werden vor allem Hüftgelenkanomalien und andere angeborene Fehlbildungen oder Erkrankungen des Skelettsystems erfasst. Bei Vorhandensein von Risikofaktoren wie Hypermobilität, Gelenkfehlstellung, Stoffwechselstörung können wiederholte Über- und Fehlbelastungen zu einem frühzeitigen Auftreten degenerativer Gelenkerkrankungen beim Erwachsenen führen. Ziel der Primärprävention ist es, durch Lebensstiländerungen oder Anpassung der oft einseitigen beruflichen Anforderungen die Belastung der Haltungs- und Bewegungsorgane zu verringern und somit die Erkrankungsinzidenz zu reduzieren.
- **Sekundärprävention:** Bereits im Kindesalter und Jugendalter werden auch die Prinzipien der sekundärpräventiven Maßnahmen angewandt, in dem beispielsweise Säuglinge mit sonografisch diagnostizierten, sogenannten Hüftreifungsstörungen frühzeitig einer Behandlung zugeführt werden. Durch eine entsprechend frühzeitig begonnene Therapie lässt sich in den meisten Fällen eine normale Hüftgelenkentwicklung im Verlauf des weiteren Wachstums erreichen.
- **Tertiärprävention:** Maßnahmen der Tertiärprävention sollen die Ausprägung der Konsequenzen bei Patienten mit der Erkrankung reduzieren. Hierzu zählen zum Beispiel operative Eingriffe bei ausgeprägten Hüftdysplasien (Umstellungsosteotomie), um einen frühzeitigen Gelenkverschleiß zu vermeiden. Auch bei chronischen Gelenkerkrankungen und Wirbelsäulenerkrankungen kann durch adäquate Aufklärung und Schulung der Patienten die Ausprägung von Krankheitssymptomen reduziert werden. Patienten mit ausgeprägten Gelenkarthrosen haben häufig starke Schmerzen und werden dadurch in ihrer Mobilität zunehmend eingeschränkt. Die Implantation von Hüft- und Kniegelenksendoprothesen ermöglicht es als tertiärer Präventionsansatz, eine weitere Immobilität zu verhindern, und erlaubt nach erfolgreicher Operation eine schmerzfreie Mobilisation und Bewältigung der täglichen Aktivitäten.

13.2 Bisherige Umsetzung präventiver Ansätze

Es steht eine Vielzahl von Präventivmaßnahmen zur Früherkennung von Erkrankungen und Erkrankungsrisiken im muskuloskelettalen Bereich zur Verfügung. Im Rahmen der standardisierten Untersuchungsreihe (U1–U10) von Säuglingen und Kindern können viele anlagebedingte Veränderungen, Risikofaktoren und Erkrankungen mit hoher Sensitivität erkannt werden. Derzeit werden nur noch wenige Screeningverfahren nach Erreichen des Jugendalters angewendet. Die U9-Untersuchung im Schuleintrittsalter und die U10-Untersuchung in der Pubertät sind die letzten Routine-Screeningverfahren in dieser Entwicklungsphase. Von besonderer Bedeutung sind, neben Entwicklungsstörungen und psychologischen Auffälligkeiten,

Haltungsfehler sowie erhebliche Haltungsschwächen. Ein besonderer Vorteil von Screeningmaßnahmen und präventiven Ansätzen in dieser Altersgruppe besteht darin, dass man das natürliche Wachstum nutzen und ein „gelenktes Auswachsen" der Deformitäten im weiteren Wachstum fördern kann.

13.2.1 Hüftgelenksanomalien

Der wohl bedeutendste sekundärpräventive Ansatz in der Bundesrepublik Deutschland wurde durch den flächendeckenden Einsatz der Hüftgelenksonografie von Säuglingen ermöglicht (Seidl & Chiari, 2022). Die derzeitige Screeningrate der Neugeborenen in der ersten Lebenswoche liegt bei 26–44 %; innerhalb der ersten drei Lebensmonate konnte eine Rate von 92 % erreicht werden (Ihme et al., 2008).

In der frühen Entwicklung von Neugeborenen und Kleinkindern führen **Dysplasien** (Verknöcherungsstörung des Pfannenerkers) und/oder **Luxationen** des Hüftgelenks (Dezentrierung) ohne Behandlung zu einer ausgeprägten Gelenkfehlform und im Endstadium zu einem schweren Gelenkschaden (sekundäre Arthrose). Schon im Kindes- und frühen Erwachsenenalter werden operative Therapiemaßnahmen bis hin zum endoprothetischen Gelenkersatz notwendig. Die Inzidenz dieser Erkrankungen wird in Deutschland mit 2–5 % angenommen, wobei Mädchen eine wesentlich höhere Erkrankungsrate als Jungen haben (Multerer & Döderlein, 2014).

Obligatorisch bei Neugeborenen in der U2 ist eine klinische **Stabilitätsprüfung** beider Hüftgelenke. Als Standardmethode der bildgebenden Diagnostik in den ersten Lebenstagen und -wochen hat sich die Ultraschalluntersuchung etabliert. Im Rahmen der Kinder-Richtlinie ist ein generelles Hüftultraschallscreening im Rahmen der U3 in der 4.–5. Lebenswoche festgeschrieben. Die radiologische Diagnostik ist erst bei fortgeschrittener Ossifikation des Gelenkes einsetzbar (ca. 3. Lebensmonat) und ist aufgrund der Strahlenbelastung als Screeningmethode nicht anwendbar.

Die konservative Behandlung der **Hüftreifungsstörung** ist aufgrund des schnellen Knochenwachstums in den ersten Lebensmonaten umso aussichtsreicher und kürzer, je früher mit der Therapie begonnen wird. In den meisten Fällen kann eine rein konservative Therapie mit Reposition und unterschiedlichen Retentionsverfahren (Spreizhose, Pavlik-Bandage, Becken-Bein-Gips) erfolgreich durchgeführt werden (Ihme et al., 2008; Multerer & Döderlein, 2014).

Bei zeitgerechter Screeninguntersuchung wurden operative Therapiemaßnahmen nur noch bei 0,26 pro 1000 Neugeborene notwendig; zuvor lag die Rate bei 1 von 1000 Neugeborenen (von Kries et al., 2012).

13.2.2 Angeborener Klumpfuß

Neben den Hüftgelenkanomalien können im Rahmen der Säuglingsvorsorgeuntersuchungen weitere kongenitale Fehlbildungen erkannt und frühzeitig einer Therapie zugeführt werden. Der angeborene Klumpfuß stellt die **zweithäufigste Skelettfehlform** dar (1 pro 1000 Neugeborene) und ist unbehandelt limitierend für Beruf, Sport und alltägliche Belastungen. Fehlstellungen der Gelenke und Fehlformen der Fußknochen können schon in der zweiten Lebensdekade über eine pathologische Belastung zu Arthrosen des unteren und oberen Sprunggelenks und zu Druckgeschwüren der überbelasteten Haut führen. Eine frühzeitige konservative Therapie, gegebenenfalls auch eine frühe operative Korrektur, kann den Verlauf entscheidend begünstigen (Sanzarello et al., 2017; Ruppert et al., 2018).

Unterschiedliche ätiologische Faktoren, wie genetische und embryonale Defekte, mechanische Störungen der Fußentwicklung und Muskelanomalien, werden diskutiert. Die Diagnose wird nach dem klinischen Bild gestellt; Röntgenaufnahmen sind erst bei fortgeschrittener

Verknöcherung der Fußwurzelknochen (ab 3. Lebensmonat) relevant. Eine Initialbehandlung durch manuelle Redression und anschließender Fixierung durch unterschiedliche Verband- und Gipstechniken ist eine wichtige Voraussetzung zur gewünschten Wachstumslenkung und Schaffung eines frei beweglichen Fußes mit normaler Stellung und Belastbarkeit vor dem Laufbeginn. Abhängig vom Erfolg dieser Behandlung, der verbliebenen Fehlstellung und vom Schweregrad des Klumpfußes muss die Notwendigkeit zur operativen Therapie nur bei einigen wenigen Patienten überprüft werden. Im Allgemeinen ist jedoch bei unmittelbar nach der Geburt einsetzender konservativer Therapie und gegebenenfalls zweizeitiger operativer Korrektur ein gutes bzw. befriedigendes Ergebnis zu erzielen (Dobbs & Gurnett, 2017; Ruppert et al., 2018).

13.2.3 Haltungsfehler und Haltungsschwächen

Die Form und Haltung der Wirbelsäule wird – abgesehen von anatomischen Begrenzungen durch Knochenbau, Bandapparat, Gelenkform und Körpergröße – durch die Muskulatur und ihre Leistungsfähigkeit bestimmt. Grundsätzlich ist der Mensch bemüht, eine möglichst ergonomische Körperhaltung auszubilden. In der Frontalebene lässt sich der achsgerechte Aufbau der Wirbelsäule mit dem Lot vom Dornfortsatz des Vertebra prominens augenscheinlich überprüfen. In der Sagittalebene bilden sich nicht eindeutig definierbare Krümmungen aus, wobei auch hier das Lot vom inneren Gehörgang auf das Promontorium fallen sollte.

Die sagittale **Wirbelsäulenkrümmung** wird gerade im Kindes- und Jugendalter durch funktionelle Belastungen geformt, soweit anlagebedingte und nicht angeborene, das Wachstum beeinflussende Faktoren ausgeschlossen sind. Einseitige Wirbelsäulenbelastungen und Zwangshaltungen können bei Schulkindern mit einer schwach ausgeprägten Rückenmuskulatur zum Haltungsfehler und schließlich zum Haltungsschaden führen. Nur durch entsprechendes **Training der Rückenmuskulatur**, zusätzlichen Sportunterricht, insbesondere aber **Sonderturnen** und **Krankengymnastik**, und **Optimierung der Sitzmöbel** lässt sich eine Schädigung bei diesen Kindern vermeiden (Stücker, 2003).

Wichtig für Gesundheitsförderung und Prävention

Muskulär bedingte Veränderungen der sagittalen Wirbelsäulenkrümmung sind im Kindes- und Jugendalter oftmals symptomarm. Ihre Folgen machen sich aber meist im späteren Berufsleben bemerkbar, wenn sich durch die Monotonie der beruflichen Tätigkeiten Kreuz-, Rücken- und Nackenschmerzen einstellen.

Haltungsinsuffizienzen gelten ebenfalls als Risikofaktor für Rückenschmerzen. Bei der Untersuchung von Schulkindern zeigten sich bei 8- bis 9-Jährigen Haltungsinsuffizienzen bei 34–50 %, bei den 12- bis 15-Jährigen bei 19–40 % (Mahlknecht, 2007). In einer Metaanalyse zur Prävalenz von Rückenschmerzen gaben fast 40 % der befragten Kinder und Jugendlichen an, schon einmal Rückenschmerzen gehabt zu haben, 12 % hatten Rückenschmerzen zum Zeitpunkt der Untersuchung (Calvo-Munoz et al., 2013). Isolierte Haltungsschwächen gehen häufig mit Muskelverkürzungen einher und können normalerweise gut durch körperliche Aktivität und Muskelaufbau angegangen werden und entsprechend Rückenprobleme vermeiden helfen (Ludwig et al., 2017).

Daneben können aber auch **strukturelle Probleme** existieren, wie z. B. die **Kyphose** infolge der Scheuermann'schen Krankheit, deren Inzidenz mit 2–8 % angegeben wird. Bei den meisten dieser Jugendlichen kommt es während der Pubertät bei vermehrter Biegebelastung und schwacher Rückenmuskulatur zu Schäden an den Knochen-Knorpel-Übergängen der Deck- und Bodenplatten der Wirbelkörper und zu keilförmigen Verformungen der Wirbelkörper. Durch eine adäquate Behandlung kann zumeist eine weitere Verkrümmung vermieden werden. Hierzu sind krankengymnastische und zum Teil auch orthetische Maßnahmen (Korsett) notwendig, die es dann der wachsenden Wirbelsäule erlauben, sich wieder einzurichten und gerade aufzubauen (Berrsche et al., 2022).

13.2.4 Skoliose

Grundsätzlich von den Haltungsveränderungen zu unterscheiden ist die **Skoliose**, eine strukturelle und nicht vollständig korrigierbare Seitverbiegung der Wirbelsäule mit Rotationskomponente (Moe et al., 1978). Bei 85 % aller Skoliosen lässt sich keine ätiologische Ursache verifizieren. Sie werden als idiopathisch bezeichnet, wenngleich auch hier der Einfluss einer verändert wirkenden Rückenmuskulatur auf das Wirbelsäulenwachstum angenommen wird. Der übrige Anteil der Skoliosen ist auf nachweisbare Ursachen zurückzuführen, wie neurologische Grunderkrankungen, Muskel- und Systemerkrankungen sowie kongenitale Fehlbildungen.

Je nach Erkrankungsbeginn werden die idiopathischen Formen in **infantile Skoliosen** (bis 4 Jahre), **juvenile Skoliosen** (bis 10 Jahre) und **adoleszente Skoliosen** eingeteilt (Moe et al., 1978). Die Inzidenz der Skoliose wird in der Weltliteratur zwischen 1 % und 13 % angegeben, wobei die große Streuung dieser Angaben auf Definitionsunterschiede zurückzuführen ist.

Oftmals werden geringe Skoliosen aufgrund des initialen klinischen Befundes zufällig festgestellt. Mittelgradige Deformitäten werden zunächst als kosmetisch störend empfunden und führen zu weiteren diagnostischen Maßnahmen. Obligatorisch ist die klinische Untersuchung am entkleideten Patienten. Beim Vorneigetest werden bereits kleinste Niveauunterschiede im Bereich des Rückens deutlich, sodass dieser Test als Screeningmethode angewendet werden kann. Form und Ausmaß der Skoliosen lassen sich hiernach durch großformatige Röntgenaufnahmen der gesamten Wirbelsäule bestimmen.

Eine **Therapienotwendigkeit** wird durch die Ätiologie, das Ausmaß bzw. ein kurzfristiges Fortschreiten der Deformität sowie durch das Alter des Patienten bestimmt. Während des verstärkten Körperlängenwachstums (Pubertät) besteht die stärkste Progression. Unbehandelt können bei hochgradigen Skoliosen frühzeitige Degenerationen der betroffenen Segmente bis hin zu neurologischen Defiziten durch eine Myelonkompression resultieren. Durch die Rumpfdeformierung können sich zusätzlich kardiopulmonale Einschränkungen einstellen.

Bei einer geringen Skoliose (bis 30 Grad nach Cobb) wird eine korrigierende physiotherapeutische Übungstherapie zur Kräftigung der Rückenmuskulatur und Wirbelsäulenaufrichtung durchgeführt. Fehlstellungen zwischen 30 und 50 Grad bedürfen einer zusätzlichen korrigierenden Retention durch ein Korsett. Bei hochgradigen Deformitäten (> 50 Grad) ist in der Regel die operative Therapie angezeigt. Dieser Stufenplan demonstriert die Notwendigkeit des frühzeitigen Erkrankungsnachweises, da zu Beginn Physiotherapie mit ggf. Korsettretention gute Therapiechancen hat. Ziel der physiotherapeutischen Intervention ist, die Progression der Skoliose aufzuhalten und bei ausgeprägteren Befunden die Vitalkapazität der Lunge zu verbessern – präventive Maßnahmen, um Mobilität und Belastbarkeit zu erhalten und zu verbessern (Bullmann & Liljenqvist, 2019; Monticone et al., 2014; Steffan, 2015).

13.2.5 Osteoporose

Die Osteoporose ist eine Erkrankung, die durch eine **Abnahme der Knochendichte** aufgrund des übermäßig raschen **Abbaus der Knochen-**

substanz und -struktur gekennzeichnet ist. Die Erkrankung ist in Deutschland, in den meisten Teilen Europas und weltweit immer noch eine unterdiagnostizierte und untertherapierte Krankheit. Klinisch fallen erst die **osteoporosebedingten Knochenbrüche** auf. Hieraus resultieren häufig Schmerzen, der Verlust der Mobilität, die Unfähigkeit, sich selbst zu versorgen, und in vielen Fällen der Tod der Betroffen. Das Lebenszeitrisiko einer Frau über 50 Jahre für eine osteoporosebedingte Fraktur beträgt 50 %. In der Europäischen Union tritt alle 30 Sekunden eine osteoporotisch bedingte Fraktur auf. Am häufigsten kommt es zu Brüchen der Handgelenks, der Wirbelkörper und des Schenkelhalses. Gegenwärtig sind rund 5,6 Mio. der über 50 Jahre alten Bundesbürger von Osteoporose betroffen, d. h. rund jeder Fünfte dieser Altersgruppe. Mit dem Alter nimmt die Häufigkeit erheblich zu: Bei den über 74-Jährigen ist es bereits mehr als jeder Dritte, der betroffen ist. Die Anzahl der Neuerkrankungen pro Jahr beträgt in Deutschland in der Altersgruppe der über 50-Jährigen rund 885000 Menschen, also etwa 2% dieser Altersgruppe. Elf von 100 Osteoporosepatienten erleiden innerhalb eines Jahres mindestens einen Knochenbruch (Schober et al., 2023).

Insbesondere die Anzahl der hüftgelenksnahen Frakturen, von denen die meisten osteoporosebedingt sind, wird sich aufgrund der demografischen Veränderung in den kommenden 50 Jahren in Europa von etwa 500 000 auf nahezu eine Million verdoppeln. Innerhalb des ersten Jahres nach einer Schenkelhalsfraktur sterben etwa 20 % der Patienten, weitere 30 % werden pflegebedürftig, die wenigsten erreichen wieder ihre funktionelle Unabhängigkeit.

Präventiv beeinflussbare Risiken sind chronischer Bewegungsmangel, niedriges Körpergewicht, Zigarettenrauchen, Alkoholkonsum, Hormonstatus (frühe Menopause, Hypogonadismus), Fehlernährung, und Medikamente (Glukokortikoide) (Baum et al., 2023). Durch gezielte Risikominderung, inklusive adäquater Ernährung (ausreichende Kalzium- und Vitamin-D-Aufnahme), kann das Auftreten einer Osteoporose deutlich reduziert werden (Maus et al., 2023). Bei vorliegenden Risikofaktoren könnte durch eine frühzeitige Diagnosestellung (Knochendichtemessung) und eine konsequente medikamentöse Therapieeinleitung ein Großteil der osteoporosebedingten Frakturen vermieden werden (Lems et al., 2017). Es gibt Schätzungen, dass bereits durch eine forcierte Identifikation und ein besseres Management der Betroffenen die jährliche Rate an immobilisierenden Frakturen um 25 % gesenkt werden könnte (Dachverband Osteologie, 2014).

Trotz dieses Wissens um die Wichtigkeit und Effizienz dieser Maßnahmen erhalten nur ca. 30 % der Betroffenen die richtigen und ausreichenden Medikamente. Aber auch bei diesen ist die Therapietreue gering: Nach 12 Monaten nehmen weniger als 25 % der Betroffenen die verordneten Medikamente noch ein (Hadji et al., 2013).

Nach dem ersten Frakturereignis ist das Risiko für weitere Brüche etwa 4- bis 5-mal erhöht, sodass spätestens zu diesem Zeitpunkt eine therapeutische Intervention im Sinne einer Tertiärprävention erfolgen sollte (Dreinhöfer et al., 2018). Hierzu zählen die medikamentöse Behandlung der Osteoporose, die Sturzvermeidung und die lokalen Schutzmaßnahmen wie z. B. die Verwendung von Hüftprotektoren bei hospitalisierten Patienten (Lems et al., 2017). Von diesen Hochrisikopatienten erhielten nur 50 % eine spezifische Osteoporosetherapie und sind dadurch hochgradig gefährdet, weitere Knochenbrüche zu erleiden (Hadji et al., 2013).

Eine effektive Prävention vor dem ersten Auftreten eines Knochenbruchs – und spätestens nach dem ersten Frakturereignis – kann viel persönliches Leid vermeiden und hohe Kosten für die Fraktur- und Folgebehandlungen ersparen.

13.3 Perspektiven präventivmedizinischer Ansätze in der Orthopädie

13.3.1 Mobilität entwickeln – Bewegungserziehung und Sport im Kindes- und Jugendalter

Gerade in unserer Zeit, die geprägt ist durch Bewegungsmangel, Überernährung, Genussmittelmissbrauch und steigende Reizüberflutung, sollte dem Sport im Kindes- und Jugendalter besondere Aufmerksamkeit gewidmet werden.

Übergewicht und Adipositas bei Kindern und Jugendlichen haben in Deutschland ein erschreckendes Ausmaß angenommen. Aktuelle Untersuchungen der KIGGS-Studie zeigen, dass 15 % der Kinder und Jugendlichen Übergewicht haben, bei 6 % der 3- bis 17-Jährigen ist es so ausgeprägt, dass man von manifester Adipositas spricht. Durch das hohe Gewicht kommt es unter anderem zu einer vermehrten Belastung des Achsenskeletts mit einer gesteigerten Prävalenz der Epiphyseolysis capitis femoris, der Achsfehlstellung der Beine (Genu varum et valgum), von Frakturen und zudem zu Gangstörungen (Schönau, 2013).

Bewegungstraining stellt die Grundlage für die Körperhaltung, die Bewegungsleistung und die allgemeine Leistungsfähigkeit dar. Insbesondere durch den bekannten Zusammenhang zwischen motorischer und geistiger Entwicklung beeinflussen Spiel und Sport im Kindesalter die maximalen körperlichen und geistigen Möglichkeiten für das weitere Leben (Fonseca del Pozo et al., 2017). Es ist zweckmäßig, das Bewegungstraining eng an die körperlichen und psychischen Entwicklungsphasen von Kindern und Jugendlichen anzupassen. Dieser präventivmedizinische Ansatz dient nicht nur der Vermeidung von Erkrankungen auf orthopädischem Fachgebiet, sondern trägt durch Training der Herz-Kreislauf-Funktion zur Vermeidung von kardiopulmonalen Krankheitsbildern und metabolischen Erkrankungen bei.

Gerade der **Schulung von Bewegungskoordination, Flexibilität und Gelenkbeweglichkeit** kommt eine besondere Bedeutung im Kindesalter (6.–10. Lebensjahr) zu (Drenowatz et al., 2013). Es gilt, die Grundbewegungsformen zu entwickeln und koordiniert zu verbinden. Mit Erreichen der Pubertät ist die Entwicklung von Schnelligkeit, Ausdauer und Kraft mit in die Bewegungsschulung einzubeziehen. Mit Abschluss der Pubertät ist die Ausformung der Muskulatur mit voller Belastbarkeit, bei noch nicht vollständiger Skelettentwicklung, abgeschlossen. Ein Auftrainieren der Rumpf- und Rückenmuskulatur ist in dieser Altersphase wünschenswert zur Haltungskontrolle oder -korrektur; ein übermäßiges Trainieren muss bei weiter bestehendem Missverhältnis zwischen Muskelkraft und Skelettbelastbarkeit vermieden werden. Im Rahmen der KIGGS-Untersuchung fanden sich 25 % der 3- bis 10-Jährigen sportlich inaktiv. Dies entspricht 1,5 Mio. Kindern. Im Alter von 11–17 Jahren sind 10 % der Jungen und 20 % der Mädchen sportlich nicht aktiv. Das entspricht ca. 300 000 Jungen und 600 000 Mädchen (Robert Koch-Institut, 2008). 30 % der Kinder und Jugendlichen nehmen weniger als einmal wöchentlich an organisiertem Sport teil, 60 % ein- oder zweimal (Drenowatz et al., 2013).

Eine Sonderstellung nehmen Kinder mit einem **Hypermobilitätssyndrom** ein. Sie können anhand der deutlich vermehrten Überstreckbarkeit der Gelenke identifiziert werden (Seidel, 2013). Präventiv stehen bei nachgewiesener generalisierter Hypermobilität der Gelenkschutz vor Überlastung und fortwährender Überdehnung und eine Stabilisierung der Muskulatur im Vordergrund. Durch gezielte sportliche Aktivitäten und Schulung der motorischen Fähigkeiten von Kindern und Jugendlichen kann die Entwicklung ihrer Stütz- und Bewegungsorgane kontrolliert und optimiert werden, verbesserte Voraussetzungen für ihr weiteres Leben geschaffen werden und frühzeitige Gelenkschäden durch Überbelastungen vermieden werden.

13.3.2 Mobilität sinnvoll nutzen – Sport und Belastung im Erwachsenenalter

Die Frage der Bedeutung von körperlicher Aktivität in der Prävention und auch die Frage zur Bedeutung von Sport in der Ätiologie der **Arthrose** können aufgrund fehlender kontrollierter Studien nicht sicher beantwortet werden. Empirische Beobachtungen sprechen dafür, dass eine moderate und regelmäßige körperliche Aktivität das Arthroserisiko eher verringert. Die steigende Lebenserwartung bei gleichzeitigem Bewegungsmangel in den westeuropäischen Industrienationen führt zu einem vermehrten Auftreten von Arthrosen der lasttragenden Gelenke. Um möglichst sinnvoll mit dem eigenen Bewegungsapparat und den Gelenken umzugehen, sind Empfehlungen für die richtige Sportart und die richtige Belastungsintensität für die Patienten mit Risikofaktoren für eine Arthroseentwicklung wichtig (Schäfer & Dreinhöfer, 2009).

Wichtig für Gesundheitsförderung und Prävention

Es gilt als gesichert, dass neben natürlichen Alterungsprozessen des Gelenkknorpels weitere Faktoren Einfluss auf den Arthroseprozess haben. Nicht beeinflussbare Faktoren stellen dabei Geschlecht und genetische Prädisposition dar. Als beeinflussbare Risikofaktoren gelten Übergewicht, hormonelle Einflüsse, Gelenkdeformitäten, -traumata und -überbelastungen. Extreme Beanspruchungen der Kniegelenke, wie das häufige Beugen unter großer Last, sind berufliche Faktoren, die nachweislich eine Gonarthrose fördern können (Rabenberg, 2013).

Unter einem gesunden Lebensstil verstehen wir heute vor allem eine ausgewogene Ernährung und regelmäßige körperliche Bewegung. Beides trägt zur Erhaltung der Funktionsfähigkeit der Stütz- und Bewegungsorgane bei. Wechselseitige Druck- und Scherbelastungen innerhalb bestimmter Belastungsgrenzen unterstützen den Nährstofftransport (Diffusion) in das Knorpelgewebe. Körperliche Belastungen wie Schwimmen, Radfahren, Skilanglauf, Eislaufen, Wandern und Fitnesstraining führen zu dynamischen Beanspruchungen der Gelenke, die als günstig für den Knorpelstoffwechsel angesehen werden (Schäfer & Dreinhöfer, 2009).

Die Entstehung von Übergewicht führt dagegen zu einem Circulus vitiosus, da einerseits das erhöhte Körpergewicht die mechanische Belastung auf den Knorpel erhöht und andererseits im Zuge der Gewichtszunahme regelhaft eine Abnahme der körperlichen Aktivität beobachtet wird. Bei manifester Adipositas konnte eine signifikante relative Risikoreduktion für das Auftreten einer Kniegelenksarthrose durch eine Gewichtsreduktion ermittelt werden (Felson et al., 1992). Zusätzlich wird durch Kontrolle des Körpergewichts eine wesentliche Risikoreduktion für das Auftreten kardiovaskulärer Erkrankungen erreicht.

13.3.3 Mobilität erhalten oder wiedererlangen – Sport im Alter und gezielte medizinische Interventionen

Eine regelmäßige und maßvolle körperliche Belastung wird auch im höheren Lebensalter und bei Arthrosepatienten als sinnvoll angesehen (Jones et al., 2014). Die wichtigsten Ziele des Sports sind dabei neben Funktionserhaltung bzw. Funktionsverbesserung auch positive psychologische Effekte wie Ablenkung von der Schmerzwahrnehmung, Stimmungsaufhellung und das Erleben von körperlicher Leistungsfähigkeit.

Um diese Ziele zu erreichen, sind zum Teil gezielte medizinische Intervention notwendig: Bei degenerativen Veränderungen der Wirbelsäule wie z. B. der Spinalkanalstenose kann zuerst durch konservative Therapiemaßnahmen versucht werden, die Mobilität zu sichern. Im fortgeschrittenen Stadium kann versucht werden, durch eine operative Therapie wie z. B. die

Wichtig für Gesundheitsförderung und Prävention

Unter Berücksichtigung der Veränderungen von Gelenkstrukturen mit zunehmendem Alter bestehen generelle Richtlinien für sportliche Betätigungen bei Arthrose, die jeweils individueller Abwandlung bedürfen. Es sollten Sportarten ohne große Impulsbelastung, ohne Extrembewegungen der Gelenke, insbesondere intensive Rotationen, und mit gleichmäßig rhythmischen Bewegungen und geringen Bewegungsenergien ausgewählt werden. Unter Berücksichtigung des Hauptzieles „Mobilitätsverbesserung" eignen sich zunächst eher die klassischen Ausdauersportarten wie Schwimmen, Radfahren (ggf. Ergometer), Dauerlauf und Skilanglauf sowie neue, gelenkschonende Aktivitäten wie Aquajogging und Nordic Walking. Sport sollte als „Sonderform der aktiven physiotherapeutischen Therapie" verstanden werden (Schäfer & Dreinhöfer, 2009).

operative Erweiterung des Spinalkanals den Bewegungsumfang zu verbessern.

Wichtig für Gesundheitsförderung und Prävention

Auch bei der Arthrose der großen Gelenke können zuerst die konservative Therapie, später operative gelenkerhaltende- oder gelenkersetzende Therapiemaßnahmen (Umstellungsosteotomien/Endoprothesen) die Mobilität sichern und wiederherstellen. Diese können dann wieder präventiv gegen die Folgen der Immobilisierung, wie Stoffwechselveränderungen (z.B. Diabetes mellitus), gastrointestinale Funktionsstörungen, Herz-Kreislauf-Störungen/Bluthochdruck mit dem Risiko von Herzinfarkt und Schlaganfällen mit fatalen Folgen, wirksam sein.

Die „Gesamtgesundheit des Menschen", die das Funktionieren aller inneren Organe und des zentralen und peripheren Nervensystems ebenso wie das Funktionieren der Haltungs- und Bewegungsorgane einschließt, ist ohne Mobilität des Menschen nicht denkbar. In diesem Sinne ist die **Mobilität des Menschen unverzichtbare Grundvoraussetzung** für seine Gesamtgesundheit.

Jede Maßnahme, welche die Mobilität des Menschen sichert, erhält oder zurückgewinnt, muss zugleich als präventive Maßnahme für die Gesamtgesundheit des Individuums gesehen werden. Dieser Gedanke gilt in gleicher Weise mit inzwischen sehr hoher Bedeutung im Alter, wenn eine drohende Immobilität durch schmerzhafte, zerstörende Gelenkerkrankungen durch die Implantation einer Endoprothese abgewendet werden kann.

Zusammenfassung

Das Ziel der Orthopädie ist ein bestmöglicher Erhalt bzw. die Wiederherstellung von Form und Funktion der Bewegungsorgane. Die wesentlichen Aufgaben der Orthopädie bestehen darin, beim Kind und Jugendlichen die Erlangung der möglichen Mobilität zu unterstützen, im weiteren Leben zu erhalten und im Alter gegebenenfalls wiederzuerlangen.

Für die Gesamtpopulation gilt, dass natürlich alle Interventionen der modernen Medizin zum Scheitern verurteilt sind, solange nicht die entscheidenden Risikofaktoren wie z.B. chronischer Bewegungsmangel, Fehlernährung, hohes Körpergewicht, Zigarettenrauchen und Alkoholkonsum systematisch reduziert werden. Hier erscheint insbesondere in den Sozialstaaten, in denen bisher nur die Folgen falschen Verhaltens therapiert werden, ohne das Begünstigen von Risikofaktoren in irgendeiner Form zu sanktionieren, eine wirklich durchgreifende Prävention in der muskuloskelettalen Medizin nur schwer realisierbar.

Diskussionsanregung

- Welche Risikofaktoren beeinflussen die Entstehung einer Hüft- oder Kniegelenksarthrose?
- Nennen Sie Präventivmaßnahmen zur Vermeidung degenerativer Gelenkerkrankungen.
- Welche Risikofaktoren beeinflussen die Entstehung einer Osteoporose?
- Nennen Sie mögliche Ursachen einer Wirbelsäulendeformität.
- Warum ist die Pubertät sowohl eine vulnerable als auch günstige Phase bei der Skoliose?
- Wann sind Therapiemaßnahmen bei einer Skoliose notwendig?
- Beschreiben Sie die Therapieprinzipien bei Hüftgelenksdysplasie.
- Welche präventiven Ansätze sollen durch Bewegungstraining im Kindesalter erreicht werden?

Literatur

Baum, E., Rintelen, B., Siggelkow, H., Engelke, K., Glüer, C.C. & Thomasius, F. (2023). Osteoporose-Risikofaktoren. *Osteologie, 32*, 92–96. https://doi.org/10.1055/a-2045-7163

Berrsche, G., Cassel, M., Gaulrapp, H. & Schmitt, H. (2022). Wirbelkörper-Aufbaustörung und Morbus Scheuermann. *Sports Orthopaedics and Traumatology, 38*(1), 84–88. https://doi.org/10.1016/j.orthtr.2022.02.004

Briggs, A.M., Betteridge, N., Dreinhöfer, K.E., Haq, S.A., Schneider, C.H., Kalla, A.A., Kopansky-Giles, D., March, L., Sharma, S., Soriano, E.R., Woolf, A.D., Young, J.J. & Slater, H. (2023). Towards healthy populations: a need to strengthen systems for musculoskeletal health. *Seminars in Arthritis and Rheumatism, 58*, 152147. https://doi.org/10.1016/j.semarthrit.2022.152147

Briggs, A.M., Woolf, A.D., Dreinhöfer, K., Homb, N., Hoy, D.G., Kopansky-Giles, D., Åkesson, K. & March, L. (2018). Reducing the global burden of musculoskeletal conditions. *Bulletin of the World Health Organization, 96*(5), 366. https://doi.org/10.2471/BLT.17.204891

Bullmann, V. & Liljenqvist, U. (2019). Die idiopathische Skoliose. *Orthopädie und Unfallchirurgie up2date, 14*(06), 571–585.

Calvo-Muñoz, I., Gómez-Conesa, A. & Sánchez-Meca, J. (2013). Prevalence of low back pain in children and adolescents: a meta-analysis. *BMC Pediatrics, 26*, 14. https://doi.org/10.1186/1471-2431-13-14

Dachverband Osteologie (DVO). (2014). *Prophylaxe, Diagnostik und Therapie der Osteoporose bei Männern ab dem 60. Lebensjahr und bei postmenopausalen Frauen. Leitlinie des Dachverbands der Deutschsprachigen Osteologischen Gesellschaften e.V. 2014.* Zugriff am 27. Februar 2024 unter https://www.dv-osteologie.org/uploads/Leitlinie%202014/DVO-Leitlinie%20Osteoporose%202014%20Kurzfassung%20und%20Langfassung%20Version%201a%2012%2001%202016.pdf

Dobbs, M.B. & Gurnett, C.A. (2017). Advancing personalized medicine for clubfoot through translational research. *Clinical Orthopaedics and Related Research, 475*(6), 1716–1725. https://doi.org/10.1007/s11999-017-5290-0

Dreinhöfer, K.E. (2000). Bone and Joint Decade, 2000–2010: Prävention und Management effizienter gestalten. *Deutsches Ärzteblatt, 97*, A-3478.

Dreinhöfer, K.E. (2017). Krankheitslast muskuloskeletaler Erkrankungen und Verletzungen. In M. Psczolla, B. Kladny, J. Flechtenmacher, R. Hoffmann & K.E. Dreinhöfer (Hrsg.), *Weißbuch Konservative Orthopädie und Unfallchirurgie* (S. 107–124). DeGruyter.

Dreinhöfer, K.E. & Becker, C. (2018). Herausforderung in der Betreuung orthogeriatrischer Patienten. In U.C. Liener, C. Becker & K. Rapp (Hrsg.), *Weißbuch Alterstraumatologie* (S. 53–61). Kohlhammer.

Dreinhöfer, K.E., Mitchell, P.J., Bégué, T., Cooper, C., Costa, M.L., Falaschi, P., Hertz, K., Marsh, D., Maggi, S., Nana, A., Palm, H., Speerin, R. & Magaziner, J. (2018). A global call to action to improve the care of people with fragility fractures. *Injury, 49*(8), 1393–1397. https://doi.org/10.1016/j.injury.2018.06.032

Dreinhöfer, K.E. & Watfa Watfa, N. (2021). The Burden. In J.A.N. Verhaar, P. Kjærsgaard-Andersen, D. Limb, K.P. Gunther & T. Karachalios (Eds.), *The EFORT White Book: "Orthopaedics and Traumatology in Europe"* (pp. 11–27). Dennis Barber.

Drenowatz, C., Steiner, R.P., Brandstetter, S., Klenk, J., Wabitsch, M. & Steinacker, J.M. (2013). Organized sports, overweight, and physical fitness in primary school children in Germany. *Journal of Obesity, 2013*, 935245 https://doi.org/10.1155/2013/935245

Felson, D.T., Zhang, Y., Anthony, J.M., Naimark, A. & Anderson, J.J. (1992). Weight loss reduces the risk for symptomatic knee osteoarthritis in women. The Framingham Study. *Annals of Internal Medicine, 116*(7), 535–539. https://doi.org/10.7326/0003-4819-116-7-535

Fonseca Del Pozo, F.J., Alonso, J.V., Álvarez, M.V., Orr, S. & Cantarero, F.J. L. (2017). Physical fitness as an indicator of health status and its relationship to academic performance during the prepubertal period. *Health Promotion Perspectives, 7*(4), 197–204.

Hadji, P., Klein, S., Gothe, H., Häussler, B., Kless, T., Schmidt, T., Steinle, T., Verheyen, F. & Linder, R. (2013). The epidemiology of osteoporosis – Bone Evaluation Study (BEST): an analysis of routine health insurance data. *Deutsches Ärzteblatt International, 110*(4), 52–57.

Ihme, N., Altenhofen, L., von Kries, R. & Niethard, F.U. (2008). Sonographisches Hüftscreening in Deutschland. *Der Orthopäde, 37*, 541–546. https://doi.org/10.1007/s00132-008-1237-1

Jones, G., Winzenberg, T.M., Callisaya, M.L. & Laslett, L.L. (2014). Lifestyle modifications to improve musculoskeletal and bone health and reduce disability – a life-course approach. *Best Practice & Research Clinical Rheumatology, 28*(3), 461–478. https://doi.org/10.1016/j.berh.2014.07.004

Kries, R. von, Ihme, N., Altenhofen, L., Niethard, F.U., Krauspe, R. & Rückinger, S. (2012). General ultrasound screening reduces the rate of first operative procedures for developmental dysplasia of the hip: a case-control study. *Journal of Pediatrics, 160*, 271–275. https://doi.org/10.1016/j.jpeds.2011.08.037

Lems, W.F., Dreinhöfer, K.E., Bischoff-Ferrari, H., Blauth, M., Czerwinski, E., da Silva, J., Herrera, A., Hoffmeyer, P., Kvien, T., Maalouf, G., Marsh, D., Puget, J., Puhl, W., Poor, G., Rasch, L., Roux, C., Schüler, S., Seriolo, B., Tarantino, U., ... Geusens, P. (2017). EULAR/EFORT recommendations for management of patients older than 50 years with a fragility fracture and prevention of subsequent fractures. *Annals of the Rheumatic Diseases, 76*(5), 802–810. https://doi.org/10.1136/annrheumdis-2016-210289

Lidgren, L. (2012). Looking back at the start of the Bone and Joint Decade – What have we learnt? *Best Practice & Research Clinical Rheumatology, 26*, 169–171. https://doi.org/10.1016/j.berh.2012.03.008

Ludwig, O., Kelm, J. & Fröhlich, M. (2017). Effekte einer sportlichen Intervention auf die Haltungsentwicklung vom Jugend- zum Erwachsenenalter. *Sports Orthopaedics and Traumatology, 33*(1), 65–72. https://doi.org/10.1016/j.orthtr.2016.10.008

Mahlknecht, J.F. (2007). Die Prävalenz von Haltungsstörungen bei Kindern und Jugendlichen: eine Querschnittsanalyse. *Zeitschrift für Orthopädie und Unfallchirurgie, 145*, 338–342. https://doi.org/10.1055/s-2007-965256

Maus, U., Kuehlein, T., Jakob, F., Belavy, D. & Thomasius, F. (2023). Kapitel Basistherapie: Kalzium, Vitamin D und K, Ernährung, körperliches Training. *Osteologie, 32*(02), 110–114. https://doi.org/10.1055/a-2053-7004

Moe, J.H., Winter, B.R., Bradford, D.S. & Lonstein, J.E. (1978). *Scoliosis and other spinal deformities.* W.B. Sanders.

Monticone, M., Ambrosini, E., Cazzaniga, D., Rocca, B. & Ferrante, S. (2014). Active self-correction and task-oriented exercises reduce spinal deformity and improve quality of life in subjects with mild adolescent idiopathic scoliosis. Results of a randomised controlled trial. *European Spine Journal, 23*(6), 1204–1214. https://doi.org/10.1007/s00586-014-3241-y

Multerer, C. & Döderlein, L. (2014). Angeborene Hüftdysplasie und -luxation. *Der Orthopäde, 43*(8), 733–741. https://doi.org/10.1007/s00132-013-2225-7

Plass, D., Vos, T., Hornberg, C., Scheidt-Nave, C., Zeeb, H. & Krämer, A. (2014). Entwicklung der Krankheitslast in Deutschland. *Deutsches Ärzteblatt International, 111*(38), 629–638.

Rabenberg, M. (2013). *Arthrose* (Gesundheitsberichterstattung des Bundes, Heft 54). Robert Koch-Institut.

Robert Koch-Institut (RKI). (2008). *Erkennen – Bewerten – Handeln: Zur Gesundheit von Kindern und Jugendlichen in Deutschland.* Robert Koch-Institut.

Ruppert, M., Westhoff, B. & Krauspe, R. (2018). Der kongenitale Klumpfuß. *Orthopädie und Unfallchirurgie up2date, 13*(03), 255–270.

Sanzarello, I., Nanni, M. & Faldini, C. (2017). The clubfoot over the centuries. *Journal of Pediatric Orthopaedics B, 26*(2), 143–151. https://doi.org/10.1097/BPB.0000000000000350

Schäfer, M. & Dreinhöfer, K. (2009). Sport und Arthrose. *Zeitschrift für Rheumatologie, 68*(10), 804–810. https://doi.org/10.1007/s00393-009-0552-1

Schober, H.C., Maus, U. & Dimai, H. (2023). Epidemiologie der Osteoporose. *Osteologie, 32*(02), 88–91. https://doi.org/10.1055/a-2055-0579

Schönau, E. (2013). Kindliche Adipositas – Folgen für den Bewegungsapparat und Therapieansätze.

Bundesgesundheitsblatt Gesundheitsforschung Gesundheitsschutz, 56(4), 528–531. https://doi.org/10.1007/s00103-012-1634-9
Seidel, M. (2013). Konstitutionelle Hypermobilität. *Orthopädie und Unfallchirurgie up2date, 8*(3), 251–264.
Seidl, T. & Chiari, C. (2022). Status quo Hüftdysplasiescreening. *Die Orthopädie, 51*(10), 853–862. https://doi.org/10.1007/s00132-022-04298-7
Steffan, K. (2015). Physiotherapie in der idiopathischen Skoliosebehandlung. *Orthopäde, 44*(11), 852–858. https://doi.org/10.1007/s00132-015-3174-0
Stücker, R. (2003). Haltungsschäden bei Kindern und Jugendlichen – Untersuchung und Beratung. *Kinder- und Jugendarzt, 34*, 936–938.
Wirth, T. (2017). Kinderorthopädie. In M. Psczolla, B. Kladny, J. Flechtenmacher, R. Hoffmann & K.E. Dreinhöfer (Hrsg.), *Weißbuch Konservative Orthopädie und Unfallchirurgie* (S. 66–68). DeGruyter.

Lese- und Medienempfehlung zur Vertiefung

Jones, G., Winzenberg, T.M., Callisaya, M.L. & Laslett, L.L. (2014). Lifestyle modifications to improve musculoskeletal and bone health and reduce disability – a life-course approach. *Best Practice & Research Clinical Rheumatology, 28*(3), 461–478. https://doi.org/10.1016/j.berh.2014.07.004
Psczolla, M., Kladny, B., Flechtenmacher, J., Hoffmann, R. & Dreinhöfer, K.E. (Hrsg.). (2017). *Weißbuch Konservative Orthopädie und Unfallchirurgie*. DeGruyter. https://doi.org/10.1515/9783110535655

14 Prävention von Adipositas

Klara Brixius

Überblick

- Was ist Übergewicht und Adipositas?
- Ist Adipositas doch genetisch bedingt?
- Reguliert das Fettgewebe Energieaufnahme und -verbrauch?
- Was bedeutet das für die Prävention?

Wichtig für Gesundheitsförderung und Prävention

Definition
In der S3-Leitlinie zur Prävention und Therapie der Adipositas (Deutsche Adipositasgesellschaft, 2014) wird Adipositas definiert als **„eine über das Normalmaß hinausgehende Vermehrung des Körperfetts"**. Quantifiziert wird dies in Anlehnung an den Vorschlag der Weltgesundheitsorganisation (World Health Organization, 2000) über den Body-Mass-Index (BMI). Dies ist der Quotient aus dem Köpergewicht dividiert durch die Körpergröße zum Quadrat (vgl. Tabelle 14-1). Übergewicht ist definiert als BMI 25,0–29,9 und bedeutet, dass der Körperfettgehalt zwar gegenüber dem Normalgewicht erhöht ist, aber diese Veränderung (noch) nicht krankhaft ist. Mit dem Begriff „Adipositas" wird das **krankhafte Übergewicht** mit einem **BMI > 30 kg/m²** bezeichnet (Tabelle 14-1).

14.1 Definition von Übergewicht und Adipositas beim Erwachsenen

Die zunehmende Digitalisierung und Technisierung des 21. Jahrhunderts geht bei den meisten Personen mit einer zunehmenden Verminderung der täglichen körperlichen Aktivität/Bewegung einher. Dies kann den Vorteil haben, dass der körperliche Verschleiß im Altersgang verzögert wird. In Kombination mit einem Überangebot an hoch fetthaltigen und energieverdichteten Nahrungsmitteln, wie dies für die Industrienationen und die Schwellenländer charakteristisch ist, sowie einem veränderten gesellschaftlichen Essverhalten führt dieses Missverhältnis von Energiezufuhr und Energieverbrauch zu einer Zunahme der Zahl an Menschen, bei denen der Gesamtkörperfettgehalt in Relation zum Körpergewicht zu hoch ist.

Im Juli 2021 wurde Adipositas als eigenständiges Krankheitsbild vom Deutschen Bundestag mit dem Gesetz zur Weiterentwicklung des Gesundheitswesens anerkannt (Deutscher Bundestag, 2021). Der Schweregrad der Adipositas ist davon abhängig, wie stark mit zunehmendem BMI das Risiko für Folgeerkrankungen ansteigt

Die Daten der Studie „Gesundheit in Deutschland aktuell" (GEDA-Studie) des Robert Koch-Instituts (Robert Koch-Institut, 2022) zeigen, dass

- rund 47 % der Frauen und 61 % der Männer übergewichtig oder adipös sind,
- Übergewicht bei Männern häufiger auftritt (41 %) als bei Frauen (28 %),
- bei der Adipositas kein Unterschied zwischen Männern und Frauen besteht.

Tabelle 14-1: Klassifikation der Adipositas bei Erwachsenen gemäß dem Body-Mass-Index (Deutsche Adipositasgesellschaft, 2014).

Kategorie	BMI (kg/m^2)	Risiko für Folgerkrankungen
Untergewicht	< 18,5	niedrig
Normalgewicht	18–24,9	durchschnittlich
Übergewicht	25–29,9	gering erhöht
Adipositas Grad I	30–34,9	erhöht
Adipositas Grad II	35–39,9	hoch
Adipositas Grad III	> 40	sehr hoch

Wichtig für Gesundheitsförderung und Prävention

Bedeutung der Verteilung der Körperfettmasse

Für das Krankheitsrisiko, insbesondere bei kardiovaskulären und metabolischen Erkrankungen ist weniger der Absolutwert des BMI als vielmehr die Körperfettverteilung entscheidend, hier insbesondere das viszerale (oder abdominale) Fett. Das viszerale Fett greift auch im gesunden, nicht adipösen Zustand über die Freisetzung von sogenannten Adipocytokinen (s. u.) in die kardiovaskuläre und metabolische Regulation ein. Bei Zunahme des viszeralen Fettgewebes wird diese Regulation verändert, wodurch sich u. a. Bluthochdruck und Diabetes mellitus Typ 2 entwickeln können. Um das viszerale Fettdepot zu beurteilen, wird eine Messung des Taillenumfangs empfohlen. Beträgt der Taillenumfang mehr als 88 cm bei Frauen bzw. mehr als 102 cm bei Männern, liegt eine abdominale Adipositas vor (World Health Organization, 2000; Yumuk et al., 2015).

Es gibt bisher keine eindeutige Studienlage dazu, dass körperliche Aktivität kurzfristig (bis zu vier Monate) dazu beiträgt, die viszerale Fettmasse zu senken (Ross & Janssen, 2001). Häufig ist keine Gewichtsveränderung, sondern eine Gewichtsstabilisierung zu beobachten, da die Personen Muskelmasse auf- und Fettmasse abbauen. Es ist wichtig, dies den Patienten und Patientinnen im Vorfeld zu kommunizieren, da die Enttäuschung über den ausbleibenden Gewichtsverlust sich negativ auf die weitere Motivation zur Aufrechterhaltung einer gesundheitsförderlichen Lebensstiländerung auswirken kann.

Insbesondere bei Frauen hat die Herkunft aus einer unteren sozialen Schicht sowie die regionale Herkunft (Region Ost [Süd] höher, Baden-Würtemberg niedriger als der Bundesdurchschnitt) großen Einfluss auf das Entwickeln einer Adipositas (vgl. Abbildung 14-1). Diese Unterschiede sind bei den Männern im Ansatz vorhanden, aber nicht so stark ausgeprägt. Mit zunehmendem Alter steigt der Anteil der adipösen Männer und Frauen deutlich an. Je niedriger der soziale Status, desto höher ist die Wahrscheinlichkeit für das gemeinsame Vorkommen von Rauchen, sportlicher Inaktivität und Adipositas (Lampert, 2010; vgl. Abbildung 14-1). All diese Unterschiede müssen bei der Entwicklung und nachhaltigen Implementierung von Gesundheitsprogrammen berücksichtigt werden (s. u.).

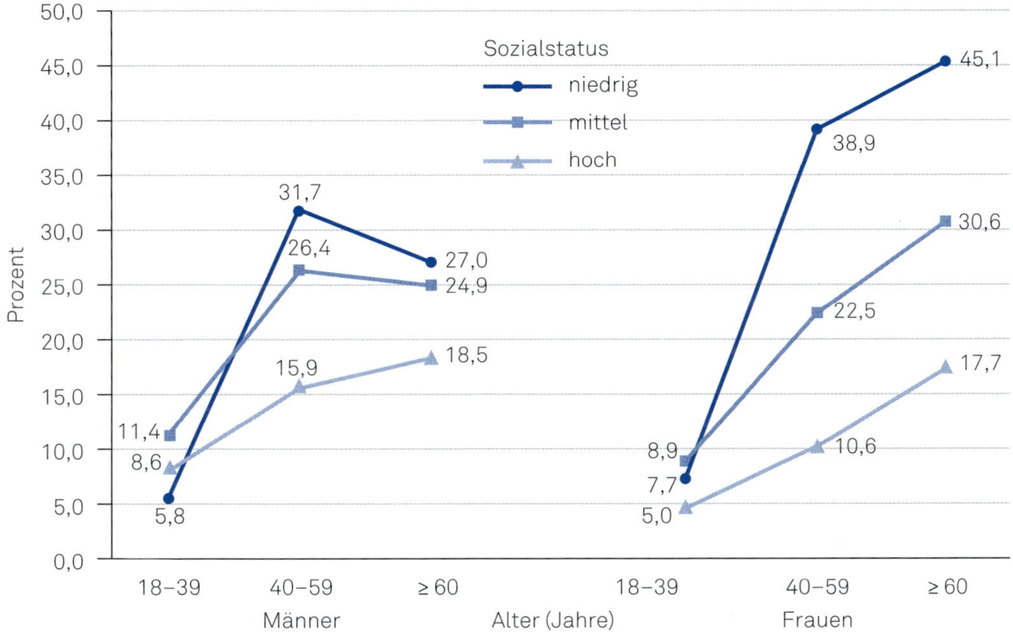

Abbildung 14-1: Anteil adipöser Männer und Frauen nach Sozialstatus und Altersgruppe (nach Lampert, 2010).

14.2 Pathogenese der Adipositas und adipositasassoziierte Folgeerkrankungen

Generell gilt, dass Adipositas auf einer überhöhten Energiezufuhr im Vergleich zum Energieverbrauch einer Person beruht. Die Ursachen, die zu diesem Zustand führen können, sind multifaktoriell und können biologische, psychosoziale oder umweltbedingte Ursachen sein. Faktoren, die zumindest teilweise als ursächlich in der Entwicklung der Adipositas angesehen werden und im Zusammenhang mit Präventionsmaßnahmen Berücksichtigung finden sollten, sind in Tabelle 14-2 zusammengefasst.

Während einige der in Tabelle 14-2 aufgeführten Punkte schon besprochen wurden bzw. im untenstehenden Text noch näher erläutert werden, soll hier auf einige weitere Ursachen der Adipositas kurz eingegangen werden.

14.2.1 Familiäre Disposition

Ein hoher Körperfettanteil kann bei der Frau Störungen des Östrogenstoffwechsels und damit die Ausbildung von polizystischen Eierstöcken (sogenanntes **Polyzystisches Ovarialsyndrom**) bewirken, wodurch auch **Infertilität** (Unfruchtbarkeit) entstehen kann. Das Polizystische Ovarialsyndrom ist gekennzeichnet durch eine verlängerte Dauer des weiblichen Zyklus (Oligomenorrhö) bzw. Ausbleiben der Regelblutung (Amenorrhö), Adipositas und Hyperandrogenismus (Überproduktion von männlichen Hormonen aus den Eierstöcken). Durch eine Gewichtsreduktion werden diese Veränderungen rückläufig.

Das Körpergewicht, das eine Frau mit Beginn der Schwangerschaft hat, beeinflusst die Gesundheit der werdenden Mutter und des noch ungeborenen Kindes stärker als die Gewichtszunahme während der Schwangerschaft.

Tabelle 14-2: Ursachen der Adipositas (nach Deutsche Adipositasgesellschaft, 2014).

Ursache	Beispiele
familäre Disposition, genetische Ursachen	
Lebensstil	Bewegungsmangel, Fehlernährung
ständige Verfügbarkeit von Nahrung	
Schlafmangel	
Stress	
depressive Erkrankungen	
niedriger Sozialstatus	
Essstörungen	Binge Eating Disorder, Night Eating Disorder
endokrine Erkrankungen	Hypothyreose, Cushing-Syndrom
Medikamente	Antidepressiva, Neuroleptika, Phasenprophylaktika, Antiepileptika, Antidiabetika, Glukokortikoide, einige Kontrazeptiva, Betablocker
andere Ursachen	Immobilisierung, Schwangerschaft, Nikotinverzicht

Übergewichtige und adipöse Frauen haben in der Schwangerschaft ein höheres Risiko als normalgewichtige Frauen für die Entwicklung eines Schwangerschaftsdiabetes (**Gestationsdiabetes**), eines Bluthochdrucks, einer Frühgeburt und sonstiger Geburtskomplikationen. Weiterhin haben Kinder von während der Geburt übergewichtigen Müttern ein erhöhtes Risiko selbst übergewichtig zu werden, mit den damit verbundenen Folgeerkrankungen wie z.B. Spina bifida (Fehlbildung des Neuralrohrs in der frühen Embryonalentwicklung, bei der ein Dornfortsatz der Wirbelkörper gespalten ist und das Rückenmark aus der Wirbelsäule hervortritt) oder Herzfehlern. Daher sollte vor einer Schwangerschaft (auch bei Untergewicht) immer das Normalgewicht angestrebt werden.

Das Bundesministerium für Ernährung und Landwirtschaft (2018) empfiehlt in seinen momentanen Richtlinien, dass eine „normale" Gewichtszunahme in der Schwangerschaft für normalgewichtige Frauen zwischen 10 kg und 16 kg liegen sollte. Daten der bundesweiten KiGGS-Studie belegen, dass das Risiko für späteres kindliches Übergewicht erhöht ist, wenn normalgewichtige Frauen in der Schwangerschaft viel zunehmen. Allerdings ist die Effektgröße begrenzt: Mit einem Kilogramm zusätzlicher Gewichtszunahme steigt das spätere kindliche Übergewichtsrisiko um nur 1% (von Kries et al., 2011). Unter präventiven Gesichtspunkten sollten übergewichtige und adipöse Schwangere auf eine ausgewogene Ernährung und regelmäßige Bewegung auch in der ärztlichen Beratung hingewiesen und ggf. begleitet werden.

Nicht nur das Körpergewicht der Mutter, sondern auch das Körpergewicht des Vaters scheint nachhaltig auf die Kinder Einfluss zu haben. Es gibt Hinweise, dass väterliches oder/und mütterliches Übergewicht zu **epigenetischen Modifikationen** führt (z.B. Methylierungen in verschiedenen DNA-Abschnitten), die den Leptinstoffwechsel betreffen (vgl. hierzu Adipocytokine und ihre Wirkmechanismen, s.u.), und dass diese Modifikationen über mehrere Generationen erhalten bleiben. Daher sollten auch übergewichtige Väter in der Phase der Kinderplanung auf dieses Problem aufmerksam gemacht werden. Eine Reduktion des BMI kann die DNA-Methylierungen rückgängig machen (Craig et al., 2017). Epigenetische Studien, d.h. Studien, die genetische Veränderungen untersuchen, die nicht auf Mutationen, sondern auf biochemischen Veränderungen an der DNA beruhen und trotzdem weitervererbt werden, weisen immer deutlicher darauf hin, dass es wichtig ist, übergewichtige und adipöse Eltern schon vor der Schwangerschaft zu einer Gewichtsreduktion zu motivieren.

14.2.2 Schlafmangel

Die Lebensgewohnheiten der Industrienationen sind durch eine zunehmende Abnahme der Schlafdauer gekennzeichnet. Innerhalb der letzten zehn Jahre hat die Schlafdauer an Arbeitstagen um ungefähr 37 Minuten abgenommen. Es gibt klare Hinweise darauf, dass Schlafentzug mit der Entwicklung von Adipositas einhergehen kann. Schlafentzug bewirkt eine Dysregulation der Gehirnzellen, welche die Nahrungsaufnahme regulieren, was in einem verstärkten Wunsch/Trieb resultiert, kalorienhaltige Nahrungsmittel zu sich zu nehmen (Übersicht bei Greer et al., 2013; Russell et al., 2023).

Bei der im Zusammenhang mit Übergewicht/Adipositas häufig auftretenden **chronischen Schlafapnoe** (krankhaftes Aussetzen der Atmung während des Schlafes mit einhergehender Sauerstoffminderversorgung) scheint es einen bidirektionalen Zusammenhang zu geben: Auf der einen Seite kann durch die Gewichtszunahme die chronische Schlafapnoe verursacht werden, was durch die Gewichtszunahme im thorakoabdominalen Bereich begründet wird, auf der anderen Seite kann das Schlafapnoesyndrom durch Schlafentzug das Essverhalten beeinflussen (Übersicht bei Hamilton & Joosten, 2017).

Es kann also festgehalten werden, dass auch das Schlafverhalten im Rahmen von Präventionsaspekten berücksichtigt werden sollte. Körperliche Aktivität kann nicht nur zur Gewichtsstabilisation beitragen, sondern sich auch, durch eine veränderte Transmitterfreisetzung im Gehirn, positiv auf das Schlafverhalten auswirken.

14.2.3 Stress und Depression

(Dys-)Stress geht häufig mit Zeit- und Bewegungsmangel einher, wodurch Adipositas über das dadurch induzierte Ungleichgewicht von Energieaufnahme und Energieverbrauch entstehen kann. Hinzu kommt, dass (Dys-)Stress Schlafmangel nach sich ziehen kann, der über die bereits oben beschriebenen Faktoren die Adipositasentwicklung verstärkt. Ob Stress über die chronische erhöhte Freisetzung des Stresshormons **Kortisol** zur Ausbildung der viszeralen Adipositas („Bauchfettadipositas", auch sogenannter „Bierbauch") beitragen kann und welcher Zusammenhang hier besteht, ist unklar. Es gibt Hinweise, dass bei adipösen Personen die Plasmakortisolspiegel erhöht sind (Jackson et al., 2017). Medikamentös eingenommenes hochkonzentriertes Kortisol (z.B. zum Herabsetzen eines inflammatorischen Prozesses) kann eine viszerale Adipositas hervorrufen (Stimson et al., 2017), sodass die Vermutung naheliegt, dass die erhöhten Kortisolwerte bei adipösen Personen zur Ausbildung der viszeralen Adipositas beitragen.

Neben Stress scheinen auch depressive Stimmungsschwankungen ein hohes Risiko für die Entwicklung von Adipositas darzustellen bzw. auch umgekehrt: Übergewichtige Personen haben ein 55% höheres Risiko dafür, eine **Depression** zu bekommen, als normalgewichtige Menschen (Luppino et al., 2010). Der Zusammenhang zwischen Depression und Adipositas tritt vor allem dann auf, wenn die Adipositas an das metabolische Syndrom gekoppelt ist, d.h. dem gleichzeitigen Auftreten von abdominaler Adipositas, Bluthochdruck, Diabetes, Fettstoffwechselstörungen (Hypertriglyzeridämie und erniedrigtes HDL). Die Depression stellt im Zusammenhang mit Adipositas einen entscheidenden Faktor dar, der es den erkrankten Personen erschwert, Gewicht zu verlieren und Therapie-, aber auch Präventionsmaßnahmen erfolgreich zu bewältigen. Es sind vor allem die abdominale Adipositas und die **niedrige Qualität der Lebensmittel**, die für die Entwicklung einer Depression bei Adipositas verantwortlich gemacht werden (Hamer et al., 2012). Aber auch umgekehrt führt eine Depression dazu, dass Personen an Gewicht zunehmen, weil sie sich aufgrund der Depression zunehmend weniger bewegen und ungesunde, kalorienreiche Lebensmittel zu sich nehmen (Luppino et al., 2010).

Externaler **psychischer Stress** kann auf Menschen unterschiedliche Wirkung haben, die einen essen mehr, die anderen weniger (Dallman, 2010), die einen verlieren an Appetit und damit auch Gewicht, die anderen suchen sich gerade in solchen Situationen wohlschmeckende, belohnende, kalorienreiche Nahrung aus, um sich zu beruhigen (Adam & Epel, 2007). Unabhängig davon, ob im Rahmen einer Stresssituation mehr oder weniger gegessen wird, gilt, dass die Einnahme von hoch fetthaltigen und hoch zuckerhaltigen Nahrungsmitteln als wohltuend erlebt wird (Dallman, 2010), wodurch die Diäten im Rahmen der Adipositaspräventionsprogramme infolge des Fett- und Zuckerentzugs als unangenehm wahrgenommen werden.

Es ist gerade der hohe Anteil an gesättigten Fettsäuren, der in der als „westlich" charakterisierten Nahrung dazu führt, dass sich vor allem die viszerale Adipositas, gefolgt von einer Depression, entwickelt. Die sogenannte mediterane Kost hat durch den hohen Gehalt an ungesättigten Fettsäuren kaum einen Einfluss auf die abdominale Fettentwicklung und Stimmungsschwankungen. Durch die Einnahme von hohen Konzentrationen gesättigter Fettsäuren steigt im Blut die Konzentration an **Palmitat** an, das die Bluthirnschranke durchdringen kann und im Gehirn die Sensitivität der Leptin- und Insulinrezeptoren senkt. Es ist denkbar, dass diese Reaktion die Depression auslösen kann. Neben einer verminderten Sensibilisierung der Leptin- und Insulinrezeptoren im Gehirn scheinen auch entzündungsvermittelnde Zytokine (inflammatorische Marker), die aus dem abdominalen Fettgewebe freigesetzt werden, eine Rolle bei der Entwicklung einer Depression zu spielen (Übersicht bei Hryhorczuk et al., 2013).

Die Einnahme von **hoch zuckerhaltiger Nahrung** ist mit dem Auftreten einer Depression assoziiert (El-Ansari et al., 2014). Andere Studien konnten tatsächlich die zuckerhaltige Nahrungsaufnahme in den direkten Zusammenhang mit der Ausbildung einer Depression setzen (Gangwisch et al., 2015; Guo et al., 2014). Möglicherweise hängt dies damit zusammen, dass zuckerhaltige Ernährung die Freisetzung des „brain-derived neurotrophic factor" (BDNF) senkt (Molteni et al., 2002).

Die hier dargestellten Befunde zeigen, dass eine gesunde Ernährung nicht nur entscheidend dafür ist, keine Adipositas zu entwickeln bzw. der Adipositas entgegenzuwirken, sondern, dass eine gesunde Ernährung auch Einfluss auf zentralnervöse Prozesse nimmt, die das Essverhalten und die psychische Stimmung beeinflussen und dementsprechend die Prävention nachhaltig unterstützen können. Auch körperliche Aktivität kann hier durch den erhöhten Energieverbrauch und eine Einflussnahme auf den Glukosestoffwechsel sinnvoll sein.

Wichtig für Gesundheitsförderung und Prävention

Adipocytokine und ihre Wirkmechanismen

Die Adipositas zieht sogenannte **adipositasassoziierte Folgeerkrankungen** nach sich. So steigt bei vorliegender Adipositas das Risiko für Herz-Kreislauf-Erkrankungen, wie Bluthochdruck oder Myokardinfarkt, um das Zwei- bis Dreifache. Hierbei spielt eine endokrine Fehlregulation des Fettgewebes eine Rolle. Normalerweise reguliert das viszerale Fettgewebe eine dem Energiebedarf des Körpers angemessene Nahrungsaufnahme durch die Freisetzung von Adipocytokinen. Diese sind – ähnlich wie inflammatorisch freigesetzte Zytokine oder endokrin freigesetzte Hormone – Botenstoffe, die regulierend in viele Funktionen des Körpers eingreifen. Die bekanntesten Adipocytokine sind in diesem Zusammenhang Leptin, Adiponektin und Resistin. Was die Regulation der Energiezufuhr und damit die Nahrungsaufnahme betrifft, ist **Leptin** von entscheidender Bedeutung. Nehmen die viszeralen Fettzellen über das Blut verstärkt Glukose und Fettsäuren auf, so wird Leptin verstärkt vom viszeralen Fettgewebe ins Blut freigesetzt und löst durch Bindung an Leptinrezeptoren im Hypothalamus ein Sättigungsgefühl aus. Adipositas geht mit einer chronischen Erhöhung der Leptinkonzentration einher, die zu einer Desensibilisierung der Rezeptoren im Hypothalamus führt und dadurch ein Sättigungsgefühl verhindert. Aufgrund dieser fehlenden endogenen Regulation kann eine Gewichtsreduktion langfristig u.a. nur über gezielte (Ernährungs-)Programme erreicht werden, bei denen eine Wahrnehmung des Sättigungsgefühls über andere Mechanismen (z.B. visuell/intellektuell) als die Leptin-Hypothalamus-Achse mitberücksichtigt wird. Neuere Untersuchungen zeigen, dass die vom Fettgewebe freigesetzten Adipocytokine die Muskelstruktur und die Muskelfunktion beeinträchtigen. Dies ist nicht nur für ältere Personen relevant (sarkopenische Adipostas, Übersicht bei Lynch et al., 2022), sondern spielt bereits auch bei Kindern und Jugendlichen eine Rolle und trägt hier möglicherweise mit zur Diabetesentwicklung bei (Gepstein & Weiss, 2019).

14.3 Evidenzbasierte Präventionsansätze der Adipositas im Erwachsenenalter

Die Notwendigkeit für Präventionsmaßnahmen ergibt sich aus dem erhöhten Risiko der adipositasassoziierten Morbidität, einer verminderten Lebensqualität, psychosozialen Beeinträchtigungen sowie einer erhöhten Mortalität. Außerdem sind einige der adipositasinduzierten Dysregulationen (z.B. Diabetes mellitus Typ 2) nicht mehr reversibel.

14.3.1 Primärprävention

Entsprechend den S3-Leitlinien-Vorgaben, die unter der Federführung der Deutschen Gesellschaft für Adipositas erarbeitet wurden, soll in der Bevölkerung eine Gewichtsstabilisierung erreicht werden. Dies bedeutet: kein Überschreiten des BMI von 25 kg/m^2 bzw. eines Taillenumfangs von 80 cm bei Frauen und 94 cm bei Männern. Eine allgemeine Gewichtsstabilisation und -kontrolle soll vor allem durch eine bedarfsgerechte Ernährung, regelmäßige körperliche Aktivität (vor allem Ausdaueraktivität), eine Reduktion von sitzenden Tätigkeiten und eine regelmäßige Gewichtskontrolle erreicht werden. Gerade im Hinblick auf die Entwicklung von Adipositas sollte der Verzehr von Fast Food und der Verzehr von zuckerhaltigen Getränken reduziert werden. Insbesondere der Austausch von energiereichen Nahrungsmitteln durch fettarme, faserreiche (ballaststoffreiche) Kost (Obst, Vollkorn, Gemüse, Salat) ist hier günstig. Einen guten Ansatz hierzu können Maßnahmen im betrieblichen Setting **(betriebliche Gesundheitsförderung)** darstellen. Hierbei sollten neben Ernährungsinterventionen auch Bewegungsprogramme eingeschlossen werden.

Wichtig für Gesundheitsförderung und Prävention

Rauchen und Adipositas

Es wurde bereits erwähnt, dass der Anteil an Rauchern und Raucherinnen bei adipösen Personen höher liegt als bei nicht adipösen Personen (s.o.). Allerdings ist aber auch das Beenden des regelmäßigen Rauchens mit einer Gewichtszunahme assoziiert, was insbesondere für Frauen häufig ein Problem darstellt (Pommerleau et al., 2001). Es gibt verschiedene Mechanismen, die für die Gewichtszunahme bei Nikotinentzug verantwortlich sind. Nikotin dämpft den Appetit, sodass nach Tabakentwöhnung der Appetit durch die verstärkte Freisetzung des orexigenischen Hormons **Ghrelin** aus der Magenschleimhaut und der Bauchspeicheldrüse erhöht sein kann (Koopmann et al., 2015). Daher besteht die Gefahr, dass Personen, die mit einen Suchtverhalten (dem Rauchen) aufhören, dieses durch ein anderes abweichendes (Sucht-)Verhalten zu ersetzen, z.B. dem übermäßigen Essen bei gleichzeitig herabgesetztem körperlichem Energieverbrauch. Es gibt Hinweise, dass zwischen der Anzahl der gerauchten Zigaretten und der Höhe der Gewichtszunahme nach Rauchstopp ein Zusammenhang besteht, d.h. Personen, die starke Raucher waren, nehmen mehr an Gewicht zu als Personen, die schwache Raucher waren. Die von Nikotin ausgehende Erhöhung des Grundumsatzes ist eine Wirkung, die innerhalb von 24 Stunden abklingt, weshalb sich ein Rauchstopp u.U. relativ schnell auf das Körpergewicht auswirken kann. Übertragen auf die Prävention bedeutet das, dass ein starker Raucher, der – bei unveränderter Nahrungsaufnahme – aufhört zu rauchen, langfristig eine Gewichtssteigerung erfahren wird. Das Ausbleiben einer merklichen Gewichtszunahme kann demnach zu einer erfolgreichen Rauchabstinenz beitragen und die Rückfallquote senken. **Körperliche Aktivität** könnte neben einer Verhaltenstherapie und einer Ernährungsintervention helfen, einen Gewichtsanstieg zu vermeiden und Exrauchern das Abstinentbleiben erleichtern. Hierzu fehlen allerdings noch evidenzbasierte Längsschnittstudien.

14.3.2 Sekundärprävention

Die Grenzen der Sekundärprävention der Adipositas zur Primärprävention als auch zur Tertiärprävention sind fließend. Daher gelten die unter diesen Kapiteln aufgeführten Maßnahmen prinzipiell auch für die Sekundärprävention. Ziel der Sekundärprävention ist es, die Anzahl der adipösen Personen mittels Frühtherapie und Frühdiagnostik auch im Hinblick auf die adipositasassoziierten Erkrankungen zu senken, d.h. das Gewicht im Normal- bis Übergewichtsbereich zu halten. Liegt bei übergewichtigen Personen eine „androide Fettverteilung“ (viszerale Fettverteilung) vor (sogenannter Bierbauch), sollte aufgrund der Dysregulation der Adipocytokine (s.o.) eine Gewichtsnormalisierung sowie eine Normalisierung der meist gleichzeitig vorliegenden Fettstoffwechselstörung angestrebt werden.

14.3.3 Tertiärprävention

Aus tertiärpräventiven Gründen ist eine Gewichtsreduzierung bei Adipositas unumgänglich, damit keine Folgeerkrankungen entstehen. Hierzu gehört es auch, im Anschluss an erfolgte und erfolgreiche Therapie dauerhafte Unterstützung zu bieten, z.B. durch die Teilnahme an Selbsthilfegruppen, um die nicht seltenen Rückfälle zu verhindern bzw. zu begrenzen.

14.4 Übergewicht und Adipositas im Kindes- und Jugendalter

Auch im Kinder- und Jugendbereich wird die Adipositas über den BMI klassifiziert, obwohl es hier noch keine klare Evidenz dafür gibt, ab wann eine Zunahme der Körperfettmasse krankhaft ist. Für Deutschland werden als Referenz die von der Arbeitsgemeinschaft Adipositas im Kindes- und Jugendalter (AGA) der Deutschen Adipositas-Gesellschaft veröffentlichten alters- und geschlechtsspezifisch aufgearbeiteten Perzentilenkurven für den BMI zugrunde gelegt (AGA, DAG, DGKJ, 2019; Kromeyer-Hauschild et al., 2001). In Übereinstimmung mit der European Childhood Obesity Group definiert die AGA bei Kindern und Jugendlichen

- Übergewicht bei BMI-Werten, die über der 90. Perzentile liegen,

- Adipositas bei Überschreiten der 97. Perzentile und
- eine extreme Adipositas bei BMI-Werten über der 99,5 Perzentile dieser Referenzdaten (vgl. auch Abbildung 14-2).

Die Adipositas im Kindes- und Jugendalter hat insbesondere durch das im Vergleich zu Normalgewichtigen erhöhte Auftreten von weiteren zusätzlichen Krankheitsbildern oder Syndromen zunehmend Bedeutung bekommen und wird als eigenes Krankheitsbild **„morbide Adipositas im Kindes- und Jugendalter"** bezeichnet (AGA, DAG, DGKJ, 2019). Dies unterstreicht die Bedeutung von Präventivmaßnahmen in diesem Bereich.

Im Kinder- und Jugendbereich gibt es bisher zu wenige Studien, die untereinander vergleichbar wären, sodass eine evidenzbasierte Aussage nicht möglich ist. Der sozioökonomische Status des Elternhauses stellt einen entscheidenden Risikofaktor für das Zusammentreffen von Fehlernährung, Bewegungsmangel und Adipositas dar. Das frühzeitige Erkennen übergewichtiger/adipöser Kinder und deren gezielte Beratung und Unterstützung bei der Verhaltensänderung (auch der entsprechenden Familie) haben entscheidende Bedeutung. Dies könnte z. B. durch gezielte Sensibilisierung und Schulung des Personals in Kindergärten, Schulen und anderen Sozialisationseinrichtungen erreicht werden, indem z. B. das Thema Ernährung altersgerecht behandelt wird oder/und gemeinsame Mahlzeiten eingenommen werden. Gleichzeitig muss eine Anleitung zu gesundem Ernährungs- und Bewegungsverhalten im Alltag und in allen Sozialisationsfeldern (insbesondere in Kindergarten und Schule) erfolgen. Von Bedeutung ist auch das Vermitteln angemessener Fähigkeiten zum Umgang mit Frustrationen, Ärger und sozialen Belastungen sowie auch angemessenen Freizeitverhaltens (Stärkung der Resilienzfaktoren), damit Kinder und Jugendliche nicht zu Frust-, Stress- oder Langeweile-Essern werden und sich durch sozialen Druck im Zusammenhang mit Essen und Trinken nicht beeinflussen

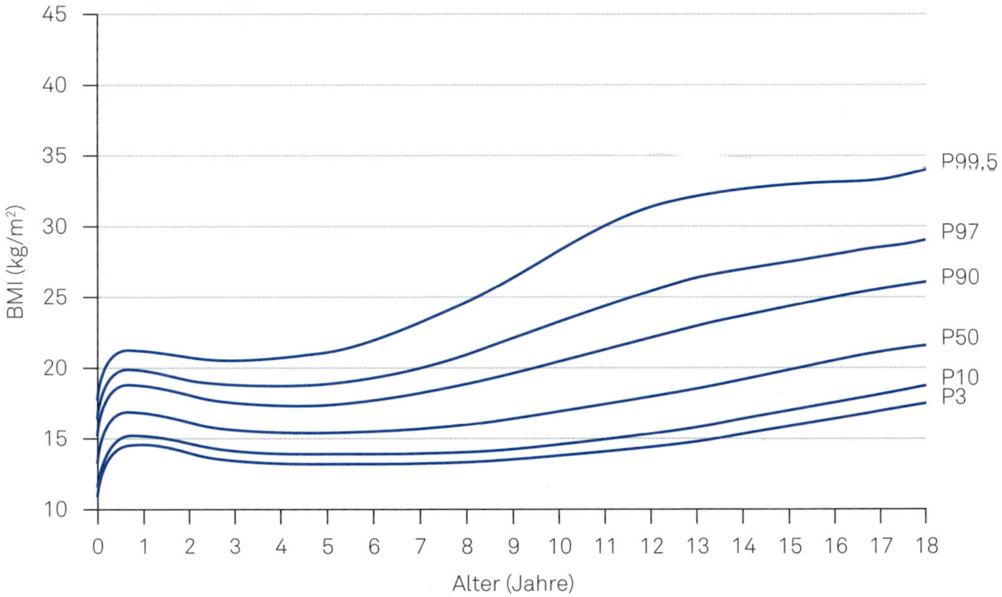

Abbildung 14-2: Perzentilkurven (P) für den Body-Mass-Index (Jungen, 0–18 Jahre) (Quellen: Kromeyer-Hauschild et al., 2001; Kromeyer-Hauschild et al., 2015; Arbeitsgemeinschaft Adipositas im Kindes- und Jugendalter (AGA), 2022).

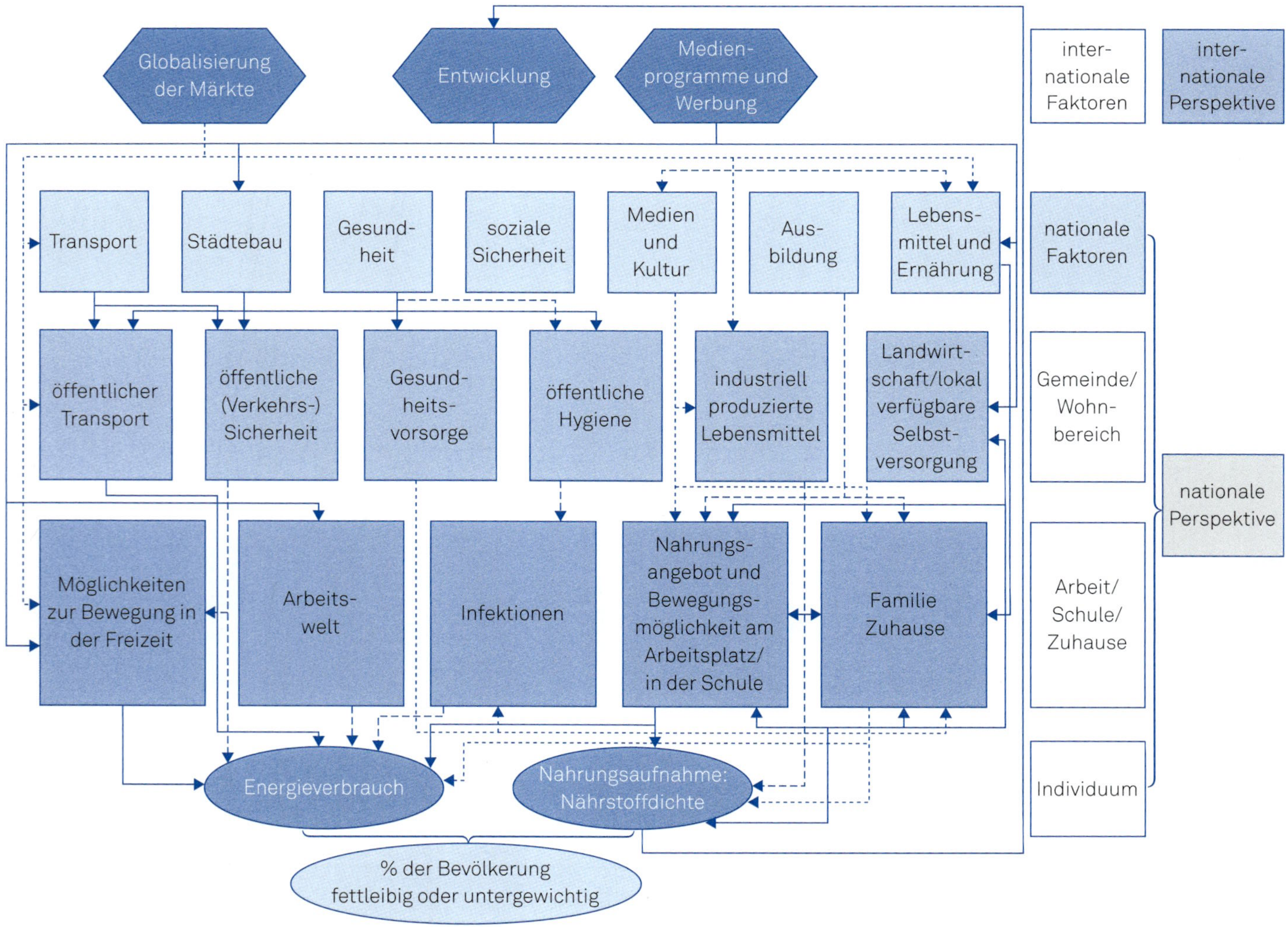

Abbildung 14-3: Netzwerk kausaler Faktoren der Adipositas (nach Arbeitsgemeinschaft Adipositas im Kindes- und Jugendalter (AGA), 2011; Wabitsch, 2004).

lassen. Dies bedeutet, dass insbesondere im Kinder- und Jugendbereich die Prävention von Übergewicht und Adipositas eine Aufgabe der gesamtgesellschaftlichen Gesundheitsförderung ist und eine konzertierte Aktion aller Beteiligten auf allen Einflussebenen des sogenannten **„Netzwerks kausaler Faktoren der Adipositas“** notwendig ist (vgl. Abbildung 14-3).

Zusammenfassung

Die Entwicklung von Übergewicht und Adipositas ist ein multifaktorieller und vielschichtiger Prozess. Dies muss bei der Entwicklung und Verordnung von Präventionsmaßnahmen beachtet werden. Diese Vielschichtigkeit der Erkrankung und der möglichen Präventionsansätze machen es für eine nachhaltige Wirksamkeit nötig, zu Beginn eine differenzierte Diagnostik der Ursachen, die zur Entwicklung der Adipositas geführt haben, sowie der Mechanismen durchzuführen, die dafür verantwortlich sind, dass das Körpergewicht weiter ansteigt. Nur so kann gezielt auf das Verhalten der betroffenen Personen frühzeitig und nachhaltig eingewirkt werden. Beachtet werden muss auch, dass Menschen in bestimmten krank machenden gesellschaftlichen Settings/Lebenswelten leben, sodass ein rein verhaltenstherapeutischer Ansatz nicht weit genug und nachhaltig eingreift. Dies bedeutet, dass eine zunehmende Sensibilisierung für das Thema Adipositas auch in den Settings erfolgen muss, in denen sich die Menschen befinden (z. B. Kindergarten, Schule, Arbeitsplatz, Familie). Neben der Energiebilanz sollte auch beachtet werden, ob nicht weitere Faktoren, wie z. B. Schlafmangel oder die Nahrungszusammensetzung, das Appetitverhalten ungünstig beeinflussen. Im Hinblick auf den immer deutlicher werdenden transgenerationalen Aspekt der Adipositas, sollte eine Aufklärung der angehenden Eltern über das Risiko einer Adipositas für das ungeborene Kind bereits vor der Schwangerschaft erfolgen.

Diskussionsanregung

- Wie werden Übergewicht und Adipositas definiert?
- Welcher Zusammenhang besteht zwischen Adipositasprävalenz und Sozialstatus?
- Erläutern Sie das biopsychosoziale Krankheitsmodell der Adipositas.
- Nennen Sie Beispiele für Maßnahmen zur Primärprävention von Adipositas.
- Welche evidenzbasierten Grundlagen der Prävention und Behandlung von Adipositas gibt es?
- In welchen Lebenswelten („Settings“) und bei welchen Zielgruppen gibt es Ansätze für eine erfolgreiche Adipositasprävention?
- Nennen Sie Beispiele für Sekundär- und Tertiärprävention von Adipositas.
- Welche Maßnahme zur Reduktion des Gesundheitsrisikos durch Übergewicht und Adipositas ist zielführender: Verhaltens- oder Verhältnisprävention?

Literatur

Adam, T. C. & Epel, E. S. (2007). Stress, eating and the reward system. *Physiology and Behavior, 91*, 449–458. https://doi.org/10.1016/j.physbeh.2007.04.011

Arbeitsgemeinschaft Adipositas im Kindes- und Jugendalter, Deutsche Adipositas-Gesellschaft, Deutsche Gesellschaft für Kinder- und Jugendmedizin (AGA, DAG, DGKJ). (2019). *Therapie und Prävention der Adipositas im Kindes- und Jugendalter* (AWMF-Leitlinien-Register Nr. 050/002). AWMF, Düsseldorf.

Arbeitsgemeinschaft Adipositas im Kindes- und Jugendalter (AGA). (2022). *Definition der Adipositas*. Zugriff am 28. Februar 2024 unter https://adipositas-gesellschaft.de/ueber-adipositas/adipositas-im-kindes-jugendalter/

Arbeitsgemeinschaft Adipositas im Kindes- und Jugendalter (AGA). (2011). *Ursachen. Netzwerk kausaler Faktoren der Adipositas*. Martinsried: Arbeitsgemeinschaft Adipositas im Kindes- und Jugendalter der Deutschen Adipositas-Gesellschaft (DAG).

Bundesministerium für Ernährung und Landwirtschaft (BMEL). (2018). *Körpergewicht vor der Konzeption und Gewichtsentwicklung in der Schwangerschaft – Handlungsempfehlungen.* Zugriff am 27. Februar 2024 unter https://www.gesund-ins-leben.de/inhalt/gewichtsentwicklung-in-der-schwangerschaft-29544.html

Craig, J.R., Jenkins, T.G., Carrell, D.T. & Hotaling, J.M. (2017). Obesity, male infertility, and the sperm epigenome. *Fertility and Sterility, 107*, 848–859. https://doi.org/10.1016/j.fertnstert.2017.02.115

Dallman, M.F. (2010). Stress-induced obesity and the emotional nervous system. *Trends in Endocrinology and Metabolism, 21*, 159–165. https://doi.org/10.1016/j.tem.2009.10.004

Deutsche Adipositas-Gesellschaft (DAG). (2014). *Interdisziplinäre Leitlinie der Qualität S3 zur Prävention und Therapie der Adipositas. Version 2.0 (April 2014). AWMF-Register Nr. 050/001.*

Deutscher Bundestag. (2021). *Gesetz zur Weiterentwicklung der Gesundheitsversorgung (Gesundheitsversorgungsweiterentwicklungsgesetz – GVWG) vom 11. Juli 2021.* Verfügbar unter https://www.bgbl.de/xaver/bgbl/start.xav?startbk=Bundesanzeiger_BGBl&start=%2F%2F%2A%5B%40attr_id=%27bgbl121s2754.pdf%27%5D

El-Ansari, W., Adetunji, H. & Oskrochi, R. (2014). Food and mental health: relationship between food and perceived stress and depressive symptoms among university students in the United Kingdom. *Central European Journal of Public Health, 22*, 90–97. https://doi.org/10.21101/cejph.a3941

Gangwisch, J.E., Hale, L., Garcia, L., Malaspina, D., Opler, M.G., Payne, M.E., Rossom, R.C. & Lane, D. (2015). High glycemic index diet as a risk factor for depression: analyses from the Women's Health Initiative. *American Journal of Clinical Nutrition, 102*(2), 454–463. https://doi.org/10.3945/ajcn.114.103846

Gepstein, V. & Weiss, R. (2019). Obesity as the main risk factor for metabolic syndrome in children. *Frontiers in Endocrinology, 10*, 568. https://doi.org/10.3389/fendo.2019.00568

Greer, S.M., Goldstein, A.N. & Walker, M. (2013). The impact of sleep deprivation on food desire in the human brain. *Nature Communications, 4*, 2259. https://doi.org/10.1038/ncomms3259

Guo, X., Park, Y., Freedman, N.D., Sinha, R., Hollenbeck, A.R., Blair, A. & Chen, H. (2014). Sweetened beverages, coffee, and tea and depression risk among older US adults. *PLoS One, 9*(4), e94715. https://doi.org/10.1371/journal.pone.0094715

Hamer, M., Batty, G.D. & Kivimaki, M. (2012). Risk of future depression in people who are obese but metabolically healthy: the English longitudinal study of ageing. *Molecular Psychiatry, 17*, 940–945. https://doi.org/10.1038/mp.2012.30

Hamilton, G.S. & Joosten, S.A. (2017). Obstructive sleep apnoea and obesity. *American Family Physician, 46*, 460–463.

Hryhorczuk, C., Sharma, S. & Fulton, S.E. (2013). Metabolic disturbances connecting obesity and depression. *Frontiers in Neuroscience, 7*, 177. https://doi.org/10.3389/fnins.2013.00177

Jackson, S.E., Kirschbaum, C. & Steptoe, A. (2017). Hair cortisol and adiposity in a population-based sample of 2,527 men and women aged 54 to 87 years. *Obesity, 25*, 539–544. https://doi.org/10.1002/oby.21733

Koopmann, A., Bez, J., Lemenager, T., Hermann, D., Dinter, C., Reinhard, I., Hoffmann, H., Wiedemann, K., Winterer, G. & Kiefer, F. (2015). Effects of cigarette smoking on plasma concentration of the appetite-regulating peptide Ghrelin. *Annals of Nutrition and Metabolism, 66*, 155–161. https://doi.org/10.1159/000381834

Kries, R. von, Ensenauer, R., Beyerlein, A., Amann-Gassner, U., Hauner, H. & Rosario, A.S. (2011). Gestational weight gain and overweight in children: results from the cross-sectional German KiGGS study. *International Journal of Pediatric Obesity, 6*, 45–52. https://doi.org/10.3109/17477161003792564

Kromeyer-Hauschild, K., Wabitsch, M., Geller, F., Ziegler, A., Geiß, H.C., Hesse, V., von Hippel, A., Jaeger, U., Johnsen, D., Korte, W., Menner, K., Müller, G., Müller, J.M., Niemann-Pilatus, A., Remer, T., Schaefer, F., Wittchen, H.U., Zabransky, S., Zellner, K., ... Hebebrand, J. (2001). Perzentile für den Body Mass Index für das Kindes- und Jugendalter unter Heranziehung verschiedener deutscher Stichproben. *Monatsschrift Kinderheilkunde, 149*, 807–818. https://doi.org/10.1007/s001120170107

Kromeyer-Hauschild, K., Moss, A. & Wabitsch, M. (2015). Interpolation mit den Daten des BGS98 im Altersbereich von 15-18 Jahren. *Adipositas, 9*, 123–127. Verfügbar unter https://adipositas-gesellschaft.de/wp-content/uploads/2020/09/bmiref.pdf

Lampert, T. (2010). Tabakkonsum, sportliche Inaktivität und Adipositas. *Deutsches Ärzteblatt International, 107*, 1–7.

Luppino, F.S., de Wit, L.M., Bouvy, P.F., Stijnen, T., Cuijpers, P., Penninx, B.W. & Zitman, F.G. (2010). Overweight, obesity, and depression: a systematic review and meta-analysis of longitudinal studies. *Archives of General Psychiatry, 67*(3), 220–229. https://doi.org/10.1001/archgenpsychiatry.2010.2

Lynch, D.H., Spangler, H.B., Franz, J.R., Krupenevich, R.L., Kim, H., Nissman, D., Zhang, J., Li, Y.Y., Sumner, S. & Batsis, J.A. (2022). Multimodal diagnostic approaches to advance precision medicine in sarcopenia and frailty. *Nutrients, 14*, 1384. https://doi.org/10.3390/nu14071384

Molteni, R., Barnard, R.J., Ying, Z., Roberts, C.K. & Gomez-Pinilla, F. (2002). A high-fat, refined sugar diet reduces hippocampal brain-derived neurotrophic factor, neuronal plasticity, and learning. *Neuroscience, 112*, 803–814. https://doi.org/10.1016/S0306-4522(02)00123-9

Pomerleau, C.S., Zucker, A.N. & Stewart, A.J. (2001). Characterizing concerns about post-cessation weight gain: results from a national survey of women smokers. *Nicotine and Tobacco Research, 3*, 51–60. https://doi.org/10.1080/14622200020032105

Robert Koch-Institut (RKI) (Hrsg.). (2022). Übergewicht und Adipositas bei Erwachsenen in Deutschland – Ergebnisse der Studie GEDA 2019/2020-EHIS. *Journal of Health Monitoring, 7*, 23–31.

Ross, R. & Janssen, J. (2001). Physical activity, total and regional obesity: dose-response considerations. *Medicine and Science in Sports and Exercise, 33*(Suppl.), S521–S527. https://doi.org/10.1097/00005768-200106001-00023

Russell, K.L., Rodman, H.R. & Pak, V.M. (2023). Sleep insufficiency, circadian rhythms, and metabolomics: the connection between metabolic and sleep disorders. *Sleep and Breathing, 27*, 2139–2153. https://doi.org/10.1007/s11325-023-02828-x

Stimson, R.H., Anderson, A.J., Ramage, L.E., Macfarlane, D.P., de Beaux, A.C., Mole, D.J., Andrew, R., Walker, B.R. (2017). Acute physiological effects of glucocorticoids on fuel metabolism in humans are permissive but not direct. *Diabetes, Obesity and Metabolism, 19*, 883–891. https://doi.org/10.1111/dom.12899

Wabitsch, M. (2004). Kinder und Jugendliche mit Adipositas in Deutschland. *Bundesgesundheitsblatt Gesundheitsforschung Gesundheitsschutz, 47*, 251–255. https://doi.org/10.1007/s00103-003-0795-y

World Health Organization (WHO). (2000). Obesity: preventing and managing the global epidemic. Report of a WHO consultation. *WHO Technical Report Series, 894*(i-xii), 1–253.

Yumuk, V., Tsigos, C., Fried, M., Schindler, K., Busetto, L., Micic, D. & Toplak, H. (2015). European guidelines for obesity management in adults. *Obesity Facts, 8*, 402–424. https://doi.org/10.1159/000442721

Lese- und Medienempfehlung zur Vertiefung

S3-Leitlinie Adipositas – Prävention und Therapie: https://register.awmf.org/de/leitlinien/detail/050-001

Informationen zur Deutschen Adipositas Gesellschaft: https://adipositas-gesellschaft.de/

Deutsche Allianz Nicht übertragbare Krankheiten (DANK): https://www.dank-allianz.de

15 Prävention des Diabetes

Andrea Icks und Wolfgang Rathmann

Überblick

- Worin liegt die gesellschaftliche und individuelle Bedeutung des Diabetes mellitus?
- Welche Präventionsmaßnahmen lassen sich aus den Entstehungsbedingungen der Erkrankung ableiten und wie wirksam sind sie?
- Wie lassen sich Präventionsmaßnahmen in der Regelversorgung umsetzen?

Diabetes ist ein Sammelbegriff für verschiedene Störungen des Glukosestoffwechsels (Glukose = Zucker) (siehe Kap. 15.1). Es werden verschiedene Diabetesformen unterschieden. In diesem Beitrag geht es um den Typ-2-Diabetes. Dies ist mit etwa 95 % die häufigste Form des Diabetes mellitus. Der Typ-2-Diabetes ist in seinen Entstehungsbedingungen nicht endgültig geklärt. Es gilt jedoch als gesichert, dass Lebensstilfaktoren (v. a. Bewegung, Ernährung) eine erhebliche Rolle spielen und dass die Prävention der Erkrankung prinzipiell möglich und aufgrund der großen Public-Health-Relevanz von erheblicher Bedeutung ist.

Der folgende Beitrag behandelt die **Primär- und Sekundärprävention** des **Typ-2-Diabetes im Erwachsenenalter**. Auf tertiärpräventive Maßnahmen wie die Vermeidung von Folgekomplikationen und die Rehabilitation betroffener Personen wird hier nicht eingegangen. Kinder und Jugendliche mit Diabetes werden ebenfalls nicht thematisiert. Zwar wurde in den letzten Jahren überwiegend in bestimmten Bevölkerungsgruppen, insbesondere bei Angehörigen ethnischer Minderheiten in den USA, ein Anstieg der Prävalenz des Typ-2-Diabetes bei Jugendlichen beobachtet. Seit einiger Zeit wird eine solche Zunahme der Krankheitshäufigkeit auch in Deutschland diskutiert, insbesondere vor dem Hintergrund des steigenden Anteils Jugendlicher mit Adipositas (Schienkiewitz et al., 2018). Andererseits konnten entsprechende Beobachtungen bei Jugendlichen in den USA außerhalb der ethnischen Minderheitengruppen wie auch in europäischen Ländern nicht bestätigt werden. Auch auf Basis der Daten von populationsbasierten Registern in Deutschland (Nordrhein-Westfalen, Baden-Württemberg, Sachsen, DPV-Register) ist nicht davon auszugehen, dass derzeit der Typ-2-Diabetes bei Jugendlichen häufig ist. Von 2014 bis 2016 waren bundesweit nur schätzungsweise etwa 950 Kinder und Jugendliche zwischen 11 und 18 Jahren erkrankt (Rosenbauer et al., 2019). Eine gestörte Blutzuckerregulation, ein Bereich zwischen normalen Blutzuckerwerten und manifestem Diabetes (oft „Prädiabetes" genannt), dürfte jedoch bereits im Jugendalter häufiger auftreten (Han et al., 2022).

Der Beitrag gliedert sich in folgende Abschnitte:

- Definition und Beschreibung des Krankheitsbildes,
- Public-Health-Relevanz,
- Entstehungsbedingungen und Einflussfaktoren sowie daraus ableitbare Präventionsansätze,
- Präventionsmaßnahmen und Ergebnisse ihrer Evaluation,
- Umsetzung in die Regelversorgung,
- Fazit und Ausblick.

15.1 Definition und Beschreibung des Krankheitsbildes

Eine starke Erhöhung der Blutglukose führt zu Durst und vermehrtem Wasserlassen, Leistungsabfall und Müdigkeit, häufig in Kombination mit Gewichtsverlust, Sehstörungen und Infektanfälligkeit. Im Verlauf kann eine Übersäuerung (Ketoazidose) oder ein Koma auftreten. Solche **Akutkomplikationen** durch schwere Stoffwechselentgleisungen sind bei den heutigen modernen Behandlungsmöglichkeiten seltener geworden und in der Regel gut beherrschbar.

Einschränkungen der Lebensqualität und Lebenserwartung und eine hohe gesellschaftliche Belastung bei Diabetes mellitus sind vor allem durch vaskuläre **Begleit- und Folgeerkrankungen** bedingt, die aus Schädigung der kleinen und großen Gefäße resultieren. Sie können die Augen (Retinopathie bis hin zur Erblindung), die Nieren (Nephropathie mit Gefahr des Nierenversagens) und die Nerven (Neuropathie, vor allem mit diabetischem Fußsyndrom, das im Extremfall zur Amputation führen kann) betreffen.

Gefäßkrankheiten (Arteriosklerose) treten im Vergleich zu Personen ohne Diabetes früher auf, schreiten rascher voran und können häufiger zu schweren Komplikationen wie Herzinfarkt und Schlaganfall, terminaler Niereninsuffizienz, Erblindungen und Amputationen führen (Claessen et al., 2018a, 2018b, 2020; Icks et al., 2009, 2011, 2017).

Die gefäßbedingten Komplikationen sind durch evidenzbasierte Interventionen (z. B. Antihypertensiva, Statine) weitgehend vermeidbar. Das Spektrum der Multimorbidität bei Diabetes ist dadurch vielfältiger geworden als es die traditionellen makro- und mikrovaskulären Komplikationen derzeit abbilden. Zu den vermehrt auftretenden Komplikationen des Diabetes gehören Infektionen, Lebererkrankungen, Demenz und eine Reihe von spezifischen Krebserkrankungen (Pankreas, Leber, Dickdarm und Enddarm, Gebärmutter, Brust). Zusammen tragen sie maßgeblich zu dem erhöhten Sterberisiko von Menschen mit Diabetes bei (Pearson-Stuttard et al., 2021).

Wichtig für Gesundheitsförderung und Prävention

Definition

Typ-2-Diabetes ist eine heterogene Erkrankung, die durch eine verminderte **Insulinwirkung** (Insulinresistenz) und eine gestörte **Insulinsekretion** gekennzeichnet ist. Diese Funktionsstörungen können schon lange vor der klinischen Diagnose vorhanden sein. Die Entwicklung des Typ-2-Diabetes basiert auf einer genetischen Veranlagung.

Durch auslösende Faktoren, vor allem Übergewicht und Bewegungsmangel, manifestiert sich die genetische Belastung. Die Erkrankung beginnt oft schleichend und wird daher nicht selten als Zufallsbefund entdeckt. Betroffen sind vorwiegend Personen jenseits des 40. Lebensjahres, wobei die Häufigkeit mit steigendem Alter (bis ca. 85 Jahre) zunimmt. Personen mit Typ-2-Diabetes haben neben der **Störung des Glukosestoffwechsels** häufig eine Adipositas, hohen Blutdruck und eine Fettstoffwechselstörung. Ob eine neue Klassifizierung des Typ-2-Diabetes in fünf Cluster (Subgruppen) mit unterschiedlicher Insulinresistenz, Insulinsekretion und Risiken für Komplikationen die Basis für eine verbesserte stratifizierte Therapie und Prävention ermöglicht, muss noch gezeigt werden (Herder & Roden, 2022).

Der Bereich der gestörten Glukoseregulation („Prädiabetes") beinhaltet die gestörte **Glukosetoleranz** (engl. *impaired glucose tolerance*, IGT), d. h. eine grenzwertig erhöhte **2-Stunden-Blutglukose** im oralen Glukosebelastungstest, und die abnorme **Nüchternglukose** (engl. *impaired fasting glucose*, IFG). Menschen mit IFG oder IGT haben ein erhöhtes Risiko, an einem manifesten Diabetes zu erkranken (Richter et al., 2018). Sie sind eine wichtige Zielgruppe für sekundärpräventive Maßnahmen (s. u.).

15.2 Public-Health-Relevanz

Die gesundheitswissenschaftliche und politische Relevanz ergibt sich vor allem aus der mit Übergewicht, Bewegungsmangel und Alterung der Bevölkerung einhergehenden weltweit ansteigenden Häufigkeit des Typ-2-Diabetes sowie aus den individuellen wie gesellschaftlichen Belastungen, die mit der Erkrankung, insbesondere den oben geschilderten Begleit- und Folgeerkrankungen, einhergehen. Daher gibt es internationale Deklarationen zur Verbesserung der Situation von Menschen mit Diabetes. Die europäische **Deklaration von St. Vincent** im Jahr 1989 wurde auch von Deutschland unterzeichnet (World Health Organization, 1989). Aus Public-Health-Sicht hat eine Prävention des Typ-2-Diabetes durch Bewegungsförderung, Ernährungsumstellung und Reduktion von Übergewicht und Adipositas auch positive Auswirkungen auf die Belastung durch Krebs- und Herz-Kreislauf-Erkrankungen sowie Demenz.

15.2.1 Epidemiologie

Anhand von Abrechnungsdaten der gesetzlichen Krankenversicherungen (GKV) in Deutschland wurde 2013 bei erwachsenen Versicherten eine Prävalenz des dokumentierten Diabetes von 11,9 % (Frauen: 11,2 %; Männer: 12,6 %) beobachtet (Robert Koch-Institut, 2022). Die höchste Prävalenz fand sich bei beiden Geschlechtern in der Altersgruppe der 80- bis 84-Jährigen (33 %). In einigen europäischen Ländern und den USA stagnierte oder sank die Inzidenz des Typ-2-Diabetes in den letzten 10 bis 15 Jahren. Anhand bundesweiter vertragsärztlicher Abrechnungsdaten der GKV wurden von 2014 bis 2019 pro Jahr etwa 450 000 Neuerkrankungen an Typ-2-Diabetes beobachtet (Tönnies et al., 2023). Über alle Altersgruppen hinweg sank die Inzidenzrate bei Frauen von 6,9 im Jahr 2014 auf 6,1 pro 1000 Personen im Jahr 2019 (Männer: von 8,4 auf 7,7 pro 1000 Personen in 2014–2019). Dies entspricht einer durchschnittlichen jährlichen **Verringerung der Inzidenz** um 2,4 % (Frauen) bzw. um 1,7 % (Männer). In höheren Altersgruppen verringerten sich die Inzidenzraten stärker (> 79 Jahre: Frauen um 5,3 %; Männer um 3,8 %). In der Altersgruppe 20–39 Jahre war hingegen bei beiden Geschlechtern ein jährlicher **Anstieg der Inzidenzraten** von 2,4 % (Frauen) und 2,9 % (Männer) zu sehen.

Die positive Entwicklung der Inzidenzraten in der älteren Bevölkerung korreliert mit Änderungen einiger bekannter **Risikofaktoren** des Typ-2-Diabetes. Eine Ernährung mit einem hohen Anteil pflanzenbasierter, ballaststoffreicher Lebensmittel und eingeschränktem Verzehr tierischer Nahrungsmittel ist mit einem niedrigeren Risiko für Typ-2-Diabetes assoziiert. Der Ernährungsbericht der Deutschen Gesellschaft für Ernährung (2020) zeigt einen gestiegenen Konsum von Gemüse. Der Fleischverbrauch liegt zwar weiterhin hoch, erfreulicherweise sank jedoch der Konsum von Schweinefleisch. Bewegungsmangel, Rauchen und gesundheitsriskanter Alkoholkonsum begünstigen die Manifestation des Typ-2-Diabetes. Nur 43 % der Frauen und 48 % der Männer erreichen derzeit die Bewegungsempfehlungen der WHO von mindestens 2,5 Stunden pro Woche Ausdaueraktivität (Finger et al., 2017). Aktuell rauchen 24 % der Frauen und 34 % der Männer ab 18 Jahren zumindest gelegentlich (Starker et al., 2022). Positiv ist, dass die Prävalenz aktiver Raucher bei Frauen und Männern von 2003 bis 2015 um fast 30 % gesunken ist (Zeiher et al., 2018). Ebenso sank in den letzten Jahren der Gesamtverbrauch an Alkohol, wobei Bier den höchsten Rückgang verzeichnete.

Trotz sinkender Inzidenzraten des Typ-2-Diabetes in der älteren Bevölkerung wird die Anzahl Betroffener auch künftig in Deutschland ansteigen, vor allem aufgrund der steigenden **Lebenserwartung**. Basierend auf Daten der GKV und der Bevölkerungsvorausberechnung des Statistischen Bundesamtes wird die

Diabetesprävalenz in Deutschland weiter zunehmen (Tönnies et al., 2019). Unter der Annahme einer um jährlich 2 % sinkenden diabetesbedingten Übersterblichkeit und sinkender jährlicher Inzidenzraten (0,5 % pro Jahr), wären 2040 10,7 Mio. Menschen an Typ-2-Diabetes erkrankt (+54 % im Vergleich zu 2015).

Erfreulicherweise zeigen internationale Studien, dass die alters- und geschlechtsspezifischen **Mortalitätsraten** bei Menschen mit Diabetes in den letzten zwei Jahrzehnten um 30–35 % gesunken sind, insbesondere die kardiovaskuläre Mortalität (Gyldenkerne et al., 2021). Mittlerweile stellen Krebserkrankungen daher die Haupttodesursache bei Menschen mit Typ-2-Diabetes dar (Pearson-Stuttard et al., 2021). Trotz der verbesserten Therapiemöglichkeiten haben Menschen mit Diabetes weiterhin eine erhöhte Mortalität. Basierend auf GKV-Daten wurde das Verhältnis der jährlichen Sterberaten bei Versicherten mit und ohne Diabetes untersucht (Schmidt et al., 2021). Das altersadjustierte relative Sterberisiko lag insgesamt bei Frauen mit Diabetes um das 1,52-fache höher (Männer: 1,56) als ohne Diabetes. Eine detailliertere Analyse aus Dänemark ergab, dass bei Männern und Frauen mit Typ-2-Diabetes im Alter von 60 Jahren die Lebenserwartung jeweils um 3,7 und 3,8 Jahre kürzer ist (Carstensen et al., 2021).

Menschen mit Diabetes leben länger als früher, verbringen dadurch aber mehr Lebenszeit mit gesundheitlichen Beeinträchtigungen (z. B. eingeschränkte Körperpflege und Nahrungsaufnahme). Im Vergleich zu Personen ohne Diabetes lag die Differenz der erwarteten gesunden Lebensjahre ohne körperliche Einschränkungen bei Diabetes in der Altersgruppe der 70- bis 74-Jährigen bei 4,3 (Frauen) und 3,4 (Männer) Jahren (Baumert et al., 2021). Angesichts der zunehmenden Lebenserwartung wird die Prävention gesundheitlicher Einschränkungen bei Menschen mit Diabetes an Bedeutung gewinnen.

15.2.2 Individuelle und gesellschaftliche Belastungen

Moderne Therapie- und Behandlungsformen ermöglichen den Betroffenen heute ein weitgehend normales Leben mit Diabetes. Die Belastungen durch die Erkrankung und die Anforderungen, die ein eigenverantwortlicher Umgang mit dem Diabetes an die Betroffenen und auch ihre Angehörigen stellen, sollten jedoch nicht bagatellisiert werden. Diese sind je nach Diabetestyp, Therapieform und Schwere der Erkrankung sehr unterschiedlich und hängen wesentlich von den persönlichen Ressourcen und dem Umfeld der betroffenen Personen ab. Insgesamt ist die Lebensqualität bei Menschen mit Diabetes niedriger als in der deutschen Allgemeinbevölkerung (Schunk et al., 2012).

Mit Diabetes assoziierte Begleit- und Folgeerkrankungen

Begleit- und Folgeerkrankungen des Diabetes stellen eine große Herausforderung für die Betroffenen und ihre Angehörigen und das Gesundheitssystem dar. Trotz Verbesserung der Früherkennung und Einsatz moderner Therapiestrategien geht eine Diabeteserkrankung nach wie vor häufig mit Schädigungen der Gefäße (Makro- und Mikroangiopathie) und des Nervensystems (Neuropathie) einher. Als Folgen können Herzinfarkt und Schlaganfall, Erblindung, terminales Nierenversagen, diabetisches Fußsyndrom und Amputation auftreten. Dadurch weisen betroffene Personen eine deutlich erhöhte Sterblichkeit auf. So wird geschätzt, dass im Jahr 2021 ca. 6,7 Mio. Menschen weltweit bzw. 1,1 Mio. in Europa infolge von Diabetes bzw. dessen assoziierten Komplikationen starben (International Diabetes Federation, 2021).

Bei Menschen mit Diabetes zeigt sich erfreulicherweise in den letzten Jahrzehnten eine Reduktion der Inzidenz von Erblindung, terminalem Nierenversagen, Amputation, Herzinfarkt und Schlaganfall, die nach 2010 deutlicher war (Claessen et al., 2018a, 2018b, 2020; Icks et al., 2009, 2017; Narres et al., 2021). In der Folge sank das relative Risiko, das die Inzidenz bei Menschen mit und ohne Diabetes vergleicht. Ein merklicher Rückgang des relativen Risikos war allerdings nur für Amputationen und Schlaganfälle zu erkennen (Claessen et al., 2018b; Icks et al., 2017). Bei allen mit Diabetes assoziierten Komplikationen lagen die Inzidenzen bei Menschen mit Diabetes im Vergleich zur Bevölkerung ohne Diabetes weiterhin noch deutlich höher. Amputationen der unteren Extremität waren bei Menschen mit Diabetes mit einem achtfach erhöhten Risiko im Vergleich zu Menschen ohne Diabetes besonderes häufig. Außerdem haben Menschen mit Diabetes ein vier- bis sechsfach erhöhtes Risiko, eine Nierenersatztherapie zu erhalten, ein zwei- bis vierfach erhöhtes Risiko, einen Herzinfarkt zu erleiden, und ein zweifach erhöhtes Risiko, zu erblinden oder einen Schlaganfall zu bekommen. Insgesamt ist festzuhalten, dass Menschen mit Diabetes trotz Verbesserungen der Vorsorge und Therapie immer noch eine deutlich höhere Wahrscheinlichkeit für das Auftreten schwerwiegender makro- und mikrovaskulärer Erkrankungen aufweisen als Menschen ohne Diabetes.

Versorgung während der Covid-19-Pandemie

Während einer Krisensituation wie der Covid-19-Pandemie stellte die medizinische Versorgung von Menschen mit Diabetes eine neue herausfordernde Situation im Gesundheitswesen dar. Hinsichtlich der Versorgung von Patienten mit Diabetes interessierte u. a., ob Veränderungen in der Häufigkeit von wichtigen Krankheitsereignissen auftraten. Im Fokus stehen alters- und geschlechtsspezifische Sterblichkeitsraten, Krankenhausaufenthalte jeglicher Ursache sowie aufgrund von koronarer Herzkrankheit, akutem Herzinfarkt, Schlaganfall, diabetischem Fußsyndrom sowie Beinamputationen bzw. Amputationen unterhalb des Fußknöchels. Eine Untersuchung aus Deutschland auf Basis von AOK-Daten ergab, dass die Sterblichkeitsrate während der ersten Phase der Pandemie (2020) auf demselben Niveau wie in den Vorjahren blieb (Narres et al., 2022). Krankenhausaufenthalte jeglicher Ursachen sowie Krankenhausaufenthalte wegen koronarer Herzkrankheit und akutem Herzinfarkt waren allerdings bei Menschen mit Diabetes signifikant niedriger als erwartet. Zu verzeichnen war auch eine signifikante Reduktion von Krankenhausaufenthalten bei diabetischem Fußsyndrom. Gleichzeitig stieg die Häufigkeit von Krankenhausaufenthalten wegen Beinamputationen signifikant an. Diese Beobachtung kann ein Indiz dafür sein, dass Fußwunden nicht rechtzeitig behandelt wurden. Mögliche Gründe dafür könnten, neben der Angst der Patienten vor Ansteckung bei Arztbesuchen, auch verzögerte oder teilweise ausgefallene ambulante sowie stationäre Behandlungen sein.

In Deutschland gibt es nur wenige Studien zur primärärztlichen Versorgung von Menschen mit Diabetes während der Covid-19-Pandemie. Eine Auswertung von allgemeinärztlichen und internistischen Praxisdaten zeigte, dass Menschen mit einem Typ-2-Diabetes nach dem ersten Lockdown weder eine schlechtere Stoffwechseleinstellung aufwiesen noch einen höheren BMI hatten (Kowall et al., 2021). Menschen, die bereits gelernt hatten, mit ihrem Diabetes umzugehen, konnten ihre Krankheit offenbar auch in den Lockdown-Phasen routiniert bewerkstelligen. Auch die Rate ärztlich diagnostizierter psychischer Störungen bei Typ-2-Diabetes blieb unverändert (Kowall et al., 2022).

Eine andere Studie berichtete einen Rückgang der Inanspruchnahme fachärztlicher Leistungen von Menschen mit Diabetes im Frühjahr 2020 um 46 % im Vergleich zu Frühjahr 2019 (Du et al., 2021). Im Gegensatz dazu wurde kein relevanter Rückgang der Inanspruchnahme medizinischer Leistungen durch Hausärzte beobachtet. In der Frühphase der Pandemie kam es jedoch zu einem Rückgang der Diabetesinzidenz in hausärztlichen Praxen und höheren Blutglukosewerten bei Diagnosestellung als Ausdruck einer verzögerten Diabetesdiagnostik (Kowall et al., 2023). Der Rückgang der neuen Diabetesdiagnosen während des ersten Jahres der Pandemie betraf vor allem die ältere Bevölkerung (> 60 Jahre) (Rathmann et al., 2023).

Eine systematische Literaturanalyse (Eberle & Stichling, 2021) mit 33 eingeschlossenen internationalen Studien berichtet, dass die glykämischen Werte bei Menschen mit Typ-1-Diabetes sich während des Covid-19-Lockdowns sogar verbessert hatten, was möglicherweise mit dem digitalen Diabetesmanagement verbunden ist. Weiterhin führten die Einschränkungen durch die Lockdowns bei Patienten mit Typ-2-Diabetes lediglich zu einer kurzfristigen Verschlechterung der glykämischen Parameter.

Gesundheitskosten bei Diabetes

Sowohl valide nicht vergleichende Untersuchungen (Krankheitskostenstudien) als auch vergleichende gesundheitsökonomische Evaluationen (Kosten-Nutzen-, Kosten-Effektivitäts-, Kosten-Nutzwert-Analysen) zum Diabetes sind in Deutschland als auch international rar, mit sehr unterschiedlichen Ergebnissen der Studien. Es ist davon auszugehen, dass stationäre Behandlungen einen Großteil der Kosten verursachen und dass Patienten mit Spätschäden besonders hohe Kosten bedingen. Eine GKV-Stichprobe ergab mittlere jährliche Pro-Kopf-Kosten eines Menschen mit Typ-2-Diabetes von 5146 Euro in 2010 (Jacobs et al., 2017). Die Gesamtkosten für die Behandlung eines Versicherten mit Typ-2-Diabetes waren damit alters- und geschlechtsstandardisiert um das 1,7-fache gegenüber den Kosten eines Versicherten ohne Diabetes erhöht. Daten der Techniker Krankenkasse für das Jahr 2015 zeigten, dass Menschen mit Diabetes im Vergleich zu Menschen ohne Diabetes schätzungsweise doppelt so hohe direkte medizinische Kosten haben (4727 Euro vs. 2196 Euro) (Kähm et al., 2020). Insgesamt entfielen 10 % der Gesamtausgaben der gesetzlichen Krankenversicherung auf die Versorgung von Menschen mit Typ-2-Diabetes. Das Ergebnis entspricht einer Auswertung von AOK-Daten des Jahres 2009 (Köster et al., 2012). Eine Studie basierend auf Daten der Techniker Krankenkasse schätzte für den Zeitraum von 2013 bis 2015 Kosten, die mit verschiedenen Folgeerkrankungen des Diabetes assoziiert sind (diabetisches Fußsyndrom, Amputationen, Retinopathie, Erblindung, Nephropathie, Nierenerkrankung im Endstadium, fatale und nicht fatale kardiovaskuläre Erkrankungen) (Kähm et al., 2018): Insgesamt stiegen die durchschnittlichen Kosten für Folgeerkrankungen in diesem Zeitraum um 5,6 % an (4688 Euro im Jahr 2013 vs. 4949 Euro im Jahr 2015).

15.3 Entstehungsbedingungen und Einflussfaktoren sowie daraus ableitbare Präventionsansätze

Diabetes wird auf der Grundlage einer erhöhten Blutglukose (Hyperglykämie) diagnostiziert. Es sind eine Vielzahl ätiologischer Prozesse bekannt, die zur Hyperglykämie führen können. Dazu zählen eine verminderte Funktion und Anzahl der insulinproduzierenden Zellen in der Bauchspeicheldrüse, eine verminderte Insulinwirksamkeit (Insulinresistenz), Diabetes u.a. aufgrund einer veränderten Fettverteilung (v.a. bauchbetonte Adipositas) mit vermehrter Sekretion von Adipocytokinen, die das Immunsystem stimulieren, sowie Störungen der Sekretion und Funktion von Hormonen wie Glukagon und Inkretin (Pearson, 2019). Diese Prozesse bestimmen den individuellen Phänotyp des Diabetes bei Manifestation (McCarthy, 2017). Typ-2-Diabetes ist zudem eine Erkrankung, die mit einer Vielzahl von Genvarianten einhergeht, die jeweils aber nur einen begrenzten Beitrag zum Risiko leisten. Genetische Variation allein erklärt nur 15–20 % des Risikos für Typ-2-Diabe-

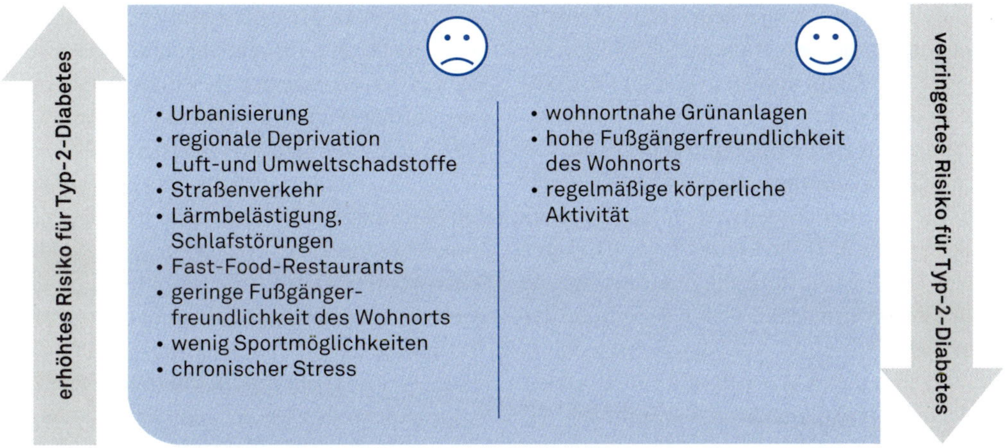

Abbildung 15-1: Zusammenhänge von baulichen und Umweltfaktoren sowie sozialem Umfeld mit dem Risiko für Typ-2-Diabetes (eigene Darstellung basierend auf Beulens, 2022).

tes. Unterschiede im Risiko sowie im Phänotyp des Typ-2-Diabetes sind durch Gen-Interaktionen mit Lebensstilfaktoren und Umweltexpositionen bedingt (Abbildung 15-1).

Es gibt inzwischen eine hohe Evidenz, dass Luftverschmutzung (v.a. verkehrsbedingte Feinstaubbelastung), Lärm am Wohnort mit Schlafstörungen und eine wenig fußgängerfreundliche Infrastruktur („Walkability"), z.B. durch eingeschränktes Vorhandensein von Grünflächen, mit einem erhöhten Risiko für Typ-2-Diabetes assoziiert sind. Städtebauliche Faktoren fördern einen ungesunden Lebensstil, mit verminderter körperlicher Aktivität, erhöhtem privaten und arbeitsbezogenen Stress und resultierenden ungünstigen metabolischen Veränderungen (Inflammation, Insulinresistenz) (Abbildung 15-1) (Beulens et al., 2022).

Diese Faktoren sind u.a. dafür verantwortlich, dass das Diabetesrisiko bei Stadtbewohnern etwa 40 % höher ist im Vergleich zu Menschen, die auf dem Land leben. Insbesondere das unkontrollierte schnelle Wachstum von dicht besiedelten Ballungsräumen ist weltweit mit einer steigenden Prävalenz von Typ-2-Diabetes assoziiert (Gassasse et al., 2017). Dieser Zusammenhang wird maßgeblich, wenn auch nicht vollständig, durch Risikofaktoren wie Adipositas, Bewegungsmangel (sitzende Lebensweise) und ungesunde Ernährung vermittelt (GBD 2021 Diabetes Collaborators, 2023) Ein Urbanisierungsprozess, der gesundheitliche Ungleichheiten im Zusammenhang mit der raschen Ausdehnung von Ballungsräumen beachtet, kann möglicherweise den zukünftigen Anstieg des Typ-2-Diabetes begrenzen.

Zwischen sozialer Lage und der Gesundheit besteht ein enger Zusammenhang. Die Prävalenz sowohl des bekannten Diabetes als auch des unerkannten Diabetes ist in der unteren Bildungsgruppe in Deutschland etwa doppelt so hoch wie in der mittleren oder oberen Bildungsgruppe (Heidemann et al., 2019). Menschen mit niedrigem Bildungsgrad bewegen sich im Durchschnitt körperlich weniger, ernähren sich fettreicher und ballaststoffärmer und sie rauchen häufiger, was zu einer Erhöhung des Diabetesrisikos beiträgt (Agardh et al., 2011).

15.4 Präventionsmaßnahmen und Ergebnisse ihrer Evaluation

Nach dem Stand des heutigen Wissens sind für eine Prävention des Typ-2-Diabetes vor allem Lebensstilfaktoren von Bedeutung. Neben der

Vermeidung von Übergewicht ist vor allem die Bewegungsförderung wichtig. Sinnvoll ist es, zunächst die **Zielgruppe** präventiver Maßnahmen zu definieren.

Zum einen zielt **Primärprävention** auf die Allgemeinbevölkerung ab, vor allem also auf Personen, die kein bereits erkennbar erhöhtes Risiko für das Auftreten eines Typ-2-Diabetes tragen. Hier werden ähnliche Ziele verfolgt wie bei der bevölkerungsbezogenen Prävention der Adipositas.

Zum anderen richtet sich Prävention gezielt an Personen, bei denen bereits ein erhöhtes Risiko für das Auftreten eines Diabetes vorliegt (**Sekundärprävention**, obwohl in Studien meist von Primärprävention des Diabetes gesprochen wird). Diese Personen mit bereits erhöhtem Diabetesrisiko sind insbesondere solche mit einem gestörten Glukosestoffwechsel (IFG bzw. IGT), wie oben beschrieben. Hierzu gehören auch Frauen, die während einer Schwangerschaft die Diagnose eines Schwangerschaftsdiabetes (Gestationsdiabetes) bekommen haben. Bei Personen mit bereits bestehenden Krankheitszeichen besteht möglicherweise eine erhöhte Motivation für Veränderungen. Eine Reihe von Untersuchungen, darunter kontrollierte Interventionsstudien, konnten zeigen, dass **Lebensstilinterventionen** den Anteil an Menschen deutlich senken, die innerhalb weniger Jahre einen manifesten Typ-2-Diabetes entwickeln (Glechner et al., 2018). Die Wirksamkeit einer Lebensstilintervention hängt sowohl von deren Intensität als auch von der Stärke des individuellen Risikos ab, einen Diabetes zu entwickeln. Eine aktuelle Studie aus Deutschland konnte zeigen, dass der Glukosestoffwechsel von Menschen mit einer hohen Wahrscheinlichkeit, einen Diabetes zu entwickeln, in einer nach Risiko stratifizierten Studienpopulation durch eine intensivere Lebensstilintervention deutlich verbessert wurde (Fritsche et al., 2021). Für Personen mit niedrigem Diabetesrisiko, die an einer konventionellen Lebensstilintervention teilnahmen, wurden in derselben Studie keine signifikanten Verbesserungen festgestellt.

Im Rahmen der Präzisionsmedizin wird vorgeschlagen, dass Präventionsmaßnahmen stärker auf den Einzelnen zugeschnitten sein müssen, um ihre Wirksamkeit zu erhöhen (Wareham, 2022). Eine stärkere personalisierte Risikovorhersage hat das Potenzial, zu einer personalisierten Prävention beizutragen, indem Personen mit einem besonders hohen Diabetesrisiko identifiziert werden. Diese Gruppe sollte theoretisch mehr von präventiven Maßnahmen profitieren. Es erscheint weiterhin denkbar, dass Präventionsprogramme auf spezifische Verhaltensweisen zugeschnitten werden, die der Einzelne ändern sollte. Noch wichtiger wäre es, Programme auf solche Risikofaktoren zu fokussieren, die der Einzelne bereit und in der Lage ist zu ändern.

Interventionen, die präventiv auf eine Veränderung des Lebensstils abzielen, wurden insgesamt als **kosteneffektiv** bewertet (Li et al., 2015; Roberts et al., 2017; Zhou et al., 2020). Allerdings zeigte sich auch für die Kosten-Effektivität, dass Lebensstilinterventionen, die insbesondere Menschen mit hohem Risiko, einen Diabetes zu entwickeln, adressierten, kosteneffektiver waren als solche, die auch Menschen mit niedrigem Risiko einschlossen. Zudem wurden die Lebensstilinterventionen tendenziell kosteneffektiver, je länger der Zeitraum war, welcher der Evaluation zugrunde lag.

Weiterhin scheinen **Medikamente**, die auch zur Behandlung des Diabetes eingesetzt werden, bei Personen mit Prädiabetes positive Effekte zu zeigen (Diabetes Prevention Program Research Group, 2002; Sheng et al., 2019). Im Rahmen des amerikanischen „Diabetes Prevention Program" lag die relative Risikoreduktion für das Auftreten eines Diabetes unter Metformin, einem Medikament, das u.a. die Glukoseproduktion in der Leber hemmt und die Insulinresistenz senkt, bei etwa 30 %. Sie war somit geringer als durch eine intensive Lebensstilintervention (rund 50 %).

Wichtige Fragen sind, ob die Diabetesreduktion ein **dauerhafter Effekt** ist und ob sich über längere Zeiträume auch positive Effekte der Präventionsmaßnahmen auf Herz-Kreislauf-

Erkrankungen und die Sterblichkeit ergeben. Mittlerweile wurden aus einer früheren chinesischen Kohorte und den beiden finnischen und amerikanischen Präventionsstudien 10- bis 20-Jahres-Nachbeobachtungen publiziert (Diabetes Prevention Program Research Group et al., 2009; Uusitupa et al., 2009). In allen Studien blieb die Inzidenz des Typ-2-Diabetes über den langen Zeitraum reduziert. Allerdings konnten, trotz der niedrigeren Diabetesneuerkrankungsrate, für Herz-Kreislauf-Ereignisse wie Herzinfarkte und auch Todesfälle keine signifikanten Unterschiede zwischen Interventions- und Kontrollgruppe aufgedeckt werden. Die Nichtverhinderung makrovaskulärer Folgen in den randomisierten Interventionsstudien sagt jedoch nichts darüber aus, ob Personen, bei denen ein neu auftretender Diabetes vermieden wird, dadurch ein geringeres Risiko für Herz-Kreislauf-Erkrankungen haben. Ein deutlicher kardiovaskulärer Nutzen kann dadurch erzielt werden, dass bei Teilnehmern ein Ausbruch des Diabetes vermieden oder verzögert wird. Auch reagierten Teilnehmer der Studien sehr unterschiedlich auf Interventionen (Responder und Nonresponder), was bei der Planung von Präventionsprogrammen berücksichtig werden sollte. Hier ist weitere Forschung erforderlich. Bei der Entwicklung von Präventionsmaßnahmen sollten auch frühzeitig BürgerInnen in die Forschung einbezogen werden (De Wit et al., 2019).

Eine im Hinblick auf die Prävention des Typ-2-Diabetes relevante Gruppe sind Frauen nach einem Schwangerschaftsdiabetes. Meist normalisieren sich erhöhte Blutzuckerwerte nach der Geburt, jedoch haben die Frauen ein erhöhtes Lebenszeitrisiko, an Diabetes zu erkranken (Vounzoulaki et al., 2020). Die aktuellen Leitlinien empfehlen, dass Frauen mit Gestationsdiabetes 6–12 Wochen nach Entbindung (postpartal) einen oralen Glukosetoleranztest (ppoGTT) in einer spezialisierten Arztpraxis oder einem Krankenhauszentrum durchführen lassen (Deutsche Diabetes Gesellschaft & DGGG-AGG, 2018).

15.5 Umsetzung in die Regelversorgung

Im Hinblick auf die Prävention des Diabetes ist, basierend auf oben beschriebenen Interventionsstudien, vor allem die **Lebensstilveränderung** relevant. Untersuchungen zur Umsetzung dieser Interventionen in die Regelversorgung liegen derzeit für Deutschland noch nicht vor. Eine ähnlich intensive Betreuung wie im Rahmen der Studien wäre in der flächendeckenden Umsetzung wohl nicht umsetzbar. Ein weniger aufwendiges Kurzzeitprogramm (PREDIAS) wurde in einer randomisiert-kontrollierten Studie überprüft und ergab nach zwölf Monaten eine signifikante Verbesserung in der Interventionsgruppe im Hinblick auf das Körpergewicht, den Nüchternblutzucker und das Bewegungsverhalten. Längerfristige Effekte sind abzuwarten (Kulzer et al., 2009).

Erforderlich ist zunächst die Identifizierung von Personen, die **Risikofaktoren** des Diabetes aufweisen, denen dann eine Beratung angeboten würde. Entsprechende Möglichkeiten sind im Rahmen bestehender Angebote gegeben. Bereits heute besteht flächendeckend die Möglichkeit, ab dem 35. Lebensjahr alle zwei Jahre die Stoffwechsel- und Herz-Kreislauf-Situation überprüfen zu lassen (Check-up 35, § 25). Auch bieten viele Einrichtungen wie Gesundheitsämter, Krankenkassen, Apotheken etc. die Überprüfung von Blutzucker und Blutdruck an. Seitens der Krankenkassen bestehen zahlreiche Angebote im Bereich Ernährung, Gewichtsreduktion und Sport. Allerdings ist die Inanspruchnahme dieser Angebote gering. Die Teilnahme am Check-up 35 beträgt beispielsweise nur rund 25 %.

Eine randomisierte Studie untersuchte den Nutzen des Deutschen Diabetes-Risiko-Tests (DIfE) bei Menschen mit Übergewicht ohne bekannten Diabetes im Rahmen des Check-up 35 (Seidel-Jacobs et al., 2022). Nach 12 Monaten wurde in der Interventionsgruppe ein leichter Anstieg der körperlichen Aktivität beobachtet, der allerdings weit unter den Empfehlungen der

Weltgesundheitsorganisation zur körperlichen Aktivität lag. Die Motivation für eine Lebensstiländerung war ebenfalls nur geringfügig erhöht. Die Nutzung solcher Risikoscores in der hausärztlichen Praxis ist zur Beratung sinnvoll, als alleinige Intervention zur Lebensstiländerung reichen sie jedoch nicht aus.

Eine Studie, die Daten eines deutschlandweiten Registers von Frauen mit **Schwangerschaftsdiabetes** ausgewertet hat, kam zu dem Ergebnis, dass lediglich 40 % der Frauen nach der Geburt einen Blutzucker-Test in Anspruch nehmen (Linnenkamp et al., 2022). Ein ähnliches Ergebnis lieferte auch eine Auswertung von GKV-Daten im Zeitraum von 2010–2019, bei der über den gesamten Zeitraum die Inanspruchnahme des Blutzucker-Tests nach der Geburt konstant bei etwa 42 % lag (Lappe et al., 2023). Es gilt herauszufinden, welche Gründe aufseiten der Leistungserbringenden und aufseiten der betroffenen Frauen eine Rolle spielen könnten, weshalb die Inanspruchnahme des Testes nicht höher ist.

Viele Personen, die bereits erhöhte Blutglukosewerte oder schon einen noch nicht diagnostizierten Diabetes haben, unterschätzen die **Wahrscheinlichkeit, die Krankheit zu bekommen** oder bereits erkrankt zu sein (Kowall et al., 2017). Im Rahmen der KORA-Studie (Kooperative Gesundheitsforschung in der Region Augsburg) wurden rund 2000 Personen untersucht, die von ihrem Arzt noch keine Diabetesdiagnose erhalten hatten. Zunächst schätzten sie ein, für wie wahrscheinlich sie es hielten, bereits an Diabetes erkrankt zu sein. 74 % der Teilnehmer mit neu entdecktem Diabetes stuften die Wahrscheinlichkeit, schon an Diabetes erkrankt zu sein, als gering oder sehr gering ein. 72 % der Teilnehmer, die einen Prädiabetes aufwiesen, gaben an, dass bei ihnen kein erhöhtes Risiko vorliegt, in Zukunft einen Diabetes zu entwickeln. Die Motivation für Verhaltensänderungen hängt davon ab, wie wahrscheinlich und wie bedrohlich ein unerwünschtes Ereignis eingeschätzt und bewertet wird. Risiken, die nur ein geringes Angstpotenzial beinhalten, z. B. Diabetes als gesundheitliche Folge eines ungesunden Lebensstils, werden häufig unterschätzt. (Heidemann et al., 2019; Kowall et al., 2017). Lebensstilmodifikationen zur Diabetesprävention werden häufig als schwierig oder unrealistisch angesehen und es wird befürchtet, dass die Lebensqualität darunter leidet (Heidemann et al., 2019).

Es besteht daher Forschungsbedarf hinsichtlich der **Informationsbedürfnisse** von Menschen mit einem erhöhten Risiko, an Diabetes zu erkranken. Wie können Menschen im Sinne der informierten Entscheidungsfindung dazu motiviert und befähigt werden, sich bewusst mit gesundheitsbezogenen Belangen auseinanderzusetzen und gemeinsam mit ihren ÄrztInnen zu Behandlungsentscheidungen zu finden (engl. *shared decision making*)?

Die Berichterstattung zu gesundheitsbezogenen Themen in öffentlichen Medien wie Zeitungen, Fernsehen, Radio und dem Internet kann die Risikowahrnehmung von Erkrankungen und präventive Verhaltensweisen nachweislich beeinflussen (Reifegerste et al., 2021). Präventionsangebote, wie z. B. Ernährungs- und Bewegungskurse, werden in deutschen Leitmedien jedoch aktuell nur selten thematisiert.

Bei Behandlungsmöglichkeiten stehen in der Berichterstattung medizinische (pharmakologische, gerätetechnische) und damit kostenintensive Angebote im Vordergrund (Reifegerste et al., 2021). Niedrigschwellige und kostengünstige Präventionsmaßnahmen sollten viel stärker aufgegriffen werden. Dadurch könnten die Risikowahrnehmung und die Bereitschaft zur Teilnahme an Präventionsangeboten in der Bevölkerung gefördert werden.

15.6 Fazit und Ausblick

Der Typ-2-Diabetes ist eine häufige Erkrankung, die mit erheblichen individuellen wie gesellschaftlichen Belastungen einhergeht. Die Erkrankung ist in ihren Entstehungsbedingungen nicht endgültig geklärt. Es gilt jedoch derzeit als gesichert, dass Lebensstilfaktoren, insbesondere Bewegung und Ernährung, eine erhebliche Rolle spielen. Die Prävention der Erkrankung ist prinzipiell möglich und aufgrund der großen Public-Health-Relevanz von erheblicher Bedeutung. Prinzipiell stehen Möglichkeiten für eine flächendeckende Umsetzung der Anleitung zu einem gesünderen Bewegungs- und Ernährungsverhalten zur Verfügung. Bisher konnten jedoch in Deutschland keine Wege gefunden werden, eine solche Anleitung mit zufriedenstellendem Erfolg auf Bevölkerungsebene anzubieten. Die Einhaltung von Änderungen des Lebensstils ist oft nicht optimal. Um den Erfolg von Präventionsmaßnahmen zu verbessern, ist es daher wichtig, dass die Interventionen auf den Einzelnen zugeschnitten sind und dass ein langfristiges Einhalten der Maßnahmen verbessert wird. Lediglich aufwendige Interventionen bei Hochrisiko-Personen im Sinne einer Sekundärprävention zeigten bisher positive Effekte, v. a. der Reduktion des Auftretens eines manifesten Diabetes. Allerdings sind weitere Studien im Hinblick auf die Auswirkungen auf Herz-Kreislauf-Komplikationen und die Lebenserwartung erforderlich.

Zusammenfassung

- Diabetes mellitus hat aufgrund seiner Häufigkeit und seinen hohen gesellschaftlichen und individuellen Belastungen eine hohe Public-Health-Relevanz.
- Menschen mit Diabetes haben immer noch ein deutlich höheres Risiko für schwerwiegende makro- und mikrovaskuläre Erkrankungen als Menschen ohne Diabetes.
- Ansätze zur Prävention des Diabetes werden vor allem im Bereich des Lebensstils (Bewegung, Ernährung) gesucht. Allerdings besteht weiterer Forschungsbedarf.
- Prinzipiell stehen Möglichkeiten für eine flächendeckende Umsetzung der Anleitung zu einem angemessenen Bewegungs- und Ernährungsverhalten zur Verfügung. Bisher konnten jedoch keine Wege gefunden werden, eine solche Anleitung mit zufriedenstellendem Erfolg durchzuführen.

Diskussionsanregung

- Welche Entstehungsbedingungen sind für den Typ-2-Diabetes mellitus relevant?
- Welchen Stellenwert haben sozioökonomische und psychosoziale Aspekte bei Diabetes, z. B. bei der Erkrankungshäufigkeit?
- Wie erfolgreich sind Präventionsmaßnahmen zur Vermeidung von Typ-2-Diabetes?
- Welche Grundlagen bestehen für die Umsetzung präventiver Maßnahmen in die Regelversorgung?

Literatur

Agardh, E., Allebeck, P., Hallqvist, J., Moradi, T. & Sidorchuk, A. (2011). Type 2 diabetes incidence and socio-economic position: a systematic review and meta-analysis. *International Journal of Epidemiology, 40*, 804–818. https://doi.org/10.1093/ije/dyr029

Baumert, J., Heidemann, C., Reitzle, L. & Schmidt, C. (2021). Healthy life years among people with and without diabetes in Germany. *Journal of Health Monitoring, 6*, 43–50.

Beulens, J.W. J., Pinho, M.G. M., Abreu, T.C., den Braver, N.R., Lam, T.M., Huss, A., Vlaanderen, J., Sonnenschein, T., Siddiqui, N.Z., Yuan, Z., Kerckhoffs, J., Zhernakova, A., Brandao Gois, M.F. & Vermeulen, R.C. H. (2022). Environmental risk factors of type 2 diabetes – an exposome approach. *Diabetologia, 65*, 263–274. https://doi.org/10.1007/s00125-021-05618-w

Carstensen, B., Rønn, P.F. & Jørgensen, M.E. (2021). Lifetime risk and years lost to type 1 and type 2 diabetes in Denmark, 1996–2016. *BMJ Open Diabetes Research and Care, 9*, e001065. https://doi.org/10.1136/bmjdrc-2019-001065

Claessen, H., Kvitkina, T., Narres, M., Trautner, C., Zöllner, I. & Icks, A. (2018a). Decreasing incidence of blindness in people with and without diabetes in southern Germany, 2008–2012. *Diabetes Care, 41*, 478–484.

Claessen, H., Narres, M., Haastert, B., Arend, W., Hoffmann, F., Morbach, S., Rümenapf, G., Kvitkina, T., Friedel, H., Günster, C., Schubert, I., Ullrich, W., Westerhoff, B., Wilk, A. & Icks, A. (2018b). Lower-extremity amputations in people with and without diabetes in Germany, 2008–

2012—an analysis of more than 30 million inhabitants. *Clinical Epidemiology, 10*, 475–488.

Claessen, H., Narres, M., Kvitkina, T., Koch, M. & Icks, A. (2020). Incidence and relative risk of renal replacement therapy in people with and without diabetes between 2002 and 2016 in a German region. *Diabetologia, 63*, 648–658. https://doi.org/10.1007/s00125-019-05067-6

Deutsche Diabetes Gesellschaft (DDG) & Deutsche Gesellschaft für Gynäkologie und Geburtshilfe, Arbeitsgemeinschaft für Geburtshilfe und Pränatalmedizin (DGGG-AGG) (Hrsg.). (2018). *S3-Leitlinie Gestationsdiabetes mellitus (GDM), Diagnostik, Therapie und Nachsorge* (2. Aufl.). Leitlinienreport. Zugriff am 28. Februar 2024 unter https://register.awmf.org/assets/guidelines/057-008l_S3_Gestationsdiabetes-mellitus-GDM-Diagnostik-Therapie-Nachsorge_2019-06.pdf

Deutsche Gesellschaft für Ernährung (DGE) (Hrsg.). (2020). *14. DGE-Ernährungsbericht*. Deutsche Gesellschaft für Ernährung.

De Wit, M., Cooper, C., Tugwell, P., Bere, N., Kirwan, J., Conaghan, P.G., Roberts, C., Aujoulat, I., Al-Daghri, N., Araujo de Carvalho, I., Barker, M., Bedlington, N., Brandi, M.L., Bruyère, O., Burlet, N., Halbout, P., Hiligsmann, M., Jiwa, F., Kanis, J.A., ... Reginster, J.Y. (2019). Practical guidance for engaging patients in health research, treatment guidelines and regulatory processes: Results of an expert group meeting organized by the World Health Organization (WHO) and the European Society for Clinical and Economic Aspects of Osteoporosis, Osteoarthritis and Musculoskeletal Diseases (ESCEO). *Aging Clinical and Experimental Research, 31*, 905–915. https://doi.org/10.1007/s40520-019-01193-8

Diabetes Prevention Program Research Group (DPPR). (2002). Reduction in the incidence of type 2 diabetes with lifestyle intervention or metformin. *New England Journal of Medicine, 346*, 393–403. https://doi.org/10.1056/NEJMoa012512

Diabetes Prevention Program Research Group, Knowler, W.C., Fowler, S.E., Hamman, R.F., Christophi, C.A., Hoffman, H.J., Brenneman, A.T., Brown-Friday, J.O., Goldberg, R., Venditti, E. & Nathan, D.M. (2009). 10-year follow-up of diabetes incidence and weight loss in the Diabetes Prevention Program Outcomes Study. *Lancet, 374*, 1677–1686. https://doi.org/10.1016/S0140-6736(09)61457-4

Du, Y., Baumert, J., Damerow, S., Rommel, A., Scheidt-Nave, C. & Heidemann, C. (2021). Utilisation of outpatient medical services by people with diagnosed diabetes during the COVID-19 pandemic in Germany. *Journal of Health Monitoring, 6*, 51–58.

Eberle, C. & Stichling, S. (2021). Impact of COVID-19 lockdown on glycemic control in patients with type 1 and type 2 diabetes mellitus: a systematic review. *Diabetology and Metabolic Syndrome, 13*, 95. https://doi.org/10.1186/s13098-021-00705-9

Finger, J.D., Mensink, G., Lange, C. & Manz, K. (2017). Health-enhancing physical activity during leisure time among adults in Germany. *Journal of Health Monitoring, 2*, 35–42.

Fritsche, A., Wagner, R., Heni, M., Kantartzis, K., Machann, J., Schick, F., Lehmann, R., Peter, A., Dannecker, C., Fritsche, L., Valenta, V., Schick, R., Nawroth, P.P., Kopf, S., Pfeiffer, A.F.H., Kabisch, S., Dambeck, U., Stumvoll, M., Blüher, M., ... Häring, H.-U. (2021). *Risk-stratified lifestyle intervention to prevent type 2 diabetes*. Retrieved February 28, 2024 from https://www.medrxiv.org/content/10.1101/2021.01.26.21249582v1

Gassasse, Z., Smith, D., Finer, S. & Gallo, V. (2017). Association between urbanisation and type 2 diabetes: an ecological study. *BMJ Global Health, 2*, e000473. https://doi.org/10.1136/bmjgh-2017-000473

GBD 2021 Diabetes Collaborators. (2023). Global, regional, and national burden of diabetes from 1990 to 2021, with projections of prevalence to 2050: a systematic analysis for the Global Burden of Disease Study 2021. *Lancet, 402*, 203–234. https://doi.org/10.1016/S0140-6736(23)01301-6

Glechner, A., Keuchel, L., Affengruber, L., Titscher, V., Sommer, I., Matyas, N., Wagner, G., Kein, C., Klerings, I. & Gartlehner, G. (2018). Effects of lifestyle changes on adults with prediabetes: A systematic review and meta-analysis meta-analysis. *Primary Care Diabetes, 12*, 393–408. https://doi.org/10.1016/j.pcd.2018.07.003

Gyldenkerne, C., Knudsen, J.S., Olesen, K.K. W., Sørensen, H.T., Bøtker, H.E., Thomsen, R.W. & Maeng, M. (2021). Nationwide trends in cardiac risk and mortality in patients with incident type 2 diabetes: a Danish cohort study. *Diabetes Care, 44*(10), 2353–2360. https://doi.org/10.2337/dc21-0383

Han, C., Song, Q., Ren, Y., Chen, X., Jiang, X. & Hu, D. (2022). Global prevalence of prediabetes in children and adolescents: A systematic review and meta-analysis. *Journal of Diabetes, 14*, 434–441. https://doi.org/10.1111/1753-0407.13291

Heidemann, C., Du, Y., Baumert, J., Paprott, R., Lampert, T. & Scheidt-Nave, C. (2019). Social inequality and diabetes mellitus – developments over time among the adult population in Germany. *Journal of Health Monitoring, 4*, 11–28.

Herder, C. & Roden, M. (2022). A novel diabetes typology: towards precision diabetology from pathogenesis to treatment. *Diabetologia, 65*, 1770–1781. https://doi.org/10.1007/s00125-021-05625-x

Icks, A., Claessen, H., Kvitkina, T., Narres, M., Weingärtner, M., Schwab, S. & Kolominsky-Rabas, P.L. (2017). Incidence and relative risk of stroke in the diabetic and the non-diabetic population between 1998 and 2014: a community-based stroke register. *PLoS One, 12*, e0188306. https://doi.org/10.1371/journal.pone.0188306

Icks, A., Dickhaus, T., Hörmann, A., Heier, M., Giani, G., Kuch, B. & Meisinger, C. (2009). Differences in trends in estimated incidence of myocardial infarction in non-diabetic and diabetic people: Monitoring Trends and Determinants on Cardiovascular Diseases (MONICA)/Cooperative Health Research in the Region of Augsburg (KORA) registry. *Diabetologia, 52*, 1836–1841. https://doi.org/10.1007/s00125-009-1434-4

Icks, A., Scheer, M., Genz, J., Giani, G., Glaeske, G. & Hoffmann, F. (2011). Stroke in the diabetic and non-diabetic population in Germany. Relative and attributable risks, 2005–2007. *Journal of Diabetes Complications, 25*, 90–96.

International Diabetes Federation (IDF). (2021). *IDF Diabetes Atlas* (10th ed.). Retrieved November 29, 2022 from https://diabetesatlas.org/idfawp/resource-files/2021/07/IDF_Atlas_10th_Edition_2021.pdf

Jacobs, E., Hoyer, A., Brinks, R, Icks, A., Kuß, O. & Rathmann, W. (2017). Healthcare costs of Type 2 diabetes in Germany. *Diabetic Medicine, 34*, 855–861. https://doi.org/10.1111/dme.13336

Kähm, K., Laxy, M., Schneider, U., Rogowski, W.H., Lhachimi, S.K. & Holle, R. (2018). Health Care Costs Associated With Incident Complications in Patients With Type 2 Diabetes in Germany. *Diabetes Care, 41*, 971–978. https://doi.org/10.2337/dc17-1763

Kähm, K., Stark, R., Laxy, M., Schneider, U. & Leidl, R. (2020). Assessment of excess medical costs for persons with type 2 diabetes according to age groups: an analysis of German health insurance claims data. *Diabetic Medicine, 37*, 1752–1758. https://doi.org/10.1111/dme.14213

Köster, I., Schubert, I. & Huppertz, E. (2012). Fortschreibung der KoDiM-Studie: Kosten des Diabetes mellitus 2000–2009. *Deutsche Medizinische Wochenschrift, 137*, 1013–1016. https://doi.org/10.1055/s-0032-1304891

Kowall, B., Kostev, K., Landgraf, R., Hauner, H., Bierwirth, R. & Rathmann, W. (2021). Effects of the COVID-19 lockdown on primary health care for persons with type 2 diabetes – results from the German Disease Analyzer database. *Diabetes Research and Clinical Practice, 179*, 109002. https://doi.org/10.1016/j.diabres.2021.109002

Kowall, B., Kostev, K., Landgraf, R., Hauner, H., Bierwirth, R. & Rathmann, W. (2022). Effects of the COVID-19 pandemic on clinically diagnosed psychiatric disorders in persons with type 2 diabetes. *Diabetic Medicine, 39*, e14852. https://doi.org/10.1111/dme.14852

Kowall, B., Kostev, K., Landgraf, R., Hauner, H., Bierwirth, R. & Rathmann, W. (2023). Routine care for people with newly diagnosed type 2 diabetes before and during the SARS-CoV-2 pandemic – results from the German Disease Analyzer database. *Primary Care Diabetes, 17*, 321–326. https://doi.org/10.1016/j.pcd.2023.05.009

Kowall, B., Rathmann, W., Stang, A., Bongaerts, B., Kuss, O., Herder, C., Roden, M., Quante, A., Holle, R., Huth, C., Peters, A. & Meisinger, C. (2017). Perceived risk of diabetes seriously underestimates actual diabetes risk: the KORA FF4 study. *PLoS One, 12*, e0171152. https://doi.org/10.1371/journal.pone.0171152

Kulzer, B., Hermanns, N., Gorges, D., Schwarz, P. & Haak, T. (2009). Prevention of diabetes self-management program (PREDIAS): effects on weight, metabolic risk factors, and behavioral outcomes. *Diabetes Care, 32*, 1143–1146. https://doi.org/10.2337/dc08-2141

Lappe, V., Greiner, G.G., Linnenkamp, U., Viehmann, A., Adamczewski, A., Kaltheuner, M., Weber, D., Schubert, I. & Icks, A. (2023). Gestational diabetes in Germany – prevalence, trend during the past decade and utilization of follow-up care: an observational study. *Scientific Reports, 13*(1), 16157. https://doi.org/10.1038/s41598-023-43382-6

Li, R., Qu, S., Zhang, P., Chattopadhyay, S., Gregg, E.W., Albright, A., Hopkins, D. & Pronk, N.P. (2015). Economic evaluation of combined diet and physical activity promotion programs to prevent type 2 diabetes among persons at increased risk: a systematic review for the Community Preventive Services Task Force. *Annals of Internal Medicine,*

163(6), 452–460. https://doi.org/10.7326/M15-0469

Linnenkamp, U., Greiner, G.G., Haastert, B., Adamczewski, H., Kaltheuner, M., Weber, D. & Icks, A. (2022). Postpartum screening of women with GDM in specialised practices: data from 12,991 women in the GestDiab register. *Diabetic Medicine, 39*, e14861 https://doi.org/10.1111/dme.14861

McCarthy, M.I. (2017). Painting a new picture of personalised medicine for diabetes. *Diabetologia, 60*, 793–799. https://doi.org/10.1007/s00125-017-4210-x

Narres, M., Claessen, H., Kvitkina, T., Rosenbauer, J., Scheider, M., Morbach, S. & Icks, A. (2022). Hospitalisation rate and mortality among people with and without diabetes during the COVID-19 pandemic year 2020. *European Journal of Epidemiology, 37*, 587–590. https://doi.org/10.1007/s10654-022-00865-6

Narres, M., Claessen, H., Kvitkina, T., Wilk, A., Friedel, H., Günster, C., Hoffmann, F., Koch, M. & Icks, A. (2021). Renal replacement therapy in people with and without diabetes in Germany, 2010–2016: an analysis of more than 25 million inhabitants. *Diabetes Care, 44*, 1291–1299.

Pearson, E.R. (2019). Type 2 diabetes: a multifaceted disease. *Diabetologia, 62*, 1107–1112. https://doi.org/10.1007/s00125-019-4909-y

Pearson-Stuttard, J., Bennett, J., Cheng, Y.J., Vamos, E.P., Cross, A.J., Ezzati, M. & Gregg, E.W. (2021). Trends in predominant causes of death in individuals with and without diabetes in England from 2001 to 2018: an epidemiological analysis of linked primary care records. *Lancet Diabetes and Endocrinol, 9*, 165–173. https://doi.org/10.1016/S2213-8587(20)30431-9

Rathmann, W., Seidel-Jacobs, E., Hering, R., Schulz, M., Hoyer, A. & Tönnies, T. (2023). Age at type 2 diabetes diagnosis among adults in Germany in 2014, 2019 and 2020. *Acta Diabetologica, 60*, 1591–1593. https://doi.org/10.1007/s00592-023-02162-4

Reifegerste, D., Wiedicke, A. & Temmann, L.J. (2021). Medienberichterstattung zu Präventions- und Therapiemöglichkeiten an den Beispielen Diabetes mellitus und Depression. *Bundesgesundheitsblatt Gesundheitsforschung Gesundheitsschutz, 64*, 28–36. https://doi.org/10.1007/s00103-020-03250-4

Richter, B., Hemmingsen, B., Metzendorf, M.I. & Takwoingi, Y. (2018). Development of type 2 diabetes mellitus in people with intermediate hyperglycaemia. *Cochrane Database of Systematic Reviews, 10*, CD012661.

Robert Koch-Institut (RKI). (2022). *Diabetes in Deutschland – Erwachsene – Prävalenz dokumentierter Diabetes*. Zugriff am 18. September 2023 unter https://diabsurv.rki.de/Webs/Diabsurv/DE/diabetes-in-deutschland/2-112_Praevalenz_dokumentierter_Diabetes.html

Roberts, S., Barry, E., Craig, D., Airoldi, M., Bevan, G. & Greenhalgh, T. (2017). Preventing type 2 diabetes: systematic review of studies of cost-effectiveness of lifestyle programmes and metformin, with and without screening, for pre-diabetes. *BMJ Open, 7*, e017184. https://doi.org/10.1136/bmjopen-2017-017184

Rosenbauer, J., Neu, A., Rothe, U., Seufert, J. & Holl, R.W. (2019). Types of diabetes are not limited to age groups: type 1 diabetes in adults and type 2 diabetes in children and adolescents. *Journal of Health Monitoring, 4*(2), 29–49.

Schienkiewitz, A., Damerow, S., Mauz, E., Vogelgesang, F., Kuhnert, R. & Rosario, A.S. (2018). Entwicklung von Übergewicht und Adipositas bei Kindern – Ergebnisse der KiGGS-Kohorte. *Journal of Health Monitoring, 3*(1), 76–81.

Schmidt, C., Reitzle, L., Heidemann, C., Paprott, R., Ziese, T., Scheidt-Nave, C. & Baumert, J. (2021). Excess mortality in adults with documented diabetes in Germany: routine data analysis of all insurance claims in Germany 2013–2014. *BMJ Open, 11*, e041508. https://doi.org/10.1136/bmjopen-2020-041508

Schunk, M., Reitmeir, P., Schipf, S., Völzke, H., Meisinger, C., Thorand, B., Kluttig, A., Greiser, K.H., Berger, K., Müller, G., Ellert, U., Neuhauser, H., Tamayo, T., Rathmann, W. & Holle, R. (2012). Health-related quality of life in subjects with and without Type 2 diabetes: pooled analysis of five population-based surveys in Germany. *Diabetic Medicine, 29*(5), 646–653. https://doi.org/10.1111/j.1464-5491.2011.03465.x

Seidel-Jacobs, E., Kohl, F., Tamayo, M., Rosenbauer, J., Schulze, M.B., Kuss, O. & Rathmann, W. (2022). Impact of applying a diabetes risk score in primary care on change in physical activity: a pragmatic cluster randomised trial. *Acta Diabetologica, 59*, 1031–1040. https://doi.org/10.1007/s00592-022-01895-y

Sheng, Z., Cao, J.-Y., Pang, Y.-C., Xu, H. C, Chen, J.W., Yuan, J.H., Wang, R., Zhang, C.S., Wang, L.X., Dong, J. (2019). Effects of lifestyle modification and anti-diabetic medicine on prediabetes progress: a systematic review and meta-Analysis. *Frontiers in Endocrinology, 10*, 455. https://doi.org/10.3389/fendo.2019.00455

Starker, A., Kuhnert, R., Hoebel, J. & Richter, A. (2022). Smoking behaviour and passive smoke exposure of adults – Results from GEDA 2019/2020-EHIS. *Journal of Health Monitoring, 7*, 6–20.

Tönnies, T., Hoyer, A., Brinks, R., Kuss, O., Hering, R. & Schulz, M. (2023). Spatio-Temporal Trends in the Incidence of Type 2 Diabetes in Germany. *Deutsches Ärzteblatt International, 120*, 173–179.

Tönnies, T., Röckl, S., Hoyer, A., Heidemann, C., Baumert, J., Du, Y., Scheidt-Nave, C. & Brinks, R. (2019). Projected number of people with diagnosed Type 2 diabetes in Germany in 2040. *Diabetic Medicine, 36*, 1217–1225. https://doi.org/10.1111/dme.13902

Uusitupa, M., Peltonen, M., Lindstrom, J., Aunola, S., Ilanne-Parikka, P., Keinänen-Kiukaanniemi, S., Valle, T.T., Eriksson, J.G. & Tuomilehto, J. (2009). Ten-year mortality and cardiovascular morbidity in the Finnish Diabetes Prevention Study – secondary analysis of the randomized trial. *PLoS One, 4*(5), e5656. https://doi.org/10.1371/journal.pone.0005656

Vounzoulaki, E., Khunti, K., Abner, S.C., Tan, B.K., Davies, M.J. & Gillies, C.L. (2020). Progression to type 2 diabetes in women with a known history of gestational diabetes: systematic review and meta-analysis. *British Medical Journal, 369*, m1361.

Wareham, N.J. (2022). Personalised prevention of type 2 diabetes. *Diabetologia, 65*, 1796–1803. https://doi.org/10.1007/s00125-022-05774-7

World Health Organization (WHO). (1989). *Diabetes care research in Europe: the Saint Vincent Declaration (ICP/CLR 034)*. Copenhagen: WHO.

Zeiher, J., Finger, J.D., Kuntz, B., Hoebel, J., Lampert, T. & Starker, A. (2018). Zeitliche Trends beim Rauchverhalten Erwachsener in Deutschland. *Bundesgesundheitsblatt Gesundheitsforschung Gesundheitsschutz, 61*, 1365–1376. https://doi.org/10.1007/s00103-018-2817-9

Zhou, X., Siegel, K.R., Ng, B.P., Jawanda, S., Proia, K.K., Zhang, X., Albright, A.L. & Zhang, P. (2020). Cost-effectiveness of diabetes prevention interventions targeting high-risk individuals and whole populations: a systematic review. *Diabetes Care, 43*, 1593–1616. https://doi.org/10.2337/dci20-0018

Lese- und Medienempfehlung zur Vertiefung

Beulens, J.W.J., Pinho, M.G.M., Abreu, T.C., den Braver, N.R., Lam, T.M., Huss, A., Vlaanderen, J., Sonnenschein, T., Siddiqui, N.Z., Yuan, Z., Kerckhoffs, J., Zhernakova, A., Brandao Gois, M.F. & Vermeulen, R.C.H. (2022). Environmental risk factors of type 2 diabetes-an exposome approach. *Diabetologia, 65*, 263–274. https://doi.org/10.1007/s00125-021-05618-w

Gassasse, Z., Smith, D., Finer, S. & Gallo, V. (2017). Association between urbanisation and type 2 diabetes: an ecological study. *BMJ Global Health, 2*, e000473. https://doi.org/10.1136/bmjgh-2017-000473

McCarthy, M.I. (2017). Painting a new picture of personalised medicine for diabetes. *Diabetologia, 60*, 793–799. https://doi.org/10.1007/s00125-017-4210-x

Nationale Aufklärungs- und Kommunikationsstrategie zu Diabetes mellitus an der BZgA. (2022). *Strategiepapier 2022*. Köln: Bundeszentrale für gesundheitliche Aufklärung (BZgA). Verfügbar unter https://www.diabetesnetz.info/wp-content/uploads/2022/11/Nat_Aufkla%CC%88rungs_Kommunikationsstrategie_Diabetes_2022.pdf

Roberts, S., Barry, E., Craig, D., Airoldi, M., Bevan, G. & Greenhalgh, T. (2017). Preventing type 2 diabetes: systematic review of studies of cost-effectiveness of lifestyle programmes and metformin, with and without screening, for pre-diabetes. *BMJ Open, 7*, e017184. https://doi.org/10.1136/bmjopen-2017-017184

16 Prävention von Infektionskrankheiten

Veronika Jäger, André Karch und Rolf Weitkunat

Überblick

- Welche Rolle spielen Erreger, Umwelt und Verhalten bei der Ausbreitung von Infektionskrankheiten?
- Welchen Stellenwert haben spezifische und unspezifische Präventionsmaßnahmen?
- Wie ergänzen sich Bevölkerungsprävention und Maßnahmen zur Veränderung des individuellen Verhaltens?

Wichtig für Gesundheitsförderung und Prävention

Definition

Als Infektionskrankheiten bezeichnet man Erkrankungen, die als Folge eines Kontakts mit einem Mikroorganismus auftreten. Die ursächlichen Mikroorganismen können dabei aus taxonomisch sehr unterschiedlichen Bereichen stammen. Typische Erreger von Infektionskrankheiten sind Bakterien, Viren, Pilze, Protozoen, Parasiten oder Prionen. Während mögliche Infektionserreger eine hohe Heterogenität in ihrer Lebensweise, ihrem Reproduktionsverhalten sowie ihren bevorzugten ökologischen Nischen aufweisen können, ist den meisten eine Übertragbarkeit innerhalb oder zwischen verschiedenen Spezies gemeinsam. Diese Übertragbarkeit macht Infektionskrankheiten besonders und erlaubt den Einsatz von Präventionsmaßnahmen, die für Infektionskrankheiten spezifisch sind.

Die Prävention von Infektionskrankheiten ist von grundlegender Bedeutung für die Sicherung der öffentlichen Gesundheit. Während in den vergangenen Jahrzehnten in der öffentlichen Wahrnehmung Infektionskrankheiten im Wesentlichen eine Herausforderung für Länder des globalen Südens darzustellen schien, ist die Relevanz der Prävention von Infektionskrankheiten durch die Covid-19-Pandemie heute auch für Menschen in Deutschland klarer als je zuvor. Dieses Buchkapitel gibt eine Einführung in die Epidemiologie von Infektionskrankheiten, in für Infektionskrankheiten spezifische Präventionskonzepte (wie z. B. Impfungen) sowie in die Frage, wie solche Präventionskonzepte mit hoher Wirksamkeit und Akzeptanz implementiert werden können.

16.1 Epidemiologie von Infektionskrankheiten

Gemäß den Krankheitslaststatistiken der Global Burden of Disease-Studie für das Jahr 2019 gehören fünf der 15 Erkrankungen mit der weltweit höchsten Krankheitslast (gemessen über *disability-adjusted life Years* [DALYs]) zum Spektrum der Infektionskrankheiten (GBD 2019 Diseases & Injuries Collaborators, 2020). Dies sind Atemwegsinfektionen, Durchfallerkrankungen, HIV/AIDS, Tuberkulose und Malaria. Während Atemwegsinfektionen und Durchfallerkrankungen Überbegriffe darstellen, die zusammengefasst werden müssen, weil bei entsprechenden klinischen Symptomen üblicherweise keine Erregerdiagnostik stattfindet, sind die Infektionskrankheiten AIDS (ausgelöst durch das HI-Virus), Tuberkulose (ausgelöst durch *Mycobacterium tuberculosis*) und Malaria (ausgelöst durch Plasmodien) jeweils Folgen eines spezifischen Infektionserregers. Bemerkenswert ist der enorme Rückgang der Krankheitslast – sowohl aufgrund einer verminderten Inzidenz als auch aufgrund minder dramatischer Folgen einer Infektion – der mit den jeweiligen Erregern verbundenen Erkrankungen seit dem Jahr 1990, das in der Global-Burden-of-Disease-Studie als Vergleichspunkt gewählt wurde. Während im Jahr 1990 noch fast 25 % der **globalen Gesamtkrankheitslast** mit den genannten fünf Infektionskrankheiten verbunden war, so sank der Anteil bis 2019 um die Hälfte auf circa 12,5 %. Die höchste relative Krankheitslast ist dabei weiterhin bei Säuglingen und Kleinkindern zu finden (mehr als 50 % der DALYs in diesem Lebensalter im Jahr 1990, immerhin noch circa 35 % im Jahr 2019). Trotz deutlicher, nicht zuletzt durch moderne Infektionspräventionsmaßnahmen bedingte Erfolge in der Bekämpfung von Infektionskrankheiten in den letzten Jahrzehnten spielen sie weiterhin eine ganz zentrale Rolle für Gesundheit und Krankheit in allen Ländern. Während eine komplette Elimination von Infektionskrankheiten durch Infektionspräventionsmaßnahmen bisher nur für Pocken erreicht werden konnte, tauchen immer wieder neue Infektionserreger auf, die sich in menschlichen Bevölkerungen ausbreiten und zur Gesamtkrankheitslast beitragen.

Mit dem Begriff **„emerging infections“** weist die WHO auf die Bedeutung dieser neuen Infektionserreger hin. In den vergangenen beiden Jahrzehnten sind unter anderem das SARS-Coronavirus (Schweres Akutes Respiratorisches Syndrom), das Nipah-Virus, das Influenzavirus H1N1 (Schweinegrippevirus), das Zika-Virus, das MERS-Coronavirus (Middle East respiratory Syndrome Coronavirus) sowie SARS-CoV2 (Schweres Akutes Respiratorisches Syndrom-Coronavirus-2) neu als Infektionserreger beim Menschen aufgetreten.

Neben völlig neuen Infektionserregern, die typischerweise aus dem Tierreich auf den Menschen überspringen, können auch Erreger, deren Inzidenz lange Zeit rückläufig oder stabil war, ihre Relevanz für den Menschen wieder deutlich steigern (Desselberger, 2000). Ein Beispiel hierfür sind bakterielle Infektionserreger, die Resistenzen gegen vorher wirksame Antibiotikaklassen entwickeln und damit wieder deutlich schlechter kontrolliert werden können. Infekte durch diese Erreger werden auch als **„re-emerging infections“** bezeichnet. Ein weiteres Beispiel ist der ehemals als Affenpocken bezeichnete Erreger Mpox. Während Mpox-Fälle vor 2022 auf lokale Ausbrüche in West- und Zentralafrika beschränkt waren, kam es im Frühjahr und Sommer 2022 zu einem globalen Mpox-Ausbruch, der im Juli 2022 von der WHO zur **gesundheitlichen Notlage mit internationaler Tragweite** erklärt wurde.

Aufgrund klimatischer Unterschiede, günstigerer Lebensbedingungen und leistungsfähigerer Gesundheitssysteme ist die mit Infektionskrankheiten verbundene Krankheitslast in Ländern des globalen Nordens insgesamt nicht so hoch wie in Ländern des globalen Südens. Ohne Prophylaxe angetretene Fernreisen, die mangelnde Akzeptanz von Impfempfehlungen oder ungeschützter Geschlechtsverkehr mit unbekannten Partnern sind Beispiele dafür, dass gegen Krankheitserreger gerichtete Präventionsmaßnahmen durch das **Verhalten** der Wirte Grenzen gesetzt werden. Neben individuellen Lebensstilen weisen auch die Einflüsse kollektiver **Lebensweisen** auf die Mehrdimensionalität des Infektionsgeschehens hin. Beispiele sind der Konsum von Nahrungsmitteln aus Massentierhaltung, veränderter oder reduzierter Einsatz von Konservierungsmitteln und Pestiziden (etwa im Zuge eines Trends zu ökologischen Nahrungsmitteln) oder die verbreitete Anwendung von Antibiotika mit der Folge antimikrobieller Resistenzentwicklungen (Bell et al., 2014).

16.2 Historischer Hintergrund der Prävention von Infektionskrankheiten

Historisch betrachtet sind die frühesten bekannten Präventionsansätze eng mit Infektionskrankheiten verbunden. Infektionskrankheiten waren ganz zentral dafür verantwortlich, dass überhaupt erste Grundkonzepte von Krankheit und Gesundheit in Bevölkerungen entstanden sind. Diese entwickelten sich im Rahmen der landwirtschaftlichen Revolution, als Menschen zum ersten Mal über längere Zeit in größeren Gruppen am selben Platz zusammenlebten. Hierdurch kam es (z. B. nach Übertragungen eines Krankheitserregers aus dem Tierreich oder aus Umweltquellen) zu ersten Ausbrüchen von Infektionskrankheiten, die aufgrund der Häufung von Fällen mit ähnlicher Symptomatik in einem kurzen Zeitraum auch als solche wahrgenommen wurden. Obwohl die zugrunde liegenden Ursachen des gehäuften Auftretens dieser Erkrankungen unklar waren, wurden dennoch einfache Präventionsmaßnahmen umgesetzt, die auf Erfahrungswerten und nicht auf einem tieferen Verständnis der Krankheitsentstehung basierten. Die Pest, die im Mittelalter verheerende Auswirkungen hatte, und andere zeitgleich stattfindende Epidemien dienten viele Jahrhunderte später als kritische Antriebskraft für das erstmalige systematische Studium von Infektionskrankheiten. In dieser Zeit wurden auch noch heute gebräuchliche Begriffe der Infektionsprävention entwickelt, wie der der Quarantäne, der in seinem Wortstamm auf die bis zu 40 Tage lange Inkubationszeit (Zeit von der Ansteckung bis zur symptomatischen Erkrankung) der Pest Bezug nimmt. Die Arbeit von John Snow im 19. Jahrhundert zur Choleraepidemie in London und die experimentellen Arbeiten von Louis Pasteur und Robert Koch legten den Grundstein für das Verständnis von **Mikroorganismen als Ursache** von Infektionskrankheiten. Noch ohne dieses Wissen legte Edward Jenner im 18. Jahrhundert die Grundlagen zur Entwicklung der ersten **Impfung** gegen eine beim Menschen auftretende Infektionskrankheit, der Pockenimpfung. Diese Entwicklung hat zur breiten Verfügbarkeit von erregerspezifischen Präventionsmaßnahmen gegen das Auftreten von Infektionskrankheiten geführt und die bis heute wichtigste Form der Infektionsprävention etabliert.

Im 20. Jahrhundert intensivierten sich die Bemühungen zur Entwicklung spezifischer Präventionsmaßnahmen weiter. Die Entdeckung von **Antibiotika**, wie des Penicillins durch Alexander Fleming, revolutionierte die Behandlung von bakteriellen Infektionen, ebnete aber auch den Weg zur medikamentösen Prävention, auch **Chemoprophylaxe** genannt. Globale Anstrengungen zur Eliminierung von Infektionskrankheiten, wie die erfolgreiche Kampagne zur Eradikation der Pocken durch die Weltgesundheitsorganisation im Jahr 1980, zeigten, dass koordinierte Präventionssteuerung durch weltweit tätige Organisationen bisher kaum für möglich gehaltene Erfolge erzielen kann.

In den letzten Jahrzehnten standen und stehen zunehmend Epidemien mit **„emerging infections“** wie z. B. HIV, dem Zika-Virus und SARS-CoV-2 im Fokus. Die extrem rasche Entwicklung von Impfstoffen gegen Covid-19 verdeutlicht dabei die Fortschritte in der Wissenschaft und vor allem die Bedeutung globaler Zusammenarbeit in der Prävention von Infektionskrankheiten.

16.3 Grundlagen der Infektionsprävention und unspezifische Infektionspräventionsmaßnahmen

Infektionsprävention zielt darauf ab, die Verbreitung von Infektionskrankheiten zu kontrollieren und zu minimieren. Neben Präventionsansätzen, die gleichermaßen für übertragbare und nicht übertragbare Erkrankungen angewendet werden können, bietet die Infektionsprävention spezifische Ansätze, die die Charakteristika von Infektionskrankheiten berücksichtigen. Die Grundlagen der Infektionsprävention beruhen dabei auf einem tiefen Verständnis von Infektionsübertragungswegen und wirksamen Strategien zur Unterbrechung dieser Übertragung.

Die **Übertragungswege** von Infektionserregern können variieren und umfassen z. B. Übertragungen durch Aerosole und Tröpfchen (typischerweise bei Atemwegserregern), Übertragungen durch physischen Kontakt mit anderen Personen oder Oberflächen (auch als Schmierinfektion bezeichnet, z. B. bei Erregern von Magen-Darm-Infektionen, aber auch bei Herpesviren), sexuelle Übertragungen (z. B. bei HIV oder dem Erreger der Syphilis) oder Übertragungen durch sogenannte Vektoren (z. B. Mücken, wie bei der Malaria). Infektionsübertragungen sind komplexe Prozesse, bei denen Krankheitserreger von einer infizierten Person auf eine empfängliche Person oder einen Wirt übertragen werden. Das Verständnis der Übertragungswege ist entscheidend, um präventive Maßnahmen zu entwickeln und die Ausbreitung von Infektionskrankheiten zu kontrollieren.

Die häufigste Übertragungsart stellen **Tröpfchen** dar (bei kleiner Größe auch als **Aerosole** bezeichnet), die beim Sprechen, Husten oder Niesen freigesetzt werden und dann von einer anderen Person eingeatmet werden. Dieser Weg spielt insbesondere bei Atemwegsinfektionen wie Influenza und SARS-CoV-2 eine bedeutende Rolle. Um diesem Übertragungsweg entgegenwirken zu können, sind Maßnahmen wie das Tragen von Masken, räumlicher Abstand und gute Belüftung entscheidend (Jones et al., 2020).

Die **Schmierinfektion** bezieht sich auf die Übertragung von Krankheitserregern von kontaminierten Oberflächen auf die Hände und dann auf Schleimhäute. Hier kommt der Handhygiene eine zentrale Bedeutung zu. Regelmäßiges und gründliches Händewaschen mit Seife sowie die Nutzung von Desinfektionsmitteln sind wirksame Strategien zur Prävention von Schmierinfektionen (Aiello et al., 2008).

Ein weiterer Übertragungsweg ist die Übertragung durch **Vektoren**, wie Mücken oder Zecken. Diese Übertragungsmethode ist vor allem in tropischen Regionen für Krankheiten wie Malaria relevant. Präventive Maßnahmen konzentrieren sich hier auf den Schutz vor Exposition, d. h. Schutz vor Insektenstichen, durch die Verwendung von Insektenschutzmitteln und geeignete Kleidung. Eine umfassende Vektorkontrolle ist entscheidend, um die Ausbreitung von durch Vektoren übertragenen Krankheitserregern zu unterbinden (Smith et al., 2014).

Präventionskonzepte beginnen dabei oft mit grundlegenden Hygienemaßnahmen, wie Händewaschen, Desinfektion von Oberflächen und korrekter Entsorgung von infektiösem Material. Die Separierung von Personen, die infektiös sind (Isolation) bzw. in Kontakt mit infektiösen Personen standen (Quarantäne), ist eine nächste Ebene der Infektionsprävention, die dabei helfen soll Infektionsketten zu unterbrechen und damit die Ausbreitung von Infektionen zu begrenzen und vulnerable Patientengruppen zu schützen.

Aufbauend auf diese erregerunspezifischen Präventionsansätze können dann spezifische Ansätze eingesetzt werden. Die wichtigste und wirkungsvollste Maßnahme ist hierbei (wenn verfügbar) die **Impfung**, die das Ziel hat, das Immunsystem der geimpften Person auf einen zukünftigen Kontakt mit dem Infektionserreger vorzubereiten und dadurch die Konsequenzen dieses Kontakts zu minimieren.

Verlässt man die Ebene der individuellen Prävention und betrachtet das Gesundheitssystem im Ganzen, so spielen **Aufklärung und Sensibilisierung** eine zentrale Rolle. Die Bevölkerung über Übertragungswege, Schutzmaßnahmen und das frühzeitige Erkennen von Symptomen aufzuklären, trägt maßgeblich dazu bei, die Verbreitung von Infektionskrankheiten einzudämmen.

Die Forschung zu neuen Medikamenten und Therapien sowie die ständige Überwachung von Krankheitsausbrüchen sind ebenfalls wesentliche Aspekte der Infektionsprävention.

Insgesamt erfordert eine umfassende Infektionsprävention eine Kombination verschiedener Ansätze. Ein ganzheitlicher Ansatz, der auf evidenzbasierten Praktiken und kontinuierlicher Forschung basiert, ist unerlässlich, um die öffentliche Gesundheit zu schützen und die Ausbreitung von Infektionen effektiv zu kontrollieren.

Die Prävention von Infektionskrankheiten wird in Deutschland im Wesentlichen durch das 2001 in Kraft getretene und immer wieder angepasste **Infektionsschutzgesetz** (IfSG) geregelt. Neben den Empfehlungen der Ständigen Impfkommission (STIKO) zu Schutzimpfungen – auf die darin verwiesen wird – gibt das Infektionsschutzgesetz Anweisungen für epidemische Ausbruchssituationen.

Die im IfSG geregelten **Meldepflichten** zu Erregern und Erkrankungen sind Basis eines Überwachungssystems mit zeitnaher Berichterstattung. Ergänzend muss der Verdacht auf mikrobiell bedingte Lebensmittelvergiftungen sowie jeder Fall einer ungewöhnlich starken Impfreaktion gemeldet werden.

Eine effektive **Surveillance**, also die anhaltende, regionale und längsschnittliche Erhebung und Auswertung von Gesundheitsdaten ist für die Durchführung von bevölkerungsbezogenen Vorsorgemaßnahmen essenziell. Das Robert Koch-Institut bündelt, dokumentiert und veröffentlicht in Deutschland als oberste Gesundheitsbehörde des Bundes Informationen zur infektiologischen Situation, gibt Empfehlungen und erarbeitet Strategien zur Seuchenbekämpfung. Zusammen mit anderen nationalen und internationalen, staatlichen und nicht staatlichen Organisationen spielt es bei der Bekämpfung von Infektionskrankheiten eine wichtige Rolle.

16.4 Impfungen als spezifische Infektionspräventionsmaßnahmen

Nachdem die Menschheit mehr als 3000 Jahre von den durch das Variolavirus hervorgerufenen Pockenepidemien heimgesucht worden war und außer Quarantänemaßnahmen kein wirksamer Schutz vor Ansteckung existierte, wurde von Edward Jenner 1796 erstmals die „Vakzination" zum Schutz vor Pocken erprobt. Die Weiterentwicklung des Impfstoffes führte schließlich zur weltweiten Verbreitung der Immunprophylaxe als wichtigem Prinzip der Prävention.

Im Idealfall, also bei vollständigem Infektionsschutz, führen Impfungen zur Entkoppelung von Erkrankungsrisiken und Lebensstilen/Lebensweisen oder sogar zur Ausrottung des Erregers. 1967 startete die WHO ein weltweites Pockenausrottungsprogramm. Der letzte deutsche Pockenfall wurde 1972 aus Hannover gemeldet und im Jahr 1980 erklärte die WHO die Welt schließlich für pockenfrei.

Es gibt inzwischen viele impfpräventable Erkrankungen, für die Impfstoffe entwickelt wurden, um die Ausbreitung und/oder Schwere der Erkrankung zu reduzieren. Beispiele für **impfpräventable Erkrankungen** sind:

- **Covid-19:** Verursacht durch das SARS-CoV-2-Virus, kommt es primär zu einer Infektion der Atemwege, sekundär aber in einigen Fällen auch zu einer Multisystemerkrankung. Impfstoffe gegen SARS-CoV-2 waren die ersten global verfügbaren mRNA-Impfstoffe.
- **Diphtherie:** Diese bakterielle Infektion betrifft hauptsächlich die Atemwege und den Rachen. Der Diphtherie-Impfstoff ist in Kombination mit dem Tetanus- und Pertussis-Impfstoff erhältlich (DTP oder DTaP).
- **Hepatitis B:** Hepatitis B ist eine Leberentzündung, die durch das Hepatitis-B-Virus verursacht wird. Übertragen wird das sehr ansteckende Hepatitis-B-Virus durch Kontakt mit Körperflüssigkeiten (insbesondere Blut und Genitalsekrete) infizierter Personen. Die Impfung gegen Hepatitis B ist in Deutschland Teil der empfohlenen Impfungen für Kinder.
- **Humanes Papillomavirus (HPV):** HPV-Impfungen schützen vor verschiedenen Stämmen des Virus, die Gebärmutterhalskrebs und andere Krebsarten verursachen können.

- **Influenza (Grippe):** Jährliche Grippeimpfungen mit auf die jeweils dominierende Influenza-Variante abgestimmten Impfstoffen werden für Risikogruppen empfohlen, um gegen die Folgen einer Influenza-Infektion zu schützen.
- **Masern:** Eine hochansteckende virale Erkrankung, die zu langwierigen Verläufen und selten auch zu schweren Komplikationen führen kann. Die Impfung gegen Masern ist Teil des MMR-Impfplans (Masern, Mumps, Röteln).
- **Mumps:** Eine virale Infektion, die Schwellungen der Ohrspeicheldrüsen verursacht. Die Mumps-Impfung ist Teil des MMR-Impfplans (Masern, Mumps, Röteln).
- **Pertussis (Keuchhusten):** Verursacht durch das Bakterium *Bordetella pertussis*, ist Keuchhusten besonders bei Säuglingen gefährlich. Der Pertussis-Impfstoff ist Teil des DTP- oder DTaP-Impfstoffs.
- **Poliomyelitis (Kinderlähmung):** Poliomyelitis (Polio) ist eine hochansteckende Viruserkrankung, die das zentrale Nervensystem angreift und zu dauerhaften Lähmungen führen kann. Die Polio-Impfung hat wesentlich dazu beigetragen, diese virale Infektion zu kontrollieren. Eine Ausrottung gelang bisher trotz großer Anstrengungen nicht.
- **Röteln:** Eine weitere virale Infektion, die durch den MMR-Impfstoff verhindert werden kann.
- **Tetanus:** Verursacht durch das Bakterium *Clostridium tetani*, das durch Wunden und Verletzungen in den Körper gelangen kann. Der Tetanus-Impfstoff ist Teil des DTP- oder DTaP-Impfstoffs.
- **Varizellen (Windpocken)** und **Zoster (Gürtelrose):** Verursacht durch das Varizella-Zoster-Virus treten typischerweise in der Kindheit Windpocken und im hohen Lebensalter Gürtelrose auf. Impfungen gegen das Varizella-Zoster-Virus zu unterschiedlichen Zeitpunkten können die Krankheitslast beider Erkrankungen deutlich vermindern.

Impfungen haben als erregerspezifische Präventionsansätze zwei unterschiedliche Effekte, die man auch als **direkte** (auf die geimpfte Person selbst gerichtete) und **indirekte** (auf den Rest der Bevölkerung gerichtete) **Effekte** bezeichnet. Ersteres hat den individuellen Schutz der geimpften Person vor der Infektion oder einem schweren Erkrankungsverlauf zum Ziel, Letzteres den Schutz von nicht erfolgreich immunisierten Personen in der Bevölkerung (z. B. Personen, die nicht geimpft sind oder Personen, die aufgrund einer Immunschwäche keine suffiziente Immunantwort bilden können). Die Charta der Vereinten Nationen fordert, dass jedes Kind ein Recht auf Impfungen gegen vermeidbare (impfpräventable) Erkrankungen hat.

Da impfpräventable Infektionskrankheiten und deren Komplikationen (z. B. bei Poliomyelitis) durch Impfmaßnahmen abgenommen haben, sind sie häufig auch aus dem Bewusstsein der Bevölkerung verschwunden. So steht heute nicht immer die Schutzwirkung der Impfung, sondern mögliche und vermutete **Impfkomplikationen** im Fokus, d. h. die Prävention durch Impfung ist das Opfer ihres eigenen Erfolges. Schon vor den öffentlichen Diskussionen zur Wirksamkeit und Sicherheit der SARS-CoV-2-Impfstoffe gab es in den vergangenen Jahrzehnten immer wieder regionale Impflücken, die besonders bei hochinfektiösen Erregern wie dem Masernvirus zu Ausbrüchen führten.

1988 hatte sich die WHO die **Eradikation der Kinderlähmung**, einer durch das Poliovirus hervorgerufenen Infektion, die in einem von 200 Fällen zu irreversiblen Lähmungen führt, bis zum Jahr 2000 auf die Fahne geschrieben. Durch zahlreiche Impfprogramme, Aufklärungskampagnen und speziell etablierte globale Überwachungsmaßnahmen gelang es, die Polioinzidenz um 99 % zu reduzieren und die Zahl der Länder mit endemischer Polio von 125 auf zwei (Afghanistan, Pakistan; Stand 2023) zu verringern. Mehr als 10 Mio. Menschen, die durch Polio gelähmt worden wären, sind dadurch diesem Schicksal entgangen. Die „Polio Endgame Strategy, 2019–2023“ wurde von der

WHO entwickelt und 2020 angepasst („Polio Eradication Strategy 2022–2026: Delivering on a Promise“), um Polio in den nächsten Jahren endgültig eliminieren zu können.

Auch die Masern und Röteln könnten mit konsequent durchgeführten Impfprogrammen eliminiert werden, da seit 40 Jahren ein gut wirksamer Impfstoff existiert. Seit 1984 (und 2005) verfolgt die WHO-Region Europa das Ziel der **Elimination der Masern (und Röteln)**. Im Jahr 2018 wurde für 33 der 53 WHO-Region-Europa-Staaten der Eliminationsstatus sowohl für Masern als auch für Röteln ausgesprochen. Deutschland gehörte nicht dazu. Allerdings sanken die Masern-Fallzahlen in den Jahren 2020 bis 2022 durch die Maßnahmen gegen die Covid-19-Pandemie auf ein sehr niedriges Level (auf eine Inzidenz von < 1 pro 1 Mio. Einwohnern in den Jahren 2020–2022 im Vergleich zu einer Inzidenz von 2–30 pro 1 Mio. Einwohnern in den Jahren 2012–2019).

Vergleichbare Strategien für andere Infektionskrankheiten mit ausschließlich menschlichem Erregerreservoir hängen primär von der Verfügbarkeit eines wirksamen Impfstoffes ab.

Neben dem individuellen Verhalten und der Entscheidung für oder gegen eine Infektionspräventionsmaßnahme sind **bevölkerungsbezogene Aspekte** bei der effektiven Verhinderung von Infektionskrankheiten von besonderer Bedeutung. Der Grund hierfür ist, dass Erreger sich auch dann verbreiten können, wenn einzelne Individuen zwar gegen einen bestimmten Erreger immunisiert wurden, der Anteil an Immunisierten in der Bevölkerung aber zu gering ist, um eine Ausbreitung zu verhindern. So kann z. B. die Ausbreitung von Masern nur verhindert werden, wenn mindestens 95 % aller Individuen erfolgreich durch Impfungen (zwei Dosen) gegen Masern immunisiert sind bzw. eine Wildvirusinfektion durchgemacht haben. Erst dann sind Nichtgeimpfte durch die Immunität der „Herde“ geschützt.

Ein besonderer Aspekt der Prävention auf Bevölkerungsebene ist die **präskriptiv-administrative Infektionsprophylaxe**. Deren Effektivität wird in den USA durch die „No Vaccination – no School“-Regelung belegt, die zumindest alle potenziell Impfwilligen erreicht. In Deutschland gibt das Gesundheitsministerium über die STIKO Impfempfehlungen heraus, die z. B. eine erstmalige Immunisierung gegen Masern im Alter von elf bis vierzehn Monaten vorsehen und eine zweite frühestens vier Wochen später. Diese Empfehlungen haben nur zu einer Impfquote unter 95 % geführt, die in der Folge verschiedene Masernausbrüche (z. B. im Jahr 2015 mit über 1300 infizierten Personen) nicht verhindern konnte. Nur schnell durchgeführte Riegelimpfungen (engl. *ring vaccination*) haben in 2015 vermutlich eine größere Epidemie verhindert. In der Folge wurde auch in Deutschland im Jahr 2020 eine einrichtungsbezogene Impfpflicht für die Masernimpfung eingeführt, die für alle Personen gilt, die in einer Gemeinschaftseinrichtung betreut werden.

Während in den letzten Jahren erste Impfstoffe für bisher nicht impfpräventable Erkrankungen wie Malaria und Dengue zugelassen werden konnten, stehen für viele Infektionserreger gegenwärtig noch keine Impfstoffe zur Verfügung. Ein Beispiel hierfür ist **HIV**. Ende 2022 lebten weltweit schätzungsweise 39 Mio. Menschen mit HIV, davon wussten ungefähr 86 % von ihrer Infektion, 76 % wurden behandelt, 71 % erfolgreich behandelt. Mit HIV infiziert haben sich 2022 rund 1,5 Mio. Menschen, 50 % weniger als im Jahr 2000 (Joint United Nations Programme on HIV/AIDS (UNAIDS), 2016) – vorwiegend, aber nicht nur, in sozioökonomisch schwächer entwickelten Regionen. Seit Beginn der Epidemie in den 1980er-Jahren haben sich fast 60 Mio. Menschen mit HIV infiziert und 25 Mio. Menschen sind in der Folge daran gestorben. In Deutschland lebten Ende 2021 geschätzt rund 90 800 Menschen mit HIV. Etwa 1800 Menschen haben sich 2021 geschätzt mit HIV-infiziert, die Zahl ist gegenüber dem Vorjahr unverändert. Die am stärksten von HIV betroffene Gruppe sind weiterhin Männer, die Sex mit Männern haben (MSM). Von den 1800 Neuinfektionen im Jahr 2021 erfolgten geschätzt

1000 bei MSM, wobei diese Zahl seit einigen Jahren leicht sinkt, geschätzt 440 wurden auf heterosexuellem Wege übertragen und geschätzt 320 bei intravenösem Drogenkonsum. Im Jahr 2021 gab es geschätzte 640 Todesfälle bei HIV-Infizierten (an der Heiden, 2022). Nach vielen Rückschlägen bei der Entwicklung eines HIV-Impfstoffs gibt es inzwischen auch hier erfolgversprechendere Ansätze.

16.5 Chemoprophylaxe

Neben der Expositionsprophylaxe und der Impfung ist die Chemoprophylaxe eine weitere Säule der Prävention von Infektionen. Die Chemoprophylaxe ist die prophylaktische (vorbeugende) Anwendung chemischer Substanzen wie z. B. antiviraler Medikamente, um Infektionen zu verhindern oder zu kontrollieren. Das Ziel der Chemoprophylaxe ist, das Auftreten von Infektionen zu reduzieren oder zu verhindern, insbesondere bei Personen, die einem erhöhten Risiko ausgesetzt sind, z. B. nach einer Exposition gegenüber Krankheitserregern oder in bestimmten epidemiologischen Situationen.

Es existieren verschiedene Formen der Chemoprophylaxe, z. B. gibt es die Präexpositionsprophylaxe vs. die Postexpositionsprophylaxe. Ein bekanntes Beispiel der **Präexpositionsprophylaxe** ist die HIV-Präexpositionsprophylaxe (PrEP) bei der ein antiretrovirales Medikament zum Schutz vor einer HIV-Infektion *vor* der Risikosituation, z. B. ungeschützter Geschlechtsverkehr in Risikogruppen, eingenommen wird. Die **Postexpositionsprophylaxe** wird in der Regel kurz *nach* erfolgter oder befürchteter Kontamination einer Person (z. B. nach einem Stich mit einer blutigen Nadel im Krankenhaus) verwendet. Das Ziel der Postexpositionsprophylaxe ist, dass sich die eventuell eingefangenen Krankheitserreger im Organismus nicht weiterverbreiten. Zusätzlich soll verhindert werden, dass die infizierte Person weitere Menschen mit dem entsprechenden Krankheitserreger infiziert. Eine Postexpositionsprophylaxe kann neben der Gabe von Antibiotika oder antiviralen Medikamenten auch in einer Impfung bestehen (z. B. Tollwutimpfung nach Tierbissen).

16.6 Bevölkerungsprävention und Individualverhalten

Trotz des Wissens über Infektionskrankheiten und trotz der Existenz effektiver Strukturen und Strategien zu deren Bekämpfung sind die Ergebnisse der Infektionsprävention nicht immer optimal. Dies wird zum Beispiel deutlich angesichts des bislang gescheiterten Versuchs, sowohl Polio als auch Masern zu eliminieren. Der Grund hierfür ist, dass – bei aller Bedeutsamkeit der **Populationsebene** – individuelles Verhalten bei der Vermeidung von Infektionskrankheiten eine zentrale Rolle spielt; es kann nicht durch administrative Maßnahmen ersetzt werden. Anders ausgedrückt ist die Effektivität auch des wirksamsten Impfstoffes stets konditional zu seiner tatsächlichen Anwendung. Ein Beispiel ist die in Deutschland deutlich ausgeprägte Impfmüdigkeit (Rieck et al., 2020). Dabei spielen soziale Medien und die Internetpräsenz von Impfkritikern und -gegnern eine erhebliche Rolle (Betsch et al., 2019). Nicht selten werden wenig fundierte Positionen dabei besonders vehement vorgetragen (Kruger & Dunning, 1999). Interessant ist dabei der Zusammenhang von sozioökonomischen Faktoren und Impfverhalten. So hat eine Studie zur Gesundheit von Kindern und Jugendlichen in Deutschland (KiGGS, Poethko-Müller et al., 2019) festgestellt, dass Kinder in Familien mit hohem sozialem Status häufiger nicht gegen Masern, Mumps und Röteln geimpft sind als Kinder aus Milieus mit niedrigerem sozialem Status. Downs und Kollegen (Downs et al., 2008) weisen darauf hin, dass besonders Eltern mit oberflächlichem Verständnis der Thematik durch unsystematisch und selektiv gesammelte Informationen (häufig narrative Darstellungen vermeintlicher Impfschadensfälle) aus dem

Internet beeinflusst werden können. Anscheinend sind höhere Bildungsschichten besonders empfänglich hinsichtlich der Überschätzung von Impfrisiken, ebenso wie die Bevölkerung in Ländern mit einem guten Bildungssystem (Larson et al., 2016). Andererseits kann die Auswertung der diesbezüglichen Suchaktivität im Internet inzwischen dazu genutzt werden, steigende Erkrankungsraten frühzeitig zu erkennen (Bakker et al., 2016).

Wichtig für Gesundheitsförderung und Prävention

Die genannten Phänomene weisen darauf hin, dass der bevölkerungsmedizinisch-infektionsepidemiologisch-administrative Ansatz um verhaltenswissenschaftliche Komponenten ergänzt werden muss.

Auf der Ebene des **individuellen Verhaltens** können Infektionskrankheiten auf zweierlei Weise verhindert werden: durch Hygieneverhalten und durch Impfverhalten. Diese beiden Verhaltensarten unterscheiden sich dadurch, dass Hygieneverhalten überwiegend habituelles Verhalten ist, während Impfverhalten seltenes Verhalten ist oder gar ein singulärer Verhaltensakt. Aufgrund dieses grundlegenden Unterschieds werden beide Verhaltensarten nachfolgend getrennt behandelt.

16.6.1 Hygieneverhalten

Hygieneverhalten ist überwiegend, allerdings nicht ausschließlich, **gewohnheitsmäßiges Verhalten**. Es trägt dazu bei, den Kontakt mit und die Aufnahme, Verbreitung und Vermehrung von Krankheitserregern zu vermeiden. Es umfasst neben speziellen Tätigkeiten wie der Sterilisation von Operationsbesteck oder von Nahrungsmitteln mehr oder weniger alltägliche körperbezogene Reinigungshandlungen wie Hände waschen, Zähne putzen oder die Benutzung von Kondomen. Dazu kommen objektbezogene Kulturtechniken wie die Benutzung von Kühlschränken, das Erhitzen von Nahrungsmitteln sowie die Reinigung von Gegenständen. Beim Erwerb kommen **klassische Konditionierung** (z. B. die Vermeidung verdorben aussehender oder riechender Nahrung – Garcia-Effekt), **operante Konditionierung** (z. B. Verstärkung hygienischen Verhaltens durch die Eltern) sowie **soziales Lernen** (Beobachtungslernen) zum Einsatz. Heraus bilden sich mehr oder weniger generalisierte Hygienegewohnheiten, die einen festen Bestandteil im Verhaltensmuster des kulturspezifisch allgemeinen sowie des individuellen Lebensstils darstellen. Da die einzelnen Komponenten von Lebensstilen sich gegenseitig stabilisieren (Weitkunat et al., 1998), ergibt sich für die Gesundheitserziehung die Konsequenz, mit Präventionsmaßnahmen besser bei Kindern als bei Erwachsenen anzusetzen. Zur Etablierung von Gewohnheiten sind häufiges, gezielt verstärktes Üben und Vorbilder effektiver als benevolente Gesundheitsaufklärung. Letztere ist meist nicht oder kaum effektiv (Rossen et al., 2016). Rossen und Kollegen (Rossen et al., 2016) interpretieren die Erfolglosigkeit informationslastiger Aufklärungsmaßnahmen im Rahmen eines Kataloges von „Backfire“-Effekten.

Die **lerntheoretische Erklärung** von Hygieneverhalten ist allerdings in mehrfacher Hinsicht limitiert. So ist die mit Hygieneverhalten verbundene Wahrnehmung und Bewertung von Risiken kein passiver, quasi fotografischer Aufnahmeakt, sondern ein Prozess aktiver Informationsverarbeitung. Besonders zur Ausbildung neuer Hygieneverhaltensweisen und dem damit verbundenen Erkennen von noch unbekannten, seltenen und/oder komplexen Risikosituationen ist zum einen das Wissen über die spezifischen Merkmale dieser Situationen nötig, zum anderen die Motivation zur Aufmerksamkeitszuwendung. Verglichen mit der Beeinflussung bestehender Gewohnheiten kommt im Falle unbekannter Risikosituationen und der Etablierung neuer Verhaltensweisen also der Gesundheitsaufklärung eine größere Bedeutung zu.

> **Wichtig für Gesundheitsförderung und Prävention**
>
> Bei der Gesundheitsaufklärung ist jedoch zu berücksichtigen, dass Aufklärung nicht schon deswegen Verhaltenskonsequenzen zeitigt, weil sie rational oder „vernünftig" ist, sondern dass vielmehr auch Aufklärungsangebote die Wahrnehmungsfilter der Rezipienten passieren müssen und einer aktiven Informationsauswahl und -verarbeitung unterliegen. So ist die Erhöhung der Reizintensität (etwa bei Angstkampagnen) nicht mit Effektivitätssteigerung zu verwechseln: Aktivierungstheoretische Konzepte legen nahe, dass zu milde ebenso wie zu intensive Reize suboptimal sind bzw. als aversiv und damit demotivierend erlebt werden (Helson, 1964).

Leider ist bis heute nicht vollständig bekannt, welche psychologischen Prozesse bei der subjektiven Risikobewertung eine Rolle spielen. Allerdings liegen zahlreiche kognitionspsychologische Modelle vor, welche die dabei relevanten Vorgänge zu spezifizieren versuchen. In einem Review von 100 Verhaltensmodellen haben Kwasnicka und Kollegen (Kwasnicka et al., 2016) festgestellt, dass sich diese häufig als „Box-and-Arrow"-Modelle veranschaulichten Ansätze im Wesentlichen in ihrer Betonung von **fünf hauptsächlichen Dimensionen** unterscheiden: Handlungsmotive, Selbstregulation, Ressourcen, Gewohnheiten und Umwelteinflüsse (einschließlich solche sozialer Art).

Viele dieser **Verhaltensmodelle** basieren im Kern alle auf einem allgemeinen **Erwartung-mal-Wert-Ansatz**, der – im Utilitarismus Benthams und dem Risiko-Nutzen-Kalkül Bernoullis des 18. Jahrhunderts wurzelnd – im Wesentlichen auf Lewins Feldtheorie und de Finettis Konzept subjektiver Wahrscheinlichkeit zurückzuführen ist. Dabei wird das objektive Risiko des ökonomischen Rational-Choice-Ansatzes durch eine subjektive Wahrscheinlichkeit und der geldwerte Schaden (bzw. Ertrag) durch intangiblen subjektiven Nutzen ersetzt. Die verschiedenen Modelle unterscheiden sich im Grunde darin, welche Dimensionen in die subjektiven Erwartungs- (d.h. Wahrscheinlichkeits-) und Wert-, d.h. Nutzenbewertungen einfließen. Leider wird vielfach die Rolle von Gewohnheiten, Emotionen und Dispositionen konzeptuell nicht überzeugend integriert. Es überrascht daher wenig, dass meist nur ungenügende Evidenz für die Nachhaltigkeit von Verhaltensänderungen vorliegt (vgl. Kwasnicka et al., 2016). Defizite bestehen auch bei der Spezifikation der einzelnen Modellkomponenten im Rahmen konkreter Anwendungen. Schließlich verschärft die eklektizistische Erweiterung und Kombination verschiedener Grundmodelle konzeptuelle und methodische Probleme bisweilen eher, als sie zu verringern.

Verschiedene Verhaltensmodelle unterscheiden zwischen Handlungsmotivation bzw. Intention und Ausführung. Die Begründung hierfür liegt in der schon in den Dreißigerjahren des 20. Jahrhunderts beschriebenen notorischen Diskrepanz zwischen berichteten Einstellungen und tatsächlichem Verhalten (LaPiere, 1934).

Prochaska und DiClemente haben vorgeschlagen, zur Verbesserung der Effektivität von Interventionsmaßnahmen das angestrebte Verhaltensziel in Abhängigkeit von der subjektiven Bereitschaft in Zwischenziele zu zerlegen (Prochaska & DiClemente, 1984). Interventionsziel ist danach nicht immer das eigentliche Zielverhalten, sondern diejenige Zwischenstufe, die der Verfasstheit der Zielperson am ehesten entspricht, also beispielsweise eine ärztliche Beratung in Anspruch zu nehmen oder sich im Internet zu informieren. Dieser Ansatz deckt sich mit dem vielfach begründeten Ansatz, zielgruppenspezifische statt allgemeinpräventive Interventionsmaßnahmen zu konzipieren.

16.6.2 Impfverhalten

Obwohl Impfverhalten im Gegensatz zu habituellem Hygieneverhalten nicht direkt dem Einfluss von Gewohnheiten und Routinen unterliegt, spielen auch hier Konditionierungsaspekte eine wichtige Rolle. Durch klassische Konditionierung werden neutrale Reize wie der Behandlungsstuhl des Zahnarztes, die Spritze oder der weiße Kittel des Arztes zu Auslösern aversiver Reaktionen. Die Vermeidung solcher konditionierten Angstreize kann im Zuge nachfolgender operanter Konditionierung zur Angstreduktion führen und so negativ verstärkt werden (Mowrer, 1956). Personen, die im Laufe ihrer Konditionierungsgeschichte mehrfach „erfolgreiche" Vermeidungsepisoden erlebt haben, können hierdurch generalisiertes habituelles Vermeidungsverhalten ausbilden. Die Konsequenzen für die Prävention liegen auf der Hand: Traumatisierungen, insbesondere im Kindesalter, müssen dringend vermieden und der Entwicklung von Vermeidungsverhalten muss in jedem Lebensalter intensiv entgegengewirkt werden.

Bei allen Versuchen der Verhaltensbeeinflussung müssen allgemeine Verhaltensaspekte beachtet werden. Jedwedes Verhalten findet nicht nur auf der Ebene des offenen Verhaltens (behavioral-motorische Ebene), sondern auch auf der physiologisch-emotionalen sowie der kognitiven Ebene statt. Wird diese **„behaviorale Dreifaltigkeit"** bei Interventionsmaßnahmen nicht beachtet, besteht bei habituellem Verhalten – aufgrund des Strebens der Verhaltensebenen nach Konsonanz – die Tendenz zum Rückfall und bei singularem Verhalten die zur **Reaktanz**, also zur „aktiven Unterlassung" des seitens der Präventionsvermittler intendierten Verhaltens.

Wichtig für Gesundheitsförderung und Prävention

Trotz der auch beim Impfverhalten wichtigen Verhaltensdimension muss davon ausgegangen werden, dass hierbei die Antizipation künftiger Konsequenzen eine größere Rolle spielt als die Erfahrung früherer Verhaltensfolgen.

Da Impfentscheidungen tendenziell einmalig sind, kommt Beurteilungsfehlern eine besondere Bedeutung zu. So kann es ohne Weiteres auch dann zu einer Entscheidung gegen eine Impfung kommen wenn alle rationalen Argumente für eine solche sprechen. Die Relevanz subjektiver Bewertungsprozesse wurde in zahlreichen Studien eindeutig nachgewiesen (Montano, 1986; Pielak & Hilton, 2003; Weitkunat et al., 1998). Für Präventionsmaßnahmen bedeutet dies, dass individualisierte Ansätze vermutlich geeigneter sind als gruppenbezogene (Moretti et al., 2003).

Kahneman und Tversky konnten in psychologischen Experimenten eindrucksvoll zeigen, dass Menschen Entscheidungen unter Verwendung zahlreicher psychologischer Heuristiken fällen – mit der Folge teilweise gravierender Abweichungen vom Standard der objektiven Rationalität (Kahneman & Tversky, 1979). So werden Verluste subjektiv etwa doppelt so hoch bewertet wie Gewinne gleicher Höhe. Weiterhin werden kleine Wahrscheinlichkeiten und technologische Risiken (unter die auch Impfstoffe fallen) tendenziell überschätzt, hohe Wahrscheinlichkeiten und „natürliche" Risiken dagegen unterschätzt. Im Hinblick auf Impfungen ist der **„omission bias"** wichtig. Handlungen werden als riskanter beurteilt als Unterlassungen. Dieser Denkfehler (der auf politischer Ebene unter „precautionary principle" firmiert und in seltenen Situationen rational sein kann, in denen die Nichthandlungsoption risikofrei ist) erfährt Unterstützung durch die Wahrnehmung von Impfungen als Eingriff in einen gesunden Körper, durch defensive Strategien von Ärzten im Hinblick auf drohende Klagen sowie durch die Idee, im Sinne einer Trittbrettfahrt, auf die genügende Impfbereitschaft anderer zu setzen. Letzteres ist aus individueller Sicht nicht ganz irrational, weil bei Impfungen der Nutzen zu einem erheblichen Teil sozialisiert und der Aufwand bzw. das Risiko privatisiert wird (Rose, 1981). Ein anderes Problem ist die Übergeneralisierung früherer Erfahrungen, die sich häufig in Überoptimismus hinsichtlich der eigenen Gesundheitsrisiken oder hinsichtlich der Therapierbarkeit von Erkrankungen äußert.

Im Hinblick auf Impfentscheidungen besonders wichtig ist die **„base-rate fallacy"**. Wenn ein Fall einer unerwünschten Impfstoffwirkung erfahren wird, kommt es bei der Risikobeurteilung meist zur Vernachlässigung der Gesamtzahl der Geimpften, womit die rationale Inzidenzberechnung unmöglich ist. Die Risikoakkumulation durch wiederholte Exposition mit kleinen Risiken (etwa dem relativ kleinen Risiko einer HIV-Infektion durch einmaligen ungeschützten Geschlechtsverkehr) wird häufig unterschätzt oder gar konzeptuell überhaupt nicht erfasst.

Aufgrund der relativen Seltenheit von Infektionskrankheiten spielt auch die **Verfügbarkeitsheuristik** eine wichtige Rolle. Unerwünschte Impfwirkungen werden häufiger und dramatischer wahrgenommen als die zu verhindernde Krankheit. Wird diese auch noch als „Kinderkrankheit" bezeichnet, so resultiert möglicherweise eine erheblich verzerrte Risikobeurteilung; es dürfte nur einer kleinen Minderheit in Deutschland bekannt sein, dass beispielsweise Masern weltweit zu den Haupttodesursachen von Kindern unter 5 Jahren gehören.

Ein weiteres ubiquitäres Phänomen der psychologischen Risiko- und Nutzenbeurteilung ist, neben der selektiven Informationssuche und -aufnahme (Bestätigungsfehler) und der ebenso verbreiteten Neigung, Assoziationen mit Kausalität zu verwechseln, jenes der **temporalen Myopie** (Critchfield & Kollins, 2001). Ein bestimmtes Ergebnis erscheint subjektiv umso bedeutsamer, je unmittelbarer es bevorsteht. Die Bedeutung liegt darin, dass der Nutzen positiven Gesundheitsverhaltens (Impfung) meist deutlich in der Zukunft liegt, während das Gegenteil (Nichtimpfung) oft mit sofortiger Belohnung einhergeht (z. B. Angstreduktion). Wird im Rahmen einer Entscheidungssituation durch psychologische Diskontierung der subjektive „Barwert" beider Optionen ermittelt, fällt die Entscheidung oft nicht zugunsten des positiven Gesundheitsverhaltens aus (Ainslie, 2001; Chapman, 2005). Ein Modell, das den Erwartung-mal-Wert-Ansatz um die temporale Dimension erweitert, wurde von Hall und Fong vorgelegt (Hall & Fong, 2007).

Zu den Einschränkungen der Rationalität kommt, dass **Emotionen** eine (interindividuell unterschiedlich) große Rolle bei Entscheidungen spielen. So zeigte sich, dass Mütter, die – mit dem möglichen Tod ihres Kindes verbundene – Reue antizipieren, eine deutlich reduzierte Impfbereitschaft zeigen, selbst wenn das Sterberisiko durch die Krankheit viel höher ist als das durch die Impfung (Ritov & Baron, 1990). Die rationale Wahl zwischen Handlungsalternativen erfährt also eine emotionale Verzerrung durch die antizipierte Entscheidungsreue. Hierdurch kann es zu risikoaversivem Verhalten kommen – fatalerweise mit der Konsequenz einer objektiven Risikoerhöhung.

Dazu kommt, dass seltene, aber ungewöhnliche Ereignisse und Aspekte besser erinnert werden als häufige, aber unspektakuläre. Schließlich spielen aufgrund teilweise ausgeprägter Mitläufereffekte gesellschaftliche Trends, etwa wider die „Schulmedizin", eine Rolle bei der subjektiven Risikobewertung. Auch der Einfluss von Meinungsführern ist erheblich. Kleinräumige oder individualisierte Interventionsmaßnahmen müssen daher zur Kompensation ungünstiger Zeitgeisteinflüsse durch Social-Marketing-Aktivitäten ergänzt werden. Dabei muss beachtet werden, dass subjektive Risiken auch soziale Konstrukte und somit kontextabhängig sind. Wird über ein und dasselbe Risiko kommuniziert, indem positive Entscheidungsfolgen hervorgehoben werden, wird es eher akzeptiert als wenn negative Folgen ausgeführt werden (**„framing"**). Vermutlich hängt dies mit der verbreiteten Tendenz zur Ambiguitätsaversion zusammen. Diese kann dazu führen, dass ein genau quantifiziertes, relativ hohes Risiko (etwa an einer bestimmten Krankheit zu erkranken) subjektiv als weniger bedrohlich erlebt wird als ein viel kleineres, aber weniger genau beziffertes Risiko (etwa das von Nebenwirkungen eines neuen

Impfstoffes). Der Einfluss der Glaubwürdigkeit des Kommunikators ist ein lange bekanntes Phänomen, wobei allerdings die teilweise extreme Sensibilität gegenüber vermeintlichen und tatsächlichen Interessenkonflikten bei der Planung von Kampagnen regelmäßig unterschätzt wird.

Zusammenfassung

Die Prävention von Infektionskrankheiten ist von grundlegender Bedeutung für die Sicherung der öffentlichen Gesundheit. In der öffentlichen Wahrnehmung waren in den vergangenen Jahrzehnten Infektionskrankheiten im Wesentlichen eine Herausforderung für Länder des globalen Südens; durch die Covid-19-Pandemie ist die Relevanz der Prävention von Infektionskrankheiten heute auch für Menschen in Deutschland klarer als je zuvor. Die Prävention von Infektionskrankheiten benötigt einen umfassenden Ansatz, der darauf abzielt, die Verbreitung von Krankheitserregern zu kontrollieren und zu minimieren. Neben Präventionsansätzen, die gleichermaßen für übertragbare und nicht übertragbare Erkrankungen angewendet werden können, bietet die Infektionsprävention dabei spezifische Ansätze, welche die Charakteristika von Infektionskrankheiten berücksichtigen. Dies umfasst erregerübergreifende Maßnahmen wie z.B. Händewaschen oder Desinfektion von Oberflächen (Basishygiene) und erregerspezifische Präventionsmaßnahmen, z.B. Impfungen. Die Grundlagen der Infektionsprävention beruhen dabei auf einem tiefen Verständnis von Infektionsübertragungswegen und wirksamen Strategien zur Unterbrechung dieser Übertragung.

Diskussionsanregung

- Welche Voraussetzungen müssen erfüllt sein, damit ein Erreger eliminiert werden kann?
- Welche Impfungen haben das Potenzial, eine Krebsentstehung zu verhindern?
- Welche Rolle kommt der Bevölkerungsebene bei der Prävention durch Impfung zu?
- Welche Rolle spielen Beurteilungsfehler bei individuellen Impfentscheidungen?
- Warum muss die Wirkung von Präventionskampagnen empirisch untersucht werden?

Literatur

Aiello, A.E., Perez, V., Coulborn, R.M., Davis, J. & Larson, E.L. (2008). Effect of hand hygiene on patient outcomes including mortality following surgical site infection: a systematic review. *Infection Control and Hospital Epidemiology, 29*(2), 157–163.

Ainslie, G. (2001). *Breakdown of will.* Cambridge University Press. https://doi.org/10.1017/CBO9781139164191

an der Heiden, M., Marcus, U., Kollan, C., Schmidt, D., Koppe, U., Gunsenheimer-Bartmeyer, B. & Bremer, V. (2022). Schätzung der Anzahl von HIV-Neuinfektionen im Jahr 2021 und der Gesamtzahl von Menschen, die Ende 2021 mit HIV in Deutschland leben. *Epidemiologisches Bulletin, 47*, 3–18.

Bakker, K.M., Martinez-Bakker, M.E., Helm, B. & Stevenson, T.J. (2016). Digital epidemiology reveals global childhood disease seasonality and the effects of immunization. *Proceedings of the National Academy of Sciences, 113*, 6689–6694. https://doi.org/10.1073/pnas.1523941113

Bell, B.G., Schellevis, F., Stobberingh, E., Gossens, H. & Pringle, M. (2014). A systematic review and meta-analysis of the effects of antibiotic consumption on antibiotic resistance. *BMC Infectious Diseases, 14*, 13. https://doi.org/10.1186/1471-2334-14-13

Betsch, C., Schmid, P., Korn, L., Steinmeyer, L., Heinemeier, D., Eitze, S., Küpke, N.K. & Böhm, R. (2019). Psychological antecedents of vaccination: definitions, measurement, and interventions. *Bundesgesundheitsblatt Gesundheitsforschung Gesundheitsschutz, 62*(4), 400–409.

Chapman, G. (2005). Short-term cost for long-term benefit: time preference and cancer control. *Health Psychology, 24*(45), S41–S48. https://doi.org/10.1037/0278-6133.24.4.S41

Critchfield, T.S. & Kollins, S.H. (2001). Temporal discounting: basic research and the analysis of socially important behavior. *Journal of Applied Behavi-*

or Analysis, 34, 101–122. https://doi.org/10.1901/jaba.2001.34-101

Desselberger, U. (2000). Emerging and re-emerging infectious diseases. *Journal of Infection, 40*, 3–15. https://doi.org/10.1053/jinf.1999.0624

Downs, J.S., de Bruin, W.B. & Fischhoff, B. (2008). Parents' vaccination comprehension and decisions. *Vaccine, 26*, 1595–1607. https://doi.org/10.1016/j.vaccine.2008.01.011

GBD 2019 Diseases and Injuries Collaborators. (2020). Global burden of 369 diseases and injuries in 204 countries and territories, 1990–2019: a systematic analysis for the Global Burden of Disease Study 2019. *Lancet, 396*(10258), 1204–1222. https://doi.org/10.1016/S0140-6736(20)30925-9

Hall, P.A. & Fong, G.T. (2007). Temporal self-regulation theory: a model for individual health behavior. *Health Psychology Review, 1*, 6–52. https://doi.org/10.1080/17437190701492437

Helson, H. (1964). *Adaptation-level theory*. Harper and Row.

Joint United Nations Programme on HIV/AIDS (UNAIDS). (2016). *Global AIDS Update 2016*. UNAIDS. Available from https://www.unaids.org/sites/default/files/media_asset/global-AIDS-update-2016_en.pdf

Jones, R.M., Griffin, S. & Hertogh, C.M. (2020). Transmission of SARS-CoV-2 and other respiratory viruses by inhalation of virus-laden aerosols: The scientific basis for airborne transmission of SARS-CoV-2. *Indoor Air, 30*(5), 847–861.

Kahneman, D. & Tversky, A. (1979). Prospect theory. *Econometrica, 47*, 263–292. https://doi.org/10.2307/1914185

Kruger, J. & Dunning, D. (1999). Unskilled and unaware of it: how difficulties in recognizing one's own incompetence lead to inflated self-assessment. *Journal of Personality and Social Psychology, 77*, 1121–1134. https://doi.org/10.1037/0022-3514.77.6.1121

Kwasnicka, D., Dombrowski, S.U., White, M. & Sniehotta, F. (2016). Theoretical explanations for maintenance of behavior change: a systematic review of behaviour theories. *Health Psychology Review, 10*, 277–296. https://doi.org/10.1080/17437199.2016.1151372

LaPiere, R.T. (1934). Attitudes versus actions. *Social Forces, 13*, 230–237. https://doi.org/10.2307/2570339

Larson, H.J., de Figueiredo, A., Xiahong, Z., Schulz, W.S., Verger, P., Johnston, I.G., Cook, A.R. & Jones, N.I. (2016). The state of vaccine confidence 2016: global insights through a 67-country survey. *EBioMedicine, 12*, 295–301. https://doi.org/10.1016/j.ebiom.2016.08.042

Montano, D.E. (1986). Predicting and understanding influenza vaccination behavior. *Medical Care, 24*, 438–453. https://doi.org/10.1097/00005650-198605000-00007

Moretti, M., Grill, E., Weitkunat, R., Meyer, N., Eckl, E., Frey, D. & Schlipköter, U. (2003). Individualisierte Telefonintervention zur Erhöhung der Impfquoten bei Schulanfängern. *Zeitschrift für Gesundheitspsychologie, 11*(2), 39–48. https://doi.org/10.1026//0943-8149.11.2.39

Mowrer, O.H. (1956). Two-factor learning theory reconsidered, with special reference to secondary reinforcement and the concept of habit. *Psychological Review, 63*, 114–128. https://doi.org/10.1037/h0040613

Pielak, K.L. & Hilton, A. (2003). University students immunized and not immunized for measles. *Canadian Journal of Public Health, 94*, 193–196. https://doi.org/10.1007/BF03405065

Poethko-Müller, C., Kuhnert, R., Gillesberg Lassen, S. & Siedler, A. (2019). Vaccination coverage of children and adolescents in Germany: New data from KiGGS Wave 2 and trends from the KiGGS study. *Bundesgesundheitsblatt Gesundheitsforschung Gesundheitsschutz, 62*(4), 410–421.

Prochaska, J.O. & DiClemente, C.C. (1984). *The transtheoretical approach: crossing traditional boundaries of change*. Dorsey.

Rieck, T., Feig, M. & Siedler, A. (2020). Impfquoten von Kinderschutzimpfungen in Deutschland – aktuelle Ergebnisse aus der RKI-Impfsurveillance. *Epidemiologisches Bulletin, 48*, 3–25.

Ritov, I. & Baron, J. (1990). Reluctance to vaccinate: omission bias and ambiguity. *Journal of Behavioral Decision Making, 3*, 263–277. https://doi.org/10.1002/bdm.3960030404

Rose, G. (1981). Strategy of prevention: lessons from cardiovascular disease. *British Medical Journal, 282*, 1847–1851. https://doi.org/10.1136/bmj.282.6279.1847

Rossen, I., Huristone, M.J. & Lawrence, C. (2016). Going with the grain of cognition: applying insights from psychology to build support for childhood vaccination. *Frontiers in Psychology, 7*, 1483. https://doi.org/10.3389/fpsyg.2016.01483

Smith, D.L., Fernandez, S., Beckett, G.A., Blanton, K.W., Chippada, S., Damalas, C.A. ... & Torres, J.A. (2014). Vector-Borne Diseases Working Group Report: vector biodiversity, competence, ecology, evolutionary biology, emergence, epidemiology, surveillance, prevention, and control. *Journal of Medical Entomology*, *51*(suppl_1), S1–S58.

Weitkunat, R., Markuzzi, A., Vogel, S., Schlipköter, U., Koch, H. J., Meyer, G. & Ferring, D. (1998). Psychological factors associated with the uptake of measles immunization. *Journal of Health Psychology*, *3*(2), 273–284. https://doi.org/10.1177/135910539800300210

Lese- und Medienempfehlung zur Vertiefung

Robert Koch-Institut (RKI). (2012). *Infektionsschutz*. Verfügbar unter https://www.rki.de/DE/Content/Infekt/infekt_node.html

World Health Organization (WHO). (n.d.). *Infection prevention and control*. Available from https://www.who.int/health-topics/infection-prevention-and-control

17 Prävention von Zahn-, Mund- und Kieferkrankheiten

Harald Strippel

Überblick

- Warum ist die Mundgesundheit ein prioritäres Public-Health-Problem?
- Bekommt jeder Mensch unweigerlich Karies?
- Wo liegen ungenutzte Potenziale der zahnmedizinischen Gesundheitsförderung und Prävention?

Gute Mundgesundheit trägt zur Lebensqualität bei. Ziel der zahnmedizinischen Prävention ist, Krankheiten, Verletzungen und Fehlbildungen des Mund-, Kiefer- und Gesichtsbereichs zu verhindern. Mundgesundheitsförderung zielt darauf ab, das Lebensumfeld mundgesundheitsförderlich zu gestalten.

Wichtig für Gesundheitsförderung und Prävention

In Deutschland sind die beiden zahnmedizinischen Haupterkrankungen **Karies** (zuckerbedingte, bakteriell vermittelte Demineralisation der Zahnhartsubstanzen) und **Parodontitis** (entzündlicher Abbau des Zahnhalteapparats) die häufigsten chronisch-degenerativen Krankheiten. Herausfordernd ist das große Ausmaß der durch diese „Volkskrankheiten" sowie durch Verletzungen und Krebs im Mund-, Kiefer- und Gesichtsbereich verursachten Schäden sowie der **schlechtere Mundgesundheitszustand benachteiligter Bevölkerungsgruppen**.

17.1 Problemlage und Präventionsziele

Munderkrankungen haben eine weltweite Prävalenz von 45 % und sind damit die am weitesten verbreiteten nicht übertragbaren Erkrankungen (World Health Organization, 2022a). **Karies** entsteht durch **Zuckerkonsum**. Bakterien in der Zahnplaque verstoffwechseln den Zucker. Dabei entstehen schwache Säuren. Sie demineralisieren die Zahnhartsubstanzen.

Schwerere **Parodontitis** entsteht, wenn das Immunsystem genetisch entsprechend disponierter Personen mit überschießenden Abwehrmechanismen auf subgingivale unter dem Zahnfleischrand befindliche Plaque reagiert. Dadurch wird der Zahnhalteapparat abgebaut; es bilden sich Zahnfleischtaschen. Wesentliche **Risikofaktoren** sind **Rauchen, Diabetes mellitus** und **schlechte Mundhygiene** (Müller, 2012).

Der Konsum von Tabak beeinträchtigt die Mundgesundheit erheblich und kann zu **Mundkrebs** führen. Der kombinierte Konsum von **Tabak und Alkohol** erhöht das Risiko für Krebs im Mund- und Rachenbereich zusätzlich.

17.1.1 Epidemiologie

Im frühen Lebensalter kann an den oberen Frontzähnen **Nuckelflaschenkaries** und an den Seitenzähnen **allgemeine Karies** auftreten (Strippel, 2004). In Deutschland haben 14 % der 3-Jährigen Karies (Basner et al., 2017). In Brandenburg ging die **Kariesprävalenz bei 3-Jährigen** von 2003 bis 2016 **um 40 % zurück**

(Basner et al., 2017; Landesamt für Umwelt, Gesundheit und Verbraucherschutz, 2013). Die epidemiologischen Kennziffern hängen vom Lebensalter ab: Im Landkreis Stendal fanden sich im zweiten Lebensjahr bei 1%, im dritten bei 5%, im sechsten/siebten bei 47% der Kinder Karies. Diese ging bei den unter Dreijährigen ab 2004 um 63%, bei den Schulanfängern nur um 14% zurück (Schubert, 2015).

In Deutschland hatten 2016 46% der Schulanfänger Karies im Milchgebiss. Seit 1994 hat sich der Kariesbefall um 30% reduziert. Nur etwa jeder zweite der kariösen Milchzähne ist mit einer Füllung versorgt (Basner et al., 2017).

19% der 12-Jährigen haben Karieserfahrung und im Durchschnitt 0,5 **kariöse, fehlende oder gefüllte bleibende Zähne** (DMFT: decayed, missing and filled teeth) (Schiffner, 2016a).

Die 35- bis 44-Jährigen gelten als Referenz-Altersgruppe für den Mundgesundheitszustand der **Erwachsenen** (Petersen & Baez, 2013). In dieser Altersgruppe betrug 1997 der DMFT-Wert 16,1 (Schiffner & Reich, 1999), 2014 nur noch 11,2 (Schiffner, 2016b), was international im Mittelfeld liegt (Zimmer & Jordan, 2016).

Die Anzahl Zähne mit **Parodontitis** und einer Sondierungstiefe ≥ 6 mm (Zahnfleischtaschen) ist bei den **Erwachsenen** zwischen 2005 und 2014 um 40% von 0,5 auf 0,3 (Hoffmann, 2006a; Hoffmann & Schützhold, 2016) und bei den **Senioren** um 38% von 0,8 auf 0,5 **zurückgegangen** (Hoffmann, 2006b; Kocher & Holfreter, 2016). Damit hat sich auch hinsichtlich der Ausprägung der Parodontitis eine ausgesprochen positive Entwicklung ergeben.

Weil Karies und Parodontitis die Hauptgründe für Zahnextraktionen sind (Suzuki et al., 2022), verminderte sich auch der **Zahnverlust** zwischen 1997 und 2014 bei den Erwachsenen um 50% und bei den Senioren um 38%. Damit hatten Erwachsene 2,1 und Senioren 7,4 mehr vorhandene Zähne – eine ebenfalls äußerst **positive epidemiologische Entwicklung.** Der Versorgungsstatus mit **Zahnersatz** ist in Deutschland hoch.

Sozial Benachteiligte sind stärker von Zahnkrankheiten betroffen als der Bevölkerungsdurchschnitt. Dasselbe gilt für **Menschen mit Behinderungen** (Institut der Deutschen Zahnärzte, 2012), **Pflegebedürftige** (Nitschke & Micheelis, 2016) sowie **Migranten.** Ein Großteil des teilweise schlechteren Mundgesundheitszustands von Migranten lässt sich allerdings auf soziale Benachteiligung und nicht auf migrationsspezifische Faktoren zurückführen (Strippel, 2016).

Die **Molaren-Inzisiven-Hypomineralisation**, eine Störung der Zahnschmelzentwicklung an den Milchmolaren, den ersten bleibenden Molaren und den Schneidezähnen, wird weltweit verstärkt beobachtet. In Deutschland waren bei 5,4% der 12-Jährigen Einbrüche am unzureichend mineralisierten Zahnschmelz zu verzeichnen, sodass große Zahnrestaurationen und in Einzelfällen auch Zahnextraktionen nötig wurden (Schiffner, 2016a). Auf der Suche nach den Ursachen der Hypomineralisation wurde eine große Zahl genetischer und umweltbezogener Faktoren untersucht. Die Ätiologie ist jedoch weiterhin ungeklärt, sodass kein Präventionsansatz existiert (Koch, 2023).

17.1.2 Determinanten der Mundgesundheit

Auf Ebene des Individuums werden Mundkrankheiten wie Karies und Parodontitis durch **genetische Faktoren** moduliert. Ansonsten hängt die (Mund-)Gesundheit eng mit den Bedingungen zusammen, unter denen Menschen geboren werden, aufwachsen, leben, lernen, arbeiten und altern. Das **ökonomische, soziale und kulturelle Umfeld** nimmt starken Einfluss darauf, wie weit oder eng die Entscheidungsspielräume von Individuen sind; das Mundgesundheitsverhalten wird stark vom Umfeld geprägt.

Soziale Ungleichheiten in Bezug auf Bildung, Einkommen und Macht werden als die

sozialen Determinanten der Gesundheit bezeichnet (Marmot et al., 2020).

Kommerzielle Gesundheitsdeterminanten sind Aktivitäten von Unternehmen, die sich positiv oder negativ auf die Gesundheit der Menschen auswirken. So ist beispielsweise das große Angebot an Getränken und Genussmitteln, die mit verschiedenen Zuckerarten versetzt sind, für die Kariesentstehung entscheidend. Die Weltgesundheitsorganisation hat ein Aktionsprogramm „Economic and Commercial Determinants of Health" aufgelegt. Mit ihm sollen Instrumente und Fähigkeiten entwickelt werden, um die kommerziellen Bestimmungsfaktoren zu adressieren (World Health Organization, 2023a).

17.1.3 Mundgesundheitsziele

Die für Deutschland 2020 von der Bundeszahnärztekammer formulierten Mundgesundheitsziele hinsichtlich Karies bei Jugendlichen, Parodontitis bei Erwachsenen sowie Zahnlosigkeit bei Senioren wurden erreicht. Dagegen wurde das ambitionierte **Ziel eines kariesfreien Milchgebisses bei 80 %** der Sechs- bis Siebenjährigen mit 54 % deutlich verfehlt. Für 2030 wurde die Zielvorgabe unverändert beibehalten.

Neue Ziele für 2030 beziehen sich auf 3-jährige Kinder (90 % Kariesfreiheit), **ältere Senioren** mit und ohne Pflegebedarf – **Zahnlosigkeit < 30 %** – sowie periimplantäre Mukositis.

Des Weiteren sollen Mundgesundheitsprogramme zur Verbesserung der Mundgesundheit bei sozialen und medizinischen Risikogruppen entwickelt und **Mundgesundheitsförderung** in andere, die Gesundheit beeinflussende Bereiche integriert werden (Ziller et al., 2021).

Die World Health Organization (2023b) sieht als übergeordnetes globales Ziel, dass bis 2030 die kombinierte globale Prävalenz der wichtigsten **oralen Krankheiten** und Beschwerden einen relativen **Rückgang um 10 %** aufweist.

17.2 Mundgesundheitsförderung

17.2.1 Kariesrückgang – eine Public-Health-Erfolgsgeschichte

Akteure des privatwirtschaftlichen Sektors können bedeutende positive Beiträge zu Gesundheit und Gerechtigkeit leisten. So bietet die **Entwicklung gesundheitsförderlicher Produkte und das Marketing** ein großes Potenzial für die Gesundheitsförderung. Ein Beispiel stammt aus der Zahnmedizin. Zum erheblichen Kariesrückgang in den Industrieländern – um 96 % bei den 9-Jährigen im Zeitraum 1973–2021 (Abbildung 17-1) – hat die breite Verwendung fluoridierter Zahnpasten den größten Einzelbeitrag geleistet. Die gesundheitsförderliche Veränderung des Warenangebots durch den Zusatz von Fluorid zur Zahnpaste ist als **„Verhältnisprävention durch Angebotsmodifikation"** eine typische Maßnahme der bevölkerungsweiten Gesundheitsförderung.

Schon im 19. Jahrhundert hatten sich klassische Public-Health-Maßnahmen stark auf die Gesundheit ausgewirkt. Sauberes Trinkwasser, Abwasser- und Abfallentsorgung, Bau besserer Wohnungen und verbesserte Ernährung führten zu großen gesundheitlichen Fortschritten. Diese Public-Health-Maßnahmen, vom Öffentlichen Gesundheitsdienst angestoßen, von der Politik aufgegriffen und von Ingenieuren, Unternehmern, Gewerkschaftern und anderen gesellschaftlichen Gruppen gestaltet, waren bei Betrachtung des Zeitraums von 1838 bis 1970 für 96,8 % des Rückgangs der Tuberkulose verantwortlich. Die 1948 eingeführten medizinischen Behandlungsmaßnahmen hatten nur einen Anteil von 3,2 % (Abbildung 17-2).

In gleicher Weise hatte sich der **überwiegende Teil des Kariesrückgangs** zu dem Zeitpunkt, als professionelle Maßnahmen – Gruppen- und Individualprophylaxe – eingeführt wurden, **bereits vollzogen** (Abbildung 17-1). Die Karieskurve lässt über den ganzen Zeitraum wirkende bevölkerungsweite Präventi-

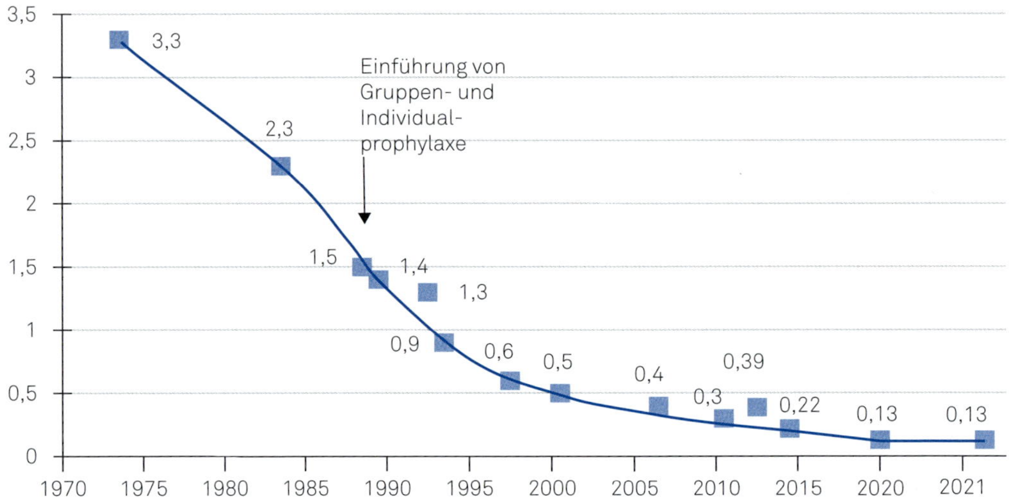

Abbildung 17-1: Kariöse, fehlende oder gefüllte bleibende Zähne (DMFT) bei 9-Jährigen in Deutschland. Regionale und repräsentative Studien (Wert für 2021 aus Jordan et al., 2021).

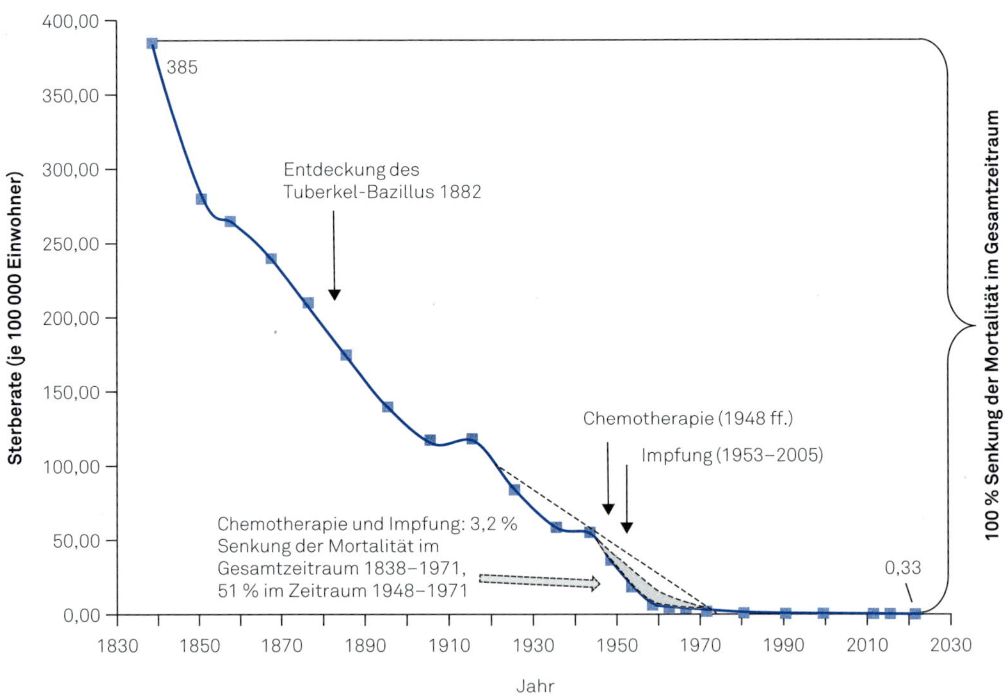

Abbildung 17-2: Tuberkulose der Atemwege: Mortalität in England und Wales (McKeown, 1979; Public Health England, 2020; World Health Organization, 2022b).

onseinflüsse erkennen: Über 90 % benutzen fluoridierte Zahnpaste und das allgemeine Hygiene- und Körperpflegebewusstsein entwickelt sich weiter.

Wichtig für Gesundheitsförderung und Prävention

Zahnmedizinische Public Health fördert Mundgesundheit durch organisierte Anstrengungen verschiedener gesellschaftlicher Bereiche. Ein multisektoraler Ansatz ist verpflichtend: Bildungs- Wirtschafts-, Arbeits-, Sozial-, Familien-, Agrar-, und Verkehrspolitik wirken sich vielfach stärker aus als die eigentliche Gesundheitspolitik. Nicht nur auf nationaler, sondern auch auf regionaler und lokaler Ebene ist es das Ziel, gesundheitsbewusstes Leben einfach zu machen, also ein gesundheitsförderliches Umfeld zu schaffen und Barrieren abzubauen. Die kalifornische Pflegewissenschaftlerin und Professorin für Gesundheitspolitik Nancy Milio hat den programmatischen Leitspruch auch für zahnmedizinische Public Health geprägt: „Make the healthy choices easy choices" (Milio, 1976).

17.2.2 Gesundheitsfördernde Gesamtpolitik

Karies lässt sich durch geringen Konsum zuckerhaltiger Getränke und Genussmittel sowie Fluoridanwendung **vollständig verhindern**. In unterschiedlichem Ausmaß können auch andere orale Krankheiten und Schädigungen verhindert werden. Insofern lässt sich für viele die Mundgesundheit ein Leben lang erhalten.

Die WHO empfiehlt im Hinblick auf Diabetes und Adipositas, maximal 10 % der Gesamtenergieaufnahme aus freien Zuckern zuzuführen. Beim Kalorienbedarf von jungen Erwachsenen von 2000 kcal/Tag entspricht diese Empfehlung der Menge von 50 g Zucker (1 g = 4 kcal). Der momentane Konsum von 95 g freiem Zucker/Tag (Bundesinformationszentrum Landwirtschaft, 2023) wäre demnach etwa zu halbieren. **Ein Maximum von 5 % Zuckerkalorien an der Gesamtenergieaufnahme** sei im Hinblick auf die **Kariesprävention** zu diskutieren (World Health Organization, 2015). Dieser Wert gilt für alle Altersgruppen und seine Einhaltung würde voraussichtlich zur weitgehenden Kariesfreiheit führen. Die Reduktion des Zuckerkonsums ist vor allem durch den Umstieg auf zuckerfreie Getränke machbar: 200 ml zuckerhaltiger Getränke enthalten zwischen 20 und 34 g freie Zucker (Ernst et al., 2018).

Um die Empfehlungen umsetzen zu können, reichen Appelle an individuelles Verhalten nicht aus. Vielmehr ist es notwendig, ein entsprechendes Ernährungsumfeld zu schaffen. Dazu sind neben dem Gesundheitssektor **weitere Politiksektoren einzubeziehen**, beispielsweise Landwirtschaft und Ernährung, Industrie und Handel sowie Bildung und Soziales (Erklärung von Alma-Ata 1978, multisektoraler Ansatz). Das wesentlichste **Handlungskonzept** ist die **Entwicklung einer gesundheitsfördernden Gesamtpolitik („building healthy public policy"**, Ottawa-Charta für Gesundheitsförderung 1987).

Das **Institut der Deutschen Zahnärzte** griff dieses Konzept auf und schlug vor, unterstützende Rahmenbedingungen für Mundgesundheit durch eine Preispolitik zu schaffen, die eine gesunde Wahl von Lebensmitteln und Mundhygieneprodukten fördert und ungesunde Wahlmöglichkeiten höher bepreist. Zahnärzte sollten ein Verbot des Verkaufs von Süßigkeiten und zuckerhaltigen Getränken in Schulen sowie ein Werbeverbot für Tabakprodukte unterstützen (Heilmann et al., 2017).

Vor dem Hintergrund der rasant steigenden Verbreitung von Adipositas wurden bereits staatliche regulatorische Maßnahmen ergriffen, um den Konsum von zuckerhaltigen Lebens- und Genussmitteln zu begrenzen. Eine der evidenzbasierten politischen Optionen zur Verbesserung des Lebensmittelumfelds ist die Steuerpolitik. Unterdessen haben bereits 85 Länder **Abgaben auf zuckerhaltige Getränke** eingeführt (World Health Organization, 2022c).

Ein systematischer Review mit Metaanalyse ergab, dass Steuern zu 82% auf den Preis umgelegt wurden, dass die meisten Steuern relativ gering waren und die Preise um weniger als 10 % erhöhten und dass damit ein um etwa 15 % verringerter Konsum der zuckerhaltigen Getränke verbunden war (Andreyeva et al., 2022).

Für „Gesunde Politik“ bietet die **Tabakkontrolle** ein weiteres Beispiel. Teile des WHO-Pakets aus sechs evidenzbasierten Politikmaßnahmen – MPOWER: Monitoring, Nichtraucherschutz, Raucherentwöhnung, Warnhinweise, Werbe- und Sponsoringverbot, Tabaksteuer – wurden in 175 Ländern in unterschiedlichem Umfang umgesetzt. 71% der Weltbevölkerung profitieren von mindestens einer MPOWER-Maßnahme mit maximaler Umsetzungsstufe. Zwischen 2009 und 2017 führten diese Maßnahmen einer gesundheitsfördernden Gesamtpolitik zu einem Rückgang der Rauchprävalenz um 8% bei Männern und 15% bei Frauen. Der stärkste Rückgang war bei 15- bis 29-jährigen Männern und Frauen zu verzeichnen, um 10% bzw. 20%. Als effektivste Maßnahme erwiesen sich Steuer- und Preiserhöhungen: Eine 10%-ige Erhöhung war mit einem Rückgang der Rauchprävalenz um 9% verbunden. Dahinter rangierten Warnhinweise und Werbeverbot (Flor et al., 2021).

Wichtig für Gesundheitsförderung und Prävention

Zahnarzt Rob Beaglehole kann genau sagen, wann er Aktivist für die Mundgesundheit wurde. Es passierte an einem Morgen während seiner Arbeit im Nelson Hospital in Neuseeland. Wie so oft war er damit beschäftigt, bei Kindern und jungen Erwachsenen in Vollnarkose kariöse Zähne zu entfernen. Aus dem OP-Fenster sah er, wie ein Coca-Cola-Laster die Krankenhauscafeteria mit dem belieferte, was Karies auslöst. Daraufhin veranlasste er den Geschäftsführer seiner Klinik, in der Cafeteria nicht länger zuckerhaltige Getränke zu verkaufen. Die Idee griff um sich. Heute sind alle Krankenhäuser in Neuseeland frei von gesüßten Getränken. Auch viele Schulen ziehen nach (Glick et al., 2021).

17.2.3 Verringerung sozialer Ungleichheiten

Soziale Ungleichheiten entstehen durch die ungleiche Verteilung der Möglichkeiten des Zugangs zu Einkommen und Vermögen, Bildung und Status, also zu **sozialen Positionen**, die mit ungleichen Einfluss- und Interaktionsmöglichkeiten ausgestattet sind (Groh-Samberg et al., 2023). Verschiedene soziale Gruppen sind in unterschiedlichem Ausmaß **psychosozialen, ökonomischen und umweltbedingten Risikofaktoren** ausgesetzt, die wiederum zu sozialen Ungleichheiten bei Gesundheitszustand und Lebenserwartung führen (Thomson et al., 2018).

Internationale Vergleiche weisen darauf hin, dass das **Ausmaß ökonomischer Disparitäten**, vor allem der Einkommensungleichheit, eine zentrale Rolle für die Gesundheit auf Bevölkerungsebene darstellt. Je größer die Kluft zwischen reichen und armen Bevölkerungsgruppen ist, desto höher sind die gesundheitlichen Beeinträchtigungen in der Gesamtpopulation (Hurrelmann & Richter, 2022).

In Deutschland bestehen erhebliche Ungleichheiten bei der Verteilung von Einkommen und Vermögen und der damit einhergehenden Teilhabechancen. Die **Ungleichheiten bei den verfügbaren Haushaltseinkommen** haben insbesondere in der ersten Hälfte der 2000er-Jahre stark und danach leicht zugenommen (Giesecke et al., 2023). Der Anteil von Armut Betroffener stieg von 14,5% im Jahr 2010 auf 16,7% im Jahr 2022 (Brülle & Spannagel, 2023).

Vom oberen zum unteren Ende der sozioökonomischen Hierarchie nehmen gesundheitliche Einschränkungen kontinuierlich zu (Marmot et al., 2020). **Männer mit überdurch-**

schnittlich hohem Einkommen leben in Deutschland circa **acht Jahre länger als Männer aus armen Verhältnissen.** Bei Frauen beträgt der Unterschied etwa fünf Lebensjahre (Böhnke et al., 2023).

In England wurde zwischen 2001 und 2009 mit jährlichen Ausgabensteigerungen um 3,2 % eine **expansive Sozialpolitik** umgesetzt. Nach der globalen Finanzkrise 2009 wurde eine **Sparpolitik** eingeführt, woraufhin die Sozialausgaben zwischen 2010 und 2014 jährlich um 1,2 % sanken. 2001–2009 sank die Sterberate um 0,8 %, 2010–2014 stieg sie um 0,9 % je Jahr (Watkins et al., 2017).

Soziale Ungleichheiten finden sich auch beim **Mundgesundheitszustand**: Jüngere Erwachsener mit niedriger Schulbildung haben 2,2 mehr Zähne mit Karieserfahrung als solche mit hoher Schulbildung (Schiffner, 2016b); eine schwere Parodontitis fand sich bei 13,6 % derjenigen mit niedriger, dagegen nur bei 4,8 % derer mit hoher Schulbildung (Hoffmann & Schützhold, 2016).

Deutschland hat die Ziele der Vereinten Nationen 2030 für nachhaltige Entwicklung unterzeichnet. Dazu zählt das Ziel 10 **„Weniger Ungleichheiten"**. Konkret soll erreicht werden, dass das **Einkommen der ärmsten 40 % der Bevölkerung bis 2030 stärker anwächst als der nationale Durchschnitt.** Damit würde eine wesentliche „Ursache der Ursachen" für Unterschiede beim Gesundheitszustand angegangen. Brülle und Spannagel (2023) halten das Ziel für erreichbar durch Anhebung der Grundsicherung auf ein armutsfestes Niveau, höhere Mindestlöhne sowie Stärkung der Tarifbindung und Qualifizierung. Zur Finanzierung schlagen sie vor, den Spitzensteuersatz wieder anzuheben, eine progressive Vermögenssteuer erneut einzuführen und Schlupflöcher bei der Erbschaftssteuer zu schließen.

Vielfach wird einer **gesundheitsfördernden Gesamtpolitik** zugeschrieben, sie verringere soziale Ungleichheiten des Gesundheitszustands. Thompson et al. (2018) stellen jedoch fest, dass Steuern, gesetzliche Regulierung oder Informationskampagnen **gesundheitliche Ungleichheiten sowohl verringern als auch verstärken oder auch wirkungslos sein können.**

Wie sich bei allgemeinem Kariesrückgang die soziale Ungleichheit entwickelt, kann am Beispiel der 12-Jährigen untersucht werden (Tabelle 17-1). Im Vergleich der Jahre 1994/95 und 2016 ist bei dem Drittel der Kinder mit dem höchsten Kariesaufkommen ein Kariesrückgang um 75 % zu verzeichnen. Bei den zwei Dritteln mit niedrigem oder gar keinem Kariesaufkommen betrug der Rückgang 100 %. Diese Unterschiede können als zunehmende soziale Ungleichheit interpretiert werden, aber gleichzeitig profitierte die Gruppe mit hohem Kariesaufkommen stark vom allgemeinen Kariesrückgang: In absoluten Zahlen ging bei den Kindern mit der höchsten Kariesbelastung die Anzahl der betroffenen Zähne um vier Zähne zurück, bei denen mit niedriger bis keiner Kariesbelastung um einen Zahn.

Tabelle 17-1: Kariesrückgang bei 12-Jährigen in Abhängigkeit von der Kariesbelastung. Angegeben: DMFT-Mittelwerte (Basner et al., 2017; eigene Berechnungen).

	1994/95	2016	Differenz	
das Drittel mit der höchsten Kariesbelastung	5,33	1,33	–4,0	–75 %
die beiden Drittel mit niedrigerer Kariesbelastung	1,00	0,00	–1,0	–100 %
Gesamtgruppe	2,40	0,44	–2,0	–82 %

17.2.4 Nachhaltige Entwicklungsziele

2015 hat sich die Weltgemeinschaft mit der Agenda 2030 globale Nachhaltigkeitsziele – Sustainable Development Goals (SDG) – für eine sozial, wirtschaftlich und ökologisch nachhaltige Entwicklung gesetzt. Die Handlungsmaxime ist „niemanden zurücklassen" („leave no one behind"). Eines der 17 Ziele ist Gesundheit und Wohlergehen für alle Menschen jeden Alters.

Daran anknüpfend formulierte die World Health Organization (2017) neue Schwerpunkte für die Gesundheitsförderung, darunter **verantwortungsvolle Regierungsführung („good governance") als ausschlaggebend für Gesundheit.** Die schädlichen Auswirkungen nicht nachhaltiger Produktion und nicht nachhaltigen Konsums sollen durch Gesetzgebung, Regulierung und Besteuerung ungesunder Güter verstärkt angegangen werden; die Finanzpolitik soll eingesetzt werden, um Investitionen in Gesundheit und öffentliche Gesundheitssysteme zu ermöglichen. Vorgesehen ist, in die Vermittlung von **Gesundheitskompetenz** zu investieren. Gesundheitskompetenz befähigt Menschen, nicht nur fundiertere Entscheidungen über ihre Gesundheit zu treffen, sondern versetzt sie auch in die Lage, sich für kollektive Gesundheitsförderungsmaßnahmen einzusetzen. Eine hohe Gesundheitskompetenz bei Entscheidungsträgern und Investoren unterstützt deren Verständnis für gesundheitliche Auswirkungen ihres Handels und ihr Engagement für das wirksame Gestalten der Gesundheitsdeterminanten.

Meilensteine für die Förderung der Mundgesundheit schlossen sich an: Der zahnärztliche Weltverband **Fédération Dentaire Internationale** veröffentlichte eine inspirierende „Vision 2030: Optimale Mundgesundheit für alle" (Glick et al., 2021). Die FDI empfiehlt einen Aktionsplan zur Reduktion der Zuckeraufnahme sowie Programme zur Tabakentwöhnung und gibt den Tipp, Prominente als Meinungsmacher für Mundgesundheit zu gewinnen.

Der **Globale Statusbericht zur Mundgesundheit** (World Health Organization, 2022a) liefert einen umfassenden Überblick über die Krankheitsbelastung, die Ressourcen für Mundgesundheit und die anstehenden Herausforderungen.

Es folgte eine weltweite **Strategie zur Mundgesundheit** (World Health Organization, 2022d): Ehrgeizige nationale Maßnahmen zur Förderung der Mundgesundheit sollen entwickelt und Mundgesundheitsprobleme sowie Ungleichheiten in der Mundgesundheit reduziert werden. Oberstes Leitprinzip ist, einen Public-Health-Ansatz zu verwenden.

Darauf aufbauend legte die World Health Organization (2023b) einen detaillierten **Aktionsplan** vor.

17.2.5 Bevölkerungsstrategie effizienter als Risikostrategie

Eine **bevölkerungsbezogene Strategie** („population strategy") setzt bei den Determinanten der Gesundheit an. Ziel der Bevölkerungsstrategie ist es, **generell gesundheitsförderliche Bedingungen zu schaffen.** Sie richtet sich an die Gesamtheit, ungeachtet des individuellen Erkrankungsrisikos. Diese Public-Health-Strategie zielt darauf ab, bei einer möglichst großen Anzahl von Menschen den größtmöglichen Nutzen für die Mundgesundheit zu erzeugen.

Eine Variante ist die **„zielgerichtete Bevölkerungsstrategie" („directed population approach").** Sie tritt an **Teile der Bevölkerung** heran, die insgesamt eine höhere Krankheitsgefährdung aufweisen, verzichtet aber innerhalb dieser Gemeinschaften – beispielsweise Schulformen mit hohem durchschnittlichem Kariesaufkommen – auf den Versuch einer weiteren individuellen Risikodifferenzierung. Mittels zielgerichteter Bevölkerungsstrategie lassen sich komplette Einrichtungen effizient betreuen, weil Populationen mit einem insgesamt erhöhten Kariesrisiko erreicht werden (Arbeitsgemeinschaft der Spitzenverbände der Krankenkassen & MDS, 2000; Sagheri et al., 2008).

Wichtig für Gesundheitsförderung und Prävention

Die **Bevölkerungsstrategie** zielt darauf ab, die Exposition mit Gesundheitsrisiken in der Gesamtbevölkerung so zu verändern, dass sich die gesamte Verteilungskurve der Risikofaktoren in einen günstigeren Bereich verschiebt (Rose, 2008).

Medizin und Zahnmedizin verfolgen dagegen meist eine **Risikostrategie**. Diese wendet sich an **einzelne Individuen** mit einem mutmaßlich hohen individuellen Krankheitsrisiko. Das erfordert individuelle Risikobestimmung. Für die Zuverlässigkeit von Kariesrisikotests liegt jedoch keine ausreichende Evidenz vor (Cagetti et al., 2018). Im Hinblick auf den Nutzen von Fluoridlackapplikationen war es nicht von Bedeutung, ob zuvor eine Kariesrisikoeinschätzung durchgeführt wurde oder nicht (Institut für Qualität & Wirtschaftlichkeit im Gesundheitswesen, 2018).

Die **Bevölkerungsstrategie** strebt an, allgemeine **soziale Normen zu verändern**. Gelingt das, fühlen sich Individuen in ihrem Verhalten durch die Gesellschaft, an der sie sich orientieren, bestätigt. Die **Risikostrategie** verlangt dagegen, dass sich **„Risikoträger" anders verhalten** als die restliche Bevölkerung. Diese Erwartung an die Gruppe mit den geringsten Bildungs-, Finanz und Zeitressourcen zu richten, erscheint wenig erfolgversprechend.

17.2.6 „Institution für Mundgesundheit" gesetzlich implementieren

In ihrem globalen Aktionsplan Mundgesundheit für die Mitgliedsländer platziert die World Health Organization (2023b) das strategische Ziel **„Führung für Mundgesundheit"** an erster Stelle. Um eine nationale Mundgesundheitspolitik, Strategien und Vorgehensweisen zu entwickeln und zu implementieren, brauche es im Gesundheitsministerium oder einer anderen nationalen staatlichen Gesundheitsbehörde engagiertes Personal für Mundgesundheit. Eine qualifizierte, funktionale, gut ausgestattete und rechenschaftspflichtige **nationale Mundgesundheitseinheit** mit Public-Health-Fachkräften solle eingerichtet werden, um die nationale Politik anzuregen sowie technische Überwachung, Management, Koordination und Interessenvertretung für Mundgesundheit zu übernehmen.

Für Deutschland wurde vorgeschlagen, per Bundesgesetz eine **„Institution für Mundgesundheit"** zu etablieren (Strippel, 2021). Diese sollte gesetzlich eigenständig sein, so wie die Gruppenprophylaxe nach § 21 SGB V. Potenzielle Ziele, Zielgruppen, Aufträge und Strategien der Institution wurden in Anlehnung an die Stiftung Gesundheitsförderung Schweiz formuliert. Ziel ist **„Mundgesundheit für alle"**. Die Institution soll an **Verhältnisprävention** durch mundgesundheitsförderliche **Policy-Gestaltung** arbeiten. Zusätzlich sollen **regionale und lokale Untergliederungen Berufsgruppen** wie Hebammen, Pflegekräfte, Heilerziehungspflegende und pädagogische Fachkräfte, aber auch Unterstützungspersonen und pflegende

Wichtig für Gesundheitsförderung und Prävention

Die bisherigen zahnmedizinischen Präventionsstrukturen sind stark auf individuelle biomedizinische und verhaltensorientierte Maßnahmen ausgerichtet. Es fehlen Strukturen für bevölkerungsbezogene zahnmedizinische Public Health einschließlich verhältnisbezogener Gesundheitsförderung.
Nachdem Ende der 1980er-Jahre Individualprophylaxe und Gruppenprophylaxe etabliert wurden, sollte nun auch die noch fehlende Präventionsebene der bevölkerungsweiten Mundgesundheitsförderung mittels zahnmedizinischer Public Health nachhaltig bearbeitet werden. Für dieses neue Aufgabenfeld sollte gesetzlich eine „Institution für Mundgesundheit" gegründet werden.

Angehörige **fortbilden und unterstützen**. Aufgaben der Institution soll es auch sein, **Unternehmen und andere Akteure** in den Blick zu nehmen sowie **Interventionsforschung** auf hohem Evidenzniveau zu betreiben.

17.3 Prävention

17.3.1 Präventionsansätze

Wird der Begriff „Prävention" isoliert verwendet, bezieht er sich nach allgemeinem Verständnis auf das **Verhindern einer Erkrankung**, mithin auf die „Primärprävention". Früherkennung mittels Screening nicht Erkrankter als „sekundärpräventive" Maßnahme kann demselben Zweck dienen, wenn Risikofaktoren erfasst werden. Behandlungsmaßnahmen als „tertiärpräventiv" zu bezeichnen, erscheint widersprüchlich, denn die Behandlung ist das, was durch Prävention erst gar nicht erforderlich werden soll. Auch sozialrechtlich sind Prävention, Früherkennung und Behandlung voneinander abgegrenzt: Nach § 28 SGB V umfasst die (zahn)ärztliche Behandlung die „Verhütung, Früherkennung und Behandlung" von Krankheiten.

Prävention und Gesundheitsförderung lassen sich nach ihrer Reichweite auf gesamte Bevölkerungen, Gruppen oder Individuen beziehen. Methodenbezogen lässt sich Prävention folgendermaßen klassifizieren:

- **Gesundheitsförderung ≈ Verhältnisprävention**
- **Gesundheitserziehung ≈ Verhaltensprävention**
- **biomedizinische Prävention** (z. B. Fissurenversiegelungen)

17.3.2 Gruppenprophylaxe

§ 21 SGB V verpflichtet die Krankenkassen, Maßnahmen der Erkennung und Verhütung von Zahnerkrankungen für Kinder und Jugendliche zu fördern. Die Ausgaben lagen 2019 bei 50 Mio. Euro. Ein Gruppenprophylaxeprogramm, das alle inhaltlichen Vorgaben des Gesetzgebers umsetzt, kostet 42 Euro je Kind und Jahr (Preise 2023), wovon Kommune und Krankenkassen jeweils etwa die Hälfte tragen (Nechita, 1999).

In Deutschland organisieren 17 Landes- und ca. 390 lokale Arbeitsgemeinschaften für Jugendzahnpflege sowie der Öffentliche Gesundheitsdienst (ÖGD) die Gruppenprophylaxe-Aktivitäten. Neben den dort beschäftigen Zahnärztinnen und Zahnärzten sowie Prophylaxefachkräften führen viele niedergelassene Zahnärztinnen und Zahnärzten Maßnahmen durch, insbesondere Mundhygieneaufklärung und -übungen. 2019 erreichte mindestens ein Prophylaxeimpuls 5,9 Mio Kinder und Jugendliche (Deutsche Arbeitsgemeinschaft für Jugendzahnpflege, 2019). Vornehmlich der ÖGD führte 3,1 Mio. zahnärztliche Untersuchungen sowie Gesundheitsförderungsmaßnahmen wie Multiplikatorenschulungen (Völkner-Stetefeld, 2008) und Arbeit an Strukturen durch (Kluba et al., 2022).

Fluorid(lack)anwendung als wirksamste Präventionsmaßnahme (Arbeitsgemeinschaft der Spitzenverbände der Krankenkassen & MDS, 2000) erreicht 12 % der Kinder (Deutsche Arbeitsgemeinschaft für Jugendzahnpflege, 2019).

17.3.3 Früherkennung und Individualprophylaxe

Früherkennungsuntersuchungen (FU) für unter 6-Jährige und Individualprophylaxe (IP) für 6- bis 18-Jährige werden als Leistung der gesetzlichen Krankenversicherung in Zahnarztpraxen durchgeführt. Neben Untersuchung, **Mundgesundheitsaufklärung** und Lokalfluoridierung ist die **Fissurenversiegelung** Teil der IP. Für die FU wurden 2019 33 Mio. Euro ausgegeben, für die IP 500 Mio. Euro.

2019 wurden die FU auf den Zeitraum ab dem 6. Lebensmonat erweitert, praktische Anleitungen der Betreuungspersonen zur Mundhygiene beim Kind sowie **Fluoridlackanwendungen** eingeführt. 2023 hob der Gemeinsame Bundesausschuss die Bindung der Fluoridlackanwendung an die Ergebnisse der Einschätzung des Kariesrisikos auf und initiierte die Dokumentation der zahnärztlichen FU im bundesweit einheitlichen **Kinderuntersuchungsheft**.

Es wäre allerdings problematisch, Prävention zu medikalisieren (Illich, 2022) und als allein in Zahnarztpraxen einkaufbare Dienstleistung oder als Ware zu betrachten. Dadurch würden die breitenwirksame, gesellschaftlich organisierte Gesundheitsförderung sowie die familiäre und individuelle Vorsorge geschwächt.

17.3.4 Prävention für vulnerable Gruppen

Der Gesetzgeber führte in den 2010er-Jahren neue zahnärztliche Leistungen für **Säuglinge und Kleinkinder, Pflegebedürftige und Menschen mit Behinderungen** ein. Kassenzahnärztliche Bundesvereinigung und GKV-Spitzenverband vereinbarten die **kooperative und koordinierte zahnärztliche und pflegerische Versorgung von stationär Pflegebedürftigen** nach § 119b SGB V. Sie gestalten 2014 die neuen Leistungen im BEMA-Z nicht nur – wie in § 87 Abs. 2j SGB V vorgesehen – als Zuschläge, sondern auch in Form neuer Präventionsleistungen. Seither können Zahnärzte den Mundpflegestatus erheben, Präventionsempfehlungen aussprechen, Koordinationserfordernisse formulieren und dies in einem **Formblatt**, das den Pflegebedürftigen und dem Pflegepersonal überreicht wird, auf den Punkt bringen. Des Weiteren unterstützen sie das Pflegepersonal durch **Hinweise und ggf. praktische Anleitung** bei der Mundpflege und der Pflege und Handhabung des Zahnersatzes. Eine gesetzliche Erweiterung dieser Leistungsansprüche auch auf Wohn- und Betreuungsangebote für Menschen mit Behinderungen wird angestrebt.

Im Jahr 2018 trat die Richtlinie des Gemeinsamen Bundesausschusses nach § 22a SGB V in Kraft, mit der diese Präventionsleistungen auf **alle Pflegebedürftige** und auf **Menschen mit Behinderungen, die Eingliederungshilfe** erhalten, ausgedehnt wurden.

Fachleute aus Pflege und Zahnmedizin haben ab 2021 einen **„Expertenstandard Förderung der Mundgesundheit in der Pflege“** entwickelt, konsentiert, modellhaft implementiert und schließlich verabschiedet (Deutsches Netzwerk für Qualitätsentwicklung in der Pflege, 2023). Der Expertenstandard wendet sich an Pflegefachkräfte in allen Bereichen. Themen sind Informationsvermittlung, Anleitung sowie Mundhygiene- und andere Maßnahmen zur Verbesserung der Mundgesundheit der Pflegebedürftigen (Sirsch et al., 2022).

17.3.5 Einzelne Erkrankungen und Zustände

Wesentliche Risikofaktoren für **Mund- und Rachenkrebs** sind Tabakabusus und Alkoholkonsum. Die effektivsten Maßnahmen zur Reduktion des Alkoholkonsums setzen am Preis an. Sowohl eine Verdoppelung der Besteuerung als auch eine Preisregulierung in Form eines Einzelhandel-Mindestpreises von ca. 85 Cent je 10 g reinen Alkohols führt zu einem Rückgang des Alkoholkonsums um 10 % sowie möglichen größeren Verringerungen bei Haushalten mit geringem Einkommen. Eine Einschränkung des Alkoholverkaufs um – summiert – einen Tag je Woche verringert den Konsum um 3,6 % (Kilian et al., 2023).

Zahn-, Mund- und Kieferverletzungen können auf vielfältige Weise entstehen und daher auch auf vielfältige Weise verhindert werden. Zur Prävention dieser Verletzungen werden im Freizeit- und Sportbereich Gesichts- und Mundschutz empfohlen. Bei Jugendlichen und jungen Erwachsenen erwiesen sich in randomisierten kontrollierten Studien (RCT; s.u.) und Beobachtungsstudien die folgenden Maßnahmen als effektive Präventionsmaßnahmen (Peden et al., 2023):

- gegen Sportunfälle: neuromuskuläre Trainingsprogramme, Schutzausrüstung sowie Regeländerungen,
- gegen Verkehrsunfälle: abgestufte Fahrerlaubnis-Regelungen,
- gegen Stürze im häuslichen Umfeld benachteiligter Gruppen: bauliche Maßnahmen und Reparaturen.

17.4 Evidenz, Wirksamkeit und Effizienz

Die Frage „Where is the evidence?“ sollte auch in der zahnmedizinischen Prävention über den Einsatz oder Nichteinsatz von Präventionsmaßnahmen entscheiden. **Evidenz** bedeutet systematisch gewonnene und nachvollziehbar dargelegte **Wirksamkeitsbelege**. Durchgeführt werden Nutzenbewertungen. Bei **diagnostischen Verfahren** werden Nutzen-Schaden-Verhältnis, diagnostische Güte oder prognostische Wertigkeit beurteilt. Bei **Therapieverfahren** wird die Intervention mit Placebo, Nichtbehandlung oder einer anderen Behandlung verglichen. Das Ergebnis lautet dann: Der Beleg/Hinweis/Anhaltspunkt für einen (Zusatz-)Nutzen bzw. Schaden ist vorhanden oder nicht vorhanden (Institut für Qualität & Wirtschaftlichkeit im Gesundheitswesen, 2023).

Nur **randomisierte kontrollierte Studien** (RCT) mit u. a. **Zufallszuteilung** der Teilnehmer zur Test- oder zur **Kontrollgruppe** erlauben weitgehend sichere Aussagen zur Kausalität und damit zur **Wirksamkeit**. Auch Präventionsprogramme, die in Settings wie etwa Schulen oder Kitas durchgeführt werden, lassen sich durch RCT evaluieren (Meyer, 2009).

Die **„Komm-Struktur“ der Zahnarztpraxis** erschwert insbesondere vulnerablen Gruppen die Inanspruchnahme. Für diejenigen, die in der Gruppen- oder Individualprophylaxe erreicht werden, gilt das Folgende: Durch **Fluoridlackanwendung** wird im Milchgebiss eine Karieshemmung von 37%, im bleibenden Gebiss von 43% erreicht (Marinho et al., 2013). Bezüglich Fluoridgelee liegen die Werte nur bei 20% im Milch- und bei 21% im bleibenden Gebiss (Marinho et al., 2015). Ein Karieszuwachs von 16% innerhalb von zwei Jahren kann durch **Fissurenversiegelung** auf 5,2% reduziert werden (Ahovuo-Saloranta et al., 2017). Würde die Fissurenversiegelungverstärkt bei sozial Benachteiligten angewandt, könnte sie „sozialkompensatorisch“ wirken.

Mundgesundheitsaufklärung erbringt einen positiven Effekt im Hinblick auf das Kenntnisniveau, einen nur vorübergehenden Effekt bezüglich des Plaquebefalls und keinen Effekt im Hinblick auf den Karieszuwachs (Kay & Locker, 1997). Die Aufklärung führt bei Müttern von Säuglingen und Kleinkindern ebenfalls zu einem verbesserten Kenntnisstand, sie beeinflusst aber Einstellungen und das Mundgesundheitsverhalten nicht oder nur unbedeutend (Strippel, 2010).

Regelmäßige **professionelle Zahnreinigungen** führen bei Erwachsenen ohne schwere Parodontitis zu nur geringer oder keiner Verbesserung von Gingivitis, Sondierungstiefe oder mundgesundheitsbezogener Lebensqualität (Lamont et al., 2018).

Effizienz bedeutet das **Verhältnis von Nutzen zu Kosten. Fluoridierte Zahnpasten** mit 1450–1500 ppm Fluorid bewirken eine **Karieshemmung** von 36% (Walsh et al., 2019) bei Kosten von wenigen Euro im Jahr. Derartige **Public-Health-Maßnahmen** sind hocheffizient.

Fluoridlack mit mindestens 6000 ppm Fluorid ist mit 45% Karieshemmung sehr effektiv, die Anwendung im Rahmen des „Vollprogramms“ von GP und IP mit ca. 42 Euro (Nechita, 1999) bzw. 190 Euro (Preise 2022) aber teuer. Die **Effizienz der professionell angewandten Präventionsmaßnahmen** ist demnach **gering.** Dennoch lässt sich eine Erbringung prophylaktischer Leistungen in der Zahnarztpraxis rechtfertigen, denn eine **Umorientierung zahnärztlicher Dienste in Richtung auf Prävention ist erwünscht.**

Zusammenfassung

Karies und Parodontitis sind immer noch die am weitesten verbreiteten „Volkskrankheiten“ und führen zum Verlust anatomischer Strukturen sowie hohen Behandlungskosten, obwohl sich Karies vollständig und Parodontitis teilweise vermeiden lässt. Determinanten der Mundgesundheit sind politische, ökonomische, soziale und kulturelle Gegebenheiten, die auf individueller Ebene durch genetische Faktoren moduliert werden. Durch Angebotsmodifikation im Rahmen der Verhältnisprävention – Fluoridieren von Zahnpasten – wurde ein imposanter Kariesrückgang erreicht. Neuerdings rückt die Konsumwelt stärker ins Blickfeld. Dort werden im Sinn der Healthy Public Policy regulatorische Maßnahmen wie die höhere Besteuerung von zuckerhaltigen Getränken ergriffen, um den Zuckerkonsum in Richtung auf die WHO-Diskussionsempfehlung von unter 5 % Gesamtenergieaufnahme zu bringen. Angeregt wird, eine „Institution für Mundgesundheitsförderung“ gesetzlich zu implementieren, um durch Public-Health-Maßnahmen Breitenwirksamkeit zu erzielen. Für vulnerable Gruppen wurden neue vertragszahnärztliche Präventionsleistungen geschaffen.

Diskussionsanregung

- Was sind die Hauptprobleme der Mundgesundheit?
- Was sind die wesentlichen Bedingungsfaktoren für Mundgesundheit?
- Welchen Nutzen haben verschiedene Präventionsmaßnahmen gegen Karies und Parodontitis und wie wirtschaftlich sind sie?
- „Make the healthy choices easy choices“ – wie geht das in der Konsumwelt?
- Wodurch sind Bevölkerungsstrategien effektiver als Risikostrategien?
- Wie kann eine bevölkerungsweite Mundgesundheitsförderung organisiert werden?

Literatur

Ahovuo-Saloranta, A., Forss, H., Walsh, T., Nordblad, A., Mäkelä, M. & Worthington, H.V. (2017). Pit and fissure sealants for preventing dental decay in permanent teeth. *Cochrane Database of Systematic Reviews, 7*, CD001830.

Andreyeva, T., Marple, K., Marinello, S., Moore, T.E. & Powell, L.M. (2022). Outcomes following taxation of sugar-sweetened beverages. *JAMA Network Open, 5*(6), e2215276. https://doi.org/10.1001/jamanetworkopen.2022.15276

Arbeitsgemeinschaft der Spitzenverbände der Krankenkassen (AG SpiK) und Medizinischer Dienst der Spitzenverbände der Krankenkassen (MDS). (2000). *Gruppenprophylaxe 2000. Konzept der Spitzenverbände der Krankenkassen zur Weiterentwicklung der Maßnahmen nach § 21 Abs. 1 SGB V (Weiterentwicklungskonzept Gruppenprophylaxe) vom 20. November 2000*. Eigenverlag.

Basner, R., Santamaría, R.M., Schmoeckel, J., Schüler, E. & Splieth, C.C. (2017). *Epidemiologische Begleituntersuchungen zur Gruppenprophylaxe 2016*. Deutsche Arbeitsgemeinschaft für Jugendzahnpflege.

Böhnke, P., Groh-Samberg, O. & Kleinert, C. (2023). *Folgen sozialer Ungleichheit* (Informationen zur politischen Bildung Nr. 354/2023). Bundeszentrale für politische Bildung. Verfügbar unter https://www.bpb.de/shop/zeitschriften/izpb/soziale-ungleichheit-354/520847/folgen-sozialer-ungleichheit/

Brülle, J. & Spannagel, D. (2023, November). *WSI-Verteilungsbericht 2023: Einkommensungleichheit als Gefahr für die Demokratie* (WSI-Report Nr. 90). Hans-Böckler-Stiftung. Verfügbar unter https://www.wsi.de/de/faust-detail.htm?sync_id=HBS-008729

Bundesinformationszentrum Landwirtschaft (BLZ). (2023). *Statistisches Jahrbuch über Ernährung, Landwirtschaft und Forsten der Bundesrepublik Deutschland*. Bundesanstalt für Landwirtschaft und Ernährung.

Cagetti, M.G., Bontà, G., Cocco, F., Lingstrom, P., Strohmenger, L. & Campus, G. (2018). Are standardized caries risk assessment models effective in assessing actual caries status and future caries increment? A systematic review. *BMC Oral Health, 18*, 123–133. https://doi.org/10.1186/s12903-018-0585-4

Deutsche Arbeitsgemeinschaft für Jugendzahnpflege (DAJ). (2019). *Dokumentation der Maßnahmen der*

Gruppenprophylaxe. Jahresauswertung Schuljahr 2018/2019. Deutsche Arbeitsgemeinschaft für Jugendzahnpflege.

Deutsches Netzwerk für Qualitätsentwicklung in der Pflege (DGNQP) (Hrsg.). (2023). *Expertenstandard „Förderung der Mundgesundheit in der Pflege". Entwicklung – Konsentierung – Implementierung*. DGNQP.

Ernst, J.B., Arens-Azevêdo, U., Bitzer, B., Bosy-Westphal, A., de Zwaan, M., Egert, S., Fritsche, A., Gerlach, S., Hauner, H., Heseker, H., Koletzko, B., Müller-Wieland, D., Schulze, M., Virmani, K., Watzl, B. & Buyken, A.E. (2018). *Quantitative Empfehlung zur Zuckerzufuhr in Deutschland*. Deutsche Adipositas-Gesellschaft, Deutsche Diabetes Gesellschaft, Deutsche Gesellschaft für Ernährung.

Flor, L.S., Reitsma, M.B., Gupta, V., Ng, M. & Gakidou, E. (2021). The effects of tobacco control policies on global smoking prevalence. *Nature Medicine, 27*, 239–243. https://doi.org/10.1038/s41591-020-01210-8

Giesecke, J., Böhnke, P. & Groh-Samberg, O. (2023). *Einkommens- und Vermögensungleichheit*. (Informationen zur politischen Bildung Nr. 354/2023). Bundeszentrale für politische Bildung. Verfügbar unter https://www.bpb.de/shop/zeitschriften/izpb/soziale-ungleichheit-354/520845/einkommens-und-vermoegensungleichheit/

Glick, M., Williams, D.M., Ben Yahya, I., Bondioni, E., Cheung, W.W. M., Clark, P., Jagait, C.K., Listl, S., Mathur, M.R., Mossey, P., Ogawa, H., Seeberger, G.K., Sereny, M. & Séverin, T. (2021). *Vision 2030: Delivering optimal oral health for all*. World Dental Federation (FDI). Available from https://www.fdiworlddental.org/sites/default/files/2021-02/Vision-2030-Delivering%20Optimal-Oral-Health-for-All_0.pdf

Groh-Samberg, O., Kleinert, C. & Konietzka, D. (2023). *Was ist soziale Ungleichheit? Konzeptionelle Perspektiven*. (Informationen zur politischen Bildung Nr. 354/2023). Bundeszentrale für politische Bildung. Verfügbar unter https://www.bpb.de/system/files/dokument_pdf/BPB_IzpB_354_Soziale_Ungleichheit_Gesamt_230406_RZ_bf.pdf

Heilmann, A., Sheiham, A. & Watt, R.G. (2017). *Förderung der Mundgesundheit durch einen gemeinsamen Risikofaktorenansatz (CRFA)* (IDZ-Information No. 1/2017). Institut der Deutschen Zahnärzte (IDZ). Verfügbar unter https://www.idz.institute/publikationen/idz-information/foerderung-der-mundgesundheit-durch-einen-gemeinsamen-risikofaktorenansatz-crfa/

Hoffmann, T. (2006a). Parodontalerkrankungen. In W. Micheelis & U. Schiffner (Hrsg.), *Vierte Deutsche Mundgesundheitsstudie (DMS IV)* (S. 266–289). Deutscher Zahnärzte Verlag.

Hoffmann, T. (2006b). Parodontalerkrankungen. In W. Micheelis & U. Schiffner (Hrsg.), *Vierte Deutsche Mundgesundheitsstudie (DMS IV)* (S. 334–374). Deutscher Zahnärzte Verlag.

Hoffmann, T. & Schützhold, S. (2016). Parodontalerkrankungen. In A.R. Jordan & W. Micheelis (Hrsg.), *Fünfte Deutsche Mundgesundheitsstudie (DMS V)* (S. 312–334). Deutscher Zahnärzte Verlag.

Hurrelmann, K. & Richter, M. (2022). Determinanten der Gesundheit. In Bundeszentrale für gesundheitliche Aufklärung (BZgA) (Hrsg.), *Leitbegriffe der Gesundheitsförderung und Prävention. Glossar zu Konzepten, Strategien und Methoden*. Zugriff am 01. März 2024 unter https://leitbegriffe.bzga.de/alphabetisches-verzeichnis/determinanten-der-gesundheit/

Illich, I. (2022). *Die Nemesis der Medizin. Die Kritik der Medikalisierung des Lebens* (7. Aufl.). C.H. Beck.

Institut der Deutschen Zahnärzte (IDZ) (Hrsg.). (2012). *Zur Mundgesundheit von Pflegebedürftigen und Menschen mit Behinderungen in Deutschland – eine systematische Übersicht (Review) auf der Grundlage aktueller Einzelstudien (2000–2012)* (IDZ-Information 3-12). Verfügbar unter https://www.bzaek.de/fileadmin/PDFs/idz/IDZ_0312_WEB.pdf

Institut für Qualität und Wirtschaftlichkeit im Gesundheitswesen (IQWiG). (2018). *Rapid Report: Fluoridlackapplikation im Milchgebiss zur Verhinderung von Karies* (IQWiG-Berichte Nr. 613). Verfügbar unter https://www.iqwig.de/download/n17-03_fluoridlackapplikation-im-milchgebiss_rapid-report_v1-0.pdf?rev=186813

Institut für Qualität und Wirtschaftlichkeit im Gesundheitswesen (IQWiG). (2023). *Allgemeine Methoden Version 7.0*. Verfügbar unter https://www.iqwig.de/ueber-uns/methoden/methodenpapier/

Jordan, A.R., Kuhr, K., Ohm, C., Frenzel Baudisch, N. & Kirschneck, C. (2021). *Sechste Deutsche Mundgesundheitsstudie (DMS 6). Zahn- und Kieferfehlstellungen bei Kindern*. Institut der Deutschen Zahnärzte (IDZ).

Kay, E. & Locker, D. (1997). *Effectiveness of oral health promotion: a review*. Health Education Authority.

Kilian, C., Lemp, J.M., Llamosas-Falcón, L., Carr, T., Ye, Y., Kerr, W.C., Mulia, N., Puka, K., Lasserre, A.M., Bright, S., Rehm, J. & Probst, C. (2023). Reducing alcohol use through alcohol control policies in the general population and population subgroups: a systematic review and meta-analysis. *EClinicalMedicine, 59*, 101996. https://doi.org/10.1016/j.eclinm.2023.101996

Kluba, J., Franke-Zimmermann, S. & Behrens-Birkenfeld, H. (2022). Ein Beispiel für erfolgreiche Lobby-Arbeit initiiert vom ÖGD für den ÖGD – Endlich wieder da: § 57 Niedersächsisches Schulgesetz! *Zahnärztlicher Gesundheitsdienst, 52*, 6–7.

Koch, J. H. (2023). *MIH-Weltkongress: Rätselhafte Krankheit, aber behandelbar* (Die Zahnarzt Woche). Zugriff am 6. November 2023 unter https://www.dzw.de/amit-mih-weltkongress-behandelbar

Kocher, T. & Holtfreter, B. (2016). Krankheits- und Versorgungsprävalenzen bei jüngeren Senioren (65- bis 74-Jährige). Parodontalerkrankungen. In A. R. Jordan & W. Micheelis (Hrsg.), *Fünfte Deutsche Mundgesundheitsstudie (DMS V)* (S. 396–415). Deutscher Ärzteverlag.

Lamont, T., Worthington, H. V., Clarkson, J. E. & Beirne, P. V. (2018). Routine scale and polish for periodontal health in adults. *Cochrane Database of Systematic Reviews, 12*, CD004625.

Landesamt für Umwelt, Gesundheit und Verbraucherschutz (LUGV). (2013). *Gesundheitsplattform. Mundgesundheit 3 Jahre alter Kinder*. LUGV.

Marinho, V. C., Worthington, H. V., Walsh, T. & Clarkson, J. E. (2013). Fluoride varnishes for preventing dental caries in children and adolescents. *Cochrane Database of Systematic Reviews, 7*, CD002279.

Marinho, V. C., Worthington, H. V., Walsh, T. & Chong, L. Y. (2015). Fluoride gels for preventing dental caries in children and adolescents. *Cochrane Database of Systematic Reviews, 6*, CD002280.

Marmot, M., Allen, J., Boyce, T., Goldblatt, P. & Morrison, J. (2020). *Health equity in England: the Marmot Review 10 years on*. Institute of Health Equity.

McKeown, T. (1979). *The role of medicine*. Basil Blackwell.

Meyer, G. (2009). Randomisiert-kontrollierte Studien in der Evaluationsforschung. In P. Kolip & V. E. Müller (Hrsg.), *Qualität von Gesundheitsförderung und Prävention* (S. 327–344). Huber.

Milio, N. (1976). A framework for prevention: changing health-damaging to health-generating life patterns. *American Journal of Public Health, 66*, 435–439. https://doi.org/10.2105/AJPH.66.5.435

Müller, H. P. (2012). *Parodontologie* (3. Aufl.). Thieme.

Nechita, U. (1999). Modellprojekte nach dem Konzept der Spitzenverbände der KK zur Gruppenprophylaxe. *Zahnärztlicher Gesundheitsdienst, 29*(1), 8–10.

Nitschke, I. & Micheelis, W. (2016). Krankheits- und Versorgungsprävalenzen bei älteren Senioren mit Pflegebedarf. In R. Jordan & W. Micheelis (Hrsg.), *Fünfte Deutsche Mundgesundheitsstudie (DMS V)* (S. 557–578). Deutscher Zahnärzte Verlag.

Peden, A. E., Cullen, P., Bhandari, B., Testa, L., Wang, A., Ma, T., Möller, H., Peden, M., Sawyer, S. M. & Ivers, R. (2023). A systematic review of the evidence for effectiveness of interventions to address transport and other unintentional injuries among adolescents. *Journal of Safety Research, 85*, 321–338. https://doi.org/10.1016/j.jsr.2023.03.005

Petersen, P. E. & Baez, R. (2013). *Oral health surveys: basic methods* (5th ed.). World Health Organization.

Public Health England/UK Health Security Agency (Ed.). (2020). *Research and analysis – Annual tuberculosis (TB) data for England and Wales, from 1913 onwards*. Retrieved March 03, 2024 from https://www.gov.uk/government/publications/tuberculosis-tb-annual-notifications-1913-onwards

Rose, G. (2008). *Rose's strategy of preventive medicine*. Oxford University Press. https://doi.org/10.1093/acprof:oso/9780192630971.001.0001

Sagheri, D., Hahn, P. & Hellwig, E. (2008). The development of a directed population approach to tackle inequalities in dental caries prevalence among secondary school children based on a small area profile. *Central European Journal of Public Health, 16*(2), 65–70. https://doi.org/10.21101/cejph.a3469

Schiffner, U. (2016a). Karies, Erosionen, Molaren-Inzisiven-Hypomineralisationen. In R. Jordan & W. Micheelis (Hrsg.), *Fünfte Deutsche Mundgesundheitsstudie (DMS V)* (S. 231–268). Deutscher Zahnärzte Verlag.

Schiffner, U. (2016b). Karies und Erosionen. In R. Jordan & W. Micheelis (Hrsg.), *Fünfte Deutsche Mundgesundheitsstudie (DMS V)* (S. 282–311). Deutscher Zahnärzte Verlag.

Schiffner, U. & Reich, E. (1999). Karies/Füllungen bei den Erwachsenen. In W. Micheelis & E. Reich (Hrsg.), *Dritte Deutsche Mundgesundheitsstudie (DMS III)* (S. 247–275). Deutscher Zahnärzte Verlag.

Schubert, I. (2015). Gesundheitsbericht 2014. *Zahnmedizinische Aspekte bei Kindern und Jugendlichen. Landkreis Stendal*. Eigenverlag.

Sirsch, E., Ludwig, E., Müller, K., Blumenberg, P., Nitschke, I. & Büscher, A. (2022). Förderung der Mundgesundheit in der Pflege – ein interprofessioneller Expertenstandard. *Zeitschrift für Gerontologie und Geriatrie, 55*, 204–209. https://doi.org/10.1007/s00391-022-02053-3

Strippel, H. (2004). *Gesundheitsaufklärung bei Kinderarzt und Zahnarzt: Interventionsstudie zur Effekti-*

vität der Primärprävention von Nuckelflaschenkaries. Juventa.

Strippel, H. (2010). Effectiveness of structured comprehensive paediatric oral health education for parents of children less than two years of age in Germany. *Community Dental Health, 27*, 74–80.

Strippel, H. (2016, Februar). *Mundgesundheit und soziale Lage von Migranten, Zugangsbarrieren zur zahnmedizinischen Versorgung – was ist zu tun und was noch zu erforschen?* Präsentation. Fachgespräch Mundgesundheit in der Einwanderungsgesellschaft, Beauftragte für Migration, Flüchtlinge und Integration, 23.02.2016. Berlin: Bundeszahnärztekammer.

Strippel, H. (2021). Mundgesundheit für alle – wie kann zahnmedizinische Public Health in Deutschland nachhaltig gestärkt werden? *Bundesgesundheitsblatt Gesundheitsforschung Gesundheitsschutz, 64*, 879–887. https://doi.org/10.1007/s00103-021-03360-7

Suzuki, S., Sugihara, N., Kamijo, H., Morita, M., Kawato, T., Tsuneishi, M., Kobayashi, K., Hasuike, Y. & Sato, T. (2022). Reasons for tooth extractions in Japan: the second nationwide survey. *International Dental Journal, 72*(3), 366–372. https://doi.org/10.1016/j.identj.2021.05.008

Thomson, K., Hillier-Brown, F., Todd, A., McNamara, C., Huijts, T. & Bambra, C. (2018). The effects of public health policies on health inequalities in high-income countries: an umbrella review. *BMC Public Health, 18*(1), 869. https://doi.org/10.1186/s12889-018-5677-1

Völkner-Stetefeld, P. (2008). Hebammenschülerinnen als Multiplikatorinnen für die Gruppenprophylaxe der 0- bis 3-Jährigen in Hessen. *Zahnärztlicher Gesundheitsdienst, 38*, 6–9.

Walsh, T., Worthington, H.V., Glenny, A.M., Marinho, V.C. C. & Jeroncic, A. (2019). Fluoride toothpastes of different concentrations for preventing dental caries. *Cochrane Database of Systematic Reviews, 3*(3), CD007868.

Watkins, J., Wulaningsih, W., Da Zhou, C., Marshall, D.C., Sylianteng, G., Dela Rosa, P.G., Miguel, V.A., Raine, R., King, L.P. & Maruthappu, M. (2017). Effects of health and social care spending constraints on mortality in England: a time trend analysis. *BMJ Open, 7*(11), e017722. https://doi.org/10.1136/bmjopen-2017-017722

World Health Organization (WHO). (2015). *Sugars intake for adults and children*. World Health Organization.

World Health Organization (WHO). (2017). *Shanghai Declaration on promoting health in the 2030 Agenda for Sustainable Development. 21–24 of November 2016, Shanghai, China*. World Health Organization.

World Health Organization (WHO). (2022a). *Global oral health status report*. World Health Organization.

World Health Organization (WHO). (2022b). *Global tuberculosis report 2022 mobile app: United Kingdom*. World Health Organization.

World Health Organization (WHO). (2022c). *WHO manual on sugar-sweetened beverage taxation policies to promote healthy diets*. World Health Organization.

World Health Organization (WHO). (2022d). *Global strategy on oral health*. World Health Organization.

World Health Organization (WHO). (2023a). *Commercial determinants of health*. World Health Organization.

World Health Organization (WHO). (2023b). *Draft Global Oral Health Action Plan (2023–2030)*. World Health Organization.

Ziller, S., Oesterreich, D. & Jordan, A.R. (2021). Mundgesundheitsziele für Deutschland bis zum Jahr 2030. *Zahnmedizin, Forschung und Versorgung, 4*, 1–37.

Zimmer, S. & Jordan, A.R. (2016). Internationale Vergleiche. In A.R. Jordan & W. Micheelis (Hrsg.), *Fünfte Deutsche Mundgesundheitsstudie (DMS V)* (S. 595–606). Deutscher Zahnärzte Verlag.

Lese- und Medienempfehlung zur Vertiefung

Chestnutt, I.G. (2016). *Dental public health at a glance*. Wiley Blackwell.

Daly, B., Batchelor, P., Treasure, E.T. & Watt, R. (2013). *Essential dental public health* (2nd ed.). Oxford University Press. https://doi.org/10.1093/oso/9780199679379.001.0001

Klemperer, D. (2020). *Sozialmedizin – Public Health – Gesundheitswissenschaften* (4., überarbeitete und erweiterte. Aufl.). Hogrefe. https://doi.org/10.1024/86016-000

Mason, J. (2020). *Concepts in dental public health*. Jones & Bartlett Learning.

Roulet, J.-F., Fath, S. & Zimmer, S. (Hrsg.). (2017). *Zahnmedizinische Prophylaxe: Lehrbuch und Praxisleitfaden*. Urban & Fischer.

Sheiham, A., Moysés, S.E., Watt, R.G. & Bönecker, M. (2014). *Promoting the oral health of children: theory and practice* (2nd ed.). Quintessence Publishing.

18 Prävention neurologischer Erkrankungen

Katharina Althaus und Albert C. Ludolph

Überblick

- Welche präventiven Ansätze gibt es bei verschiedenen neurologischen Krankheitsbildern?
- Welche Maßnahmen gibt es zur Prävention
- des ischämischen Schlaganfalls,
- der intrazerebralen Blutung,
- bei neurodegenerativen (demenziellen) Erkrankungen?
- Welche organisatorischen Voraussetzungen sind notwendig?

Wichtig für Gesundheitsförderung und Prävention

Der Primär-, Sekundär- und Tertiärprävention in der Neurologie kommt eminente Bedeutung zu, da Nervenzellen nicht durch einfache Neubildung regenerierbar sind und die Ausprägung und Intaktheit unserer Persönlichkeit und Lebensqualität entscheidend abhängig sind vom Funktionieren des Organs Gehirn.

18.1 Präventives Arbeiten in der Neurologie

Die Neurologie beinhaltet so verschiedenartige Krankheitsbilder wie zerebrovaskuläre Erkrankungen, Epilepsien, Myopathien, neurodegenerative Erkrankungen oder entzündliche Erkrankungen des Nervensystems.

Die Bedeutung präventiven Handelns in der Neurologie folgt zunächst aus der Tatsache, dass Nervenzellen als postmitotische Zellen eo ipso nur geringe Reparaturkapazität besitzen. Neuroplastizität ist ein wichtiger Anpassungsmechanismus des Nervensystems, sie nimmt aber mit dem Alter ab. Aus diesem Grund und da Nervenzellen nicht durch einfache Neubildung regenerierbar sind, kommt der Prävention von Nervenzelluntergang oberste Priorität zu. Neben dem Bewusstsein um die fehlende Ersetzbarkeit zugrunde gegangenen Nervengewebes folgt die Bedeutung präventiven Handelns in der Neurologie weiter aus der Tatsache, dass Ausprägung und Intaktheit unserer Persönlichkeit entscheidend abhängig sind vom **Funktionieren des Organs Gehirn**. Hirnfunk-

Wichtig für Gesundheitsförderung und Prävention

Vor dem Hintergrund einer **zunehmenden Lebenserwartung** gewinnen **neurodegenerative Erkrankungen** wie beispielsweise die Demenzen und neurovaskuläre Erkrankungen schon allein rein epidemiologisch zunehmend an Bedeutung. Rund 1,8 Mio. Deutsche leiden an einer Demenz, davon ca. zwei Drittel an einer Demenz vom Alzheimer-Typ (Bundesministerium für Familien, Senioren, Frauen & Jugend, 2022). Die Betreuung dieser Patienten ist mit bedeutenden sozioökonomischen Kosten verbunden und geht häufig mit einer schweren Beeinträchtigung der Lebensqualität, auch die der Angehörigen, einher. Insgesamt sind etwa 50 % der 85-Jährigen abhängig von der Pflege und Hilfe anderer, meist infolge neurologischer Krankheitsbilder.

tionsstörungen, wie sie beispielsweise bei dementiellen Erkrankungen auftreten, schneiden tiefgreifend in die Persönlichkeit und **Lebensqualität** des Patienten und seines Umfelds ein.

Im Folgenden soll zunächst ein Überblick über präventive Ansätze bei verschiedenen neurologischen Krankheitsbildern gegeben werden, anschließend werden an einigen ausgewählten Beispielen konkrete Maßnahmen neurologischer Prävention erläutert.

18.2 Überblick über Prävention in der Neurologie

Die Geschichte der Neurologie zeigt mehrere Beispiele für die Machbarkeit präventiver Ansätze. So kommt die **Kinderlähmung** (Poliomyelitis) als virale Ursache einer Myelitis mit zum Teil schwerwiegenden bleibenden Lähmungen heute praktisch nicht mehr vor. In der BRD wurden bis 1960 etwa 2000–4000 Fälle pro Jahr gemeldet. Durch Einführung der Impfstoffe in den 1950er-Jahren sank die Inzidenz auf nahezu null, mit dem Ziel der WHO, diese Erkrankung ganz auszurotten.

Bis Ende der 1980er-Jahre war das Bakterium *Haemophilus influenzae* der häufigste Erreger **bakterieller Hirnhautentzündungen (Meningitiden)** im Kindesalter. Die breite Durchimpfung ab dem Säuglingsalter (empfohlen ab dem 3. Lebensmonat) hat dies innerhalb weniger Jahre grundlegend geändert; die kugelförmigen Bakterienstämme der **Meningokokken und Pneumokokken** haben *Haemophilus influenzae* heute fast völlig verdrängt.

Die Malaria, mit der Trockenlegung vieler Sumpfgebiete aus Europa verschwunden, ist heute weiterhin eine Geisel in der Dritten Welt. Die das Gehirn betreffende **zerebrale Malaria**, für die Mehrzahl der lebensbedrohlichen Verläufe verantwortlich, ist eine akute fieberhafte diffuse Entzündung des Gehirns **(Enzephalopathie)** infolge einer Infektion mit dem Parasiten *Plasmodium falciparum*. Zur Prävention einer zerebralen Malaria existiert neben den essenziellen nicht medikamentösen Vorbeugemaßnahmen **(Expositionsprophylaxe)** eine wirksame Möglichkeit der **Chemoprophylaxe** mit Medikamenten wie Mefloquin oder Chloroquin in Kombination mit Proguanil oder auch Doxycyclin.

Gewisse Parallelen zur Malaria existieren im Hinblick auf die Prävention **HIV-assoziierter** neurologischer Krankheitsbilder wie den virusbedingten Funktionsstörungen des Gehirns **(HIV-Enzephalopathie)** oder der Gehirnentzündung durch Toxoplasmen **(Toxoplasmen-Enzephalitis)**. Wenn auch in der Ersten Welt nicht besiegt, aber kontrolliert, sind diese Erkrankungen in besonderem Maße eine Belastung in Bereichen der Dritten Welt. Gerade im Hinblick auf dort kaum erschwingliche antiretrovirale Medikamente kommt der **Primärprophylaxe** überragende Bedeutung zu. Diese beinhaltet einfache Maßnahmen wie **Aufklärung** über Ansteckungsmöglichkeiten und geschützte Sexualpraktiken.

Schädel-Hirn-Traumata und Querschnittssyndrome sind vielfach Folge von **Verkehrsunfällen** oder **Risikosportarten** und somit in gewisser Weise der Preis von Mobilität und Lebensstil. Auch in diesem Bereich ist Prävention durch **Verhaltensänderung und technische Entwicklungen** nicht nur theoretisch machbar. So reduzierte sich beispielweise der Anteil an schweren Schädel-Hirn-Traumata bei Fahrradfahrern durch Tragen eines Schutzhelms um fast 90 %; die Zahl der traumatischen Querschnittspatienten hat sich durch die größere Fahrzeugsicherheit drastisch reduziert.

Schwieriger ist es bei primärpräventiven Maßnahmen, die in enger Weise mit unserem **Lebensstil** verbunden sind, wie bei dem kardiovaskulären Risikofaktor Nikotinabusus oder toxikologischen Affektionen des Nervensystems durch **Abusus von Drogen** wie Alkohol, Kokain, Ecstasy und anderen. Einer erfolgreichen Prävention durch Expositionsprophylaxe stehen hier Lebensstil, politische Philosophie, wirtschaftliches Interesse und vielfach kaum lösbare soziale Problematiken entgegen.

Neben Erkrankungen, bei denen wir Wege der Prävention zumindest theoretisch aufzeigen können, existieren andere, die präventiven Maßnahmen bis jetzt nur schwer zugänglich sind. Dies gilt besonders für Erkrankungen, bei denen von einer multifaktoriellen Genese auszugehen ist, mit Bedeutung genetischer Faktoren, aber auch anderer, derzeit vielfach noch unklarer Einflüsse. Als Beispiel seien die **Multiple Sklerose** oder auch die **Epilepsien** genannt.

18.3 Beispiel 1: Prävention des ischämischen Insults

18.3.1 Kardiovaskuläre Risikofaktoren für ischämischen Schlaganfall

Wesentliches Element der primären Prävention der durch Minderdurchblutung verursachten Schlaganfälle (zerebrale Ischämien/ischämischer Schlaganfall) ist die Erfassung der kardiovaskulären Risikofaktoren (Tabelle 18-1), wobei sich bei Vorliegen von Risikofaktoren diese gegenseitig potenzieren. Der global am schnellsten wachsende Risikofaktor für Schlaganfälle zwischen 1990 und 2019 war ein hoher Body-Mass-Index (GBD 2019 Stroke Collaborators, 2021).

Der bedeutendste alleinige Risikofaktor für zerebrovaskuläre Erkrankungen ist der erhöhte arterielle Blutdruck **(arterielle Hypertonie)**. So rechnet man mit einer Verdoppelung des Schlaganfallrisikos für jede Zunahme des Blutdruckes um 7,5 mmHg. Dabei spielt offensichtlich das jeweils verwendete Antihypertensivum nur eine untergeordnete Rolle. Durch eine mittlere Reduktion des Blutdrucks um 10/5 mmHg ist eine Reduktion der Schlaganfallrate um 40 % zu erwarten.

Diätetische Maßnahmen im Sinne einer kochsalzarmen, mediterranen Kost konnten nicht nur effizient den Blutdruck senken, sondern zeigen auch primärpräventive Auswirkung auf kardiovaskuläre und insbesondere zerebrovaskuläre Ereignisse (Estruch et al., 2018).

Rauchen erhöht das Schlaganfallrisiko um Faktor zwei bis vier. Randomisierte Studien zum Effekt eines Einstellens des Rauchens fehlen derzeit, es konnte allerdings durch Beobachtungsuntersuchungen gezeigt werden, dass Ex-Raucher in fünf Jahren nahezu das Schlaganfallrisiko von Nichtrauchern erreichen (Meschia et al., 2014).

Tabelle 18-1: Kardiovaskuläre Risikofaktoren für ischämischen Schlaganfall (modifiziert nach O'Donnell et al., 2016).

Risikofaktoren	populationsattributales Risiko für ischämischen Schlaganfall weltweit
Hypertonus (RR ≥ 140/90 mmHg)	47,9 %
mangelnde körperliche Bewegung	35,8 %
Hyperlipidämie	26,8 %
Ernährungsfehler	23,2 %
abdominale Adipositas (Taille-Hüft-Verhältnis)	18,6 %
psychosoziale Faktoren	17,4 %
Rauchen	12,4 %
Herzerkrankungen	9,1 %
übermäßiger Alkoholkonsum	5,8 %
Diabetes mellitus	3,9 %

Fettstoffwechselstörungen sind etablierte Risikofaktoren für die Entwicklung einer koronaren Herzerkrankung (KHK) und den Herzinfarkt. Bei Patienten mit KHK konnte schon vor drei Jahrzehnten gezeigt werden, dass medikamentöse Cholesterinsenker (Statine) eine signifikante Reduktion des Schlaganfallrisikos bewirken (Long-Term Intervention with Pravastatin in Ischemic Disease Study Group, 1998). Unbestritten ist die Wirksamkeit von Statinen in der Sekundärprävention von Herzinfarkten und Schlaganfällen. Zusätzlich konnte auch in prospektiven, multizentrisch randomisierten Studien ein primärprophylaktischer Nutzen einer Statintherapie mit einer Reduktion der kardiovaskulären Sterblichkeit um 31 % unter Schlaganfallhäufigkeit um 29 % gezeigt werden (Chou et al., 2016). Die Stoffwechselerkrankung **Diabetes mellitus** (chronisch erhöhter Blutzuckerspiegel) und das **Metabolische Syndrom** bedeuten für alle vaskulären Erkrankungen eine erhebliche Risikoerhöhung. Das Metabolische Syndrom ist gekennzeichnet durch Bluthochdruck, abdominale Fettleibigkeit, eine Fettstoffwechselstörung mit erhöhten Blutfettwerten sowie einen chronisch erhöhten Blutzuckerspiegel.

Eine strikte Behandlung mit enger Kontrolle des Blutzuckers bewirkt eine Reduktion der **Schäden** der kleinen Blutgefäße und der damit verbundenen Folgeerkrankungen, insbesondere der Augen-, Nieren- und Nervenschädigungen. Leider scheint diese strikte Diabeteskontrolle als alleinige Maßnahme nur geringen Effekt auf das Schlaganfallrisiko zu haben.

Übergewicht und **körperliche Minderaktivität** erhöhen das Schlaganfallrisiko um etwa das 1,5-Fache (Meschia et al., 2014).

Chronischer Alkoholismus führt zu einer Zunahme des Schlaganfallrisikos, während kleinere Alkoholmengen eher protektiv zu wirken scheinen (Mostofsky et al., 2016).

Hyperhomocysteinämie ist ein unabhängiger Schlaganfallrisikofaktor. Es gibt erste Hinweise, dass die Senkung des Homocysteins durch Gabe von Vitaminen der B-Gruppe (B_6 und B_{12}) und Folsäure das Schlaganfallrisiko senkt (Martí-Carvajal et al., 2017).

Chronische Infektionen stellen einen Risikofaktor für die Entwicklung **arteriosklerotischer Läsionen** (pathologische Einlagerung von Cholesterin und anderen Fetten in die innere Wandschicht arterieller Blutgefäße) dar und sind somit auch als potenzieller Risikofaktor für das Auftreten **zerebraler Ischämien** anzusehen. Inwieweit die Behandlung chronischer Infektionen primärprophylaktisch wirksam sein kann, ist derzeit unbekannt.

Patienten, die an der Herzrhythmusstörung **Vorhofflimmern** (VHF) ohne begleitende **Herzklappenfehler** (nicht valvulärem VHF) leiden, haben gegenüber altersgleichen Personen ohne VHF ein ca. 5-fach erhöhtes Risiko, einen Schlaganfall zu bekommen. Mehrere große randomisierte Untersuchungen haben den primärprophylaktischen Effekt der **oralen Blutgerinnungshemmer** (Antikoagulatien) mit Coumadinen in dieser Patientengruppe gezeigt (Hart et al., 2000). So stellt eine effektive **Antikoagulation** mit einer 60- bis 70 %igen Risikoreduktion eine sehr wirksame Primärprophylaxe für Schlaganfälle dar, die höchste bisher dokumentierte Primärpräventionsrate überhaupt (Hart et al., 2000). Eine überdosierte Antikoagulation führte zu vermehrten Blutungskomplikationen und eine unterdosierte Antikoagulation zu vermehrten ischämischen Insulten. In den letzten 10 Jahren haben sich hier die **„neuen oralen Antikoagulantien“** (NOAK), die auch „direkte orale Antikoagulatien“ (DOAK) genannt werden, durchgesetzt. In großen klinischen Studien und verfügbaren Daten aus dem Therapiealltag (Real-World-Daten), zeigen sich diese – neben der Gleichwertigkeit in der Prävention – sicherer gegenüber den gängigen Vitamin-K-Antagonisten in Bezug auf Komplikationen, zumal die praktische Anwendung einfacher ist. Patienten mit Vorhofflimmern und begleitenden vaskulären Risikofaktoren (CHA2DS2-VASc-Score ≥ 2) sollten primärphrophylaktisch mit einer oralen Antikoagulation behandelt werden.

18.3.2 Primärprävention bei anderen kardialen Erkrankungen mit Schlaganfallrisiko

Bei Patienten mit angeborenem oder erworbenem **Herzklappenfehler** oder mit mechanischen künstlichen Herzklappen hat orale Antikoagulation einen präventiven Effekt. Hier wird in der Regel eine Antikoagulation mit Coumadinen durchgeführt, da hier die NOAK im Vergleich komplikationsbehafteter sind. Patienten mit Bioklappen in Mitralposition werden für drei Monate antikoaguliert und danach mit ASS behandelt.

Ein **persistierendes Foramen ovale** (PFO) ist eine Öffnung in der Scheidewand des Herzens zwischen dem rechten und dem linken Vorhof und ein Relikt aus der vorgeburtlichen Phase; es kann bei ca. 25 % der Menschen gefunden werden. Die Relevanz des PFO als primärem Risikofaktor ist heute noch nicht endgültig geklärt. Ein erhöhtes Schlaganfallrisiko besteht bei zusätzlicher Existenz weiterer Faktoren wie das Vorhandensein eines großen Shunts (Kurzschlussverbindung) oder das Vorliegen eines **septalen Aneurysmas** (vermehrte Beweglichkeit der Herzscheidewand). Empfehlungen für eine Primärprävention können nach aktueller Datenlage nicht gegeben werden. Bei alleinigem PFO (gleich welcher Größe) erfolgt nach einer ersten zerebralen Ischämie zunächst eine Gabe von ASS (100 mg/Tag). Bei einem Rezidiv unter ASS oder bei einem zusätzlichen Vorhofseptumaneurysma und/oder einem großen Shunt („Hochrisiko-PFO") kann ein Verschluss der Öffnung erfolgen.

Wichtig für Gesundheitsförderung und Prävention

Empfehlungen zur Primärprävention ischämischer Schlaganfälle

- Empfohlen wird ein allgemein **„gesunder Lebensstil"** mit mindestens 30 Minuten sportlicher Betätigung mittlerer bis höherer Intensität 3- bis 4-mal pro Woche sowie eine obst- und gemüsereiche Ernährung (mediterrane Ernährung)
- Kardiovaskuläre Risikofaktoren sollten regelmäßig kontrolliert und entsprechend behandelt werden.
- Patienten mit Hypertonie sollten mit Diät (kochsalzarme Kost) und/oder Antihypertensiva behandelt werden.
- Raucher sollten entwöhnt werden.
- Patienten mit koronarer Herzerkrankung, Zustand nach Herzinfarkt und/oder Hypercholesterinämie sollten mit einem Statin behandelt werden.
- Bei Patienten mit Diabetes mellitus sind normoglykämische Werte anzustreben.
- Patienten mit Vorhofflimmern und begleitenden vaskulären Risikofaktoren (CHA2DS2-VASc-Score ≥ 2) sollten mit einer oralen Antikoagulation behandelt werden.
- Frauen (nicht aber Männer) im Alter > 45 Jahren mit kardiovaskulären Risikofaktoren profitieren im Hinblick auf eine Primärprophylaxe von einer Gabe von Acetylsalicylsäure.

18.3.3 Rezidivprophylaxe nach zerebralen Ischämien

Einen ersten Schlaganfall überleben ca. 80 % der Patienten. Von diesen Patienten erleiden bis zu 15 % im ersten Jahr ein sogenanntes Zweitereignis, daher ist die Sekundärprophylaxe des ischämischen Schlaganfalls von fundamantaler Bedeutung. Hierbei ist das Risiko in den ersten Wochen nach dem ersten Schlagaanfall am höchsten. Behandlungsmaßnahmen erfolgen allgemein auf folgenden Ebenen:

- **Behandlung der Gefäß-Risikofaktoren** (vaskuläre Risikofaktoren, s. o.),
- **Veränderung der Gerinnungsfunktion** und
- **Wiederherstellung der Durchblutung** des Blutgefäßes (Revaskularisation).

Veränderung der Gerinnungsfunktion

Medikamente, die das Verklumpen von Blutplättchen hemmen (Thrombozytenfunktionshemmer) spielen in der Rezidivprophylaxe der zerebralen Ischämie eine wichtige Rolle. So konnte bei Patienten nach einer transienten ischämischen Attacke **(TIA)** oder Schlaganfall durch Thrombozytenfunktionshemmung das **Risiko** eines nicht tödlichen Schlaganfalls um 23 % **reduziert** werden (Antithrombotic Trialists Collaboration, 2002).

Bei Patienten nach TIA/ischämischem Insult mit geringem Rezidivrisiko (2 oder weniger Risikofaktoren) wird eine dauerhafte Gabe von Acetysalicylsäure (ASS) 100 mg/Tag empfohlen. Bei Unverträglichkeit/Kontraindikationen von ASS oder hohem Rezidivrisiko wird eine orale Gabe des Thrombozytenfunktionshemmers Clopidogrel 75 mg/Tag empfohlen.

Antikoagulation

Durch eine Blutgerinnungshemmung mittels einer **oralen** Antikoagulation durch Coumarine oder NOAK konnte eine 70 %ige **Risikoreduktion** gegenüber 15 % unter ASS für einen erneuten Schlaganfall erreicht werden (European Atrial Fibrillation Trial Group, 1993). Sie ist indiziert bei Patienten mit kardialer Emboliequelle (insbesondere Vorhofflimmern), bei mechanischen Herzklappen und temporär bei Patienten mit biologischen Herzklappen. Auch bei seltenen Konstellationen wie Thrombophilien oder einer Dissektion (Gefäßinnenwandeinriss) der hirnversorgenden Arterien kann eine Antikoagulation notwendig werden.

Karotisstenosen

Liegt eine symptomatische **Karotisstenose** (Verengung der Halsschlagader) als Ursache eines Schlaganfalls vor, steigt das Rezidivrisiko mit dem Stenoseausmaß und liegt bei einem 5-Jahresrezidivrisiko von über 25 % bei hochgradigen Stenosen, wobei das Rezidivrisiko insbesondere in den ersten Wochen deutlich erhöht ist. Ab einem Stenosegrad > 50 % nach North American Symptomatic Carotid Endarterectomy Trial (NASCET) zeigt sich eine Überlegenheit einer Operation gegenüber einer Monotherapie mit ASS. Eine **Thrombendarteriektomie** (operative Entfernung der Stenose) sollte durchgeführt werden bei hochgradigen symptomatischen Karotisstenosen zwischen 70 % und 95 %. Der Nutzen der Operation ist etwas geringer bei einem Stenosegrad von 50–70 %, bei subtotalen Stenosen und bei Frauen. Alternativ kann bei Patienten mit hohem chirurgischem OP-Risiko eine **Karotisangioplastie mit Stenteinlage** (Aufdehnung des Gefäßes durch einen Katheter und dann einbringen einer Spiralprothese zum Offenhalten des Gefäßes) erwogen werden.

Intrakranielle Stenosen

Das Schlaganfallrezidivrisiko bei zugrunde liegenden **intrakraniellen Stenosen** liegt zwischen 7 % und 24 % pro Jahr, wobei Frauen und Patienten mit hochgradigen Stenosen besonders gefährdet sind. Nach aktueller Studienlage ist für die Mehrheit der Patienten eine maximal konservative, d. h. **medikamentöse Therapie** zu empfehlen, wie sie beispielsweise in der SAMMPRIS-Studie mittels einer doppelten Thrombozytenaggregationshemmung (ASS und Clopidogrel) über 3 Monate, einer aggressiven Cholesterinsenkung (Ziel-LDL < 70 mg/dl), einer antihypertensiven Therapie (Ziel Blutdruck systolisch < 140 mmHg) sowie einer Lebensstilmodifikation durchgeführt wurde (Chimowitz et al., 2011). Erst bei einem Rezidiv unter dieser optimierten medikamentösen Therapie sollte eine Stentimplantation erwogen werden.

18.3.4 Zur Rehabilitation nach Schlaganfall

Die Rehabilitation ist allgemein eine Maßnahme der tertiären Prävention. Ziele der Rehabilitation sind Restitution, Besserung oder

Kompensation der jeweiligen neurologischen Defizite, Herstellung der **Selbsthilfefähigkeit, soziale und berufliche Reintegration**. Patienten nach einem Schlaganfall stellen allgemein die größte Gruppe in der neurologischen Rehabilitation. Bei den meisten Patienten stehen **motorische Defizite** im Vordergrund.

Die wenigsten Ausfälle nach einem ischämischen Schlaganfall bilden sich vollständig zurück, die meisten aber zumindest teilweise. So werden etwa 75 % aller **hemiparetischen** (halbseitig gelähmten) Patienten selbstständig oder mit Hilfe wieder gehfähig. Wenn auch der größte Umfang der Rückbildung motorischer Defizite in den ersten drei Monaten zu erwarten ist, so kann sich die Rückbildungsphase in Einzelfällen auch über Jahre hinziehen.

Grundlage der rehabilitativen Behandlung sind in aller Regel verschiedene Techniken der **Physio- und Ergotherapie** sowie der **Logopädie**. Die am häufigsten angewandte physiotherapeutische Methode in Mitteleuropa ist die Methode nach Bobath. Etablierte Therapieverfahren sind außerdem die Technik nach Voitja sowie die PNF (propriozeptive neuromuskuläre Fazilitierung).

Die Planung der späteren Rehabilitation beginnt bereits auf der Stroke Unit oder der neurologischen Akutstation. Grundsätzlich sollte bei allen Schlaganfallpatienten die Notwendigkeit einer neurologischen Rehabilitation geprüft werden.

Entscheidend für die Wahl der jeweiligen Rehabilitationsform (stationär, teilstationär, geriatrisch oder ambulant) sind medizinische Behandlungsnotwendigkeiten und soziale Faktoren.

18.4 Beispiel 2: Prävention der intrazerebralen Blutung

Gehirnblutungen (intrazerebrale Blutungen, ICB) machen in Deutschland knapp 10 % aller Schlaganfälle aus. Gegenüber dem ischämischen Schlaganfall ist die Prognose der ICB deutlich schlechter.

Ähnlich dem ischämischen Insult sind auch für eine **primäre (= spontane) ICB** bestimmte beeinflussbare und nicht beeinflussbare Risikofaktoren bekannt. Nicht beeinflussbare Risikofaktoren sind Alter und ethnische Zugehörigkeit. Wichtiger **beeinflussbarer Risikofaktor** ist die arterielle Hypertonie. Sie wird für maximal 70–80 % aller Fälle einer ICB verantwortlich gemacht.

Zigarettenrauchen ist ein potenzieller Risikofaktor, je nach Studie wird von 2,5-fach erhöhtem Risiko bis hin zu einem nicht unabhängigen Risikofaktor ausgegangen.

Alkoholismus begünstigt zum einen das Auftreten einer Hypertonie, scheint zum anderen aber auch ein unabhängiger Risikofaktor für eine ICB zu sein. Ein weiterer Risikofaktor ist Drogenabusus, vor allem im Falle sympathomimetisch wirkender Drogen wie Amphetaminen, Kokain oder Crack.

Risikofaktoren für eine **sekundäre ICB** sind Gefäßfehlbildungen (vaskuläre Malformationen). Diese werden für bis zu 25 % aller ICB verantwortlich gemacht (Ogilvy et al., 2001).

Ein **iatrogen erhöhtes Risiko**, eine ICB zu erleiden, haben Patienten mit Antikoagulation und antithrombotischer Therapie. Weiterhin sind erbliche Erkrankungen, die zu einer erhöhten Blutungsneigung führen (Hämophilie A und B, von Willebrand-Jürgens-Syndrom), mit einem erhöhten Risiko verbunden. Gleiches gilt für erworbene Zustände, die zu einer erhöhten Blutungsneigung (hämorrhagischer Diathese) führen, beispielsweise im Rahmen von Leukämien, Lymphomen, Lebererkrankungen oder Ähnlichem.

Ein erhöhtes Risiko für das Auftreten einer ICB besteht weiter bei Patienten mit einer zerebralen Amyloidangiopathie (Erkrankung der kleinen Blutgefäße im Gehirn mit Ablagerungen von β-Amyloid). Diese wird für bis zu 20 % aller ICB mitverantwortlich gemacht. In einem Teil der Fälle konnte eine autosomal-dominante Erblichkeit der zerebralen Amyloidangiopathie gezeigt werden. Eine konsequente antihypertensive Therapie bei Patienten mit arteriellem

Hypertonus und Amyloidangiopathie reduziert das Risiko einer ICB um über 70 % (Arima et al., 2010).

ICBs können auch sekundär im Rahmen verschiedener anderer intrazerebraler Erkrankungen (Hirntumoren, Thrombosen der Venen des Gehirns, Gefäßentzündungen, Traumata) auftreten.

18.5 Beispiel 3: Präventive Ansätze bei demenziellen Erkrankungen

Die bisher gesicherten Risikofaktoren für Demenzen, einschließlich der **Demenz vom Alzheimertyp**, als eine der häufigen **neurodegenerativen Erkrankungen** (Erkrankung mit fortschreitendem Verlust von Nervenzellen), sind Alter, Geschlecht und familiäre Belastung. Dazu kommt im frühen Leben ein geringes Bildungsniveau, ein Hörverlust, Hirntraumata, Bluthochdruck, Diabetes und mäßiger bis übermäßiger Alkholkonsum. Bei über 65-jährigen Menschen dominieren als Riskofaktoren psychosoziale Faktoren wie Depression, soziale Isolation, körperliche Inaktivität, aber auch Nikotinabusus und Diabetes mellitus. Genetische Anlagen sind beschrieben, spielen aber in der Standarddiagnostik bei Verdacht auf Morbus Alzheimer eine untergeordnete Rolle. Ein allgemein **„gesunder Lebensstil"** mit mindestens 30 Minuten sportlicher Betätigung mittlerer bis höherer Intensität 3- bis 4-mal pro Woche sowie eine obst- und gemüsereiche Ernährung (mediterrane Ernährung) scheinen ebenso wie bei der Schlaganfallprophylaxe einen primärprophylaktischen Effekt zu haben.

Da von einer engen Assoziation von **vaskulären Demenzen** (VD) mit der Alzheimerdemenz auszugehen ist, unterscheiden sich die bekannten Riskofaktoren wenig. Naturgemäß spielen bei vaskulären Demenzen zunehmendes Lebensalter, Hypertonie, Zigarettenrauchen, Diabetes mellitus oder Hypercholesterinämie eine große Rolle. Aber auch Alkoholmissbrauch ist ein bekannter Risikofaktor für das Auftreten von Demenzen.

Da die genannten Risikofaktoren auch ein Ausdruck der ökonomischen Situation der Populationen sind und der demografische Wandel inzwischen ein weltweites Phänomen ist, ist es nicht verwunderlich, dass die Prävalenz der Demenzen in den high-income Countries (HIC) eher stagniert oder vielleicht sogar abnimmt, während sie in den low- and middle-income Countries (LMIC) deutlich zuzunehmen scheint.

Insgesamt zeichnen sich alle **neurodegenerativen Erkrankungen** durch eine lange präklinische Phase aus. So konnte sowohl bei der Alzheimererkrankung als auch bei der Parkinsonerkrankung und der amyotrophen Lateralsklerose gezeigt werden, dass erste morphologisch fassbare Läsionen lange vor Beginn der klinischen Symptomatik auftreten. Diese präklinischen Läsionen und Funktionsveränderungen sind keineswegs auf das Nervensystem beschränkt, sie können systemischen Charakter haben. Diese Tatsache unterstreicht die Möglichkeiten zur Prävention.

Wichtig für Gesundheitsförderung und Prävention

Eine wichtige Grundvoraussetzung für präventive Maßnahmen scheint dabei eine Entwicklung biologischer Marker, die eine Früherkennung und oder Verlaufsbeobachtung der jeweiligen Krankheiten in der präklinischen Phase erlauben. Die Entwicklung dieser Blut- und Liquormarker ist im Jahr 2024 weit fortgeschritten, sie gelten für genetische und sporadische Erkrankungen und es ist leicht vorherzusehen, dass diese die Neurologie und Psychiatrie der Zukunft mitbestimmen werden.

18.6 Organisatorische Voraussetzungen

18.6.1 Kooperationspartner zur Prävention neurologischer Krankheitsbilder

Ganz allgemein ist zur Durchsetzung präventiver Ansätze in der Medizin eine **enge Kooperation der verschiedenen Fachgebiete** vonnöten. Um es verkürzt mit Blick auf die zerebralen Ischämien zu formulieren: Viele der Risikofaktoren, die den Neurologen beschäftigen, betreffen in gleicher Weise den **Kardiologen, Diabetologen** oder **Augenarzt**. Was der eine an Patienteneinsicht und Vorbeugung durchsetzen kann, wird dem anderen das Leben langfristig erleichtern.

In der Prävention der Demenzen ist die Zusammenarbeit der Neurologen mit Psychiatern, Internisten, HNO- und Augenärzten naturgemäß essenziell.

Wichtige Kooperationspartner der Neurologie auf allen Ebenen präventiver Therapie sind daneben die als **Hausärzte** tätigen niedergelassenen Allgemeinmediziner und Internisten.

Patienten mit zerebralen ischämischen Ereignissen haben in aller Regel erst nach einem Schlaganfall Kontakt zum neurologischen Facharzt. Häufig kann der Neurologe damit nur Rezidivprophylaxe und tertiäre Prävention im Sinne rehabilitativer Maßnahmen beeinflussen. Wenn der Patient einmal auf der Stroke Unit landet, ist es für eine primäre Prävention schon zu spät. Ähnliches gilt für neurodegenerative Erkrankungen; es gilt auch hier, dass man in einem Zeitalter der Spezialisierung die Fachdisziplinen zum gemeinsamen Handeln, „an einen Tisch" bringen sollte. Die gesamte primäre Prävention in Gestalt der Erfassung und Therapie von zerebrovaskulären Risikofaktoren und Riskofaktoren für neurodegenerative Erkrankungen liegt somit meist außerhalb des direkten Einflussbereichs der Neurologie. Sie ist eine wichtige Domäne der hausärztlich tätigen Kollegen.

18.6.2 Evaluation und Qualitätsmanagement präventiver Ansätze

Wichtig für Gesundheitsförderung und Prävention

Präventives Handeln in der Neurologie, wie in der Medizin insgesamt, bedarf einer regelmäßigen Evaluation und eines kompetenten Qualitätsmanagements.

Da es sich beim Qualitätsmanagement um keine spezifisch neurologische Problematik handelt, sollen zu diesem Punkt lediglich Anmerkungen gemacht werden, die dem Autor als besonders wichtig erscheinen.

Unverzichtbare Grundlage der Qualitätssicherung in der Neurologie, wie in anderen Fächern, ist die Existenz qualitativ hochwertiger, fortgesetzt aktualisierter **fachbezogener Leitlinien**. Diese sollen dem klinisch tätigen Neurologen Entscheidungshilfen zur Gewährleistung einer optimalen medizinischen Versorgung sein. Mit Blick auf eine präventive Medizin sind solche Leitlinien besonders für diejenigen Krankheitsbilder zu fordern, bei denen durch eine wirkungsvolle Primärprävention bedeutende sozioökonomische Kosten und für den einzelnen Patienten schwere Beeinträchtigungen vermieden werden können. Beispielhaft sei hier auf die von der Arbeitsgemeinschaft der Wissenschaftlichen Medizinischen Fachgesellschaften (AWMF) in Zusammenarbeit mit der Deutschen Gesellschaft für Neurologie (DGN) entwickelten Leitlinien verwiesen, in denen präventive Ansätze eine bedeutende Rolle spielen. Diese unterliegen den von Bundesärztekammer und Kassenärztlicher Bundesvereinigung 1997 in **„Beurteilungskriterien für Leitlinien in der medizinischen Versorgung"** festgelegten Qualitätsanforderungen.

Zusammenfassung

Die zerebrovaskulären Erkrankungen (Schlaganfälle) bedingen in industrialisierten Ländern von allen chronischen Erkrankungen die höchsten sozialmedizinischen Folgekosten und sind dritthäufigste Todesursache. Sie nehmen durch die zunehmenden Erkenntnisse der Pathophysiologie und Risikofaktoren sowie der therapeutischen Möglichkeiten einen wichtigen Platz im Spektrum präventiver Ansätze in der Neurologie ein.

Demgegenüber stehen andere neurologische Erkrankungen, insbesondere die große Gruppe der neurodegenerativen Erkrankungen, bei denen präventive Ansätze derzeit zumindest in den sozial priviliegierten Regionen der Erde zu wirken scheinen. Die Prävention dieser Erkrankungen, wie Demenzen, Parkinsonsyndrome oder Motoneuronerkrankungen, bleibt eine wichtige Herausforderung der Zukunft dieses Faches.

Diskussionsanregung

- Was sind die effektivsten Maßnahmen zur Primärprävention von Infektionserkrankungen?
- Wie kann man die primärpräventiven Maßnahmen in der Schlaganfallvorsorge in der Bevölkerung populärer machen?
- Welches sind die wichtigsten Riskiofaktoren für demenzielle Erkrankungen?
- Welche weiteren Auswirkungen – neben der Primärprävention vieler neurologischer Erkrankungen – sehen Sie durch Einhalten eines „gesunden Lebensstils“ insbesondere in Bezug auf die Lebensqualität?

Literatur

Antithrombotic Trialists Collaboration. (2002). Collaborative meta-analysis of randomised trials of antiplatelet therapy for prevention of death, myocardial infarction, and stroke in high risk patients. *British Medical Journal, 524*, 71–86.

Arima, H., Tzourio, C., Anderson, C., Woodward, M., Bousser, M.G., MacMahon, S., Neal, B. & Chalmers, J. (2010). Effects of perindopril-based lowering of blood pressure on intracerebral hemorrhage related to amyloid angiopathy: the PROGRESS trial. *Stroke, 41*(2), 394–396. https://doi.org/10.1161/STROKEAHA.109.563932

Bundesministerium für Familien, Senioren, Frauen und Jugend (BMFSFJ). (2022, Oktober). *Nationale Demenzstrategie*. Verfügbar unter https://www.bmfsfj.de/bmfsfj/themen/aeltere-menschen/demenz/nationale-demenzstrategie

Chimowitz, M.I., Lynn, M.J., Derdeyn, C.P., Turan, T.N., Fiorella, D., Lane, B.F., Janis, L.S., Lutsep, H.L., Barnwell, S.L., Waters, M.F., Hoh, B.L., Hourihane, J.M., Levy, E.I., Alexandrov, A.V., Harrigan, M.R., Chiu, D., Klucznik, R.P., Clark, J.M., McDougall, C.G., ... Cloft, H.J. (2011). Stenting versus aggressive medical therapy for intracranial arterial stenosis. *New England Journal of Medicine, 365*(11), 993–1003. https://doi.org/10.1056/NEJMoa1105335

Chou, R., Dana, T., Blazina, I., Daeges, M. & Jeanne, T.L. (2016). Statins for prevention of cardiovascular disease in adults: evidence report and systematic review for the US Preventive Services Task Force. *Journal of the American Medical Association, 316*(19), 2008–2024. https://doi.org/10.1001/jama.2015.15629

Estruch, R., Ros, E., Salas-Salvadó, J., Covas, M.I., Corella, D., Arós, F., Gómez-Gracia, E., Ruiz-Gutiérrez, V., Fiol, M., Lapetra, J., Lamuela-Raventos, R.M., Serra-Majem, L., Pintó, X., Basora, J., Muñoz, M.A., Sorlí, J.V., Martínez, J.A., Fitó, M., Gea, A., Hernán, M.A. (2018). Primary prevention of cardiovascular disease with a mediterranean diet dupplemented with extra-virgin olive oil or nuts. *New England Journal of Medicine, 378*(25), e34. https://doi.org/10.1056/NEJMoa1800389

European Atrial Fibrillation Trial Group. (1993). Secondary prevention in non-rheumatic atrial fibrillation after transient ischemic attack or minor stroke. *Lancet, 342*, 1255–1262. https://doi.org/10.1016/0140-6736(93)92358-Z

GBD 2019 Stroke Collaborators. (2021). Global, regional, and national burden of stroke and its risk factors, 1990–2019: a systematic analysis for the Global Burden of Disease Study 2019. *Lancet Neurology, 20*(10), 795–820.

Hart, R. G., Halperin, J. L., McBride, R., Benavente, O., Man-Sng-Hing, M. & Kronmal, R. A. (2000). Aspirin for the primary prevention of stroke and other major vascular events. Meta-analysis and hypotheses. *Archives of Neurology, 57*, 326–332. https://doi.org/10.1001/archneur.57.3.326

Long-Term Intervention with Pravastatin in Ischemic Disease (LIPID) Study Group. (1998). Prevention of cardiovascular events and death with pravastatin in patients with coronary heart disease and a broad range of initial cholesterol levels. *New England Journal of Medicine, 339*, 1349–1357. https://doi.org/10.1056/NEJM199811053391902

Martí-Carvajal, A. J., Solà, I., Lathyris, D. & Dayer, M. (2017). Homocysteine-lowering interventions for preventing cardiovascular events. *Cochrane Database of Systematic Reviews, 8*(8), CD006612.

Meschia, J. F., Bushnell, C., Boden-Albala, B., Braun, L. T., Bravata, D. M., Chaturvedi, S., Creager, M. A., Eckel, R. H., Elkind, M. S., Fornage, M., Goldstein, L. B., Greenberg, S. M., Horvath, S. E., Iadecola, C., Jauch, E. C., Moore, W. S., Wilson, J. A., American Heart Association Stroke Council, Council on Cardiovascular and Stroke Nursing, ... Council on Hypertension. (2014). Guidelines for the primary prevention of stroke: a statement for healthcare professionals from the American Heart Association/American Stroke Association. *Stroke, 45*(12), 3754–3832. https://doi.org/10.1161/STR.0000000000000046

Mostofsky, E., Chahal, H. S., Mukamal, K. J., Rimm, E. B. & Mittleman, M. A. (2016). Alcohol and immediate risk of cardiovascular events: a systematic review and dose-response meta-analysis. *Circulation, 133*(10), 979–987. https://doi.org/10.1161/circ.133.suppl_1.p158

O'Donnell, M. J., Chin, S. L., Rangarajan, S., Xavier, D., Liu, L., Zhang, H., Rao-Melacini, P., Zhang, X., Pais, P., Agapay, S., Lopez-Jaramillo, P., Damasceno, A., Langhorne, P., McQueen, M. J., Rosengren, A., Dehghan, M., Hankey, G. J., Dans, A. L., Elsayed, A., ... Yusuf, S. (2016). Global and regional effects of potentially modifiable risk factors associated with acute stroke in 32 countries (INTERSTROKE): a case-control study. *Lancet, 388*(10046), 761–775. https://doi.org/10.1016/S0140-6736(16)30506-2

Ogilvy, C. S., Stieg, P. E., Brown, R. D., Kondziolka, D. & Rosenwasser, R. (2001). AHA Scientific Statement: Recommodations for the management of intracranial arteriovenous malformations: a statement for healthcare professionals from a special writing group of the Stroke Council, American Stroke Association. *Stroke, 32*, 1458–1471. https://doi.org/10.1161/01.STR.32.6.1458

Lese- und Medienempfehlung zur Vertiefung

Brandt, T., Dichgans, J. & Diener, H. C. (2007). *Therapie und Verlauf neurologischer Erkrankungen* (5. Aufl.). Kohlhammer.

Diener, H. C. (2012). *Leitlinien für Diagnostik und Therapie in der Neurologie* (5. Aufl.). Thieme.

19 Prävention erblicher Krebserkrankungen

Kerstin Rhiem, Anja Tüchler und Rita Schmutzler

Überblick

- Erbliche genetische Faktoren sind in rund 25–40 % der Fälle an der Entstehung der häufigen Krebserkrankungen von Brust, Darm und Prostata beteiligt.
- Molekulargenetische Analyseverfahren (z. B. Next Generation Sequencing) untersuchen z. B. im Rahmen sogenannter Panelanalysen zeitgleich eine Vielzahl bekannter Risikogene auf pathogene konstitutionelle Varianten.
- Hochkomplexe Verflechtungen von Erbgängen mit multiplikativ wirkenden genetischen Risikovarianten sind eine Herausforderung für die individuelle Risikoprädiktion.
- Die Risikostratifizierung ist die Grundlage für die Entwicklung und Überprüfung von Konzepten zu risikoadaptierter Prävention und zielgerichteter Therapie.
- Die Implementierung dieser Konzepte kann in spezialisierten Zentren für erbliche Tumorerkrankungen mit interdisziplinären Teams überprüft und angepasst werden.
- Durch eine sektorenübergreifende Vernetzung der spezialisierten Zentren mit zertifizierten Organkrebszentren kann eine rasche Translation wissenschaftlicher Erkenntnisse in klinische Versorgung gelingen.

Wichtig für Gesundheitsförderung und Prävention

Vererbbare genetische Risikofaktoren sind für einen relevanten Teil (25–40 %) der häufigen Krebserkrankungen wie Brust-, Darm- und Prostatakrebs mitverantwortlich. Durch die Identifikation der genetischen Ursache (konstitutionelle Variante) lässt sich das individuelle Krebsrisiko besser abschätzen, was zu grundlegenden Veränderungen des klinischen Managements führen kann. Allgemeine Früherkennungsuntersuchungen und Behandlungsansätze können auf dieser Basis in effizientere risikoadaptierte Präventionskonzepte und zielgerichtete Behandlungsstrategien überführt werden.

19.1 Bedeutung erblicher genetischer Faktoren für die Krebsentstehung

Die Krebsentstehung ist ein multifaktorielles Geschehen (Abbildung 19-1) (Beaglehole et al., 2011). Lange Zeit ging man davon aus, dass erbliche Faktoren in diesem Prozess nur eine untergeordnete Rolle spielen (Easton, 1994). Diese Annahme war der Beobachtung von Familien mit vergleichsweise selten vorkommenden, **dominant erblichen Tumorsyndromen** (z. B. Li-Fraumeni-Syndrom) geschuldet. In diesen Familien tritt ein spezifisches Spektrum von Krebserkrankungen meist bei mehreren Angehörigen über mehrere Generationen hinweg und mit oft frühem Manifestationsalter auf. Ursache hierfür ist die **Veränderung (konstitutionelle Variante) eines Gens (monogen erbliche Tumorerkrankung)**, die, einem autosomal-dominanten Erbgang folgend, von einem Träger oder einer Trägerin mit einer 50 %igen Wahrscheinlichkeit an die Nachkommen vererbt wird. Eine konstitutionelle Varian-

Tabelle 19-1: Fünfstufiges Klassifizierungssystem zur Einstufung von Sequenzvarianten (nach Plon et al., 2008).

Klasse	Kategorie	probabilistische Grenze
5	pathogen	PP > 0.99
4	wahrscheinlich pathogen	0.99 ≥ PP > 0.90
3	unklar (Variante unklarer Signifikanz, VUS)	0.10 ≤ PP ≤ 0.90
2	wahrscheinlich benigne	0.001 ≤ PP < 0.10
1	benigne	PP < 0.001

Tabelle 19-2: Einfluss erblicher Faktoren auf die Krebsentstehung der häufigen soliden Tumoren (nach Lichtenstein et al., 2000).

Krebserkrankung	Anteil genetischer Faktoren (%)	95 % Konfidenzintervall
Brustkrebs	27	4–41
Darmkrebs	35	10–48
Prostatakrebs	42	29–50

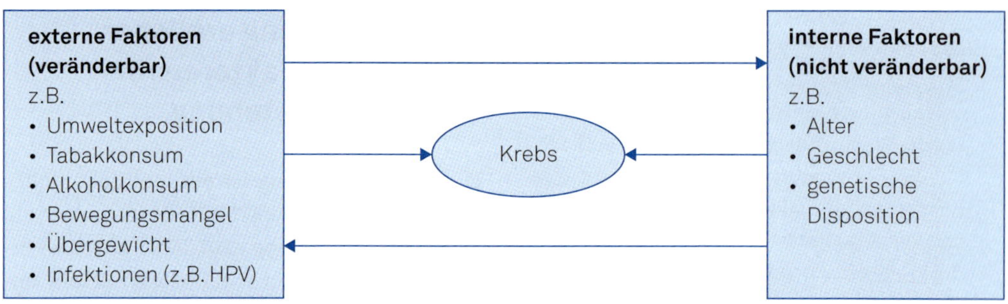

Abbildung 19-1: Modell zur multifaktoriell bedingten Entstehung von Krebs mit ausgewählten Faktoren (HPV = humane Papillomviren) (nach Beaglehole et al., 2011).

te tritt folglich in jeder Körperzelle ihres Trägers auf. Die Einteilung von Sequenzvarianten für monogenetische Erkrankungen erfolgt anhand eines 5-stufigen Klassifizierungssystems. In den ACMG/AMP-Richtlinien (ACMG: American College for Medical Genetics and Genomics; AMP: Association for Molecular Pathology) zur Variantenklassifizierung werden die Schwellenwerte durch probabilistische Grenzen definiert, die im Konsens festgelegt wurden (Tabelle 19-1) (Plon et al., 2008; Richards et al., 2015; Tavtigian et al., 2018, 2020).

Da es nun im Laufe des Lebens in einzelnen Zellen lediglich zum Ausfall der zweiten Kopie eines für ein erbliches Tumorsyndrom prädisponierenden Gens kommen muss, damit eine Krebserkrankung entstehen kann, erkranken Trägerinnen bzw. Träger einer konstitutionellen pathogenen Variante entsprechend häufiger und oft in jüngeren Lebensjahren.

Zu Beginn des neuen Jahrtausends zeigte eine umfangreiche Zwillingsstudie, dass rund 27–42 % der häufigen Krebserkrankungen in der Bevölkerung (Brust, Prostata, Darm) durch

erbliche Faktoren mitbedingt sind (Tabelle 19-2) (Lichtenstein et al., 2000).

19.1.1 Risikogene und Risikoprädiktion – komplexe molekulargenetische Zusammenhänge

In den letzten Jahren wurde durch die enormen technischen Entwicklungen – wie dem sogenannten „next generation sequencing" (NGS) – die Gendiagnostik revolutioniert. War bislang die Analyse einzelner **krebsprädisponierender Gene** nur langwierig und kostspielig möglich, wird nun durch die modernen Hochdurchsatzverfahren die zeitgleiche Untersuchung einer Vielzahl von Genen oder des ganzen Genoms immer effizienter und preiswerter durchführbar. Diese Situation bringt erhebliche Herausforderungen mit sich. Am Beispiel des familiären Brustkrebses lassen sich die genannten Aspekte für Krebserkrankungen mit anderen soliden Tumoren (z.B. Darmkrebs, Prostatakrebs) darstellen.

Für das Jahr 2020 geht die Weltgesundheitsorganisation (WHO) weltweit von 2,3 Mio. neu an **Brustkrebs** erkrankten Frauen aus (Sung et al., 2021). In Deutschland ist das Mammakarzinom mit rund 70 000 Neuerkrankungen pro Jahr die häufigste Krebserkrankung der Frau, jährlich versterben ca. 19 000 Menschen daran (Robert Koch-Institut & Gesellschaft der epidemiologischen Krebsregister, 2021). Bei etwa einem Drittel der erkrankten Frauen (ca. 20 000 Personen jährlich) liegt ein Hinweis auf eine **genetische Prädisposition** vor (Rhiem et al., 2019) (Abbildung 19-2). In diesen Fällen ist eine molekulargenetische Untersuchung auf pathogene konstitutionelle Varianten in Risikogenen für Brust- und Eierstockkrebs sinnvoll.

Die Entscheidung, ob eine genetische Untersuchung zur Identifikation von Risikogenen mit Auswirkung auf die Wahl präventiver oder therapeutischer Handlungsoptionen durchgeführt wird, hängt meist von der Wahrscheinlichkeit ab, mit der eine konstitutionelle pathogene Variante in einem Risikogen vorliegt (National Institute for Health & Care Excellence, 2019). Die

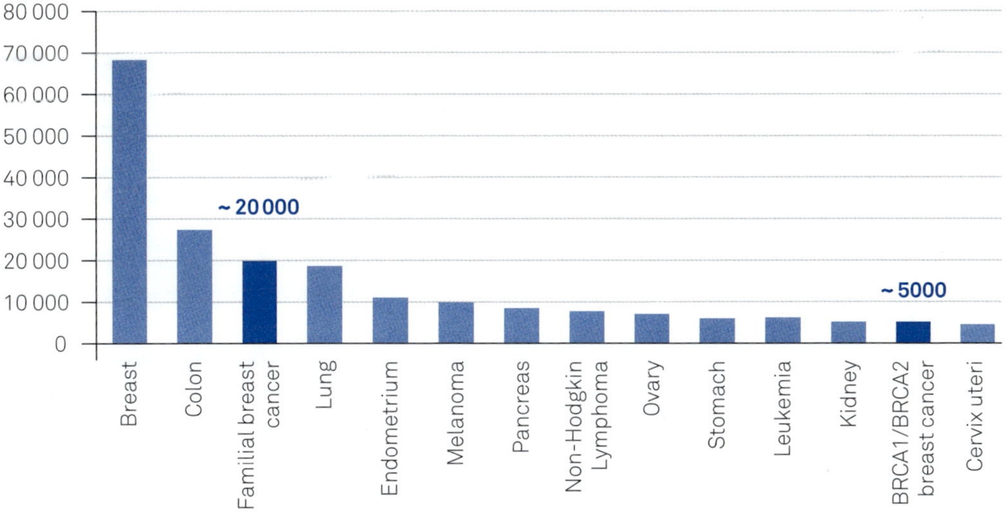

Abbildung 19-2: Häufigkeit des Mammakarzinoms mit familiärer Belastung (Einschlusskriterien des Deutschen Konsortiums Familiärer Brust- und Eierstockkrebs) und des *BRCA*-assoziierten Mammakarzinoms unter den gesamten Krebserkrankungen in Deutschland (nach Robert Koch-Institut & Gesellschaft der epidemiologischen Krebsregister, 2021).

BRCA1/BRCA2-Hochrisikogene wurden Mitte der 1990er-Jahre in Familien mit einer Belastung für Brust- und Eierstockkrebs identifiziert (Miki et al., 1994; Wooster et al., 1995).

Unmittelbar nach der Entdeckung der Gene wurde 1996 das Deutsche Konsortium Familiärer Brust- und Eierstockkrebs mit Unterstützung der Deutschen Krebshilfe gegründet, um betroffenen Familien ein umfangreiches **Betreuungskonzept** von der Risikoberatung über die Gentestung bis hin zur Etablierung von und Beratung über risikoadaptierte Präventionskonzepte zu bieten (Schmutzler et al., 2003; Rhiem & Schmutzler, 2014). In diesem Gremium wurden zunächst normativ klinische Kriterien – basierend auf familiären Erkrankungsfällen an Brust- und Eierstockkrebs – festgelegt, die zur genetischen Testung führten. Diese Kriterien fanden später Eingang in die deutschlandweiten Handlungsempfehlungen für Brustkrebs (S3-Leitlinie) (Deutsche Krebsgesellschaft et al., 2021). Mittlerweile sind sie in der weltweit größten Validierungsstudie auf die mit Brust- und Eierstockkrebs einhergehende Prävalenz pathogener konstitutioneller Varianten in den *BRCA*-Genen überprüft worden (siehe Box) (Kast et al., 2016).

Wichtig für Gesundheitsförderung und Prävention

Hinweise auf eine mögliche Belastung für Brust- und/oder Eierstockkrebs sind (laut Deutsche Krebsgesellschaft) die Kriterien:

- ≥ 3 Frauen mit Mammakarzinom
- ≥ 2 Frauen mit Mammakarzinom, davon ≥ 1 mit Diagnose vor dem 51. Geburtstag
- 1 Frau mit Mammakarzinom vor dem 36. Geburtstag
- 1 Frau mit bilateralem Mammakarzinom vor dem 51. Geburtstag
- ≥ 1 Frau mit Mammakarzinom und ≥ 1 Frau mit Ovarialkarzinom oder ≥ 1 eine Frau mit Mamma- und Ovarialkarzinom
- ≥ 2 Frauen mit Ovarialkarzinom
- ≥ 1 Mann mit Mammakarzinom
- 1 Frau mit triple-negativem Mammakarzinom vor dem 60. Geburtstag
- 1 Frau mit Ovarialkarzinom vor dem 80. Geburtstag

Demnach werden in durchschnittlich 24 % der die Kriterien erfüllenden Familien ursächliche pathogene konstitutionelle Varianten in *BRCA1* und *BRCA2* (Klasse 4/5 Varianten) identifiziert, wobei die Nachweisrate auch abhängig von der individuellen Familienkonstellation ist (Kast et al., 2016). So liegt die Nachweisrate konstitutioneller pathogener Varianten in Familien mit mindestens zwei Ovarialkarzinompatientinnen beispielsweise bei > 40 %. Dadurch wird deutlich, dass **nur ein Teil** der familiär gehäuft auftretenden Erkrankungsfälle durch **erbliche Veranlagung** im engeren Sinne, also einer monogenen Verursachung – hier *BRCA1* und *BRCA2* –, bedingt ist.

Aber bereits bei der Betrachtung der mit den lange bekannten Hochrisikogenen *BRCA1* und *BRCA2* einhergehenden **Erkrankungsrisiken** zeigt sich die immense **Komplexität der genetischen Risikoprädiktion.** In einer großen prospektiven Kohortenstudie an fast 10 000 Trägerinnen pathogener konstitutioneller Varianten wurden kumulative Erkrankungsrisiken für Brustkrebs bis zum 80. Lebensjahr von 72 % *(BRCA1)* und 69 % *(BRCA2)* gezeigt (Kuchenbaecker et al., 2017a). Die Erkrankungsrisiken unterscheiden sich in Abhängigkeit der familiären Belastung und der Position der pathogenen konstitutionellen Variante im Gen. Darüber hinaus sind weitere modifizierende Faktoren identifiziert worden, die zu einer deutlichen **Varianz** der genannten Erkrankungsrisiken führen (Mavaddat et al., 2013). Außerdem wurde in einer Untersuchung ein multifaktorieller **Risikoscore** für Brustkrebs an Trägerinnen pathogener konstitutioneller Varianten in *BRCA1* und *BRCA2* evaluiert, der eine individualisiertere Risikoprädiktion als Grundlage für personalisierte risikobasierte klinische Entscheidungen darstellt (Kuchenbaecker et al., 2017b).

Durch die Identifikation und Validierung neuer Risikogene werden nun im Rahmen von

Multigenanalysen mehrere Risikogene auf pathogene konstitutionelle Varianten untersucht, die mit Krebserkrankungen assoziiert werden – dazu gehören auch Risikogene, die mit einem moderat erhöhten Erkrankungsrisiko einhergehen und deutlich seltener mutiert sind als die Hochrisikogene *BRCA1/2* (Hahnen et al., 2016; Hauke et al., 2018; Ernst et al., 2018).

In der Folge wurde ein Algorithmus entwickelt, der genetische Faktoren (z. B. polygener Risikoscore, bestehend aus > 300 Niedrigrisikovarianten, Vorliegen konstitutioneller pathogener Varianten) und fragebogenbasierte Informationen (z. B. Einnahme oraler Kontrazeptiva, mammografische Dichte) berücksichtigt. Durch die Hinzunahme dieser Faktoren kann nun eine individuellere Berechnung der Erkrankungsrisiken durchgeführt werden, die zur Anpassung der klinischen Empfehlung führen kann (z. B. Teilnahme an intensivierten Früherkennungsmaßnahmen für Brustkrebs) (Lee et al., 2019; Quante et al., 2020; Tüchler et al., 2024). Zusammenfassend belegt das bisher Dargestellte für die auf genetischen Daten basierende Risikoprädiktion ein **Risikokontinuum**, mittels der individuelle Risiken ermittelt und anhand festgelegter Schwellenwerte gezielte präventive und therapeutische Konzepte entwickelt werden können (Abbildung 19-3).

Während für die seit längerer Zeit bekannten und untersuchten *BRCA1/2*-Gene und die assoziierten Krebserkrankungen Informationen zu distinkten Tumorsubtypen im Hinblick auf altersabhängige Erkrankungspenetranzen, Genotyp-Phänotyp-Korrelationen sowie mögliche spezifische präventive und therapeutische Optionen vorliegen, stehen diese Daten für **weitere Risikogene** derzeit erst begrenzt zur Verfügung. Sie sind allerdings für die klinische Entscheidungsfindung unbedingte Voraussetzung. Die zuvor skizzierte starke genetische Heterogenität erfordert zur Klärung der spezifischen Penetranzen, des breiten Spektrums des Krankheitsphänotyps und der Untersu-

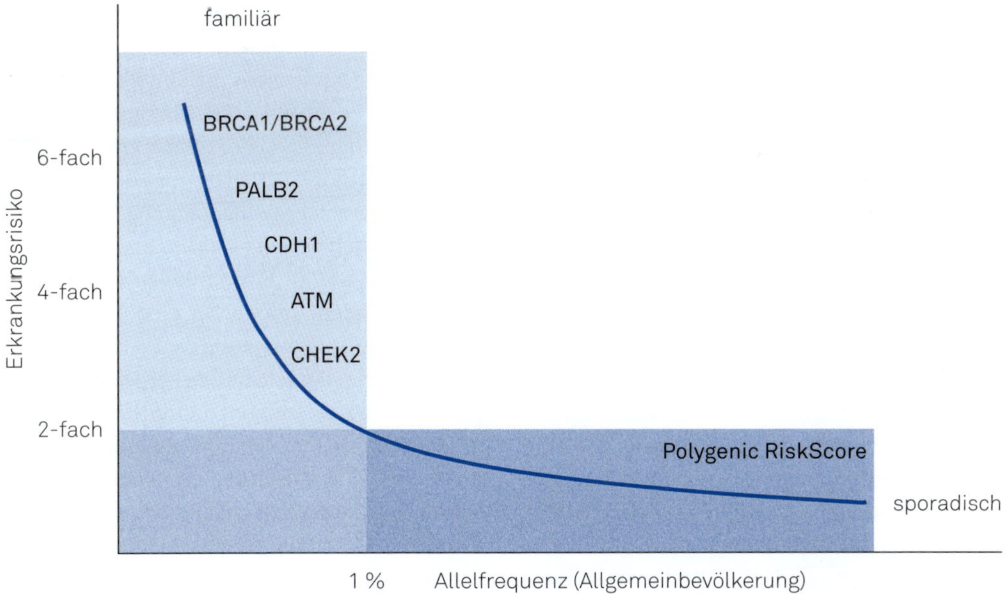

Abbildung 19-3: Ableitung des individuellen Erkrankungsrisikos auf einer kontinuierlichen Skala bei pathogenen konstitutionellen Varianten der selten veränderten Risikogene, die mit hohen bzw. moderaten Erkrankungsrisiken einhergehen, sowie bei Anwendung des multifaktoriellen Risikoscores mit häufigen genetischen Niedrigrisikovarianten.

chung zur Effizienz präventiver und therapeutischer Konzepte umfangreiche Kohortenstudien (Grouven et al., 2015). Diese großen Datensätze können gleichzeitig zur Lösung einer weiteren Herausforderung führen, die durch die Multigenanalyse verstärkt auftritt: der Reduktion der Anzahl von **genetischen Varianten unklarer Signifikanz** (Variants of unknown Significance, VUS, Klasse 3). Hierbei handelt es sich um genetische Veränderungen, die sich zum Zeitpunkt der genetischen Untersuchung bezüglich ihres Einflusses auf die Genfunktion nicht sicher einordnen lassen (Hauke et al., 2015). Auf klinischer Ebene lassen sich bei einer solchen Befundlage weder spezifische präventive noch therapeutische Maßnahmen ableiten – eine für Betroffene wie für deren behandelnde Ärzte unbefriedigende und belastende Situation. Die Rate an VUS konnte für *BRCA1* und *BRCA2* aufgrund intensiver Forschungstätigkeit u.a. des Deutschen Konsortiums Familiärer Brust- und Eierstockkrebs mit internationalen Kooperationspartnern (z.B. ENIGMA – Evidence-based Network for the Interpretation of Germline Mutant Alleles) auf < 5% reduziert werden (Eccles et al., 2015). Mit der Multigentestung erhöht sich die Anzahl der VUS auf schätzungsweise 20–30%, was den Bedarf von Registern zur Erfassung von genetischen und phänotypischen Daten als Grundlage für die klinische Entscheidungsfindung unterstreicht.

19.2 Grundlagen der risikoadaptierten Krebsfrüherkennung

Technische Neuentwicklungen in der Molekulargenetik beschleunigen den Wissenszuwachs über genetische Zusammenhänge bei der Krebsentstehung. Dadurch ermöglichen genetische Faktoren zunehmend eine **Risikostratifizierung** als Grundlage für die Entwicklung **risikoadaptierter Präventionskonzepte** (Schmutzler, 2012; Schmutzler et al., 2012). Während derzeit etablierte Krebsfrüherkennungsprogramme (z.B. Mammografie-Screening) breiten Bevölkerungsgruppen mit einer geringen Anzahl von Risikofaktoren (z.B. Alter und Geschlecht) angeboten werden, ist bei Personen mit erhöhten Erkrankungsrisiken eine intensivierte Früherkennung notwendig. Durch Risikostratifizierung und risikoadaptierte Früherkennung soll die Früherkennung effizienter werden und das Morbiditäts- und Mortalitätsrisiko gesenkt werden. Eine Risikogruppe könnte aus der allgemeinen Bevölkerungsgruppe durch die Überprüfung verschiedener Risikofaktoren (z.B. Familienanamnese, Genanalyse) identifiziert werden (Abbildung 19-4). Für diese Gruppe könnte dann ein Früherkennungsprogramm mit Anpassung an die spezifischen Bedürfnisse etabliert werden (z.B. früherer Untersuchungsbeginn, zusätzliche Untersuchungsmethoden).

Die Entwicklung eines risikoadaptierten Krebsfrüherkennungsprogramms kann für das identifizierte Risikokollektiv mit **Vorteilen** einhergehen. Für diese relativ kleine Hochrisikogruppe könnten z.B. spezifische Untersuchungsmethoden zur Verfügung gestellt werden, die über die allgemeinen Angebote für die Normalrisikogruppe hinausgehen, effizienter sind (höhere Karzinomprävalenz mit Erhöhung des Anteils richtig-positiver Untersuchungsergebnisse) und so die Teilnahmebereitschaft an den Untersuchungen erhöhen. Gleichzeitig könnte der Bedarf an allgemeiner Früherkennung für Normalrisikopersonen gesenkt werden und Menschen entlasten sowie zu Einsparungen für das Gesundheitssystem führen. In eine Hochrisikogruppe eingestuft zu werden, kann für Betroffene auch nachteilig sein und zu körperlichen oder psychischen **Belastungen** führen. Weiterhin gilt es, die Betroffenen vor möglichen sozialrechtlichen und gesellschaftlichen **Nachteilen** zu schützen (z.B. durch das Gendiagnostikgesetz). Für eine Zuordnung zu verschiedenen Risikogruppen und für die Diagnostik müssen **Kriterien** definiert werden, z.B.

- Nachweiswahrscheinlichkeit pathogener konstitutioneller Varianten der klinischen Einschlusskriterien (Familienanamnese),

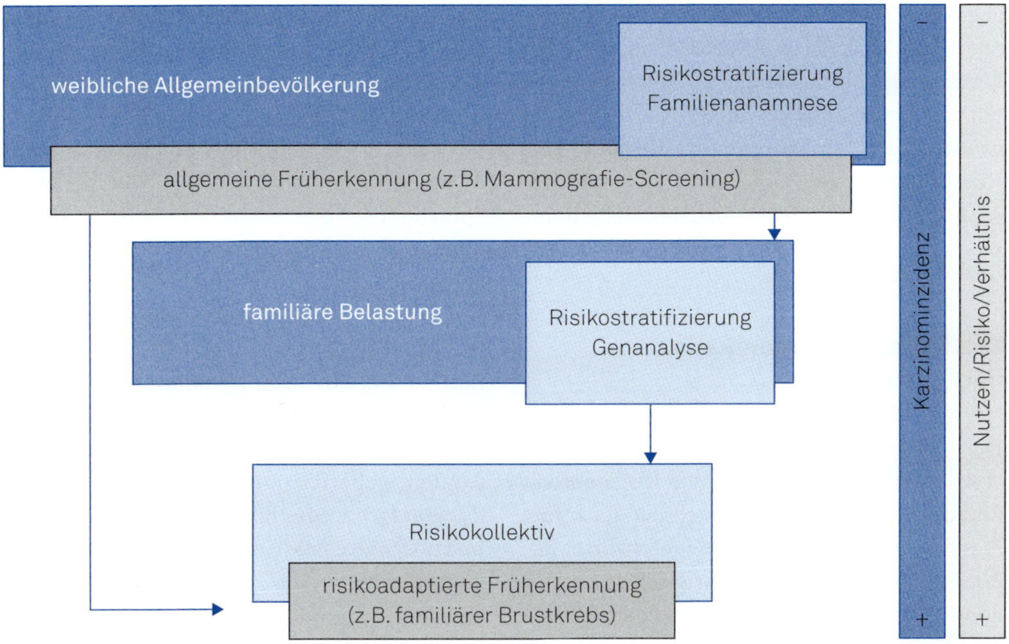

Abbildung 19-4: Darstellung der Identifikation eines Risikokollektivs anhand verschiedener Risikofaktoren, für welches das Nutzen-Risiko-Verhältnis der Früherkennung verbessert werden kann, am Beispiel des familiären Brustkrebses.

- Sensitivität und Spezifität des genetischen Tests,
- Penetranz der Krebserkrankung und altersabhängige Inzidenzen bei Nachweis einer pathogenen konstitutionellen Variante,
- Schwellenwert zur Einstufung in die jeweilige Risikogruppe,
- klinischer Krankheitsverlauf,
- Sensitivität/Spezifität/positiver prädiktiver Wert (PPV)/negativer prädiktiver Wert (NPV) des diagnostischen Testverfahrens.

Für die Etablierung risikoadaptierter Früherkennungsprogramme ist die Fokussierung auf Risikogruppen sinnvoll und bietet die Möglichkeit, diese effizienter und gleichzeitig nebenwirkungsärmer durchzuführen. Von zentraler Bedeutung ist es dabei, den gesamten Prozess von der Definition der Risikoindikatoren bis zum Nachweis der Mortalitätsreduktion zu evaluieren (Schmutzler, 2012).

Die auf genetischen Faktoren basierende Risikoprädiktion stellt Ärzte und Risikopersonen im Fall des familiären Brustkrebses nicht nur vor die Entscheidung über die mögliche Teilnahme an der risikoadaptierten Brustkrebsfrüherkennung, sondern auch über die Inanspruchnahme einer **prophylaktischen Entfernung von gesundem Brustdrüsengewebe** (prophylaktische Mastektomie). Dieser Eingriff stellt die radikalste präventivmedizinische Maßnahme dar und reduziert das Erkrankungsrisiko für Brustkrebs auf ein Restrisiko von ca. 2–3% (Xiao et al., 2019). Die Datenlage zu Langzeitfolgen und Nebenwirkungen ist ebenso wie die Risikoreduktion für die unterschiedlichen operativen Verfahren und die unterschiedlichen Risikogene derzeit noch begrenzt.

Umso mehr mag erstaunen, dass trotz der eingeschränkten Datenlage mit der zunehmenden Zahl von risikoprädizierenden Faktoren mit ganz unterschiedlichen Risikoausprägungen auch die Anzahl prophylaktischer Brustoperationen deutlich zunimmt (Kurian et al., 2014). In der dargestellten Gemengelage sollte also nicht nur die Generierung evidenzbasierter Daten, sondern auch der **kompetente Umgang mit Risiko** („genetic/risk literacy“) aufseiten der Ärzte und der Betroffenen in den Fokus genommen werden.

19.2.1 Risikokommunikation und -perzeption

Der Erfolg der Risikokommunikation hängt vom Verständnis aufseiten der Risikoperson und der verständlichen Darstellung der Information durch den Arzt ab (Gigerenzer et al., 2007). Hierbei sollte das zur Diskussion stehende Risiko (z.B. Erkrankungswahrscheinlichkeit, Metastasierungsrisiko) klar benannt werden. So sollten z.B. absolute statt relative Risiken (z.B. 40 von 100 Trägerinnen einer bestimmten pathogenen konstitutionellen Variante) in überschaubaren Zeiträumen (z.B. 10-Jahres-Risiken) vermittelt werden. **Risikokompetenz** beinhaltet die Akzeptanz, dass es keine Gewissheiten gibt und immer ein mehr oder weniger akzeptables Risiko besteht. Die Risikoperzeption der Betroffenen hängt nicht nur von dem bloßen Zahlenverständnis, sondern **insbesondere von den individuellen Werten, Erfahrungen und Präferenzen** ab. Diese Faktoren beeinflussen den Entscheidungsfindungsprozess (O’Connor et al., 2007). Der Einfluss weiterer Faktoren (z.B. psychosoziale Aspekte) sollte Gegenstand zukünftiger Forschung sein, um das Verständnis der Entscheidungsfindung zu erhöhen und die nichtdirektive Beratung zu optimieren (Lostumbo et al., 2010). Darüber hinaus ist die Darstellung der zu vermittelnden Informationen von zentraler Bedeutung (Gigerenzer et al., 2007) – sowohl für Betroffene als auch für Behandler (Leyerer et al., 2022).

Der rasante Wissenszuwachs in der genomischen Medizin macht es Ärzten fast unmöglich, mit den Entwicklungen Schritt zu halten. Dabei lässt sich absehen, dass Risiko- und genetische Kompetenz der Behandler obligate Bestandteile in der zukünftigen Präzisionsmedizin darstellen werden. Für Betroffene können Informationsmaterialien in Einfacher bzw. Leichter Sprache sowie evidenzbasierte Entscheidungshilfen und das Angebot von Entscheidungscoachings mit spezialisiert ausgebildetem Fachpersonal (z.B. Breast Care Nurses) entwickelt werden (Berger-Höger et al., 2022; Kautz-Freimuth et al., 2023). In strukturierten und evidenzbasierten Fortbildungsmaßnahmen könnten die notwendigen Kompetenzen vermittelt werden, wobei die transsektorale Netzwerkbildung aufgrund des hohen Beratungsbedarfs – und im Sinne eines flächendeckenden Angebots kompetenter Berater – für die Betroffenen sinnvoll sein könnte (Schmutzler, 2021; Rhiem & Schmutzler, 2017).

19.2.2 Implementierung risikoadaptierter Krebsfrüherkennungsmaßnahmen

Eine Strategie der Implementierung risikoadaptierter Krebsfrüherkennungsmaßnahmen sei am Beispiel des **familiären Mamma- und Ovarialkarzinoms** skizziert. Sie lässt sich auf andere genetisch bedingte Krebserkrankungen in ähnlicher Weise übertragen.

Die rasante Entwicklung im Bereich der Hochdurchsatzverfahren für die Gendiagnostik führt zur Identifikation einer Vielzahl von mit moderatem bzw. niedrigem Erkrankungsrisiko einhergehenden polygen interagierenden Risikogenen. Aufgrund der ausgeprägten genetischen Heterogenität in Kombination mit einem breiten Phänotyp- und Penetranzspektrum sind umfangreiche Kohortenstudien und die Etablierung eines Registers (z.B. HerediCaRe, Register zur wissengenerierenden Versorgung im Deutschen Konsortium) zur Erfassung der Geno-/Phänotypdaten und des jeweiligen Outcomes notwendig (Engel et al., 2021).

Für die auf diesem Weg generierte, auf genetischen Daten basierende Risikoprädiktion ergibt sich eine kontinuierliche Risikoskala, mittels der Risiken der individuellen Risikoperson ermittelt und anhand festgelegter Schwellenwerte gezielte präventive und therapeutische Konzepte entwickelt werden können. Derzeit erfolgt die Weiterentwicklung und Validierung von **Risikokalkulationsprogrammen** (z. B. CanRisk; Yang et al., 2022).

Die Einführung von Gendiagnostikboards und sogenannten Recall-Verfahren (Information bei Änderungen in der Klassifikation von VUS) ist ein wichtiger Bestandteil für die nichtdirektive Beratung im Entscheidungsprozess im Kontext mit möglichen präventiven Maßnahmen.

Da der Bedarf an genetischer Beratung und Betreuung aufgrund der großen Anzahl familiär Belasteter hoch ist und die spezialisierte Versorgung wohnortnah bei den Betroffenen ankommen soll, ist die **transsektorale Kooperation** zwischen den spezialisierten Zentren und zertifizierten Organkrebszentren sinnvoll und notwendig. Um die genetische Kompetenz von behandelnden Ärztinnen und Ärzten zu erhöhen, wurde in den vergangenen Jahren eine strukturierte **Online-Fortbildung** etabliert. Da der Wissenszuwachs auf dem Gebiet der genomischen Medizin rasant ist und in die Klinik drängt, ist die Wissensweitergabe von spezialisierten Zentren an behandelnde Ärztinnen und Ärzte die Grundvoraussetzung für eine sichere **Implementierung in die klinische Anwendung**. Spezialisierte universitäre Zentren mit interdisziplinären Teams können diesen Transfer im Rahmen der wissengenerierenden Versorgung realisieren. Innerhalb dieser Struktur werden Risikogene validiert, altersabhängige Erkrankungsrisiken erforscht, Genotyp-Phänotyp-Daten gewonnen und risikoadaptierte Früherkennungsprogramme sowie zielgerichtete Therapiekonzepte etabliert und angepasst.

Zusammenfassung

Die Identifikation genetischer Faktoren als Ursache für Krebserkrankungen ermöglicht eine Risikostratifizierung, die wiederum Grundlage für die Entwicklung risikobasierter Präventionskonzepte und zielgerichteter Therapiekonzepte darstellt. Durch immer effizientere und preiswertere molekulargenetische Untersuchungsverfahren ist der Wissenszuwachs im Bereich der genomischen Medizin enorm. Die Herausforderung besteht in der zügigen und verantwortungsvollen klinischen Implementierung und Evaluation, die durch die Etablierung universitärer Zentren für erbliche Tumorerkrankungen sichergestellt werden könnte.

Diskussionsanregung

- Wie kann sichergestellt werden, dass die Durchführung von Multigenanalysen in Dokumentations- und Evaluationskonzepte eingebunden wird, um einen evidenzbasierten Umgang mit genetischer Risikoprädiktion zu gewährleisten?
- Wie können Betroffene angesichts der steigenden Komplexität dazu befähigt werden, informierte und präferenzsensitive Entscheidungen zur genetischen Untersuchung und zu präventiven Maßnahmen zu treffen?
- Wie kann angesichts der raschen Entwicklung in der Molekulargenetik gewährleistet werden, dass die Translation der Forschungsergebnisse in die klinische Anwendung von dem notwendigen ethisch-rechtlichen Diskurs begleitet wird?

Literatur

Beaglehole, R., Bonita, R., Horton, R., Adams, C., Alleyne, G., Asaria, P., Baugh, V., Bekedam, H., Billo, N., Casswell, S., Cecchini, M., Colagiuri, R., Colagiuri, S., Collins, T., Ebrahim, S., Engelgau, M., Galea, G., Gaziano, T., Geneau, R., ... Watt, J. (2011). Priority actions for the non-communicable disease crisis. *Lancet, 377*(9775), 1438–1447. https://doi.org/10.1016/S0140-6736(11)60393-0

Berger-Höger, B., Vitinius, F., Fischer, H., Beifus, K., Köberlein-Neu, J., Isselhard, A., Töpper, M., Wiedemann, R., Rhiem, K., Schmutzler, R., Stock, S. & Steckelberg, A. (2022). Nurse-led decision coaching by specialized nurses for healthy BRCA1/2 gene mutation carriers – adaptation and pilot testing of a curriculum for nurses: a qualitative study. *BMC Nursing, 21*(1), 42. https://doi.org/10.1186/s12912-022-00810-8

Deutsche Krebsgesellschaft, Deutsche Krebshilfe & AWMF. (2021). *S3-Leitlinie Früherkennung, Diagnose, Therapie und Nachsorge des Mammakarzinoms, Version 4.4, 2021, AWMF Registernummer: 032-045OL* (Leitlinienprogramm Onkologie). Zugriff am 10. Dezember 2023 unter https://www.leitlinienprogramm-onkologie.de/leitlinien/mammakarzinom/

Easton, D.F. (1994). The inherited component of cancer. *British Medical Bulletin, 50*, 527–535. https://doi.org/10.1093/oxfordjournals.bmb.a072908

Eccles, D.M., Mitchell, G., Monteiro, A.N., Schmutzler, R., Couch, F.J., Spurdle, A.B. & Gómez-García, E. (2015). BRCA1 and BRCA2 genetic testing-pitfalls and recommendations for managing variants of uncertain clinical significance. *Annals of Oncology, 26*(10), 2057–2065. https://doi.org/10.1093/annonc/mdv278

Ernst, C., Hahnen, E., Engel, C., Nothnagel, M., Weber, J., Schmutzler, R.K. & Hauke, J. (2018). Performance of in silico prediction tools for the classification of rare BRCA1/2 missense variants in clinical diagnostics. *BMC Medical Genomics, 11*(1), 35. https://doi.org/10.1186/s12920-018-0353-y

Engel, C., Wieland, K., Zachariae, S., Bucksch, K., Enders, U., Schoenwiese, U., Yahiaoui-Doktor, M., Keupp, K., Waha, A., Hahnen, E., Remy, R., Ernst, C., Loeffler, M. & Schmutzler, R.K. (2021). HerediCaRe: Dokumentations- und IT-Lösung eines spezialisierten Registers für erblichen Brust- und Eierstockkrebs. *Gesundheitswesen, 83*(Suppl. 01), S12–S17. https://doi.org/10.1055/a-1658-0313

Gigerenzer, G., Gaissmaier, W., Kurz-Milcke, E., Schwartz, L. & Woloshin, S. (2007). Helping doctors and patients make sense of health statistics. *Psychological Science in the Public Interest, 8*(2), 53–96. https://doi.org/10.1111/j.1539-6053.2008.00033.x

Grouven, U., Sieving, U., Bender, R., Vervölgyi, V. & Lange, S. (2015). Seltene Erkrankungen: Randomisierte kontrollierte Studien auch hier der Goldstandard. *Deutsches Ärzteblatt International, 112*(8), A326–328.

Hahnen, E., Rhiem, K. & Schmutzler, R.K. (2016). Spannungsfeld zwischen kommerziellem Interesse und Patientennutzen. *Deutsches Ärzteblatt, 45*, 2028–2034.

Hauke, J., Engel, C., Wappenschmidt, B., Müller, C.R. & Hahnen, E. (2015). Klassifizierung von „variants of unknown significance" (VUS) beim familiären Brust- und Eierstockkrebs. *Medizinische Genetik, 27*(2), 211–216. https://doi.org/10.1007/s11825-015-0049-z

Hauke, J., Horvath, J., Groß, E., Gehrig, A., Honisch, E., Hackmann, K., Schmidt, G., Arnold, N., Faust, U., Sutter, C., Hentschel, J., Wang-Gohrke, S., Smogavec, M., Weber, B.H.F., Weber-Lassalle, N., Weber-Lassalle, K., Borde, J., Ernst, C., Altmüller, J., ... Hahnen, E. (2018). Gene panel testing of 5589 BRCA1/2-negative index patients with breast cancer in a routine diagnostic setting: results of the German Consortium for Hereditary Breast and Ovarian Cancer. *Cancer Medicine, 7*(4), 1349–1358. https://doi.org/10.1002/cam4.1376

Kast, K., Rhiem, K., Wappenschmidt, B., Hahnen, E., Hauke, J., Bluemcke, B., Zarghooni, V., Herold, N., Ditsch, N., Kiechle, M., Braun, M., Fischer, C., Dikow, N., Schott, S., Rahner, N., Niederacher, D., Fehm, T., Gehrig, A., Mueller-Reible, C., ... Engel, C. (2016). Prevalence of BRCA1/2 germline mutations in 21401 families with breast and ovarian cancer. *Journal of Medical Genetics, 53*(7), 465–471. https://doi.org/10.1136/jmedgenet-2015-103672

Kautz-Freimuth, S., Redaèlli, M., Shukri, A., Kentenich, H., Simic, D., Mildenberger, V., Schmutzler, R., Rhiem, K. & Stock, S. (2023). Effectiveness of evidence-based decision aids for women with pathogenic BRCA1 or BRCA2 variants in the german health care context: results from a randomized controlled trial. *BMC Medical Informatics and Decision Making, 23*(1), 223. https://doi.org/10.1186/s12911-023-02327-9

Kuchenbaecker, K.B., Hopper, J.L., Barnes, D.R., Phillips, K.A., Mooij, T.M., Roos-Blom, M.J., Jervis, S., van Leeuwen, F.E., Milne, R.L., Andrieu,

N., Goldgar, D.E., Terry, M.B., Rookus, M.A., Easton, D.F., Antoniou, A.C., McGuffog, L., Evans, D.G., Barrowdale, D., Frost, D., ... Olsson, H. (2017a). Risks of breast, ovarian, and contralateral breast cancer for BRCA1 and BRCA2 mutation carriers. *Journal of the American Medical Association, 317*(23), 2402–2416. https://doi.org/10.1001/jama.2017.7112

Kuchenbaecker, K.B., McGuffog, L., Barrowdale, D., Lee, A., Soucy, P., Dennis, J., Domchek, S.M., Robson, M., Spurdle, A.B., Ramus, S.J., Mavaddat, N., Terry, M.B., Neuhausen, S.L., Schmutzle, R.K., Simard, J., Pharoah, P.D., Offit, K., Couch, F.J., Chenevix-Trench, G., ... Antoniou, A.C. (2017b). Evaluation of polygenic risk scores for breast and ovarian cancer risk prediction in BRCA1 and BRCA2 mutation carriers. *Journal of the National Cancer Institute, 109*(7), djw302. https://doi.org/10.1093/jnci/djw302

Kurian, A.W., Lichtensztajn, D.Y., Keegan, T.H. M, Nelson, D.O., Clarke, C.A. & Gomez, S.L. (2014). Use of and mortality after bilateral mastectomy compared with other surgical treatments for breast cancer in California. *Journal of the American Medical Association, 312*(9), 902–914. https://doi.org/10.1001/jama.2014.10707

Lee, A., Mavaddat, N., Wilcox, A.N., Cunningham, A.P., Carver, T., Hartley, S., Babb de Villiers, C., Izquierdo, A., Simard, J., Schmidt, M.K., Walter, F.M., Chatterjee, N., Garcia-Closas, M., Tischkowitz, M., Pharoah, P., Easton, D.F. & Antoniou, A.C. (2019). BOADICEA: a comprehensive breast cancer risk prediction model incorporating genetic and nongenetic risk factors. *Genetics in Medicine, 21*, 1708–1718. https://doi.org/10.1038/s41436-018-0406-9

Leyerer, K., Tüchler, A., Schmutzler, R. & Weg-Remers, S. (2022). Providing evidence-based health information in easy and plain language: procedures and experiences of the cancer information service. In S. Ahrens, R. Schulz, J. Kröger, S.H. Garrido, L. Keller & I. Rink (Eds.), *Accessibility – health literacy – health information. Interdisciplinary approaches to an emerging field of communication* (pp. 139–162). Frank & Timme.

Lichtenstein, P., Holm, N.V., Verkasalo, P.K., Iliadou, A., Kaprio, J., Koskenvuo, M., Pukkala, E., Skytthe, A. & Hemminki, K. (2000). Environmental and heritable factors in the causation of cancer-analyses of cohorts of twins from Sweden, Denmark, and Finland. *New England Journal of Medicine, 343*(2), 78–85. https://doi.org/10.1056/NEJM200007133430201

Lostumbo, L., Carbine, N.E. & Wallace, J. (2010). Prophylactic mastectomy for the prevention of breast cancer. *Cochrane Database of Systematic Reviews, 11*, CD002748.

Mavaddat, N., Peock, S., Frost, D., Ellis, S., Platte, R., Fineberg, E., Evans, D.G., Izatt, L., Eeles, R.A., Adlard, J., Davidson, R., Eccles, D., Cole, T., Cook, J., Brewer, C., Tischkowitz, M., Douglas, F., Hodgson, S., Walker, L., ... Easton, D.F. (2013). Cancer risks for BRCA1 and BRCA2 mutation carriers: results from prospective analysis of EMBRACE. *Journal of the National Cancer Institute, 105*, 812–822. https://doi.org/10.1093/jnci/djt095

Miki, Y., Swensen, J., Shattuck-Eidens, D., Futreal, P.A., Harshman, K., Tavtigian, S., Liu, Q., Cochran, C., Bennett, L.M., Ding, W., Bell, R., Rosenthal, J., Hussey, C., Tran, T., McClure, M., Frye, C., Hattier, T., Phelps, R., Haugen-Strano, A., ... Skolnic, M.H. (1994). A strong candidate for the breast and ovarian cancer susceptibility gene BRCA1. *Science, 266*(5182), 66–71. https://doi.org/10.1126/science.7545954

National Institute for Health and Care Excellence (NICE). (2019). *Familial breast cancer: classification, care and managing breast cancer and related risks in people with a family history of breast cancer*. National Institute for Health and Care Excellence.

O'Connor, A.M., Wennberg, J.E., Legare, F., Llewellyn-Thomas, H., Moulton, B.W., Sepucha, K.R., Sodano, A.G. & King, J.S. (2007). Toward the „tipping point“: decision aids and informed patient choice. *Health Affairs, 26*(3), 716–725. https://doi.org/10.1377/hlthaff.26.3.716

Plon, S.E., Eccles, D.M., Easton, D., Foulkes, W.D., Genuardi, M., Greenblatt, M.S., Hogervorst, F.B., Hoogerbrugge, N., Spurdle, A.B. & Tavtigian, S.V. (2008). Sequence variant classification and reporting: recommendations for improving the interpretation of cancer susceptibility genetic test results. *Human Mutation, 29*(11), 1282–1291. https://doi.org/10.1002/humu.20880

Quante, A.S, Engel, C., Kiechle, M., Schmutzler, R.K. & Fischer, C. (2020). Umstrukturierung der Risikoberechnung für die intensivierte Früherkennung im Deutschen Konsortium für Brust-und Eierstockkrebs. *Gynäkologe, 53*, 259–264. https://doi.org/10.1007/s00129-020-04572-9

Rhiem, K., Bücker-Nott, H.J., Hellmich, M., Fischer, H., Ataseven, B., Dittmer-Grabowski, C., Latos, K., Pelzer, V., Seifert, M., Schmidt, A., Rezek, D., Groh, U., Meinerz, W., Crommelinck, D., Hahnen, E., Wesselmann, S. & Schmutzler, R.K. (2019).

Benchmarking of a checklist for the identification of familial risk for breast and ovarian cancers in a prospective cohort. *Breast Journal, 25*(3), 455–460. https://doi.org/10.1111/tbj.13257

Rhiem, K. & Schmutzler, R. K. (2014). Risikoadaptierte Früherkennung. Schwerpunkt: Familiärer Brust- und Eierstockkrebs. *Bundesgesundheitsblatt Gesundheitsforschung Gesundheitsschutz, 57*, 307–311. https://doi.org/10.1007/s00103-013-1910-3

Rhiem, K. & Schmutzler, R. K. (2017). Beratung junger Frauen mit hereditärer Belastung für Brust- und Eierstockkrebs. *Forum, 32*, 37–41. https://doi.org/10.1007/s12312-017-0212-3

Richards, S., Aziz, N., Bale, S., Bick, D., Das, S., Gastier-Foster, J., Grody, W. W., Hegde, M., Lyon, E., Spector, E., Voelkerding, K. & Rehm, H. L. (2015). Standards and guidelines for the interpretation of sequence variants: a joint consensus recommendation of the American College of Medical Genetics and Genomics and the Association for Molecular Pathology. *Genetics in Medicine, 17*(5), 405–424. https://doi.org/10.1038/gim.2015.30

Robert Koch-Institut (RKI) & Gesellschaft der epidemiologischen Krebsregister in Deutschland (Hrsg.). (2021). *Krebs in Deutschland für 2017/2018*. Robert Koch-Institut.

Schmutzler, R. K. (2012). Risikoadaptierte Früherkennung. In Bundesministerium für Gesundheit (Hrsg.), *Nationaler Krebsplan – Handlungsfelder, Ziele und Umsetzungsempfehlungen*. Bundesministerium für Gesundheit.

Schmutzler, R. K. (2021). Quality and quantity: how to organize a countrywide genetic counseling and testing. *Breast Care (Basel), 16*(3), 196–201. https://doi.org/10.1159/000515429

Schmutzler, R. K., Dietz, D. & Jöckel, K. H. (2012). Präventive Gendiagnostik: Hoffnung und Fluch der Genanalyse. *Deutsches Ärzteblatt, 109*(26), 1371–1375.

Schmutzler, R. K., Schlegelberger, B., Meindl, A., Gerber, W. D. & Kiechle, M. (2003). Beratung, Genetische Testung und Prävention von Frauen mit einer familiären Belastung für das Mamma- und Ovarialkarzinom. Interdisziplinäre Empfehlungen des Konsortiums „Familiärer Brust- und Eierstockkrebs" der Deutschen Krebshilfe. *Zentralblatt für Gynäkologie, 125*(12), 494–506. https://doi.org/10.1055/s-2003-44815

Sung, H., Ferlay, J., Siegel, R. L., Laversanne, M., Soerjomataram, I., Jemal, A. & Bray, F. (2021). Global Cancer Statistics 2020: GLOBOCAN estimates of incidence and mortality worldwide for 36 cancers in 185 Countries. *CA: a Cancer Journal for Clinicians, 71*(3), 209–249. https://doi.org/10.3322/caac.21660

Tavtigian, S. V., Greenblatt, M. S., Harrison, S. M., Nussbaum, R. L., Prabhu, S. A., Boucher, K. M. & Biesecker, L. G. (2018). Modeling the ACMG/AMP variant classification guidelines as a Bayesian classification framework. *Genetics in Medicine, 20*(9), 1054–1060. https://doi.org/10.1038/gim.2017.210

Tavtigian, S. V., Harrison, S. M., Boucher, K. M. & Biesecker, L. G. (2020). Fitting a naturally scaled point system to the ACMG/AMP variant classification guidelines. *Human Mutation, 41*(10), 1734–1737. https://doi.org/10.1002/humu.24088

Tüchler, A., De Pauw, A., Ernst, C., Anota, A., Lakeman, I. M. M., Dick, J., van der Stoep, N., van Asperen, C. J., Maringa, M., Herold, N., Blümcke, B., Remy, R., Westerhoff, A., Stommel-Jenner, D. J., Frouin, E., Richters, L., Golmard, L., Kütting, N., Colas, C., ... Hahnen, E. (2024). Clinical implications of incorporating genetic and non-genetic risk factors in CanRisk-based breast cancer risk prediction. *Breast, 73*, 103615. https://doi.org/10.1016/j.breast.2023.103615

Wooster, R., Bignell, G., Lancaster, J., Swift, S., Seal, S., Mangion, J., Collins, N., Gregory, S., Gumbs, C. & Micklem, G. (1995). Identification of the breast cancer susceptibility gene BRCA2. *Nature, 378*(6559), 789–792. https://doi.org/10.1038/378789a0

Xiao, Y. L., Wang, K., Liu, Q., Li, J., Zhang, X. & Li, H. Y. (2019). Risk reduction and survival benefit of risk-reducing salpingo-oophorectomy in hereditary breast cancer: meta-analysis and systematic review. *Clinical Breast Cancer, 19*(1), e48–e65.

Yang, X., Eriksson, M., Czene, K., Lee, A., Leslie, G., Lush, M., Wang, J., Dennis, J., Dorling, L., Carvalho, S., Mavaddat, N., Simard, J., Schmidt, M. K., Easton, D. F., Hall, P. & Antoniou, A. C. (2022). Prospective validation of the BOADICEA multifactorial breast cancer risk prediction model in a large prospective cohort study. *Journal of Medical Genetics, 59*, 1196–1205. https://doi.org/10.1136/jmg-2022-108806

Lese- und Medienempfehlung zur Vertiefung

Deutsches Konsortium Familiärer Brust- und Eierstockkrebs. (2021). *Curriculum Familiärer Brust- und Eierstockkrebs*. Köln: Deutsches Konsortium Familiärer Brust- und Eierstockkrebs (DK FBREK) und Deutsche Krebsgesellschaft e. V. (DKG). Verfügbar unter https://www.konsortium-familiaerer-brustkrebs.de/das-konsortium/curriculum-familiaerer-brust-und-eierstockkrebs/

Polygenic Risk Score Task Force of the International Common Disease Alliance. (2021). Responsible use of polygenic risk scores in the clinic: potential benefits, risks and gaps. *Nature medicine*, *27*(11), 1876–1884.

Schmutzler, R. K. (2021). Quality and Quantity: How to Organize a Countrywide Genetic Counseling and Testing. *Breast care (Basel, Switzerland)*, *16*(3), 196–201.

Schmutzler, R. K., Schmitz-Luhn, B., Borisch, B., Devilee, P., Eccles, D., Hall, P., Balmaña, J., Boccia, S., Dabrock, P., Emons, G., Gaissmaier, W., Gronwald, J., Houwaart, S., Huster, S., Kast, K., Katalinic, A., Linn, S. C., Moorthie, S., Pharoah, P., Rhiem, K., ... Woopen, C. (2022). Risk-Adjusted Cancer Screening and Prevention (RiskAP): Complementing Screening for Early Disease Detection by a Learning Screening Based on Risk Factors. *Breast care (Basel, Switzerland)*, *17*(2), 208–223.

Schmidt, M. K., Kelly, J. E., Brédart, A., Cameron, D. A., de Boniface, J., Easton, D. F., Offersen, B. V., Poulakaki, F., Rubio, I. T., Sardanelli, F., Schmutzler, R., Spanic, T., Weigelt, B., & Rutgers, E. J. T. (2023). EBCC-13 manifesto: Balancing pros and cons for contralateral prophylactic mastectomy. *European journal of cancer (Oxford, England: 1990)*, *181*, 79–91.

20 Gesundheitsförderung und Prävention im Klimawandel

Maxie Bunz, Alina Herrmann und Beate S. Müller

Überblick

- Weshalb ist der Klimawandel eine relevante Gesundheitsdeterminante?
- Wie kann Gesundheitsförderung im Klimawandel auf Mikro-, Meso-, und Makroebene gelingen?
- Was sind Co-Benefits von Klimaschutz für Prävention und Gesundheitsförderung?
- Was beinhalten Adaptations- und Mitigationsstrategien in Primär-, Sekundär-, und Tertiärprävention?

Der Klimawandel wirkt sich allumfassend auf die Lebensumstände auf unserem Planeten aus und somit auch auf die menschliche Gesundheit. Bereits 2011 wurde der Klimawandel als die größte Gesundheitsbedrohung des 21. Jahrhunderts benannt (Costello et al., 2009). Bis heute hat sich an dieser Einschätzung in wissenschaftlichen Kreisen nicht viel geändert. Nach wie vor wird der Klimawandel als große, wenn nicht als größte Herausforderung für die Gesundheit und die nationalen Gesundheitssysteme angesehen. Die zunehmend spürbaren Auswirkungen des Klimawandels beeinflussen die Grundlagen menschlicher Gesundheit und menschlichen Wohlbefindens und verstärken die Vulnerabilität der Menschheit gegenüber simultan auftretenden Gesundheitsbedrohungen (Romanello et al., 2022). Der Betrachtung der Gesundheitsförderung und der Prävention unter Berücksichtigung des Klimawandels kommt daher aktuell und in den kommenden Jahren eine entscheidende Bedeutung zu. Um eine möglichst ganzheitliche Sicht auf Gesundheitsförderung und Prävention im Klimawandel zu erlangen, ist es zunächst notwendig, sich die gesundheitlichen Auswirkungen des Klimawandels zu vergegenwärtigen und die verschiedenen Ebenen zu betrachten, über die der gesundheitliche Einfluss des Klimawandels stattfindet.

Die **gesundheitlichen Folgen des Klimawandels** reichen von einem Anstieg kardiovaskulärer Erkrankungen, Atemwegserkrankungen, vektorübertragener Infektionskrankheiten, Verletzungen mit und ohne Todesfolge und Unterernährung über posttraumatische Belastungsstörungen, Depressionen, Angststörungen bis hin zu verstärktem Substanzmissbrauch und suizidalen Handlungen (Bunz & Mücke, 2017; Intergovernmental Panel on Climate Change, 2022). Dabei spielen sowohl unmittelbare Effekte, z. B. von Extremwetterereignissen wie Hitzewellen, Stürmen, Dürren und Überschwemmungen, eine Rolle als auch indirekte Effekte, die sich über die Wasser- und Luftqualität, eine sich potenziell verstärkende Ressourcenknappheit, verschlechterte Möglichkeiten zur Agrarbewirtschaftung und die abnehmende Biodiversität ergeben. Als Risikofaktoren für die gesundheitsbedrohenden Auswirkungen des Klimawandels gelten u. a. das weibliche Geschlecht, das Alter (Kinder und Ältere), ein niedriger sozioökonomischer Status sowie eine vorbestehende, chronische, physische oder psychische Erkrankung (Balbus & Malina, 2009; Romanello et al., 2022).

Auf persönlicher oder **Mikroebene** können die Folgen des Klimawandels unmittelbar die Gesundheit einer Person beeinträchtigen, wie beispielsweise im Falle von unzureichender

Nahrungsmittel- und Wasserverfügbarkeit oder extremer Hitzeeinwirkung auf den Körper. Auf der **Mesoebene** sind die Lebensumwelten einer Person betroffen, die wiederum für die Gesunderhaltung und Prävention notwendig sind. Hierzu zählen unter anderem der Arbeitsplatz, die Schule, aber auch Sport- und Freizeiteinrichtungen. Übergeordnet finden sich auf der **Makroebene** schließlich die systemischen Einflüsse des Klimawandels. So kann dieser beispielsweise das Gesundheitssystem durch Extremwetterereignisse überlasten oder die politische Stabilität und wirtschaftliche Entwicklung durch Dürreperioden und zunehmende Konflikte um Ressourcen gefährden (Haines & Ebi, 2019).

Auf welchen Ebenen die Gesundheitsförderung im Rahmen des Klimawandels ansetzen kann, wo Synergien zwischen Klimaschutz und Gesundheitsförderung liegen und wie Prävention unter Berücksichtigung von Klimaschutz und Klimaanpassung ausgerichtet werden muss, wird im Folgenden erörtert.

20.1 Gesundheitsförderung im Klimawandel

Gesundheitsförderung soll Menschen dazu befähigen, mehr Selbstbestimmung über ihre Gesundheit zu erlangen und diese durch die Beeinflussung der Determinanten von Gesundheit verbessern. Aufgrund seiner weitreichenden Auswirkungen gilt der **Klimawandel als zentrale Gesundheitsdeterminante** und hat damit Einfluss auf a) die allgemeinen Bedingungen der sozioökonomischen, kulturellen und physischen Umwelt, b) die Lebens- und Arbeitsbedingungen, c) soziale und kommunale Netzwerke sowie d) die individuelle Lebensweise (vgl. Whitehead & Dahlgren, 1991) und somit auf all jene Lebensbereiche, welche die menschliche Gesundheit mitbestimmen. Somit sind bei der Gesundheitsförderung auf Mikro-, Meso- und Makroeben klimawandelbezogene Aspekte zu berücksichtigen.

20.1.1 Der Klimawandel als Gesundheitsdeterminante am Beispiel des Ahrtals

Die folgenschweren Starkregenereignisse im Juli 2021 und ihre zerstörerischen Auswirkungen für das Ahrtal stehen exemplarisch für die Klimawandelfolgen, mit denen auch hierzulande vermehrt zu rechnen ist. Durch die schweren Regenfälle kam es zu Sturzfluten, in denen mindestens 184 Menschen ums Leben kamen. Das Starkregenereignis hatte Einfluss auf alle oben aufgeführten Gesundheitsdeterminanten. Der Niederschlag und die Überschwemmungen führten zur Zerstörung von Wohnhäusern und essenzieller Infrastruktur wie Straßen, Brücken, Kanalisation, Apotheken und Krankenhäusern. Gesundheitseinrichtungen waren zerstört oder nur noch schwer erreichbar. Die Lebens- und Arbeitsbedingungen änderten sich grundlegend. Auch auf langfristige Sicht wurde einem Teil der dortigen Bevölkerung die Lebensgrundlage genommen, wie beispielsweise in der Landwirtschaft tätigen Personen (Weinanbau, Obstplantagen, Ackerfläche, Weidefläche). Im Nachgang von solchen Ereignissen kann es durch das Erlebte zu Angststörungen, Depressionen und posttraumatischen Belastungsstörungen kommen (Fernandez et al., 2015; Golitaleb et al., 2022). Im Falle des Ahrtals zeigen auch zwei Jahre nach dem Ereignis viele Menschen eine manifeste und chronifizierte posttraumatische Belastungsstörung, bei den Helfenden kam es teilweise zu sekundärer Traumatisierung.

20.1.2 Ebenen von Gesundheitsförderung im Klimawandel

Gesundheitsförderung im Klimawandel auf Mikroebene

Auf der Mikroebene finden sich die persönlichen und zwischenmenschlichen Faktoren, die für die Gesundheitsförderung relevant sind. Zu den persönlichen oder personenbezogenen Faktoren zählen Alter, Geschlecht und erblich bedingte Prädispositionen sowie die persönliche Lebensweise und die Einstellungen, das Wissen und das Selbstwirksamkeitserleben einer Person. Die zwischenmenschlichen Faktoren beinhalten die sozialen und kommunalen Netzwerke, in denen sich eine Person bewegt, wie z. B. persönliche Beziehungen und die Peer-Gruppe.

Zur klimawandelbezogenen Gesundheitsförderung auf dem Mikrolevel zählt beispielsweise die **klimasensible Gesundheitsberatung** (Quitmann et al., 2023). Während es hierbei sowohl um explizite als auch implizite Einbeziehung von allen Themen zu Klimawandel und Gesundheit in die Kommunikation mit Patientinnen und Patienten geht, können dabei auch Themen der Gesundheitsförderung angesprochen werden (Quitmann et al., 2023). Beispielsweise kann zu einem gesunden Lebensstil beraten werden, der gleichzeitig den ökologischen Fußbadruck verringert (Krolewski, 2022). Dieses auch als **Klimasprechstunde** bekannte Konzept wird bisher in Deutschland vorwiegend in der Allgemeinmedizin und der Pädiatrie angewendet, ist aber prinzipiell für alle Gesundheitsberufe von Bedeutung (Quitmann et al., 2023).

Menschen mit einem höheren Risiko für gesundheitliche Beeinträchtigungen durch den Klimawandel sind besonders bei den Themen der Gesundheitsförderung und Prävention zu berücksichtigen. Kinder und ältere Menschen sind sowohl in der Gesundheitsförderung allgemein als auch im Hinblick auf die Anpassung an den Klimawandel in besonderem Maße von ihrem Umfeld abhängig und daher auch stärker auf externe Hilfe zur Gesundheitsförderung angewiesen. Junge Menschen und Frauen zeigen verhältnismäßig häufiger mentale Belastungen in Bezug auf den Klimawandel, wie Symptome von „Eco-Anxiety" und prätraumatische Belastungssymptome oder eine manifeste posttraumatische Belastungsstörung (Patrick et al., 2023). Entsprechend werden resilienz- und damit gesundheitsfördernde Angebote auf Mikroebene insbesondere für diese vulnerablen Gruppen benötigt.

Zur Mikroebene zählen weiterhin die **zwischenmenschlichen Faktoren**. Die Beeinflussung eines Menschen und seiner Motivation zu gesundheitsförderlichen Verhaltensweisen durch seine (analogen und digitalen) sozialen Netzwerke ist nicht zu unterschätzen. Insbesondere bei Jugendlichen spielen Peer-Gruppen eine große Rolle, geteilte Erfahrungen und Peer-Unterstützung können Verhaltensänderungen stärken und begünstigen. Kinder und Jugendliche stellen einerseits eine besonders vulnerable Gruppe für die gesundheitlichen Auswirkungen des Klimawandels dar, andererseits sind sie besonders empfänglich für den (positiven oder negativen) Einfluss ihrer Peers (Andrews et al., 2020). Daher ist es wichtig, diesen Einfluss beim Thema Gesundheitsförderung im Klimawandel mitzudenken und bestenfalls zu nutzen. So kann z. B. die Vernetzung mit Peers für ein besseres Verständnis für klimawandelbezogene Gesundheitsthemen sorgen oder der Austausch mit anderen (gleichaltrigen) Betroffenen die eigene mentale Belastung aufgrund des Klimawandels erleichtern.

Gesundheitsförderung im Klimawandel auf Mesoebene

Auf der Mesoebene finden sich die unterschiedlichen **Lebens- und Arbeitswelten** eines Individuums und deren Einflüsse auf das Gesundheitsverhalten und die Lebensweise. Hierzu zählen u. a. der Arbeitsplatz, die Schule, Freizeit- und Gesundheitseinrichtungen, der Einzelhandel und die Gastronomie. Eine ganzheitliche Gesundheitsförderung muss die Mitigation und Adaptation an den Klimawandel in den verschiedenen Lebenswelten eines Individuums miteinbeziehen. Beispielhaft wird an dieser Stelle der Arbeitsplatz als Lebenswelt herausgegriffen. Das **betriebliche Gesundheitsmanagement** ist für die Gesundheitsförderung und Prävention am Arbeitsplatz verantwortlich, daher ist es obligat, das betriebliche Gesundheitsmanagement für gesundheitsrelevante Klimathemen zu sensibilisieren und mit einzubinden. Während bei der Prävention vor allem der Schutz von Arbeitnehmern bei Hitzewellen im Vordergrund seht, kann das betriebliche Gesundheitsmanagement auch im Bereich der Gesundheitsförderung klimasensibel arbeiten. Zwei relevante Bereiche sind hier die Speisenversorgung am Arbeitsplatz und die Unterstützung bei der aktiven Gestaltung des Arbeitsweges (Bühn & Voss, 2023).

Im Bereich der Speisenversorgung sollten die Essensangebote an der „Planetary Health Diet" ausgerichtet werden, einer Kostform, die sowohl gesundheitliche als auch Klimavorteile mit sich bringt (Willett et al., 2019). Dies bedeutet vor allem, eine stärker pflanzenbasierte Kost anzubieten. Die Deutsche Gesellschaft für Ernährung hat bereits dementsprechende Empfehlungen, z. B. für Verpflegung in Betrieben, herausgegeben. Zudem ist es wichtig, dass der Arbeitgeber z. B. durch Jobtickets (vom Arbeitgeber subventionierte ÖPNV-Tickets), Radleasing und eine gut ausgebaute Radinfrastrukur auf Betriebsgeländen (überdachte Fahrradparkplätze ggf. mit Steckdosen zur Ladung von E-Bikes, Duschen für Fahrradpendler etc.) gute Bedingungen schafft, um aktive Mobilität zu erleichtern. Dies fördert das psychische und physische Wohlbefinden von Mitarbeitenden und reduziert die Treibhausgasemissionen.

Gesundheitsförderung im Klimawandel auf Makrobene

Die Makroebene beinhaltet die politischen, gesellschaftlichen und wirtschaftlichen **Rahmenbedingungen** der Gesundheitsförderung. Auf gesamtgesellschaftlicher Ebene kann hier die Gesundheitsförderung im Klimawandel positiv beeinflusst werden, z. B. durch die Erstellung von Leitlinien und Kriterien und der Verankerung dieser im Gesetz, wie bei verkehrspolitischen Maßnahmen, die über eine Verringerung der Feinstaubbelastung und des CO_2-Austoßes gesundheitsfördernd wirken. Auch gesetzliche Vorschriften zur Gesundheit am Arbeitsplatz sind auf der Makroebene verankert. Klimawandelassoziierte Gefährdungen am Arbeitsplatz wie die Belastung durch Hitze, Allergene, UV-Strahlung, Infektionskrankheiten, aber auch die psychische Belastung aufgrund des Klimawandels sollten bei der Gefährdungsbeurteilung berücksichtigt und daher in bestehende und kommende Handlungsempfehlungen, Vorschriften und Gesetze integriert werden (Bauer et al., 2022; Bühn & Voss, 2023).

20.1.3 Synergieeffekte zwischen Gesundheitsförderung, Klimaanpassung und Klimaschutz

Ziel des Klimaschutzes ist die Begrenzung der Erderwärmung, die primär durch die Verminderung des Ausstoßes von Treibhausgasen, aber auch beispielsweise durch den Erhalt der Biodiversität erreicht werden kann. Synergien bzw. sogenannte „Co-Benefits" zwischen Klimaschutz und Gesundheitsförderung entstehen dann, wenn durch den Klimaschutz auch gleichzeitig Gesundheitsförderung betrieben wird oder wenn durch gesundheitsfördernde Maßnahmen auch klimafreundliches Handeln unterstützt wird. Gemeinsame Handlungsfelder sind insbesondere die Mobilität, das Ernährungssystem sowie die Stadt- und Raumplanung (Ecker et al., 2021; World Health Organization, 2018). So modellierten Hamilton und Kollegen ein Szenario, in dem das Ziel des Pariser Klimaabkommens eingehalten und die Gesundheitsförderung in allen klimarelevanten politischen Entscheidungen mitberücksichtigt wird (**„health in all climate policies scenario"**). Dabei könnten in Deutschland jährlich über 160 000 Todesfälle vermieden werden, vor allem durch eine nachhaltigere und gesündere Ernährung, aber auch durch eine reduzierte Luftverschmutzung und die Förderung von aktiver Mobilität (Hamilton et al., 2021).

Da gerade in diesen Bereichen der Übergang zwischen Gesundheitsförderung und Prävention fließend ist, werden weitere „Co-benefit"-Aspekte im folgenden Unterkapitel diskutiert.

Wichtig für Gesundheitsförderung und Prävention

Für eine ganzheitliche Gesundheitsförderung ist es notwendig, sowohl den Klimaschutz als auch die Anpassung an den Klimawandel in den verschiedenen Lebenswelten eines Individuums zu berücksichtigen. Ein dreigliedriger Ansatz ist dabei wichtig: Auf der **Mikroebene** sollen persönliche und zwischenmenschliche Faktoren beachtet werden, auf der **Mesoebene** die Lebens- und Arbeitswelten und auf der **Makroebene** sollen die politischen, gesellschaftlichen und wirtschaftlichen Rahmenbedingungen der Gesundheitsförderung adressiert werden.

20.2 Prävention im Klimawandel

Dieser Abschnitt fokussiert auf die Spezifika der Krankheitsprävention, also der Vermeidung, Abschwächung oder zeitlichen Verschiebung von Krankheiten und Gesundheitsstörungen im Klimawandel, und stellt die Bedeutung des Klimawandels für die Primar-, Sekundär- und Tertiärprävention dar. Vorweg sei benannt, dass alle Formen der Prävention durch Vermeidung oder Abmilderung von Erkrankungen zu einer Verminderung der Inanspruchnahme von Gesundheitsdienstleistungen führen. Da der Gesundheitssektor in Deutschland mit ca. 6–7 % der nationalen Treibhausgasemissionen relevant zur Erderwärmung beiträgt, kann Prävention damit per se als Teil einer klimafreundlichen Gesundheitsversorgung angesehen werden (MacNeill et al., 2021).

Zunächst erfolgt eine Einordnung und Gegenüberstellung des Begriffes Prävention mit zwei zentralen Begrifflichkeiten aus den Klimawissenschaften. Es handelt sich hierbei um die Begriffe Adaptation (Klimaanpassung) und Mitigation (Klimaschutz oder Minderung des Klimawandels), die international etabliert sind, in den deutschsprachigen Gesundheitswissenschaften aber noch der Erläuterung bedürfen:

- **Adaptation:** Die Anpassung an den Klimawandel bezeichnet in menschlichen Systemen den Prozess, sich an bestehende oder erwartete Klimata und deren Auswirkungen anzupassen, um Schaden abzumildern und mögliche vorteilhafte Gelegenheiten zu nutzen (Intergovernmental Panel on Climate Change, 2021). In Gesundheitssystemen bedeutet eine Anpassung an den Klimawandel daher häufig die Umsetzung klassischer Präventionsaufgaben. Beispielsweise kann Klimaanpassung bedeuten, dass Gesundheitspersonal dazu berät, wie hitzebedingten Gesundheitsschäden durch Anpassung von Verhalten und ggf. Medikation vorgebeugt werden kann (Herrmann et al., 2019).
- **Mitigation:** Die Minderung des Klimawandels bezeichnet eine menschliche Aktivität, die Treibhausgasemissionen reduziert oder Treibhausgassenken begünstigt (Intergovernmental Panel on Climate Change, 2021). Da der Klimawandel vorwiegend negative direkte und indirekte Effekte auf die Gesundheit der Menschen hat, kann die Minderung des Klimawandels als eine Form der Krankheitsprävention angesehen werden, da dadurch Risikofaktoren für Erkrankungen auf individueller und Bevölkerungsebene vermindert werden (Hunter et al., 2017).

Im Folgenden werden sowohl Adapations- als auch Mitigationsaspekte für Primär-, Sekundär- und Tertiärprävention diskutiert. Tabelle 20-1 fasst wesentliche Punkte nach Präventionsart zusammen.

Tabelle 20-1: Beispiele für Adaptation und Mitigation in Primär-, Sekundär- und Tertiärprävention.

	Primärprävention	Sekundärprävention	Tertiärprävention
Adaptation (Klimaanpassung)	• Verhaltensanpassung zum Schutz vor klimasensiblen Erkrankungen (z. B. FSME-Impfung) • Anpassung von moderierenden Umweltfaktoren (z. B. Stadtbegrünung zum Hitzeschutz)	Früherkennung klimasensibler Erkrankungen (z. B. hitzebedingte Gesundheitsstörungen, Infektionskrankheiten)	verbesserter Umgang mit klimasensiblen Erkrankungen (z. B. Verhaltensempfehlungen für Menschen mit Allergien)
Mitigation (Klimaschutz)	Abschwächung der ursächlichen Faktoren für klimasensible Erkrankungen durch Klimaschutzmaßnahmen	Lebensstilempfehlungen mit Co-Benefits zwischen Klimaschutz und Gesundheit bei Erstdiagnose chronischer Erkrankungen	bei klinisch gleichwertigen Behandlungsoptionen diejenige mit geringerem CO_2-Fußabdruck wählen (z. B. Pulverinhalator statt Dosieraerosol)
	Reduktion der Inanspruchnahme von Gesundheitsdienstleistungen und damit verbundener Treibhausgasemissionen durch alle Formen der Prävention		

20.2.1 Primärprävention

Ziel der Primärprävention ist es, das Auftreten von Erkrankungen zu vermeiden und das Risiko für das Auftreten und damit Inzidenzraten zu mindern (siehe Kap. 3). Dies ist vor allem durch drei Mechanismen umzusetzen: Beseitigung ursächlicher Faktoren der Exposition, Verminderung verhaltensbedingter Risikofaktoren und Veränderung von Umweltfaktoren, die bei der Krankheitsentstehung beteiligt sind (Franzkowiak, 2022).

Die Mitigation des Klimawandels fällt hier unter die **Abschwächung von ursächlichen Faktoren** für klimasensible Erkrankungen. So kann eine Begrenzung des Klimawandels auf 1,5 °C die Risiken für hitzebedingte Morbidität und Mortalität sowie die Risiken für Malaria und Dengue-Fieber im Vergleich zu einer Erwärmung um 2,0 °C senken (Romanello et al., 2022).

Die Adaptation an den Klimawandel kann zur **Verminderung verhaltensbezogener Risikofaktoren** beitragen, beispielsweise durch Verminderung des Aufenthalts im Freien bei Hitze und erhöhter UV-Strahlung (Herrmann et al., 2019). Hier können bevölkerungsweite Aufklärungskampagnen und klimasensible Beratung durch Gesundheitspersonal primärpräventiv wirken. Im Arbeitsumfeld kann sich extreme Hitze negativ auf die Konzentration auswirken und damit das Risiko für arbeitsbezogene Unfälle erhöhen (Ireland et al., 2023). Besonders vulnerabel sind Menschen, die im Freien arbeiten, sowie Frauen und ältere Menschen. Zur Vermeidung hitzebedingter Erkrankungen am Arbeitsplatz und dem Erhalt der Arbeitsproduktivität sind daher ausreichende Hitzeschutzvorkehrungen wichtig. Neben der Prävention hitzebedingter Erkrankungen ist auch die Vermeidung von vektorübertragenen Erkrankungen relevant, deren Auftreten durch den Klimawandel begünstigt werden kann (Beermann et al., 2023). In Deutschland betrifft das bisher vor allem den Schutz vor Zeckenstichen. Daher sollte eine verstärkte Aufklärung über den Schutz vor von Zecken übertragenen Erkrankungen wie Lyme-Borreliose und Frühsommer-Meningo-Enzephalitis (FSME) erfolgen (z.B. lange helle Bekleidung, schnellstmögliches Entfernen von Zecken, Impfung gegen FSME). Auch primärpräventive Maßnahmen gegen Mücken sind aus globaler Perspektive und bei voranschreitenden Infektionen mit West-Nil-Fieber und anderen tropischen, von Mücken übertragenen Erkrankungen in Europa relevant.

Bei der **Veränderung von an der Krankheitsentstehung beteiligten Umweltfaktoren** sind zur Primärprävention im Klimawandel insbesondere städtebauliche Maßnahmen bedeutsam. Städte können zur Reduktion von Hitzerisiken Frischluftschneisen, Stadtbegrünung und die Integration von Wasserflächen intensivieren. Zu beachten ist dabei, dass andere gesundheitsbezogene Risiken, z.B. begünstigte Brutbedingungen für Tigermücken, nicht erhöht werden (Maladaptation; vgl. Intergovernmental Panel on Climate Change, 2021). Ein weiterer veränderbarer Umweltfaktor ist die Luftverschmutzung, welche die Gesundheitsgefahr in Hitzeperioden verstärkt (Breitner et al., 2021), durch Feinstaub die Allergenität von Pollen erhöht (Beck et al., 2013) und regelhaft mit dem Ausstoß von Treibhausgasen einhergeht. Daher sollten Luftschadstoffe im Rahmen der Primärprävention im Klimawandel so weit wie möglich reduziert werden.

20.2.2 Sekundärprävention

Ziel der Sekundärprävention ist die Früherkennung und Eindämmung bzw. frühzeitige Behandlung von Erkrankungen (Franzkowiak, 2022).

Klassischerweise bezieht sich die **Früherkennung** hierzulande auf chronische, nicht übertragbare Erkrankungen oder Krebserkrankungen. Mit Bezug auf die Adaptation an den Klimawandel kann hier zukünftig auch die Früherkennung klimasensibler Erkrankungen berücksichtigt werden. Medizinisches Personal sollte so geschult sein, dass auch tropische Infektionen bei Erkrankten ohne passende Reiseanamnese schneller erkannt und behandelt werden. In den letzten Jahren wurden durch die Ausbreitung von Vektoren wie der Tigermücke, insgesamt besseren Übertragungsbedingungen bei höheren Temperaturen sowie einer hohen globalen Mobilität auch innereuropäische Ausbruchsgeschehen von Dengue-, Chikungunya- und West-Nil-Fieber beobachtet (Beermann et al., 2023). Auch im Bereich der Prävention hitzebedingter Erkrankungen wird ein Monitoring gefährdeter Personen durch Gesundheitspersonal und durch soziale Netze empfohlen, um hitzebedingte Erkrankungen frühzeitig zu erkennen und zu behandeln (Herrmann et al., 2019).

Bei der **Eindämmung oder frühzeitigen Behandlung** chronischer Erkrankungen insbesondere im Bereich des metabolischen Syndroms, stehen bei Erstdiagnose und grenzwertigen Befunden Lebensstilempfehlungen im Vordergrund (Franzkowiak, 2022). Hier finden sich in vielen Bereichen Co-Benefits zwischen Klimaschutz und Gesundheit, wie in Tabelle 20-2 dargestellt.

20.2.3 Tertiärprävention

Die Tertiärprävention ist die Vermeidung der Verschlimmerung einer bereits bestehenden Erkrankung und die Vermeidung von weiteren Einschränkungen durch eine frühzeitige Heil- und Folgebehandlung (Franzkowiak, 2022).

Die **Vermeidung der Verschlimmerung einer bestehenden Erkrankung** kann bereits als Klimaschutzmaßnahme bezeichnet werden, da eine leitliniengerechte Therapie, die Exazerbationen und Hospitalisierungen verhindert, Treibhausgasemissionen durch Krankenhausbehandlungen vermeidet. Im Kontext der Mitigation des Klimawandels sollte insgesamt darauf geachtet werden, Überdiagnostik und Übertherapie zu vermeiden und bei klinisch gleichwertigen Therapieoptionen diejenige mit den geringsten Umweltauswirkungen

Tabelle 20-2: Präventionsprinzipien und „Co-Benefits" von Lebensstilempfehlungen (ergänzt nach Franzkowiak, 2022).

Handlungsfelder	Präventionsprinzipien	Co-Benefits zwischen Klimaschutz und Gesundheit
Bewegungsgewohnheiten	• Reduzierung von Bewegungsmangel durch gesundheitssportliche Aktivität • Vorbeugung und Reduzierung spezieller gesundheitlicher Risiken durch geeignete verhaltens- und gesundheitsorientierte Bewegungsprogramme	Vermeidung von alltäglichen Autofahrten (berufliche Pendelstrecke, Einkauf etc.) durch Fußwege, Fahrradnutzung oder ÖPNV reduziert Bewegungsmangel und CO_2-Emissionen.
Ernährung	• Vermeidung von Mangel- und Fehlernährung • Vermeidung und Reduktion von Übergewicht	Vorwiegend pflanzenbasierte, wenig verarbeitete und verpackte Produkte sowie eine insgesamt verringerte Kalorienzufuhr sind gesundheitsfördernd und vermindern ernährungsbedingte CO_2-Emissionen.
Stressmanagement	• Förderung von Stressbewältigungskompetenzen • Förderung von Entspannung und Erholung	Achtsamkeit, gesundheitsbezogenes und umweltfreundliches Verhalten sind miteinander assoziiert, sodass durch spezifische Stressbewältigungsprogramme Klimaschutz und Gesundheitsförderung erreicht werden können.
Suchtmittelkonsum	• Förderung des Nichtrauchens • gesundheitsgerechter Umgang mit Alkohol/Reduzierung des Alkoholkonsums	Eine Reduktion des Suchtmittelkonsums hat gesundheitliche Vorteile und reduziert CO_2-Emissionen der Tabak- und Alkoholindustrie.

(z.B. gemessen anhand von Treibhausgasemissionen) zu wählen. Ein Beispiel hierfür ist die klimaschonende Wahl des Inhalatortyps bei der Therapie von Menschen mit chronisch-obstruktiver Lungenerkrankung und Asthma (Deutsche Gesellschaft für Allgemeinmedizin & Familienmedizin, 2022). Hierbei haben die wirkstoffgleichen Trockenpulverinhalatoren deutlich geringere Auswirkungen auf das Klima als Inhalatoren mit Dosieraerosolen (Ten Have et al., 2022).

Adaptationsmaßnahmen in der Tertiärprävention umfassen vor allem Verhaltensempfehlungen mit Bezug zu bestehenden Erkrankungen. Bei allergischem Asthma, allergischer Konjunktivitis oder Rhino-Sinusitis können dies beispielsweise Empfehlungen sein, die Symptome lindern und Exazerbationen vermeiden können, wie z.B. die Nutzung eines Polleninformationsdienstes oder Haarewaschen vor dem Zubettgehen.

Wichtig für Gesundheitsförderung und Prävention

Sowohl der Klimaschutz als auch die Klimaanpassung weisen bedeutende Schnittmengen mit der Prävention auf. Die Abschwächung des Klimawandels mindert seine nachteiligen Auswirkungen auf die Gesundheit und kann daher als Maßnahme der Krankheitsprävention betrachtet werden. Die Klimaanpassung umfasst im Gesundheitssystem Maßnahmen zur Prävention klimasensibler Erkrankungen wie bestimmter Infektionskrankheiten oder hitzebedingter Erkrankungen.

20.3 Fazit und Ausblick

Der Klimawandel hat als zentrale Gesundheitsdeterminante weitreichende Auswirkungen für die menschliche Gesundheit, wobei diese von direkten gesundheitlichen Folgen wie Atemwegs- und Herz-Kreislauf-Erkrankungen bis hin zu indirekten Effekten durch Umweltveränderungen reichen. Gesundheitsförderung im Kontext des Klimawandels muss daher vielschichtig auf Mikro-, Meso- und Makroebene ansetzen; Synergien zwischen Klimaschutz und Gesundheitsförderung bieten zudem Potenziale zur Reduzierung von Treibhausgasemissionen und gleichzeitiger Förderung der Gesundheit. In der Prävention greifen Adaptations- und Mitigationsstrategien mit Blick auf den Klimawandel von Primärprävention über Sekundär- bis hin zur Tertiärprävention. „Co-Benefits" beinhalten insbesondere bei präventiven Lebensstilmaßnahmen sowohl positive Auswirkungen für den Klimaschutz als auch für die Gesundheit.

Insgesamt ist bei Gesundheitsförderung und Prävention ein ganzheitlicher Ansatz notwendig, der die Komplexität der Wechselwirkungen zwischen Klimawandel, Gesundheit und Prävention auf verschiedenen Ebenen berücksichtigt. Aufgrund der großen inhaltlichen Überschneidungen zwischen Klimaschutz- und Anpassungsmaßnahmen mit Gesundheitsförderung und Prävention sollten diese Dimensionen immer zusammen gedacht werden. Dabei ist entscheidend, dass Gesundheitsförderung und Prävention im Kontext des Klimawandels nicht nur auf individuellen Verhaltensweisen beruhen können, sondern insbesondere strukturelle und politische Veränderungen umfassen, gemäß dem eingangs erwähnten Ansatz „health in all climate policies".

Zusammenfassung

Der Klimawandel ist zu einer wesentlichen Gesundheitsdeterminante geworden. Gesundheitsförderung im Kontext des Klimawandels sollte daher auf verschiedenen Ebenen ansetzen und Synergien zwischen Klimaschutz, Anpassung an den Klimawandel und Gesundheitsförderung nutzen. In der Prävention bieten insbesondere Lebensstilmaßnahmen positive Effekte sowohl für den Klimaschutz als auch für die Gesundheit.

Diskussionsanregung

- Welche Bedeutung hat der Klimawandel für die Gesundheit?
- Skizzieren Sie die verschiedenen Ebenen von Gesundheitsförderung im Klimawandel.
- Skizzieren Sie Adaptations- und Mitigationsstrategien in Primär-, Sekundär- und Tertiärprävention.

Literatur

Andrews, J. L., Foulkes, L. & Blakemore, S.-J. (2020). Peer influence in adolescence: public-health implications for COVID-19. *Trends in Cognitive Sciences, 24*(8), 585–587. https://doi.org/10.1016/j.tics.2020.05.001

Balbus, J. M. & Malina, C. (2009). Identifying vulnerable subpopulations for climate change health effects in the United States. *Journal of Occupational and Environmental Medicine, 51*(1), 33–37. https://doi.org/10.1097/JOM.0b013e318193e12e

Bauer, S., Bux, K., Dieterich, F., Gabriel, K., Kienast, C., Klar, S. & Alexander, T. (2022). *Klimawandel und Arbeitsschutz*. Bundesanstalt für Arbeitsschutz und Arbeitsmedizin (BAuA).

Beck, I., Jochner, S., Gilles, S., McIntyre, M., Buters, J. T., Schmidt-Weber, C., Behrendt, H., Ring, J., Menzel, A. & Traidl-Hoffmann, C. (2013). High environmental ozone levels lead to enhanced allergenicity of birch pollen. *PLoS One, 8*(11), e80147. https://doi.org/10.1371/journal.pone.0080147

Beermann, S., Dobler, G., Faber, M., Frank, C., Habedank, B., Hagedorn, P., Kampen, H., Kuhn, C., Nygren, T. & Schmidt-Chanasit, J. (2023). Auswirkungen von Klimaveränderungen auf Vektor-und Nagetier-assoziierte Infektionskrankheiten. *Journal of Health Monitoring, 8*(S3), 36–66.

Breitner, S., Pickford, R. & Schneider, A. (2021). *Interaktion von Temperatur und Luftschadstoffen. Einfluss auf Morbidität und Mortalität. Versorgungs-Report Klima und Gesundheit*. Medizinisch Wissenschaftliche Verlagsgesellschaft.

Bühn, S. & Voss, M. (2023). *Gutachten: Klimawandel und Gesundheit – Auswirkungen auf die Arbeitswelt*. Centre for Planetary Health Policy (CPHP). Verfügbar unter https://bbgm.de/wp-content/uploads/2023/08/klug-gutachten-klimawandel-und-gesundheit-auswirkungen-auf-die-arbeitswelt_stand-feb-2023.pdf

Bunz, M. & Mücke, H.-G. (2017). Klimawandel – physische und psychische Folgen. *Bundesgesundheitsblatt Gesundheitsforschung Gesundheitsschutz, 6*(60), 632–639. https://doi.org/10.1007/s00103-017-2548-3

Costello, A., Abbas, M., Allen, A., Ball, S., Bell, S., Bellamy, R., Friel, S., Groce, N., Johnson, A., Kett, M., Lee, M., Levy, C., Maslin, M., McCoy, D., McGuire, B., Montgomery, H., Napier, D., Pagel, C., Patel, J., ... Patterson, C. (2009). Managing the health effects of climate change. *Lancet, 373*(9676), 1693–1733. https://doi.org/10.1016/S0140-6736(09)60935-1

Deutsche Gesellschaft für Allgemeinmedizin und Familienmedizin (DEGAM). (2022). *DEGAM S1-Handlungsempfehlung: Klimabewusste Verordnung von inhalativen Arzneimitteln. AWMF-Register-Nr.* 053-059. Verfügbar unter https://register.awmf.org/assets/guidelines/053-059l_S1_Klimabewu%C3%9Fte-Verordnung-von-Inhalativa_2022-06.pdf

Ecker, S., Marbler, C. & Winkler, P. (2021). *Gesundheitsförderung und Klimawandel. Eine theoretische Annäherung*. Gesundheit Österreich. Verfügbar unter https://jasmin.goeg.at/id/eprint/1923/1/Gesundheitsf%C3%B6rderung%20und%20Klimawandel_bf.pdf

Fernandez, A., Black, J., Jones, M., Wilson, L., Salvador-Carulla, L., Astell-Burt, T. & Black, D. (2015). Flooding and mental health: a systematic mapping review. *PLoS One, 10*(4), e0119929. https://doi.org/10.1371/journal.pone.0119929

Franzkowiak, P. (2022). Prävention und Krankheitsprävention. In Bundeszentrale für gesundheitliche Aufklärung (BZgA) (Hrsg.), *Leitbegriffe der Gesundheitsförderung und Prävention. Glossar zu Konzepten, Strategien und Methoden*. Zugriff am 05. März 2024 unter https://leitbegriffe.bzga.de/alphabetisches-verzeichnis/praevention-und-krankheitspraevention/

Golitaleb, M., Mazaheri, E., Bonyadi, M. & Sahebi, A. (2022). Prevalence of post-traumatic stress disorder after flood: a systematic review and meta-analysis. *Frontiers in Psychiatry, 13*, 890671. https://doi.org/10.3389/fpsyt.2022.890671

Haines, A. & Ebi, K. (2019). The imperative for climate action to protect health. *New England Journal of Medicine, 380*(3), 263–273. https://doi.org/10.1056/NEJMra1807873

Hamilton, I., Kennard, H., McGushin, A., Höglund-Isaksson, L., Kiesewetter, G., Lott, M., Milner, J., Purohit, P., Rafaj, P., Sharma, R., Springmann, M., Woodcock, J. & Watts, N. (2021). The public health implications of the Paris Agreement: a modelling study. *Lancet Planetary Health, 5*(2), e74-e83. https://doi.org/10.1016/S2542-5196(20)30249-7

Herrmann, A., Haefeli, W.E., Lindemann, U., Rapp, K., Roigk, P. & Becker, C. (2019). Epidemiologie und Prävention hitzebedingter Gesundheitsschäden älterer Menschen. *Zeitschrift fur Gerontologie und Geriatrie, 52*, 487–502. https://doi.org/10.1007/s00391-019-01594-4

Hunter, D.J., Frumkin, H. & Jha, A. (2017). Preventive medicine for the planet and its peoples. *New England Journal of Medicine, 376*(17), 1605–1607. https://doi.org/10.1056/NEJMp1702378

Intergovernmental Panel on Climate Change (IPCC). (2021). Annex VII: Glossary. In J.B.R. Matthews, V. Möller, R. van Diemen, J.S. Fuglestvedt, V. Masson-Delmotte, C. Méndez, S. Semenov & A. Reisinger (Eds.), *Climate Change 2021: The physical science basis. Contribution of Working Group I to the Sixth Assessment Report of the Intergovernmental Panel on Climate Change* (pp. 2215–2256). Cambridge University Press. Available from https://www.ipcc.ch/report/ar6/wg1/downloads/report/IPCC_AR6_WGI_AnnexVII.pdf

Intergovernmental Panel on Climate Change (IPCC). (2022). *Climate Change 2022: impacts, adaptation and vulnerability. Contribution of Working Group II to the Sixth Assessment Report of the Intergovernmental Panel on Climate Change*. Cambridge University Press. Available from https://www.cambridge.org/core/books/climate-change-2022-impactsadaptation-and-vulnerability/161F238F406D53 0891AAAE1FC76651BD

Ireland, A., Johnston, D. & Knott, R. (2023). Heat and worker health. *Journal of Health Economics, 91*, 102800. https://doi.org/10.1016/j.jhealeco.2023.102800

Krolewski, R. (2022). Klimaschutz und Gesundheit: Die Patienten informieren. *Deutsches Ärzteblatt, 119*(10), A-454.

MacNeill, A.J., McGain, F. & Sherman, J.D. (2021). Planetary health care: a framework for sustainable health systems. *Lancet Planetary Health, 5*(2), e66-e68. https://doi.org/10.1016/S2542-5196(21)000 05-X

Patrick, R., Snell, T., Gunasiri, H., Garad, R., Meadows, G. & Enticott, J. (2023). Prevalence and determinants of mental health related to climate change in Australia. *Australian & New Zealand Journal of Psychiatry, 57*(5), 710–724. https://doi.org/10.1177/00048674221107872

Quitmann, C., Griesel, S., Nayna Schwerdtle, P., Danquah, I. & Herrmann, A. (2023). Climate-sensitive health counselling: a scoping review and conceptual framework. *Lancet Planetary Health, 7*(7), e600-e610. https://doi.org/10.1016/S2542-5196 (23)00107-9

Romanello, M., Di Napoli, C., Drummond, P., Green, C., Kennard, H., Lampard, P., Scamman, D., Arnell, N., Ayeb-Karlsson, S., Ford, L.B., Belesova, K., Bowen, K., Cai, W., Callaghan, M., Campbell-Lendrum, D., Chambers, J., van Daalen, K.R., Dalin, C., Dasandi, N., ... Costello, A. (2022). The 2022 report of the Lancet Countdown on health and climate change: health at the mercy of fossil fuels. *Lancet, 400*(10363), 1619–1654. https://doi.org/10.1016/S0140-6736(22)01540-9

Ten Have, P., van Hal, P., Wichers, I., Kooistra, J., Hagedoorn, P., Brakema, E.A., Chavannes, N., de Heer, P. & Ossebaard, H.C. (2022). Turning green: the impact of changing to more eco-friendly respiratory healthcare – a carbon and cost analysis of Dutch prescription data. *BMJ Open, 12*(6), e055546. https://doi.org/10.1136/bmjopen-2021-055546

Whitehead, M. & Dahlgren, G. (1991). *Policies and strategies to promote social equity in health*. Stockholm Institute for Future Studies.

Willett, W., Rockström, J., Loken, B., Springmann, M., Lang, T., Vermeulen, S., Garnett, T., Tilman, D., DeClerck, F. & Wood, A. (2019). Food in the anthropocene: the EAT–Lancet Commission on healthy diets from sustainable food systems. *Lancet, 393*(10170), 447–492. https://doi.org/10.1016/S0140-6736(18)31788-4

World Health Organization (WHO) Regional Office for Europe (Hrsg.). (2018). *Gesunde Umwelt für gesündere Menschen*. Verfügbar unter https://www.who.int/europe/de/publications/i/item/WHO-EURO-2018-3004-42762-59655

Lese- und Medienempfehlung zur Vertiefung

Herrmann, A. & Eichinger, M. (2022). Klimawandel und Gesundheitsförderung. In Bundeszentrale für gesundheitliche Aufklärung (BZgA) (Hrsg.), *Leitbegriffe der Gesundheitsförderung und Prävention. Glossar zu Konzepten, Strategien und Methoden*. Verfügbar unter https://leitbegriffe.bzga.de/alphabetisches-verzeichnis/klimawandel-und-gesundheitsfoerderung/

Hunter, D.J., Frumkin, H. & Jha, A. (2017). Preventive medicine for the planet and its peoples. *New England Journal of Medicine, 376*(17), 1605–1607. https://doi.org/10.1056/NEJMp1702378

MacNeill, A.J., McGain, F. & Sherman, J.D. (2021). Planetary health care: a framework for sustainable health systems. *Lancet Planetary Health, 5*(2), e66–e68. https://doi.org/10.1016/S2542-5196(21)00 005-X

Prävention psychosomatischer und psychischer Krankheiten

21 Prävention chronischer Stressbelastung

Johannes Siegrist und Olaf von dem Knesebeck

Überblick

- Welche Bedeutung hat chronische Stressbelastung für die Prävention?
- Warum sind präventive Maßnahmen in der Arbeitswelt besonders wichtig?
- Welche Programme versprechen hierbei besonderen Erfolg?

Wichtig für Gesundheitsförderung und Prävention

Chronische Stressbelastung entsteht, wenn wiederkehrend an eine Person gestellte Anforderungen mit verfügbaren Ressourcen nicht bewältigt werden können. Dadurch werden intensive Gefühle der Bedrohung der persönlichen Kontrolle und des eigenen Selbstwerts hervorgerufen, die mit einer fortgesetzten Aktivierung physiologischer Stressreaktionen im Organismus einhergehen.

21.1 Was ist chronische Stressbelastung?

Der Begriff **Stress** zählt zu den am häufigsten gebrauchten, in die Alltagssprache übernommenen wissenschaftlichen Begriffen und ist dementsprechend unscharf und mehrdeutig. Es ist daher vordringlich, den mit dem Begriff bezeichneten Tatbestand genauer zu umschreiben, bevor seine Bedeutung für Gesundheit und Krankheit und die darauf bezogenen Maßnahmen der Prävention analysiert werden können. Während Stress in der Alltagssprache in der Regel mit Hektik, Zeitdruck oder einer besonderen Ereignisdichte in Zusammenhang gebracht wird, wird der Terminus in den Verhaltens- und Sozialwissenschaften sowie in den biomedizinischen Wissenschaften in einem umfassenderen Sinn verwendet (s.o.). Diese Definition erfordert einige Erläuterungen.

Gegenstand der sozial-, verhaltens- und biowissenschaftlichen Stressforschung ist die Analyse von Bedingungen, die das normale **Funktionieren eines Systems gefährden**, sowie die Analyse der daraus resultierenden Folgen. In der physiologisch und psychobiologisch ausgerichteten Forschung steht der Organismus bzw. die erlebende und handelnde Person als System im Zentrum, in der sozialpsychologisch und soziologisch ausgerichteten Forschung richtet sich das Interesse auf das interpersonale System, das von mehreren Personen gebildet wird. Bedingungen, die das normale Funktionieren eines Systems gefährden, werden **Stressoren** genannt. Sie sind in der Regel von außen einwirkende Größen, können aber auch systemimmanent erzeugt werden. Die Gefährdung normalen Funktionierens ergibt sich aus der Tatsache, dass Stressoren die Kapazität des Systems zu interner Regulierung (Homöostase) bis zu dessen Grenzen herausfordern bzw. darüber hinauswirkend überfordern. Dies bedeutet, dass die zur Bewältigung eingesetzten Ressourcen in der Regel nicht ausreichen, den normalen Funktionszustand des Systems infolge einer Stressor-Exposition wiederherzustellen.

Die unter diesen Bedingungen hervorgerufenen **Stressreaktionen** können aufgrund ihrer Dauer und Intensität den Organismus, das Erleben und Verhalten einer Person oder das Funktionieren eines sozialen Systems so nachhaltig beeinflussen, dass Abweichungen von bisher intakten Systemeigenschaften unausweichlich sind. Dieser Folgezustand wird mit dem Begriff **Allostase** bezeichnet (McEwen, 1998). Im Organismus bezeichnet Allostase den dynamischen Prozess der Verschiebung von normalen (geregelten) zu abweichenden (krankheitswertigen) Funktionen, die sich zunehmend verfestigen und damit das System in einen neuen, kritischen Gleichgewichtszustand bringen.

Wichtig für Gesundheitsförderung und Prävention

Während der Prozess der Allostase allen durch Stressoren nachhaltig beeinflussten Systemen eigen ist, bildet der Bereich der sogenannten psychosozialen Stressoren den Hauptgegenstand der gesundheitswissenschaftlichen Stressforschung. Stärker als physikalische und chemische Umweltstressoren stehen dabei Stressoren der psychosozialen Umwelt im Vordergrund ihres gegenwärtigen Interesses, nicht nur wegen ihrer weiten Verbreitung und damit ihrer potenziell großen gesundheitspolitischen Bedeutung, sondern auch wegen beeindruckender Erkenntnisfortschritte der Grundlagenforschung und damit aufgeworfener neuer Fragestellungen (Rensing et al., 2006).

Stressreaktionen auf erfahrene psychosoziale Stressoren stellen sich immer dann ein, wenn die exponierte Person eine Bedrohung oder den Verlust ihrer Kontrolle über die zu bewältigende Situation bzw. das durch sie angestrebte Handlungsziel befürchtet oder erlebt. **Kontrollbedrohung bzw. -verlust** ist somit die entscheidende Dimension der Stressreaktionen von Personen. Diese laufen auf den folgenden, wechselseitig interagierenden Ebenen ab:

- auf der emotionalen und kognitiven Ebene von Affekt und Valenz (in der Regel negative Emotionen und Bewertung der Situation als bedrohlich),
- auf der biologischen Ebene der Aktivierung des autonomen Nervensystems, des neuroendokrinen Systems und des Immunsystems (über sogenannte Stressachsen im Organismus [s.u.]),
- auf der Ebene motorischen Verhaltens (z.B. Kampf- oder Fluchtreaktionen).

Da die **Bewältigung von Stressoren** nicht allein von den Merkmalen des Stressors, sondern in weitreichender Weise von individuellen (Fähigkeiten, Vorerfahrungen etc.) und interpersonellen (Hilfeleistung durch nahestehende Personen etc.) Bedingungen abhängt, sind Stressvorgänge **transaktionales Geschehen** zwischen System und Umwelt zu betrachten.

Zusammenfassend halten wir fest, dass Stressoren ein System (in der Regel eine Person mit ihrem biopsychosozialen Funktionsvermögen) bis zur Grenze seiner Anpassungs- oder Bewältigungsmöglichkeiten herausfordern bzw. über diese Grenze hinauswirkend bedrohen. Qualität und Intensität erfahrener Kontrollbedrohungen moderieren dabei die auf den erwähnten Ebenen ablaufenden Stressreaktionen, deren langfristige Folge die allostatische Transformation des betroffenen Systems bildet.

Im vorliegenden Beitrag wollen wir drei Fragen nachgehen:

- Wie lassen sich psychosoziale Stressoren definieren bzw. klassifizieren?
- Auf welche Weise führen Stressreaktionen zur Entwicklung von Krankheiten und welche empirische Evidenz gibt es für einen solchen Zusammenhang?
- Welche Konsequenzen ergeben sich daraus für die Prävention chronischer Stressbelastungen?

21.2 Psychosoziale Stressoren

Psychosoziale Stressoren lassen sich nach ihrer **Qualität, Intensität und zeitlichen Dauer** unterscheiden.

Von den subakuten kritischen Lebensereignissen, die allerdings in besonders schweren Fällen langfristige negative Wirkungen entfalten, sind chronische, über Jahre oder Jahrzehnte wirkende Stressoren zu unterscheiden. Sie hängen eng mit der sozioökonomischen Lage und den zentralen sozialen Rollen des Erwachsenenlebens zusammen und sind hinsichtlich ihrer pathogenen Folgen von besonderem Interesse für die auf Gesundheit und Krankheit ausgerichtete Stressforschung. Zu den zentralen **sozialen Rollen des Erwachsenenlebens** zählen die Partnerschafts- und Familien- bzw. Elternrollen, die Berufsrolle sowie die Rollen, die durch zivilgesellschaftliches und persönliches Engagement geschaffen werden. **Verfügbarkeit und Qualität** dieser Rollen sind in der Gesellschaft nach der jeweiligen sozioökonomischen Struktur unterschiedlich verteilt, und zwar in der Regel in der Weise, dass eine ungünstigere sozioökonomische Lage mit begrenzteren Möglichkeiten der **Rollenwahl** und einer geringeren **Rollenqualität** einhergeht.

Menschen, die in den genannten Rollen erfolgreich handeln, erleben hierbei durch Bezugsgruppen positiv verstärkte soziale Emotionen der **Selbstwirksamkeit, des Selbstwerts und der Zugehörigkeit**. Menschen, die bezüglich des Verlusts einer oder mehrerer zentraler sozialer Rollen bedroht sind, erleben entsprechend negative Emotionen der Angst, Enttäuschung, Verärgerung und Hilflosigkeit. Diese gehen häufig mit besonders intensiven **chronischen Stresserfahrungen** einher, da wesentliche Bereiche autonomen Handelns eingeschränkt oder sogar blockiert werden (Siegrist, 2015).

An dieser Stelle ist eine terminologische Erläuterung erforderlich. Bedrohung autonomen Handelns evoziert Stresserfahrungen, indem die Person ihre Handlungskontrolle in einer entsprechenden Situation verliert, d.h. ihre Fähigkeit, zwischen zwei oder mehr Alternativen eine Handlung auszuwählen und nach eigener Absicht auszuführen. Objektiv eingeschränkte **Handlungskontrolle** ist nicht gleichzusetzen mit **wahrgenommener Kontrolle**, welche die mentale Repräsentation von Chancen der Handlungskontrolle einer Person bezeichnet. Unter **Selbstwirksamkeit** im Sinne Banduras (Bandura, 1997) wird ein positiv ausgerichtetes, generalisiertes Muster wahrgenommener Kontrolle verstanden, das die Überzeugung einer Person beschreibt, mit eigenen Handlungen in bestimmten Situationen erfolgreich zu sein.

Beispiele bedrohter zentraler Rollen, von denen intensive Stressreaktionen infolge eingeschränkter Handlungskontrolle ausgehen, sind Unsicherheit oder Verlust des Arbeitsplatzes, drohender oder erzwungener beruflicher Abstieg, Krisen oder Trennungserfahrungen in Partnerschaft oder Familie sowie Verlust der Mitgliedschaft in Organisationen. Je zentraler die bedrohten Funktionen für die betroffene Person, desto intensiver die Stressreaktionen. Und je mehr nahestehende Personen von bedrohter Rollenkontinuität direkt oder indirekt betroffen sind, desto intensiver die Stressreaktionen.

Zum Zweck einer genaueren Identifizierung psychosozialer Stressoren sind verschiedene **soziologische und psychologische Modelle** entwickelt worden, die anhand standardisierter

Wichtig für Gesundheitsförderung und Prävention

Ihre stressinduzierende Wirkung entfalten soziale Rollen, indem sie selbstregulatorische Kapazitäten der verkörpernden Personen überschreiten. Für die seelische Gesundheit einer Person besonders wichtige Prozesse der Selbstregulation sind erstens die Autonomie bzw. das Selbstwirksamkeitsgefühl, zweitens die Anerkennung bzw. das Selbstwertgefühl sowie drittens die Bindung bzw. das Zugehörigkeitsgefühl.

Erhebungsverfahren gemessen werden und somit hinsichtlich ihrer Fähigkeit, Risiken stressbedingter Erkrankungen zu erklären, geprüft werden können. Nachfolgend werden drei soziologische Modelle ausgewählt, deren empirische Überprüfung zum gegenwärtigen Zeitpunkt besonders weit fortgeschritten ist. Übersichten über weitere soziologische und psychologische Modelle finden sich u. a. bei Cooper und Quick (2017) und Theorell (2020).

Ein erstes theoretisches Modell, dasjenige des **fehlenden sozialen Rückhalts**, befasst sich mit den **Partnerschafts-, Familien- und Mitgliedschaftsrollen** (House, 1981). Es beschreibt auf vier Ebenen Wirkungen, die von fehlenden engen sozialen Bindungen ausgehen (kognitive, evaluative, emotionale, materielle bzw. tangible Ebene). Das Modell postuliert erhöhte stressbedingte Krankheitsrisiken bei Personen, die unter einem Mangel an sozialem Rückhalt infolge der Bedrohung bzw. des Verlusts entsprechender Rollen leiden (Bedrohung von Zugehörigkeitsgefühlen).

Zwei weitere theoretische Modelle beziehen sich auf die zentrale **Berufsrolle**.

Das erste, als **Anforderungs-Kontroll-Modell** bezeichnete Konzept (Karasek & Theorell, 1990) identifiziert spezifische Arbeitstätigkeitsmerkmale, die positive Erfahrungen von Selbstwirksamkeit bei der Arbeit verhindern oder erschweren: Tätigkeiten, die durch die Kombination der zwei Merkmale „(quantitativ) hohe Anforderung“ und „niedriger Handlungs- und Entscheidungsspielraum“ gekennzeichnet sind. Beispiele solcher Tätigkeiten sind die Fließbandarbeit der industriellen Massenproduktion, aber auch statusniedrige Dienstleistungen. Demgegenüber fördern Tätigkeitsprofile mit hohem Entscheidungs- und Autonomiespielraum und qualitativ hohen Anforderungen das Selbstwirksamkeitserleben der arbeitenden Person und tragen damit zu deren Wohlbefinden und Gesundheit bei.

Ein zweites, als **Modell beruflicher Gratifikationskrisen** bezeichnetes Konzept (Siegrist, 2015) identifiziert demgegenüber spezifische Bedingungen des Beschäftigungsverhältnisses, die ein positives Selbstwertgefühl bei der Arbeit verhindern oder erschweren. Ausgangspunkt dieses Modells bildet das vertraglich gestaltete, auf der Norm sozialer Reziprozität beruhende Arbeitsverhältnis. Es wird postuliert, dass diese Norm unter bestimmten Bedingungen verletzt wird, indem hohe geleistete Verausgabung bei der Arbeit nicht mit entsprechenden Gratifikationen belohnt wird. Berufliche Gratifikationen umfassen Geld, Wertschätzung und Anerkennung, Aufstieg und Arbeitsplatzsicherheit.

Verletzte soziale Reziprozität am Arbeitsplatz ist in erhöhtem Maße unter den folgenden Bedingungen zu erwarten:

- erstens überall dort, wo Erwerbspersonen **keine Arbeitsplatzalternativen** besitzen, sei es aufgrund von Qualifikationsdefiziten, geringer Mobilität, fortgeschrittenem Lebensalter oder Tätigkeit in einer Branche ohne wirtschaftliche Zukunft,
- zweitens werden hohe „Kosten“ bei niedrigem „Gewinn“ teilweise aus strategischen Gründen in Kauf genommen, indem man sich von erbrachten Vorleistungen bessere Chancen des beruflichen Fortkommens zu einem späteren Zeitpunkt verspricht,
- drittens kann eine ungünstige **Kosten-Nutzen-Relation** im Erwerbsleben durch bestimmte Erwartungsmuster der Person zustande kommen, die durch eine unrealistische Einschätzung von Anforderung und Belohnung gekennzeichnet sind.

Mit dem **Konstrukt übersteigerter beruflicher Verausgabungsneigung** ist ein solches psychologisches Bewältigungsmuster beschrieben und in seinem psychodynamischen Hintergrund charakterisiert worden.

Mit dem Modell, das nach dem Gesagten eine situative und eine personale Komponente enthält, wird postuliert, dass Personen, die berufliche Gratifikationskrisen erfahren, höhere stressinduzierte Erkrankungsrisiken aufweisen als sozioemotional nicht belastete Personen.

Die drei beschriebenen Modelle gestatten eine präzisere Definition und Klassifikation von Bedingungen, unter denen chronischer Stress erfahren wird. Sie bilden daher wichtige Ansatzpunkte einer entsprechenden Prävention (s. u.). Ergänzend sei angefügt, dass inzwischen beachtliche empirische Evidenz zu gesundheitsrelevanten Auswirkungen eines weiteren, sozialpsychologisch fundierten Konzepts vorliegt, des **Konzepts der Organisationsgerechtigkeit** (Greenberg, 2010). Danach erhöhen Erfahrungen distributiver, prozeduraler und interaktioneller Ungerechtigkeit in Organisationen das Risiko stressassoziierter Erkrankungen (Elovainio & Virtanen, 2020).

21.3 Chronischer Stress und Krankheit

Bedrohung und Verlust **wahrgenommener Kontrolle** (und damit des eingeschränkten Erlebens von Selbstwirksamkeit) und sozialer Belohnung (und damit des eingeschränkten Erlebens von Selbstwert und Zugehörigkeit) in zentralen sozialen Rollen erhöhen das Erkrankungsrisiko auf zwei miteinander verbundenen Wegen.

Den einen Weg bilden **gesundheitsschädigende Verhaltensweisen** wie Zigarettenrauchen, Alkohol- oder Drogenkonsum, Fehlernährung und körperlicher Bewegungsmangel. Diese Verhaltensweisen treten unter emotionalen Spannungszuständen in verstärktem Maße auf und erhöhen langfristig das Risiko, an weitverbreiteten chronisch-degenerativen Erkrankungen wie Herz-Kreislauf- und Stoffwechselkrankheiten oder bestimmten Krebskrankheiten zu leiden.

Den zweiten Weg bilden nachhaltige **Aktivierungen des autonomen Nervensystems** als Folge wiederkehrend erlebter negativer Emotionen. Unter den genannten Bedingungen werden die im Organismus regulativ wirkenden neurohumoral-endokrinen Stressachsen übermäßig aktiviert, so vor allem die sogenannte Hypothalamus-Hypophysen-Nebennierenrinden-Achse und die Sympathikus-Nebennierenmark-Achse, mit der Folge allostatischer Fehlregulationen als **Frühstadien der Entwicklung stressinduzierter körperlicher und seelischer Erkrankungen** (s. o.). Dieser zweite Weg ist von der medizinischen Forschung mit besonderer Überzeugungskraft für Herz-Kreislauf-Krankheiten, Stoffwechselstörungen und Depressionen nachgewiesen worden, umfasst jedoch auch weitere Krankheitsbilder sowie Zustände eingeschränkten Wohlbefindens (Rensing et al., 2006).

Wichtig für Gesundheitsförderung und Prävention

Umfangreiche epidemiologische, klinische und experimentelle Studien der letzten 40 Jahre haben eine breite empirische Evidenz zum Einfluss chronischer Stresserfahrungen in Form der skizzierten Modelle auf die Entwicklung der genannten Krankheiten geschaffen. Zusammenfassend liegt die Erhöhung des relativen Risikos bei entsprechender Exposition in einem Bereich von 40–100 % (Siegrist & Li, 2024).

Angesichts der relativ weiten Verbreitung dieser Krankheiten im Erwachsenenalter und angesichts der Häufigkeit der genannten psychosozialen Stressoren (Berkman et al., 2014) werden Bedeutung und potenzieller Nutzen von Maßnahmen der Stressprävention deutlich.

Dabei gilt es zu beachten, dass fehlender sozialer Rückhalt und prekäre Beschäftigungsverhältnisse im Sinne eines **sozialen Gradienten** tendenziell ungleich verteilt sind: Je ungünstiger die sozioökonomische Lage, desto häufiger treten die genannten psychosozialen Stressoren auf bzw. desto intensiver sind die von ihnen ausgehenden Stresswirkungen.

Neue Forschungsergebnisse zeigen, dass ein Teil der Varianz der Krankheitsverteilung nach sozioökonomischer Lage mithilfe der beschriebenen Modelle aufgeklärt werden kann (Berkman et al., 2014; Theorell, 2020). Welche Folgen die hier lediglich summarisch dargestellten neuen Erkenntnisse für die Prävention besitzen, soll im nächsten Abschnitt erörtert werden.

21.4 Ebenen und Ansätze der Stressprävention

Wichtig für Gesundheitsförderung und Prävention

Im Allgemeinen lassen sich drei Ebenen der Prävention chronischer Stressbelastung unterscheiden: die personale, die interpersonelle und die strukturelle Ebene.

Auf der **personalen Ebene** wird das einzelne (gesunde oder gesundheitlich bereits gefährdete) Individuum angesprochen. Hier bilden Information, Aufklärung und Motivation sowie Verhaltensänderung die vorherrschenden Maßnahmen. Auf der **interpersonellen Ebene** werden Gruppen angesprochen. Hierbei kann es sich um bereits bestehende Gruppen (Familie als Primärgruppe, Arbeitsteam, Selbsthilfegruppe etc.) oder um neu gebildete Gruppen (z.B. Übungsgruppen) handeln. Im Gegensatz zur personalen Ebene werden hier die gruppendynamisch wirksamen Prozesse der Verstärkung von Einstellungen und Verhaltensweisen genutzt. Die **strukturelle Ebene** umfasst Maßnahmen der sogenannten Verhältnisprävention wie beispielsweise die Einführung neuer Gesetze und Vorschriften, die Einrichtung neuer Institutionen oder eine Änderung von Allokationsentscheidungen bei der Zuteilung öffentlicher Mittel, schließlich die Umsetzung bestimmter Verfahren der Organisations- und Personalentwicklung.

Fragt man, welche **Ansätze zur Stressprävention** beim gegenwärtigen Stand vorherrschen, so stellt man fest, dass

- Programme auf der personalen und interpersonellen Ebene häufiger realisiert werden als Programme auf struktureller Ebene,
- von strukturverändernden Programmen dauerhaftere Wirkungen ausgehen als von verhaltensbezogenen Maßnahmen,
- im Vergleich zu unspezifischen, allgemeinen Maßnahmen gerichtete, spezifische Programme, die sich an theoretischen Erkenntnissen orientieren, wirkungsvoller sind (Aust et al., 2023; Siegrist & Li, 2024).

Da bisher die umfangreichsten Erfahrungen im Gebiet der Stressprävention am Arbeitsplatz vorliegen und diesem aus den oben genannten Gründen eine hohe gesundheitspolitische Bedeutung zukommt, sollen abschließend spezifische Ansätze der Prävention chronischer Stressbelastung im Rahmen betrieblicher Gesundheitsförderung skizziert werden.

21.4.1 Personale und interpersonelle Ebene

Maßnahmen, die auf eine Beeinflussung von Wissen, Einstellungen und Motivationen sowie von Verhaltensweisen der einzelnen Person abzielen, werden im Rahmen **betrieblicher Gesundheitsförderung** sowohl aus Gründen der Ökonomie wie der Erhöhung von Wirksamkeit häufig in Form von Gruppenprogrammen durchgeführt. Sie zielen entweder auf eine **Verringerung** der mit Stress assoziierten Gesundheitsrisiken oder auf eine **Stärkung der Bewältigungskompetenz** angesichts der Stressorexposition.

Zu den Ersteren zählen beispielsweise Programme zur Raucherentwöhnung, zum kontrollierten Umgang mit Alkohol, zur gesundheitsfördernden Ernährung, zu Bewegungstraining und Gewichtskontrolle.

Programme zur Stärkung der Bewältigungskompetenz bei Stressorexposition (Stressbewältigungstraining) erfordern in der Regel eine Anleitung durch externe Expertinnen und Experten. Wesentliche Elemente des Trainings zur Stärkung der Bewältigungskompetenz bei Stressorexposition sind (Bamberg et al., 2011):

- Aufklärung über Zusammenhänge zwischen chronischer Stressbelastung und Gesundheit,
- Sensibilisierung gegenüber belastenden Situationen und eigenen Reaktionen (verbesserte Selbstbeobachtung),
- Einübung von Entspannungstechniken (z.B. progressive Muskelrelaxation),
- Einüben von Techniken des Zeit- und Störungsmanagements bei der Arbeit,
- Bewertung von Leistungsmotivation und Einstellungen zur Arbeit (hier auch: Fähigkeit, übersteigerte berufliche Verausgabungsneigung durch mentale Distanzierungstechniken auf ein normales Maß zu reduzieren),
- Stärkung von Kompetenzen der Selbstbehauptung und des Umgangs mit Ärger,
- Verbesserung des Führungsverhalten bzw. des prosozialen Verhaltens.

Erfahrungen mit Stressbewältigungsprogrammen in Betrieben haben gezeigt, dass neben relativ homogenen Gruppen (z.B. obere Führungsebene, mittleres Management) solche, die aus Mitgliedern unterschiedlicher Hierarchiestufen zusammengesetzt sind, besonders effektiv sein können, so z.B. beim Kommunikationstraining oder beim Konfliktbewältigungstraining. Ferner zeigen Interventionsstudien, dass Führungstrainings, in denen neben sozialen Kompetenzen auch ethische Grundsätze vermittelt und Sensibilitäten gegenüber kulturellen Problemlagen geschult werden, besonders günstige Gesundheitseffekte auf Mitarbeitende ausüben (Theorell, 2020).

21.4.2 Strukturelle Ebene

Spezifische Maßnahmen der **Organisations- und Personalentwicklung** im Rahmen betrieblicher Gesundheitsförderung lassen sich u.a. aus den dargestellten Modellen psychosozialer Stressoren des Erwerbslebens ableiten. Bereits belegen erste, an diesen Modellen orientierte Interventionsstudien nachhaltige positive Auswirkungen auf die psychische Gesundheit von Beschäftigten (Aust et al., 2023).

Wesentliche Interventionen, die sich aus den Erkenntnissen zum Anforderungs-Kontroll-Modell ergeben, betreffen die Verbesserung der Qualität der Arbeit anhand arbeitsorganisatorischer und tätigkeitsbezogener Maßnahmen. Ansatzpunkt bildet hierbei die **Arbeitsaufgabe**, die im Schnittpunkt zwischen arbeitender Person, Technik und Organisation steht.

Danach sollten Arbeitsaufgaben so festgelegt werden, dass die Beschäftigten eine gewisse Kontrolle über den Arbeitsablauf und die hierfür erforderlichen Arbeitsmittel besitzen. Dies bedeutet, dass ein Handlungsspielraum für die arbeitende Person vorhanden ist, der ihr gestattet, den Arbeitsauftrag erfolgreich zu realisieren. Arbeitsaufgaben, die eine gewisse Anforderungsvielfalt enthalten, Aufgaben, die eine Erweiterung der Zuständigkeit beinhalten („job enlargement", „job enrichment") und Aufgaben, die als sogenannte vollständige Tätigkeiten gestaltet werden können (d.h. die das selbstständige Setzen von Zielen, die Planung, Auswahl und Durchführung sowie die Ergebnisrückmeldung ermöglichen), erhöhen die Autonomie der Beschäftigten.

Erhöhte Handlungskontrolle im Sinne verbesserter Autonomie sowie erhöhte Anforderung im Sinne der Qualifizierung, der Lernchancen und der Persönlichkeitsentwicklung verbessern wahrgenommene Kontrollchancen und Selbstwirksamkeit; ebenso bekräftigen sie über die Erfahrungen von Handlungserfolg die Selbstbestätigung der Person und tragen damit zu Wohlbefinden und Gesundheit bei. Die erwähnten Maßnahmen beinhalten auch eine verstärkte inner- und außerbetriebliche Fort- und Weiterbildung der Beschäftigten.

Aus dem Modell beruflicher Gratifikationskrisen lassen sich auf der strukturellen Ebene Anregungen ableiten, die vorrangig auf eine **Verbesserung von Gratifikationen** der Beschäftigten abzielen. Im nicht monetären Bereich beinhalten diese neben der bereits erwähnten Schulung des Führungsverhaltens von Vorgesetzten und der damit einhergehenden Verbesserung vertikaler Kommunikationsprozesse in erster Linie die Entwicklung einer innerbetrieblichen „Anerkennungskultur" durch entsprechend geeignete Maßnahmen.

Auf der wesentlich schwieriger zu realisierenden monetären Ebene kann eine **Verbesserung der Lohn-Leistungs-Relation** durch den Ausbau kompensierender Lohndifferenziale, durch die Nutzung von Spielräumen tarifvertraglicher Korridore (z.B. durch Einrichtung von Bonussystemen) oder durch Gewährung von Freizeit anstelle finanzieller Entschädigung erzielt werden.

Bezüglich einer **Verbesserung beruflicher Entwicklungschancen** der Beschäftigten sind die Beförderungskriterien kritisch zu überprüfen und gerecht zu gestalten. Anregungen hierzu können aus dem Konzept der Organisationsgerechtigkeit abgeleitet werden (Greenberg, 2010). Für die Prävention bedeutsam sind weiterhin **verbesserte inner- und überbetriebliche Fort- und Weiterbildungsangebote**, die auch die Beschäftigungsfähigkeit älterer Erwerbstätiger erhöhen. In diesem Zusammenhang sind kritische Ereignisse des plötzlichen Statusverlusts durch Degradierung, erzwungenen Arbeitsplatzwechsel, unfreiwillige Frühberentung u.a. nach Möglichkeit zu vermeiden.

Interessanterweise decken sich gesundheitsförderliche strukturelle Maßnahmen auf Basis der erwähnten theoretischen Modelle mit Praktiken der Organisations- und Personalentwicklung von Unternehmen, die ökonomisch besonders erfolgreich sind (Pfeffer, 1998). Auf diese Weise könnte sich in Zukunft die Kluft zwischen der Dominanz wirtschaftlicher Interessen und der Notwendigkeit betrieblicher Gesundheitsförderung verringern. Allerdings wird es hierzu notwendig sein, arbeits- und sozialpolitische Programme zum Schutz und zur Verbesserung von Gesundheit und sozialer Sicherheit bei der Arbeit auf nationaler und internationaler Ebene weiterzuentwickeln. Dies gilt insbesondere in Zeiten verstärkter ökonomischer Globalisierung und erhöhter Risiken soziopolitischer und wirtschaftlicher Krisen.

Zusammenfassung

- Gesundheitsgefährdende chronische Stressbelastung kann durch gezielte präventive Maßnahmen abgebaut werden.
- Ein vorrangiger Handlungsbedarf besteht in der Arbeitswelt, wobei individuen- und gruppenbezogene Programme durch Ansätze der Organisations- und Personalentwicklung ergänzt werden sollen.
- Eine große Herausforderung besteht darin, die vorliegenden wissenschaftlichen Erkenntnisse zum Einfluss chronischer Stressbelastung auf die Gesundheit in eine erfolgreiche und nachhaltige Praxis umzusetzen.

Diskussionsanregung

Diskutieren Sie, welche Herausforderungen aus Ihrer Sicht auf die Gestaltung der betrieblichen Gesundheitsförderung im Allgemeinen und auf die Prävention chronischer Stressbelastung im Besonderen infolge zunehmender Digitalisierung der Arbeitswelt zukommen!
Aspekte der Diskussion sind unter anderem:

- Bedeutungsverlust fester Arbeitsorte (Unternehmen als Ort regelmäßiger Beschäftigung) und fester Arbeitszeiten („homework", Flexibilität und Mobilität)
- Abnahme langfristiger Arbeitsverträge; erhöhte Gefahr des Arbeitsplatzverlusts
- Probleme der Anpassung an neue Tätigkeitsformen/-profile (z.B. verstärkte Mensch-Maschine Interaktion; v.a. Computer, Roboter)

Literatur

Aust, B., Moller, J. L., Nordentoft, M., Frydendall, K. B., Bengtsen, E., Jensen, A. E., Garde, A. H., Kompier, M., Semmer, N., Rugulies, R. & Jaspers, S. O. (2023). How effective are organizational-level interventions in improving the psychosocial work environment, health, and retention of workers? A systematic overview of systematic reviews. *Scandinavian Journal of Work Environment and Health, 49*(5), 315–329. https://doi.org/10.5271/sjweh.4097

Bamberg, E., Ducki, A. & Metz, A. (Hrsg.). (2011). *Gesundheitsförderung und Gesundheitsmanagement in der Arbeitswelt: ein Handbuch.* Hogrefe.

Bandura, A. (1997). *Self-efficacy: the exercise of control.* Freeman.

Berkman, L. F., Kawachi, I. & Glymour, M. M. (Eds.). (2014). *Social epidemiology* (2nd ed.). Oxford University Press.

Cooper, C. L. & Quick, J. C. (Eds.). (2017). *The handbook of stress and health.* Wiley Blackwell. https://doi.org/10.1002/9781118993811

Elovainio, M. & Virtanen, M. (2020). Organizational justice and health. In T. Theorell (Ed.), *Handbook of socioeconomic determinants of occupational health* (pp. 383–396). Springer Nature Switzerland.

Greenberg, J. (2010). Organizational injustice as an occupational health risk. *Academy of Management Annals, 4*, 205–243. https://doi.org/10.5465/19416520.2010.481174

House, J. S. (1981). *Work stress and social support.* Addison-Wesley.

Karasek, R. A. & Theorell, T. (1990). *Healthy work. Stress, productivity, and the reconstruction of working life.* Basic Books.

McEwen, B. S. (1998). Protective and damaging effects of stress mediators. *New England Journal of Medicine, 338*, 171–179. https://doi.org/10.1056/NEJM199801153380307

Pfeffer, J. (1998). *Human equation. Building profit by putting people first.* Harvard Business School Press.

Rensing, L., Koch, M., Rippe, B. & Rippe, V. (2006). *Mensch im Stress.* Elsevier.

Siegrist, J. (2015). *Arbeitswelt und stressbedingte Erkrankungen. Forschungsevidenz und präventive Maßnahmen.* Elsevier.

Siegrist, J. & Li, J. (2024). *Psychosocial occupational health. An interdisciplinary textbook.* Oxford University Press. https://doi.org/10.1093/oso/9780192887924.001.0001

Theorell, T. (Ed.). (2020). *Handbook of socioeconomic determinants of occupational health.* Springer Nature Switzerland. https://doi.org/10.1007/978-3-030-31438-5

Lese- und Medienempfehlung zur Vertiefung

Angerer, P., Glaser, J., Gündel, H., Henningsen, P., Lahmann, C., Letzel, S. & Novak, D. (Hrsg.). (2014). *Psychische und psychosomatische Gesundheit in der Arbeit.* ecomed Medizin.

Siegrist, J. (2015). *Arbeitswelt und stressbedingte Erkrankungen. Forschungsevidenz und präventive Maßnahmen.* Elsevier.

22 Prävention depressiver Erkrankungen – Prävention von Suiziden

Manfred Wolfersdorf, Walter Rätzel-Kürzdörfer und Katja Stenzel

22.1 Prävention von Suiziden

Manfred Wolfersdorf

Suizidales Denken und Verhalten – Suizidideen, Suizidversuche, Suizid – gibt es, seit es Menschen gibt. Die **Bewertung suizidalen Verhaltens** durch Gesellschaft, Machtsysteme und Religionen aber reicht in der Menschheitsgeschichte von Verurteilung als Verstoß gegen göttliche Vorgabe – der Mensch ist ein Geschöpf Gottes und hat als solches das Geschenk Leben nicht wegzuwerfen – über die Zuordnung zu psychischer Auffälligkeit, hier insbesondere zur Melancholie/Depression, bis hin zu Suizidalität als Ausdruck menschlicher Freiheit – Selbstbestimmung des Menschen, „end of life decisions" – und Verpflichtung gegenüber der Gesellschaft/Machtstruktur (Vermeidung in die Hand des Feindes zu fallen, um nicht Geheimnisse zu verraten); der todkranke Mensch lässt sich versterben, um nicht zur Last seiner Gruppe zu werden (Wolfersdorf & Etzersdorfer, 2011, 2023). Das über Jahrhunderte hinweg gültige „religiöse Paradigma" wurde in den letzten drei Jahrhunderten durch ein „medizinisch-psychosoziales Paradigma" abgelöst, das suizidales Verhalten **psychischen Ausnahmezuständen** zuordnete. Suizidalität wird so zu einer Verhaltensweise, die insbesondere bei Menschen in emotionalen, psychischen und psychosozialen Krisen und bei Menschen in psychischer Erkrankung auftritt, wenn die Wahrnehmung, das Erleben von Situationen und insbesondere der eigenen Person und Zukunftsperspektive in einer Weise verändert sind, welche die Selbstbestimmungsfähigkeit aus krankhaften Gründen einschränkt oder gar unmöglich macht. Nur der Mensch ist in der Lage, über die eigene Endlichkeit nachzudenken und insbesondere auch über die Herbeiführung des eigenen Lebensendes.

Eine wissenschaftliche Betrachtung suizidalen Verhaltens – Suizidologie – hat sich seit dem 19. Jahrhundert entwickelt, wobei Suizidforschung heute ein wichtiger Bestandteil psychiatrisch-psychotherapeutischer und psychosozialer Versorgungsforschung auf Public-Health- und Mental-Health-Ebene geworden ist. Gleichzeitig gilt seit Durkheim (1973) suizidales Verhalten unter **soziologischen Gesichtspunkten** als Verhaltensweise, die insbesondere zu Zeiten von **Wertewandel** und **Wandel sozialer Strukturen** vermehrt auftritt.

Das Thema Suizidalität hat in den letzten Jahren in Deutschland besondere Bedeutung bekommen, nachdem es über lange Jahrzehnte im Tabubereich angesiedelt und wissenschaftlich und auch in der Öffentlichkeit kaum wahrgenommen worden war. Gründe sind u.a. die Suizide prominenter Persönlichkeiten, die 2015 vorläufig vom Bundesverfassungsgericht in Karlsruhe abgeschlossene Diskussion um die Suizidbeihilfe, die Fragen in Zusammenhang mit der Zunahme von Suizidzahlen im Gefolge der Wirtschaftskrise in der ersten Dekade dieses Jahrhunderts und auch die in der Gesellschaft zunehmend geführten Diskussionen um die Bedeutung von individueller Selbstbestimmung einschließlich der Selbstbestimmung bezüglich Krankenbehandlung oder auch Entscheidungen in terminalen Erkrankungssituationen bzw. „end of life decision“. In Psychiatrie, Psychotherapie und Palliativ- und Intensivmedizin sowie im medizinethischen Diskurs und in der Gesundheitspolitik wurde diese Diskussion in den letzten Jahren unter den Stichworten Entstigmatisierung, Suizidbeihilfe, also medizinethischen Fragen in der Psychiatrie (z. B. Wolfersdorf & Schüler, 2016), geführt, was zu einer **Enttabuisierung** und zu Fragen von Public-Health- und Mental-Health-Ansätzen in der Suizidprävention und Krisenintervention geführt hat sowie auch zu geförderten Suizidforschungsprojekten. Das Thema „Suizidprävention und Suizidbeihilfe“ ist in der Öffentlichkeit angekommen.

Wichtig für Gesundheitsförderung und Prävention

Die Prävention suizidalen Verhaltens zielt

- in erster Linie auf eine subjektive, oft auch krankheitsbedingt veränderte Sinngebung für den einzelnen Menschen vor einem persönlichen, sozialen, interaktionellen, ökonomischen und auch spirituellen Hintergrund (Public-Health-Perspektive),
- zum anderen auf die Diagnostik und das Behandeln psychischer Erkrankungen (sog. vulnerable Gruppen – erhöhter gesundheitspolitischer Schutzbedarf!), insbesondere depressiver Störungen (Mental-Health-Ansatz), von Menschen, die aufgrund ihrer krankheitsbedingt subjektiv hoffnungslos erscheinenden Zukunftsperspektive näher an die per se menschliche Verhaltensweise Suizidalität heranrücken (Lewitzka & Wolfersdorf, 2016; Wolfersdorf, 2013b, 2015; Wolfersdorf & Etzersdorfer, 2023).

Nach einem Urteil des Bundesverfassungsgerichtes vom Februar 2022 ist es u. a. Pflicht des Gesetzgebers, vulnerable Gruppen zu definieren und Verbindlichkeiten für Sterbehilfeorganisation zu formulieren.

22.1.1 Begriffsbestimmung

Unter **Suizidalität** werden alle Denk- und Verhaltensweisen von Menschen oder von Gruppen von Menschen verstanden, die in Denken und Handeln den eigenen Tod anstreben bzw. das eigene Versterben in Kauf nehmen (Tabelle 22-1, Tabelle 22-2).

Diagnostisch wird Suizidalität vor dem Hintergrund einer Kontinuitätsannahme des Schweregrades und der Umsetzung von Gedanken in Handlung beschrieben als Todeswunsch, Suizididee, Suizidabsicht und **suizidale Handlung**. Zu Letzterer zählen Suizidversuch und Suizid. Beides sind Handlungen, die von der handelnden Person im Glauben und in der Überzeugung durchgeführt werden, mit der gewählten Methode die Beendigung des eigenen Lebens herbeizuführen.

- **Suizid** heißt immer, der Handelnde verstirbt, auch wenn dies vier Wochen später, nach einer suizidalen Handlung, auf einer Intensivstation infolge einer internistischen Komplikation erfolgt.
- **Suizidversuch** heißt, der Handelnde überlebt, aus welchen Gründen auch immer: insuffiziente Methode, hohe Überlebenschance aufgrund der gewählten Methode, rasche Rettungsmöglichkeit, Eingreifen von außen. Dabei wird zwischen Suizidversuchen unterschieden, die einen hohen appellativen und manipulativen Charakter aufweisen und oft mit einem äußerlich gering ausgeprägten Todeswunsch einhergehen, und Suizidversuchen, die durch einen hohen Todeswunsch und aufgrund der gewählten Methode mit einer großen Versterbenswahrscheinlichkeit einhergehen, aber aus zufälligen Umständen überlebt werden.

Daneben gibt es suizidale Handlungen, die **„raptusartig“** geschehen, fast immer nicht vorhersehbar und meist sehr gewalttätig sind, z.B plötzlicher Sprung durch ein Fenster, von niemand erwartet. Dies wäre eine Grenze fachlicher Suizidprävention.

Tabelle 22-1: Suizidalität: Begriffsbestimmung (nach Wolfersdorf, 1989, 2000)

	Begriffsbestimmung
Suizidalität	• Suizidalität meint die Summe aller Denk-, Verhaltens- und Erlebensweisen von Menschen, die in Gedanken, durch aktives Handeln oder passives Unterlassen oder durch Handelnlassen den eigenen Tod anstreben bzw. als mögliches Ergebnis einer Handlung in Kauf nehmen. • Suizidalität ist grundsätzlich allen Menschen möglich, tritt jedoch häufig in psychosozialen Krisen und bei psychischer Erkrankung auf (medizinisch-psychosoziales Paradigma). • Psychodynamisch ist Suizidalität ein komplexes Geschehen aus Bewertung der eigenen Person, der Wertigkeit in und von Beziehungen, aus Einschätzung von eigener und anderer Zukunft, der Veränderbarkeit eines Zustandes, aus u. U. durch psychische und/oder körperliche Befindlichkeit verändertem Erleben. • Motivational spielen appellative, manipulativ-instrumentelle, altruistische sowie auto- und fremdaggressive Elemente eine Rolle. • Suizidalität ist bewusstes Denken und Handeln und zielt auf ein äußeres oder inneres Objekt, eine Person, ein Lebenskonzept; suizidales Verhalten will etwas verändern, den anderen, die Umwelt, sich selbst in der Beziehung zur Umwelt. • Suizidalität ist (meist) kein Ausdruck von Selbstbestimmung und Wahlmöglichkeit, sondern von Einengung durch objektiv und/oder subjektiv erlebte Not, durch psychische und/oder körperliche Befindlichkeit bzw. deren Folgen.

Tabelle 22-2: Beschreibung von Suizidalität. Kontinuitätsannahme mit Handlungskonsequenzen; zunehmende „sichernde Fürsorge“: Eigenverantwortung → Fremdverantwortung.

Suizidalität	
Wunsch nach Ruhe, Pause, Unterbrechung im Leben (mit dem Risiko von Versterben)	eher passive Suizidalität
Todeswunsch (jetzt oder in einer unveränderten Zukunft lieber tot sein zu wollen)	
Suizidgedanke • Erwägung als Möglichkeit • Impuls (spontan sich aufdrängend, zwanghaft)	
Suizidabsicht • mit bzw. ohne Plan • mit bzw. ohne Ankündigung	zunehmender Handlungsdruck, Zunahme des Handlungsrisikos
Suizidhandlung • vorbereiteter Suizidversuch, begonnen und abgebrochen (selbst oder Fremdeinfluss) • durchgeführt (selbst gemeldet, gefunden) • gezielt geplant, impulshaft durchgeführt • verstorben infolge der Suizidhandlung	eher aktive Suizidalität

Heute gilt Suizidalität vor dem Hintergrund eines „medizinisch-psychosozialen Paradigmas" als sehr komplexe Verhaltensweise eines Menschen, dem im Kontext einer psychischen Ausnahmesituation aufgrund emotionaler, psychischer und psychosozialer Gegebenheiten **(Krise)** sowie aufgrund **veränderten Erlebens der Situation** in psychischer Erkrankung Suizidalität näher rückt.

Wichtig für Gesundheitsförderung und Prävention

Die Bezeichnung **„Freitod"** für eine Selbsttötung entspricht nicht der Realität der psychiatrisch-psychotherapeutischen Erfahrung und bildet nicht die Not der meisten suizidalen Menschen ab. Die meisten suizidalen Handlungen geschehen in einem durch **subjektive und/oder objektive Not** und damit **Unfreiheit** gekennzeichneten Zustand. Suizidalität ist Ausdruck einer **psychischen Notsituation** in einem **emotionalen Chaos**.

Die Benennung **„Bilanzsuizid"**, wenngleich ein bilanzierendes Element in jeder suizidalen Handlung auffindbar ist, unterstellt kühles rechnerisches Denken, was als solches nicht zutrifft. Verzichtet wird heute auch auf die Benennungen **„Selbstmord/Selbstmordversuch"**, denn Suizidenten sind keine „Mörder" im Sinne des Bürgerlichen Rechtes, sondern Menschen in einer subjektiv ausweglos erscheinenden inneren und/oder auch äußeren Not. Heute haben sich die Bezeichnungen **„Selbsttötung"** bzw. **„Suizid/Suizidversuch/suizidal"** eingebürgert (Wolfersdorf, 2009; Wolfersdorf & Etzersdorfer, 2011).

Auf drei Begriffe soll noch eingegangen werden, die in den letzten Jahrzehnten mediale Bedeutung erlangt haben, nämlich „erweiterter Suizid/Mitnahmesuizid", „Amok" sowie „Suizidassistenz". Der **„erweiterte Suizid"** meint die freiwillige oder unfreiwillige Einbeziehung/Mitnahme anderer in die eigene Suizidhandlung (z.B. Doppelsuizid, Geisterfahrt, Germanwings-Tragödie als Suizidmethode). Unter **„Amok"** versteht man heute in der westlichen Kultur die persönliche Kriegsführung eines Menschen, aus vielen, auch krankhaften (Paranoia) Gründen, gegen die Gesellschaft bzw. bestimmte Gruppen; die einzelnen Personen können dem Täter unbekannt sein. Die Tötung der eigenen Person durch Suizid oder Polizei ist eingeplant („suicide by cop"). Damit wird eine Dimension von Gewalttätigkeit gegen (unbekannte) andere eingeführt, die bisher selten war; jetzt wird im Fanal die Selbsttötung durch Mitnahme anderer Menschen überhöht, und sei es nur medial (z.B. Germanwings-Tragödie; „From zero to hero"-Idee). Zum aktuellen Thema **„Suizidassistenz/Suizidbeihilfe"** siehe unten. „Todeswünsche" in der Palliativmedizin sind oft Ausdruck von Beziehungsbedürfnissen und entbehren des aktiven Handlungsimpulses.

22.1.2 Zur Epidemiologie

Im Jahre 2014 verstarben in Deutschland 10209 Personen durch Suizid, 7624 Männer und 2585 Frauen. Tabelle 22-3 zeigt eine abnehmende **Suizidzahl** und **Suizidrate** (Suizidrate = Suizidzahl auf 100000 der jeweiligen Bezugsgruppe pro Zeiteinheit) seit Anfang der 1990er-Jahre. Allerdings steigen seit 2010 die Suizidzahlen und -raten wieder auf um 10000 an. Ein Zusammenhang mit der Wirtschaftskrise wird diskutiert. Das Thema „Arbeitsplatzgefährdung" wird so zu einer dringlichen Aufgabe der Suizidprävention (Wolfersdorf, 2013a).

Die zwei weltweit härtesten und immer wieder vorgefundenen Daten sind

- ein deutliches **Überwiegen der Männer** gegenüber den Frauen beim Suizid (Verhältnis weltweit 1 : 2 bis 1 : 3) und
- eine **Zunahme der Suizidraten mit zunehmendem Alter** (Abbildung 22-1). Dies gilt in beiden Geschlechtern, wobei nach Schmidtke und Kollegen (Schmidtke et al., 2008) jeder zweite Suizid einer Frau inzwischen von einer Frau über dem 60. Lebensjahr began-

Tabelle 22-3: Suizidzahlen und -raten 1990–2022 in Deutschland (Quelle: Statistisches Bundesamt, 2023; Todesursachenstatistik) (Wache, Müller-Pein & Fiedler, 2023).

Jahr	Anzahl			Raten auf 100 000 Einwohner		
	gesamt	Männer	Frauen	gesamt	Männer	Frauen
1990	13 924	9534	4390	17,5	24,9	10,7
1991	14 011	9656	4355	17,5	25,0	10,5
1992	13 458	9326	4132	16,7	23,9	9,9
1993	12 690	8960	3730	15,6	22,7	8,9
1994	12 718	9130	3588	15,6	23,1	8,6
1995	12 888	9222	3666	15,7	23,0	8,7
1996	12 225	8782	3497	15,0	21,9	8,3
1997	12 265	8841	3424	14,9	22,1	8,1
1998	11 644	8575	3069	14,2	21,4	7,3
1999	11 157	8080	3077	13,6	20,2	7,3
2000	11 065	8131	2934	13,5	20,3	7,0
2001	11 156	8188	2968	13,5	20,4	7,0
2002	11 163	8106	3057	13,5	20,1	7,2
2003	11 150	8179	2971	13,5	20,3	7,0
2004	10 733	7939	2794	13,0	19,7	6,6
2005	10 260	7523	2737	12,4	18,6	6,5
2006	9765	7225	2540	11,9	17,9	6,0
2007	9402	7009	2393	11,4	17,4	5,7
2008	9451	7039	2412	11,5	17,5	5,8
2009	9616	7228	2388	11,7	18,0	5,7
2010	10 021	7465	2556	12,3	18,6	6,1
2011	10 144	7646	2498	12,4	19,0	6,0
2012	9890	7287	2603	12,1	18,1	6,3
2013	10 076	7449	2627	12,5	18,9	6,4
2014	10 209	7624	2585	12,6	19,2	6,3
2015	10 078	7397	2681	11,6	18,6	5,9
2020	9206	6941	2262	11,1	16,9	5,4
2022	10 119	7504	2615	12,1	18,2	6,2

(bis einschließlich 1997 nach ICD-9)

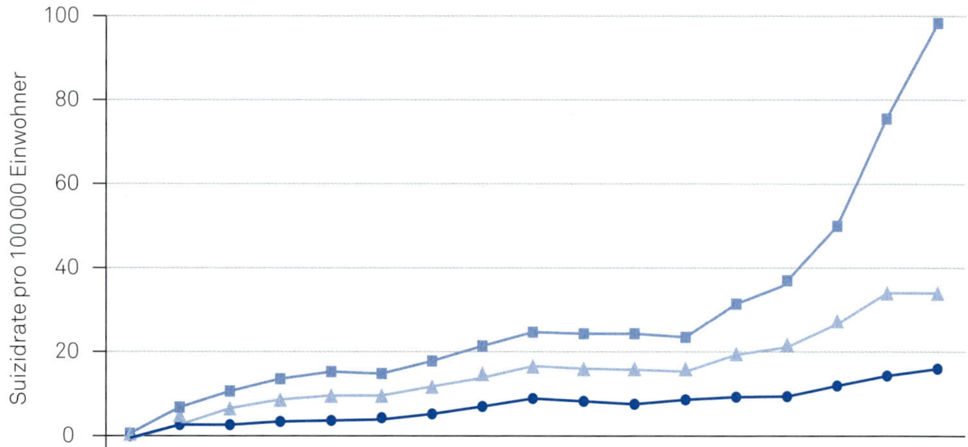

	5 - 14	15 - 19	20 - 24	25 - 29	30 - 34	35 - 39	40 - 44	45 - 49	50 - 54	55 - 59	60 - 64	65 - 69	70 - 74	75 - 79	80 - 84	85 - 89	>89
Männer	0,4	6,6	11	13,6	15,4	15,1	18	21,6	25	24,1	24,3	23,4	31,6	36,9	49,8	76	98,6
Frauen	0,2	2,9	2,8	3,5	3,9	4,4	5,7	7,3	8,9	8,4	7,7	8,8	9,2	9,8	12,2	14,7	16,2
gesamt	0,3	4,8	7	8,7	9,7	9,8	11,9	14,6	17	16,2	15,7	15,8	19,6	21,7	27,1	34,4	34,2

Altersgruppe (Jahre)

Abbildung 22-1: Verteilung der Suizidziffern nach Alter und Geschlecht (Deutschland 2014) (Quelle: Statistisches Bundesamt, 2016).

gen wird. Die häufigsten Suizidmethoden in Deutschland sind nach wie vor Erhängen (hoher Männeranteil), an zweiter Stelle die Selbstvergiftungen (ICD-10: X60 bis X69.9); die dritthäufigste Suizidmethode ist der Sturz in die Tiefe (ICD-10: X80). Damit wird eines der großen Probleme der Suizidprävention in Ländern, in denen das Sich-Erhängen häufigste Suizidmethode ist, deutlich. Die Methode kann gesetzlich nicht eingeengt oder gar verboten werden: Stricke, Schals, Gürtel u.Ä. sind überall vorhanden und zu erhalten. Bei Feuerwaffen (ICD-10: X73 bis X74) sind Regelungen durch Waffengesetze vorstellbar.

Auffällig ist eine deutliche **Zunahme der Suizide** bei Männern und Frauen **im Jahr 2022**.

In der Suizidforschung werden heute epidemiologische und Versorgungsfragen, psychiatrisch-psychotherapeutisch-psychosoziale Aspekte, biologische Hypothesen sowie ethische und medizinische und juristische Themen diskutiert. Die **epidemiologische Suizidforschung** sieht dabei nach den Häufigkeiten von Suiziden und Suizidversuchen in der Allgemeinbevölkerung und fragt nach Suizidraten in bestimmten Bevölkerungsgruppen (sog. vulnerable, d.h. schutzbedürftige Gruppen: alte/junge Menschen, Männer/Frauen, Erwerbssituation/Arbeitslosigkeit, Migrationshintergrund, sexuelle Orientierung, Religionszugehörigkeit), nach der regionalen Verteilung von Suizidalität (z.B. bei verschiedenen ethnischen Populationen) und betrachtet Suizidalität bei sogenannten Hochrisikogruppen wie Menschen mit psychischen Erkrankungen unter Krankenhausbedingungen, in Gefängnissen, bei sozialen Randgruppen.

Die **Versorgungsforschung** diskutiert Vorhandensein und Effektivität von Projekten und Einrichtungen, die Menschen in Krisen- und Krankheitssituationen, die mit Suizidalität einhergehen können, beraten und behandeln, beginnend mit der Suizidprävention beim „Hausarzt" über die psychiatrisch-psychotherapeutische bzw. psychologisch-psychotherapeutische Behandlung bis hin zu Telefonseelsorgeeinrichtungen (TS), zur Palliativmedizin, zu Fragen der Berichterstattung in den Medien und deren suizidfördernder bzw. suizidpräventiver Wirkung.

Die **psychotherapeutische Suizidforschung** interessiert sich für die Psychodynamik der Entwicklung von Suizidalität, für die Bedeutung psychosozialer Faktoren und für die Kommunikation, die Begleitung des Verstehens von suizidalen Menschen, interaktionelle Aspekte der therapeutischen Beziehung.

Biologische Suizidologie betrachtet heute genetische Aspekte, geht von einem Impulskontrollstörungskonzept bzw. von Persönlichkeitscharakteristika als Disposition für Suizidalität aus und betrachtet auch die Bedeutung von Psychopharmaka, insbesondere unter dem Aspekt der Reduzierung von Suizidalität bzw. Förderung suizidalen Verhaltens. Suizidalität wird überwiegend im Kontext von psychischer Erkrankung, vorwiegend Depression, Suchterkrankung oder mehrfacher schizophrener Episoden bei jungen schizophrenen Erkrankten gesehen. Dabei gibt es auch eine Diskussion um Suizidalität als krankheitsübergreifendes Querschnittssyndrom.

Im Feld der **ethischen Fragestellungen** geht es um das Thema Selbstbestimmung/Autonomie, um die „Freitod"-Diskussion, um Fragen der Palliativmedizin (Wedler, 2017; Wolfersdorf & Brieger, 2015).

Vor diesem Hintergrund wurde in der neueren suizidologischen Literatur der letzten zweieinhalb Jahrzehnte neben der „klassischen Risikogruppe der Depression" vor allem die Gruppe der Männer und insbesondere der älteren und alten Männer betrachtet, dann die Gruppe der jungen schizophren Erkrankten, vor allem unter stationären psychiatrisch-psychotherapeutischen Behandlungsbedingungen, die Gruppe der bipolar affektiv erkrankten sowie die der alkoholabhängigen Menschen.

22.1.3 Suizidprävention

Faktoren mit Einfluss auf Suizidraten

Suizidzahlen und Suizidraten gehen seit den 1990er-Jahren zurück, allerdings sind die Suizidzahlen aktuell wieder auf über 10 000 gestiegen. Die Gründe hierfür sind vielfältig und nur als „klinische Hypothesen" zu formulieren:

- **allgemeine Verbesserung der psychiatrisch-psychotherapeutischen und psychologisch-psychotherapeutischen Versorgung der Bevölkerung**. Hierzu dürften vor allem die Institutionen der Krisenintervention beigetragen haben, die in Deutschland neben Ärzten im Wesentlichen von Sozialpädagogen, Diplom-Psychologen bzw. Psychologischen Psychotherapeutinnen und Psychotherapeuten sowie engagierten Laien (z. B. Telefonseelsorge, Arbeitskreise Leben u. Ä.) getragen werden.
- **deutliche Verbesserung der Depressionsbehandlung**. Neben einer Zunahme der Antidepressiva-Verordnungen haben vor allem auch Projekte wie „Bündnisse gegen Depression" (Hegerl et al., 2006; Spießl et al., 2007) durch Informationsarbeit („Awareness", Entstigmatisierung) auf verschiedenen Ebenen die Häufigkeit suizidaler Handlungen beeinflusst.
- **Zunahme der Anzahl von Kriseninterventionseinrichtungen**, z. T. mit suizidpräventionsspezifischem Ansatz, in Deutschland in den letzten drei Jahrzehnten.
- **systematische Fort- und Weiterbildung** im stationären und niedergelassenen ärztlichen Bereich zum Thema Suizidalität, verbunden auch mit einem vermehrten öffentlichen Interesse (Medien, Erarbeitung von Medienregeln).
- **Erarbeitung von Medienregeln**, um durch Berichte über Suizide prominenter Menschen keine Suizidpromotion auszulösen.
- vermehrte Einbeziehung des **Themas Suizidalität und Suizidprävention in Lehrbüchern** und insbesondere in **Leitlinien** der

für die psychosoziale Versorgung verantwortlichen Fachverbände in Deutschland (siehe S3-Leitlinie/NVL Unipolare Depression, Ärztliches Zentrum für Qualität in der Medizin (ÄZQ) & Programm für Nationale Versorgungsleitlinien (NVL), 2017).
- Entwicklung von **Regeln im Umgang mit suizidgefährdeten Menschen** im Krankenhausbereich (z.B. Suizidprävention im psychiatrischen Krankenhaus).
- **gesundheitspolitische Aktivitäten** der Deutschen Gesellschaft für Suizidprävention (DGS), des Nationalen Suizidpräventionsprogrammes (NASPRO) für Deutschland oder auch der Deutschen Gesellschaft für Psychiatrie, Psychotherapie und Nervenheilkunde (DGPPN) im suizidologischen Feld (Referat Suizidologie).

Bertolote hat eines der zentralen Probleme der „major risk factors for suicide" formuliert (Bertolote, 2004) – „Suicide prevention: at what level does it work?" – und darauf hingewiesen, dass es **„feststehende Risikofaktoren"** und **„möglicherweise änderbare Faktoren"** in der Suizidprävention gebe. Zu Ersteren zählen das Geschlecht, das Alter, die ethnische Zugehörigkeit, die sexuelle Orientierung sowie frühere Suizidversuche, also Faktoren, die letztlich wegen ihrer Unveränderbarkeit keinen suizidpräventiven Ansatz bieten. Zu den beeinflussbaren Risikofaktoren zählen der Zugang zu Suizidmethoden, das Vorhandensein einer psychischen Störung, einer körperlichen Erkrankung, die Arbeitssituation, die Lebenszufriedenheit bzw. eine Situation sozialer Isolation, dann Angstzustände und Hoffnungslosigkeit. Damit hat Bertolote aus der Sicht der WHO die heute wichtigsten **präventiven Zugangswege** formuliert, nämlich
- den gesellschaftlichen gesetzgeberischen und gesundheitspolitischen Auftrag (Public Health), sich um den Zugang zu Suizidmethoden zu kümmern,
- den medizinischen Auftrag (Mental Health) der adäquaten Behandlung psychischer und körperlicher Erkrankung, einschließlich der damit verbundenen Symptomatik von Angst und Hoffnungslosigkeit, sowie
- den wirtschaftspolitischen Aspekt der Arbeitssituation und dessen Einfluss auf Lebenszufriedenheit und psychische Befindlichkeit.

Risikogruppen suizidalen Verhaltens

Schneider (2003), Schaller und Wolfersdorf (2009) und andere haben psychologische Autopsiestudien zusammengestellt, mit Schwerpunkt bei den **affektiven Störungen** (Depression). Zum einen wird der hohe Anteil von Männern deutlich. Die Häufigkeit affektiver, sprich **depressiver Störungen** wird mit 23–87 % angegeben. Die Gruppe schizophren Kranker beträgt 7–8 %, liegt aber im stationären Bereich psychiatrisch-psychotherapeutischer Versorgung nach Bertolote und Kollegen (Bertolote et al., 2004) mit 19,9 % auf gleicher Höhe wie die affektiven Störungen mit 20,8 %. In ihrer Metaanalyse finden Bertolote und Kollegen (Bertolote et al., 2004) bei 88 % der untersuchten Suizidenten an erster Stelle affektive Störungen mit 44 %, gefolgt von substanzbezogenen Störungen mit 19 % und Schizophrenie mit 7,5 %, alle anderen Störungen sind deutlich geringer vertreten, aber vorhanden. Damit sind die **Hauptrisikogruppen** definiert (Tabelle 22-4, Tabelle 22-5):
- Menschen mit psychischen Erkrankungen, an erster Stelle Depressionen,
- dann suchtkranke und schizophren kranke Menschen,
- Menschen in besonderen Lebenssituationen (alte Menschen, junge Erwachsene, Menschen in traumatisierenden Situationen, Menschen mit schmerzhaften körperlichen Erkrankungen) und
- solche, die bereits Suizidversuche in der Vorgeschichte durchgeführt haben.

Tabelle 22-4: Faktoren für ein erhöhtes Suizidrisiko (modifiziert nach Schneider, 2003, 2015; Wolfersdorf et al., 2015).

	Faktoren
Suizidideen/ suizidales Verhalten	• Suizidideen (gegenwärtig oder früher) • Suizidpläne (gegenwärtig oder früher) • Suizidversuche (einschließlich abgebrochener oder unterbrochener Versuche) • Suizidabsichten • Letalität der (geplanten) Suizidmethode
psychische Erkrankungen	• depressive Episode • bipolare affektive Störung (bevorzugt in depressiven oder gemischten Episoden) • Schizophrenie • Anorexie • Störung durch Konsum von Alkohol • Störungen durch Konsum psychotroper Substanzen • Cluster-B-Persönlichkeitsstörungen (insbesondere Borderline-Persönlichkeitsstörung) • Komorbidität von Achse-I- und/oder Achse-II-Störungen
körperliche Erkrankungen	• Erkrankungen des Nervensystems (Multiple Sklerose, Morbus Huntington, Verletzungen des Gehirns oder der Wirbelsäule, Anfallsleiden, u.a.) • Krebserkrankungen • HIV/AIDS • Magen-Darm-Ulzera • chronisch-obstruktive Lungenerkrankungen • hämodialysepflichtige Niereninsuffizienz • Systemischer Lupus erythematodes • chronische Schmerzsyndrome • Funktionseinschränkungen verschiedener Art/Systeme (z.B. Gehen durch Gefäßerkrankung, Polyneuropathie [PNP])
psychosoziale Faktoren	• aktuelles Fehlen sozialer Unterstützung (einschließlich Alleinleben, Vereinsamung) • Arbeitslosigkeit, Arbeitsplatzverlust • Verschlechterung des sozioökonomischen Status, existenzielle Bedrohtheit • schlechte familiäre Beziehungen • häusliche Gewalt (assoziiert mit erhöhter Rate von Suizidversuchen) • kürzlich stattgefundene Lebensereignisse
Kindheitstraumata	• sexueller Missbrauch • körperlicher Missbrauch/Gewalterfahrung
genetische und familiäre Einflüsse	• Suizide in der Familie (insbesondere Angehörige 1. Grades) • psychische Erkrankungen, einschließlich Suchterkrankungen, in der Familienanamnese

Tabelle 22-5: Gruppen mit erhöhtem Risiko für suizidales Verhalten.

Gruppe	Faktoren
Menschen mit psychischen Erkrankungen	• Depressive (primäre Depression, depressive Zustände, reaktive Depression) • Suchtkranke (Alkoholkrankheit, illegale Drogen) • Schizophrenie (in stationärer Behandlung, Rehabilitation) • Angststörungen • Persönlichkeitsstörungen, insbesondere vom emotional instabilen Typus
Menschen mit bereits vorliegender Suizidalität	• Suizidankündigungen (Appell in der Ambivalenz) • suizidale Krise • nach Suizidversuch (10 % Rezidiv mit Suizid)
alte Menschen	• mit Vereinsamung • mit schmerzhaften, chronischen einschränkenden Krankheiten • nach Verwitwung • mit psychischer und körperlicher Erkrankung (Komorbidität)
junge Erwachsene, Jugendliche	• Entwicklungskrisen • Beziehungskrisen (innerer Vereinsamung) • Drogenprobleme • mit familiären Problemen, Ausbildungsproblemen
Menschen in traumatisierten Situationen und Veränderungskrisen	• Beziehungskrisen, Partnerverlust, Kränkungen • Verlust des sozialen, kulturellen, politischen Lebensraums • Identitätskrisen • chronische Arbeitslosigkeit • Kriminalität, Z.n. Verkehrsdelikt (z. B. mit Verletzung, Tötung eines anderen)
Menschen mit schweren körperlichen Erkrankungen	• mit schmerzhaften, chronischen, lebenseinschränkenden, verstümmelnden, körperlichen Erkrankungen, insbesondere des Bewegungs- und zentralnervösen Systems • mit terminalen Erkrankungen mit Siechtum und extremer Pflegebedürftigkeit

Die 2022 festgestellte Zunahme von Suiziden auf – nach Jahren – wieder über 10 000 bedarf der wissenschaftlichen Klärung.

Während bei **depressiven Erkrankungen** vor allem dem Aspekt Hoffnungslosigkeit eine große Bedeutung zukommt, oftmals verbunden mit Gedanken von Perspektivlosigkeit, Hilflosigkeit, Gefühlen von Zorn, Überzeugung, keine Freiheitsgrade mehr zu haben, eine subjektiv unerträgliche Belastung und/oder Kränkung nicht mehr aushalten zu können, sind bei **schizophrenen Erkrankungen** symptom- und verlaufsbezogene Aspekte von besonderer Bedeutung. Der Blick auf einen möglichen Verlauf kann beim schizophren kranken Menschen näher an Suizidmortalität heranführen. Feuerlein (1989) fand 6–21 % der **Alkoholkranken** durch Suizid verstorben. Untersuchungen bezüglich anderer **Suchtmittel** – Cannabis, Kokain, Heroin und andere Opiate (Misra et al., 2009) – zeigen durchgängig bei Benutzern eine erhöhte Rate von Suizidideen, Suizidversuchen und auch Suiziden; so sollen bis zu 35 % der **Opiatabhängigen** durch Suizid versterben. An psychologischen Faktoren für Suizidalität bei Menschen mit Suchtmittelgebrauch werden vor allem Verlust der Impulskontrolle, Aggressivität als suizidfördernde Eigenschaft, kognitive Rigidität, Unfähigkeit zur Problemlösung sowie psychiatrische Komorbidität, insbesondere mit Depressionen, angeführt.

Hier sei noch eine Risikogruppe, nach den krankheitsbezogenen Risikofaktoren, diskutiert, die sich aus den epidemiologischen Daten über die Jahrzehnte hinweg ergibt, nämlich die **Gruppe der Männer**, unter dem Stichwort „männliche Depression" bzw. „Männersuizid" (Möller-Leimkühler, 2009; Lindner, 2006; Schulte-Wefers & Wolfersdorf, 2006; Wolfersdorf, 2009). Das 2- bis 3-fache Überwiegen der Männer gegenüber den Frauen beim Suizid, auch bei der Depression, bei der ja Frauen überwiegen, ist nahezu weltweit belegt und – seit es Suizidstatistiken gibt – allgemein bekannt. Der Forschungsstand dazu ist dagegen rudimentär.

Das sogenannte **Männersuizid** wird unter soziologischen und psychiatrisch-psychotherapeutischen Gesichtspunkten im Zusammenhang mit dem männlichen Selbstbild, mit der Unfähigkeit der Inanspruchnahme von Hilfen im Gesundheitssystem, mit Scham- und Schuldgefühlen im Sinne des Versagens vor einer rigiden Über-Ich-Norm, mit der Tendenz zu harten Suizidmethoden, die mit raschem Versterben einhergehen, mit hohem Ausmaß an Hoffnungslosigkeit in depressiven Verstimmungen und mit der Häufigkeit selbstschädigenden Verhaltens, insbesondere Alkoholmissbrauch, gesehen (Tabelle 22-6).

Präventive Ansätze

In der Suizidprävention wird, abgesehen von obiger Diskussion der veränderbaren und der nicht beeinflussbaren Faktoren, zwischen **Primär-, Sekundär- und Tertiärprävention** unterschieden.

Tabelle 22-6: Männerdepression, Männersuizid.

	klinische Unterschiede zu Frauen
Männerdepression, Männersuizid	• höheres Lebensalter, Berentung • depressive Herabgestimmtheit mit erhöhter Reizbarkeit • in der Depression hohes Ausmaß an Hoffnungslosigkeit und Suizidgefährdung • eher Klage über körperliche Beschwerden • unzureichende Impuls- und Ärgerkontrolle in der Depression • eher Vorhalt an andere als Täter, selbst eher Opfer, weniger Selbstanklage • hohe narzisstische Kränkbarkeit, anhaltende Gekränktheit, „narzisstische Welt" • Thema depressiver Erkrankung (Auslöser, „Gründe") häufig im Berufsfeld bzw. in Rolle als Ernährer der Familie • eher schlechte Compliance, Schwierigkeiten mit Krankheits- und Therapiekonzept • Neigung zu selbstbeschädigendem Verhalten wie Alkohol- oder Medikamentenmissbrauch oder Suizidalität • eher Unfähigkeit, sich an neue Situationen anzupassen • Neigung zu strengen Normen und Selbstverurteilung • Neigung zu „einsamen" und „harten" Suiziden

Suizidprävention ist definiert als Verhütung der Entwicklung von Suizidideen in Suizidabsichten mit nachfolgender Selbsttötungshandlung. Ziel ist die Rückführung der Entscheidung zum Suizid in ein Stadium der Ambivalenz und Erwägung, wodurch sich psychotherapeutische Ansätze ergeben. Die empirische Evidenz für suizidpräventive Therapien, d.h. von Therapie nach suizidaler Krise bzw. nach Suizidversuch zur Prävention zukünftiger Krisen, ist unzureichend (Hawton et al., 2000). Adäquate Depressionsbehandlung (Antidepressiva, Psychotherapie, Psychoedukation, Selbsthilfe, Phasenprophylaxe etc.) scheint präventiv wirksam zu sein und einer der Gründe des Rückgangs der Suizidzahlen in Deutschland: Awareness-Weiterbildung von „Gatekeepern“, z.B. Hausärzten, Behandlungs- und Hilfsangebote.

Wichtig für Gesundheitsförderung und Prävention

Mann und Kollegen (Mann et al., 2005) haben auf der Basis eines Reviews quantitativer Studien, randomisierter kontrollierter und Kohortenstudien vier Faktoren definiert, die bei Suizidalität auf dem Wege von der Idee zur Handlung eine Rolle spielen – Impulsivität, Hoffnungslosigkeit und/oder Pessimismus, Zugang zu tödlichen Methoden sowie Nachahmung – und als gesichertes Ergebnis, was **als suizidpräventiv wirksam belegt** ist, angegeben:

- die Fortbildung von Ärzten,
- die Beschränkung des Zugangs zu tödlichen Methoden sowie
- andere Strategien wie Screeningprogramme zur Identifikation von Hochrisikogruppen, Öffentlichkeitsarbeit und Zusammenarbeit mit den Medien.

Dabei wird die hohe gesundheitspolitische Verantwortung für die Suizidprävention deutlich.

In Tabelle 22-7 sind Ebenen der Suizidprävention auf nationaler bzw. personenbezogener Ebene aufgelistet.

Depressive Erkrankungen sind die häufigsten psychischen Störungen in der Allgemeinbevölkerung und hinsichtlich ihrer hohen volkswirtschaftlichen Bedeutung, z.B. durch Arbeitsunfähigkeit und durch Suizidmortalität, unumstritten. Daraus ergibt sich zwangsläufig die Frage nach möglichen Präventionsprogrammen bei Depression und Suizidalität.

Im Bereich der **Primärprävention depressiver Störungen** sind derzeit vor allem die sogenannten „Awareness-Programme“ bedeutsam. Darunter werden Aktivitäten des Kompetenznetzes Depression/Suizidalität (Hegerl et al., 2006; Wolfersdorf et al., 2017) verstanden und vor allem die Gründung von „Bündnissen gegen Depression“. Ziel war/ist eine breite Informationsarbeit auf verschiedenen Ebenen, die zu einer Reduktion suizidaler Handlungen, z.B. in Nürnberg oder auch in Regensburg, geführt hat.

Sekundärpräventionsprogramme (z.B. Leitlinien) zielen auf eine Verbesserung der Diagnostik und des frühen Erkennens von gefährdeten Menschen, vor allem bei „Gatekeepern“, also vor allem Ärzten, Psychotherapeuten, Theologen, Sozialpädagogen, d.h. vor allem bei Menschen, die mit anderen zu tun haben.

Tertiärprävention umfasst die Sicherstellung der Langzeitbehandlung bzw. der Rezidivprophylaxe, wobei aus klinischer Erfahrung

- das Suizidrisiko bei depressiv Kranken in den ersten Episoden mit hoher Hoffnungslosigkeit am höchsten ist,
- bei schizophren kranken Patienten, vor allem bei jungen Männern mit kurzfristig aufeinanderfolgenden psychotischen Episoden, ein hohes Suizidrisiko langfristig vorliegt und
- bei suchtkranken Menschen insbesondere die Kombination aus Rückfall und sozialer Konsequenz des Suchtverhaltens suizidfördernd wird.

Neben dem **Kompetenznetz Depression/Suizidalität**, das zahlreiche „Bündnisse gegen Depression“ mit der Zielrichtung Verbesserung der Depressionsbehandlung und Senkung der Suizidmortalität initiiert hat, gibt es als Initiati-

Tabelle 22-7: Ebenen der Suizidprävention (Wolfersdorf & Etzersdorfer, 2011, 2023).

Ebene	Suizidprävention
nationale/ internationale Ebene	• Definition von allgemeinen High-Risk-Gruppen für Suizidalität (z.B. psychische Erkrankung: Depression; alte Menschen) (WHO), EU Grünbuch (Suizidprävention neben Prävention von Drogenmissbrauch und Depressionserkrankungen), Präventionsprogramm • nationale Suizidpräventionsprogramme (z.B. Awareness-Programme, Interventionsprogramme), in Deutschland Nationales Suizidpräventionsprogramm (NaSPro), Einbeziehung aller mit Menschen in suizidalen Krisen befassten Einrichtungen • Suizidpräventionsprogramme im Rahmen anderer gesundheitspolitischer Aktivitäten (z.B. Leitlinienentwicklung, spezifische Gesundheitsprogramme: gesundheitsziele.de, AG Depression, u.a.), Förderung spezifisch suizidpräventiver Einrichtungen und Kriseninterventionseinrichtungen • Aktivitäten nationaler und internationaler Gesellschaften/Vereine zur Suizidprävention, z.B. Deutsche Gesellschaft für Suizidprävention – Hilfe in Lebenskrisen e.V. (DGS), Arbeitsgemeinschaft zur Erforschung suizidalen Verhaltens/DGS, Internationale Gesellschaft für Suizidprävention e.V. (IASP), International Academy for Suicide Research e.V. (IASR), Deutsche Gesellschaft für Psychiatrie, Psychotherapie und Nervenheilkunde e.V. (DGPPN): Referat Suizidologie • fachlich wissenschaftliche und versorgungspolitische Programme: z.B. Kompetenznetz Depression/Suizidalität • Reduktion von Suizidmethoden bzw. Erschweren des Zugangs dazu (Waffengesetze, Haus- und Autogasentgiftung, Zugang zu Brücken, Hochhäusern, Bahnstrecken) • Medienarbeit (z.B. Berichterstattung in Medien entschärfen, Vermeidung von Nachahmung)
personen-bezogene Ebene	• Identifikation erhöht suizidgefährdeter Personen und Gruppen (z.B. depressiv Kranke, alte Männer, Menschen nach Suizidversuch) • Definition allgemeiner Risikogruppen (z.B. psychisch Kranke, Menschen in Krisen, Menschen nach Suizidversuch, Menschen in besonderen Lebenssituationen: Migration, Arbeitslose, Homophile, u.a.) • Awareness-Programme zur Erkennung und Behandlung von Risikogruppen • Verbesserung des Erkennens von Suizidalität in der hausärztlichen, fachärztlichen, psychologischen und sozialpädagogischen sowie theologischen Versorgung; Weiterbildung von sogenannten Krisenteams (z.B. Bayerisches Rotes Kreuz [BRK], Notfallseelsorge) • Erarbeitung von Empfehlungen der Diagnostik, des Managements von Suizidalität • Erarbeitung der Prinzipien von Suizidprävention/Krisenintervention (z.B. Psychotherapie, Psychopharmakatherapie, fürsorgliche Sicherung und Kontrolle, ambulante und stationäre psychiatrisch-psychotherapeutische Behandlung) • Verbesserung der Langzeitbehandlung (Psychotherapie, Prophylaxe) bei Suizidalität bzw. psychischer Krankheit und Suizidalität

ve der Deutschen Gesellschaft für Suizidprävention (DGS), nun seit 2018 gemeinsam mit dem BMG, seit 2002 ein **Nationales Suizidpräventionsprogramm für Deutschland (NaSPro)**, aufbauend auf Erfahrung aus zahlreichen anderen Ländern, das bis heute etwa 80 Einzelinitiativen umfasst und in den einzelnen Arbeitsgruppen suizidpräventive Möglichkeiten diskutiert und entwickelt. So gibt es Arbeitsgruppen, die sich mit Fragen des Bahnsuizides beschäftigen, mit dem Zugang zu Arzneimitteln, mit baulichen Fragestellungen, mit Suchterkrankungen, mit Aus-, Fort- und Weiterbildungsfragen oder auch mit dem „Hot Spots"-Problem.

Im Rahmen der psychiatrischen Fachkrankenhäuser gibt es seit nun 45 Jahren die **Arbeitsgemeinschaft „Suizidalität und psychiatrisches Krankenhaus"**, die sich einerseits mit der Erforschung von Suiziden von Patienten während stationärer psychiatrisch-psychotherapeutischer Behandlung, anderseits mit der Suizidprävention bei akut psychisch kranken Menschen in den Fachkrankenhäusern beschäftigt; auch hier gibt es weitere aktuelle Forschungsansätze. Neben der Publikation zahlreicher Daten zum Patientensuizid wurde von der AG die Hochrisikogruppe „junge schizophrene Männer" definiert und ein Empfehlungspapier „Empfehlungen zur Diagnostik und zum Umgang mit Suizidalität in der stationären psychiatrisch-psychotherapeutischen Behandlung" formuliert, das Grundlage der suizidpräventiven Überlegungen in zahlreichen deutschen Fachkrankenhäusern für Psychiatrie und Psychotherapie geworden ist (Grebner et al., 2005; Lehle et al., 1995; Wurst et al., 2011).

Auf die Aktivitäten der Deutschen Gesellschaft für Suizidprävention – Hilfe in Lebenskrisen e.V. (DGS) seit nun fünf Jahrzehnten, mit Zunahme der präventiven und der wissenschaftlichen Aktivitäten in den letzten vier Jahrzehnten, wurde hingewiesen. Auch die Deutsche Gesellschaft für Psychiatrie, Psychotherapie und Nervenheilkunde e.V. (DGPPN) hat ein Referat Suizidologie geschaffen, um damit die Bedeutung dieses Aspektes herauszuheben.

2015 wurde vom Gesetzgeber in Deutschland der § 217 StGB beschlossen, der die „geschäftsmäßige Suizidbeihilfe" von Sterbehilfeorganisationen u.Ä. pönalisieren sollte. Februar 2020 wurde nach mehreren Verfassungsbeschwerden der Paragraf für verfassungswidrig und nichtig erklärt. Eine gesetzliche Regelung und Steuerung der Suizidbeihilfe steht aus. Die „Deutsche Gesellschaft für Suizidprävention" (DGS), das „Nationale Suizidpräventionsprogramm für Deutschland" (NaSPro) u.a., z.B. die Palliativmedizin, fordern vom Gesetzgeber ein „Suizidpräventionsgesetz" mit einer zentralen Informationsstelle. Ziel ist, die Suizidprävention zu stärken und nicht die Suizidbeihilfe. Letztere ist nicht Auftrag des Gesetzgebers, sondern Auftrag ist der Schutz der sogenannten „vulnerablen" Menschen.

Zusammenfassung

Suizidprävention ist traditionelle Aufgabe der ambulanten und klinischen psychiatrisch-psychotherapeutischen und psychosomatisch-psychotherapeutischen Versorgung. Suizidales Denken und Verhalten ist ein derart komplexes Geschehen, dass man sich ihm auf verschiedenen Ebenen annähern muss. Verschiedene Ansätze präventiver Maßnahmen müssen bedacht werden: gesundheitspolitische, gesellschaftlich-kulturelle, medizinisch-psychosoziale Ansätze und die Ansätze der ganz persönlichen Interaktion zwischen Helfern und Hilfesuchenden.

Diskussionsanregung

- Definieren Sie den Begriff „Suizidalität".
- Benennen Sie die beiden härtesten und weltweit gesichertsten epidemiologischen Daten zur Suizidmortalität.
- Nennen Sie die drei häufigsten Suizidmethoden in Deutschland.

- Benennen Sie das zentrale Problem der Suizidprävention.
- Welche Krankheitsbilder gehen mit einem besonders hohen Suizidrisiko einher?
- Definieren Sie verschiedene Begriffe der Suizidalität, insbesondere Suizidversuch, Suizid, Amok, erweiterte suizidale Handlung.
- Benennen Sie die Hochrisikogruppen für Suizidmortalität.
- Benennen Sie Beispiele der Primär-, Sekundär- und Tertiärprävention bei depressiven Erkrankungen.

22.2 Arbeit und Depression

Walter Rätzel-Kürzdörfer und Katja Stenzel

Überblick

- Arbeit kann Auslöser für das Entstehen psychischer Erkrankungen, insbesondere depressiver Störungen darstellen. Weshalb muss der Gesundheitsvorsorge in diesem Bereich ein besonderes Augenmerk gewidmet werden?
- Gesundheitsökonomische Belastungen können erhebliche Konsequenzen sein. Welche Bedeutung haben Kostenüberlegungen in diesem Kontext?

Wissenschaft und Politik setzen gegenwärtig Hoffnungen auf eine Steigerung der Effektivität der Gesundheitsversorgung durch Prävention. Das Gesetz zur Stärkung der Gesundheitsförderung und der Prävention (PrävG) ist im Juli 2015 in Kraft getreten. Eine vornehmlich auf die Akutversorgung ausgerichtete Gesundheitspolitik kann den Anforderungen an ein auf die Zukunft ausgerichtetes Gesundheitssystems nicht mehr erfüllen. Veränderung in der Arbeitswelt als einem zentralen Aspekt des Alltagslebens kommt unter präventivmedizinischen Gesichtspunkten damit eine erhebliche Bedeutung zu.

Bis zum Jahr 2060 wird zusätzlich durch den Geburtenrückgang in Deutschland die Bevölkerungszahl auf unter 70 Mio. Menschen sinken. Dies hat, neben der demografischen Entwicklung, einen erheblichen Einfluss auf die Arbeitswelt und zeigt sich dort insbesondere auch an der Prävalenz psychischer Erkrankungen, vor allem im Bereich älterer Arbeitnehmer.

Die **Gesundheitsausgaben sind in den letzten 30 Jahren kontinuierlich gestiegen. 2020 lagen sie bei 441 Mrd. Euro** (Bundeszentrale für politische Bildung, 2022).

Die **Krankheitskostenrechnung** schätzt die **ökonomischen Folgen** von Krankheiten für die deutsche Volkswirtschaft ab. Zu den Kosten zählen die unmittelbar mit einer medizinischen Heilbehandlung, Präventions-, Rehabilitations- oder Pflegemaßnahme verbundenen Ausgaben (Bundeszentrale für politische Bildung, 2022).

„Nach der Krankheitskostenrechnung des Statistischen Bundesamtes verteilte sich gut die Hälfte (56,9 %) der laufenden Gesundheitsausgaben auf lediglich fünf der 20 hier zugrunde liegenden Krankheitskapitel. Dabei waren die höchsten Kosten auf Krankheiten des Kreislaufsystems zurückzuführen (56,7 Mrd. Euro/13,1 %). Es folgten psychische und Verhaltensstörungen (56,4 Mrd. Euro/13,1 %) – darunter die Kosten für Demenz und Depression

Wichtig für Gesundheitsförderung und Prävention

Prävalenz

In Deutschland sind jedes Jahr etwa 27,8 % der erwachsenen Bevölkerung von einer psychischen Erkrankung betroffen (Jacobi et al., 2014, 2016). Das entspricht rund 17,8 Mio. betroffenen Personen, von denen pro Jahr nur 18,9 % Kontakt zu Leistungsanbietern aufnehmen (Mack et al., 2014).

Zu den häufigsten Erkrankungen zählen Angststörungen (15,4 %), gefolgt von affektiven Störungen (9,8 %, unipolare Depression allein 8,2 %) und Störungen durch Alkohol- oder Medikamentenkonsum (5,7 %) (Jacobi et al., 2014, 2016).

(20,4 bzw. 9,5 Mrd. Euro)“ (Bundeszentrale für politische Bildung, 2022).

Im Jahr 2020 wurden 17 % der Arbeitsunfähigkeitstage durch eine psychische Erkrankung verursacht (Bundesanstalt für Arbeitsschutz und Arbeitsmedizin, 2022) (s. a. Abbildung 22-2, Abbildung 22-3). Die Dauer der Krankschreibungen aufgrund psychischer Erkrankungen lag 2020 durchschnittlich bei 48 Tagen und damit bei durchschnittlich 5 Tagen mehr als 2019 (Bundesgesundheitsministerium, 2022). Psychische Erkrankungen sind heute mit knapp 38 % auch der häufigste Grund für Frühberentungen (Deutsche Rentenversicherung, 2022).

Die **Gesamtkosten aufgrund psychischer Erkrankungen** inklusive direkter Kosten für die medizinische Versorgung und Sozialleistungen sowie indirekter Kosten, z. B. durch Produktionseinbußen, werden in Deutschland auf rund 147 Mrd. Euro pro Jahr geschätzt. Das entspricht einem Anteil am Bruttoinlandsprodukt von 4,8 % (Europäische Kommission, 2018).

Diese Daten fordern psychosoziale Präventivmaßnahmen, insbesondere im Bereich der depressiven Erkrankungen. Bereits Anfang der 1990iger-Jahre wies Freese (1991) auf einen signifikanten Zusammenhang zwischen subjektivem Stresserleben am Arbeitsplatz und der Häufung von psychosomatischen Störungen hin.

Unter dem Aspekt der sich verändernden Arbeitswelt bekommen präventivmedizinische, vor allem stresspräventive Maßnahmen eine besondere Bedeutung. Rätzel-Kürzdörfer und Wolfersdorf verweisen auf den **Wandel der Belastungsstrukturen** in der Arbeit (Rätzel-Kürzdörfer & Wolfersdorf, 2014). Arbeitsverdichtung, hohe Kontrolle und geringe Freiheitsgrade oder fehlende Gratifikation, Wandel zur Dienstleistungsgesellschaft, Subjektivierung der Arbeit befördern die Entstehung von Depressionen. Ein erhöhtes Depressionsrisiko, so konnten Studien zeigen, ergibt sich bei Fehlen von sozialer Unterstützung und ebenso bei Bedingungen mit einem geringen Handlungs- und Entscheidungsspielraum und hoher Arbeitsintensität. Weitere psychosoziale Arbeitsbelastungen (Rollenkonflikte, Aufgabenunklarheit, Arbeitsplatzwechsel) sollen ebenso mit einem erhöhten Depressionsrisiko einhergehen. Stressassoziierte Gesundheitsschäden, in besonderem Maße die psychischen Störungen, treten in den Fokus der Gesundheitspolitik.

Die **psychischen Belastungen** im Wandel der Arbeit fokussieren Morschhäuser und Lohmann-Haislah (2016) auf folgenden relevanten Merkmalen:

- **Arbeitsintensität** (Beschleunigung und ständige Effizienzsteigerung) – 51 % der abhängig Beschäftigten geben „starken Termin- und Leistungsdruck“ an,
- **Komplexität** (erhöhte Veränderungsdynamik, Digitalisierung und zunehmende Vernetzung),
- **Flexibilität und Mobilität** (Abnahme der Planbarkeit und zunehmende Unsicherheit im Berufsleben),
- **Entgrenzung** (Arbeiten können an jedem Ort erledigt werden, geistige Arbeit hat vielfach kein „natürliches Ende“).

Bereits 2005 wurden im DAK-Gesundheitsreport von befragten Experten vier Hypothesen beschrieben (DAK Versorgungsmanagement, 2005):

- **Arbeitsverdichtung** (trotz steigerndem Arbeitsvolumen immer weniger Personal),
- **Erosion des Normalarbeitsverhältnisses** (immer mehr Stellen oder gar Berufswechsel; befristete Arbeitsverhältnisse nehmen zu; Zeiten von Arbeitslosigkeit und Beschäftigung wechseln sich ab),
- **Wandel zur Dienstleistungsgesellschaft** (Erhöhung von Arbeitsbelastung im Zusammenhang mit sozialen Bedingungen),
- **Entgrenzung** und
- **Subjektivierung der Arbeit** (die Grenzen zwischen Arbeit und Privatleben verschwimmen; erhöhte Anforderungen an das Selbstmanagement und Problemlösekompetenz; Arbeit wird zu einem zentralen und bestimmenden Element im Leben).

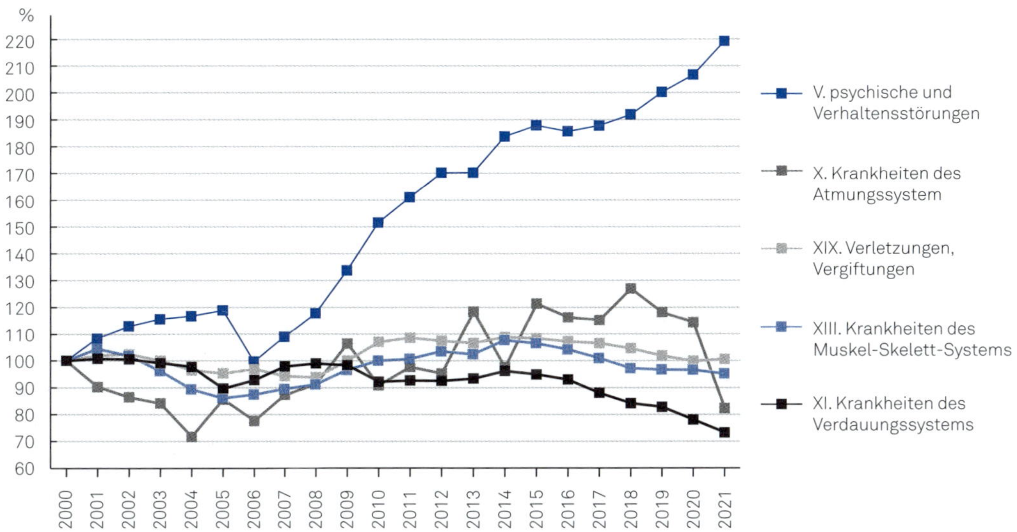

Abbildung 22-2: Veränderung der Arbeitsunfähigkeit (relative Veränderung der Fehlzeiten) aufgrund von psychischen Erkrankungen im Vergleich zu anderen relevanten Diagnosen. Quelle: Gesundheitsreport 2022 – Arbeitsunfähigkeiten (Techniker Krankenkasse, 2022, S. 27). Abgedruckt mit freundlicher Genehmigung der Techniker Krankenkasse.

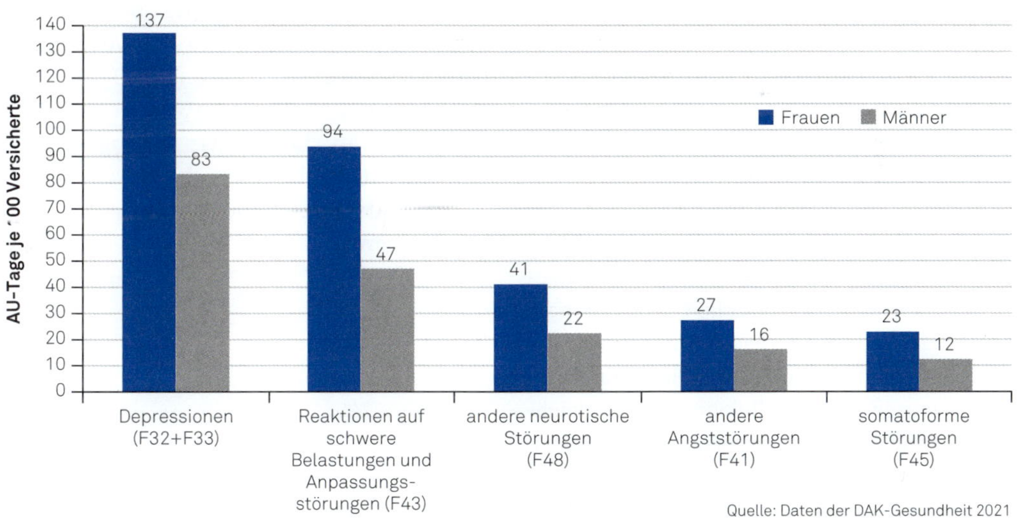

Abbildung 22-3: Psychische Diagnosen mit den meisten Fehltagen in 2021 (ICD-10-Code). Quelle: Gesundheitsreport 2021: Coronakrise und Digitalisierung (Storm, 2021). Abgedruckt mit freundlicher Genehmigung der DAK-Gesundheit.

22.2.1 Modelle zur Krankheitsentstehung

Der Zusammenhang zwischen psychosozialen Arbeitsmerkmalen und Krankheitsentstehung wird an drei Modellen dargestellt:

- „Job Demand/Control"-Modell – Anforderungs-Kontroll-Modell (Karasek, 1979),
- „Effort-Reward-Imbalance"-Modell – „Modell beruflicher Gratifikationskrisen" (Siegrist, 1996a, 2002),
- „Modell der Organisationsgerechtigkeit" (Elovainio et al., 2002, 2005; Greenberg, 1990).

Dem **Job-Demand/Control-Modell** ist zugrunde gelegt, dass eine Kombination aus Arbeitsintensität (Job Demand) und fehlendem Handlungs- und Entscheidungsspielraum bei der Ausführung der Arbeit (Control) zu Fehlbeanspruchungen (Strain) führt und somit Krankheitsrisiken bewirkt. Der Betroffene kann seine Arbeitsaufgaben nicht selbstbestimmt steuern und kontrollieren. Diese Arbeitssituationen finden sich bei Fließbandarbeit und niederwertigen Dienstleistungsaufgaben. Bei diesem Modell liegt der Fokus auf der Arbeitsaufgabe.

Das **Effort-Reward-Imbalance-Modell** – Modell der beruflichen Gratifikationskrisen – bewertet Arbeitsbedingungen als psychisch belastend, wenn sie durch ein Ungleichgewicht zwischen hoher Verausgabung und geringer Belohnung gekennzeichnet sind, dabei eingeschlossen sind nichtmaterielle Gratifikationen, wie Anerkennung und Wertschätzung sowie Arbeitsplatzsicherheit und berufliche Entwicklungschancen. Geringe Belohnung und gleichzeitige hohe Verausgabungsbereitschaft erhöhen das Depressionsrisiko (Larisch et al., 2003; Tsutsumi et al., 2001). In der prospektiven Whitehall-Studie (Stansfield et al., 2000) ergab sich bei männlichen Teilnehmern mit ausgeprägtem Ungleichgewicht zwischen Verausgabung und Belohnung ein 2,5-fach erhöhtes Risiko für die Neuentwicklung einer Depression. Vergleichbare Befunde finden sich in einer französischen Studie, der sogenannten GAZEL-Kohorte (Niedhammer et al., 1998). Das Modell ist vornehmlich auf das Beschäftigungsverhältnis gerichtet.

Das **Modell der Organisationsgerechtigkeit** (Elovainio et al., 2002, 2005; Greenberg, 1990) nimmt die Gerechtigkeit von Entscheidungsprozessen – Teilhabe an Entscheidungen, richtige und umfassende Information, Zustimmung oder Ablehnung ist möglich, standardisierte Entscheidungsprozesse – in den Fokus (Kivimäki et al., 2003). Ein weiterer wichtiger Bestandteil dieses Modells ist die Gerechtigkeit des Vorgesetzten: Sichtweise des Mitarbeiters wird berücksichtigt, persönliche Befangenheit/Voreingenommenheit wird zurückgestellt, freundlicher Umgang mit den Mitarbeitern, Vertrauensverhältnis zu dem Mitarbeiter (Kivimäki et al., 2003).

Ein höheres Depressionsrisiko wurde für die Hauptdimensionen (geringer Handlungs- und Entscheidungsspielraum, hohe Arbeitsintensität) des Job-Demand/Control-Modells gefunden. Bei Studien, in denen das Fehlen von sozialer Unterstützung bewertet wurde, konnte ebenfalls ein erhöhtes Depressionsrisiko gezeigt werden (Baba et al., 1999). Weitere psychosoziale Arbeitsbelastungen, wie Rollenkonflikte, Aufgabenunklarheit (Baba et al., 1999; Heinisch & Jex, 1997) sowie Leitungsfunktionen und Arbeitsplatzwechsel (Chevalier et al., 1996) wurden mit erhöhtem Depressionsrisiko beschrieben.

22.2.2 Prävention

Katja Stenzel

Prävention lässt sich grundsätzlich in Primärprävention, d.h. die Vermeidung von Gesundheitsschäden, Sekundärprävention, d.h. die Erkennung von und Intervention bei Frühformen, sowie Tertiärprävention, d.h. die Vermeidung einer Verschlimmerung nach Manifestierung, unterteilen (Egger et al., 2021).

Im Arbeitskontext ist **betriebliches Eingliederungsmanagement (BEM)** für Arbeitgeber verpflichtend, wodurch in Deutschland ein flächendeckender Zugang besteht, die Inanspruchnahme ist für den Arbeitnehmer hingegen freiwillig (§ 167 Abs. 2 SGB IX). Teilnehmende am BEM-Verfahren sind neben dem betroffenen Arbeitnehmer ein Beauftragter des Arbeitgebers, ein Mitglied des Betriebs- oder Personalrats, gegebenenfalls der Schwerbehindertenvertretung und bei Bedarf weitere beratende Personen, wie Betriebsärzte (Deutsche Gesetzliche Unfallversicherung, 2022). Im BEM-Gespräch kann geklärt werden, ob die Arbeitsunfähigkeit im Zusammenhang mit der Arbeit steht, ob die Erkrankung Auswirkungen auf die Tätigkeit hat und ob Unterstützungsmöglichkeiten seitens des Arbeitgebers bestehen. In diesem Rahmen können durch den betroffenen Arbeitnehmer depressive Erkrankungen und mögliche Auswirkungen auf den Arbeitsalltag, wie Flexibilitätsverlust, Leistungsabfall, Konzentrationsprobleme, Energiemangel, Überforderung, Anspannung, Nervosität und Unruhe, thematisiert werden. Darauf aufbauend können die Teilnehmenden im BEM-Prozess **geeignete Maßnahmen der Tertiärprävention**, wie eine Umgestaltung des Arbeitsplatzes, eine Versetzung auf eine andere Tätigkeit oder eine stufenweise Wiedereingliederung, mit dem betroffenen Arbeitnehmer besprechen (Riechert & Habib, 2017).

Des Weiteren bieten 33 % der Arbeitgeber **Sozialberatung** und **Employee-Assistance-Programme** (EAP) an (Institut für Betriebliche Gesundheitsberatung, 2023). Im EAP beraten externe Dienstleister die Arbeitnehmer in beruflichen oder privaten Krisensituationen. (Verwaltungs-Berufsgenossenschaft, 2020). Die Inanspruchnahme ist für den Arbeitnehmer ebenfalls freiwillig. In diesem Rahmen können die geschulten Fachpersonen mögliche Anzeichen depressiver Erkrankungen erkennen und geeignete Möglichkeiten, wie die Vermittlung an eine Beratungsstelle oder eine psychotherapeutische Behandlung, mit dem Arbeitnehmer besprechen. Studien und Übersichtsarbeiten belegen einen positiven Zusammenhang zwischen EAP und der Abnahme von Arbeitsstress, depressiven Symptomatiken und deren Auswirkungen auf den Arbeitsalltag (Chen et al., 2021; Nigatu et al., 2019; Preece et al., 2006; Richmond et al., 2016). EAP können die **Tertiärprävention unterstützen** sowie durch eine frühzeitige Intervention bei subklinischen psychischen Krisensituationen und durch eine frühzeitige Erkennung klinischer depressiver Symptomatiken ebenfalls **Sekundärprävention ermöglichen.** Daneben können die Betriebsärzte im Rahmen von arbeitsmedizinischen Vorsorgeuntersuchungen und Wunschuntersuchungen sekundärpräventiv depressive Symptomatiken erkennen und zu einer weiteren Diagnostik und Behandlung beraten (Deutsche Gesetzliche Unfallversicherung, 2010).

Darüber hinaus ist in 88,2 % der Unternehmen in Deutschland **betriebliche Gesundheitsförderung (BGF)** verbreitet, jedoch stellen lediglich 39,1 % Angebote zu Stressbewältigung und Ressourcenstärkung zur Verfügung (Institut für Betriebliche Gesundheitsberatung, 2023). Diese können **depressiven Erkrankungen primärpräventiv vorbeugen**, indem sie Arbeitnehmern Gesundheitskompetenzen zur Vorbeugung von und im Umgang mit Erschöpfung im Arbeitsalltag vermitteln (Siegrist & Siegrist, 2010). Allerdings werden BGF-Maßnahmen zu Stressbewältigung und Entspannung lediglich von 35,2 % der Frauen und 25,6 % der Männer in Anspruch genommen. Hinzu kommt das Präventionsdilemma, dass die Inanspruchnahme bei bereits ausgeprägtem Gesundheitsbewusstsein dreimal höher ist (Ludwig et al., 2020).

Daneben stellen 37,2 % der Arbeitgeber **digitale BGF** zur Verfügung, die digitale Beratung, digitale verhaltensbezogene Maßnahmen, Online-Coachings, Gesundheitsportale und -plattformen sowie hybride Maßnahmen umfasst (Institut für Betriebliche Gesundheitsberatung, 2023). Studien und Übersichtsarbeiten belegen einen primärpräventiven Einfluss von digitalen Anwendungen auf geringere Stresssymptome (Carolan et al., 2017; Heber et al., 2016; Stratton et al., 2017). Zur sekundär- und tertiärpräventiven Reduktion depressiver Symptomatiken bestehen Unterschiede zwischen rein selbstgesteuerten webbasierten Angeboten, die keine erhöhte Effektivität gegenüber gewöhnlichen psychotherapeutischen Interventionen haben, und webbasierten Programmen mit integrierter psychotherapeutischer Beratung/EAP, welche die Effektivität steigern (Beiwinkel et al., 2017; Geraedts et al., 2014; Hirsch et al., 2017; Nigatu et al., 2019).

Neben der verhaltenspräventiven BGF, die auf gesundheitsförderliche Verhaltensweisen der Arbeitnehmer abzielt, ist die **verhältnispräventive Gestaltung von Strukturen und Prozessen in der Arbeitsumwelt** zu beachten (Pfaff & Zeike, 2019). Verschiedene Modelle, wie das Anforderungs-Kontroll-Modell, das Gratifikationskrisenmodell und das Modell der Organisationsgerechtigkeit, belegen einen Zusammenhang zwischen Arbeits- und Organisationsverhältnissen sowie psychischen Belastungen und Stressreaktionen. Hohe Arbeitsanforderungen bei niedrigem Kontrollspielraum, hohe Verausgabung bei niedriger Belohnung und ein nicht verhältnismäßiger monetärer Ausgleich sowie niedrige Partizipation und Transparenz in Organisationsprozessen gehen mit gesundheitsgefährdenden Arbeitsverhältnissen einher (Karasek, 1979; Kivimäki et al., 2004; Siegrist, 1996b). Diese Faktoren erfahren durch den New-Work-Wandel der Arbeitswelt mit Themen wie Arbeitszeit- und -ortautonomie, agiler Projektarbeit und einem entsprechenden Fokus auf Selbstmanagement zunehmende Bedeutung (Institut für Betriebliche Gesundheitsberatung, 2023).

Außerdem haben **digitale Technologien zunehmenden Einfluss auf die Arbeitsverhältnisse**, wie künstliche Intelligenz in Produktions- und Wertschöpfungsprozessen. Digitale Technologien können je nach Einführung, Umsetzung und Steuerung eine Entlastung oder zusätzliche Stressoren in der Arbeitsgestaltung bilden (Frost et al., 2020). Eine digitale Arbeitsweise kann einerseits körperliche Anforderungen und Prozesse erleichtern, jedoch andererseits sogenannten Technostress verursachen, d.h. „durch den Einsatz digitaler Technologien induzierte Überlastungs- und Stressreaktionen bei Arbeitnehmern" (Jager & Thiemann, 2021).

An der verhältnispräventiven Gestaltung von Organisationsstrukturen und -prozessen können Maßnahmen eines betrieblichen Gesundheitsmanagements (BGM) ansetzen, welche die **Übergänge zwischen den Präventionsarten** miteinbeziehen.

Zum einen können aus individuellen tertiärpräventiven BEM-Prozessen Erkenntnisse zu möglicherweise systemischen gesundheitsgefährdenden Arbeitsverhältnissen gewonnen werden, die primärpräventiv verändert werden können (Voswinkel, 2019). Weitere Maßnahmen können sich ergeben, indem die für Arbeitgeber verpflichtende Beurteilung psychischer Belastungen der Arbeitsbedingungen (§ 5 Abs. 3 S. 6 ArbSchG) im Rahmen einer strukturierten psychischen Gefährdungsbeurteilung zu potenziell gesundheitsgefährdenden Arbeitsverhältnissen durchgeführt wird (Rau & Buyken, 2015). Darüber hinaus kommt auch den Betriebsärzten die Aufgabe zu, psychische Belastungen zu beurteilen, die sich aus der Arbeitsaufgabe, -umgebung und -organisation, aber auch psychosozialen und weiteren betrieblichen Rahmenbedingungen ergeben (Deutsche Gesetzliche Unfallversicherung, 2010). Eine **Nutzung der Synergien zwischen dem BEM, der psychischen Gefährdungsbeurteilung und der Betriebsmedizin** kann die Präventionsarten verbinden und gesundheitsgefährdende Arbeitsverhältnisse ganzheitlich vermeiden.

Zum anderen beeinflusst eine **gesundheitsorientierte Führung** die Arbeitsverhältnisse, indem das Führungsverhalten eine Auswirkung auf Arbeitsanforderungen, Kontrollspielräume, Verausgabung, Belohnung und organisationale Gerechtigkeit hat (Karasek, 1979; Kivimäki et al., 2004; Pfaff & Zeike, 2019; Siegrist, 1996b).

Insbesondere Kontroll- und Gestaltungsmöglichkeiten der Mitarbeitenden hinsichtlich ihrer inhaltlichen und zeitlichen Arbeitsorganisation beeinflussen abnehmende Stresssymptome, Erschöpfung und depressive Erkrankungen (Häfner et al., 2019). Dadurch hat Führung auch eine maßgebliche Rolle in der **gesundheitsorientierten Veränderung von bestehenden Arbeitsverhältnissen durch Digitalisierung**. Durch digitale Technologien verändern sich zudem Führungsaufgaben, Verantwortlichkeiten, Entscheidungswege und die Unternehmenskultur (Frost et al., 2020). Darüber hinaus können Führungskräfte durch ihre Kommunikation und Interaktion zu einem **Abbau von Stigmata zu psychischen Belastungen im Arbeitskontext** beitragen und die Beziehungsebene zu Mitarbeitenden stärken (Gaida, 2020; Siegemund, 2018). Dies hat einerseits einen positiven primärpräventiven Einfluss auf die Arbeitsverhältnisse und ermöglicht andererseits, eventuelle Anzeichen psychischer Erkrankungen zu erkennen. Sensibilisierte Führungskräfte können betroffene Arbeitnehmer vertraulich an die Sozialberatung oder ein EAP verweisen, die sekundärpräventiv mögliche Frühformen einer depressiven Erkrankung professionell einschätzen können.

Konsequenzen für die psychiatrische Prävention bei der Depression

Die Weltgesundheitsorganisation (WHO) schätzt, dass Depressionen 4,3 % der weltweiten Krankheitslast ausmachen und bis 2030 aufgrund vorzeitiger Todesfälle und jahrelangen Behinderungen die Hauptursache sein werden (WHO, 2012). Damit ist die Erkrankung Depression eine der wichtigsten Volkskrankheiten.

Vor dem Hintergrund obiger Ausführungen lässt sich insbesondere **Stressprävention als Hauptelement** präventiver Maßnahmen identifizieren. Im Rahmen einer betrieblichen Gesundheitsförderung könnte Stressprävention auf unterschiedlichen Ebenen ansetzen.

Prävention von Stress auf der Individualebene beinhaltet vor allem die Aufklärung der Bedeutung von Stress sowie die Aufklärung hinsichtlich Entstehung von Krankheiten und hier insbesondere bezüglich der belastenden Lebensereignisse. Stressbewältigungstraining wie auch Programme mit dem Ziel, die Neigung zu übersteigerter Verausgabung zu reduzieren, wurden entwickelt.

Spezielle Maßnahmen zur Wertschätzung und sozialen Unterstützung, zum Führungsverhalten und Informationen zur Verbesserung der sozialen Kompetenz sind weiterhin von Bedeutung, insbesondere auch Maßnahmen mit dem Ziel der Erweiterung des Handlungs- und Entscheidungsspielraums. Ersteres ist aus dem Modell der Gratifikationskrise sowie dem Modell der Organisationsgerechtigkeit, Letzteres aus dem Anforderungs-Kontroll-Modell ableitbar.

Zusammenfassung

- Prävention bei depressiven Erkrankungen muss noch mehr in den Fokus der Gesundheitspolitik rücken.
- Prävention bei depressiven Erkrankungen zahlt sich aus.

Die hohen Prävalenzraten, die Einschränkung der Lebensqualität und nicht zuletzt die enorm hohen Kosten durch Arbeitsunfähigkeit und Frühberentung durch die Erkrankung Depression rechtfertigen, ein besonderes Augenmerk auf den Bereich der Prävention dieser Erkrankung zu haben. Durch selektive und indizierte Prävention lassen sich Neuerkrankungen einer Depression (Major Depression) um 20 % bis hin zu 50 % reduzieren. Dies lässt sich anhand von 30 randomisierten, kontrollierten Studien belegen (Munoz et al., 2010). Weitere Studien sind nötig, um noch gezieltere Präventions- und Früherkennungsmaßnahmen zu ermitteln.

Diskussionsanregung

- Welche Bedeutung haben der Geburtenrückgang sowie die demografische Entwicklung für die Arbeitssituation in Deutschland?
- Welche Veränderungen in der Arbeitswelt können für das Entstehen von psychischen Erkrankungen verantwortlich gemacht werden?
- Kann durch Studien die Wirksamkeit von präventiven Programmen bei depressiven Erkrankungen belegt werden?

Literatur

Ärztliches Zentrum für Qualität in der Medizin (ÄZQ) & Programm für Nationale Versorgungsleitlinien (NVL). (2017). *S3-Leitlinie/NVL Unipolare Depression* (Erscheinungsdatum 11/2015 – letzte Bearbeitung 03, 2017). Zugriff am 06. März 2024 unter https://www.leitlinien.de/themen/depression/archiv/pdf/depression-2aufl-vers4-lang.pdf

Baba, V.V., Galperin, B.L. & Lituchy, T.R. (1999). Occupational mental health: a study of work-related depression among nurses in the Caribbean. *International Journal of Nursing Studies, 36*, 163–169. https://doi.org/10.1016/S0020-7489(99)00002-4

Beiwinkel, T., Eißing, T., Telle, N.-T., Siegmund-Schultze, E. & Rössler, W. (2017). Effectiveness of a web-based intervention in reducing depression and sickness absence: randomized controlled trial. *Journal of Medical Internet Research, 19*(6), e213. https://doi.org/10.2196/jmir.6546

Bertolote, J.M. (2004). Suicide prevention: at what level does it work? *World Psychiatry, 3*, 147–151.

Bertolote, J.M., Fleischmann, A., De Leo, D. & Wasserman, D. (2004). Psychiatric diagnoses and suicide: revisiting the evidence. *Crisis, 25*(4), 147–155. https://doi.org/10.1027/0227-5910.25.4.147

Bundesanstalt für Arbeitsschutz und Arbeitsmedizin (baua). (2022). *Volkswirtschaftliche Kosten durch Arbeitsunfähigkeit, 2020*. Verfügbar unter https://www.baua.de/DE/Themen/Monitoring-Evaluation/Zahlen-Daten-Fakten/pdf/Kosten-2020.pdf?__blob=publicationFile&v=2

Bundesgesundheitsministerium (BGM). (2022). *Arbeitsunfähigkeit: Fälle und Tage nach Alters- und Krankheitsartengruppen, 2020. Ergebnisse der Krankheitsartenstatistik der gesetzlichen Krankenversicherung*. Verfügbar unter https://www.bundesgesundheitsministerium.de/fileadmin/Dateien/3_Downloads/Statistiken/GKV/Geschaeftsergebnisse/AU_nach_Alter_und_Diagnose_2020_bf.pdf

Bundeszentrale für politische Bildung (bpb). (2022). *Soziale Situation in Deutschland. Gesundheitsausgaben*. Verfügbar unter https://www.bpb.de/kurz-knapp/zahlen-und-fakten/soziale-situation-in-deutschland/61804/gesundheitsausgaben/

Carolan, S., Harris, P.R. & Cavanagh, K. (2017). Improving employee well-being and effectiveness: systematic review and meta-analysis of web-based psychological interventions delivered in the workplace. *Journal of Medical Internet Research, 19*(7), e271. https://doi.org/10.2196/jmir.7583

Chen, Y.-C., Chu, H.-C. & Wang, P.-T. (2021). Employee assistance programs: a meta-analysis. *Journal of Employment Counseling, 58*(4), 144–166. https://doi.org/10.1002/joec.12170

Chevalier, A., Bonenfant, S., Picot, M.C., Chastang, J.F. & Luce, D. (1996). Occupational factors of anxiety and depressiv disorders in French National Electricity and Gas Company. *Journal of Occupational and Environmental Medicine, 28*, 1098–1107. https://doi.org/10.1097/00043764-199611000-00009

DAK Versorgungsmanagement (Hrsg.). (2005). *DAK Gesundheitsreport, 2005*.

Deutsche Gesetzliche Unfallversicherung (DGUV). (2010, Februar). *Leitfaden für Betriebsärzte zu psychischen Belastungen und den Folgen in der Arbeitswelt*. Verfügbar unter https://www.dguv.de/medien/inhalt/praevention/praev_gremien/arbeitsmedizin/produkte/leitfaeden/leitfaden_psyche_netz_100310.pdf

Deutsche Gesetzliche Unfallversicherung. (DGUV). (2022, April). *Betriebliches Eingliederungsmanagement – BEM. Orientierungshilfe für die praktische Umsetzung* (DGUV Information 206–031). Verfügbar unter https://publikationen.dguv.de/widgets/pdf/download/article/3818

Deutsche Rentenversicherung (DRV). (2022). *Rentenversicherung in Zeitreihen*. Verfügbar unter https://www.deutsche-rentenversicherung.de/SharedDocs/Downloads/DE/Statistiken-und-Berichte/statistikpublikationen/rv_in_zeitreihen.html

Durkheim, E. (1973). *Der Selbstmord*. Luchterhand.

Egger, M., Razum, O. & Rieder, A. (2021). Public Health: Konzepte, Disziplinen und Handlungsfelder. In M. Egger, O. Razum & A. Rieder (Hrsg.), *Public Health kompakt* (S. 1–34). De Gruyter.

Elovainio, M., Kivimäki, M. & Vahtera, J. (2002). Organizational justice: evidence of a new psychosocial predictor of health. *American Journal of Public Health, 92*, 105–110. https://doi.org/10.2105/AJPH.92.1.105

Elovainio, M., van den Bos, K., Linna, A., Kivimäki, M., Ala-Mursula, L., Pentti, J. & Vahtera, J. (2005). Combined effects of uncertainty and organizational justice on employee health: testing the uncertainty management model of fairness judgment among Finnish public sector employees. *Social Science and Medicine, 61*(12), 2501–2512. https://doi.org/10.1016/j.socscimed.2005.04.046

Europäische Kommission. (2018). *Gesundheit auf einen Blick: Europa*. Verfügbar unter https://health.ec.europa.eu/state-health-eu/health-glance-europe_de

Feuerlein, W. (1989). *Alkoholismus*. Thieme.

Freese, M. (1991). Stressbedingungen in der Arbeit und psychosomatische Beschwerden: eine kausale Interpretation. In S. Greif, E. Bamberg & N. Semmer (Hrsg.), *Psychischer Stress am Arbeitsplatz* (S. 120–134). Hogrefe.

Frost, M., Guhlemann, K., Cordes, A., Zittlau, K. & Hasselmann, O. (2020). Produktive, sichere und gesunde Arbeitsgestaltung mit digitalen Technologien und Künstlicher Intelligenz – Hintergrundwissen und Gestaltungsempfehlungen. *Zeitschrift für Arbeitswissenschaft, 74*(2020), 76–88. https://doi.org/10.1007/s41449-020-00200-3

Gaida, L. (2020). Gesundes Führen vor dem Hintergrund zunehmender psychischer Erkrankungen. In D. Matusiewicz, C. Kardys & V. Nürnberg (Hrsg.), *Betriebliches Gesundheitsmanagement: analog und digital* (S. 217–224). Medizinisch Wissenschaftliche Verlagsgesellschaft.

Geraedts, A.S., Kleiboer, A.M., Twisk, J., Wiezer, N.M., van Mechelen, W. & Cuijpers, P. (2014). Long-term results of a web-based guided self-help intervention for employees with depressive symptoms: randomized controlled trial. *Journal of Medical Internet Research, 16*(7), e168. https://doi.org/10.2196/jmir.3185

Grebner, M., Lehle, B. Neef, I., Schonauer, K., Vogl, R. & Wolfersdorf, M. (2005). Arbeitsgemeinschaft „Suizidalität und Psychiatrisches Krankenhaus". *Krankenhauspsychiatrie, 16*(Sonderheft 1), 51–54. https://doi.org/10.1055/s-2005-870986

Greenberg, J. (1990). Organizational justice: yesterday, today, and tomorrow. *Journal of Management, 16*, 399–432. https://doi.org/10.1177/014920639001600208

Häfner, A., Pinnecker, L. & Hartmann-Pinnecker, J. (2019). *Gesunde Führung – Gesundheit, Motivation und Leistung fördern*. Springer. https://doi.org/10.1007/978-3-662-58751-5

Hawton, K., Townsend, E., Arensmen, F., Gunnell, D., Hazell, P., House, A. & van Heeringen, K. (2000). Psychosocial and pharmacological treatments for deliberate self harm. *Cochrane Database of Systematic Reviews, 2*, CD001764.

Heber, E., Lehr, D., Ebert, D.D., Berking, M. & Riper, H. (2016). Web-based and mobile stress management intervention for employees: a randomized controlled trial. *Journal of Medical Internet Research, 18*(1), e21. https://doi.org/10.2196/jmir.5112

Hegerl, U., Althaus, E., Schmidtke, A. & Niklewski, G. (2006). The alliance against depression: 2-year evaluation of a community-based intervention to reduce suicidality. *Psychological Medicine, 36*, 1225–1233. https://doi.org/10.1017/S003329170600780X

Heinisch, D. & Jex, S. (1997). Negative affectivity and gender as moderators of the relationship between work-related stressors and depressed mood at work. *Work & Stress, 11*, 46–57. https://doi.org/10.1080/02678379708256821

Hirsch, A., Luellen, J., Holder, J.M., Steinberg, G., Dubiel, T., Blazejowskyj, A. & Schladweiler, K. (2017). Managing depressive symptoms in the workplace using a web-based self-care tool: a pilot randomized controlled trial. *JMIR Research Protocols, 6*(4), e51. https://doi.org/10.2196/resprot.7203

Institut für Betriebliche Gesundheitsberatung (IFBG). (2023, März). *#whatsnext – Gesund arbeiten in der hybriden Arbeitswelt*. Verfügbar unter https://www.tk.de/resource/blob/2145756/3005523ae7a54b38cbdd7445021cdb11/studie--whatsnext,2023-data.pdf

Jacobi, F., Höfler, M., Strehle, J., Mack, S., Gerschler, A., Scholl, L., Busch, M.A., Maske, U., Hapke, U., Gaebel, W., Wagner, M., Zielasek, J. & Wittchen, H.-U. (2014). Psychische Störungen in der Allgemeinbevölkerung. Studie zur Gesundheit Erwachsener in Deutschland und ihr Zusatzmodul Psychische Gesundheit (DEGS1-MH). *Nervenarzt, 85*, 77–87. https://doi.org/10.1007/s00115-013-3961-y

Jacobi, F., Höfler, M., Strehle, J., Mack, S., Gerschler, A., Scholl, L., Busch, M.A., Maske, U., Hapke, U., Gaebel, W., Wagner, M., Zielasek, J. & Wittchen, H.-U. (2016). Erratum zu: Psychische Störungen in der Allgemeinbevölkerung. Studie zur Gesundheit Erwachsener in Deutschland und ihr Zusatzmodul Psychische Gesundheit (DEGS1-MH). *Nervenarzt,*

87, 88–90. https://doi.org/10.1007/s00115-015-4458-7

Jager, A. & Thiemann, D. (2021). Technostress als Schattenseite der Digitalisierung: Ansatzpunkte für eine gesundheitsförderliche Gestaltung digitaler Arbeitswelten. In S. Kaiser, A. Kozica, F. Böhringer & J. Wissinger (Hrsg.), *Digitale Arbeitswelt – Wie Unternehmen erfolgreich die digitale Transformation gestalten können* (S. 75–92). Springer.

Karasek, R.A. (1979). Job demands, job decision latitude, and mental strain: implications for job redesign. *Administrative Science Quarterly, 24*(2), 285–308. https://doi.org/10.2307/2392498

Kivimäki, M., Ferrie, J., Head, J., Shipley, M., Vahtera, J. & Marmot, M. (2004). Organisational justice and change in justice as predictors of employee health: the Whitehall II study. *Journal of Epidemiology and Community Health, 58*(11), 931–937. https://doi.org/10.1136/jech.2003.019026

Kivimäki, M., Vahtera, J., Virtanen, M., Elovainio, M., Pentti, J. & Ferrie, J.E. (2003). Temporary employment and risk of overall and cause-specific mortality. *American Journal of Epidemiology, 158*(7), 663–668. https://doi.org/10.1093/aje/kwg185

Larisch, M., Joksimovic, L., von Knesebeck, O.D. & Siegrist, J. (2003). Berufliche Gratifikationskrisen und depressive Symptome. Eine Querschnittstudie bei Erwerbstätigen im mittleren Erwachsenenalter. *Psychotherapie, Psychosomatik, Medizinische Psychologie, 53*, 223–228. https://doi.org/10.1055/s-2003-38867

Lehle, B., Grebner, M., Neef, I., Neher, F. & Wolfersdorf, M. (1995). Empfehlungen zur Diagnostik und zum Umgang mit Suizidalität in der stationären psychiatrisch-psychotherapeutischer Behandlung. *Suizidprophylaxe, 22*, 159–161.

Lewitzka, U. & Wolfersdorf, M. (2016). Aktuelle psychopharmakologische und psychotherapeutische Strategien der Suizidprävention. *Nervenarzt, 85*(5), 465–466. https://doi.org/10.1007/s00115-016-0108-y

Lindner, R. (2006). *Suizidale Männer in der psychoanalytisch orientierten Psychotherapie*. Psychosozial-Verlag.

Ludwig, S., Starker, A., Hermann, S. & Jordan, S. (2020). Inanspruchnahme von Maßnahmen der betrieblichen Gesundheitsförderung in Deutschland – Ergebnisse der Studie „Gesundheit in Deutschland aktuell" (GEDA, 2014, 2015-EHIS). *Bundesgesundheitsblatt Gesundheitsforschung Gesundheitsschutz, 63*(12), 1491–1501. https://doi.org/10.1007/s00103-020-03239-z

Mack, S., Jacobi, F., Gerschler, A., Strehle, J., Höfler, M., Busch, M.A., Maske, U.E., Hapke, U., Seiffert, I., Gaebel, W., Zielasek, J., Maier, W. & Wittchen, H.U. (2014). Self-reported utilization of mental health services in the adult German population – evidence for unmet needs? Results of the DEGS1-Mental Health Module (DEGS1-MH). *International Journal of Methods in Psychiatric Research, 23*(3), 289–303. https://doi.org/10.1002/mpr.1438

Mann, J.J., Apter, A., Bertolote, J., Beautrais, A., Currier, D., Haas, A., Hegerl, U., Lonnqvist, J., Malone, K., Marusic, A., Mehlum, L., Patton, G., Phillips, M., Rutz, W., Rihmer, Z., Schmidtke, A., Shaffer, D., Silverman, M., Takahashi, Y., ... Hendin, H. (2005). Suicide prevention strategies. A systematic review. *Journal of the American Medical Association, 294*(16), 2064–2074. https://doi.org/10.1001/jama.294.16.2064

Misra, N., Sabharwal, A. & Kumar, U. (2009). Substance use and suicidal behaviour. In U. Kumar & M.K. Mandal (Eds.), *Suicidal behaviour* (pp. 230–255). Sage.

Möller-Leimkühler, A.M. (2009). Männer, Depression und „männliche Depression". *Fortschritte der Neurologie – Psychiatrie, 77*, 412–422. https://doi.org/10.1055/s-2008-1038257

Morschhäuser, M. & Lohmann-Haislah, A. (2016). Psychische Belastungen im Wandel der Arbeit. In F. Knieps & H. Pfaff (Hrsg.), *Gesundheit und Arbeit. Zahlen, Daten, Fakten* (BKK-Gesundheitsreport2016, S. 191–196). Medizinisch Wissenschaftliche Verlagsgesellschaft.

Munoz, R.F., Cuijpers, P., Smit, F., Barrera, A.Z. & Leykin, Y. (2010). Prevention of major depression. *Annual Review of Clinical Psychology, 6*, 181–212. https://doi.org/10.1146/annurev-clinpsy-033109-132040

Niedhammer, I., Goldberg, M., Leclerc, A., Bugel, I. & David, S. (1998). Psychosocial factors at work and subsequent depressiv symptoms in the GAZEL cohort. *Scandinavian Journal of Work, Environment and Health, 24*, 197–205. https://doi.org/10.5271/sjweh.299

Nigatu, Y.T., Huang, J., Rao, S., Gillis, K., Merali, Z. & Wang, J. (2019). Indicated prevention interventions in the workplace for depressive symptoms: a systematic review and meta-analysis. *American Journal of Preventive Medicine, 56*(1), e23–e33. https://doi.org/10.1016/j.amepre.2018.08.027

Pfaff, H. & Zeike, S. (2019). *Controlling im Betrieblichen Gesundheitsmanagement*. Springer. https://doi.org/10.1007/978-3-658-16525-3

Preece, M., Cayley, P.M., Scheuchl, U. & Lam, R.W. (2006). The relevance of an employee assistance program to the treatment of workplace depression. *Journal of Workplace Behavioral Health, 21*(1), 67–77. https://doi.org/10.1300/J490v21n01_06

Rätzel-Kürzdörfer, W. & Wolfersdorf, M. (2014). Prävention depressiver Erkrankungen. In K. Hurrelmann, T. Klotz & J. Haisch (Hrsg.), *Lehrbuch Prävention und Gesundheitsförderung* (4. Aufl., S. 243–254). Huber.

Rau, R. & Buyken, D. (2015). Der aktuelle Kenntnisstand über Erkrankungsrisiken durch psychische Arbeitsbelastungen – ein systematisches Review über Metaanalysen und Reviews. *Zeitschrift für Arbeits-und Organisationspsychologie, 59*(3), 113–129. https://doi.org/10.1026/0932-4089/a000186

Richmond, M.K., Pampel, F.C., Wood, R.C. & Nunes, A.P. (2016). Impact of employee assistance services on depression, anxiety, and risky alcohol use – a quasi-experimental study. *Journal of Occupational and Environmental Medicine, 58*(7), 641–650. https://doi.org/10.1097/JOM.0000000000000744

Riechert, I. & Habib, E. (2017). *Betriebliches Eingliederungsmanagement bei Mitarbeitern mit psychischen Störungen.* Springer. https://doi.org/10.1007/978-3-662-49112-6

Schaller, E. & Wolfersdorf, M. (2009). Depression and suicide. In U. Kumar & M.K. Mandal (Eds.), *Suicidal behaviour* (pp. 278–296). Sage.

Schmidtke, A., Sell, R. & Löhr, C. (2008). Epidemiologie von Suizidalität im Alter. *Zeitschrift für Gerontologie und Geriatrie, 41*, 3–13. https://doi.org/10.1007/s00391-008-0517-z

Schneider, B. (2003). *Risikofaktoren für Suizid.* Roderer.

Schneider, B. (2015). Was versteht man unter Suizidalität. *Nervenheilkunde, 34*, 421–425. https://doi.org/10.1055/s-0038-1627424

Schulte-Wefers, H. & Wolfersdorf, M. (2006). Suizidalität bei Männern. *Blickpunkt der Mann, 4*, 10–18.

Siegemund, B. (2018). Gesunde Führung – der Erfolgsfaktor für ein Betriebliches Gesundheitsmanagement in einer digitalisierten Arbeitswelt. In D. Matusiewicz & L. Kaiser (Hrsg.), *Digitales Betriebliches Gesundheitsmanagement – Theorie und Praxis* (S. 99–105). Springer.

Siegrist, J. (1996a). Adverse health effects of high effort – low reward conditions at work. *Journal of Occupational Health Psychology, 1*, 27–43. https://doi.org/10.1037/1076-8998.1.1.27

Siegrist, J. (1996b). *Soziale Krisen und Gesundheit.* Hogrefe.

Siegrist, J. (2002). Effort-reward imbalance at work and health. In P. Perrewe & D. Ganster (Eds.), *Historical and current perspectives on stress and health* (Research in occupational stress and wellbeing, Vol. 2, pp. 261–291). Amsterdam: Elsevier.

Siegrist, K. & Siegrist, J. (2010). *Berufliche Wiedereingliederung von an Depression erkrankten Beschäftigten – Literaturüberblick und Experten-gestützte Empfehlungen.* Verfügbar unter https://www.bgf-institut.de/fileadmin/redaktion/downloads/Broschueren_ALT/Broschuere_Wiedereingliederung_nach_Depression.pdf

Spießl, H., Neuner, T., Mehlsteibl, D., Schmidt, R. & Hübner-Liebermann, B. (2007). Welchen Beitrag leisten psychiatrisch-psychotherapeutische Fachkliniken zur Suizidprävention? *Suizidprophylaxe, 34*, 207–212.

Stansfield, S., Head, J. & Marmot, M. (2000). *Work related factors and ill health. The Whitehall II study* (HSE Contract Research Report no. 266/2000, Health and Safety Executive). HSE Books.

Statistisches Bundesamt. (2016). *Todesursachenstatistik.* Verfügbar unter: https://www-genesis.destatis.de/genesis/online?sequenz=tabelleErgebnis&selectionname=23211-0002&sachmerkmal=TODUR1&sachschluessel=TODESURS78&startjahr=1980#abreadcrumb

Statistisches Bundesamt. (2023). *Todesursachenstatistik.* Zugriff am 06. März 2024 unter https://www-genesis.destatis.de/genesis/online?sequenz=tabelleErgebnis&selectionname=23211-0002&sachmerkmal=TODUR1&sachschluessel=TODESURS78&startjahr=1980#abreadcrumb

Storm, A. (Hrsg.). (2021). *Gesundheitsreport 2021. Coronakrise und Digitalisierung* (Beiträge zur Gesundheitsökonomie und Versorgungsforschung, Bd. 37). Verfügbar unter https://www.dak.de/dak/download/report-2515312.pdf

Stratton, E., Lampit, A., Choi, I., Calvo, R.A., Harvey, S.B. & Glozier, N. (2017). Effectiveness of eHealth interventions for reducing mental health conditions in employees: a systematic review and meta-analysis. *PLoS One, 12*(12), e0189904. https://doi.org/10.1371/journal.pone.0189904

Techniker Krankenkasse (TK) (Hrsg.). (2022). *Gesundheitsreport 2022 – Arbeitsunfähigkeiten.* Verfügbar unter https://www.tk.de/resource/blob/2125010/da11bbb6e19aa012fde9723c8008e394/gesundheitsreport-au-2022-data.pdf

Tsutsumi, A., Kayaba, K., Theorell, T. & Siegrist, J. (2001). Association between job stress and depression among Japanese employees threatened by job loss in a comparison between two complementary job-stress models. *Scandinavian Journal of Work, Environment & Health, 27*(2), 146–153. https://doi.org/10.5271/sjweh.602

Verwaltungs-Berufsgenossenschaft (VBG). (2020, März). *Digitale Instrumente – eine sinnvolle Ergänzung im betrieblichen Gesundheitsmanagement*. Verfügbar unter https://cdn.vbg.de/media/b0377f63be0549f89de5fe7c27afad8b/dld:attachment/BGM_Digitalisierung.pdf

Voswinkel, S. (2019). Rückkehr in die Arbeit bei psychischen Erkrankungen – Herausforderungen für das Betriebliche Eingliederungsmanagement. *WSI-Mitteilungen, 72*(5), 343–350. https://doi.org/10.5771/0342-300X-2019-5-343

Wache, K., Müller-Pein, H. & Fiedler, G. (2023). *Aktuelle Suiziddaten 2022 im Überblick: Bedenklicher Anstieg der Suizide*. Nationales Suizidpräventionsprogramm (NaSPro) & Deutsche Akademie für Suizidprävention (DASP). Verfügbar unter https://www.suizidpraevention.de/datenschutz/detail?tx_news_pi1%5Baction%5D=detail&tx_news_pi1%5Bcontroller%5D=News&tx_news_pi1%5Bnews%5D=23&cHash=45c8caac70389c7384b6ae5c53e5f104

Wedler, H. (2017). *Suizid kontrovers*. Kohlhammer.

World Health Organization (WHO). (2012). *65th World Health Assembly. Global burden of mental disorders and the need for a comprehensive, coordinated response from health and social sectors at the country level: report by the Secretariat*. World Health Organization. Verfügbar unter: https://iris.who.int/handle/10665/78898

Wolfersdorf, M. (1989). *Suizid bei stationären psychiatrischen Patienten*. Roderer.

Wolfersdorf, M. (2000). *Der suizidale Patient in Klinik und Praxis*. Wissenschaftliche Verlagsgesellschaft.

Wolfersdorf, M. (2009). Männersuizid: Warum sich „erfolgreiche" Männer umbringen – Gedanken zur Psychosomatik. *Blickpunkt der Mann, 7*(4), 38–41.

Wolfersdorf, M. (2013a). Suizid und Suizidprävention. In P. Weiß & A. Heinz, Aktion Psychisch Kranke (Hrsg.), *Ambulante Hilfe bei psychischen Krisen. Tagungsdokumentation 24. und 25. September 2013, Berlin* (APK Tagungsbeiträge, Bd. 040, S. 69–83). Psychiatrie Verlag.

Wolfersdorf, M. (2013b). Suizid. In W. Rössler & V. Ajdacic-Gross (Hrsg.), *Prävention psychischer Störungen*. Kohlhammer.

Wolfersdorf, M. (2015). Suizidbeihilfe bzw. Ärztlich assistierter Suizid. Eine psychiatrische Position. *Nervenheilkunde, 34*, 451–458. https://doi.org/10.1055/s-0038-1627420

Wolfersdorf, M. & Brieger, P. (2015). Keiner bringt sich gerne um! *Nervenheilkunde, 34*(6), 411. https://doi.org/10.1055/s-0038-1627418

Wolfersdorf, M. & Etzersdorfer, E. (2011). *Suizid und Suizidprävention*. Kohlhammer. https://doi.org/10.17433/978-3-17-022702-6

Wolfersdorf, M. & Etzersdorfer, E. (2023). *Suizid und Suizidprävention* (2. Aufl.). Kohlhammer.

Wolfersdorf, M., Schneider, B. & Schmidtke, A. (2015). Suizidalität: ein psychischer Notfall; Suizidprävention: eine psychiatrische Verpflichtung. *Nervenarzt, 86*, 1120–1129. https://doi.org/10.1007/s00115-014-4150-3

Wolfersdorf, M., Schneider, B., Hegerl, U. & Schmidtke, A. (2017). Suizidprävention. In I. Hauth, P. Falkai & A. Deister (Hrsg.), *Psyche – Mensch – Gesellschaft* (S. 101–108). Medizinisch Wissenschaftliche Verlagsgesellschaft.

Wolfersdorf, M. & Schüler, M. (2016). Ethische Aspekte der klinischen Psychiatrie und Psychotherapie. In H. Böker, P. Hartwich & G. Northoff (Hrsg.), *Neuropsychodynamische Psychiatrie* (S. 531–540). Springer.

Wurst, F. M., Vogel, R., Grebner, M., Neef, I., Thon, N., Neuner, T., Ziegenbein, M. & Wolfersdorf, M. (2011). Empfehlung zur Diagnostik und zum Umgang mit Suizidalität in der stationären psychiatrisch-psychotherapeutischen Behandlung. *Suizidprophylaxe, 38*(4), 166–170.

Lese- und Medienempfehlung zur Vertiefung

American Psychiatric Association. (2003). Practice Guidelines for the Assessment and Treatment of Patients with Suicidal Behaviours. *American Journal of Psychiatry, 160*(11), 3–60.

Pan, Y.J., Chang, W.H., Lee, M.B., Chen, C.H., Liao, S.C. & Caine, E.D. (2013). Effectiveness of a nationwide aftercare program for suicide attempters. *Psychological medicine*, *43*(7), 1447–1454.

Schneider, B., Lindner, R., Giegling, I., Müller, S., Müller-Pein, H., Rujescu, D., Urban, B. & Fiedler, G. (Hrsg.). (2021). *Suizidprävention Deutschland. Aktueller Stand und Perspektiven*. Verfügbar unter https://www.bundesgesundheitsministerium.de/fileadmin/Dateien/5_Publikationen/Praevention/abschlussbericht/suizidpraevention_abschlussbericht_bf.pdf

23 Prävention von Störungen im Zusammenhang mit psychotropen Substanzen

Anneke Bühler, Elena Gomes de Matos und Gerhard Bühringer

Überblick

- In Deutschland und anderen westlichen Gesellschaften konsumiert ein bedeutsamer Anteil der Erwachsenenbevölkerung (Rauschert et al., 2022), aber auch der Jugendlichen ab 12 Jahre (Orth & Merkel, 2022) regelmäßig eine oder mehrere psychotrope Substanzen. Dazu gehören alkoholische Getränke, Tabak- und Nikotinprodukte, illegale Substanzen (vor allem Cannabis, gefolgt von Aufputschmitteln), Neue Psychoaktive Substanzen (NPS, chemisch hergestellte Substanzen mit dem Wirkungsspektrum illegaler Drogen) sowie psychotrop wirkende Medikamente in einer nicht bestimmungsgemäßen Einnahmeform (vor allem Schlaf- und Beruhigungsmittel).
- Der überwiegende Anteil der erwachsenen Personen verwendet die verschiedenen Substanzen in einer risikoarmen Form, doch insgesamt sind die gesundheitlichen und finanziellen, individuellen wie gesellschaftlichen Belastungen erheblich. Es gibt u. a. pro Jahr etwa 200 000 vorzeitige Todesfälle im Zusammenhang mit einem gefährlichen Konsum von Alkohol- und Tabakprodukten, die volkswirtschaftlichen Kosten pro Jahr werden für Alkohol auf etwa 40 Mrd. Euro, für Tabak auf etwa 97 Mrd. Euro geschätzt (Effertz, 2019; Effertz et al., 2017). Die medizinisch-ökonomischen Kosten des Cannabiskonsums werden auf rund 1 Mrd. Euro pro Jahr geschätzt (Effertz et al., 2016).
- Beginn und Verlauf von Substanzstörungen erfolgen im Rahmen einer komplexen Interaktion von personen-, umwelt- und substanzbezogenen Faktoren, sodass isolierte präventive Maßnahmen nicht angemessen sind, sondern es einen breiten Ansatz in den genannten drei Bereichen erfordert.
- Auf der individuellen verhaltensbezogenen Ebene haben sich sowohl substanzspezifische als auch allgemein entwicklungsfördernde Methoden als suchtpräventiv wirksam erwiesen. Von Wirksamkeit sollte dabei bereits dann gesprochen werden, wenn durch Prävention empirisch fundierte Risiko- und Schutzfaktoren verändert werden und nicht erst, wenn der Konsum selbst beeinflusst wird.
- Mit Blick auf die verhältnisbezogene Ebene sind nach der Einführung von Steuererhöhungen und Einschränkungen der Konsumorte Abnahmen vor allem des Nikotinkonsums beobachtet worden.

Wichtig für Gesundheitsförderung und Prävention

Fachliche Terminologie

Die fachliche Terminologie folgt den klinischen Klassifikationssystemen für Substanzstörungen, entweder nach ICD-11 (World Health Organization, 2019) oder DSM-5 (American Psychiatric Association, 2013).

Im Jahr 2022 verabschiedete die Weltgesundheitsorganisation WHO die elfte Version des ICD, welche die aktuell in Deutschland noch gültige Vorgängerversion ICD-10 bis zum Jahr 2027 vollständig abgelöst haben soll. **Störungen durch Substanzgebrauch oder Verhaltenssüchte** ist der Überbegriff nach ICD-11. Es werden unterschiedliche Substanzklassen unterschieden bzw. Verhaltensweisen aufgeführt. Prävention will dem **schädlichen Gebrauch** einer Substanz sowie der **Abhängigkeit** vorbeugen. Zwei von drei Kriterien müssen für eine Diagnose zumindest einen Monat lang bestehen: beeinträchtigte Kontrolle über Substanzkonsum, physiologische Merkmale als Indikatoren einer Neuroadaption, zunehmende Priorisierung des Substanzkonsums. Relevant sind weiterhin bei bereits konsumierenden Personen die Prävention von Intoxikationen sowie zahlreiche mit dem Konsum in Zusammenhang stehende Erkrankungen (z. B. diverse Krebserkrankungen) und Infektionen (z. B. HIV, Hepatitis).

DSM-5 verwendet den Begriff **„Störungen im Zusammenhang mit psychotropen Substanzen und abhängigen Verhaltensweisen“** und weist in der aktuellen Version einige deutliche Unterschiede gegenüber der ICD-11 auf. Insbesondere wird keine Differenzierung zwischen schädlichem Gebrauch und Abhängigkeitssyndrom vorgenommen, sondern es werden im Rahmen des Begriffs „Substanzkonsumstörungen“ drei Abstufungen des Schweregrades unterschieden.

23.1 Epidemiologie

Regelmäßig durchgeführte epidemiologische Querschnittsstudien mit Jugendlichen und jungen Erwachsenen (12–25 Lebensjahre; zuletzt Orth & Merkel, 2022) bzw. mit Erwachsenen (18–64 Lebensjahre; zuletzt Atzendorf et al., 2019; Rauschert et al., 2022) belegen, dass substanzbezogene Störungen eine hohe **gesundheitspolitische Relevanz** in Hinblick auf die Notwendigkeit präventiver Maßnahmen haben (vgl. auch Rummel et al., 2023). Es stehen Daten zur Verbreitung des Konsums zur Verfügung (Prävalenz) wie auch zur Einschätzung, wie viele Menschen möglicherweise die Kriterien eines klinisch relevanten Konsummusters erfüllen (Screening).

- Etwa 9 Mio. Personen (17,6 % der Bevölkerung im Alter von 18–64 Jahren) weisen in Screeningbefragungen auffällige Muster des Alkoholkonsums auf. Einen über die Konsummenge definierten riskanten Alkoholkonsum, das Überschreiten einer durchschnittlichen täglichen Menge an Reinalkohol von 12 g (Frauen) bzw. 24 g (Männer), zeigen 7,9 Mio. Erwachsene (21,9 %). Schätzungen zufolge weisen 2,8 % der Personen zwischen 18 und 64 Jahren eine Alkoholabhängigkeit auf und 3,1 % einen Alkoholmissbrauch. Dies entspricht 1,4 bzw. 1,6 Mio. Personen.
- Von den Jugendlichen rauchen je nach Alter zwischen 0,3 % (12- bis 13-Jährige) und 13,1 % (16- bis 17-Jährige), von den Erwachsenen 22,7 %. Eine Nikotinabhängigkeit weisen etwa 7,8 % der Erwachsenen auf (etwa 4 Mio.).
- Etwa 5,7 % (2,9 Mio.) zeigen in Screeninginstrumenten einen klinisch auffälligen Konsum von Medikamenten mit Suchtpotenzial.
- Etwa 2,5 % (1,3 Mio.) Erwachsene zeigen in Screeninginstrumenten einen auffälligen Cannabiskonsum.
- Jährlich gibt es etwa 40 000 alkoholbezogene und etwa 127 000 tabakbezogene Todesfälle (Deutsches Krebsforschungszentrum

Wichtig für Gesundheitsförderung und Prävention

Mit Ausnahme der Medikamentenabhängigkeit, die häufig erst im höheren Lebensalter auftritt, entwickelt sich das Risikoverhalten im Zusammenhang mit psychoaktiven Substanzen überwiegend im Jugend- und jungen Erwachsenenalter. Fast alle problematischen Konsummuster sind bis spätestens etwa 25/30 Jahre ausgebildet, auch wenn eine Abhängigkeit von Alkohol zumeist erst Jahre danach für die Umwelt manifest wird. Aus diesem Grund konzentriert sich die Prävention substanzbezogener Störungen nahezu ausschließlich auf Kinder, Jugendliche und junge Erwachsene.

Heidelberg, 2020, 2022). Die registrierte Anzahl an Rauschgifttoten belief sich im Jahr 2021 auf 1900 Personen (Bundeskriminalamt, 2023).

Die epidemiologischen Daten zu den jüngeren Altersgruppen sind für die spezifische Planung präventiver Maßnahmen von hoher Bedeutung. Relevant sind z.B. Informationen zum Einstiegsalter in die einzelnen Substanzen, damit präventive Programme entsprechend frühzeitig angesetzt werden. Wichtig sind auch Informationen zu Konsummotiven, um Alternativen der Bedürfnisbefriedigung in die Angebote einzubauen, zur Komorbidität, da das gleichzeitige Auftreten psychischer Störungen oder devianter Verhaltensweisen spezifische Programmkomponenten erfordert, und zum Mehrfachkonsum, da oft z.B. hoher Alkoholkonsum mit hohem Zigarettenkonsum einhergeht.

23.2 Ätiologie

Bereits vor fast 50 Jahren haben Feuerlein sowie Kielholz und Ladewig in einer ersten wichtigen Monografie zur Alkoholabhängigkeit (Feuerlein, 1975; Kielholz & Ladewig, 1973; Soyka et al., 2008) von einer **Trias von Einflussfaktoren** gesprochen und damit Umweltfaktoren, substanzbezogene und personenbezogene Merkmale gemeint. Zum damaligen Zeitpunkt war das Wissen über die Faktoren, Prozesse und Interaktionen innerhalb der drei Bereiche noch relativ gering. Dass alle drei Faktorenbereiche relevant sind, kann einfach begründet werden:

- Bei weitgehend gleicher Verfügbarkeit und Exposition gegenüber einzelnen psychotropen Substanzen in Deutschland (zumindest bei den legalen Substanzen) entwickelt nur ein kleiner Anteil der Bevölkerung eine Substanzstörung, z.B. bezogen auf Alkohol etwa 3% der Bevölkerung bei etwa 70% aktuell Konsumierenden (Atzendorf et al., 2019), sodass es personenspezifische Faktoren geben muss, die für das unterschiedliche Störungsrisiko verantwortlich sind.
- Vergleicht man Prävalenzwerte innerhalb von Europa und weltweit, so gibt es deutliche Unterschiede, die nicht bzw. nicht nur durch eventuelle genetische Unterschiede der Bevölkerungen erklärt werden können. Es muss also in den psychosozialen und gesellschaftlichen Rahmenbedingungen Unterschiede geben, die einen Einfluss auf die Problemlage haben, wie etwa Einstellungen zum Konsum, Verfügbarkeit und Preis der Substanz und Sanktionen bei Verstößen gegen Konsumregeln.
- Untersuchungen bei Menschen und Tieren zeigen, dass einzelne Substanzen ein unterschiedliches Risiko für Belastungen und Schädigungen bergen (Nutt et al., 2007). Dabei spielt auch die Einnahmeform eine Rolle (z.B. Injizieren von illegal erworbenen Substanzen als eine Konsumform mit einem hohen Risiko, da weder die Konzentration noch mögliche Verunreinigungen bekannt sind).

Die zahlreichen Erkenntnisse zu Einflussfaktoren sind im Folgenden der Trias gemäß jeweils zusammengefasst. Die Befunde zur Frage des Prozesses, also warum ein großer Anteil von Konsumierenden keine Abhängigkeit und kein problematisches Konsummuster entwickelt und wenige schon, werden in einem Entwicklungsmodell integriert. Faktoren und Prozesse, welche die unterschiedlichen Entwicklungen beeinflussen, sind für die Gestaltung präventiver Maßnahmen wichtig, z.B. in Hinblick auf Interventionsinhalte und unterschiedliche Zielgruppen.

23.2.1 Personenbezogene Einflussfaktoren

Die Fortschritte in der Forschung, insbesondere durch nicht invasive Verfahren zur Analyse von neurobiologischen Vorgängen und zum Verständnis der Interaktion zwischen neurobiologi-

Tabelle 23-1: Der vulnerable Konsument und Spieler (modifiziert nach Bühringer et al., 2017).

neurobiologische Merkmale	psychologische Merkmale
• geringe Belohnungssensitivität (häufige, starke Belohnungen gesucht) • geringe Bestrafungssensitivität (verminderte Lernfähigkeit aus negativen Folgen) • hohe Aufmerksamkeitsverzerrung (Fokus auf starke Reize) • verringerte kognitive Kontrolle (geringe Verhaltenshemmung, mangelnder Belohnungsaufschub)	• hohe Impulsivität • häufige kognitive Verzerrungen (Kontrollillusion) • erhöhte Komorbidität (Depression, Angst)

schen und psychischen Prozessen, haben das Wissen über mögliche personenbezogene Faktoren erheblich erweitert. Wir gehen heute davon aus, dass nicht jede Person das gleiche Risiko hat, eine Substanzstörung zu entwickeln, sondern dass dies nur für eine Teilgruppe gilt, die besondere Merkmale aufweist, die im Sinn einer besonderen „Anfälligkeit" als **Vulnerabilitätsfaktoren** bezeichnet werden. Die Forschung dazu ist nach wie vor im Fluss, zumal Prozesse wie die Entwicklung einer Abhängigkeit aus ethischen Gründen bei Menschen nicht experimentell erprobt werden können. Doch gibt es seit einiger Zeit eine zunehmende Sicherheit über Vulnerabilitätsfaktoren, die über alle Substanzklassen und weitgehend auch für pathologisches Glücksspielen gelten. Die Vulnerabilitätsmerkmale können entweder vererbt oder in der Kindheit und Jugend im Rahmen der emotionalen und psychosozialen Entwicklung erworben werden. Aus der Interaktion von Vererbung und Sozialisation entwickelt sich in der Kindheit das individuelle Ausmaß an Vulnerabilität, das im weiteren Leben für die mögliche Entwicklung von Substanzstörungen – und auch weiteren psychischen Störungen – eine Rolle spielt.

Ein neurobiologisches Merkmal sind **gestörte Lernprozesse**. Manche Menschen benötigen u. a. massive Verstärkungsreize (die bei psychotropen Substanzen auftreten) und negative Folgen wie Kater, Bestrafung oder Probleme in der Schule haben bei ihnen keinen oder einen zu geringen Einfluss auf die Beendigung oder Veränderung kritischer Konsummuster. Eine weitere Besonderheit ist eine **reduzierte kognitive Kontrolle**: Sofortige starke Belohnungen, wie sie bei psychotropen Substanzen auftreten können, dominieren; auf Verstärkung kann zu wenig gewartet werden. Auf psychologischer Ebene, wobei es auch Interaktionen der beiden Ebenen gibt, fallen insbesondere eine hohe Impulsivität, Komorbidität sowie kognitive Verzerrungen auf. Bei Letzterem insbesondere die **Kontrollillusion**, dass man ein bestimmtes Konsummuster ohne Probleme meistern kann (Tabelle 23-1; für zusätzliche Informationen vgl. Bühringer et al., 2008, 2012).

Auffällig für die meisten Substanzklassen ist, dass in prospektiven und retrospektiven Untersuchungen der Beginn einer problematischen Entwicklung und späteren Substanzstörung schwerpunktmäßig in der Adoleszenz und im jungen Erwachsenenalter liegt. Steinberg (2008) hat die neurologischen Veränderungen zu Beginn des zweiten Lebensjahrzehnts mit Befunden der Risikoverhaltensforschung in Verbindung gesetzt. Mit der Pubertät ist ein starker Entwicklungssprung des neuronalen Netzwerks zu beobachten, in dem sozioemotionale Informationen verarbeitet werden, während sich das kognitiv-kontrollierende neuronale System langsamer und graduell bis in die Mittzwanziger entwickelt. Damit entsteht ein Ungleichgewicht. Durch die stärkere Relevanz von Gleichaltrigen (vgl. psychosoziale Einflussfaktoren) wird das **sozioemotionale Netzwerk stark aktiviert,**

das kognitiv-kontrollierende System hat aber noch wenig Einfluss. So ist eine Dominanz der wenig kontrollierten Verhaltensimpulse und damit mehr Risikoverhalten im Freundeskreis zu beobachten. Diese Prozesse sind insbesondere für den Substanzkonsum bedeutsam, weil es starke Überschneidungen zwischen dem sozio-emotionalen neuronalen Netzwerk und den Belohnungssystemen gibt, in die das Konsumverhalten involviert ist. Das heißt, zu einer im Einzelfall erhöhten individuellen Vulnerabilität als Folge genetischer und frühkindlicher Prozesse kommt ab der Pubertät eine entwicklungsbedingte, temporär erhöhte Vulnerabilität aufgrund des Ungleichgewichts von kognitivem Kontrollsystem und autonomem bzw. sozial unterstütztem spontanem Verhalten hinzu.

23.2.2 Psychosoziale und gesellschaftliche Einflussfaktoren

Sozialisationstheoretische Überlegungen betonen, dass Substanzkonsum funktional eng mit **Entwicklungsaufgaben** von Kindern und Jugendlichen auf dem Weg zum Erwachsenen verbunden sind (siehe Silbereisen & Reese, 2001). Typische Entwicklungsaufgaben in unserer Kultur sind z. B. die eigene Identitätsentwicklung, der Aufbau von Freundschaften, die Aufnahme intimer Beziehungen oder die Individuation von den Eltern. Zur Bearbeitung dieser normativen Aufgaben kann der Substanzkonsum dienlich sein. Alkoholisiert wird z. B. das Gemeinschaftsgefühl mit Freunden verstärkt erlebt und alkoholisiert erlebt man sich bei den ersten sexuellen Erfahrungen weniger ängstlich oder gehemmt. Die Annahme, das Experimentieren sei sogar notwendig für eine gesunde psychosoziale Entwicklung, konnte aber bisher nicht konsistent empirisch bestätigt werden (Milich et al., 2000).

Ein erhöhtes Risiko für die Verfestigung problematischer Konsummuster besteht nach der Problemverhaltenstheorie von Jessor (2001) dann, wenn einzelnen Jugendlichen die Ressourcen für die Herausforderungen des Jugendalters fehlen, sodass laufend Misserfolgserlebnisse auftreten. Langfristige problematische Entwicklungspfade, die ihre Ursache in biologischen Anlagen haben und zu schwierigem Temperament und damit wenig positiven Interaktionen in der Familie und Schule führen, können zur Ausgrenzung gegenüber sozial angepassten Jugendlichen und jungen Erwachsenen führen (Tarter et al., 1999). Es besteht in solchen Fällen die Gefahr, dass solche Jugendliche sich Gruppen sozial abweichender Personen anschließen und deren Normen in Hinblick auf Substanzkonsum und anderes Problemverhalten übernehmen und dass das riskante Konsumverhalten durch einen hohen sozialen Status verstärkt wird, der auf andere – sozial adäquate – Art nicht mehr erreicht werden kann (Silbereisen & Reese, 2001; siehe auch Kap. 7).

23.2.3 Substanzbezogene Einflussfaktoren

Neben den psychosozialen Faktoren spielen zusätzlich **substanzspezifische Eigenschaften** und deren psychische und physiologische Auswirkungen beim Menschen eine Rolle. Zum Beispiel entwickelt sich eine Alkoholabhängigkeit im Mittel erst nach vier Jahren, sodass Jugendlichen eine längere Zeit der Erprobung adäquater Konsummuster bleibt (Wittchen et al., 2008). Demgegenüber bildet sich eine Tabak- oder Heroinabhängigkeit innerhalb von zwei Jahren bzw. einem Jahr aus, sodass bereits kurzzeitige riskante Konsummuster erhebliche negative Folgen haben können.

23.2.4 Modelle für die Integration der Einflussfaktoren auf die Entwicklung von Substanzstörungen

Das klassische Suchtmodell hat vor etwa 50 Jahren als wichtigen theoretischen Fortschritt die oben genannten drei Faktorenbereiche für die Entwicklung von Substanzstörungen zusammengestellt, aber aufgrund mangelnder Forschung weitgehend gleichberechtigt nebeneinandergesetzt. Wegen der damals fehlenden Erkenntnisse zum Faktor „Person" und fehlender epidemiologischer Erkenntnisse konnte das Modell nicht erklären, warum bei gleichbleibender Exposition mit Faktoren aus dem Bereich „psychosoziale/gesellschaftliche Bedingungen" (vor allem Verfügbarkeit) und „Substanzeigenschaften" ein zwar absolut hoher, aber prozentual kleiner Anteil eine Substanzstörung entwickelt, der überwiegende Anteil aber nicht.

Das **Vulnerabilitäts-Risiko-Modell** versucht, die zeitlich unterschiedliche Einwirkung der oben beschriebenen Faktorenbereiche zu integrieren. Solche Entwicklungsmodelle, die auch für zahlreiche andere psychische Störungen angenommen werden, werden als heuristisch bezeichnet (Abbildung 23-1), da sie zahlreiche einzelne wissenschaftliche Ergebnisse integrieren, aber auch zusätzliche Annahmen bei Wissensdefiziten machen, und deshalb in ihrer Komplexität nicht mehr direkt wissenschaftlich überprüft werden können. Sie dienen zum einen dem Verständnis der Entwicklungsprozesse, insbesondere zur Erklärung, warum bei gleichem Angebot und Konsumverhalten nur ein Teil der Bevölkerung ein Problem entwickelt, zum anderen lassen sich daraus präventive Maßnahmen ableiten, deren Wirksamkeit dann wieder überprüft werden kann.

Das Modell stellt eine Weiterentwicklung der bereits seit Jahren im Vordergrund stehenden Vulnerabilitäts-Stress-Modelle dar (Wittchen et al., 1999). Diese gehen davon aus, dass für die Entwicklung einer psychischen Störung zum einen eine distale (zeitlich zurückliegend entwickelte) **Vulnerabilität** vorhanden sein muss, zu der später auftretende **Stressfaktoren** hinzukommen müssen. Damit sind vor allem Faktoren der psychosozialen Entwicklung gemeint, aber auch Belastungen in der Schu-

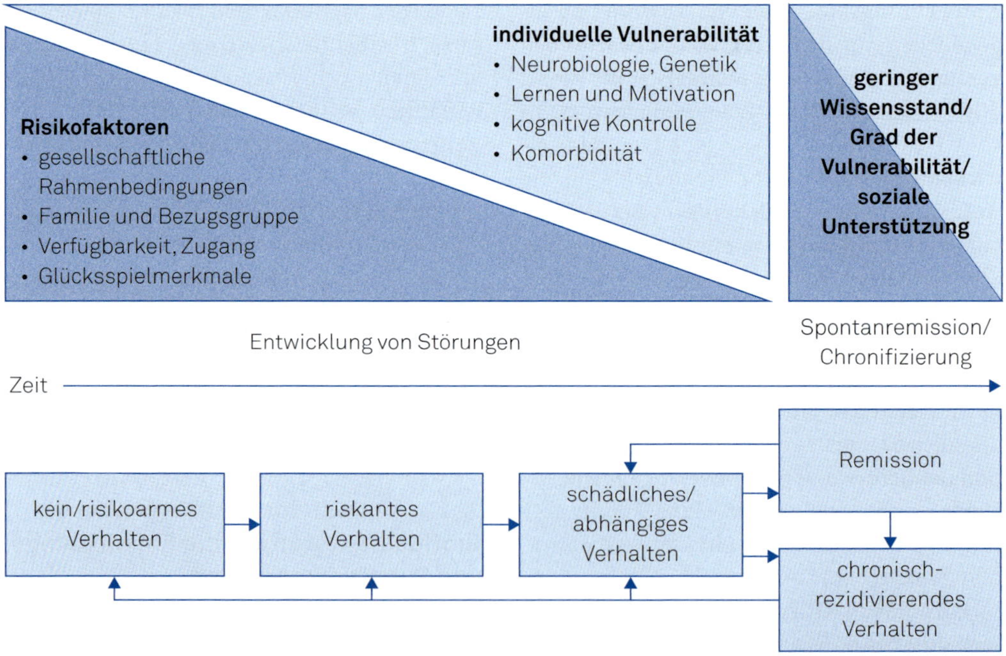

Abbildung 23-1: Heuristisches Modell zur Entwicklung schädlichen/abhängigen Substanzkonsums und Glücksspielens (Bühringer et al., 2013; zuletzt modifiziert nach Gell et al., 2016).

le, im familiären und im Arbeitsleben. Erst wenn beide Faktorenbereiche zusammenkommen, so die Hypothese des Vulnerabilitäts-Stress-Modells, entwickelt sich eine Substanzstörung.

Das daraus weiterentwickelte Vulnerabilitäts-Risiko-Modell stellt eine Überarbeitung der Ergebnisse einer Europäischen Arbeitsgruppe im Rahmen des ALICE-RAP-Forschungsprojekts (http://www.alicerap.eu/) dar (Gell et al., 2016). Es nimmt als zusätzlichen Aspekt eine Aufspaltung der Substanzstörung in mehrere **Entwicklungsstufen** vor:

- Im kritischen Alter für die Entwicklung von Substanzstörungen (also Adoleszenz und junges Erwachsenenalter) entwickelt sich aufgrund einer Kombination von entwicklungspsychologisch noch nicht ausgereiften kognitiven Kontrollprozessen und der weiter oben beschriebenen psychosozialen und gesellschaftlichen Risikofaktoren zunächst ein **riskantes Konsumverhalten (erste Stufe).** Riskanter Konsum meint hier insbesondere erhöhte regelmäßige Konsummengen, exzessive Konsumformen (Rauschtrinken, andere Rauscherlebnisse) und Konsum in kritischen Situationen (Arbeitsplatz, Sport). Es wird weiterhin angenommen, dass im Laufe der neurobiologischen Reifung und psychischen und psychosozialen Entwicklung solche riskanten Konsumformen bei den meisten Personen wieder zurückgehen und sich ein normaler Substanzkonsum entwickelt, es sei denn, dass bereits eine hohe distale Vulnerabilität vorliegt.
- Das Ausmaß der Vulnerabilität ist dann dafür relevant, ob sich im Erwachsenenalter aus einem riskanten Konsumverhalten zunächst ein **schädlicher und später ein abhängiger Konsum (zweite Stufe)** entwickelt.

Das Modell versucht auch, die **individuell sehr unterschiedlichen Entwicklungsprozesse** zu integrieren. Die Verläufe vom risikoarmen zum riskanten und schädlichen/abhängigen Verhalten können sich phänotypisch und zeitlich sehr unterscheiden: Bei manchen dauert die Entwicklung nur wenige Wochen, bei anderen Jahre. Manche Personen bleiben auf der Stufe abhängigen Verhaltens über lange Zeit, andere bilden ihr kritisches Verhalten zurück und wiederum andere zeigen ein chronisches Rückfallverhalten mit Phasen der Abstinenz und des problematischen Konsums. Es wird auch die Beobachtung berücksichtigt, dass der größte Teil aller Personen mit einem schädlichen Gebrauch diesen ohne formalisierte Behandlung zurückbildet (Rumpf et al., 2009). Die Forschung dazu ist noch wenig entwickelt, aber auch hier kann man davon ausgehen, dass Personen mit einer geringeren Vulnerabilität und geringeren psychosozialen und gesellschaftlichen Risikofaktoren diese „Spontanheilung" eher bewerkstelligen können.

Aus dem Modell können drei übergeordnete **Zielgruppen für die Prävention** abgeleitet werden:

- **Jugendliche:** Sie benötigen aufgrund der beschriebenen, entwicklungsbedingten Vulnerabilität (defizitäre kognitive Kontrolle) einen besonderen Schutz durch verhältnispräventive Maßnahmen (Konsumeinschränkungen und -verbote), zusätzlich aufgrund der Entwicklungsfunktionalität des Konsumverhaltens altersgerechte pädagogische Maßnahmen der allgemeinen Gesundheitsförderung und des Risikomanagements (Elternhaus, Schule und Freizeitbereich), d.h. überwiegend Maßnahmen der universellen Verhaltensprävention.
- **vulnerable Erwachsene:** Diese Personen haben ein erhöhtes Risiko für schädliche und abhängige Konsummuster und damit für eine erhöhte Selbst- (z.B. Erkrankungen, Abhängigkeit) und Fremdgefährdung (z.B. Straßenverkehr). Im Vordergrund stehen Maßnahmen zur Früherkennung gefährdeter und bereits erkrankter Personen (z.B. Screening bei Arztuntersuchungen) und der selektiven und indizierten Prävention.

- **wenig vulnerable Erwachsene:** Diese Personengruppe hat im Grundsatz ein risikobewusstes und risikoarmes Konsummuster. Dennoch sind universelle Maßnahmen zur Förderung des Risikomanagements (Informationen zu risikoarmen Konsummustern) und allgemeine verhaltenspräventive Maßnahmen zur Vermeidung einer Fremdgefährdung empfehlenswert (z. B. Regeln und Kontrollen im Straßenverkehr und am Arbeitsplatz).

Das Konzept der Vulnerabilität ist weiterhin Gegenstand internationaler Forschung (Egervari et al., 2018). Vieles ist noch unbekannt: Können z. B. wenig vulnerable Personen (gute Risikoerkennung, gutes Risikomanagement, gute kognitive Kontrolle) bei einem hohen Ausmaß an psychosozialen Risikofaktoren oder bei aktuellen Lebenskrisen und emotionalen Belastungen dennoch ein problematisches Konsummuster entwickeln? Neben solchen fachlichen Fragen werden auch ethische und gesundheitspolitische Fragen tangiert: Während man z. B. verhältnispräventive Maßnahmen bei Jugendlichen und vulnerablen Erwachsenen gut und nachvollziehbar begründen kann, ist die Balance zwischen Eigenverantwortung und staatlicher Kontrolle für die Gruppe der risikoarmen Konsumenten schwieriger herzustellen. Sie erfordert gute wissenschaftliche Argumente, eine gute Aufklärung und Motivierung der Bevölkerung und eine parlamentarische Legitimation (zur ausführlichen Darstellung des Themas vgl. Bühringer & Kräplin, 2024) Ein Beispiel für die schwierige Gratwanderung und die fachlichen und politischen Fallstricke sind die vollzogenen rechtlichen Erleichterungen des Zugangs zu Cannabis und Online-Glücksspielen bei gleichzeitigen Forderungen zur stärken Kontrolle des Alkoholkonsums (s. a. Box „Prävention von Substanzstörungen im Spannungsfeld gesellschaftlicher Interessen“).

23.3 Ansatzpunkte für die substanzbezogene Prävention

Altgeld und Kolip (Kap. 4) unterscheiden zwischen

- Prävention, mit dem Ziel, die **Risiken** bestimmter Störungen möglichst **zu vermeiden** (auf der theoretischen Basis des Risikofaktorenmodells), und
- Gesundheitsförderung, mit dem allgemeinen Ziel, die Gesundheit und das **Wohlbefinden** einzelner Personen **zu verbessern**, auf der Grundlage der Annahme, dass dadurch die Wahrscheinlichkeit für die Entwicklung riskanter Verhaltensweisen gesenkt wird (Schutzfaktorenmodell).

Grundsätzlich gelten diese beiden Strategien auch für den Bereich der substanzbezogenen Störungen, allerdings werden die Begriffe nicht trennscharf verwendet. Moderne Präventionskonzepte beinhalten in der Regel beide Aspekte: den Abbau der Risikofaktoren sowie die Förderung der meist entwicklungsförderlichen Schutzfaktoren.

Die Präventionswissenschaft konzentriert sich überwiegend auf präventive Maßnahmen, die am einzelnen **Individuum** oder an kleinen **sozialen Gruppen** ansetzen, wie etwa der Familie, der Kindergartengruppe oder der Schulklasse **(Verhaltensprävention)**. Hier wird entweder entwicklungsorientiert oder kognitiv vorgegangen (Foxcroft, 2011; s. Abbildung 23-2). Epidemiologische Studien, die bereits seit Ende des 19. Jahrhunderts für den Bereich des Alkoholkonsums in Skandinavien, in jüngerer Zeit auch in verschiedenen Ländern für den Tabakkonsum, durchgeführt wurden, haben aber gezeigt, dass strukturelle soziale Bedingungen einen hohen Einfluss auf das Auftreten substanzbezogener Störungen in einer Gesellschaft haben. Für den Bereich Alkohol haben Babor und Kollegen auf einer breiten empirischen Grundlage dargelegt, dass Maßnahmen der **Verhältnisprävention**, die z. B. den Grad

		universell	selektiv	indiziert
		alle	**Gruppen mit erhöhtem Risiko**	**hohes individuelles Risiko**
verhältnisbezogen	Gelegenheiten für Verhalten begrenzen durch Regelungen und Einschränkungen	Besteuerung, Altersgrenze, örtliche Konsumverbote	Reduktion Verkaufsstellen in Hochrisikostadtteilen	Nulltoleranz-Gesetz für alkoholisierte Fahrer
entwicklungsbezogen	Förderung angepassten Verhaltens, Verhinderung fehlangepassten Verhaltens durch Sozialisation angemessener Normen, Werte und Verhaltensgewohnheiten	Elterntraining, Life-Skills-Programm	Familienprogramm für suchtkranke Familien	lebensweltübergreifende Maßnahme für bereits auffällige Jugendliche
kognitiv	existierende Kognitionen über bestimmtes Verhalten durch Überzeugen angehen (Informationen, Problembewusstsein, Vorurteile)	Aufklärungskampagnen Informationsvermittlung an Schulen	Screening und Kurzinterventionen	motivierende Interventionen mit auffälligen Jugendlichen

Abbildung 23-2: Ansatzpunkte für Prävention bei substanzbezogenen Störungen (in Anlehnung an Foxcroft, 2011).

der Verfügbarkeit einschränken, den Umfang alkoholbezogener Störungen in einer Gesellschaft wesentlich effizienter beeinflussen als Maßnahmen der Verhaltensprävention einschließlich der Therapie (Babor et al., 2022). Allerdings gibt es keine die beiden Ansätze gegeneinander testenden Studien und auch die Vergleichbarkeit der Studien ist begrenzt. Auch bei der Verhältnisprävention wird zwischen Risikofaktoren (etwa Verfügbarkeit von alkoholischen Getränken, Preisgestaltung) und Schutzfaktoren (soziale Hilfsangebote für Eltern, Qualität der pädagogischen Maßnahmen in Kindergärten und Schulen) unterschieden. Allerdings ist in diesem Bereich der Einfluss von Risikofaktoren empirisch wesentlich besser untersucht als derjenige möglicher Schutzfaktoren.

Die Entwicklung des Substanzmissbrauchs findet ihren Anfang im Jugendalter und ist multikausal. Dies bedeutet zum einen, dass es die eine hinreichende Präventionsmaßnahme nicht geben kann. Zum anderen heißt es aber auch, dass es viele Ansatzpunkte für die Suchtprävention gibt und geben muss. Suchtprävention wird dann verstanden als die Beeinflussung der Risiko- und Schutzfaktoren, welche die Lebenswelten der Jugendlichen und jungen Erwachsenen und sie selbst kennzeichnen. In Abbildung 23-3 sind die bereits teilweise genannten Einflussfaktoren aus Perspektive der handelnden Suchtprävention angeordnet, die in den Lebenswelten der Adressaten angesiedelt ist: Familie, Freundesgruppe, Schule, Wohnumfeld, Medien und Gesellschaft.

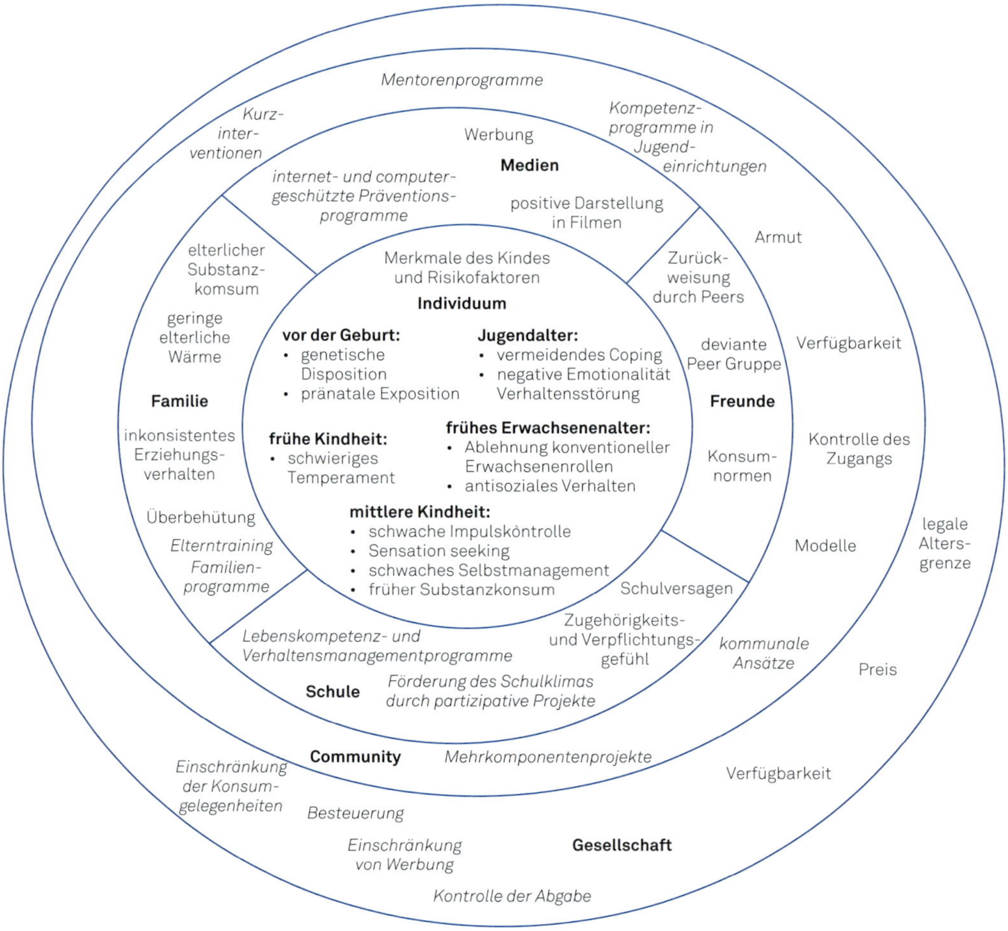

Abbildung 23-3: Risiko- und Schutzfaktoren der Entwicklung eines Substanzmissbrauchs in den Lebenswelten von Jugendlichen (nach National Academy of Sciences, 2009) und wirksame Maßnahmen in den Handlungsfeldern der Prävention (nach Bühler et al., 2020).

Wichtig für Gesundheitsförderung und Prävention

Übergreifende Prinzipien des suchtpräventiven Handelns

- **Zielgruppenspezifität:** Es ist notwendig, präventive Programme präzise auf die jeweilige Zielgruppe auszurichten. Dabei spielen das Alter und damit der Entwicklungsstand, das Geschlecht (Konsumpräferenzen und vorherrschende Konsummotive variieren je nach Geschlecht), der eventuell bereits praktizierte Konsum psychoaktiver Substanzen sowie das Risikoprofil (universeller, selektiver und indizierter Ansatz) und das Ausmaß von Komorbidität (psychische Störungen, frühe Devianz und Delinquenz) eine Rolle. Die meisten präventiven Programme, insbesondere in der Schule, sind auf breite Zielgruppen ausgerichtet (universell) und können deshalb nicht auf einzelne Jugendliche mit bereits bestehenden Verhaltensauffälligkeiten eingehen (selektiv, indiziert). Die Therapie von Verhaltensauffälligkeiten im Kindesalter kann auch als indizierte Suchtprävention eingeordnet werden.

- **frühzeitiger Beginn und langfristiger Ansatz:** Prävention beginnt im Grundsatz in der Schwangerschaft (Aufgabe des Konsums durch die Mutter, Vermeidung von Passivrauchen) und zieht sich über die gesamte frühe Kindheit, die Kindergartenzeit, die Schulzeit bis in die Berufsausbildung hin. Im frühen Kindesalter stehen zunächst substanzunspezifische Maßnahmen zur Förderung von Schutzfaktoren im Vordergrund; spätestens vor Beginn des Konsums psychoaktiver Substanzen müssen aber auch substanzspezifische Maßnahmen im Hinblick auf Risiko- und Schutzfaktoren eingesetzt haben. Der früher übliche „Präventionstag" an Schulen oder einzelne Unterrichtstunden zu illegalen Drogen sind bestenfalls ein wirkungsloses Feigenblatt, möglicherweise sogar kontraproduktiv (Weckung von Neugierde). Effektive Präventionsprogramme müssen über lange Jahre angelegt sein und sollten idealerweise in die gesamte Schulzeit eingebettet sein.
- **umfassender Ansatz:** Präventive Effekte werden nur sehr schwer erreicht werden können, wenn isoliert nur ein Ansatzpunkt gewählt wird, etwa der Kindergarten oder die Schule. Vielmehr muss versucht werden, präventive Strategien möglichst breit umzusetzen, zumindest unter Einbeziehung der Familie und des sozialen Nahbereichs in der Gemeinde (z. B. Verfügbarkeit von illegalen Drogen und Alkohol, Verhalten des Verkaufspersonals, Umgang mit Alkohol in Sportvereinen, Jugendclubs und Freizeitzentren). Die empirisch bestätigten multifaktoriellen Modelle zur Entwicklung von Substanzstörungen erfordern solche breiten Ansätze. Studien aus den USA können ihre Wirkung in vielen Fällen nachweisen.

23.3.1 Effektive Präventionsmaßnahmen

Im Zeitraum 2012 bis 2017 konnten über 60 Überblicksarbeiten identifiziert werden, die sich mit der Wirksamkeit unterschiedlicher Präventionsansätze auseinandersetzten (Bühler et al., 2020). Der überwiegende Anteil der Studien stammt aus den USA, am meisten Information liegt für das schulische und hochschulische Handlungsfeld vor. Herauszustellen sind die Cochrane Reviews, die aufgrund ihrer Systematik und Einschlusskriterien für Einzelstudien die evidenzstärksten Einschätzungen zur Verfügung stellen. Gemäß den Handlungsfeldern der Prävention (siehe Abbildung 23-3) sind im Folgenden Ansätze dargestellt, die einen präventiven Effekt auf das Konsumverhalten von Jugendlichen oder jungen Erwachsenen erwarten lassen (Bühler et al., 2020):

- Im Handlungsfeld **Familie** sind Elterntrainings und Familienprogramme zu empfehlen, die mit Eltern an deren allgemeinem Erziehungsverhalten und konsumbezogener Kommunikation arbeiten und im Fall der Familienprogramme zusätzlich die Lebenskompetenz der Kinder fördern und das Familienleben beeinflussen wollen.
- Im **Schulsetting** haben sich mit jüngeren Schülern (Lebens-)Kompetenzprogramme als wirksam erwiesen, die um gesunde Alternativangebote zum Konsum, um Elternarbeit und Peeredukation ergänzt werden. Für die Tabakprävention sind Programme sinnvoll, die sowohl die soziale Kompetenz fördern als auch die soziale Einflussnahme auf das Rauchverhalten thematisieren. Dies trifft auch für die universelle Prävention des Konsums illegaler Substanzen zu, wobei in diesem Bereich auch allgemeinere, resilienzfördernde Ansätze zielführend sind. Es lassen sich mittlerweile sehr genaue, für unterschiedliche Zielgruppen präzisierte Empfehlungen geben. Allgemein kann man in der universellen schulischen Prävention von Aufklärung über Risiken und Selbstwertför-

derung allein keine hinreichende Wirkung erwarten, die Förderung von Selbstkontrollstrategien stellt sich als sehr bedeutend dar. Auffällig ist die Unwirksamkeit von Bemühungen mit der Altersgruppe der Acht- und Neuntklässler, die sich in der internationalen Forschung widerspiegelt. Dagegen finden sich für ältere Schüler (Stufe 10 und höher) wieder wirksame selektive Präventionsansätze, in denen es um Selbst- und Gefühlsregulation und alternative Angebote geht oder die motivationsfördernde, kurze Einzelinterventionen umsetzen. Als sinnvolles Vorgehen im Bereich der selektiven Prävention erweist es sich, bereits in der Grundschule an der Verhaltensregulation zu arbeiten oder Eltern in ihrem regulativen Erziehungsverhalten zu stärken. Zur Verhältnisprävention an Schulen lassen sich aus Mangel an Forschungsbefunden keine Empfehlungen aus der aktuellen Literaturbasis ableiten.

- Im Handlungsfeld **Hochschule** haben sich insbesondere (alkoholpräventive) Kurzinterventionen mit dem Schwerpunkt auf personalisiertem und normativem Feedback durchgesetzt und zeigen Effekte. Dies kann persönlich oder computerbasiert geschehen. Ebenso sind Angebote zur Überprüfung von Wirkerwartungen an den Alkoholkonsum sinnvoll. Auch hier ist Wissen zur Wirkung von Verhältnisprävention nicht verfügbar, wiewohl es seit Langem innovative Ideen gibt.
- Für das Handlungsfeld **Medien** gibt es Evidenz für die Wirksamkeit von internet- und computergestützten universellen Präventionsprogrammen. Selektive alkoholpräventive Kurzinterventionen im Internet haben sich auch außerhalb der Hochschule als wirksam erwiesen. Sie sehen meist auch die Weitervermittlung ins therapeutische Hilfesystem vor. Zu innovativen Ansätzen wie Serious Games oder Programmen in sozialen Medien liegen zwar erste Evaluationsstudien vor, allerdings nicht in dem Umfang, dass spezifische Schlussfolgerungen gezogen werden könnten. Verhältnispräventive Schutzregelungen in den sogenannten Neuen Medien finden sich in der Wirksamkeitsforschung nicht wieder.
- Im Handlungsfeld **Gesundheitsversorgung** können Aufklärungs- und Beratungsaktivitäten zur Tabakprävention in Arztpraxen empfohlen werden. Die Forschung legt eine Umsetzung von persönlichen Kurzinterventionen mit jungen Erwachsenen nahe, die aufgrund alkoholassoziierter Vorfälle in Notaufnahmen oder Kliniken behandelt werden. Für Jugendliche ist die Befundlage nicht eindeutig. Wirkfaktoren müssen noch identifiziert werden, damit der Ansatz weiterentwickelt werden kann.

Die Empfehlungen für Kommune und Politik stützen sich aus Mangel an neueren Reviews weiterhin auf die Expertise von 2013 (Bühler & Thrul, 2013, zitiert nach Bühler et al., 2020). Demnach eignet sich auf **kommunaler Ebene** eine Kombination von effektiven Maßnahmen in mehreren Handlungsfeldern. Die Projekte bestehen meist aus schulbasierten Maßnahmen in Kombination mit Erziehungs-, Kommunikations- und Konfliktlösetraining in der Familie. Eine systematische Kooperation kommunaler Akteure und substanzbezogene kommunale Regelungen könnten hierbei die Wirkung erhöhen. Im kommunalen Raum sind Mentorenprogramme angesiedelt, die für die selektive Alkoholprävention als zielführend beurteilt werden. In Bezug auf **gesetzliche Rahmenbedingungen** werden Tabak- und Alkoholkontrollstrategien empfohlen, die zu einer Preiserhöhung von Alkohol und Tabakprodukten führen, eine verstärkte Kontrolle und Sanktion der Abgabe von Tabak und Alkohol an Minderjährige nach sich ziehen, die Alkoholwerbung einschränken und die Gelegenheiten zum Rauchen durch Rauchverbote reduzieren.

Abschließend muss gesagt werden, dass es innerhalb von jedem Ansatz Programme gibt, die Effekte zeigen, und andere, die keine Effekte mit sich bringen. Der Forschung ist es noch nicht gelungen, für jedes Handlungsfeld die Kerninhalte zu bestimmen, die eine Wirksamkeit ausmachen. Dennoch wird zur Beachtung empfohlen, bei der Entwicklung von verhaltensbezogenen Maßnahmen auf sozialkognitive Lerntheorien aufzubauen, das Erlernen und Üben von personalen und sozialen Fertigkeiten vorzusehen, den Einfluss sozialer Normen zu nutzen und sowohl protektive Faktoren zu fördern als auch Risikofaktoren zu begegnen. Die Vermittlungsmethoden sollten interaktiv sein, d.h. den Austausch zwischen den Teilnehmenden an der Maßnahme in den Mittelpunkt stellen. Die Informationsvermittlung ist zwar notwendig, aber nicht hinreichend zielführend. Für die Verhältnisprävention gilt, dass nicht die Regelung alleine, sondern nur ihre Umsetzung, Kontrolle und Sanktionierung Erfolge erwarten lässt.

Wichtig für Gesundheitsförderung und Prävention

Prävention von Substanzstörungen im Spannungsfeld gesellschaftlicher Interessen

Gegenüber der Prävention von anderen psychischen Störungen und somatischen Erkrankungen gibt es für die Prävention von Substanzstörungen eine besondere gesellschaftliche Dimension mit einem erheblichen Konfliktpotenzial. Wirksame präventive Interventionen liegen neben der Verhaltensprävention auch in der Verhältnisprävention, z.B. in Verboten, Zugangsbeschränkungen oder hohen Preisen (Babor et al., 2022). Verschiedene Aspekte bedingen dabei eine **komplexe Gemengelage** zahlreicher konkurrierender Interessen:

- Eine Mehrheit von Personen mit einem risikoarmen Konsum muss verschiedene Einschränkungen ihres Freiheitsspielraums bei Erwerb und Konsum von psychotropen Substanzen akzeptieren, um eine Minderheit von vulnerablen Konsumierenden zu schützen.
- Durch verhältnispräventive Maßnahmen sind ökonomische Interessen der Hersteller und Anbieter betroffen, die in einen Interessenskonflikt zwischen Markterweiterung, Gewinnzielen und Konsumentenschutz geraten.
- Vonseiten des öffentlichen Haushaltes stehen erwünschte Steuereinnahmen (2015: etwa 20 Mrd. Steuern und Abgaben für Alkohol, Tabak und Glücksspiele; Rummel et al., 2023) den Folgekosten des Konsums (s.o.) gegenüber.

Fischer (2023) beschreibt diese Gemengelage für das aktuelle Beispiel der Legalisierung von Cannabis für nicht medizinischen Gebrauch in Deutschland und zeigt auf, dass politische oder gesellschaftliche Prioritäten oftmals in Konflikt mit dem Prinzip des Gesundheitsschutzes stehen.

Gesellschaftlich akzeptiert sind zumeist drei schutzwürdige Gruppen: Schutz Minderjähriger, Schutz indirekt Betroffener (z.B. im Verkehr) und Schutz solcher Personen, die ihre Problematik nicht mehr erkennen und verändern können (z.B. Abhängige). Bereits für die drei Zielgruppen ist aber das Ausmaß verhältnispräventiver Maßnahmen umstritten (z.B. Werbeeinschränkungen) – und erst recht für die große Gruppe risikoarmer erwachsener Konsumierender. Zu diesem Konflikt zwischen „Nanny State und Laissez-faire“ gibt es zahlreiche politische und philosophische Konzepte, aber keine eindeutigen Lösungsstrategien, sodass im konkreten Fall nur ein solides wissenschaftliches Grundwissen über effektive Maßnahmen sowie eine gesellschaftliche Konsensbildung weiterhelfen.

23.3.2 Beispiel für ein schulisches Präventionsangebot

Wichtig für Gesundheitsförderung und Prävention

Kompetenzorientierten Programmen wird für das Handlungsfeld Schule die umfassendste Wirkung zugeschreiben, weil sie nicht nur für die Suchtprävention, sondern auch für andere Präventionsbereiche geeignet sind. In Deutschland stehen mittlerweile einige wissenschaftlich basierte und evaluierte Lebenskompetenzprogramme zur Verfügung (Bühler, 2016; Jerusalem & Meixner-Dahle, 2021). Weniger ressourcenintensive Workshops, die sich spezifisch auf eine Substanz konzentrieren, sind erfolgreich entwickelt worden (Morgenstern et al., 2009; Suchert et al., 2023).

Als Beispiel soll *Cannabis Quo Vadis*, ein cannabisspezifischer Workshop vorgestellt werden (https://www.villa-schoepflin.de/cannabis-quo-vadis.html). Der Weg zu mehr Risikokompetenz ist in sechs Etappen eingeteilt und seine Bearbeitung mittels interaktiver Methoden bedarf insgesamt 120 Minuten. Jugendliche erarbeiten sich fundierte Kenntnisse über den Cannabiskonsum, indem sie u. a. Mythen über seine positiven wie negativen Wirkungen überprüfen. Risiken werden in Bezug auf (eigene) Lebensentwürfe sowie auf rechtliche Vorgaben zum Konsum auch im Straßenverkehr behandelt. Konsumbezogene Situationen zu Hause und in der Schule werden durchgespielt und diskutiert, ein Perspektivwechsel zur Sicht von Eltern und Lehrkräften angeregt. Schließlich wird über das Hilfesystem vor Ort informiert. Durchgehend werden Nichtkonsumierende in ihrer Haltung gestärkt, Konsumierende zur Reflexion ihres Konsummusters angeregt. Empfohlen wird *Cannabis Quo Vadis* für die Klassenstufen acht bis zehn oder Jugendgruppen ab einer Gruppengröße von zehn bis 35 Personen. Durchführende nehmen an einer Schulung teil und ihnen steht eine Methodenbox zur Verfügung.

In Etappe 4 („Die Biografien von Marie und Paul") werden anhand fiktiv beschriebener Lebensphasen von jeweils einer männlichen und weiblichen Person die möglichen Ursachen, Motive und Auswirkungen eines Cannabiskonsums verdeutlicht. Durch die stark lebensweltliche Ausschmückung der Phasen Jugend, junges Erwachsenenalter und Erwachsenenalter wird den

Tabelle 23-2: Beispiel einer Etappe des Workshops *Cannabis-Quo Vadis* (Ausschnitte aus Villa Schöpflin, 2021, S. 28 f.).

Etappe 4	Ziele, Inhalte, Methoden
Ziele	• Gefahren und Chancen biografischer Entscheidungen, inklusive Cannabis zu konsumieren, erkennen • Rückschlüsse auf eigene (zukünftige) Lebensentscheidungen ziehen ohne eigene biografische Erfahrungen im Plenum zu offenbaren • Schutzfaktoren des Konsums und Alternativen zum Konsum erkennen
Inhalte und Methoden	Für die Beschreibung der Lebensphasen von Marie und Paul stehen jeweils Karten für neun unterschiedliche Lebensbereiche (z. B. Liebe, Gesundheit, Freizeit) zur Verfügung. In Kleingruppen wählen die Jugendlichen Karten aus und gestalten damit mögliche Lebenssituationen in der Jugend, im jungen Erwachsenenalter und im Erwachsenenalter. Die selbst gestalteten Biografieausschnitte werden im Plenum vorgestellt und anhand von Leitfragen diskutiert. Fragen sind beispielsweise: • Wie findet Ihr Marie bzw. Paul in diesem Alter? • Wo finden weichenstellende Ereignisse statt? • Was schützt oder unterstützt Marie und Paul? • Wann übernehmen Marie und Paul Verantwortung für ihr Leben? • Welche Brüche sind erkennbar? • Welche Rolle könnte der Cannabiskonsum für die Entwicklung von Marie und Paul spielen?
Zeit und Material	25 Minuten; Biografiekartenset für Marie und für Paul

Jugendlichen angeboten, sich mit der jeweiligen Lebenssituation zu identifizieren und damit über das eigene Leben nachzudenken. Persönliches aus den eigenen Biografien soll aber nicht besprochen werden. Allgemeine Gefahren und Chancen biografischer Entwicklungen sowie Schutzfaktoren und Alternativen zum Konsum werden herausgearbeitet (Tabelle 23-2).

Zusammenfassung

Die Effekte präventiver Maßnahmen sind zwar noch nicht durchgehend zufriedenstellend, doch zeigen fachlich gut konzipierte Interventionen und fundierte gesetzliche Regelungen Effekte im Hinblick auf die Verhinderung des Konsums, die Vermeidung problematischer Konsummuster oder die Verzögerung des Eintrittsalters sowie Effekte in der Förderung von Schutzfaktoren, sodass sie noch stärker als bisher in die Praxis umgesetzt werden sollten. Damit würde der Forderung nach evidenzbasiertem Handeln in der Suchtprävention, wie sie 2015 in einem Memorandum veröffentlicht wurde (Hoff & Klein, 2015), entsprochen. Mit geprüften Datenbanken wie der Grünen Liste Prävention (https://www.gruene-liste-praevention.de) sind konkrete Angebote für die Praxis in Deutschland abrufbar. Forschung zum weiteren Aufbau von Präventionswissen ist nötig, die z.B. die wesentlichen Elemente wirksamer Maßnahmen bestimmt, sodass praxisrelevante Evidenzen für eine weitere Verbesserung der Suchtprävention in Deutschland zur Verfügung stehen.

Diskussionsanregung

- Wie lässt sich die Grenze von Konsum zu Missbrauch und Abhängigkeit bestimmen?
- Welche Bedeutung haben Maßnahmen zur Prävention substanzbezogener Störungen?
- Warum entwickeln sich problematische Konsummuster überwiegend im Jugendalter?
- Welche Faktoren spielen bei der Entwicklung substanzbezogener Störungen eine Rolle?
- Wie lassen sich die Begriffe substanzunspezifische, -bezogene und -spezifische Einflussfaktoren voneinander abgrenzen?
- Wie lassen sich Verhaltensprävention und Verhältnisprävention im Bereich des Substanzmissbrauchs voneinander abgrenzen?
- Welche Prinzipien der Suchtprävention erscheinen besonders wichtig?
- Wie lässt sich der Stellenwert und die Inhalte der „Informationsvermittlung“ als präventive Maßnahme in der Vergangenheit und heute einschätzen?

Literatur

American Psychiatric Association (APA). (2013). *Diagnostic and statistical manual of mental disorders (DSM-5)* (5th ed.). American Psychiatric Association.

Atzendorf, J., Rauschert, C., Seitz, N. N., Lochbühler, K. & Kraus, L. (2019). Gebrauch von Alkohol, Tabak, illegalen Drogen und Medikamenten. *Deutsches Ärzteblatt International, 116*(35-36), 577–584.

Babor, T. F., Casswell, S., Graham, K., Huckle, T., Livingston, M., Österberg, E., Rehm, J., Room, R., Rossow, I. & Sornpaisarn, B. (2022). *Alcohol: no ordinary commodity – research and public policy* (3rd ed.). Oxford University Press. https://doi.org/10.1093/oso/9780192844484.001.0001

Bühler, A. (2016). Meta-Analyse zur Wirksamkeit deutscher suchtpräventiver Lebenskompetenzprogramme. *Kindheit und Entwicklung, 25*(3), 175–188. https://doi.org/10.1026/0942-5403/a000202

Bühler, A., Thrul, J. & de Matos, E. G. (2020). *Expertise zur Suchtprävention 2020* (Forschung und Praxis der Gesundheitsförderung, Bd. 52). Bundeszentrale für gesundheitliche Aufklärung.

Bühringer, G., Braun, B., Kräplin, A., Neumann, M. & Sleczka, P. (2013). Gambling – two sides of the same coin: recreational activity and public health problem (ALICE RAP Policy Paper Series). *Policy Brief, 2*, 1–15.

Bühringer, G., Kotter, R. & Kräplin, A. (2017). Ätiologie von Glücksspielstörungen – Implikationen für den Verbraucherschutz. In J. Krüper (Hrsg.), *Zertifizierung und Akkreditierung als Instrumente qualitativer Glücksspielregulierung* (S. 35–57). Mohr Siebeck.

Bühringer, G. & Kräplin, A. (2024). § 4 Suchtwissenschaftliche Grundfragen der Glücksspielregulierung. In J. Krüper & S. Unger (Hrsg.), *Handbuch Glücksspielregulierung*. Mohr Siebeck (in Vorbereitung).

Bühringer, G., Kräplin, A. & Behrendt, S. (2012). Universal characteristics and consequences of the addiction syndrome. In H.J. Shaffer (Ed.), *Foundations, influences, and expressions of addiction* (APA Addiction syndrome handbook, Vol. 1, pp. 291–316). American Psychological Association.

Bühringer, G., Wittchen, H.U., Gottlebe, K., Kufeld, C. & Goschke, T. (2008). Why people change? The role of cognitive-control processes in the onset and cessation of substance abuse disorders. *International Journal of Methods in Psychiatric Research, 17*(Suppl. 1), S4–S15. https://doi.org/10.1002/mpr.246

Bundeskriminalamt (BKA). (2023). *Bundeslagebild Rauschgiftkriminalität 2022*. Verfügbar unter https://www.bka.de/DE/AktuelleInformationen/StatistikenLagebilder/Lagebilder/Rauschgiftkriminalitaet/rauschgiftkriminalitaet_node.html

Deutsches Krebsforschungszentrum Heidelberg (DKFZ). (2020). *Tabakatlas Deutschland 2020*. DKFZ.

Deutsches Krebsforschungszentrum Heidelberg (DKFZ). (2022). *Alkoholatlas Deutschland 2022*. DKFZ.

Effertz, T. (2019). Die Kosten des Rauchens in Deutschland im Jahr 2018 – aktuelle Situation und langfristige Perspektive. *Atemwegs- und Lungenkrankheiten, 45*(7), 307. https://doi.org/10.5414/ATX02359

Effertz, T., Verheyen, F. & Linder, R. (2016). Ökonomische und intangible Kosten des Cannabiskonsums in Deutschland. *SUCHT, 62*(1), 31–41. https://doi.org/10.1024/0939-5911/a000406

Effertz, T., Verheyen, F. & Linder, R. (2017). The costs of hazardous alcohol consumption in Germany. *European Journal of Health Economics, 18*, 703–713. https://doi.org/10.1007/s10198-016-0822-1

Egervari, G., Ciccocioppo, R., Jentsch, J.D. & Hurd, Y.L. (2018). Shaping vulnerability to addiction – the contribution of behavior, neural circuits and molecular mechanisms. *Neuroscience & Biobehavioral Reviews, 85*(2), 117–125. https://doi.org/10.1016/j.neubiorev.2017.05.019

Feuerlein, W. (1975). *Alkoholismus: Missbrauch und Abhängigkeit*. Thieme.

Fischer, B. (2023). Cannabis-Legalisierung in Deutschland. Ein paar Anmerkungen zu ausgewählten Eckpunkten des geplanten Regelwerks aus internationaler wissenschaftlicher Perspektive. *Sucht, 69*(1), 37–43. https://doi.org/10.1024/0939-5911/a000804

Foxcroft, D. (2011). *Classifying prevention: form, function and theory*. Lecture given at the 2nd conference of the European Prevention Research Society, Lissabon.

Gell, L., Bühringer, G., Room, R., Allamani, A., Eiroa-Orosa, F.J., Forberger, S., Holmes, J., Lingford-Hughes, A., McLeod, J., Meier, P. & Stead, M. (2016). Discussion and integration of key findings. In L. Gell, G. Bühringer, J. McLeod, S. Forberger, J. Holmes, A. Lingford-Hughes & P. Meier (Eds.), *What determines harm from addictive substance and behaviours?* (pp. 157–186). Oxford University Press.

Hoff, T. & Klein, M. (Hrsg.). (2015). *Evidenzbasierung in der Suchtprävention – Möglichkeiten und Grenzen in Praxis und Forschung*. Springer. https://doi.org/10.1007/978-3-662-45152-6

Jerusalem, M. & Meixner-Dahle, S. (2021). Lebenskompetenzen. In A. Lohaus & H. Domsch (Hrsg.), *Psychologische Förder-und Interventionsprogramme für das Kindes- und Jugendalter* (S. 201–221). Springer.

Jessor, R. (2001). Problem behavior theory. In J. Raithel (Hrsg.), *Risikoverhaltensweisen Jugendlicher* (S. 61–78). Leske & Budrich.

Kielholz, P. & Ladewig, D. (1973). *Die Abhängigkeit von Drogen*. Deutscher Taschenbuch-Verlag.

Milich, R., Lynam, D., Zimmerman, R., Logan, T.K., Martin, C., Leukefeld, C., Portis, C., Miller, J. & Clayton, R. (2000). Differences in young adult psychopathology among drug abstainers, experimenters, and frequent users. *Journal of Substance Abuse, 11*(1), 69–88. https://doi.org/10.1016/S0899-3289(99)00021-8

Morgenstern, M., Wiborg, G., Isensee, B. & Hanewinkel, R. (2009). School-based alcohol education: results of a cluster-randomized controlled trial. *Addiction, 104*, 402–412. https://doi.org/10.1111/j.1360-0443.2008.02471.x

National Academy of Sciences. (2009). *Preventing mental, emotional, and behavioral disorders among young people. Progress and possibilities*. National Academies Press.

Nutt, D., King, L.A., Saulsbury, W. & Blakemore, C. (2007). Development of a rational scale to assess the harm of drugs of potential misuse. *Lancet, 369*, 1047–1053. https://doi.org/10.1016/S0140-6736(07)60464-4

Orth, B. & Merkel, C. (2022). *Der Substanzkonsum Jugendlicher und junger Erwachsener in Deutschland. Ergebnisse des Alkoholsurveys 2021 zu Alkohol, Rau-*

chen, Cannabis und Trends (BZgA-Forschungsbericht). Bundeszentrale für gesundheitliche Aufklärung (BZgA).

Rauschert, C., Möckl, J., Seitz, N. N., Wilms, N., Olderbak, S. & Kraus, L. (2022). The ruse of psychoactive substances in Germany: findings from the epidemiological survey of substance abuse 2021. *Deutsches Ärzteblatt International, 119*(31–32), 527.

Rummel, C., Lehner, B. & Kepp, J. (2023). Daten, Zahlen, Fakten. In Deutsche Hauptstelle für Suchtfragen (DHS) (Hrsg.), *Jahrbuch Sucht 2023*. Pabst Science Publishers.

Rumpf, H. J., Bischof, G., Hapke, U., Meyer, C. & John, U. (2009). Remission ohne formelle Hilfe bei Alkoholabhängigkeit: Der Stand der Forschung. *SUCHT, 55*(2), 75–85. https://doi.org/10.1024/2009.02.03

Silbereisen, R. K. & Reese, A. (2001). Alkohol und illegale Drogen. In J. Raithel (Hrsg.), *Risikoverhaltensweisen Jugendlicher* (S. 131–153). Leske & Budrich.

Soyka, M., Küfner, H. & Feuerlein, W. (2008). *Alkoholismus – Mißbrauch und Abhängigkeit: Entstehung – Folgen – Therapie* (6. Aufl.). Thieme.

Steinberg, L. (2008). A social neuroscience perspective on adolescent risk-taking. *Developmental Review, 28*(1), 78–106. https://doi.org/10.1016/j.dr.2007.08.002

Suchert, V., Isensee, B. & Hanewinkel, R. (2023). *Ergebnisevaluation des Präventionsparcours „Cannabis – quo vadis?"*. Institut für Therapie- und Gesundheitsforschung (IFT-Nord). Verfügbar unter https://www.villa-schoepflin.de/files/villaschoepflin/pdf/Kurzzusammenfassung_Evaluation%20Cannabis%20-%20quo%20vadis.pdf

Tarter, R., Vanyukov, M., Giancola, P., Dawes, M., Blackson, T., Mezzich, A. & Clark, D. B. (1999). Etiology of early onset substance use disorder: a maturational perspective. *Development and Psychopathology, 11*, 657–683. https://doi.org/10.1017/S0954579499002266

Villa Schöpflin (Hrsg.). (2021). *Leitfaden Cannabis – quo vadis? Interaktiver Präventionsparcours zum Thema Cannabis*. Villa Schöpflin.

Wittchen, H. U., Behrendt, S., Höfler, M., Perkonigg, A., Lieb, R., Bühringer, G. & Beesdo, K. (2008). What are high risk periods for incident substance use and transitions to abuse and dependence? Implications for early intervention and prevention. *International Journal of Methods in Psychiatric Research, 17*(Suppl. 1), S16–S29. https://doi.org/10.1002/mpr.254

Wittchen, H. U., Lieb, R. & Perkonigg, A. (1999). Early developmental stages of substance abuse and dependence. In D. Ladewig (Hrsg.), *Basic and clinical science of substance related disorders* (pp. 7–22). Karger.

World Health Organization (WHO). (2019). *International Statistical Classification of Diseases and Related Health Problems* (11th ed.). Available from https://icd.who.int/en

Lese- und Medienempfehlung zur Vertiefung

Bühler, A., Thrul, J. & Gomes de Matos, E. (2020). *Expertise zur Suchtprävention 2020* (Forschung und Praxis der Gesundheitsförderung, Bd. 52). Bundeszentrale für gesundheitliche Aufklärung. Verfügbar unter https://shop.bzga.de/pdf/60640052.pdf

European Monitoring Centre for Drugs and Drug Addiction (EMCDDA). (2019). *European Prevention Curriculum (EUPC): a handbook for decision-makers, opinion-makers and policy-makers in science-based prevention of substance use.* Available from https://www.emcdda.europa.eu/publications/manuals/european-prevention-curriculum_en

Hoch, E., Friemel, C. & Schneider, M. (2018). *Cannabis: Potenzial und Risiko. Eine wissenschaftliche Bestandsaufnahme*. Springer.

24 Prävention von Anorexia nervosa

Gaby Resmark und Stephan Zipfel

Überblick

- Warum ist Prävention bei Anorexia nervosa essenziell?
- Worauf zielen Präventionsprogramme ab?
- Was macht die Wirksamkeit von Präventionsprogrammen aus?
- Welche Bedeutung haben neue Medien bei der Prävention von Essstörungen?

24.1 Anorexia nervosa

Wichtig für Gesundheitsförderung und Prävention

Definition

Die Anorexia nervosa (AN) stellt eine schwerwiegende und äußerst komplexe Essstörung dar, die u. U. einen lebensbedrohlichen Verlauf nehmen kann (Teufel et al., 2009; Zipfel et al., 2000, 2015; Treasure et al., 2015). Gemäß dem aktuellen Klassifikationssystem DSM 5 (Falkai & Wittchen, 2015) ist AN gekennzeichnet durch ein signifikantes Untergewicht, ausgeprägte Ängste vor einer Gewichtszunahme und eine verzerrte Wahrnehmung des eigenen Körpers.

Als **Risikofaktoren** für die Entwicklung einer Essstörung gelten neben weiblichem Geschlecht und jungem Lebensalter vor allem die Internalisierung des Schlankheitsideals, Gewichts- und Figursorgen, Schlankheitsstreben, Körperunzufriedenheit, Perfektionismus und niedriger Selbstwert (Jacobi et al., 2004; Keel et al., 2013; Striegel-Moore & Bulik, 2007). Im Sinne eines globalen Risikofaktors hat die Corona-Pandemie mit den entsprechenden Auflagen zur Infektionskontrolle (u. a. Lockdown, Home-schooling, reduziertes Beratungs- und therapeutisches Angebot) zuletzt zu einem sprunghaften Anstieg der Häufigkeit von Essstörungen und aufgrund der verzögerten Kontaktaufnahme mit dem professionellen Helferfeld auch zu sehr viel schwerer erkrankten Fällen geführt (Zipfel et al., 2022).

Demgegenüber werden als **Schutzfaktoren**, welche die Wahrscheinlichkeit der Entstehung einer Essstörung reduzieren, ein hohes Selbstwertgefühl, ein positives Körperbild, eine hohe Selbstwirksamkeitserwartung und Fähigkeiten wie Konfliktfähigkeit und Medienkompetenz genannt (Berger, 2006; Smolak & Thompson, 2009). Angesichts der Schwere und Chronizität der Erkrankung, der schwierigen Behandlung und der mit Anorexia Nerviosa (AN) verbundenen persönlichen und gesellschaftlichen Kosten (Egger et al., 2016; Stuhldreher et al., 2012) sind präventive Maßnahmen und frühe Interventionen von hoher Bedeutung (Herpertz et al., 2019; Pearson et al., 2002).

24.2 Arten der Prävention bei Anorexia nervosa

Levine und Smolak unterscheiden verschiedene Arten von Präventionsansätzen (Levine & Smolak, 2006):

- **Primäre Prävention** strebt die Reduktion von Risikofaktoren und somit eine Senkung der Inzidenzrate an. Die Inzidenz wird definiert als die Anzahl neuer Fälle in der Allgemeinbevölkerung pro Jahr. Da die Inzidenz von AN mit ca. 5 pro 100 000 Personen relativ niedrig ist (Hoek, 2016), stellt es eine Herausforderung für jede Präventionsmaßnahme in diesem Bereich dar, diejenigen mit einem Erkrankungsrisiko zu erreichen, gleichzeitig jedoch die Mehrheit der Gesunden so wenig wie möglich zu belasten (Bauer et al., 2016). Primäre Prävention kann entweder **universell** sein, d.h. sich an breite Bevölkerungsgruppen richten, oder einen **selektiven** Ansatz verfolgen, indem asymptomatische Risikopopulationen fokussiert werden. Hieraus ergibt sich das Dilemma, dass universelle Ansätze überwiegend Personen ohne Präventionsbedarf einschließen, selektive Ansätze hingegen die Gefahr bergen, Menschen, die zukünftig tatsächlich an AN erkranken, unberücksichtigt zu lassen.

- **Sekundäre (indizierte) Präventionsansätze** untersuchen kleinere Gruppen mit hohem Risiko und bereits ersten (subsyndromalen) Symptomen der Störung.
- **Tertiäre Prävention** fokussiert die Verhinderung einer Verschlechterung einer voll ausgeprägten AN und umfasst Maßnahmen zur Rehabilitation und Rückfallprophylaxe. Da Betroffene mit AN einer Veränderung ihres Gewichts und Essverhaltens in der Regel hochambivalent gegenüberstehen, dementsprechend Therapieabbrüche häufig auftreten und das Rückfallrisiko in den ersten 12 Monaten nach einer Behandlung am größten ist (Carter et al., 2012), ist die tertiäre Prävention besonders wichtig.

24.3 Zielbereiche für die Prävention von Anorexia nervosa

Ansätze zur Prävention lassen sich grundsätzlich in zwei Gruppen einteilen: Maßnahmen, die primär gesundheitspolitisch motiviert sind und auf eine Veränderung des gesellschaftlichen Klimas als Nährboden für die Entstehung der AN abzielen, und solche, die sich auf individueller Ebene an bestimmte Personengruppen richten. Die Wechselwirkung zwischen Medien als externem Einflussfaktor und persönlicher Vulnerabilität als internem Faktor ist für die primäre Prävention bei AN von entscheidender Bedeutung (Karwautz et al., 2022). Alle Ansätze beruhen auf der **Rationale des Risikofaktorenmodells**: Risikofaktoren für das Entstehen der Erkrankung sollen gesellschaftlich und individuell reduziert, protektive Faktoren hingegen unterstützt und strukturell implementiert werden.

Präventive Maßnahmen sollen laut Karwautz und Kollegen folgende Themen adressieren (Karwautz et al., 2022, S. 295):

- Zugang zu eigenen Gefühlen erhöhen,
- gesundes Stressmanagement und Coping-Strategien fördern,
- Selbstwert und Selbstvertrauen erhöhen,
- Ausgeglichenheit zwischen Autonomie und Abhängigkeit von Familienmitgliedern und der Peergroup schaffen,
- eigene Bedürfnisse und Gefühle ausdrücken,
- Ehrgeiz und Perfektionismus reduzieren,
- positive Körpererfahrung erhöhen,
- Selbstwert durch andere Faktoren als Gewicht und physische Erscheinung aufbauen,
- kritische Sichtweise gegenüber oberflächlichen soziokulturellen Idealen vermitteln,
- ausgewogenes Ernährungs- und Bewegungsverhalten vermitteln.

24.3.1 Gesundheitspolitische Ansätze

Die Initiative mit der größten Breitenwirkung in Deutschland ist die Initiative **„Leben hat Gewicht“**, die 2007 seitens der Bundesministerinnen für Gesundheit, Bildung und Familie sowie der Herausgeberin der Zeitschrift „Emma“ initiiert wurde (https://www.bundesgesundheitsministerium.de/themen/praevention/gesundheitsgefahren/essstoerungen/leben-hat-gewicht.html). Die Kampagne ist Teil des nationalen Aktionsplans zur Prävention von Fehlernährung, Bewegungsmangel, Übergewicht und damit zusammenhängenden Krankheiten und wird von zahlreichen Organisationen, Institutionen und Prominenten aus Film und Fernsehen, Sport, Modebranche und Politik unterstützt. Die Initiative soll Jugendliche für die Thematik der Essstörungen sensibilisieren, ihnen ein positives Körperbild vermitteln und ihren Selbstwert stärken. Die Jugendlichen sollen angeregt werden, gesellschaftliche Schlankheits- und Schönheitsideale zu hinterfragen und „einen gesundheitsbewussten und selbstbestimmten Umgang mit dem eigenen Körper" zu finden. Neben regelmäßig stattfindenden Veranstaltungen, bei denen vor allem der Austausch zwischen Betroffenen und Experten im Vordergrund steht, unterstützt die Initiative verschiedene Projekte, Studien und andere Kampagnen, wie z. B. die „Initiative für wahre Schönheit" einer bekannten Körperkosmetikserie.

Gemeinsam mit der Mode- und Modelbranche wurde im Rahmen der Initiative 2008 die **„Nationale Charta der deutschen Textil- und Modebranche"** entwickelt. Dies stellte eine Reaktion auf den Tod einiger Models dar, der die Branche weltweit veranlasste, über die sogenannten „Idealmaße" von Models nachzudenken. Ziel der Charta war es, die Öffentlichkeit für ein gesundes Körperbild zu sensibilisieren und einen Bewusstseinswandel in Gang zu setzen. Die Unterzeichner verpflichteten sich unter anderem dazu, keine Models zu beschäftigen, die einen BMI (Body-Mass-Index = Körpergewicht [kg] geteilt durch Körpergröße im Quadrat [m^2]) von 18,5 und ein Mindestalter von 16 Jahren unterschreiten, um ein gesundes Körperbild zu vermitteln und sich offen gegen extreme Magerkeit auszusprechen. Zudem verpflichteten sie sich, präventive Maßnahmen im Bereich der Essstörungen zu unterstützen und die Ideen der Charta weiterzutragen, um einen europäischen Austausch zu fördern.

Die **Deutsche Gesellschaft für Essstörungen** (DGESS) bezog sich in ihrem „Aufruf zur Prävention von Magersucht" (https://www.dgess.de/images/pdf/Praevention_von_Magersucht_081013.pdf) auf einen französischen Gesetzesentwurf, nach dem die Anstiftung zur exzessiven Magerkeit, die zur Magersucht führen kann, strafverfolgt wird. Die DGESS konstatierte, dass „Magersucht [...] die psychische Erkrankung mit der höchsten Sterblichkeit in relativ jungen Lebensjahren (ist), höher als bei Depression oder Schizophrenie. Präventionsmaßnahmen sind deshalb dringend erforderlich". Sie forderte die Verantwortlichen auf, sich künftig dem Thema „Anstiftung zur Magersucht" mit stärkerem Einsatz zu widmen und spricht hier explizit die Modeindustrie und Werbung, aber auch die verantwortlichen Politiker und Ministerien in Deutschland an. Gemäß der Richtlinien der **Academy for Eating Disorders** (AED) für die Modeindustrie (https://www.aedweb.org/advocate/press-releases/position-statements) forderte die DGESS

- neben der Einführung eines Mindest-BMI für weibliche und männliche Models zwischen 16 und 18 Jahren, der dem 10. BMI-Perzentil für das jeweilige Alter und Geschlecht entspricht, unter anderem auch
- die Einführung einer unabhängigen medizinischen Bescheinigung darüber, dass diejenigen, die eine Modelkarriere anstreben, nicht an einer Essstörung leiden,
- ein allgemeines Verbot für den Einsatz von Manipulationstechniken zur Bildbearbeitung, welche die Models dünner erscheinen lassen, und
- den Einsatz von Models mit unterschiedlichem Körperumfang, damit sich das Schönheitsideal nicht ausschließlich am Schlanksein orientiert.

Die **Bundeszentrale für gesundheitliche Aufklärung** (BZgA) bietet ein spezielles Internetangebot zum Thema Essstörungen an (https://www.bzga-essstoerungen.de), das sich an Betroffene, Eltern und Angehörige sowie Lehr- und Mittlerkräfte (z. B. Übungsleiter in Sportvereinen, pädagogische Fachkräfte in Freizeiteinrichtungen, Ausbildungsleiter) richtet. Es enthält Informationen zu den verschiedenen

Essstörungen, Beratungs- und Behandlungsangeboten sowie Materialien.

Ein weiterer gesundheitspolitischer Akteur sind die **Krankenkassen**. Sie tragen vorwiegend durch Informationsmaterialien und durch die Unterstützung regionaler Aktionen zur Prävention der AN bei.

Die Initiative **„bauchgefühl“** (http://www.bkk-bauchgefuehl.de) wurde von den Betriebskrankenkassen ins Leben gerufen, um unter dem Motto „Body Love statt Body Shaming“ durch Informationen und Sensibilisierung Essstörungen vorzubeugen sowie über Beratungs- und Behandlungsangebote für bereits betroffene Kinder, Jugendliche und junge Erwachsene dem Voranschreiten der Krankheit entgegenzuwirken.

24.3.2 Individuumzentrierte Ansätze

Präventive Maßnahmen, die nicht primär auf Massenkommunikation und Medien setzen, sind in der Regel dem Settingansatz verpflichtet und wählen als das geeignete Setting meist die Schule. Während in den Zielen große Übereinstimmung herrscht, bestehen Unterschiede vor allem hinsichtlich:

- **der Altersgruppen:** Die meisten Programme wurden für Jugendliche zwischen dem 12. und 16. Lebensjahr entwickelt, es gibt jedoch auch Interventionen, die sich zur Prävention
- von Essstörungen bereits an Kindergartenkinder oder speziell an Universitätsstudierende richten.
- **der Durchführenden:** Manche der Programme sehen die Durchführung durch externe Experten vor, andere sind für die Durchführung durch Lehrer konzipiert. Als Vorteile der Durchführung durch Letztere werden die größere Vertrautheit zwischen Lehrenden und Schülern und eine größere Nachhaltigkeit angeführt. Externen Experten – so die gegenteilige Argumentation – sei wegen ihrer besseren fachlichen Fundierung der Vorzug zu geben, dies insbesondere bei gefährdeten Schülern. Außerdem seien diese gegenüber externen Personen vielleicht eher bereit, ihre Probleme zu äußern.
- **einer koedukativen oder geschlechtergetrennten Durchführung:** Für die Trennung der Geschlechter in ansonsten koedukativen Klassen spricht, dass viele Jugendliche in der Zeit der Pubertät starke Hemmungen haben, im Beisein des anderen Geschlechts über persönliche und intime Themen zu sprechen.

Im Folgenden werden exemplarisch für den deutschsprachigen Raum zwei evidenzbasierte Präventionsprogramme für AN vorgestellt.

Ein Beispiel für primärpräventive schulbasierte Prävention ist **„PriMa“** (Primärprävention von Magersucht; Berger, 2008). Das Programm richtet sich an Mädchen der 6. Klasse und zielt auf die Reduktion von Risikofaktoren für AN (z. B. Gewichtssorgen, negatives Körperbild, Diäthalten) ab. Es besteht aus neun 90-minütigen Einheiten, in denen anhand von Postern, die eine Barbiepuppe auf dem Weg in die Magersucht darstellen, verschiedene Problembereiche (z. B. Schönheitsideal, Kontrollverlust, pathologisches Essverhalten) adressiert werden. Das Programm wird von zuvor geschulten Lehrern durchgeführt. In einer Nachuntersuchung 7–8 Jahre nach Teilnahme an PriMA hatte sich das gestörte Essverhalten zwar nicht nachhaltig verbessert, aber der körperbezogene Selbstwert war immer noch signifikant höher als in der Kontrollgruppe (Adametz et al., 2017).

Das internetbasierte sekundärpräventive Programm **„Student Bodies AN“** (Ohlmer et al., 2012, 2013) richtet sich an junge Frauen ab 18 Jahren, die im Fragebogenscreening hohe Gewichts- und Figursorgen angeben, dabei jedoch mit ihrem BMI im Bereich des Untergewichts oder niedrigen Normalgewichts liegen bzw. bei Normalgewicht ein deutlich restriktives Essverhalten zeigen. Das Programm beinhaltet zehn wöchentliche Sitzungen eines internetgestützten kognitiv-behavioralen Ansatzes, in dem die Themengebiete Körperbild und Schönheitsideale, Umgang mit negativen Emotionen sowie gesunde Ernährung und Sport erarbeitet und Informationen zum Thema Essstörungen psychoedukativ vermittelt werden.

24.4 Wirksamkeit von Prävention

In den vergangenen Jahrzehnten sind in der Prävention von Essstörungen beachtliche Fortschritte zu verzeichnen (Austin, 2016; Levine, 2016). Nimmt man jedoch als strenges Kriterium für den Erfolg präventiver Programme den Rückgang der Inzidenz, so fällt die Bewertung hinsichtlich AN eher kritisch aus. Es gibt keine Hinweise dafür, dass sich die Erkrankungszahlen in den letzten Jahren entscheidend verringert haben, einige aktuellere europäische Studien legen eher das Gegenteil nahe (Keski-Rahkonen & Mustelin, 2016). Die meisten der vorhandenen Wirksamkeitsstudien haben bisher eher Behandlungs- als Präventionseffekte berichtet, d.h. die Reduktion von Einstellungen, Verhaltensweisen oder Risikofaktoren, bei denen ein kausaler Zusammenhang mit der Entwicklung von AN angenommen wird. Die Society for Prevention Research betont die Wichtigkeit von Forschung zur Dissemination und Implementierung (Gottfredson et al., 2015), um den Nutzen wissenschaftlicher Erkenntnisse für die Routineversorgung zu erhöhen.

Wichtig für Gesundheitsförderung und Prävention

Nach Piran (2005) sollten Präventionsstudien folgende Qualitätskriterien erfüllen:

- theoretische Rationale, die dem Präventionsansatz zugrunde liegt, mit Risiko- und Schutzfaktoren, auf die das Programm abzielt,
- Kontrollgruppe neben einer oder mehreren Interventionsgruppen,
- ausreichend große Stichproben und Randomisierung,
- standardisierte Verfahren, die zur Veränderungsmessung geeignet sind (Problem von Decken- bzw. Floor-Effekten),
- Dokumentation von Programmteilnahme, Trainings der Trainer und Implementierungsstrategien,
- Follow-up von mindestens einem Jahr, besser von 2–5 Jahren.

Gemäß dem RE-AIM-Modell von Glasgow und Kollegen (Glasgow et al., 2019) sollten Präventionsprogramme die beabsichtigten Zielgruppen erreichen (**R**each), wirksam sein (**E**ffectiveness), von Organisationen (z.B. Schulen, Universitäten) angenommen und übernommen werden (**A**doption), wie vorgesehen implementiert werden (**I**mplementation) und nachhaltig sein (**M**aintenance).

Mehrere Übersichtsarbeiten und Metaanalysen haben die **Ergebnisse von Präventionsstudien** zusammengefasst. Stice und Kollegen untersuchten in ihrer Metaanalyse (Stice et al., 2007) 51 Präventionsprogramme auf ihre Wirksamkeit. Es zeigte sich, dass in 51% der Präventionsprogramme mindestens ein Risikofaktor reduziert werden konnte und 29% der Programme den Rückgang einer bereits vorhandenen oder zukünftigen Essstörungssymptomatik bewirkten. Die Interventionseffekte waren tendenziell höher bei

- selektiven (vs. universellen) Programmen,
- auf Mädchen zugeschnittenen Programmen,
- Einschluss von Teilnehmern über 15 Jahre,
- interaktiven (vs. rein didaktischen) Programmen,
- Durchführung durch externe Fachleute (vs. beispielsweise Lehrer),
- mehreren Sitzungen (vs. einer einzelnen Sitzung),
- Programmen, die Körperakzeptanz und Induktion von Dissonanz zum Inhalt hatten.

Watson und Mitarbeiter führten ein systematisches Review (Watson et al., 2016) zu 106 randomisiert-kontrollierten Studien (RCT) mit fast 16500 Teilnehmern (13 universelle, 85 selektive und 8 indizierte Präventionen) durch. **Medienkompetenz** (wie z.B. in dem Programm

„Media Smart"; Wilksch & Wade, 2010) stellte sich dabei als wichtigster Aspekt bei universeller Prävention heraus. Die meisten universellen Ansätze zeigten signifikante mäßige Effekte in Bezug auf die Reduktion von Risikofaktoren. Bei selektiver Prävention, für die die breitere Datenbasis robustere Empfehlungen ermöglichte, zeigte sich die stärkste Evidenz für ein **dissonanz-basiertes Vorgehen** (z. B. Programm „Body Project"; Stice et al., 2013), gefolgt von **kognitiv-behavioraler Therapie** (KBT, z. B. Programm „Student Bodies"; Taylor et al., 2006) und dem **„Healthy Weight"-Programm** (Stice et al., 2003).

Für indizierte Prävention wurde KBT empfohlen, aber auch ein dissonanz-basiertes Vorgehen erwies sich hier als vielversprechend. In ihrer systematischen Übersichtsarbeit und Metaanalyse zu 13 essstörungsspezifischen Präventionsprogrammen fanden Khanh-Dao und Mitarbeiter (Khanh-Dao et al., 2017), dass erfolgreiche selektive Programme Maßnahmen zu kognitiver Dissonanz und Medienkompetenz sowie KBT beinhalteten.

24.4.1 Einsatz neuer Technologien in der Prävention

Während der vergangenen Dekade ist auch in der Prävention von Essstörungen das Interesse an neuen Technologien gestiegen. Folgende Vorteile ergeben sich laut Ohlmer und Mitarbeitern (Ohlmer et al., 2012) aus einem internetbasierten Vorgehen:

- Vereinfachung der Versorgung in ländlichen Gebieten durch den ortsunabhängigen Zugang,
- leichtere Anwendbarkeit, schnellere und kostengünstigere Verbreitung,
- zeitunabhängige Verfügbarkeit der Inhalte,
- Attraktivität des Programms für den Benutzer durch die Einbindung interaktiver Elemente,
- Dokumentation der Nutzung der Inhalte über eine Datenbank,
- Gewährleistung der Anonymität der Benutzer.

Bei internet-basierten Programmen sind laut Karwautz et al. (2022) allerdings auch potenzielle Nachteile zu berücksichtigen (z. B. hohe Drop-out-Raten, v. a. bei nicht angeleiteten Programmen, Datenschutzrisiken, Herausforderungen bei der Implementierung, z. B. im Schulsetting).

Laut einer Übersichtsarbeit von Schlegl und Kollegen (Schlegl et al., 2015) können technologiebasierte Interventionen bei AN zur Tertiärprävention im Sinne der Rückfallprophylaxe angewandt werden, jedoch wurde die Wirksamkeit bisher nur in einem RCT (Fichter et al., 2012, 2013) nachgewiesen. Das sogenannte **„VIA"-Programm** wurde nach einem stationären Aufenthalt zur Rückfallprophylaxe angeboten und umfasste 9 Module plus E-Mail-Kontakt mit einem Therapeuten über eine Dauer von 9 Monaten. Im Vergleich zur üblichen Nachsorge zeigten die mit „VIA" behandelten Patientinnen eine größere Gewichtszunahme sowie eine stärkere Reduktion der bulimischen Symptomatik und sozialer Unsicherheiten. Giel und Kollegen (Giel et al., 2021) untersuchen aktuell in einem groß angelegten multizentrischen RCT ein poststationäres Rückfallprophylaxeprogramm („SUSTAIN"), das 20 Videokonferenzsitzungen beinhaltet. In der Pilotstudie (**„RESTART"**; Giel et al., 2015), war das Programm mit 10 Sitzungen gut durchführbar und wurde von Patientinnen sehr gut angenommen.

Zusammenfassung

Vor dem Hintergrund der Krankheitsschwere und hohen Mortalität von Anorexia nervosa (AN) sowie der mit der Erkrankung verbundenen persönlichen und wirtschaftlichen Kosten besteht ein klarer Konsens bezüglich der Notwendigkeit wirksamer Präventionsprogramme mit Beginn im frühen Jugendalter und deren nachhaltiger Verbreitung. Der Einsatz neuer Technologien in der Prävention von AN hat in den vergangenen Jahren an Bedeutung gewonnen. Nachdem über die letzten 25 Jahre hinreichende Evidenz bezüglich der Effizienz als auch Effektivität von Präventionsprogrammen im Essstörungsbereich zusammengetragen wurde, sollte angesichts der stabilen Inzidenz von AN zukünftig mehr Forschung zu Dissemination und Implementierung stattfinden, um wissenschaftliche Erkenntnisse noch besser für die Routineversorgung nutzbar zu machen. Die Society of Prevention Research legt hierfür neue Standards zugrunde (Gottfredson et al., 2015). In der Praxis scheitert die langfristige Durchführung geeigneter Präventionsprogramme häufig noch an der notwendigen Finanzierung oder an Interessenskonflikten zwischen Programmentwicklern und Anwendern.

Diskussionsanregung

- Welche Symptome der Anorexia nervosa (AN) können für Betroffene lebensbedrohlich werden?
- Welche weiteren Settings neben der Schule wären für individuumzentrierte Präventionsansätze geeignet?
- Birgt Prävention von AN auch potenzielle Risiken?
- Wie können wirksame Präventionsprogramme zukünftig noch besser implementiert werden?

Literatur

Adametz, L., Richter, F., Strauss, B., Walther, M., Wick, K. & Berger, U. (2017). Long-term effectiveness of a school-based primary prevention program for anorexia nervosa: a 7-to 8-year follow-up. *Eating Behaviors, 25*, 42–50. https://doi.org/10.1016/j.eatbeh.2016.05.004

Austin, S. B. (2016). Accelerating progress in eating disorders prevention: a call for policy translation research and training. *Eating Disorders, 24*, 6–19. https://doi.org/10.1080/10640266.2015.1034056

Bauer, S., Kindermann, S.S. & Moessner, M. (2016). Prävention von Essstörungen: Ein Überblick. *Zeitschrift für Kinder- und Jugendpsychiatrie und Psychotherapie, 44*, 1–9.

Berger, U. (2006). Primärprävention bei Essstörungen. *Psychotherapeut, 51*, 187–196. https://doi.org/10.1007/s00278-006-0489-7

Berger, U. (2008). *Essstörungen wirkungsvoll vorbeugen: die Programme PriMa, TOPP und Torera zur Primärprävention von Magersucht, Bulimie, Fress-Attacken und Adipositas*. Kohlhammer. https://doi.org/10.17433/978-3-17-022734-7

Carter, J.C., Mercer-Lynn, K.B., Norwood, S.J., Bewell-Weiss, C.V., Crosby, R.D., Woodside, D.B. & Olmsted, M.P. (2012). A prospective study of predictors of relapse in anorexia nervosa: implications for relapse prevention. *Psychiatry Research, 200*(2-3), 518–523. https://doi.org/10.1016/j.psychres.2012.04.037

Egger, N., Wild, B., Zipfel, S., Junne, F., Konnopka, A., Schmidt, U., de Zwaan, M., Herpertz, S., Zeeck, A., Löwe, B., von Wietersheim, J., Tagay, S., Burgmer, M., Dinkel, A., Herzog, W. & König, H.H. (2016). Cost-effectiveness of focal psychodynamic therapy and enhanced cognitive-behavioural therapy in out-patients with anorexia nervosa. *Psychological Medicine, 46*(16), 3291–3301. https://doi.org/10.1017/S0033291716002002

Falkai, P. & Wittchen, H.U. (Hrsg.). (2015). *Diagnostisches und Statistisches Manual Psychischer Störungen (DSM-5)*. Hogrefe.

Fichter, M.M., Quadflieg, N. & Lindner, S. (2013). Internet-based relapse prevention for anorexia nervosa – 9-month follow-up. *Journal of Eating Disorders, 1*, 23. https://doi.org/10.1186/2050-2974-1-23

Fichter, M.M., Quadflieg, N., Nisslmüller, K., Lindner, S., Osen, B., Huber, T. & Wünsch-Leiteritz, W. (2012). Does internet-based prevention reduce the risk of relapse for anorexia nervosa? *Behaviour Research and Therapy, 50*(3), 180–190. https://doi.org/10.1016/j.brat.2011.12.003

Giel, K.E., Leehr, E.J., Becker, S., Herzog, W., Junne, F., Schmidt, U. & Zipfel, S. (2015). Relapse prevention via videoconference for anorexia nervosa – findings from the RESTART pilot study. *Psychotherapy and Psychosomatics, 84*, 381–383. https://doi.org/10.1159/000431044

Giel, K.E., Martus, P., Schag, K. Herpertz, S., Hofmann, T., Schneider, A., Teufel, M., Voderholzer, U., von Wietersheim, J., Wild, B., Zeeck, A., Bethge, W., Schmidt, U., Zipfel, S. & Junne, F. (2021). Specialized post-inpatient psychotherapy for sustained recovery in anorexia nervosa via videoconference – study protocol of the randomized controlled SUS-

TAIN trial. *Journal of Eating Disorders, 9*(1), 61. https://doi.org/10.1186/s40337-021-00416-6

Glasgow, R.E., Vogt, T.M. & Boles, S.M. (2019). Evaluating the public health impact of health promotion intervention: the RE-AIM framework. *American Journal of Public Health, 89*, 1322–1327. https://doi.org/10.2105/AJPH.89.9.1322

Gottfredson, D.C., Cook, T.D., Gardner, F.E. M., Gorman-Smith, D., Howe, G.W., Sandler, I.N. & Zafft, K.M. (2015). Standards of evidence for efficacy, effectiveness, and scale-up research in prevention science: next generation. *Prevention Science, 16*(7), 893–926. https://doi.org/10.1007/s11121-015-0555-x

Herpertz, S., Herpertz-Dahlmann, B., Fichter, M., Tuschen-Caffier, B. & Zeeck, A. (Hrsg.). (2019). *S3-Leitlinie Diagnostik und Behandlung der Essstörungen*. Springer. Verfügbar unter https://register.awmf.org/de/leitlinien/detail/051-026

Hoek, H.W. (2016). Review of the worldwide epidemiology of eating disorders. *Current Opinion in Psychiatry, 29*, 336–339. https://doi.org/10.1097/YCO.0000000000000282

Jacobi, C., Hayward, C., de Zwaan, M., Kraemer, H.C. & Agras, W.S. (2004). Coming to terms with risk factors for eating disorders: application of risk terminology and suggestions for a general taxonomy. *Psychological Bulletin, 130*, 19–65. https://doi.org/10.1037/0033-2909.130.1.19

Karwautz, A., Wagner, G. & Zeiler, M. (2022). Prävention der Essstörungen. In S. Herpertz, M. de Zwaan & S. Zipfel (Hrsg.), *Handbuch Essstörungen und Adipositas* (3. Aufl., S. 293–301). Springer.

Keel, P.K. & Forney, K.J. (2013). Psychosocial risk factors for eating disorders. *International Journal of Eating Disorders, 46*, 433–439. https://doi.org/10.1002/eat.22094

Keski-Rahkonen, A. & Mustelin, L. (2016). Epidemiology of eating disorders in Europe: prevalence, incidence, comorbidity, course, consequences, and risk factors. *Current Opinion in Psychiatry, 29*, 340–345. https://doi.org/10.1097/YCO.0000000000000278

Khanh-Dao, L., Barendregt, J.J., Hay, P. & Mihalopoulos, C. (2017). Prevention of eating disorders: a systematic review and meta-analysis. *Clinical Psychology Review, 53*, 46–58. https://doi.org/10.1016/j.cpr.2017.02.001

Levine, M.P. (2016). Universal prevention of eating disorders: a concept analysis. *Eating Behaviors, 25*, 4–8. https://doi.org/10.1016/j.eatbeh.2016.10.011

Levine, M.P. & Smolak, L. (2006). *The prevention of eating problems and eating disorders: theory, research, and practice*. Lawrance Erlbaum Associates. https://doi.org/10.4324/9781410613189

Ohlmer, R., Jacobi, C. & Taylor, C.B. (2013). Preventing symptom progression in women at risk for AN: results of a pilot study. *European Eating Disorders Review, 21*, 323–329. https://doi.org/10.1002/erv.2225

Ohlmer, R., Völker, U. & Jacobi, C. (2012). Essstörungen. Neue Wege in der Prävention. *Deutsches Ärzteblatt, 11*, 80–81.

Pearson, J., Goldklang, D. & Striegel-Moore, R. (2002). Prevention of eating disorders: Challenges and opportunities. *International Journal of Eating Disorder, 31*, 233–239. https://doi.org/10.1002/eat.10014

Piran, N. (2005). Prevention of eating disorders: a review of outcome evaluation research. *Israel Journal of Psychiatry and Related Sciences, 42*, 172–177.

Schlegl, S., Bürger, C., Schmidt, L., Herbst, N. & Voderholzer, U. (2015). The potential of technology-based psychological interventions for anorexia and bulimia nervosa: a systematic review and recommendations for future research. *Journal of Medical Internet Research, 17*(3), e85. https://doi.org/10.2196/jmir.3554

Smolak, L. & Thompson, J.K. (2009). *Body image, eating disorders, and obesity in youth: assessment, prevention, and treatment* (2nd ed.). American Psychological Association.

Stice, E., Rohde, P. & Shaw, H. (2013). *The Body Project: a dissonance-based eating disorder prevention intervention*. Oxford University Press.

Stice, E., Shaw, H. & Marti, C.N. (2007). A meta-analytic review of eating disorder prevention programs: encouraging findings. *Annual Review of Clinical Psychology, 3*, 207–231. https://doi.org/10.1146/annurev.clinpsy.3.022806.091447

Stice, E., Trost, A. & Chase, A. (2003). Healthy weight control and dissonance-based eating disorder prevention programs: results from a controlled trial. *International Journal of Eating Disorders, 33*, 10–21. https://doi.org/10.1002/eat.10109

Striegel-Moore, R.H. & Bulik, C.M. (2007). Risk factors for eating disorders. *American Psychologist, 62*, 181–198. https://doi.org/10.1037/0003-066X.62.3.181

Stuhldreher, N., Konnopka, A., Wild, B., Herzog, W., Zipfel, S., Löwe, B. & König, H.-H. (2012). Cost-of-illness studies and cost-effectiveness analyses in eating disorders: a systematic review. *Internatio-*

nal Journal of Eating Disorder, 45(4), 476–491. https://doi.org/10.1002/eat.20977

Taylor, C.B., Bryson, S., Luce, K.H., Cunning, D., Doyle, A.C., Abascal, L.B., Rockwell, R., Dev, P., Winzelberg, A.J. & Wilfley, D.E. (2006). Prevention of eating disorders in at-risk college-age women. *Archives of General Psychiatry, 63*(8), 881–888. https://doi.org/10.1001/archpsyc.63.8.881

Teufel, M., Friederich, H.C., Groß, G., Schauenburg, H., Herzog, W. & Zipfel, S. (2009). Anorexia nervosa – Diagnostik und Therapie. *Psychotherapie, Psychosomatik, medizinische Psychologie, 59*, 454–466. https://doi.org/10.1055/s-0029-1223371

Treasure, J., Zipfel, S., Micali, N., Wade, T., Stice, E., Claudino, A., Schmidt, U., Frank, G.K., Bulik, C.M. & Wentz, E. (2015). Anorexia nervosa. *Nature Reviews Disease Primers, 1*, 15074. https://doi.org/10.1038/nrdp.2015.74

Watson, H.J., Joyce, T., French, E., Willan, V., Kane, R.T., Tanner-Smith, E.E., McCormack, J., Dawkins, H., Hoiles, K.J. & Egan, S.J. (2016). Prevention of eating disorders: a systematic review of randomized, controlled trials. *International Journal of Eating Disorders, 49*(9), 833–862. https://doi.org/10.1002/eat.22577

Wilksch, S. & Wade, T. (2010). *Media Smart*. Flinders University.

Zipfel, S., Giel, K.E., Bulik, C.M., Hay, P. & Schmidt, U. (2015). Anorexia nervosa: aetiology, assessment and treatment. *Lancet Psychiatry, 2*, 1099–1111. https://doi.org/10.1016/S2215-0366(15)00356-9

Zipfel, S., Löwe, B., Reas, D.L., Deter, H.C. & Herzog, W. (2000). Long-term prognosis in anorexia nervosa: lessons from a 21-year follow-up study. *Lancet, 355*, 721–722. https://doi.org/10.1016/S0140-6736(99)05363-5

Zipfel, S., Schmidt, U. & Giel, K.E. (2022). The hidden burden of eating disorders during the COVID-19 pandemic. *Lancet Psychiatry, 9*, 9–11. https://doi.org/10.1016/S2215-0366(21)00435-1

Lese- und Medienempfehlung zur Vertiefung

Hermann, R. & Immel-Sehr, A. (2021). *Hilfe bei Magersucht und Bulimie. Ein Ratgeber für Angehörige und Freunde*. Stiftung Warentest.

Herpertz, S., Herpertz-Dahlmann, B., Fichter, M., Tuschen-Caffier, B. & Zeeck, A. (Hrsg.). (2019). *S3-Leitlinie Diagnostik und Behandlung der Essstörungen*. Springer. Verfügbar unter https://register.awmf.org/de/leitlinien/detail/051-026

Herpertz, S., de Zwaan, M. & Zipfel, S. (Hrsg.). (2022). *Handbuch Essstörungen und Adipositas* (3. Aufl.). Springer. https://doi.org/10.1007/978-3-662-63544-5

Zeeck, A. & Herpertz, S. (Hrsg.). (2015). *Diagnostik und Behandlung von Essstörungen – Ratgeber für Patienten und Angehörige. Patientenleitlinie der Deutschen Gesellschaft für Essstörungen (DGESS)*. Springer.

25 Prävention der Aufmerksamkeitsdefizit-/Hyperaktivitätsstörung (ADHS)

Manfred Döpfner, Charlotte Hanisch und Christopher Hautmann

Überblick

Dieses Kapitel gibt eine Übersicht über die Prävention der Aufmerksamkeitsdefizit-/Hyperaktivitätsstörung (ADHS), schwerpunktmäßig im Kindesalter, in drei Abschnitten:

- Zunächst werden die typische Symptomatik sowie empirische Befunde zur Prävalenz, zur Ätiologie, einschließlich der Risikofaktoren, und zum Verlauf dieser psychischen Störung vom Kindes- bis ins Erwachsenenalter zusammengefasst.
- Danach werden eltern- und familienzentrierte Interventionen vorgestellt, die darauf abzielen, familiäre Risikofaktoren für die Entwicklung der Störung und aufrechterhaltende familiäre Bedingungen für bereits vorliegende Symptome zu vermindern.
- Im dritten Abschnitt werden kindergarten- und schulzentrierte Interventionen beschrieben, die darauf abzielen, (vor-) schulische Bedingungen zu verändern, die Risikofaktoren für die Entwicklung der Störung und aufrechterhaltende (vor-)schulische Faktoren für bereits vorliegende Symptome zu reduzieren.

25.1 Klinisches Bild, Epidemiologie, Ätiologie und Verlauf

Hyperkinetische Störungen (HKS) oder **Aufmerksamkeitsdefizit-/Hyperaktivitätsstörungen** (ADHS) umfassen ein breites Spektrum an hyperaktiven, impulsiven und unaufmerksamen Verhaltensweisen, die häufig gemeinsam auftreten (Döpfner et al., 2013). **Hyperaktivität** bezeichnet eine nicht altersgerechte, desorganisierte, mangelhaft regulierte und überschießende motorische Aktivität oder ausgeprägte Ruhelosigkeit, die besonders in Situationen auftritt, die relative Ruhe und Ausdauer verlangen (z. B. Unterricht). **Impulsivität** umfasst das plötzliche und unbedachte Handeln oder auch die vermeintliche Unfähigkeit, abzuwarten und Bedürfnisse aufzuschieben. Der Begriff der **kognitiven Impulsivität** beschreibt die Tendenz, ersten Handlungsimpulsen zu folgen und eine Tätigkeit zu beginnen, bevor sie vollständig erklärt oder hinreichend durchdacht worden ist. **Motivationale Impulsivität** bezeichnet die relative Unfähigkeit, Bedürfnisse aufzuschieben, und die Tendenz, schnelle und unmittelbare Belohnungen zu suchen. **Emotionale Impulsivität** bezeichnet die Tendenz, schnell und heftig Affekte zu entwickeln – Freude und Begeisterung können sehr abrupt und intensiv auftreten, aber oft ist auch eine geringe Frustrationstoleranz festzustellen und die Betroffenen reagieren mit Ärger und Wut bei kleinen Anlässen. **Störungen der Aufmerksamkeit** treten vor allem bei Beschäftigungen auf, die eine kognitive Anstrengung erfordern oder als besonders langweilig und ermüdend erlebt werden. Meist sind diese Störungen bei Tätigkeiten, die fremdbestimmt sind (z. B. Hausaufgaben), stärker ausgeprägt als bei selbstbestimmten Beschäftigungen (z. B. Spiel). In der Regel ist sowohl die selektive Aufmerksamkeit, d. h. die Fähigkeit, die Aufmerksamkeit auf aufgabenrelevante Reize zu fokussieren und irrelevante Reize zu ignorieren, als auch die Daueraufmerksamkeit beeinträchtigt.

Bei **ADHS** liegen diese Symptome in einem dem Entwicklungsstand des Kindes nicht zu vereinbarenden und unangemessenem Ausmaß vor und sie treten typischerweise bereits vor dem Einschulungsalter auf, wobei bei manchen Kindern, die in der Regel weniger stark betroffen sind, die Symptome auch erst im Laufe des Schulalters in einer Stärke auftreten, die zu psychosozialen Funktionsbeeinträchtigungen führt. Für eine **Diagnose** müssen sich Beeinträchtigungen durch diese Symptome in zwei oder mehr Lebensbereichen (z. B. Schule, Familie) manifestieren und es müssen deutliche Hinweise auf klinisch bedeutsame Beeinträchtigungen in sozialen, schulischen oder beruflichen Funktionsbereichen vorhanden sein. Im US-amerikanischen Diagnosesystem DSM 5 (deutsch: Falkai et al., 2018) wird eine ADHS mit einem vorwiegend unaufmerksamen Erscheinungsbild von einer ADHS mit einem vorwiegend hyperaktiv-impulsiven Erscheinungsbild und einer ADHS mit gemischtem Erscheinungsbild abgegrenzt.

Wichtig für Gesundheitsförderung und Prävention

Trotz der kategorialen Diagnostik dieser Störung in der ICD-10 (Dilling et al., 2015; Dilling et al., 2016) und dem DSM 5 besteht Einigkeit, dass es sich (wie bei den meisten psychischen Störungen) um Merkmale handelt, die in der Bevölkerung kontinuierlich verteilt sind, sodass Grenzwerte für eine kategoriale Diagnostik nicht klar zu ziehen sind. Dies ist für die Prävention von besonderer Bedeutung, da Interventionen im „subklinischen" Bereich möglicherweise die Entwicklung eines Vollbildes von ADHS verhindern können.

Einzelne Symptome von Hyperaktivität, Impulsivität und Unaufmerksamkeit treten in Deutschland bei Kindern und Jugendlichen, nach Angaben der Eltern, im Alter von 4 bis 17 Jahren in deutlicher Ausprägung bei 5–22 % auf (Görtz-Dorten & Döpfner, 2009). Die Diagnosenprävalenz ist erwartungsgemäß deutlich geringer – auf der Basis von Symptomkriterien liegt die Prävalenz für ADHS nach DSM IV/5 zwischen 5 % und 9,3 % (Döpfner et al., 2008; Görtz-Dorten & Döpfner, 2009). Die Prävalenzraten vermindern sich deutlich mit dem Alter und sind bei Jungen zwei- bis dreimal höher als bei Mädchen. Werden neben den Symptomkriterien auch noch weitere Diagnosekriterien berücksichtigt, wie Funktionsbeeinträchtigung, Ausprägung der Symptomatik in mehreren Situationen, dann sinkt die Prävalenz noch einmal deutlich. Nach den wesentlich strengeren Diagnosekriterien von ICD-10 liegt die Prävalenz in Deutschland zwischen 1 % und 3,4 % (Döpfner et al., 2008; Görtz-Dorten & Döpfner, 2009). Internationale Studien belegen ähnliche Prävalenzraten für ADHS in verschiedenen Ländern und Kulturen (Cortese et al., 2023).

Hyperkinetische Störungen ohne zusätzliche (komorbide) psychische Störungen sind eher die Ausnahme. Bei etwa 75 % der Betroffenen besteht eine weitere psychische Störung und bei etwa 60 % finden sich mehrere komorbide psychische Störungen, welche die Prognose ungünstig beeinflussen und spezielle therapeutische Maßnahmen erfordern können (Jensen & Steinhausen, 2015). Umschriebene **Entwicklungsstörungen** (Motorik, Sprache, schulische Fertigkeiten), **Angststörungen** und **Tic-Störungen** sowie eine oppositionelle **Trotzstörung** treten früh in der Entwicklung auf. **Depressive Störungen** und schwerere Formen von **Störungen des Sozialverhaltens** entwickeln sich oft zeitlich versetzt zum Ende der Grundschulzeit und am Übergang in die Adoleszenz. Letztere sind ab der Adoleszenz oft mit Substanzmissbrauch und der Entwicklung von Persönlichkeitsstörungen assoziiert (Faraone et al., 2021). Das altersabhängige Auftreten komorbider Störungen erfolgt daher häufig in spezifischen sequenziellen Schritten (z. B. von oppositionellen Störungen über eine Sozialverhaltensstörung zu einer depressiven Entwicklung mit erhöhter Suizidalität), zumal komorbide Störungen spezifische Risiken für die Entwicklung weiterer psychischer Störungen darstellen.

Die Störung geht mit vielfältigen psychosozialen Funktionsbeeinträchtigungen und einer deutlich reduzierten gesundheitsbezogenen subjektiven Lebensqualität einher (Banaschewski et al., 2017). Betroffene erreichen durchschnittlich schlechtere Schulleistungen, niedrigere Bildungsabschlüsse und einen geringeren sozioökonomischen Status. Die Beziehungen zu Eltern, Geschwistern und Gleichaltrigen und Partnern sind häufig konfliktreich. Das Risiko für delinquentes Verhalten ist erhöht, das Selbstwerterleben häufig beeinträchtigt und im Verlauf besteht ein erhöhtes Suizidrisiko (Barkley et al., 2006; Bussing et al., 2010). Die erhöhte Unfallneigung, vor allem im Straßenverkehr, trägt wesentlich zu einer insgesamt achtfach erhöhten Mortalität bei (Dalsgaard et al., 2015).

Prospektive Längsschnittstudien zeigen eine **kontinuierliche Abnahme der Kernsymptomatik** über die **Lebensspanne**. Allerdings persistiert die Symptomatik bei etwa 3 % über das Kindes- und Jugendalter hinweg auf hohem Niveau (Döpfner et al., 2015). Im Erwachsenenalter erfüllen noch etwa 40 % der im Kindesalter Auffälligen die diagnostischen Kriterien, ca. 65 % zeigen weiterhin beeinträchtigende Symptome und bis zu 90 % haben funktionelle Einschränkungen (Faraone et al., 2006). Die **funktionelle Beeinträchtigung** der Betroffenen kann trotz Reduktion der Zahl der Kernsymptome persistieren und sich sogar verstärken. Mitunter treten komorbide Störungen in den Vordergrund und bestimmen das klinische Bild. Eine positive Familienanamnese für ADHS, ungünstige psychosoziale Bedingungen, eine stark ausgeprägte Kernsymptomatik und komorbide psychische Störungen (insbesondere Sozialverhaltensstörungen) stellen Risikofaktoren für einen ungünstigen Verlauf und die Persistenz des Störungsbildes dar (Dalsgaard et al., 2015).

Die **pathophysiologischen Mechanismen** der ADHS sind bislang noch unzureichend geklärt. Studienergebnisse stützen die Vermutung, dass ADHS in den meisten Fällen multifaktoriell bedingt ist. Genetische Faktoren und frühe Umweltrisiken, die komplex interagieren und die strukturelle und funktionelle Hirnentwicklung beeinflussen, spielen eine wesentliche Rolle und bedingen eine hohe ätiologische Heterogenität (Banaschewski et al., 2017). Zwillingsstudien zeigen, dass 70–80 % der phänotypischen Varianz auf genetische Faktoren und ihre Interaktion mit Umweltfaktoren zurückzuführen ist (Faraone et al., 2005).

Schädigungen des Zentralnervensystems, Nahrungsmittelbestandteile sowie psychosoziale Faktoren spielen ebenfalls eine Rolle. Vermittelnde Faktoren sind neurobiologische (neuroanatomische, neurochemische und neurophysiologische) und neuropsychologische Auffälligkeiten und Prozesse, die schließlich hyperkinetische Symptome und koexistierende Störungen und Auffälligkeiten auslösen (vgl. Döpfner et al., 2013). Psychosoziale Faktoren können die Ausprägung der Symptomatik, die Entwicklung komorbider Störungen und den Verlauf der Symptomatik im Sinne eines Vulnerabilitäts-Stress-Modells bei neurobiologisch vulnerablen Personen beeinflussen. Der Schweregrad der hyperkinetischen Symptomatik und der längerfristige Verlauf sowie die Komorbidität mit anderen Störungen gehen mit ungünstigen psychosozialen Bedingungen einher (z. B. Biederman et al., 1996). In mehreren Studien wurden geringer sozioökonomischer Status, ungünstige familiäre Bedingungen, vor allem unvollständige Familien, überbelegte Wohnungen, psychische Störung der Mutter sowie inkonsistentes Erziehungsverhalten als Risikofaktoren für die Entwicklung von hyperkinetischen Störungen nachgewiesen (vgl. Döpfner et al., 2013).

25.2 Ansatzpunkte präventiver Interventionen

Die in Kap. 25.1 beschriebenen Risikofaktoren weisen auf die möglichen Ansatzpunkte präventiver Interventionen hin:

- In **eltern- und familienzentrierten Interventionen** können familiäre Bedingungen verändert werden, die Risikofaktoren für die Entwicklung der Störung und aufrechterhaltende Faktoren für bereits vorliegende Symptome darstellen (z. B. Erziehungsverhalten, psychische Störungen der Eltern).
- In **kindergarten- und schulzentrierten Interventionen** können (vor-)schulische Bedingungen verändert werden, die Risikofaktoren für die Entwicklung der Störung und aufrechterhaltende Faktoren für bereits vorliegende Symptome darstellen (z. B. Erziehungsverhalten der Pädagogen, Zusammensetzung der Klasse).
- Durch **kindzentrierte Interventionen** lassen sich Fertigkeiten (z. B. Aufmerksamkeit, Konzentrationsfähigkeit, Organisationsfähigkeit, Impulskontrolle) verbessern, wodurch sich bereits vorliegende ADHS-Symptome vermindern lassen. Allerdings weisen die bisherigen Studien bei Kindern mit ADHS-Symptomen darauf hin, dass diese kindzentrierten Interventionen weniger erfolgversprechend sind als Interventionen, die in der Familie oder der Schule ansetzen (Fabiano et al., 2009). Daher sollen diese Ansätze im Folgenden näher beschrieben werden.

25.2.1 Eltern-/familienzentrierte Prävention

Da elterliches Erziehungsverhalten, vor allem inkonsistente Erziehung, ein Risikofaktor für den Entwicklungsverlauf bei ADHS darstellt (vgl. Döpfner et al., 2013), ist eine Verbesserung der elterlichen Erziehungskompetenzen ein wichtiger präventiver Ansatzpunkt. Im Rahmen von verhaltenstherapeutisch basierten Elterntrainings soll über eine Veränderung konkreten Erziehungsverhaltens kindliches Problemverhalten abgebaut und angemessenes Verhalten aufgebaut werden.

In **verhaltenstherapeutischen Elterntrainings** werden den Eltern oder anderen Hauptbezugspersonen Erziehungsmethoden auf der Grundlage der Verhaltensmodifikation vermittelt (z. B. Methoden der Stimuluskontrolle, positive Verstärkungsmethoden und negative Konsequenzen). Eltern werden angeleitet, problematisches Verhalten zu identifizieren und zu beobachten, auf die vorausgehenden und nachfolgenden Bedingungen von Problemverhalten Einfluss zu nehmen, angemessenes Verhalten durch Lob und positive Aufmerksamkeit zu belohnen und unerwünschtes Verhalten zu ignorieren oder kindgerecht zu reglementieren (Chronis et al., 2004; Döpfner et al., 2021a). Basierend auf bindungstheoretischen Überlegungen haben viele verhaltenstherapeutische Elterntrainings darüber hinaus auch die Förderung der Eltern-Kind-Beziehung zum Ziel (Eyberg, 1988). Die Verhaltensprobleme des Kindes führen nicht selten zu einer starken innerfamiliären Belastung und einer einseitigen Fokussierung auf die Defizite des Kindes. Als Grundlage für die spätere Verhaltensmodifikation wird daher häufig zunächst die Steigerung der Beziehungsqualität von Eltern und Kind angestrebt (z. B. gemeinsame Spielzeit; Döpfner et al., 2016a; Döpfner et al., 2019). Um die Trainingsinhalte zu erarbeiten und in den Alltag zu übertragen, werden als didaktische Methoden vielfach Rollenspiele, Lernen am Modell und Hausaufgaben eingesetzt.

Elterntrainings lassen sich im Kontext **universeller, selektiver und indizierter Präventionsmaßnahmen** einsetzen. Universelle Prävention richtet sich an die Allgemeinbevölkerung bzw. eine Gesamtpopulation (National Research Council & Institute of Medicine, 2009) und kann bei Elterntrainings beispielsweise in Fernsehbeiträgen bestehen (Sanders et al., 2000), die der Vermittlung von Erziehungsstrategien dienen. Demgegenüber ist die selektive Prävention für einen Personenkreis gedacht, dessen Risiko für eine psychische Störung aufgrund von biologischen, psychologischen oder sozialen Faktoren erhöht ist (National Research Council & Institute of Medicine, 2009). Bei ADHS könnten dies beispielsweise Elterntrainings sein, die als Zielgruppe Eltern haben, die selbst unter ADHS leiden, da bei diesen Eltern häufig Defizite in der Erziehungskompetenz beobachtet werden (Johnston et al., 2012). Mit indizierter Prävention sind Maßnahmen gemeint, die sich an Hochrisikogruppen mit ersten Anzeichen von Symptomen wenden, bei denen aber noch nicht das Vollbild einer Störung besteht (National Research Council & Institute of Medicine, 2009). Selektive und indizierte Präventionsmaßnahmen werden auch unter dem Begriff der zielgerichteten Prävention zusammengefasst.

Weiterhin lassen sich Elterntrainings nach ihrer **Darbietungsform** unterscheiden, wobei das Individual-, das Gruppen-, und das Selbsthilfeformat voneinander abgegrenzt werden können. Im Sinne eines Präventionsangebots mit hoher Kosteneffizienz und möglichst flächendeckender Verfügbarkeit scheinen sich dabei vor allem selbsthilfebasierte Interventionen anzubieten, die in den letzten Jahren auch verstärkt in den Fokus wissenschaftlichen Interesses gerückt sind (Dose et al., 2017; Kierfeld et al., 2013; Tarver et al., 2014). Selbsthilfemaßnahmen können beispielsweise in Form von Selbsthilfebüchern (Barkley & Benton, 1998) oder auch als Onlinekurse zur Verfügung stehen (Döpfner et al., 2016b). Das Selbsthilfebuch *Wackelpeter und Trotzkopf* (Döpfner & Schürmann, 2023) und das davon abgeleitete Programm „Alltag meistern mit ADHS" (z.B. Döpfner et al., 2021a) sind die im deutschen Sprachraum am besten untersuchten angeleiteten Selbsthilfeverfahren. Die Effekte auf die Symptomatik und das Funktionsniveau der Kinder sowie auf das Erziehungsverhalten der Eltern und die Stabilität der Effekte konnte in mehreren Studien belegt werden (Döpfner et al., 2021b; Dose et al., 2017; Kierfeld et al., 2013; Mokros et al., 2015).

Das **Präventionsprogramm für Expansives Problemverhalten** (PEP) (Plück et al., 2006) ist das in Deutschland am besten evaluierte indizierte Präventionsprogramm. Das Programm wurde auf der Grundlage des Therapieprogramms THOP (Döpfner et al., 2013) hauptsächlich zur Prävention bei Kindern im Kindergartenalter entwickelt, die bereits erste expansive Verhaltensauffälligkeiten zeigen (ADHS-Symptome oder oppositionelle Verhaltensauffälligkeiten). PEP besteht aus einem Elterngruppentraining und einem Erziehergruppentraining (jeweils 10 Sitzungen) und leitet Eltern bzw. Erzieherinnen und Erzieher an, die Verhaltensprobleme des Kindes zu analysieren und spezifische, individuell auf das Kind abge-

Wichtig für Gesundheitsförderung und Prävention

Elterntrainings sind evidenzbasiert. Eine Vielzahl von Übersichtsarbeiten und Metaanalysen zu ADHS (Coghill et al., 2021; Daley et al., 2014; Daley et al., 2018; Evans et al., 2018; Fabiano et al., 2015; Groenman et al., 2022; Rimestad et al., 2019; Sonuga-Barke et al., 2013) sowie zu dem komorbid häufig auftretenden aggressiv-dissozialen Verhalten liegen vor (Beelmann et al., 2023; Farrington et al., 2017; Mingebach et al., 2018; Thomas et al., 2017; van Aar et al., 2017; Weber et al., 2019). Elterntrainings gelten als effektiv, allerdings variiert die Wirksamkeit je nach betrachteter Dimension. Bei komorbiden aggressiv-dissozialen Verhaltensproblemen und beim Erziehungsverhalten sind die Effektstärken in der Regel klein bis mittel (Daley et al., 2014). Bei der ADHS-Kernsymptomatik gibt es positive Ergebnisse im Elternurteil, jedoch nicht im verblindeten Urteil (Daley et al., 2014; Sonuga-Barke et al., 2013). Elterntrainings sind fester Bestandteil sowohl nationaler als auch internationaler Behandlungsleitlinien für ADHS (Deutsche Gesellschaft für Kinder- & Jugendpsychiatrie, Psychosomatik & Psychotherapie, 2017; National Institute for Health and Care Excellence, 2019). In Abhängigkeit von Faktoren wie dem Alter und dem Schweregrad der Störung werden sie häufig als primäre oder als unterstützende Behandlungsmethode empfohlen (Coghill et al., 2021).

Tabelle 25-1: Bausteine des Präventionsprogramms für Expansives Problemverhalten (PEP) (Plück et al., 2006).

Sitzung	Elterntraining (PEP-EL)	ErzieherInnentraining (PEP-ER)
1	Das Kind – Freud und Leid	Das Kind – Freud und Leid
2	Der Teufelskreis/gemeinsame Spielzeit	Der Teufelskreis/wertvolle Zeit
3	Energie Sparen & Auftanken	Energie Sparen & Auftanken
4	Regeln und wirkungsvolle Aufforderungen	Regeln und wirkungsvolle Aufforderungen
5	Positive Konsequenzen	Positive Konsequenzen
6	Negative Konsequenzen	Negative Konsequenzen
7	Problemverhalten in der Öffentlichkeit	–
8	Ständiger Streit	Kontakte aufbauen – Freunde finden
9	Ausdauerndes Spiel	Ausdauerndes Spiel
10	Hausaufgaben	Elternarbeit und Elterngespräche
11	Zusammenfassung	Zusammenfassung

stimmte Interventionen in der Familie bzw. im Kindergarten durchzuführen. Tabelle 25-1 gibt eine Übersicht über die Bausteine sowohl des Elterntrainings als auch des Erziehertrainings.

In einer randomisierten Kontrollgruppenstudie konnte die Wirksamkeit des Gesamtprogramms bezüglich der Veränderung von Erziehungsverhalten und der Verminderung von Problemverhalten des Kindes sowie die Stabilität der Effekte nachgewiesen werden (Hanisch et al., 2010a; Hanisch et al., 2010b). In einer nachfolgenden Studie wurden die Effekte des isolierten PEP-Elterntrainings in der Routineanwendung überprüft, wobei die Wirksamkeit sowie die Stabilität der Effekte bestätigt werden konnte (Hautmann et al., 2008; Hautmann et al., 2009; Hautmann et al., 2010; Hautmann et al., 2011).

Nicht alle Familien profitieren gleichermaßen von einem Elterntraining. Mögliche erklärende Faktoren für Unterschiede im Behandlungserfolg können unter anderem im Kind (z. B. Alter, Schweregrad der Symptomatik) und bei der Familie liegen (z. B. elterliche Psychopathologie, alleinerziehend, Bildung). Weniger günstige Therapieverläufe ließen sich für sozial schwache Familien, alleinerziehende Mütter und auch psychische kranke Eltern belegen (Lundahl et al., 2006; Reyno & McGrath, 2006). Einschränkend ist jedoch festzuhalten, dass das Wissen zu den die Behandlung moderierenden Faktoren aktuell noch gering ist und die Befunde über verschiedene Studien hinweg häufig Inkonsistenzen zeigen (van der Oord & Daley, 2015).

Um Elterntrainings einer möglichst breiten Gruppe von Eltern zugänglich zu machen und den Therapieverlauf vor allem auch für Fami-

Wichtig für Gesundheitsförderung und Prävention

Im Rahmen von Prävention scheinen Elterntrainings vor allem als **indizierte Maßnahmen** sinnvoll zu sein, während ihr Nutzen als universelle Prävention hingegen als fraglich gewertet werden kann (Conduct Problems Prevention Research Group, 2007; Menting et al., 2013). Allerdings liegen im deutschen Sprachraum auch Studien vor, die Effekte des in Australien entwickelten Triple-P-Programms im Rahmen der universellen Prävention belegen (Hahlweg et al., 2010).

lien mit einer weniger günstigen Prognose zu optimieren, können verschiedene ergänzende Strategien eingesetzt werden. Zugangsbarrieren sollten durch ein wohnortnahes Angebot möglichst gering gehalten werden (Reyno & McGrath, 2006). Um die Zuversicht für eine Verhaltensänderung zu stärken, können motivationsfördernde Strategien in die Programme integriert werden (z.B. Change Talk; Nock & Kazdin, 2005). Weiterhin kann versucht werden, mit Erinnerungsanrufen die Teilnahmehäufigkeit zu steigern (Watt et al., 2007).

25.2.2 Kindergarten- und schulzentrierte Prävention

Kindergartenzentrierte Interventionen, die auf eine Veränderung der situativen Bedingungen und des Verhaltens der Erziehenden im Kindergarten abzielen, wurden deutlich seltener untersucht als Elterntrainings. Vorliegende Studien betrachten in erster Linie expansives Problemverhalten und nicht ADHS-spezifische Symptome und untersuchen Vorschulkinder, die unter besonderen Risikobedingungen aufwachsen oder erste Anzeichen oppositioneller Verhaltensstörungen aufweisen.

Das **Good Behavior Game**, das Regelverstöße im Rahmen eines Gruppenverstärkersystem durch Punktabzug ahndet und regelkonformes Verhalten belohnt, hat sich in einer Studie mit fünf amerikanischen Kindergartengruppen zur Reduzierung störenden, aggressiven oder oppositionellen Verhaltens als wirksam erwiesen (Donaldson et al., 2011). Die Kombination aus verbalem und visuellem Feedback auf Problemverhalten kann Effekte dabei vergrößern (Wiskow et al., 2019).

Im Rahmen des bereits beschriebenen **Präventionsprogramms PEP** wurde auch ein Training für Kindergartenerzieherinnen und -erzieher entwickelt (siehe Tabelle 25-1). Positive Interventionseffekte auf die expansive Symptomatik und das Erziehungsverhalten zeigten sich sowohl in Kombination mit dem Elterntraining (Hanisch et al., 2010a; Hanisch et al., 2014) als auch als Einzeltraining unter Routineversorgungsbedingungen (Plück et al., 2015). In einer Sekundäranalyse der Anwendungsstudie konnte darüber hinaus gezeigt werden, dass sich bei den weniger stark betroffenen Kindern durch die Fortbildung der ErzieherInnen sowohl ADHS-Symptome als auch oppositionelles Verhalten signifikant reduzierten (Eichelberger et al., 2016). Bei den Kindern mit den deutlicher ausgeprägten ADHS-Symptomen zeigten sich allerdings stärkere Interventionseffekte bei oppositionellem Problemverhalten und der Gesamtauffälligkeit, nicht aber für ADHS-Symptome.

> **Wichtig für Gesundheitsförderung und Prävention**
>
> Für Kinder mit bereits deutlich ausgeprägten ADHS-Symptomen im Vorschulalter scheint ein alleiniges ErzieherInnentraining also nicht auszureichen, um die Kernsymptome der ADHS deutlich zu reduzieren.

Die Bedeutung **schulbezogener Interventionen** leitet sich sowohl aus den erheblichen Beeinträchtigungen der Schüler mit ADHS im Hinblick auf schulische Leistungen und soziale Integration ab als auch daraus, dass Lehrkräfte sich durch Schüler mit ADHS besonders häufig gestresst fühlen (Greene et al., 2002; Nash et al., 2016), v.a. durch Hyperaktivität und Impulsivität und weniger durch Unaufmerksamkeit (Moore et al., 2015).

Ihr Wissen über ADHS scheinen Lehrkräfte eher durch kollegialen Austausch und nicht durch formale Fortbildungen zu erwerben (Lawrence et al., 2017). Wenngleich inzwischen umfangreiche Belege zu wirksamen schulbezogenen Interventionen für Schüler und Schülerinnen mit ADHS-Symptomen vorliegen (Evans et al., 2023), werden diese Maßnahmen selten angewandt (Moore et al., 2017; Ruhmland & Christiansen, 2017). Mangelndes Wissen und negative Einstellungen den Interventionen gegenüber spielen hierbei eine große Rolle (Strelow et al., 2020). Gleichzeitig sind Maßnahmen, die in ihrer Wirksamkeit nicht belegt sind oder ungünstige Effekte auf schulische Leistungen haben können, verbreitet (Graziano et al., 2020): Häufig eingesetzt werden sogenannte Fidget Tools oder angepasste Sitzmöglichkeiten, die dem Bewegungsdrang des Kindes begegnen sollen. Auch verbreitet und eher hinderlich ist die langfristige Reduktion von Anforderungen. So fanden Hustus und Mitarbeitende in US-amerikanischen individuellen Förderplänen als häufigste Intervention die Reduktion der Leistungserwartungen, während Strategien zum Aufbau von Fertigkeiten und Kompetenzen weniger häufig eingesetzt wurden (Hustus et al., 2020).

Nationale und internationale Behandlungsleitlinien zu ADHS empfehlen den Einsatz schulbasierter Interventionen (Deutsche Gesellschaft für Kinder- & Jugendpsychiatrie, Psychosomatik & Psychotherapie, 2017; National Institute for Health und Care Excellence, 2019). Besonders wirksam sind schulische Interventionen dann, wenn sie in ein schulweites mehrstufiges Präventionskonzept eingebettet sind (Fabiano & Pyle, 2019), das unter Einbezug aller Beteiligten unterschiedlich intensive Maßnahmen auf der Ebene der Schule bzw. Klasse, des Lehrkraftverhaltens und des von ADHS betroffenen Kindes vorsieht. Wirksame Maßnahmen auf Klassenebene umfassen ein qualitativ hochwertiges Klassenmanagement, das Verstärkerbedingungen für Problem- bzw. Zielverhalten verändert und positive Beziehungen fördert (Aldabbagh et al., 2022; van der Oord & Tripp, 2020; Ward et al., 2022). Besonders günstig ist verhaltensspezifisches Lob, v. a. bei einem deutlichen Überwiegen von Lob gegenüber Ermahnungen (Caldarella et al., 2020). Als konkrete klassenweite Maßnahme konnte das oben bereits beschriebene Good Behavior Game in vielen Studien bei Kindern und Jugendlichen mit ADHS Arbeits- und Regelverhalten verbessern (Leflot et al., 2013).

Eine individualisiertere Maßnahme sind die sogenannten **Daily Behavior Report Cards**, welche die systematische Beobachtung und Verstärkung von individuellem Zielverhalten vorsehen und sich bei Kindern mit ADHS zur Steigerung konzentrierten Arbeitens und zur Reduktion von Störverhalten als wirksam erwiesen haben (Iznardo et al., 2020). In Übereinstimmung hiermit bewerten sowohl eine etwas ältere (Fabiano et al., 2015) als auch eine aktuelle Metaanalyse (Honstra et al., 2023) v. a. den Einsatz schulbasierten Kontingenzmanagements für Kinder mit ADHS als wirksam. Für Kinder mit stärker ausgeprägten Verhaltens- und Lernproblemen hat sich der Einsatz von funktionalen Verhaltensanalysen bewährt, die darauf abzielen, individuelle Bedingungen und Funktionen von z. B. störendem Verhalten zu verstehen, um hieraus passgenaue Interventionen abzuleiten (Fabiano & Pyle, 2019).

Kind-/Jugendlichenzentrierte Maßnahmen, die für den schulischen Kontext und ADHS empfohlen werden, beinhalten die Vermittlung von Selbstmanagement-Techniken. Hier werden die Kinder bzw. Jugendlichen darin unterstützt, sich selbst Ziele zu setzen, diese Schritt für Schritt zu verfolgen, deren Umsetzung zu überprüfen und sich selbst für deren Erreichung zu verstärken. Ein sogenannter Wenn-dann-Plan kann zum Bilden einer expliziten Verhaltensabsicht genutzt werden (Gawrilow et al., 2011). Diese Techniken spielen v. a. bei älteren Kindern oder Jugendlichen mit ADHS eine Rolle (Evans & Allan, 2023; Fabiano & Pyle, 2019).

Wichtig für Gesundheitsförderung und Prävention

Zusammenfassend sprechen die Befunde bei Kindern mit ADHS und Schulleistungsproblemen für den Einsatz von Schulinterventionen, die Wissen zu Ursachen von und Interventionsmöglichkeiten bei ADHS, eine damit verbundene Veränderung von Einstellungen und Attributionsprozessen der Lehrkräfte und den Einsatz von Kontingenzmanagement vermitteln und an den jeweiligen individuellen und Kontextbedingungen ausgerichtet sind.

Tabelle 25-2: Interventionskomponenten des Schulbasierten Coachings bei Expansiven Problemverhalten (SCEP) (Hanisch et al., 2018).

Baustein	
Die Basis schaffen	
Baustein 1	Wissen zu expansivem Problemverhalten
Baustein 2	Bedingungsmodell/Problem- und Zieledefinition
Den Rahmen verändern	
Baustein 3	Lernumgebung
Baustein 4	Verfahrensabläufe und strukturierte Arbeitsaufträge
Baustein 5	Beziehung
Baustein 6	Stress
Das Lehrpersonenverhalten verändern	
Baustein 7	Regeln und wirkungsvolle Aufforderungen
Baustein 8	positive und negative Konsequenzen
Baustein 9	Verstärker-/Verstärkerentzugspläne
Die Selbstmanagementstrategien der Schülerin/des Schülers verbessern	
Baustein 10	Wenn-dann-Pläne
Baustein 11	Selbstbeobachtung
Die Kooperation mit den Eltern ermöglichen	
Baustein 12	Elterngespräche und weiterführende Hilfen

In Übereinstimmung mit dieser Befundlage wurde das **Schulbasierte Coaching bei Expansiven Problemverhalten** (SCEP) entwickelt und evaluiert (Hanisch et al., 2018; Hanisch et al., 2020). Lehrkräften werden hier in einem 12-wöchigen Einzel- oder Teamcoaching die Prinzipien der sozialen Lerntheorie vermittelt, um über die Veränderung situativer Bedingungen und der auf das Verhalten folgenden Konsequenzen systematisch Zielverhalten auf- und Problemverhalten abzubauen. SCEP bietet 12 Interventionskomponenten (Tabelle 25-2), aus denen je nach Kontextfaktoren und individueller funktionaler Verhaltensanalyse ausgewählt werden kann. In einer ersten Studie hat unsere Arbeitsgruppe hierüber Lern- und Arbeitsverhalten von Grundschulkindern mit ADHS-Symptomen mit mittlerer Effektstärke verbessern können (Hanisch et al., 2020). Ein Teil der Interventionen hat Eingang in alltagsnahe Handlungsempfehlungen für Lehrkräfte gefunden (Döpfner et al., 2021c).

Zusammenfassung

Die Prävention von Aufmerksamkeitsdefizit-/Hyperaktivitätsstörungen (ADHS) ist von besonderer Bedeutung, weil diese psychische Störung

- relativ häufig vorkommt,
- über das Kindes- und Jugendalter hinweg bis ins Erwachsenenalter persistiert und
- zu erheblichen Beeinträchtigungen psychosozialer Funktionen führen kann.

Eltern- und familienzentrierte Interventionen (vor allem Elterntrainings) zielen hauptsächlich darauf ab, familiäre Bedingungen zu verändern, die Risikofaktoren für die Entwicklung der Störung oder aufrechterhaltende Faktoren für bereits vorliegende Symptome darstellen (z.B. Erziehungsverhalten, psychische Störungen der Eltern). Diese Interventionen haben sich in mehreren Studien auch bei Kindern mit subklinischer Ausprägung von ADHS als erfolgreich erwiesen. Kindergarten- und schulzentrierten Interventionen können (vor-)schulische Bedingungen beeinflussen, die Risikofaktoren für die Entwicklung der Störung oder die aufrechterhaltenden Faktoren für bereits vorliegende Symptome darstellen (z.B. Erziehungsverhalten der Pädagogen, Zusammensetzung der Klasse). Hierzu liegen wenige Studien vor, die allerdings überwiegend auf eine Wirksamkeit der Interventionen hinweisen. Kindzentrierte Interventionen (z.B. Training der Konzentrations- oder der Organisationsfähigkeit des Kindes) sind möglicherweise weniger erfolgversprechende präventive Ansätze.

Diskussionsanregung

- Die bisherigen Studien zur Wirksamkeit selektiver und indizierter Prävention weisen überwiegend auf unmittelbare Effekte im Vergleich zu Kontrollgruppen ohne Intervention hin und auch die Stabilität dieser Effekte konnte teilweise belegt werden. Kann daraus bereits geschlossen werden, dass durch diese Interventionen auch die Inzidenzraten von ADHS verringert werden können?
- Das Potenzial von Selbsthilfeinterventionen mit und ohne professionelle Unterstützung auch unter Einsatz moderner Medien ist bislang wenig erforscht. Können moderne Medien (z.B. Internet, Smartphone-Apps) zu einer besseren Prävention beitragen?

Literatur

Aldabbagh, R., Glazebrook, C., Sayal, K. & Daley, D. (2022). Systematic review and meta-analysis of the effectiveness of teacher delivered interventions for externalizing behaviors. *Journal of Behavioral Education, 2022*, 1–42. Available from https://link.springer.com/article/10.1007/s10864-022-09491-4

Banaschewski, T., Becker, K., Döpfner, M., Holtmann, M., Rösler, M. & Romanos, M. (2017). Aufmerksamkeitsdefizit-/Hyperaktivitätsstörung. Eine aktuelle Bestandsaufnahme. *Deutsches Ärzteblatt, 114*, 149–159.

Barkley, R.A. & Benton, C.M. (1998). *Your defiant child: eight steps to better behavior*. Guilford Press.

Barkley, R.A., Fischer, M., Smallish, L. & Fletcher, K. (2006). Young adult outcome of hyperactive children: adaptive functioning in major life activities. *Journal of the American Academy of Child and Adolescent Psychiatry, 45*(2), 192–202. https://doi.org/10.1097/01.chi.0000189134.97436.e2

Beelmann, A., Arnold, L.S. & Hercher, J. (2023). Parent training programs for preventing and treating antisocial behavior in children and adolescents: a comprehensive meta-analysis of international studies. *Aggression and Violent Behavior, 68*, 101798. https://doi.org/10.1016/j.avb.2022.101798

Biederman, J., Faraone, S., Milberger, S., Curtis, S., Chen, L., Marrs, A., Ouellette, C., Moore, P. & Spencer, T. (1996). Predictors of persistence and remission of ADHD into adolescence: results from a four-year prospective follow-up study. *Journal of the American Academy of Child and Adolescent Psychiatry, 35*(3), 343–351. https://doi.org/10.1097/00004583-199603000-00016

Bussing, R., Mason, D.M., Bell, L., Porter, P. & Garvan, C. (2010). Adolescent outcomes of childhood attention-deficit/hyperactivity disorder in a diverse community sample. *Journal of the American Academy of Child and Adolescent Psychiatry, 49*(6), 595–605. https://doi.org/10.1097/00004583-201006000-00008

Caldarella, P., Larsen, R., Williams, L., Downs, K., Wills, H. & Wehby, J.H. (2020). Effects of teachers' praise-to-reprimand ratios on elementary students' on-task behavior. *Educational Psychology, 40*, 1306–1322. https://doi.org/10.1080/01443410.2020.1711872

Chronis, A.M., Chacko, A., Fabiano, G.A., Wymbs, B.T. & Pelham, W.E. (2004). Enhancements to the behavioral parent training paradigm for families of children with ADHD: review and future directions. *Clinical Child and Family Psychology Review, 7*, 1–27. https://doi.org/10.1023/B:CCFP.0000020190.60808.a4

Coghill, D., Banaschewski, T., Cortese, S., Asherson, P., Brandeis, D., Buitelaar, J., Daley, D., Danckaerts, M., Dittmann, R.W., Doepfner, M., Ferrin, M., Hollis, C., Holtmann, M., Paramala, S., Sonuga-Barke, E., Soutullo, C., Steinhausen, H.-C., Van der Oord, S., Wong, I.C.K., ... Simonoff, E. (2021). The management of ADHD in children and adolescents: bringing evidence to the clinic. Perspective from the European ADHD Guidelines Group (EAGG). *European Child and Adolescent Psychiatry, 32*, 1337–1361. https://doi.org/10.1007/s00787-021-01871-x

Conduct Problems Prevention Research Group. (2007). Fast track randomized controlled trial to prevent externalizing psychiatric disorders: findings from grades 3 to 9. *Journal of the American Academy of Child and Adolescent Psychiatry, 46*, 1250–1262. https://doi.org/10.1097/chi.0b013e31813e5d39

Cortese, S., Song, M., Farhat, L.C., Yon, D.K., Lee, S.W., Kim, M.S., Park, S., Oh, J.W., Lee, S., Cheon, K.A., Smith, L., Gosling, C.J., Polanczyk, G.V., Larsson, H., Rohde, L.A., Faraone, S.V., Koyanagi, A., Dragioti, E., Radua, J., ... Solmi, M. (2023). Incidence, prevalence, and global burden of ADHD from 1990 to 2019 across 204 countries: data, with critical re-analysis, from the Global Burden of Disease study. *Molecular Psychiatry, 28*(11), 4823–4830. https://doi.org/10.1038/s41380-023-02228-3

Daley, D., van der Oord, S., Ferrin, M., Cortese, S., Danckaerts, M., Doepfner, M., Van den Hoofdakker, B.J., Coghill, D., Thompson, M., Asherson, P., Banaschewski, T., Brandeis, D., Buitelaar, J., Dittmann, R.W., Hollis, C., Holtmann, M., Konofal, E., Lecendreux, M., Rothenberger, A., ... Sonuga-Barke, E.J. (2018). Practitioner ureview: current best practice in the use of parent training and other behavioural interventions in the treatment of children and adolescents with attention deficit hyperactivity disorder. *Journal of Child Psychology and Psychiatry, 59*(9), 932–947. https://doi.org/10.1111/jcpp.12825

Daley, D., van der Oord, S., Ferrin, M., Danckaerts, M., Doepfner, M., Cortese, S. & Sonuga-Barke, E.J. (2014). Behavioral interventions in attention-deficit/hyperactivity disorder: a meta-analysis of randomized controlled trials across multiple outcome domains. *Journal of the American Academy of Child and Adolescent Psychiatry, 53*(8), 835–847. https://doi.org/10.1016/j.jaac.2014.05.013

Dalsgaard, S., Ostergaard, S.D., Leckman, J.F., Mortensen, P.B. & Pedersen, M.G. (2015). Mortality in children, adolescents, and adults with attention deficit hyperactivity disorder: a nationwide cohort study. *Lancet, 385*(9983), 2190–2196. https://doi.org/10.1016/S0140-6736(14)61684-6

Deutsche Gesellschaft für Kinder- und Jugendpsychiatrie, Psychosomatik und Psychotherapie. (2017). *S3-Leitlinie ADHS bei Kindern, Jugendlichen und Erwachsenen (AWMF-Nr. 028/045)*. Verfügbar unter https://register.awmf.org/de/leitlinien/detail/028-045

Dilling, H., Mombour, W. & Schmidt, M.H. (Hrsg.). (2015). *Internationale Klassifikation psychischer Störungen: ICD-10 Kapitel V (F). Klinisch-diagnostische Leitlinien* (10., überarbeitete Aufl.). Hogrefe.

Dilling, H., Mombour, W., Schmidt, M.H. & Schulte-Markwort, E. (Hrsg.). (2016). *Internationale Klassifikation psychischer Störungen: ICD-10 Kapitel V (F). Diagnostische Kriterien für Forschung und Praxis* (6. Aufl.). Hogrefe.

Donaldson, J.M., Vollmer, T.R., Krous, T., Downs, S. & Berard, K.P. (2011). An evaluation of the good behavior game in kindergarten classrooms. *Journal of Applied Behavior Analysis, 44*(3), 605–609. https://doi.org/10.1901/jaba.2011.44-605

Döpfner, M., Breuer, D., Wille, N., Erhart, M. & Ravens-Sieberer, U. (2008). How often do children meet ICD-10/DSM-IV criteria of attention deficit-/hyperactivity disorder and hyperkinetic disorder? Parent based prevalence rates in a national sample – results of the BELLA study. *European Child and Adolescent Psychiatry, 17*(Suppl. 1), 59–70. https://doi.org/10.1007/s00787-008-1007-y

Döpfner, M., Dose, C., Katzmann, J., Mokros, L., Scholz, K., Schürmann, S. & Wolff Metternich-Kaizman, T. (2021a). *Den Alltag meistern mit ADHS. Das Arbeitsbuch für Eltern von Schulkindern.* Hogrefe. https://doi.org/10.1026/03048-000

Döpfner, M., Eichelberger, I., Dose, C., Hanisch, C., Schürmann, S. & Wolff Metternich-Kaizman, T. (2021c). *Den Alltag meistern mit ADHS*. Hogrefe. https://doi.org/10.1026/03048-000

Döpfner, M., Frölich, J. & Lehmkuhl, G. (2013). *Aufmerksamkeitsdefizit-/Hyperaktivitätsstörungen (ADHS). Leitfaden Kinder- und Jugendpsychotherapie* (Bd. 1, 2. Aufl.). Hogrefe.

Döpfner, M., Hautmann, C., Görtz-Dorten, A., Klasen, F. & Ravens-Sieberer, U. (2015). Long-term course of ADHD symptoms from childhood to early adulthood in a community sample. *European Child and Adolescent Psychiatry, 24*, 665–673 https://doi.org/10.1007/s00787-014-0634-8

Döpfner, M., Kinnen, C. & Halder, Y. (2016a). *THOP-Elternprogramm – Manual für Gruppenleiter*. Beltz.

Döpfner, M., Liebermann-Jordanidis, H., Kinnen, C., Hallberg, N., Mokros, L., Benien, N., Mütsch, A., Schürmann, S., Wolf Metternich-Kaizman, T., Hautmann, C. & Dose, C. (2021b). Long-term effectiveness of guided self-help for parents of children with ADHD in routine care – an observational study. *Journal of Attention Disorders, 25*, 265–274. https://doi.org/10.1177/1087054718810797

Döpfner, M. & Schürmann, S. (2023). *Wackelpeter und Trotzkopf. Hilfen für Eltern bei ADHS-Symptomen, hyperkinetischem und oppositionellem Verhalten* (6. Aufl.). Beltz.

Döpfner, M., Schürmann, S. & Frölich, J. (2019). *Therapieprogramm für Kinder mit hyperkinetischem und oppositionellem Problemverhalten (THOP)* (6. Aufl.). Beltz.

Döpfner, M., Schürmann, S., Maroß, A. & von Welck, A. (2016b). *ADHS-Elterntrainer: Schwierige Alltagssituationen meistern* [Online-Programm]. Zugriff am 09. März 2024 unter https://adhs.aok.de/

Dose, C., Hautmann, C., Buerger, M., Schuermann, S., Woitecki, K. & Doepfner, M. (2017). Telephone-assisted self-help for parents of children with attention-deficit/hyperactivity disorder who have residual functional impairment despite methylphenidate treatment: a randomized controlled trial. *Journal of Child Psychology and Psychiatry, 58*, 682–690. https://doi.org/10.1111/jcpp.12661

Eichelberger, I., Plück, J., Hautmann, C., Hanisch, C. & Döpfner, M. (2016). Effectiveness of the Prevention Program for Externalizing Problem Behavior (PEP) in preschoolers with severe and no or mild ADHD Symptoms. *Zeitschrift für Kinder- und Jugendpsychiatrie und Psychotherapie, 44*, 231–239. https://doi.org/10.1024/1422-4917/a000425

Evans, S.W. & Allan, D. (2023). School mental health interventions and assessment for students with attention-deficit hyperactivity disorder. In S.W. Ewans, J.S. Owens, C.P. Bradshaw & M.D. Weist (Eds.), *Handbook of school mental health* (pp. 103–120). Springer Nature Switzerland.

Evans, S.W., Owens, J.S., Wymbs, B.T. & Ray, A.R. (2018). Evidence-based psychosocial treatments for children and adolescents with attention deficit/hyperactivity disorder. *Journal of Clinical Child and Adolescent Psychology, 47*(2), 157–198. https://doi.org/10.1080/15374416.2017.1390757

Eyberg, S. (1988). Parent-child interaction therapy: integration of traditional and behavioral concerns. *Child and Family Behavior Therapy, 10*, 33–46. https://doi.org/10.1300/J019v10n01_04

Fabiano, G.A., Pelham, W.E. jr., Coles, E.K., Gnagy, E.M., Chronis-Tuscano, A. & O'Connor, B.C. (2009). A meta-analysis of behavioral treatments for attention-deficit/hyperactivity disorder. *Clinical Psychology Review, 29*, 129–140. https://doi.org/10.1016/j.cpr.2008.11.001

Fabiano, G.A. & Pyle, K. (2019). Best practices in school mental health for attention-deficit/hyperactivity disorder: a framework for intervention. *School Mental Health, 11*(1), 72–91. https://doi.org/10.1007/s12310-018-9283-2

Fabiano, G.A., Schatz, N.K., Aloe, A.M., Chacko, A. & Chronis-Tuscano, A. (2015). A systematic review of meta-analyses of psychosocial treatment for attention-deficit/hyperactivity disorder. *Clinical Child and Family Psychology Review, 18*, 77–97. https://doi.org/10.1007/s10567-015-0178-6

Falkai, P., Wittchen, H.-U., Döpfner, M., Gaebel, W., Maier, W., Rief, W., Saß, H. & Zaudig, M. (Hrsg.). (2018). *Diagnostisches und Statistisches Manual Psychischer Störungen DSM-5* (2., korrigierte Aufl.). Hogrefe. https://doi.org/10.1026/02803-000

Faraone, S., Banaschewski, T., Coghill, D., Zheng, Y., Biederman, J., Bellgrove, M.A., Newcorn, J.H., Gignac, M., AlSaud, N.M., Manor, I., Rohde, L.A., Li Yang, M., Cortese, S., Almagor, D., Stein, M.A., Albatti, T.H., Aljoudi, H.F., Alqahtani, M.M.J., Asherson, P., ... Wang, Y. (2021). The World Federation of ADHD International Consensus Statement: 208 evidenced-based conclusions about the disorder. *Neuroscience and Biobehavioral Reviews, 128*, 789–818. https://doi.org/10.1016/j.neubiorev.2021.01.022

Faraone, S.V., Biederman, J. & Mick, E. (2006). The age-dependent decline of attention deficit hyperactivity disorder: a meta-analysis of follow-up studies. *Psychological Medicine, 36*, 159–165. https://doi.org/10.1017/S003329170500471X

Faraone, S.V., Perlis, R.H., Doyle, A.E., Smoller, J.W., Goralnick, J.J., Holmgren, M.A. & Sklar, P. (2005). Molecular genetics of attention-deficit/hyperactivity disorder. *Biological Psychiatry, 57*(11), 1313–1323. https://doi.org/10.1016/j.biopsych.2004.11.024

Farrington, D.P., Gaffney, H., Lösel, F. & Ttofi, M.M. (2017). Systematic reviews of the effectiveness of developmental prevention programs in reducing delinquency, aggression, and bullying. *Aggression and Violent Behavior, 33*, 91–106. https://doi.org/10.1016/j.avb.2016.11.003

Gawrilow, C., Gollwitzer, P.M. & Oettingen, G. (2011). If-then plans benefit delay of gratification performance in children with and without ADHD. *Cognitive Therapy and Research, 35*(5), 442–455. https://doi.org/10.1007/s10608-010-9309-z

Görtz-Dorten, A. & Döpfner, M. (2009). Aufmerksamkeitsdefizit-/Hyperaktivitätsstörungen von Kindern und Jugendlichen im Elternurteil – eine Analyse an einer Feldstichprobe mit dem Diagnostik-System DISYPS-II. *Zeitschrift für Kinder- und Jugendpsychiatrie und Psychotherapie, 37*, 183–194. https://doi.org/10.1024/1422-4917.37.3.183

Graziano, P.A., Garcia, A.M. & Landis, T.D. (2020). To fidget or not to fidget, that is the question: a systematic classroom evaluation of fidget spinners among young children with ADHD. *Journal of Attention Disorders, 24*, 163–171. https://doi.org/10.1177/1087054718770009

Greene, R.W., Beszterczey, S.K., Katzenstein, T., Park, K. & Goring, J. (2002). Are students with ADHD more stressful to teach? Patterns of teacher stress in an elementary school sample. *Journal of Emotional and Behavioral Disorders, 10*, 79–89. https://doi.org/10.1177/10634266020100020201

Groenman, A.P., Hornstra, R., Hoekstra, P.J., Steenhuis, L., Aghebati, A., Boyer, B.E., Buitelaar, J.K., Chronis-Tuscano, A., Daley, D., Dehkordian, P., Dvorsky, M., Franke, N., DuPaul, G.J., Gershy, N., Harvey, E., Hennig, T., Herbert, S., Langberg, J., Mautone, J.A., ... van den Hoofdakker, B.J. (2022). An individual participant data meta-analysis: Behavioral treatments for children and adolescents with attention-deficit/hyperactivity disorder. *Journal of the American Academy of Child and Adolescent Psychiatry, 61*(2), 144–158. https://doi.org/10.1016/j.jaac.2021.02.024

Hahlweg, K., Heinrichs, N., Kuschel, A., Bertram, H. & Naumann, S. (2010). Long-term outcome of a randomized controlled universal prevention trial through a positive parenting program: is it worth the effort? *Child and Adolescent Psychiatry and Mental Health, 4*, 14. https://doi.org/10.1186/1753-2000-4-14

Hanisch, C., Eichelberger, I., Richard, S. & Döpfner, M. (2020). Effects of a modular teacher coaching program on child attention problems and disruptive behavior and on teachers' self-efficacy and stress. *School Psychology International, 41*, 543–568. https://doi.org/10.1177/0143034320958743

Hanisch, C., Freund-Braier, I., Hautmann, C., Jänen, N., Plück, J., Brix, G., Eichelberger, I. & Döpfner, M. (2010a). Detecting effects of the indicated Prevention Programme for Externalizing Problem Behaviour (PEP) on child symptoms, parenting, and parental quality of life in a randomised controlled trial. *Behavioural and Cognitive Psychotherapy, 38*(1), 95–112. https://doi.org/10.1017/S1352465809990440

Hanisch, C., Hautmann, C., Eichelberger, I., Plück, J. & Döpfner, M. (2010b). Long-term clinical significance of the Prevention Programme for Externalizing Problem Behaviour (PEP). *Verhaltenstherapie, 20*, 265–273.

Hanisch, C., Hautmann, C., Plück, J., Eichelberger, I. & Döpfner, M. (2014). The prevention program for externalizing problem behavior (PEP) improves child behaviour by reducing negative parenting: analysis of mediating processes in a randomized controlled trial. *Journal of Child Psychology and Psychiatry, 55*, 473–484. https://doi.org/10.1111/jcpp.12177

Hanisch, C., Richard, S., Eichelberger, I., Greimel, L. & Döpfner, M. (2018). *Schulbasiertes Coaching bei Kindern mit expansivem Problemverhalten (SCEP)*. Hogrefe. https://doi.org/10.1026/02813-000

Hautmann, C., Eichelberger, I., Hanisch, C., Plück, J., Walter, D. & Döpfner, M. (2010). The severely impaired do profit most: short-term and long-term predictors of therapeutic change for a parent management training under routine care conditions for children with externalizing problem behavior. *European Child and Adolescent Psychiatry, 19*(5), 419–430. https://doi.org/10.1007/s00787-009-0072-1

Hautmann, C., Hanisch, C., Mayer, I., Plück, J. & Döpfner, M. (2008). Effectiveness of the prevention program for externalizing problem behaviour (PEP) in children with symptoms of attention-deficit/hyperactivity disorder and oppositional defiant disorder – generalization to the real world. *Journal of Neural Transmission, 115*(2), 363–370. https://doi.org/10.1007/s00702-007-0866-6

Hautmann, C., Hoijtink, H., Eichelberger, I., Hanisch, C., Plück, J., Walter, D. & Döpfner, M. (2009). One-year follow-up of a parent management training for children with externalizing behavior problems in the real world. *Behavioural and Cognitive Psychotherapy, 37*(4), 379–396. https://doi.org/10.1017/S135246580999021X

Hautmann, C., Stein, P., Eichelberger, I., Hanisch, C., Plück, J., Walter, D. & Döpfner, M. (2011). The severely impaired do profit most: differential effectiveness of a parent management training for children with externalizing behavior problems in a natural setting. *Journal of Child and Family Studies, 20*, 424–435. https://doi.org/10.1007/s10826-010-9409-0

Hornstra, R., Groenman, A. P., van der Oord, S., Luman, M., Dekkers, T. J., an der Veen-Mulders, L., Hoekstra, P. J. & van den Hoofdakker, B. J. (2023). Review: Which components of behavioral parent and teacher training work for children with ADHD? A metaregression analysis on child behavioral outcomes. *Child and Adolescent Mental Health, 28*, 258–268. https://doi.org/10.1111/camh.12561

Hustus, C. L., Evans, S. W., Owens, J. S., Benson, K., Hetrick, A. A., Kipperman, K. & DuPaul, G. J. (2020). An evaluation of 504 and individualized education programs for high school students with attention deficit hyperactivity disorder. *School Psychology Review, 49*, 333–345. https://doi.org/10.1080/2372966X.2020.1777830

Iznardo, M., Rogers, M. A., Volpe, R. J., Labelle, P. R. & Robaey, P. (2020). The effectiveness of daily behavior report cards for children with ADHD: a meta-analysis. *Journal of Attention Disorders, 24*, 1623–1636. https://doi.org/10.1177/1087054717734646

Jensen, C. M. & Steinhausen, H. C. (2015). Comorbid mental disorders in children and adolescents with attention-deficit/hyperactivity disorder in a large nationwide study. *Attention Deficit and Hyperactivity Disorders, 7*(1), 27–38. https://doi.org/10.1007/s12402-014-0142-1

Johnston, C., Mash, E. J., Miller, N. & Ninowski, J. E. (2012). Parenting in adults with attention-deficit/hyperactivity disorder (ADHD). *Clinical Psychology Review, 32*, 215–228. https://doi.org/10.1016/j.cpr.2012.01.007

Kierfeld, F., Ise, E., Hanisch, C., Görtz-Dorten, A. & Döpfner, M. (2013). Effectiveness of telephone-assisted parent-administered behavioural family intervention for preschool children with externalizing problem behaviour: a randomized controlled trial. *European Child and Adolescent Psychiatry, 22*, 553–565. https://doi.org/10.1007/s00787-013-0397-7

Lawrence, K., Estrada, R. D. & McCormick, J. (2017). Teachers' experiences with and perceptions of students with attention deficit/hyperactivity disorder. *Journal of Pediatric Nursing, 36*, 141–148. https://doi.org/10.1016/j.pedn.2017.06.010

Leflot, G., van Lier, P. A. C., Onghena, P. & Colpin, H. (2013). The role of children's on-task behavior in the prevention of aggressive behavior development and peer rejection: a randomized controlled study of the Good Behavior Game in Belgian elementary classrooms. *Journal of School Psychology, 51*(2), 187–199. https://doi.org/10.1016/j.jsp.2012.12.006

Lundahl, B., Risser, H. J. & Lovejoy, M. C. (2006). A meta-analysis of parent training: moderators and follow-up effects. *Clinical Psychology Review, 26*, 86–104. https://doi.org/10.1016/j.cpr.2005.07.004

Menting, A. T. A., de Castro, B. O. & Matthys, W. (2013). Effectiveness of the Incredible Years parent training to modify disruptive and prosocial child behavior: a meta-analytic review. *Clinical Psychology Review, 33*, 901–913. https://doi.org/10.1016/j.cpr.2013.07.006

Mingebach, T., Kamp-Becker, I., Christiansen, H. & Weber, L. (2018). Meta-meta-analysis on the effectiveness of parent-based interventions for the treatment of child externalizing behavior problems. *PloS One, 13*(9), e0202855. https://doi.org/10.1371/journal.pone.0202855

Mokros, L., Benien, N., Mütsch, A., Kinnen, C., Schürmann, S., Metternich-Kaizman, W. T., Breuer, D., Hautmann, C., Ravens-Sieberer, U., Klasen, F. & Döpfner, M. (2015). Angeleitete Selbsthilfe für Eltern von Kindern mit Aufmerksamkeitsdefizit-/Hyperaktivitätsstörung: Konzept, Inanspruchnahme und Effekte eines bundesweitern Angebotes – eine Beobachtungsstudie. *Zeitschrift für Kinder- und Jugendpsychiatrie und Psychotherapie, 43*, 275–288. https://doi.org/10.1024/1422-4917/a000348

Moore, D., Richardson, M., Gwernan-Jones, R., Thompson-Coon, J., Stein, K., Rogers, M., Garside, R., Logan, S. & Ford, T. J. (2015). Non-pharmacological interventions for ADHD in school settings: an overarching synthesis of systematic reviews. *Journal of Attention Disorders, 23*(3), 220–233. https://doi.org/10.1177/1087054715573994

Moore, D. A., Russell, A. E., Arnell, S. & Ford, T. J. (2017). Educators' experiences of managing students with ADHD: a qualitative study. *Child: Care, Health and Development, 43*(4), 489–498. https://doi.org/10.1111/cch.12448

Nash, P., Schlösser, A. & Scarr, T. (2016). Teachers' perception of disruptive behavior in schools: a psychological perspective. *Emotional and Behavioural Difficulties, 21*(2), 167–180. https://doi.org/10.1080/13632752.2015.1054670

National Institute for Health and Care Excellence. (2019). *Attention deficit hyperactivity disorder: dia-*

gnosis and management (NICE guideline NG87). Retrieved March 09, 2024 from https://www.nice.org.uk/guidance/ng87

National Research Council & Institute of Medicine. (2009). *Preventing mental, emotional, and behavioral disorders among young people: progress and possibilities*. National Academies Press.

Nock, M. K. & Kazdin, A. E. (2005). Randomized controlled trial of a brief intervention for increasing participation in parent management training. *Journal of Consulting and Clinical Psychology, 73*, 872–879. https://doi.org/10.1037/0022-006X.73.5.872

Plück, J., Eichelberger, I., Hautmann, C., Hanisch, C., Jaenen, N. & Döpfner, M. (2015). Effectiveness of a teacher-based indicated prevention program for preschool children with externalizing problem behavior. *Prevention Science, 16*(2), 233–241. https://doi.org/10.1007/s11121-014-0487-x

Plück, J., Wieczorrek, E., Wolff Metternich, T. & Döpfner, M. (2006). *Präventionsprogramm für Expansives Problemverhalten (PEP). Ein Manual für Eltern- und Erziehergruppen*. Hogrefe.

Reyno, S. M. & McGrath, P. J. (2006). Predictors of parent training efficacy for child externalizing behavior problem – a meta-analytic review. *Journal of Child Psychology and Psychiatry, 47*, 99–111. https://doi.org/10.1111/j.1469-7610.2005.01544.x

Rimestad, M. L., Lambek, R., Zacher Christiansen, H. & Hougaard, E. (2019). Short- and long-term effects of parent training for preschool children with or at risk of adhd: a systematic review and meta-analysis. *Journal of Attention Disorders, 23*(5), 423–434. https://doi.org/10.1177/1087054716648775

Ruhmland, M. & Christiansen, H. (2017). Konzepte zu Grundlagen von ADHS und Interventionen im Unterricht bei Grundschullehrkräften. *Psychologie in Erziehung und Unterricht, 64*, 109–122.

Sanders, M. R., Montgomery, D. T. & Brechman-Toussaint, M. L. (2000). The mass media and the prevention of child behavior problems: the evaluation of a television series to promote positive outcome for parents and their children. *Journal of Child Psychology and Psychiatry, 41*, 939–948. https://doi.org/10.1111/1469-7610.00681

Sonuga-Barke, E. J. S., Brandeis, D., Cortese, S., Daley, D., Ferrin, M. T., Holtmann, M., Stevenson, J., Danckaerts, M., van der Oord, S., Döpfner, M., Dittmann, R. W., Simonoff, E., Zuddas, A., Banaschewski, T., Buitelaar, J., Coghill, D., Hollis, C., Konofal, E., Lecendreux, M., ... Sergeant, J. (2013). Non-pharmacological interventions for attention-deficit/hyperactivity disorder: systematic review and meta-analyses of randomised controlled trials of dietary and psychological treatments. *American Journal of Psychiatry, 170*(3), 275–289. https://doi.org/10.1176/appi.ajp.2012.12070991

Strelow, A. E., Dort, M., Schwingerb, M. & Christiansen, H. (2020). Influences on pre-service teachers' intention to use classroom management strategies for students with ADHD: a model analysis. *International Journal of Educational Research, 103*, 101627. https://doi.org/10.1016/j.ijer.2020.101627

Tarver, J., Daley, D., Lockwood, J. & Sayal, K. (2014). Are self-directed parenting interventions sufficient for externalising behaviour problems in childhood? A systematic review and meta-analysis. *European Child and Adolescent Psychiatry, 23*, 1123–1137. https://doi.org/10.1007/s00787-014-0556-5

Thomas, R., Abell, B., Webb, H. J., Avdagic, E. & Zimmer-Gembeck, M. J. (2017). Parent-child interaction therapy: a meta-analysis. *Pediatrics, 140*(3), e20170352. https://doi.org/10.1542/peds.2017-0352

van Aar, J., Leijten, P., Orobio de Castro, B. & Overbeek, G. (2017). Sustained, fade-out or sleeper effects? A systematic review and meta-analysis of parenting interventions for disruptive child behavior. *Clinical Psychology Review, 51*, 153–163. https://doi.org/10.1016/j.cpr.2016.11.006

van der Oord, S. & Daley, D. (2015). Moderators and mediators of treatments for youth with ADHD. In M. Maric, P. J. M. Prins & T. H. Ollendick (Eds.), *Moderators and mediators of youth treatment outcomes* (pp. 123–145). Oxford University Press.

van der Oord, S. & Tripp, G. (2020). How to improve behavioral parent and teacher training for children with ADHD: integrating empirical research on learning and motivation into treatment. *Clinical Child and Family Psychology Review, 23*, 577–604. https://doi.org/10.1007/s10567-020-00327-z

Ward, R. J., Bristow, S. J., Kovshoff, H., Cortese, S. & Kreppner, J. (2022). The Effects of ADHD teacher training programs on teachers and pupils: a systematic review and meta-analysis. *Journal of Attention Disorders, 26*, 225– 244. https://doi.org/10.1177/1087054720972801

Watt, B. D., Hoyland, M., Best, D. & Dadds, M. R. (2007). Treatment participation among children with conduct problems and the role of telephone reminders. *Journal of Child and Family Studies, 16*, 522–530. https://doi.org/10.1007/s10826-006-9103-4

Weber, L., Kamp-Becker, I., Christiansen, H. & Mingebach, T. (2019). Treatment of child externalizing behavior problems: a comprehensive review and meta-meta-analysis on effects of parent-based interventions on parental characteristics. *European Child and Adolescent Psychiatry, 28*(8), 1025–1036. https://doi.org/10.1007/s00787-018-1175-3

Wiskow, K. M., Matter, A. L. & Donaldson, J. M. (2019). The Good Behavior Game in preschool classrooms: an evaluation of feedback. *Journal of Applied Behavior Analysis, 52*, 105–115. https://doi.org/10.1002/jaba.500

Lese- und Medienempfehlung zur Vertiefung

Banaschewski, T., Becker, K., Döpfner, M., Holtmann, M., Rösler, M. & Romanos, M. (2017). Aufmerksamkeitsdefizit-/Hyperaktivitätsstörung. Eine aktuelle Bestandsaufnahme. *Deutsches Ärzteblatt, 114*, 149–159.

Döpfner, M. & Schürmann, S. (2023). *Wackelpeter und Trotzkopf. Hilfen für Eltern bei ADHS-Symptomen, hyperkinetischem und oppositionellem Verhalten* (6. Aufl.). Beltz.

Zielgruppen und Settings der Prävention und Gesundheitsförderung

26 Prävention und Gesundheitsförderung im ambulanten, stationären und integrierten Setting

Marcus Redaèlli, Kathrin Schlößler, Romy Lauer und Horst Christian Vollmar

Überblick

- Wie ist das deutsche Gesundheitswesen im Versorgungsgeschehen untergliedert?
- Wie werden Prävention und Gesundheitsförderung in den einzelnen Sektoren umgesetzt?
- Wo liegen Hindernisse in der Umsetzung und wo liegen ungenutzte Potenziale?

Wichtig für Gesundheitsförderung und Prävention

Gesundheitsförderung und Prävention waren schon immer bedeutende Aspekte ärztlichen Handelns. Dies gilt für das ambulante und stationäre Setting gleichermaßen. Der medizinische Fortschritt hat dazu geführt, dass immer stärker auch die Quartärprävention in den Fokus rückt: der Schutz vor medizinischer Überversorgung.

Prävention und Gesundheitsförderung sind **Grundelemente der medizinischen Versorgung** (§ 73, SGB V) **und des ärztlichen Handelns** (§ 2 MBO-Ä) (Becker & Kingreen, 2017; Bundesärztekammer, 2015). Sie wird aber längst auch als gesamtgesellschaftliche Aufgabe gesehen, die über das Gesundheitswesen hinaus Bedeutung hat. Dies spiegelt sich sowohl in dem Leitfaden des GKV-Spitzenverbandes wie auch in Maßnahmen des Betrieblichen Gesundheitsmanagements wieder (Drexler et al., 2022; GKV-Spitzenverband, 2023). Die Präventionsmaßnahmen können sowohl im ambulanten als auch im stationären Bereich stattfinden und sollten ein Grundbaustein der integrierten Versorgung sein. Prävention und Gesundheitsförderung fallen je nach Setting und ärztlicher Fachrichtung sehr variabel aus und können grundsätzlich arztunabhängige Elemente enthalten. In der Vergangenheit hat das Thema Prävention und Gesundheitsförderung in den verschiedenen Settings durch **fehlgesteuerte Anreizstrukturen**, wie beispielsweise Individuelle Gesundheitsleistungen (IGeL), oder **kontroverse Wissenschaftsdiskussionen** um Effektivität und Effizienz pauschal immer wieder eine negative Wahrnehmung erfahren (Heintze, 2014). Als Beispiel sei hier der seit Jahrzehnten diskutierte Nutzen von Screeningprogrammen angeführt. Risiken liegen hier in Überdiagnosen, Fehleinschätzungen des Nutzens, aber auch einer Unterschätzung des Schadenspotenzials. Die nachfolgenden Ausführungen sollen aufzeigen, welchen Stellenwert das Thema Prävention und Gesundheitsförderung im jeweiligen Setting besitzt und welche Potenziale damit verbunden sind.

Ein **Grundpfeiler** in der Vermittlung von Prävention und Gesundheitsförderung ist die Kommunikation, weshalb allenthalben in ärztlichen Fort- und Weiterbildungen Module zur erfolgreichen Kommunikation angeboten werden. Diese jedoch braucht ausreichend Zeit, um Wünsche und Haltungen der Patienten zu erfassen und die Vorschläge des Arztes plausibel zu vermitteln. Damit kann im besten Falle bei Patienten eine Adhärenz (Therapiemotivation) erreicht werden. Der geglückte **Aushandlungsprozess** eines gemeinsam getragenen Betreuungskonzepts auf dem Boden einer **ver-**

trauensvollen Arzt-Patienten-Beziehung mündet in Konkordanz zwischen Patient und Arzt. Ein zentraler Punkt der erfolgreichen Implementierung von Maßnahmen sind **Adhärenz und Konkordanz**, also die Übereinstimmung, und nicht, wie immer noch irreführend vermittelt, die Compliance. Allerdings sind alle Kommunikationsmodule wenig effektiv, wenn die Zeit für eine ausreichende und zufriedenstellende Gesprächsführung fehlt. Der durchschnittliche Konsultationskontakt beschränkt sich auf ca. acht Minuten (Barmer GEK, 2010). Dass in diesem Zeitfenster neben dem eigentlichen Behandlungsanlass kaum eine weiterführende Präventionsstrategie besprochen werden kann, erscheint plausibel. Diese Situation wird sich in absehbarer Zukunft ohne eine grundlegende Reform des Gesundheitswesens in Deutschland auch nicht ändern.

Im vorliegenden Kapitel wird die derzeitige Situation in den unterschiedlichen Settings beschrieben und im rahmenpolitischen Kontext erläutert. Dabei können nur Auszüge bzw. Beispiele berücksichtigt und nicht das komplette Feld beleuchtet werden. Darüber hinaus sollen Möglichkeiten zur Weiterentwicklung aufgezeigt werden. Als Grundlage der Präventionsstrategien, und damit auch der Gesundheitsförderung, dient in diesem Kapitel das Modell von Marc Jamoulle (siehe Abbildung 26-1).

Dieses **Grundmodell** ist aus der Bewegung der Evidenzbasierten Medizin (EbM) hervorgegangen und seit seiner Erstbeschreibung weiterentwickelt und verifiziert worden. Als **Innovation** ist hier die **Quartärprävention** definiert worden. Der Arzt hat keine diagnostische gesicherte Erkrankung gefunden, obwohl sich der Patient krank fühlt. Hier gilt das Prinzip „zuerst einmal nicht schaden" (primun non nocere). Inzwischen wird der Begriff Quartärprävention im Sinne einer Prävention vor Überdiagnostik oder -therapie verstanden – und auch auf Screeningsituationen (asymptomatisch) angewendet. Von Überdiagnose spricht man, wenn zwar eine korrekte Diagnose (kein falsch-positiver Befund) gestellt wird, diese Abnormalität das Leben der Person aber nicht beeinflusst hätte oder eine Therapie keinen Nutzen verspricht (Gupta et al., 2020; Ripping et al., 2017). In Zeiten des medizinischen Fortschritts kommt dieser Form der Prävention eine steigende Bedeutung zu. Neben einer Verankerung in der allgemeinmedizinischen Forschung (Kuehlein et al., 2010) haben die amerikanische „Choosing wisely"- bzw. die

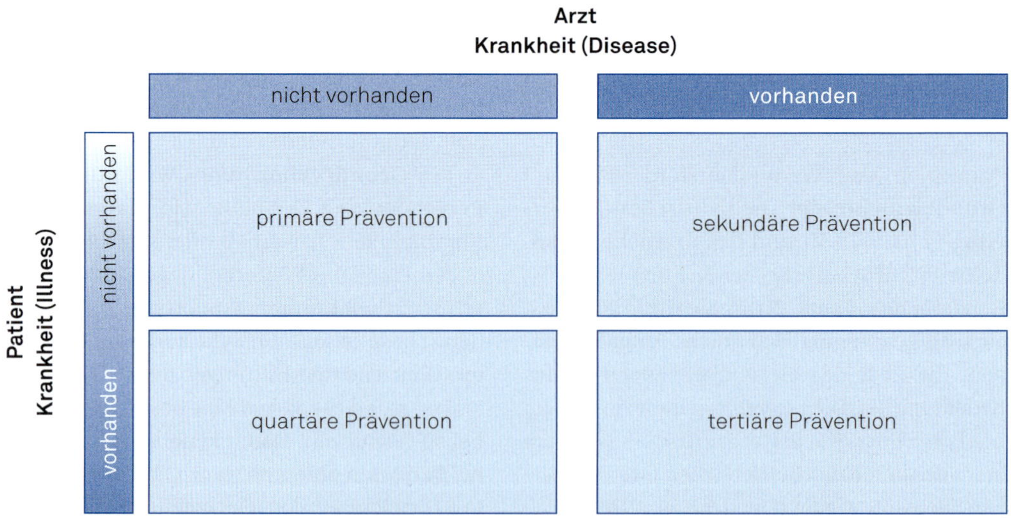

Abbildung 26-1: Darstellung der Präventionsformen im Kontext zu diagnostizierter und wahrgenommener Krankheit (modifiziert nach Jamoulle, 1986; Kuehlein et al., 2010).

deutsche „Gemeinsam klug entscheiden"-Kampagne den Fokus auf Maßnahmen der Überversorgung gerichtet (Choosing Wisely & Consumer Reports, 2017). Der präventive Ansatz, ärztlicherseits etwas zu unterlassen, wurde in Form von „Not-to-do"-Listen diskutiert. Als Besonderheit wurde in Deutschland bereits bei der Namenswahl die „gemeinsame" Entscheidungsfindung, also die Kommunikation auf Augenhöhe hervorgehoben (Nothacker et al., 2023).

Die Inanspruchnahme von Leistungen zur Gesundheitsförderung bzw. Prävention von nicht übertragbaren Erkrankungen weist in den letzten zehn Jahren einen Anstieg auf. Doch wie fragil diese Inanspruchnahme ist, zeigt die Corona-Pandemie (Jordan et al., 2022). Die Mobilitätseinschränkungen im Rahmen der Hygienemaßnahmen auf der einen Seite und gleichzeitig die Überlastung der Versorger durch die Pandemie ließ streckenweise das ganze Instrumentarium an Präventionsmaßnahmen und Gesundheitsförderung zum Erliegen kommen. So kam es im ambulanten Bereich beispielsweise durch den enormen Mehraufwand der Covid-19-Impfungen zu starken Belastungen der Medizinischen Fachangestellten (Suslow et al., 2022), im stationären Bereich fielen während des Lockdowns sinkende Zahlen von Krankenhauseinweisungen von Personen mit Myokardinfarkt auf (Baumhardt et al., 2021) und Maßnahmen in Rehabilitationseinrichtungen wurden verschoben oder entfielen (Korzilius, 2020).

Die **Umweltbelastung** bzw. der **Klimawandel** blieben bislang im medizinischen Präventionskontext bzw. im deutschen Gesundheitssystem oft unberücksichtigt. Gerade Hitze ist mit einer Übersterblichkeit assoziiert und stellt neue Anforderungen an präventive Maßnahmen auf Bevölkerungsebene, in der Arztpraxis und in Pflegeeinrichtungen (Watts et al., 2021; Winklmayr et al., 2022). Zwar münden nicht alle Umweltbelastungen gleich in z. B. bösartige Neubildungen, gleichwohl sind die Naht-/Schnittstellen groß, sodass diverse Fachdisziplinen gemeinsam entsprechende Strategien entwickeln könnten. Konkrete Ansätze ergeben sich beispielsweise bei der Verordnung von treibhausgasfreien Inhalatoren bei chronischem Asthma oder COPD im ambulanten Setting bzw. von wenig treibhausaggressiven Narkosegasen im stationären Setting. Mehre Vereine bzw. Initiativen beschäftigen sich mit diesen Themen (Health for Future, n.d.; KLUG – Deutsche Allianz Klimawandel und Gesundheit, 2022).

26.1 Ambulantes Setting

Wichtig für Gesundheitsförderung und Prävention

Das **ambulante Setting**, auch ambulanter Sektor bzw. ambulante Versorgung genannt, umfasst alle medizinischen Versorgungsleistungen, die nicht von Krankenhäusern oder Kliniken ausgeführt werden. In diesem Setting wird der größte Anteil an Leistungen für Prävention und Gesundheitsförderung erbracht.

In der ambulanten Versorgung ist das Thema Prävention und Gesundheitsförderung dauerhaft präsent. Allein die Umsetzung ist heterogen. Es bestehen große Unterschiede in der Inanspruchnahme bzw. Vermittlung von Präventionsmaßnahmen. Weiterhin bestehen große Unterschiede in der Wahrnehmung der einzelnen Präventionsarten. Diese Aspekte beeinflussen maßgeblich das Verhalten von Patienten und Ärzten in der Akzeptanz von Prävention und Gesundheitsförderung. Zudem prägen die rahmenpolitischen Voraussetzungen und die gesellschaftlichen Strömungen das Gesundheitsverhalten der Bevölkerung. Während Primär-, Sekundär- und Tertiärprävention in unterschiedlicher Intensität im ambulanten Setting umgesetzt werden, bestehen für die Quartärprävention Vorbehalte (Baumann, 2012).

Das **ambulante Setting** ist in Deutschland durch die **haus- und spezialisiert-fachärztliche Versorgung** geprägt (Redaèlli et al., 2012). Im ambulanten Setting steht vor allem die Primärprävention unter dem Zwiespalt der Effektivität und Effizienz im Hinblick auf die Vergütung nach der Gebührenordnung Ärzte (GOÄ) und dem damit einzusetzenden Ressourcenaufwand im Vordergrund. Ein weiteres Problemfeld ist die oft unzureichende Kommunikation der intra- und interdisziplinären Leistungserbringer untereinander. Obwohl beide ambulanten Leistungserbringergruppen in vielfältiger Form Präventionsmaßnahmen anbieten, bestehen außerhalb der integrierten Versorgung nur wenige Kooperationsangebote.

Die **Disease-Management-Programme** (DMP), die 2002 in das deutsche Gesundheitssystem eingeführt wurden, sollten neben der strukturierten und standardisierten Versorgung die präventiven Möglichkeiten aller Leistungsanbieter ausschöpfen. Das **Instrument DMP** scheint in der ambulanten Versorgung ein gutes Werkzeug insbesondere der **Sekundärprävention** darzustellen. Um vor allem eine stärkere Primärprävention im ambulanten Sektor zu erzielen, bieten sich integrierte Versorgungsmodelle und Medizinische Versorgungszentren (MVZ) an. Die Medizinischen Versorgungszentren beispielsweise können durch ihre multidisziplinären Strukturen entsprechende Möglichkeiten umsetzen. Bis Ende 2022 sind 4574 MVZ gegründet worden, davon 2116 unter Beteiligung eines Krankenhauses (Kassenärztliche Bundesvereinigung, 2023). Bereits jeder elfte Arzt in der ambulanten Versorgung arbeitet in dieser Einrichtungsform. Allerdings gibt es keine flächendeckende Versorgung, sodass sich diese Einrichtungsart als systematische Implementierungsplattform für Präventionsstrategien in der ambulanten Versorgung derzeit noch nicht eignet. Aber die strukturellen Möglichkeiten mit dem personellen Know-how böten sich hier an (Hellmann et al., 2010).

26.1.1 Hausärztliche Versorgung

Die Möglichkeit zur Durchführung von **Präventionsmaßnahmen** ist in der ärztlichen Praxis niederschwellig. Circa 97 % aller Erwachsenen haben einmal jährlich einen Arztkontakt und ca. 80 % konsultieren einmal im Jahr ihren Hausarzt. Viele **Hausärzte** kennen ihre Patienten und deren Angehörige über Jahrzehnte und sind bestens vertraut mit möglichen **Risikoprofilen**. Zudem können sie auch durch die Kenntnis des familiären und sozialen Raumes ihrer Patienten die Effektivität von Präventionsmaßnahmen abschätzen. Somit ist die Prävention in der hausärztlichen Versorgung sowohl qualitativ als auch quantitativ ein großes Thema. Denn schließlich stellte die hausärztliche Fachgruppe im Jahr 2022 mit 54905 Hausärztinnen und Hauärzten die größte Gruppe in der vertragsärztlichen Versorgung dar (Kassenärztliche Bundesvereinigung, 2023).

> **Wichtig für Gesundheitsförderung und Prävention**
>
> Die **hausärztliche Versorgung** im ambulanten Setting hat ein erhebliches Potenzial zur Prävention und Gesundheitsförderung. Dieses wird in unterschiedlicher Intensität und mit variablem Erfolg genutzt. Während beispielsweise die medikamentöse Sekundärprävention erfolgreich umgesetzt wird, stellt die Erzielung von Nikotinabstinenz in der Primär- und Sekundärprävention noch immer eine große Herausforderung dar.

Die Nationale Präventionskonferenz hat in ihren Bundesrahmenempfehlungen eine Unterscheidung von verhaltens- und verhältnispräventiven Maßnahmen vorgenommen (Nationale Präventionskonferenz (NPK), 2018). Die Stiftung Gesundheitswissen und das Institut für Allgemeinmedizin der Universität Frankfurt haben in einem Projekt zur Gesundheitsförderung in der Hausarztpraxis (GeHa) Vorschläge zu Strukturen und Prozessen für diese präventiven Maßnahmen erarbeitet (Engler et al., 2023). Diese Vorschläge umfassen bei verhaltenspräventiven Maßnahmen zum Beispiel strukturierte Präventionsprogramme bzw. Gruppenangebote in den Hausarztpraxen, aber auch die gemeinsame Entwicklung von alltagstauglichen Informationsmaterialien durch Ärztinnen und Ärzte mit Patientinnen und Patienten. Bei den verhaltenspräventiven Maßnahmen wird die Einbeziehung von Praxisteams empfohlen, indem beispielsweise die Medizinischen Fachangestellten Patientinnen und Patienten bereits am Empfang über mögliche präventive Möglichkeiten informieren können. Aber wie schwierig und wie variabel eine Umsetzung in der alltäglichen Praxis beispielsweise bei kardiovaskulären Präventionsempfehlungen sein kann, zeigten sich in einer früheren bundesweiten Hausärztebefragung (Diehl et al., 2015; Görig et al., 2014; Görig et al., 2016). Aber auch weitere Untersuchungen zu präventiven Maßnahmen in der Hausarztpraxis weisen Schwierigkeiten in der Umsetzung auf (Holmberg et al., 2014; Holmberg et al., 2018).

Deswegen hat die Bundesärztekammer im September 2020 ein Konzeptpapier für die ärztliche Fortbildung zur „Stärkung der ärztlichen Primärprävention in der hausärztlichen Versorgung" vorgelegt (Bundesärztekammer, 2020). Die **Hausärztinnen und -ärzte** haben die gesetzlich geregelte Möglichkeit, ihren Patienten ab dem **35. Lebensjahr** einen **Check-up** (§ 25 SGB V) anzubieten und im Rahmen von organisierten **Früherkennungsprogrammen** (§ 25a SGB V) auf maligne Neubildungen, infektiöse Hepatitis und das Vorliegen eines Bauchaortenaneurysmas (Männer ab 65. Lebensjahr) hin zu untersuchen. Aber auch **Kinder** können nach § 26 SGB V von Hausärzten zur **Früherkennung** von Krankheiten untersucht werden.

Doch trotz dieser gesetzlichen Regelungen ist die Durchführbarkeit einer primärpräventiven Beurteilung und Beratung begrenzt. Dies liegt in der Verantwortung der gesetzlichen Krankenversicherung (GKV), hier spielt auch das Thema Vergütungsanreize eine Rolle. Positiv hervorzuheben ist hierbei die Einführung einer Beratungsziffer für das Screening auf kolorektales Karzinom und Bauchaortenaneurysma. Positivbeispiele sind Schutzimpfungen und betriebliche Gesundheitsförderung. Doch Letztere wurde in der Vergangenheit wenig praktiziert und blieb oft auf der Ebene von Modellprojekten stehen (Pfaff & Kowalski, 2013).

Das Thema Prävention und Gesundheitsförderung hat einen hohen Stellenwert (Abholz, 2006; Deutsche Gesellschaft für Allgemeinmedizin, 2012; Heintze, 2014). Vor allem die Primärprävention, beispielsweise gegen bösartige Neubildungen nach Empfehlungen des Robert Koch-Instituts, stellt in der hausärztlichen Praxis eine Routineversorgung dar (Robert Koch-Institut, 2016). Zudem wenden Hausärzte bei Patienten nach Ereignissen wie Herzinfarkt oder Schlaganfall sekundäre oder tertiäre Präventionsmaßnahmen an. Die **Quartärprävention** gewinnt zunehmende Bedeutung. Wichtige Aspekte sind hierbei der **Schutz vor Polypharmazie** sowie das **Vermeiden von Überdiagnose bzw. -therapie** im Rahmen von unnötiger Diagnostik oder Screeningmaßnahmen (Jamoulle, 2015; Keller et al., 2007; Gandhi et al., 2003; Gurwitz et al., 2003; Schnurrer & Fröhlich, 2003).

Der Bedarf an den einzelnen Präventionsformen lässt sich aus den **häufigsten Diagnosen** hausärztlicher Versorger ablesen. Als Beispiel sollen auszugsweise nur Diagnosen aus dem klassischen kardiovaskulären Risikoprofil und die arteriosklerotischen Erkrankungen unter den Top Ten dargestellt werden (siehe Tabelle 26-1).

Die Auflistung in Tabelle 26-1 lässt das Potenzial von Ansatzpunkten zur Prävention von **Herz-Kreislauf-Erkrankungen** in der hausärztlichen Versorgung erahnen. Als weitere Sujets von Konsultationen sind in der Reihenfolge ihrer Häufigkeit das **Muskel-Skelett-System**, die **psychischen Erkrankungen** und die **Stoffwechselerkrankungen** zu nennen.

Der Bedarf an primärer Prävention wird von Hausärzten seit Langem bedient. Durch Erfassung von Ernährungs- und Bewegungsstatus, Suchtmittelkonsum sowie psychischen und sozialen Belastungen bewerten Hausärztinnen und Hausärzte das individuelle Risiko (Sonntag et al., 2010). Ein Beispiel für die Implementierung von kardiosvaskulärer Prävention in der hausärztlichen Praxis ist die Software *arriba*, die auf Basis der EbM von Hausärzten für Haus-

Tabelle 26-1: Rangverteilung von arteriosklerotisch relevanten Diagnosen unter den 10 häufigsten Diagnosen im Fachgebiet Allgemeinmedizin/Praktische Ärzte (Kassenärztliche Vereinigung Nordrhein, 2020).

Rang	ICD-10	Diagnose	Anteil in %
1	I10	essenzielle (primäre) Hypertonie	36,4
2	E78	Störungen des Lipoproteinstoffwechsels und sonstige Lipidämien	23,7
3	M54	Rückenschmerzen	17,2
4	E11	Diabetes mellitus vom Typ 2	13,7
5	F32	depressive Episode	10,9
6	E66	Adipositas	10,1
7	E04	sonstige nicht toxische Struma	9,9
8	I25	chronische ischämische Herzkrankheit	8,8
9	R52	Schmerz, anderenorts nicht klassifiziert	8,0
10	J45	Asthma bronchiale	7,9

Tabelle 26-2: Die sechs Schritte der *arriba*-Software zur kardiovaskulären Risikoreduktion.

Buchstabe	Schritte der Vorgehensweise innerhalb der Software
a	Aufgabe gemeinsam definieren
r	Risiko subjektiv (wahrgenommenes Risiko)
r	Risiko objektiv (gemessenes Risiko)
i	Information über Präventionsmöglichkeiten
b	Bewertung der Präventionsmöglichkeiten
a	Absprache über weiteres Vorgehen

ärzte entwickelt wurde (Angelow et al., 2022; Sadowski et al., 2005). Dabei stehen die Buchstaben für die sechs Schritte in der Vorgehensweise (siehe Tabelle 26-2).

Aus der Tabelle 26-2 lässt sich ablesen, was das **Ziel** von *arriba* ist: Es geht um die **partnerschaftliche Entscheidungsfindung** zur Reduzierung des kardiovaskulären Risikoprofils durch gemeinsam definierte Präventionsmaßnahmen. Damit sind zentrale Elemente, die eine erfolgreiche Implementierung von Prävention ermöglichen, erfüllt: ein definiertes Risikoprofil (basierend auf einem modifizierten Framingham-Score) (Angelow et al., 2022), Kommunikation im Hinblick auf die Entscheidungsfindung (Shared Decision Making) und eine mögliche Konkordanz mit dem Patienten. Das *arriba* erfolgreich ist, zeigt sich an der Verbreitung dieser Software im Lehrbetrieb der allgemeinmedizinischen Institute der Universitätskliniken und z.B. an dem Einsatz im Rahmen des HZV-Vertrages in Baden-Württemberg (HZV = hausarztzentrierte Versorgung). In der Zwischenzeit ist *arriba* erweitert worden (Hirsch et al., 2012) und beinhaltet Module zur Sekundärprävention (bspw. Therapieauswahl bei Vorhofflimmern oder Depressionen), aber auch Module zur Beratung zu Screeninguntersuchungen wie das PSA-Screening (Kuss et al., 2021; Tiedje et al., 2021).

Die aktuellen **DMP** sind auf die **Sekundärprävention** ausgerichtet – weitere DMP, beispielsweise zur Adipositasbehandlung (Gemeinsamer Bundesausschuss, 2023), sind in

Planung. Hausärzte haben seit Einführung eine große Anzahl von Betroffenen mit Diabetes, koronarer Herzkrankheit (KHK) und Asthma/COPD eingeschrieben. Während bei den Patienten mit Diabetes ein hoher Sättigungsgrad besteht, ist die Einschreibung von Patienten mit KHK noch deutlich ausbaufähig. Vor allem das deutlich höhere Durchschnittsalter der von KHK Betroffenen scheint einen Hinderungsgrund darzustellen.

Ähnlich schleppend wie bei der KHK war die Einschreibung bei Patienten mit Asthma/COPD. Erst seit 2005, nach Veröffentlichungen zu präventiven Strategien von Asthmaanfällen in Leitlinien, nimmt sie kontinuierlich zu (Nordrheinische Gemeinsame Einrichtung DMP, 2014). Vermutlich hat sich das Bewusstsein über die präventiven Möglichkeiten zur Reduzierung der Krankheitslast und des Progressionsverlaufs in der Hausärzteschaft durchgesetzt.

Das ärztliche Angebot besteht auch aus **Präventionsprogrammen** für besonders belastete Patienten mit **psychischen Erkrankungen** oder **Suchtmittelkonsum**. Darüber hinaus kann z.B. eine strukturierte Ernährungsberatung angeboten werden, die zusätzlich mit einem Rezept für Bewegung ergänzt werden kann (Löllgen et al., 2013). Weiterhin kann der Hausarzt auch Unterstützung bei der Tabakentwöhnung anbieten.

26.1.2 Spezialisiert-fachärztliche Versorgung

Auch in der spezialisiert-fachärztlichen Versorgung wird Prävention und Gesundheitsförderung ausgeführt. Diese ist nach Fachdisziplin und Ausrichtung der Versorgung sehr variabel ausgeprägt. Um das Präventionspotenzial ablesen zu können, reicht es nicht, den Blick allein auf die häufigsten Diagnoseschlüssel zu richten, da die Verschlüsselung der Risikofaktoren für den eigentlichen Behandlungsanlass im fachärztlichen Sektor oft eine nachgeordnete Bedeutung hat.

Wichtig für Gesundheitsförderung und Prävention

Die **spezialisiert-fachärztliche Versorgung** im ambulanten Setting führt meist eine krankheitsspezifische Sekundärprävention durch. Fehlende Anreize verhindern weiterführende bzw. sektorenübergreifende Primärpräventionsansätze.

Bei den spezialisierten **Fachärzten** steht in der Regel nicht die Primärprävention im Vordergrund. In den meisten Fällen suchen die Patienten den Facharzt durch Überweisung mit einer Verdachtsdiagnose auf bzw. gehen wegen einer Gesundheitsstörung direkt zum Facharzt. Bei bestehender Erkrankung kann der Facharzt oft nur noch **sekundär- bzw. tertiärpräventiv** eingreifen. Generell steht bei Fachärzten die Sekundärprävention weit oben; beispielsweise nach der Überweisung durch den Hausarzt zum **Brust-, Haut- oder Dickdarmkrebs.**

Die **niedrige Inanspruchnahme** durch die Versicherten limitiert hier die Chancen der Prävention. Wahrscheinlich spielen **soziale Ungleichheiten** eine Rolle (Stirbu et al., 2011). Aber auch die schon in der Einführung dieses Kapitels genannten Gründe, wie Zeit und Kommunikationsprobleme, können Aspekte einer unzureichenden Inanspruchnahme darstellen.

Als Beispiel für die Bedeutung von Prävention für das nächste Jahrzehnt sei die **Gewichtsentwicklung von Kindern und Jugendlichen** genannt (Daniels & Hassing, 2015; L'Allemand & Laimbacher, 2013). Es ist eine international zu beobachtende Zunahme des Durchschnittsgewichts zu verzeichnen, mit weiterhin steigender Tendenz. Übergewicht und Adipositas sind ein bedeutender Risikofaktor für nicht übertragbare Krankheiten, die weltweit zu den wichtigsten Todesursachen zählen (Bloom et al., 2012). Da zudem übergewichtige Kinder auch häufig im Erwachsenenalter übergewichtig bleiben (Monasta et al., 2010; Singh et al., 2008), ist es wichtig, mit der Prävention bereits im Kindesalter zu beginnen.

Aber auch **psychische Erkrankungen** unter Kindern und Jugendlichen nehmen zu. Verantwortlich ist eine Reihe von Faktoren, denen durch intensive Präventionsmaßnahmen erfolgreich begegnet werden könnte, vor allem bei durch Überforderung bzw. Stress ausgelösten Depressionen (Klasen et al., 2017). Hier liegt eine zentrale Aufgabe für die Kinder- und Jugendheilkunde, die allerdings mit ineffektiv geregelten Verfahrensabläufen kämpft (Metzner et al., 2015). Zudem ist auch diese Fachdisziplin von einem Fachärztemangel betroffen. Ein weiterer Aspekt ist, dass ländliche Gebiete häufig überhaupt keine Anbindung an einen Facharzt für Kinder- und Jugendmedizin haben.

26.2 Stationäres Setting

Wichtig für Gesundheitsförderung und Prävention

Das **stationäre Setting** ist durch sehr unterschiedliche Einrichtungen mit verschiedenen Zielrichtungen und unterschiedlichen Leistungsträgern gekennzeichnet. Dieses historisch gewachsene Setting mit seinen Spezialisierungen ist derzeit durch den demografischen Wandel und den medizinischen Fortschritt großen Herausforderungen ausgesetzt.
Das stationäre Setting bietet zahlreiche Möglichkeiten für Prävention und Gesundheitsförderung. Allein die Rehabilitationseinrichtungen nutzen das Potenzial intensiv aus. Bei den anderen Einrichtungen fehlen oftmals Personal, Zeit oder auch finanzielle Anreize für die Umsetzung.

Stationäre Einrichtungen, unabhängig vom Versorgungsauftrag, wären eigentlich die **strategisch günstigste Nahtstelle zwischen Patient und Prävention**, da die Inanspruchnahme einer stationären Einrichtung bei Bedarf an medizinischer Versorgung erfolgt. Der Bedarf ist meist durch akute Ereignisse, beispielsweise Herzinfarkt oder Schlaganfall, bzw. durch Progressionsverläufe chronischer Erkrankungen, beispielsweise einem akuten Nierenversagen bei bestehender diabetischer Nephropathie, ausgelöst. Durch die **Sensibilisierung zur Gesundung** oder zumindest einer **Verringerung der Krankheitsprogression** bestünde hier die Möglichkeit, **(sekundär-)präventive Ansätze** dem Patienten näherzubringen. Aber auch die **Primärprävention** bei elektiven Eingriffen anderer Erkrankungen wäre möglich.

Allerdings hat die Einführung der **Diagnosis-related Groups** (DRG) im Jahr 2003 (optional) bzw. 2004 (verbindlich) in die deutsche Krankenhauslandschaft einen Trend hin zu einer **schnellstmöglichen Entlassung** („blutige Entlassung“) ausgelöst. Damit bestehen für die Akutkrankenhäuser kaum Anreize zur Leistung präventiver Ansätze außerhalb der medikamentösen Strategien, denn die meisten Ansätze sind ressourcenintensiv und sind damit in der Regel nicht der Kosteneffektivität dienlich, die für die Krankenhäuser im Rahmen der heutigen Regelungen angestrebt wird.

Ein ganz anderer Ansatz für Präventionsmaßnahmen ergibt sich aus dem Blickwinkel der stationären Einrichtungen als **Erlebniswelt** für Patienten und deren Angehörige. Durch die Häufung von nosokomialen Infekten oder Behandlungsfehlern in den letzten Jahren hat das **Krankenhaus aus der Sicht der Patienten** den Charakter eines **Risikofaktors** erhalten. Hier könnten intensive und sichtbare Maßnahmen mit Präventionscharakter das Image einer stationären Einrichtung steigern und zu einem Wettbewerbsvorteil führen (Klauber et al., 2015).

Ein weiterer Wettbewerbsvorteil können Angebote der **Gesundheitsförderung für Angestellte** sein; derlei Angebote würden helfen, dem Mangel an qualifiziertem Personal entgegenzuwirken. Gerade stationäre Einrichtungen weisen für ihre Angestellten **hohe Gesundheitsbelastungen** und **psychische Belastungen** auf, beispielsweise durch die Beschleunigung der Arbeitsprozesse und durch Arbeitsverdichtungen, die deutlich zugenommen haben (Herschbach, 1991; Jacobs et al., 2020; Tracogna et al., 2003).

Im Gegensatz hierzu wünschen sich Medizinstudierende mehr denn je eine gute Vereinbarkeit von Familien- und Berufsleben sowie geregelte und gleichzeitig flexible Arbeitszeiten (Schreiber et al., 2023).

Die Bedeutung der betrieblichen Gesundheitsförderung (einschließlich Prävention) wird in den stationären Einrichtungen weiter steigen. Personalentscheider in diesen Einrichtungen werden sich mehr Gedanken über eine gesunde Belegschaft machen müssen. Daher wird auch in den Einrichtungen des Gesundheitswesens selbst in Gesundheitsförderung und Prävention zur Erhaltung der Leistungs- und Wettbewerbsfähigkeit investiert werden müssen.

Das praktische Vorleben von „gesundem" Leben wäre z. B. durch eine gesunde Ernährung für die Patienten und Angestellten ein erster Schritt. Die Realität sieht oft anders aus. Als Begründung müssen vielfach selbst produzierte Organisationsprobleme herhalten – oder ökonomische Zwänge behindern eine Umstrukturierung.

26.2.1 Krankenhäuser der Akutversorgung

Wichtig für Gesundheitsförderung und Prävention

Akutkrankenhäuser nutzen das Präventionspotenzial nicht aus. Gründe liegen in der immer kürzer werdenden Liegedauer und den fehlenden monetären Anreizen.

Zur Abschätzung des **Präventionspotenzials** im originären Versorgungsbereich eines **Akutkrankenhauses** sollte man den Blick auf die Krankenhausfälle pro Jahr nach Diagnosen richten. Für das Jahr 2022 zeigt sich, dass kardiovaskuläre Diagnosen klar vor Neubildungen dominieren (Statistisches Bundesamt, 2023). Viele Patienten, die in Akutkrankenhäusern versorgt werden, könnten von präventiven Interventionen profitieren.

Betrachtet man jedoch die **durchschnittliche Liegedauer** von Patienten seit Einführung der DRG und den zunehmenden Personalmangel in den Krankenhäusern, scheint es hier aktuell **kaum Spielraum für präventive Interventionen** mit den Patienten zu geben. Alternativ bestünde aber die Möglichkeit, den individuellen Präventionsbedarf standardisiert zu erheben und diesen in Form von Empfehlungen an nachbehandelnde Ärzte und Patienten bzw. deren Angehörige weiterzugeben. In der integrierten Versorgung werden solche Verfahren bereits angewendet.

26.2.2 Rehabilitationseinrichtungen

Wichtig für Gesundheitsförderung und Prävention

Die Rehabilitationseinrichtungen sind per definitionem ein Ort der maximalen Präventionsleistungen. Die Nachhaltigkeit dieser Präventionsleistungen stellt noch immer ein Problem dar.

Unter der Maxime **„Reha vor Rente"** ist den Rehabilitationseinrichtungen daran gelegen, ihr Patientengut nicht nur zur Rekonvaleszenz zu führen, sondern sie vor einer Progression ihrer Leiden zu schützen bzw. Rezidive zu verhindern. Damit ist die **Sekundär- bzw. Tertiärprävention** ein wichtiger Bestandteil der medizinischen Rehaversorgung.

Die Landschaft der Rehabilitationseinrichtungen ist nach Indikationsgebieten aufgeteilt. Diese Entwicklung ist historisch bedingt. Ähnlich wie im Bereich der Akutkrankenhäuser besteht auch im Rehabilitationssektor ein Trend zur Auslagerung von ehemals stationären Leistungen in ambulante Strukturen. Doch fällt dieser hier deutlich geringer aus als im klassischen Krankenhaussektor.

Die Bedeutung der medizinischen Rehabilitation, und damit auch der **Sekundär- und Tertiärprävention**, steigt seit Jahren und nimmt mit dem Fachkräftemangel in allen Branchen, mit den demografischen Veränderungen und dem erhöhten Renteneintrittsalter weiter zu.

Durch den medizinischen Fortschritt werden viele ehemals fatale Ereignisse, wie Herzinfarkt oder Schlaganfall, überlebt. Die anschließende Rehabilitation soll den Patienten auf seine neue Lebenssituation einstellen und dabei helfen, erneute Ereignisse zu vermeiden. Eine Reihe wissenschaftlicher Untersuchungen hat die **Nachhaltigkeit** der medizinischen Reha überprüft. Eine der größten und längsten Untersuchungen im kardiovaskulären Rehabilitationssektor war die Studie „Sekundärprävention bei Patienten mit koronarer Herzkrankheit durch Anschlussheilbehandlung und anschließender konzeptintegrierter Nachsorge (SeKoNa)" von 2002 bis 2008 mit einem ersten Follow-up in 2011. Die Grundlage der Intervention war die entsprechend dem individualisierten Risikoprofil adaptierte theoretische und praktische Vermittlung von Inhalten zur **Risikoreduzierung** und vor allem die telefonische Nachbetreuung nach dem stationären Aufenthalt in der Rehabilitationsklinik. Letzteres hat dazu geführt, dass die Rehabilitationsklinik nicht als eine Durchgangsstation, sondern auch als eine Lebenshilfe nach dem Ereignis wahrgenommen wurde (Mittag, 2001).

Die Daten der SeKoNa-Studie weisen für die Mortalität und besonders für die Morbidität einen deutlichen Vorteil für die telefonisch nachbetreute Gruppe aus. Dies ist umso interessanter, als die Interventionsgruppe im Vergleich zur Kontrollgruppe z. T. signifikant schlechtere Ausgangswerte aufwies. Auch die **Kosteneffektivität** konnte belegt werden (Mayer-Berger et al., 2014; Redaèlli et al., 2015).

Diese **telefonische Nachsorge**, zur Steigerung der **Nachhaltigkeit**, ist inzwischen in unterschiedlichen Indikationsgebieten in die **Grundversorgung der Rententräger** eingegangen. In weiteren Studien laufen derzeit Prüfungen zur Effektivität und Effizienz. Unter dem Aspekt der demografischen Entwicklung und der sich verändernden Arbeitswelt erscheint es angeraten zu sein, die medizinische Rehabilitation stärker mit dem betrieblichen Gesundheitsmanagement zu vernetzen.

26.2.3 Pflegeeinrichtungen

Wichtig für Gesundheitsförderung und Prävention

Die Pflegekassen sind durch das Präventionsgesetz (PrävG) verpflichtet, Leistungen der Prävention zu vergüten. In der Vergangenheit wurde das Thema Prävention in Pflegeeinrichtungen kaum berücksichtigt.

Das **Präventionsgesetz (PrävG)** hat die Regelung geschaffen, dass die Pflegekassen den Versicherten Leistungen der Prävention zukommen lassen müssen, **unabhängig von körperlichen, kognitiven oder psychischen Beeinträchtigungen.** Damit soll für jeden Pflegefall das größtmögliche Präventionspotenzial abgerufen werden können.

Eines der intensivsten Themen der **Prävention** in Pflegeeinrichtungen ist die Ursache und Auswirkungen von **Stürzen.** Hier werden in den letzten Jahren die Bewohner intensiv an sportliche bzw. bewegungstechnische Übungen herangeführt, um beispielsweise die Knochenstruktur so gut wie möglich stabil zu halten, um osteoporotischen Frakturen vorzubeugen. Auf der anderen Seite ist das Bewusstsein für mehr Sicherheit in der Arzneimitteltherapie bei älteren Menschen gestiegen (Thürmann, 2013). Durch standardisierte Kooperationen von Einrichtungen und den Hausärzten der Bewohner konnte die Anzahl an vermeidbaren unerwünschten Arzneimittelwirkungen (UAW) gesenkt und die Progressionsverläufe von Krankheitszuständen vermindert werden (Jaehde & Thürmann, 2012).

26.3 Integrierte Versorgung

Wichtig für Gesundheitsförderung und Prävention

Das Setting der integrierten Versorgung stellt, neben den ambulanten DMP, derzeit diejenige Versorgungsform dar, die am stärksten das Potenzial für Prävention und Gesundheitsförderung abrufen kann. Doch diese Form hat bisher lediglich modellhaften Charakter (§ 140a SGB V).

Die **integrierte Versorgung (IV)** ist in Deutschland noch eine vergleichsweise junge Form der Behandlungsstruktur. Für die Begrifflichkeit IV existiert keine einheitliche Definition. Die Grundidee stammt aus den USA mit ihrem **Managed-Care-Ansatz**. Eines der wesentlichen **Merkmale** ist die **interdisziplinär-fachübergreifende** und, vor dem Hintergrund des deutschen Gesundheitssystems, auch die **sektorenübergreifende Versorgung** von Versicherten.

Im Vergleich zu Disease-Management-Programmen (DMP) unterscheidet sich die IV dadurch, dass sie keinen krankheitsspezifischen Ansatz verfolgt. Viel mehr dient die IV einer gesamten Population, unabhängig von ihrer Krankheitslast. Damit ist die IV geradezu prädestiniert für Prävention und Gesundheitsförderung jedweder Form.

Mit dem § 140a SGB V besteht die Möglichkeit, zwischen Leistungsanbietern und Krankenkassen Verträge über strukturierte **Versorgungsprogramme** zu definieren. Ein bekanntes Beispiel für die Ausgestaltung von IV mit einem **Populationsansatz** ist das „Gesunde Kinzigtal". Hier werden Prävention und Gesundheitsförderung umfangreich angeboten; die Versicherten können aus zahlreichen Programmen auswählen (siehe Tabelle 26-3).

In der Übersicht in Tabelle 26-3 sind **primäre, sekundäre und tertiäre Präventions- sowie Gesundheitsförderungsansätze** enthalten. Die Auswahl können die Teilnehmer selber treffen. Der medizinische und der finanzielle

Tabelle 26-3: Auszug aus den angebotenen Programmen der integrierten Versorgung (IV) „Gesundes Kinzigtal" (modifiziert nach Hildebrandt, 2010)

Programmname	Programminhalt
AGiL – Aktive Gesundheitsförderung im Alter	Gruppentraining mit individualisierten Informationen zu Gesundheit und besserem Management
Rauchfreies Kinzigtal	ärztlich begleitete Raucherentwöhnung mit multimodalem Programm
Gesundes Gewicht	frühzeitige Erkennung und Versorgung von Patienten mit Metabolischem Syndrom
Starke Muskeln – Feste Knochen	multimodales fachärztlich-hausärztliches Programm zur Prävention von osteoporotischen Frakturen
Psycho Akut	Patienten in akuten psychischen Krisen, kurzfristige ärztlich-/psychologische Therapie
Starkes Herz	stufenförmig aufgebautes Gesundheitsprogramm für Herzinsuffizienz-Risikopatienten, mit einem externen Callcenter und telemedizinischer Begleitung
Starker Rückhalt – Mein gesunder Rücken	Gruppenkurs mit theoretischen und praktischen Modulen einschließlich Bewegungsprogramm unter physiotherapeutischer Anleitung

Erfolg zeigen, dass ein Konzept wie „Gesundes Kinzigtal“ mit den Strukturkomponenten im deutschen Gesundheitswesen funktionieren kann. Es stellt allerdings keine „Blaupause“ für jede Region in Deutschland dar. Vielmehr zeigt dieses Konzept, dass keine pauschalisierte Präventionsstrategie eingeführt werden darf. Für jede Region müssen Bedarf und Implementierungsgrad ausgelotet werden, um ein erfolgreiches Konzept entwickeln und umsetzen zu können. Wie keine andere Strukturkomponente erfüllt die IV alle Möglichkeiten, die derzeitigen **Sektorengrenzen** zu überschreiten und damit übergreifende Ansätze der Prävention und Gesundheitsförderung zu ermöglichen. Eine Weiterentwicklung wäre dringend angeraten.

26.4 Fazit und Ausblick

International und im deutschen Gesundheitswesen wird die Bedeutung von Prävention und Gesundheitsförderung wahrgenommen. Auch in der Wirtschaft wächst die Bereitschaft in Gesundheitsförderung und Prävention zu investieren. Die Ressource Mensch wird für viele Unternehmen zunehmend zu einem Wettbewerbsvorteil. Die Einrichtungen des Gesundheitswesens scheinen hier jedoch noch Nachholbedarf zu haben.

Die Leistungen zur Prävention und Gesundheitsförderung sollten stärker durch nichtärztliche Berufe ausgeführt werden. Die Studienlage scheint angesichts des niederschwelligen Zugangs und der gleichzeitig hohen Effektivität in der Umsetzung eindeutig zu sein.

Die sektorale Trennung und die derzeitige Vergütungssituation schaffen wenig Anreize für die Leistungserbringer, über die Grenzen von Budget und Sektoren hinweg Präventions- und Gesundheitsförderungsstrategien zu entwickeln und diese auch umzusetzen. In der Vergangenheit gab es immer wieder groß angelegte Initiativen von Organisationen oder Fachgesellschaften, die am grünen Tisch Aktionspläne entwarfen. Die Realitäten im medizinischen Versorgungsalltag und die Lebenswelten von Patienten verhinderten jedoch meist eine nachhaltige Umsetzung und Implementierung.

Für die Akutkrankenhäuser wird die Ausführung von Präventionsmöglichkeiten vor dem Hintergrund der Ökonomisierung, vor allem dem Bettenabbau und der Schließung von Krankenhäusern trotz demografiebedingt steigender Patientenzahlen, kaum eine Rolle spielen. Als Ziel sollte jedoch die systematische Erfassung von individualisierten möglichen Potenzialen an Präventionsmaßnahmen sein.

Die Chancen von Prävention und Gesundheitsförderung werden in den Pflegeeinrichtungen derzeit, trotz des Präventionsgesetzes, kaum wahrgenommen bzw. genutzt. Als Argumente werden Personalmangel, fehlende Qualifikation oder zeitlicher und örtlicher Ressourcenmangel angeführt. Dabei könnten zahlreiche Probleme in diesen Einrichtungen, wie Stürze, Unruhe oder depressive Verstimmungen von Bewohnern, die intensive Ressourcenverbräuche verursachen, vermieden werden.

Disease-Management-Programme sind möglicherweise derzeit die einzige flächendeckende Sekundärprävention im ambulanten Sektor. Die integrierte Versorgung, wie sie beispielsweise im „Gesunden Kinzigtal“ gelebt wird, ist bisher das einzige in dieser Größenordnung, das den ambulanten und den stationären Sektor einschließt und gleichzeitig die Budgettrennung überwindet. Das unternehmerische Risiko, das hier von allen Beteiligten eingegangen wurde, sollte Nachahmer finden. Gleichzeitig sollten die Politik und die gesetzlichen Krankenkassen motiviert sein, diese Strukturen zu fördern.

In der Summe lässt sich feststellen, dass das Bewusstsein für die Bedeutung von Prävention und Gesundheitsförderung im deutschen Gesundheitswesen zugenommen hat. Allein die Ausgestaltung wird durch vielfältige und vielschichtige Hindernisse beschränkt. Diese reichen von Arzt- über Patienten- bis hin zu Systemfaktoren. Es wird eine gesamtgesellschaftliche Aufgabe sein, die Prävention und Gesundheitsförderung als selbstverständlichen Bestandteil des Gesundheitswesens und der persönlichen Lebenswelt zu integrieren.

Zusammenfassung

- Im haus- und spezialisiert-fachärztlichen Versorgungsbereich werden vielfach risikospezifische Präventionsmaßnahmen durchgeführt. Das ambulante Setting hat jedoch deutliches Ausbaupotenzial.
- Im ambulanten Setting sollten Prävention und Gesundheitsförderung durch nichtärztliche Professionen gestärkt werden, da der Zugang niederschwelliger und die Wirkungen effektiver sind.
- Während der Krankenhausbereich im stationären Setting kaum echte medizinische Prävention betreibt und auch die Gesundheitsförderung noch ausbaufähig ist, weisen die Rehabilitationsleistungen im stationären Setting einen hohen Standard bei den Maßnahmen auf.
- Das integrierte Setting scheint die derzeit beste Lösung für eine gelebte medizinische Prävention und Gesundheitsförderung zu sein. Durch die Überschreitung der Sektorengrenzen sind Anreize für alle Leistungserbringer geschaffen worden, Maßnahmen zur Prävention und Gesundheitsförderung zu unterstützen.
- Neben verhaltensspezifischen Maßnahmen des geschilderten Settings kommt auch der Verhältnisprävention große Bedeutung zu.
- Das deutsche Gesundheitssystem steht vor einer großen strukturellen Herausforderung, wenn es der Bedeutung von Prävention und Gesundheitsförderung gerecht werden will.

Diskussionsanregung

- Welche Hindernisse müssen beseitigt bzw. welche Anreize müssen flächendeckend geschaffen werden, sodass medizinische Prävention in allen Settings umgesetzt werden kann?
- Welche Bedeutung hat die Arzt-Patienten-Beziehung für die Prävention und Gesundheitsförderung auch unter dem Aspekt der digitalen Transformation?
- Welche Rolle werden die einzelnen Präventionsformen hinsichtlich des demografischen Wandels und des medizinischen Fortschritts in der Zukunft haben?
- Wie und in welcher Weise können nichtärztliche Berufsgruppen präventive Maßnahmen übernehmen?

Literatur

Abholz, H.H. (2006). Hausärztliche Prävention. Ein Vorschlag für eine Systematik. *Zeitschrift für Allgemeinmedizin, 82*, 50–55. https://doi.org/10.1055/s-2006-921444

Angelow, A., Klötzer, C., Donner-Banzhoff, N., Haasenritter, J., Schmidt, C.O., Dörr, M. & Chenot, J.-F. (2022). Validation of cardiovascular risk prediction by the Arriba instrument. *Deutsches Ärzteblatt International, 119*(27-28), 476–482.

BARMER GEK (Hrsg.). (2010). *BARMER GEK Arztreport. Auswertungen und Daten bis 2008, Schwerpunkt Erkrankungen und zukünftige Ausgaben*. Asgard.

Baumann, T. (2012). Quartäre Prävention. Editorial. *Pädiatrie up2date, 3*(7), 215–216.

Baumhardt, M., Dreyhaupt, J., Winsauer, C., Stuhler, L., Thiessen, K., Stephan, T., Markovic, S., Rottbauer, W., Imhof, A. & Rattka, M. (2021). The effect of the lockdown on patients with myocardial infarction during the COVID-19 pandemic – a systematic review and meta-analysis. *Deutsches Ärzteblatt International, 118*(26), 447–453.

Becker, U. & Kingreen, T. (2017). *SGB V – Gesetzliche Krankenversicherung* (5. Aufl.). C.H. Beck.

Bloom, D.E., Cafiero, E.T., Jané-Llopis, E., Abrahams-Gessel, S., Bloom, L.R., Fathima, S., Feigl, A.B., Gaziano, T., Mowafi, M., Pandya, A., Prettner, K., Rosenberg, L., Seligman, B., Stein, A.Z. & Weinstein, C. (2012, Januar). *The global economic burden of non-communicable diseases* (PGDA Working Paper No. 87). Available from https://www.hsph.harvard.edu/pgda/wp-content/uploads/sites/1288/2013/10/PGDA_WP_87.pdf

Bundesärztekammer (BÄK). (2015). *(Muster-)Berufsordnung für die in Deutschland tätigen Ärztinnen und Ärzte – MBO-Ä 1997 – in der Fassung des Beschlusses des 118. Deutschen Ärztetages 2015 in Frankfurt am Main.* Bundesärztekammer (BÄK).

Bundesärztekammer (BÄK), Projektgruppe Ärztliches Präventionsmanagement. (2020). *Stärkung der ärztlichen Primärprävention in der hausärztlichen Versorgung.* Bundesärztekammer. Verfügbar unter https://www.bundesaerztekammer.de/fileadmin/user_upload/_old-files/downloads/pdf-Ordner/Praevention/Konzept_AErztl-Primaerpraeventi on.pdf

Choosing Wisely & Consumer Reports. (2017, October). *Choosing wisely: a special report on the first five years.* Retrieved October 20, 2023, from https://www.choosingwisely.org/files/Choosing-Wisely-at-Five.pdf

Daniels, S. R. & Hassink, S. G. (2015). The role of the pediatrician in primary prevention of obesity. *Pediatrics, 136*(1), e275–292. https://doi.org/10.154 2/peds.2015-1558

Deutsche Gesellschaft für Allgemeinmedizin (DEGAM). (2012). *DEGAM-Zukunftspositionen. Allgemeinmedizin – spezialisiert auf den ganzen Menschen. Positionen zur Zukunft der Allgemeinmedizin und der hausärztlichen Praxis.* DEGAM.

Diehl, K., Mayer, M., Mayer, F., Görig, T., Bock, C., Herr, R. M., & Schneider, S. (2015). Physical activity counseling by primary care physicians: attitudes, knowledge, implementation, and perceived success. *Journal of physical activity & health, 12*(2), 216–223.

Drexler, H., Letzel, S., Nesseler, T., Amler, N., Fischmann, W. & Lange, S. (Hrsg.). (2022, März). *Gesund arbeiten in Thüringen. Verbesserung der Qualität und der Leistungen im Betrieblichen Gesundheitsmanagement durch Entwicklung von zielgruppenspezifischen Präventionspfaden* (Abschlussbericht). DGAUM & Barmer. Verfügbar unter https://www.dgaum.de/fileadmin/pdf/GAIT/1_Abschlussbericht_GAIT.pdf

Engler, J., Schütze, D., Gerber, M., Dieckelmann, M. & Siebenhofer-Kroitzsch, A. (2023). *Handlungsfeldanalyse „Gesundheitsförderung in der Hausarztpraxis" (GeHa).* Stiftung Gesundheitswissen. Zugriff am 30. November 2023 unter https://www.stiftung-gesundheitswissen.de/projekte/gesund heitsfoerderung-der-hausarztpraxis

Gandhi, T. K., Weingart, S. N., Borus, J., Seger, A. C., Peterson, J., Burdick, E., Seger, D. L., Shu, K., Federico, F., Leape, L. L. & Bates, D. W. (2003). Adverse drug events in ambulatory care. *New England Journal of Medicine, 348*(16), 1556–1564. https://doi.org/10.1056/NEJMsa020703

Gemeinsamer Bundesausschuss (Hrsg.). (2023). *Neues Gesundheitsangebot bei Adipositas: G-BA schafft Voraussetzungen für DMP.* Zugriff am 30. November 2023 unter https://www.g-ba.de/presse/pres semitteilungen-meldungen/1149/

GKV-Spitzenverband (Hrsg.). (2023). *Leitfaden Prävention. Handlungsfelder und Kriterien nach § 20 Abs. 2 SGB V zur Umsetzung der §§ 20, 20a und 20b SGB V vom 21. Juni 2000 in der Fassung vom 4. Dezember 2023.* Verfügbar unter https://www.gkv-spitzenver band.de/media/dokumente/krankenversiche rung_1/praevention__selbsthilfe__beratung/prae vention/praevention_leitfaden/2023-12_Leitfa den_Pravention_barrierefrei.pdf

Görig, T., Mayer, M., Bock, C., Diehl, K., Hilger, J., Herr, R. M., & Schneider, S. (2014). Dietary counselling for cardiovascular disease prevention in primary care settings: results from a German physician survey. *Family practice, 31*(3), 325–332.

Görig, T., Diehl, K., Herr, R. M., Bock, C., Mayer, M., Schneider, S. (2016). Stadt-Land-Unterschiede im Angebot von Lebensstilberatung zur Prävention kardiovaskulärer Erkrankungen in der Hausarztpraxis. Ergebnisse einer bundesweiten Hausärztebefragung. *Gesundheitswesen, 78*(8-09), 533–8.

Gupta, P., Gupta, M. & Koul, N. (2020). Overdiagnosis and overtreatment; how to deal with too much medicine. *Journal of Family Medicine and Primary Care, 9*(8), 3815–3819. https://doi.org/10.4103/jfmpc.jfmpc_433_20

Gurwitz, J. H., Field, T. S., Harrold, L. R., Rothschild, J., Debellis, K., Seger, A. C., Cadoret, C., Fish, L. S., Garber, L., Kelleher, M. & Bates, D. W. (2003). Incidence and preventability of adverse drug events among older persons in the ambulatory setting. *Journal of the American Medical Association, 289*(9), 1107–1116. https://doi.org/10.1001/jama.289.9.1107

Health for Future. (n.d.). *Health for Future.* KLUG – Deutsche Allianz Klimawandel und Gesundheit. Zugriff am 30. November unter https://healthforfuture.de/

Heintze, C. (2014). Hausärztliche Prävention zwischen Evidenz und Narration. Eine Quadratur des Kreises? *Zeitschrift für Evidenz, Fortbildung und Qualität im Gesundheitswesen, 108*, 203–207. https://doi.org/10.1016/j.zefq.2014.03.016

Hellmann, W., Kretzmaann, W., Kurscheid, C. & Eble, S. (2010). *Medizinische Versorgungszentren erfolgreich führen und weiterentwickeln: Qualität steigern, Erträge ausbauen, Zukunft sichern.* Medizinisch Wissenschaftliche Verlagsgesellschaft.

Herschbach, P. (1991). Stress im Krankenhaus – Die Belastungen von Krankenpflegekräften und Ärzten/Ärztinnen. *Psychotherapie, Psychosomatik, medizinische Psychologie, 41*,176–186.

Hildebrandt, H. (2010). *Gesunde Regionen durch Kooperation und Koordination der regionalen Versorgung am Beispiel „Gesundes Kinzigtal": konkrete Arbeit, medizinische Ergebnisse, Akzeptanz in der Bevölkerung.* 20. Oktober 2010, Berlin. Vortrag für „Prävention und Gesundheitsförderung", Kneipp-Bund, DAMID, Barmer-GEK.

Hirsch, O., Keller, H., Krones, T. & Donner-Banzhoff, N. (2012). Arriba-lib: association of an evidence-based electronic library of decision aids with communication and decision-making in patients and primary care physicians. *International Journal of Evidence-based Healthcare, 10*(1), 68–76. https://doi.org/10.1111/j.1744-1609.2012.00255.x

Holmberg, C., Sarganas, G., Mittring, N., Braun, V., Dini, L., Heintze, C., Rieckmann, N., Muckelbauer, R., & Müller-Nordhorn, J. (2014). Primary prevention in general practice - views of German general practitioners: a mixed-methods study. *BMC family practice, 15*, 103.

Holmberg, C., Muckelbauer, R., Sarganas, G., Braun, V., Heintze, C., Dini, L., Müller-Nordhorn, J. (2018). Primärprävention in der Allgemeinarztpraxis: Eine Befragung. *Gesundheitswesen, 80*(5), 465–470.

Jacobs, K., Kuhlmey, A., Greß, S., Klauber, J. & Schwinger, A. (Hrsg.). (2020). *Mehr Personal in der Langzeitpflege – aber woher?* (Pflege-Report, Vol. 2019). Springer Open. https://doi.org/10.1007/978-3-662-58935-9

Jaehde, U. & Thürmann, P. A. (2012). Arzneimitteltherapiesicherheit in Alten- und Pflegeheimen. *Zeitschrift für Evidenz, Fortbildung und Qualität im Gesundheitswesen, 106*(10), 712–716. https://doi.org/10.1016/j.zefq.2012.10.021

Jamoulle, M. (1986). Information et informatisation en médecine générale. In J. Berleur, C. Labet-Maris, R. F. Poswick, G. Valenduc & Ph. van Bastelaer (Eds.), *Les informa-g-iciens* (pp. 193–209). Presses Universitaires de Namur.

Jamoulle, M. (2015). Quaternary prevention, an answer of family doctors to overmedicalization. *International Journal of Health Policy and Management, 4*(2), 61–64. https://doi.org/10.15171/ijhpm.2015.24

Jordan, S., Kuhnert, R., Schmid-Küpke, N. K. & Starker, A. (2022). Teilnahme der erwachsenen Bevölkerung an Präventionsmaßnahmen für nichtübertragbare Krankheiten während der COVID-19-Pandemie in 2020/2021. *Journal of Health Monitoring, 4*, 39–56.

Kassenärztliche Bundesvereinigung (KBV). (2023). *Entwicklungen der Medizinischen Versorgungszentren.* Verfügbar unter https://www.kbv.de/media/sp/mvz_entwicklungen.pdf

Kassenärztliche Vereinigung Nordrhein. (2020). *Die 100 häufigsten ICD-10-Schlüssel und Kurztexte (nach Fachgruppen). 3. Quartal 2020.* Kassenärztliche Vereinigung Nordrhein. Verfügbar unter https://www.kvno.de/fileadmin/shared/pdf/online/verordnungen/morbiditaetsstatistik/100icd_20-3.pdf?v=1636545602

Keller, H., Krones, T., Sönnichsen, A. C., Sadowski, E., Popert, U., Rochon, J., Kaufmann-Kolle, P., Szecsenyi, J., Baum, E. & Donner-Banzhoff, N. (2007). Medikamentöse Prävention von kardiovaskulären Erkrankungen: Verschreiben Hausärzte risikoangemessen? *Zeitschrift für Allgemeinmedizin, 83*, 359–364. https://doi.org/10.1055/s-2007-985833

Klasen, F., Meyrose, A., Otto, C., Reiß, F. & Ravens-Sieberer, U. (2017). Psychische Auffälligkeiten von Kindern und Jugendlichen in Deutschland. Ergebnisse der BELLA-Studie. *Monatsschrift Kinderheilkunde, 165*(5), 402–407. https://doi.org/10.1007/s00112-017-0270-8

Klauber, J., Geraedts, M., Friedrich, J. & Wasem, J. (2015). *Krankenhaus-Report 2014. Schwerpunkt: Patientensicherheit.* Schattauer.

KLUG – Deutsche Allianz Klimawandel und Gesundheit. (2022). *Vereinssatzung.* Zugriff am 30. November 2023 unter https://www.klimawandel-gesundheit.de/ueber-uns/satzung/

Korzilius, H. (2020). Einrichtungen in der Coronakrise. *Deutsches Ärzteblatt, 117*(18), 924–925.

Kuehlein, T., Sghedoni, D., Visentin, G., Gérvas, J. & Jamoule, M. (2010). Quartäre Prävention, eine Aufgabe für Hausärzte. *PrimaryCare, 10*(18), 350–354. https://doi.org/10.4414/pc-d.2010.08739

Kuss, K., Adarkwah, C. C., Becker, M., Donner-Banzhoff, N. & Schloessler, K. (2021). Delivering the unexpected – information needs for PSA screening from Men's perspective: a qualitative study. *Health Expectations, 24*(4), 1403–1412. https://doi.org/10.1111/hex.13275

L'Allemand, D. & Laimbacher, J. (2013). Behandlung von übergewichtigen Kindern und Jugendlichen mit ihren Familien in der Grundversorgung – Möglichkeiten und Grenzen. *Therapeutische Umschau, 70*(11), 695–702. https://doi.org/10.1024/0040-5930/a000466

Löllgen, H., Wismach, J. & Kunstmann, W. (2013). Das Rezept für Bewegung. Einsatzmöglichkeiten für Arzt und Patient. *Klinikarzt, 12*(9), 416–420.

Mayer-Berger, W., Simic, D., Mahmoodzad, J., Burtscher, R., Kohlmeyer, M., Schwitalla, B. & Redaèlli, M. (2014). Efficacy of a long-term secondary prevention programme following inpatient cardiovascular rehabilitation on risk and health-related quality of life in a low-education cohort: a randomized controlled study. *European Journal of Preventive Cardiology, 21*(2), 145–152. https://doi.org/10.1177/2047487312465526

Metzner, F., Ravens-Sieberer, U., Schwinn, A., Lietz, J. & Pawils, S. (2015). Prävention und Kinderschutz in der pädiatrischen Praxis – Kinderärzte als Akteure im Einladungs- und Meldewesen für Kinderfrüherkennungsuntersuchungen. *Gesundheitswesen, 77*(12), 916–920.

Mittag, O. (2001). Vergleich von zwei kardiologischen Rehabilitationskliniken anhand der Wahrnehmung der Klinikumwelt durch die Patienten. *Rehabilitation, 40*(2), 72–75. https://doi.org/10.1055/s-2001-12480

Monasta, L., Batty, G. D., Cattaneo, A., Lutje, V., Ronfani, L., van Lenthe, F. J. & Brug, J. (2010). Early-life determinants of overweight and obesity: a review of systematic reviews. *Obesity Reviews, 11*(10), 695–708. https://doi.org/10.1111/j.1467-789X.2010.00735.x

Nationale Präventionskonferenz (NPK) (Hrsg.). (2018). *Bundesrahmenempfehlungen nach § 20d Abs. 3 SGB V*. Verfügbar unter https://www.bundesgesundheitsministerium.de/fileadmin/Dateien/3_Downloads/P/Praeventionsgesetz/BRE_Fassung_vom_29.08.2018.pdf

Nordrheinische Gemeinsame Einrichtung Disease-Management-Programme (Hrsg.). (2014). *Qualitätsbericht 2013. Disease-Management-Programme in Nordrhein. Brustkrebs, Diabetes, mellitus Typ 1/Typ 2, Koronare Herzkrankheit, Asthma/COPD*. Nordrheinische Gemeinsame Einrichtung Disease-Management-Programme. Verfügbar unter https://www.kvno.de/fileadmin/shared/pdf/print/berichte/dmp-berichte/qualbe_dmp13.pdf?v=1594365243

Nothacker, M., Gaebel, W., Gogol, M., Hasenfuß, G., Helms, U., Klemperer, D., Kreienberg, R., Lynen, P., Meyer, H.-J., Muche-Borowski, C., Raspe, H., Schaefer, C., Scherer, M., Strech, D., Werdan, K. & Kopp, I. (2023). *Manual Entwicklung von Empfehlungen im Rahmen der Initiative Gemeinsam Klug Entscheiden (Version 1.3 vom 30.01.2020)*. Ad hoc Kommission „Gemeinsam Klug Entscheiden" der Arbeitsgemeinschaft der Wissenschaftlichen Medizinischen Fachgesellschaften (AWMF). Verfügbar unter https://www.awmf.org/fileadmin/user_upload/dateien/downloads/manual-gemeinsam-klug-entscheiden-deutsch.pdf

Pfaff, H. & Kowalski, C. (2013). „Präventionspfade" zwischen Betriebs- und Hausarzt: das ÄrBeK-Projekt. In S. Burger & M. Brinsa (Hrsg.), *Alter und Multimorbidität: Herausforderungen an die Gesundheitswirtschaft und die Arbeitswelt* (S. 261–272). Medhochzwei.

Redaèlli, M., Meuser, S. & Stock, S. (2012). Ambulatory care trends in Germany: a road toward more integration of care? *Journal of Ambulatory Care Management, 35*(3), 182–191. https://doi.org/10.1097/JAC.0b013e31823f0114

Redaèlli, M., Simic, D., Burtscher, R., Mahmoodzad, J., Schwitalla, B., Kohlmeyer, M. & Mayer-Berger, W. (2015). Kosteneffektive Langzeitnachsorge in der kardiovaskulären Rehabilitation: Fünf-Jahres-Follow-up. *Rehabilitation, 54*(04), 240–244. https://doi.org/10.1055/s-0035-1555904

Ripping, T. M., ten Haaf, K., Verbeek, A. L. M., van Ravesteyn, N. T. & Broeders, M. J. M. (2017). Quantifying overdiagnosis in cancer screening: a systematic review to evaluate the methodology. *Journal of the National Cancer Institute, 109*(10), djx060. https://doi.org/10.1093/jnci/djx060

Robert Koch-Institut. (2016). Primärprävention von Krebserkrankungen. In Robert Koch-Institut (RKI), Zentrum für Krebsregisterdaten (ZfKD) (Hrsg.), *Bericht zum Krebsgeschehen in Deutschland 2016* (S. 175–209).

Sadowski, E. M., Eimer, C., Keller, H., Krones, T., Sönnichsen, A. C., Baum, E. & Donner-Banzhoff, N. (2005). Evaluation komplexer Interventionen: Implementierung von ARRIBA-Herz, einer Beratungsstrategie für die Herz-Kreislauf-Prävention. *Zeitschrift für Allgemeinmedizin, 81*(10), 429–434. https://doi.org/10.1055/s-2005-872475

Schnurrer, J. U. & Fröhlich, J. C. (2003). Zur Häufigkeit und Vermeidbarkeit von tödlichen unerwünschten Arzneimittelwirkungen. *Internist, 44*(7), 889–895. https://doi.org/10.1007/s00108-003-0988-3

Schreiber, S., Jacob, R. & Kopp, J. (2023). *Berufsmonitoring. Europäische Medizinstudierende 2022: Ergebnisse einer Befragung in Deutschland, Frankreich und der Schweiz*. Verfügbar unter https://www.kbv.de/media/sp/KBV_Berufsmonitoring-Bericht2022.pdf

Sonntag, U., Henkel, J., Renneberg, B., Bockelbrink, A., Braun, V. & Heintze, C. (2010). Counseling overweight patients: analysis of preventive encounters in primary care. *International Journal for Quality in Health Care, 22*(6), 486–492. https://doi.org/10.1093/intqhc/mzq060

Singh, A. S., Mulder, C., Twisk, J. W. R., van Mechelen, W. & Chinapaw, M. J. M. (2008). Tracking of childhood overweight into adulthood: a systematic review of the literature. *Obesity Reviews, 9*(5), 474–488. https://doi.org/10.1111/j.1467-789X.2008.00475.x

Statistisches Bundesamt (Destatis). (2023). *Vollstationäre Patientinnen und Patienten der Krankenhäuser. Diagnosekapitel 2022.* Statistisches Bundesamt. Zugriff am 01. Dezember 2023 unter https://www.destatis.de/DE/Themen/Gesellschaft-Umwelt/Gesundheit/Krankenhaeuser/Tabellen/diagnosekapitel-geschlecht.html

Stirbu, I., Kunst, A. E., Mielck, A. & Mackenbach, J. P. (2011). Inequalities in utilisation of general practitioner and specialist services in 9 European countries. *BMC Health Services Research, 11*, 288. https://doi.org/10.1186/1472-6963-11-288

Suslow, A., Chikhradze, N., Schlößler, K., Lauer, R., Rasche, P., Vollmar, H. C. & Otte, I. (2022). *Berufsalltag von Medizinischen Fachangestellten in der Zeit der Impfkampagne gegen Covid-19* [Meeting Abstact]. 21. Deutscher Kongress für Versorgungsforschung (DKVF). Potsdam, 05.–07.10.2022. German Medical Science GMS Publishing House. Verfügbar unter https://www.egms.de/static/de/meetings/dkvf2022/22dkvf210.shtml

Thürmann, P. A. (2013). Clinical pharmacology in everyday clinical care. *European Journal of Clinical Pharmacology, 69*(Suppl. 1), 89–93. https://doi.org/10.1007/s00228-013-1490-z

Tiedje, D., Borowski, M., Simbrich, A., Schlößler, K., Kruse, K., Bothe, C., Kuss, K., Adarkwah, C. C., Maisel, P., Jendyk, R., Kurosinski, M. A., Gerß, J., Tschuschke, C., Becker, R., Roobol, M. J., Bangma, C. H., Hense, H. W., Donner-Banzhoff, N. & Semjonow, A. (2021). Decision aid and cost compensation influence uptake of PSA-based early detection without affecting decisional conflict: a cluster randomised trial. *Scientific reports, 11*(1), 23503. https://doi.org/10.1038/s41598-021-02696-z

Tracogna, U., Klewer, J. & Kugler, J. (2003). Gesundheitsverhalten und Gesundheitszustand von Pflegepersonal im Krankenhaus. *Gesundheitsökonomie und Qualitätsmanagement, 8*(2), 115–119. https://doi.org/10.1055/s-2003-39143

Watts, N., Amann, M., Arnell, N., Ayeb-Karlsson, S., Beagley, J., Belesova, K., Boykoff, M., Byass, P., Cai, W., Campbell-Lendrum, D., Capstick, S., Chambers, J., Coleman, S., Dalin, C., Daly, M., Dasandi, N., Dasgupta, S., Davies, M., Di Napoli, C., ... Costello, A. (2021). The 2020 report of The Lancet Countdown on health and climate change: responding to converging crises. *Lancet, 397*(10269), 129–170. https://doi.org/10.1016/S0140-6736(20)32290-X

Winklmayr, C., Muthers, S., Niemann, H., Mücke, H.-G. & an der Heiden, M. (2022). Heat-related mortality in Germany from 1992 to 2021. *Deutsches Ärzteblatt International, 119*(26), 451–457.

Lese- und Medienempfehlung zur Vertiefung

Bahrs, O. & Matthiessen, P. F. (Hrsg.) (2007). *Gesundheitsfördernde Praxen – Die Chance einer salutogenetischen Orientierung in der hausärztlichen Praxis.* Huber.

Gesundes Kinzigtal. (n.d.). *Versorgungsprogramme.* Zugriff am Zugriff am 29. Mai 2024 unter https://www.gesundes-kinzigtal.de/meine-gesundheitsversorgung-im-kinzigtal/mein-leben-meine-gesundheit.html

Kickbusch, I. & Hartung, S. (2014). *Die Gesundheitsgesellschaft: Konzepte für eine gesundheitsförderliche Politik.* Huber.

Robert Koch-Institut (RKI). (n.d.). *Prävention. Übersicht: Daten aus dem RKI-Gesundheitsmonitoring; Methoden; Ausgewählte Publikationen.* Verfügbar unter https://www.rki.de/DE/Content/GesundAZ/P/Praevention/Praevention_node.html

Sturm, D. (2007). *Hausarzt Handbuch. Das Handbuch zur Prävention. Umsetzung in der Hausarztpraxis. Vom Deutschen Hausärzteverband und der BARMER.* MED.KOMM.

27 Prävention und Gesundheitsförderung im Öffentlichen Gesundheitsdienst

Manfred Wildner, Uta Nennstiel und Doris Stöckl

Überblick

- Was ist der Öffentliche Gesundheitsdienst und wie ist er organisiert?
- Was sind seine Kernaufgaben?
- Welche Aufgaben nimmt er im Bereich Prävention und Gesundheitsförderung wahr bzw. kann er wahrnehmen?

Wichtig für Gesundheitsförderung und Prävention

Öffentliche Gesundheit (engl. *Public Health*) ist nach einer viel zitierten **Definition** der Weltgesundheitsorganisation „die Wissenschaft und die Praxis der Verhinderung von Krankheiten, der Verlängerung des Lebens und der Förderung der Gesundheit durch organisierte Anstrengungen der Gesellschaft". Der Öffentliche Gesundheitsdienst (ÖGD; engl. *Public Health Service*) ist in diesem Aufgabenfeld in öffentlicher Trägerschaft (EU, Bund, Länder, Kommunen) und mit gesamtgesellschaftlichem Mandat tätig.

27.1 Wie definiert sich der Öffentliche Gesundheitsdienst?

Wichtig für Gesundheitsförderung und Prävention

Der Öffentliche Gesundheitsdienst (ÖGD) ist das traditionelle Tätigkeitsfeld eines eigenen ärztlichen Fachgebiets: des Facharztes für Öffentliches Gesundheitswesen. Dieses Fachgebiet ist von Transdisziplinarität in seiner Herangehensweise, Interdisziplinarität in seinen Methoden und Multiprofessionalität in seiner Praxis geprägt. Beteiligte weitere Professionen – auch in Leitungsfunktionen – sind beispielsweise[4] Juristen, Psychologen, Sozialwissenschaftler, Gesundheitsingenieure, Kommunikationswissenschaftler und Informatiker, Verwaltungsfachleute, Sozialpädagoginnen, Sozialmedizinische Fachkräfte, Hygieneaufseher (s. a. Beirat Pakt ÖGD, 2023).

Um sich den Aufgaben von Prävention und Gesundheitsförderung im Rahmen des Öffentlichen Gesundheitsdienstes (ÖGD) zu nähern, ist es notwendig, den ÖGD innerhalb der gesellschaftlichen Institutionen näher zu verorten (Tinnemann & Wildner, 2024; Wildner et al., 2022):

- Als **Gesundheitswesen** wird die Gesamtheit der Einrichtungen und Personen, Regelungen und Prozesse verstanden, die als Hauptzweck die Gesundheit der Bevölkerung fördern, erhalten und wiederherstellen sollen. Hierunter fallen z. B. die Krankenhäuser, die Versorgung durch die niedergelassenen Ärzte, die Rehabilitationseinrichtungen und die Pflegedienste. Diese Einrichtungen werden von einer Vielzahl von Akteuren getragen: von Städten und Gemeinden, Selbstständigen und ihren beruflichen Organisationen, von Kirchen und freigemeinnützigen

4 Die angesprochenen Berufsgruppen beziehen sich gleichwertig auf alle Geschlechter.

Trägern und von auf Gewinn ausgerichteten privaten Unternehmen.

- Das **öffentliche Gesundheitswesen** ist der Teil des Gesundheitswesens, der von unmittelbaren oder mittelbaren Trägern der Staatsverwaltung oder durch Einrichtungen wahrgenommen wird, die von ihnen errichtet und getragen werden. Hierunter fallen z.B. die Aktivitäten von Bundes- und Länderministerien im Rahmen der Sozialgesetzgebung, des gesundheitlichen Verbraucherschutzes, der gesundheitlichen Aufklärung oder der Krankenhausplanung und die Krankenhäuser der Landkreise und kreisfreien Städte. Es umfasst auch die Einrichtungen des ÖGD (s.u.).
- Der **Öffentliche Gesundheitsdienst** ist der Teil des öffentlichen Gesundheitswesens, der mit der Wahrnehmung öffentlich-rechtlicher Aufgaben auf dem Gebiet des Gesundheitswesens, einschließlich der damit zusammenhängenden Untersuchungstätigkeit, betraut ist. Der ÖGD wird neben ambulanter und stationärer medizinischer Versorgung bisweilen als „Dritte Säule" im Gesundheitswesen bezeichnet. Angesichts seines knappen Personalkörpers und seiner knappen Ressourcen überrascht die Metapher einer „Säule" zunächst: Weniger als ein Prozent aller Gesundheitsausgaben entfallen auf den ÖGD. Angesichts der Bedeutung des ÖGD für gesundheitliche Lebensqualität und Lebenserwartung ist das Bild jedoch zutreffend.

Wichtig für Gesundheitsförderung und Prävention

Die Begriffe **Gesundheitswesen, öffentliches Gesundheitswesen** und **Öffentlicher Gesundheitsdienst** können somit in dieser absteigenden Ordnung als einander umschließend, mit jeweils spezifischer Eingrenzung und Fokussierung auf einen Teilaspekt, verstanden werden.

27.2 Wie ist der Öffentliche Gesundheitsdienst organisiert?

Unterste und bürgernaheste Ebene des Öffentlichen Gesundheitsdienstes sind die **Gesundheitsämter bzw. Referate** der Landkreise und kreisfreien Städte (kommunale Ebene). Die Organisationsformen dieser Ämter bzw. Referate sind zwischen den Bundesländern unterschiedlich. Es finden sich die Ausprägungen als eigenständige Ämter, als Abteilungen und Referate, als Schwerpunktämter oder Außenstellen, als inhaltlich abgegrenzte organisatorische Einheiten oder als integrierte Funktionsstellen („Jugend, Soziales und Gesundheit"). Hinzu kommen noch unterschiedliche Ausprägungen innerhalb eines Bundeslandes: Die Organisationshoheit und die differenzierte Festlegung des Aufgabenprofils und besonderer Schwerpunkte liegen im Allgemeinen bei den Landkreisen und den kreisfreien Städten (Kommunalisierung). Die in der Regel ärztlichen Leiter der Gesundheitsämter bzw. Referate sind damit den Landrätinnen und Landräten bzw. (Ober-)Bürgermeistern unterstellt (Kuhn & Wildner, 2020; Reisig & Kuhn, 2024; Wildner et al., 2010).

Größere Bundesländer weisen als nächste, übergeordnete Verwaltungsebene die der **Bezirke mit Bezirksregierungen** auf. Hier finden sich ebenfalls Gesundheitsabteilungen, die dem ÖGD zuzurechnen sind. Diese Fachstellen haben häufig die Fachaufsicht über die kommunalen Einrichtungen und übernehmen „Relais-Funktionen" zur obersten Landesebene. Sie übernehmen auch spezialisierte Aufgaben, z.B. im Zusammenhang mit Gutachtenfragen oder der Arzneimittelüberwachung.

Die oberste Landesebene wird) von den jeweils zuständigen **Landes(gesundheits)ministerien** gebildet. Diese werden in einigen Bundesländern durch Landesgesundheitsämter als Landesoberbehörden unterstützt. Von den Gesundheitsministerien der Länder wird in ihrer Gesamtheit die Gesundheitsministerkonferenz (GMK) gebildet, die auf Bundesebene notwendige Abstimmungen gemeinsam mit dem zuständigen **Bundesministerium** vornimmt. Die Landesministerien sind die höchste Vollzugsinstanz sowohl für die eigenen Ländergesetze als auch für die Umsetzung vieler bundesrechtlicher Normen. Beispiele für Letztere sind etwa das Infektionsschutzgesetz (IfSG) oder die Trinkwasserverordnung. Für die kompetente Bearbeitung verschiedener Fachfragen werden die Ministerien in einigen Ländern und auf Bundesebene durch beigeordnete Fachbehörden unterstützt: Landesgesundheitsämter bzw. obere Bundesbehörden. Besondere Expertise wird bei Bedarf auch von universitären Instituten eingeholt.

Besondere **Institutionen auf Bundesebene**, die Aufgaben im Bereich des Gesundheitsschutzes, der Krankheitsverhütung und der Gesundheitsförderung haben, sind z. B.

- das Robert Koch-Institut (RKI) in Berlin, mit Aufgaben im Gesundheitsschutz übertragbarer und nicht übertragbarer Krankheiten,
- das Paul Ehrlich-Institut (PEI) und das Bundesinstitut für Arzneimittel und Medizinprodukte (BfArM), mit Aufgaben im Bereich der Arzneimittelzulassung und Arzneimittelsicherheit,
- das Bundesinstitut für Risikobewertung (BfR), mit dem Auftrag des gesundheitlichen Verbraucherschutzes,
- das Bundesinstitut für Prävention und Aufklärung in der Medizin (BIPAM), das u. a. die ehemalige Bundeszentrale für gesundheitliche Aufklärung (BZgA) integriert.

Wichtig für Gesundheitsförderung und Prävention

Die Bundesstaatlichkeit Deutschlands nach Art. 20 des Grundgesetzes beinhaltet eine differenzierte **Aufgabenteilung zwischen Bund und Ländern**. Die Aussage „Gesundheit ist Ländersache" gilt für viele Vollzugsaufgaben des Öffentlichen Gesundheitsdienstes. Hinzu kommt eine **Kompetenzverlagerung im Bereich „Öffentliche Gesundheit" zur europäischen Ebene**.

In den Gründungsverträgen der **Europäischen Union** (EU) von Rom (1957) und Maastricht (1992) und in der konsolidierten Fassung des „Vertrages über die Arbeitsweise der Europäischen Union" (AEUV, Lissabon 2008) wurde zunächst eine Harmonisierung der Sozialsysteme bewusst ausgeklammert. Dennoch finden sich Aspekte des Gesundheits- und Verbraucherschutzes berücksichtigt, beispielsweise in Art. 168 AEUV: „Bei der Festlegung und Durchführung aller Unionspolitiken und -maßnahmen wird ein hohes Gesundheitsschutzniveau sichergestellt. Die Tätigkeit der Union ergänzt die Politik der Mitgliedstaaten und ist auf die Verbesserung der Gesundheit der Bevölkerung, die Verhütung von Humankrankheiten und die Beseitigung von Ursachen für die Gefährdung der körperlichen und geistigen Gesundheit gerichtet. Sie umfasst die Bekämpfung der weit verbreiteten schweren Krankheiten, wobei die Erforschung der Ursachen, der Übertragung und der Verhütung dieser Krankheiten sowie Gesundheitsinformation und -erziehung gefördert werden; außerdem umfasst sie die Beobachtung, frühzeitige Meldung und Bekämpfung schwerwiegender grenzüberschreitender Gesundheitsgefahren. Die Union ergänzt die Maßnahmen der Mitgliedstaaten zur Verringerung drogenkonsumbedingter Gesundheitsschäden, einschließlich der Informations- und Vorbeugungsmaßnahmen."

Ähnlich wie auf der Landes- und Bundesebene finden sich **spezialisierte Institutionen** auch auf der überstaatlichen, supranationalen **Ebene der Europäischen Union** (EU):

- das European Centre for Disease Prevention and Control (ECDC) in Stockholm/Schweden,
- die für Lebensmittelsicherheit zuständige European Food Safety Authority (EFSA) in Parma/Italien,
- die für europäische Arzneimittelzulassungen zuständige European Medicines Agency (EMA) in Amsterdam/Niederlande,

- die Europäische Agentur für Sicherheit und Gesundheitsschutz am Arbeitsplatz (OSHA) in Bilbao/Spanien,
- innerhalb der Europäischen Kommission die Generaldirektion Gesundheit und Verbraucherschutz (Directorate General for Health and Consumer Affairs, DG SANCO) in Brüssel/Belgien.

Als zwischenstaatliche, internationale Organisation wurde bereits 1948 die **Weltgesundheitsorganisation (WHO)** ins Leben gerufen. Sie stimmt das Handeln insbesondere im Bereich des Infektionsschutzes ab. Die WHO ist über den Infektionsschutz hinaus auch bei anderen globalen Gesundheitsthemen federführend. Sie erstellt Verwaltungsvorschriften wie die Internationalen Gesundheitsvorschriften (International Health Regulations, IHR), ist z.B. mit dem Rahmenabkommen zur Tabakkontrolle gesundheitspolitisch aktiv, führt eigene Programme und Projekte durch, z.B. zur Tuberkulosekontrolle, und erstellt evidenzbasierte Berichte, Handlungsanweisungen und Standards, z.B. in Form des Weltgesundheitsberichtes, von technischen Reports und Klassifikationssystemen. Die WHO ist organisatorisch in das Headquarter in Genf sowie sechs Regionalbüros gegliedert (African Region, Region of the Americas, South-East Asia Region, European Region, Eastern Mediterranean Region, Western Pacific Region) (Wildner, 2024).

27.3 Welches sind die Kernaufgaben des Öffentlichen Gesundheitsdienstes?

Eine eingängige Definition der Aufgaben im Dienst der öffentlichen Gesundheit lautet: „Bedingungen schaffen, in denen Menschen gesund sein können" (Institute of Medicine, 1988). Der Öffentliche Gesundheitsdienst nimmt dabei mit einem **bevölkerungsmedizinischen Schwerpunkt** besondere Aufgaben komplementär und subsidiär zur Individualmedizin wahr. **Komplementär** bedeutet, dass der bevölkerungsmedizinische Ansatz den individualmedizinischen Ansatz des klinisch praktizierenden Arztes bzw. der klinisch praktizierenden Ärztin und anderer Berufsgruppen ergänzt. **Subsidiär** bedeutet, dass der ÖGD dort auch individualmedizinisch tätig wird, wo das System der gesundheitlichen Versorgung besonderen Bedarf, Defizite im Vollzug oder strukturelle Lücken hat. Beispiele dafür sind sozialmedizinische Gutachtenfragen, der Impfschutz ungenügend geschützter Gruppen oder seine Funktion als „letztes Netz" der Daseinsfürsorge.

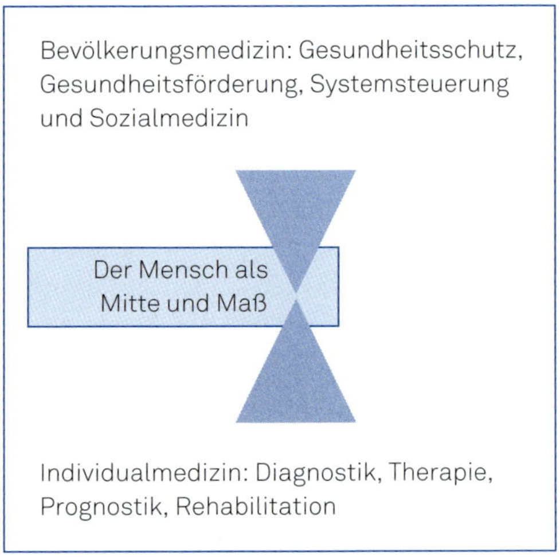
Bevölkerungsmedizin: Gesundheitsschutz, Gesundheitsförderung, Systemsteuerung und Sozialmedizin
Der Mensch als Mitte und Maß
Individualmedizin: Diagnostik, Therapie, Prognostik, Rehabilitation

Abbildung 27-1: Sowohl die Individualmedizin in einer Bewegung von der Systemebene der Gene, Moleküle, Zellen und Organen hin zum Menschen wie auch die Bevölkerungsmedizin mit ihren überindividuellen Organisationsebenen von Gesellschaft, Gesundheitswesen und Institutionen der Krankenversorgung hin zum Menschen stehen im Dienst der individuellen Person („Der Mensch als Mitte und Maß").

Aus Sicht des Bürgers werden die direkten individualmedizinischen Dienstleistungen der gesundheitlichen Versorgung in der Regel anlassbezogen bei außergewöhnlichen Situationen, z.B. Krankheit oder Unfällen, in Anspruch genommen. Diese direkten medizinischen Dienstleistungen werden gerade wegen ihres problembezogenen, außergewöhnlichen Charakters deutlich erlebt und mit Wertschätzung verbun-

Wichtig für Gesundheitsförderung und Prävention

Die Aufgabenfelder Bevölkerungsmedizin und Individualmedizin stehen bisweilen auch in einem Spannungsverhältnis zueinander. Die Antworten auf die daraus resultierenden ethischen Fragen sind nur in sorgfältigen Abwägungen der konkurrierenden Rechtsgüter zu finden. Dreh- und Angelpunkt dieser Abwägungen ist der Mensch als Mitte und Maß, sowohl aus dem Blickwinkel der Individualmedizin als auch aus Sicht der Bevölkerungsmedizin (Abbildung 27-1). Ethischer Grundsatz ist, dass Personen Ziel und Zweck in sich selbst sind, mit unveräußerlichen Rechten ausgestattet sind und nicht Mittel zu anderen Zwecken sein dürfen (Schröder-Bäck & Kuhn, 2016; Wildner & Schröder-Bäck, 2024; Wildner und Zöllner, 2016).

den. Demgegenüber werden die indirekten bevölkerungsmedizinischen Leistungen im Dienst der öffentlichen Gesundheit (all-)täglich und gewöhnlich in Anspruch genommen, beispielsweise in Form von einwandfreiem Trinkwasser, sicheren Lebensmitteln, sicheren Arzneimitteln in ausreichender Menge, gesunden Arbeitsplätzen und Schulen, verlässlicher Gesundheitsinformationen u.v.a.m. Die Effektivität dieser Dienstleistungen der öffentlichen Gesundheitspflege wird wegen ihres unscheinbaren und selbstverständlichen Charakters häufig nicht bewusst wahrgenommen („die Katastrophe bleibt aus") – diese bisweilen fehlende ausdrückliche Wertschätzung ist eine der Paradoxien des Dienstes an der öffentlichen Gesundheit.

Die nach jeweiligem Landesrecht in den Kreisen und kreisfreien Städten eingerichteten Gesundheitsämter bzw. -referate haben gesundheitsbezogene Aufgaben zu erfüllen, die sowohl auf kommunalem Satzungs- als auch auf Länder-, Bundes- und EU-Recht basieren. Dies führt zu einem differenzierten, heterogenen und sehr umfassenden Aufgabenspektrum des ÖGD auf kommunaler Ebene (s.a. Wildner et al., 2010). Viele Aufgaben haben Bezug zum **Aufgabenkreis Gesundheitsschutz/Krankheitsverhütung/Gesundheitsförderung**. Auch die Steuerungsfunktionen, wie z.B. die Gesundheitsberichterstattung, tragen zur effektiven Wahrnehmung dieses Aufgabenkreises bei. Dies entspricht dem **systembezogenen** Ansatz von **„New Public Health"** (Ståhl et al., 2006; Winslow, 1923; World Health Organization, 1952, 2013). Interventionen im Bereich der Bevölkerungsgesundheit berücksichtigen dabei die drei Ebenen

- gesellschaftliche bzw. staatliche Institutionen und deren Aushandlungsprozesse,
- lokale Lebenswelten (Settings) und ihre Aushandlungsprozesse,
- individuelles Gesundheitshandeln.

Wichtig für Gesundheitsförderung und Prävention

Die Dienstleistungen des ÖGD sind für entwickelte Gesellschaften unverzichtbar. Sie verteilen sich im Wesentlichen auf die Bereiche (Länderoffene Projektgruppe „Leitbild ÖGD" (PG Leitbild), 2018)

- **Gesundheitsschutz:** Infektionsschutz, (Umwelt-)Hygiene, Verringerung von Krankheitsrisiken,
- **Gesundheitsförderung/Prävention:** Stärkung von Ressourcen und Verbesserung von Gesundheitschancen,
- **Gesundheitsmanagement/Stewardship:** Planung und Steuerung mit dem Ziel einer Weiterentwicklung des Gesundheitswesens und einer Verbesserung seiner Qualität und Leistungsfähigkeit (gesundes System).

Sie werden ergänzt durch sozialmedizinische gutachterliche Funktionen, Aufsicht über die Heilberufe sowie sozialkompensatorische subsidiäre Aufgabenwahrnehmungen: Gesundheitsämter sind häufig das „letzte Netz" gesellschaftlicher Daseinsfürsorge, z.B. bei psychosozialer Verwahrlosung („messy syndrome") und ungeregelter Migration („sans papiers").

Wichtig für Gesundheitsförderung und Prävention

Der verfassungsrechtliche Höchstwert für die Bundesrepublik Deutschland ist in Art. 1 des Grundgesetzes (GG) vorgegeben: *„Die Würde des Menschen ist unantastbar. Sie zu achten und zu schützen ist Verpflichtung aller staatlichen Gewalt"*. Grundsätze öffentlichen Handelns sind im Weiteren **Rechtmäßigkeit, Verlässlichkeit, Qualität, Humanität, Bürgerorientierung und Wirtschaftlichkeit**. Im Mittelpunkt stehen zunehmend die mündigen Bürger, individuell, aber auch in ihren verschiedenen sozialen und wirtschaftlichen Settings (Lebenswelten und Rollen). Sie treffen in diesem Konzept moderner Gesundheitsförderung ihre Entscheidungen zunehmend gesundheitsbewusst und schaffen so Gesundheit. Sie – und im besonderen Maß sozial schwache Gruppen und Kinder – sind dabei auf die Unterstützung des ÖGD und weiterer gesellschaftlicher Institutionen angewiesen, um Chancen, Gelegenheiten, Kompetenzen und Mittel gerecht und bewusst für Gesundheitsförderung und Prävention einsetzen zu können (Kickbusch, 2006; Wildner & Zöllner, 2016). Dieser Ansatz spiegelt sich auch im Nationalen Aktionsplan zur Stärkung der Gesundheitskompetenz („Health Literacy") in Deutschland wider (Schaeffer et al., 2018). Unter Gesundheitskompetenz versteht man die Fähigkeit, relevante Gesundheitsinformationen zu finden, zu verstehen, zu beurteilen und anzuwenden. Im professionellen Bereich beinhaltet sie die dazu komplementären Fähigkeiten zur Vermittlung gesundheitlicher Sachverhalte an Laien. Die vielfältigen Aufgaben des ÖGD im Bereich des Gesundheitsschutzes (Infektionsschutz, Hygiene und Umweltmedizin) zu beschreiben, würde den Rahmen des Beitrages sprengen. Im Folgenden sollen die spezifischen Aufgaben im engeren Bereich Gesundheitsförderung und Prävention am Beispiel eines Bundeslandes näher erläutert werden (siehe Lese- und Medienempfehlung: Bayerisches Landesamt für Gesundheit und Lebensmittelsicherheit (Hrsg.), Handbuch des öffentlichen Gesundheitsdienstes in Bayern).

27.3.1 Aufgaben in Gesundheitsförderung und Prävention

- **allgemeine Gesundheitsförderung:** Ziel ist die Umsetzung des Salutogenesekonzeptes. Der ÖGD erhält dabei im Rahmen der Gesundheitsförderung eine umfassende Koordinations-, Steuerungs- und Planungsfunktion sowie die Aufgabe der dauerhaften Sicherung von Qualität und Kontinuität gesundheitsfördernder Maßnahmen und Angebote. Beispiele dafür sind die Erfassung und Analyse regionaler gesundheitsfördernder Angebote, die Entwicklung und das Initiieren von Projekten, um Angebotslücken zu schließen und die Förderung gesundheitsrelevanter Strukturen.
- **allgemeine gesundheitliche Aufklärung und Prävention:** Der ÖGD hat auch im Rahmen der Prävention eine umfassende Koordinations-, Steuerungs- und Planungsfunktion sowie die Aufgabe der dauerhaften Sicherung von Qualität und Kontinuität entsprechender Maßnahmen und Angebote. Er soll die flächendeckende Umsetzung gesundheitsfördernder und präventiver Ziele durch die Einbeziehung insbesondere der Struktur- und Multiplikatorenebene unterstützen. Beispiele dafür sind die Information der Bevölkerung sowie zielgruppenorientierte Information über das regionale Gesundheitsangebot, eigene allgemeine und zielgruppenspezifische Gesundheitsangebote (einschließlich Ernährung) und Multiplikatorenarbeit (s. a. Kuhn & Heyn, 2015).
- **Suchtprävention:** Ziele strukturorientierter Suchtprävention sind die Schaffung von Bedingungen bzw. Strukturen, die einer Suchtentwicklung entgegenwirken bzw. suchtmittelfreie Lebensweisen fördern, auf allen Ebenen (Suchtmittel, Umwelt, Mensch, Kin-

dergarten, Schule, Arbeitswelt), die Schaffung von sozialen Netzwerken und die Einbindung von Randgruppen ins soziale Netzwerk, um abhängigmachende Ersatzhandlungen zu vermindern. Ziele personenorientierter Suchtprävention sind die Fähigkeit, Sachkenntnisse über Suchtmittel und Suchtentstehung in Verbindung mit erhöhter Handlungskompetenz in suchtpräventives Verhalten umsetzen zu können, die Erhöhung spezieller Handlungskompetenzen, z. B. Umgang mit erhöhtem Gruppendruck, die Wahrnehmung suchtfördernder Phänomene oder die Entwicklung von Handlungsstrategien z. B. bei steigendem Druck in der Arbeitswelt. Suchtprävention betrifft legale und illegale Suchtmittel, nicht stoffgebundene Suchtformen sowie süchtiges Verhalten; sie ist **zielgruppen- und situationsbezogen** ausgerichtet (personenorientierte und strukturorientierte Prävention).
- **Impfungen:** Primäres Ziel ist die Schließung von Impflücken und die Einleitung von verspäteten Grundimmunisierungen und der Aufbau und Erhalt einer stabilen Immunitätslage in der Bevölkerung gegen die wichtigsten übertragbaren Krankheiten (nach Maßgabe der STIKO-Empfehlungen). Hinzu kommen Anstrengungen zur Ausrottung häufiger bzw. endemischer übertragbarer Krankheiten, soweit durch Schutzimpfungen möglich, und die Vorbeugung von „Ausbrüchen“. Damit können mittel- bis langfristig auch volkswirtschaftlich relevante Krankheitskosten gesenkt werden. Handlungsbeispiele sind die Information der Bevölkerung über die Bedeutung von Schutzimpfungen und die Durchführung von Impfungen/Riegelimpfungen bei Großausbrüchen.
- **Information, Aufklärung, Beratung über Gefahren übertragbarer Krankheiten:** Ziel ist die Prävention der Verbreitung von Infektionskrankheiten, z. B. durch Information und Aufklärung über die Möglichkeiten des allgemeinen und individuellen Infektionsschutzes. Dies beinhaltet auch die speziellen Aspekte von sexuell übertragbaren Infektionskrankheiten.
- **Belehrungen, Bescheinigungen, Ausnahmen beim Umgang mit Lebensmitteln:** Ziel ist die Prävention von lebensmittelbedingten Infektionen und Intoxikationen, z. B. durch Belehrung von Personen, die im Lebensmittel- oder Küchenbereich tätig werden wollen, die Beratung von Personen bezüglich des Tätigkeits- bzw. Beschäftigungsverbots und die Zulassung von Ausnahmen vom Tätigkeits-/Beschäftigungsverbot.
- **ernährungsbezogene Gesundheitsförderung und Prävention:** Ziele sind, eine gesundheitsfördernde Lebensumwelt im Settingansatz zu stärken, die Entwicklung eines gesundheitsfördernden Lebensstils nach dem Salutogeneseprinzip zu stärken und frühestmöglich ernährungsmitbedingten Krankheiten vorzubeugen. Dadurch sollen auch Kosten im Gesundheitssystem gesenkt werden. Ein Handlungsbeispiel ist die Förderung der Umsetzung eines zielgruppenadäquaten Verpflegungsangebotes in den Bereichen der Außer-Haus-Verpflegung.
- **gesundheitliche Aufklärung über Blut- und Plasmaspende** sowie **Organtransplantation:** Ziel ist die Stärkung der Bereitschaft zur Blut- und Plasmaspende sowie zur Organtransplantation durch Aufklärung und Information.

27.3.2 Aufgaben der Gesundheitshilfe

Wichtig für Gesundheitsförderung und Prävention

Gesundheitshilfe zielt insbesondere auf die Erhaltung und Verbesserung der Gesundheit sozial benachteiligter, besonders belasteter und schutzbedürftiger Bürgerinnen und Bürger. Einen besonderen Stellenwert nimmt dabei der Schutz von Kindern, Jugendlichen und älteren Menschen ein. Gesundheitshilfe umfasst die Beratung über Personen, Einrichtungen und Stellen, die vorsorgende, begleitende und nachsorgende Hilfe gewähren können, und bietet Hilfe für Personen in besonderen Lebenslagen, im Notfall auch als letztes Auffangnetz.

- **Psychosoziale Beratung psychisch Kranker und suchtkranker Menschen sowie deren Angehörigen:** Ziel ist die Vermeidung von Eskalation und die Hilfe zur Selbsthilfe. Zielgruppen sind handlungsunfähige, krankheitsuneinsichtige Patienten mit drängendem Hilfebedarf und gestörtem Hilfesuchverhalten, die sich selbst oder andere Menschen gefährden bzw. belästigen, sowie Patienten, die von den Angeboten freier Wohlfahrtsträger und der medizinischen Versorgung nicht oder nicht ausreichend erreicht werden. Handlungsbeispiele in der Umsetzung sind Gespräch, Motivationsarbeit, eventuell Kontaktaufnahme mit dem sozialen Umfeld, ärztliche Begutachtung nach dem Unterbringungsgesetz (Ziel: Vermittlung von Hilfen, Art. 3 des Unterbringungsgesetzes) und Gremienarbeit, z. B. im Suchtarbeitskreis.
- **Beratung von Menschen mit Behinderung und deren Angehörigen:** Ziel ist die Vermeidung von Eskalationen aufgrund der Behinderung. Handlungsbeispiele sind die Information und Beratung über Hilfsmöglichkeiten oder die Einleitung erforderlicher Eingliederungsmaßnahmen.
- **Beratung und Mitwirkung im Rahmen der Heimaufsicht:** Ziele sind die Qualitätssicherung und ständige Verbesserung in Einrichtungen der Altenhilfe, für Behinderte und andere und das Erkennen und Verhüten von Missständen. Tätigkeitsbeispiele sind die jährliche medizinische, pflegerische und hygienische Überwachung der Heime und Einrichtungen, das Erstellen eines Prüfprotokolls unter Einhaltung von Qualitätskriterien und die Überprüfung der ärztlichen Versorgung und der Medikamentenversorgung.
- **Kinder- und Jugendgesundheitsdienst:** Aufgaben sind die Förderung der Gesundheit von Kindern und Jugendlichen, die rechtzeitige Einleitung von Behandlungen und Fördermaßnahmen, die Schuleingangsuntersuchungen bei allen Kindern eines Jahrgangs und die ärztliche Mitwirkung bei der Erstellung eines Hilfeplans durch das Jugendamt für Kinder und Jugendliche, die längerfristige Hilfe benötigen.

27.3.3 Aufgaben der Schwangerenberatung

Wichtig für Gesundheitsförderung und Prävention

Der Staat hat die Verpflichtung, menschliches Leben, auch ungeborenes, zu schützen und für die Schwangere Sorge zu tragen (Wissenschaftliche Dienste Deutscher Bundestag, 2018). Um dieser Verpflichtung nachzukommen, obliegt dem Staat sowie den Landkreisen und kreisfreien Gemeinden als öffentliche Aufgabe die Sicherstellung eines ausreichenden pluralen Angebots an wohnortnahen Beratungsstellen. Diese sollen präventive und bewusstseinsbildende Angebote zu Fragen der Partnerschaft, Sexualität, Familienplanung, Empfängnis und Schwangerschaft machen, die Beratung von werdenden Müttern und Vätern sowie die Beratung in Schwangerschaftskonflikten gewährleisten.

- **Sexualaufklärung:** Ziele sind ein verantwortlicher Umgang mit der eigenen Sexualität und Partnerschaft, die Vermeidung ungewollter Schwangerschaften und die Auseinandersetzung mit Geschlechtsrollenbildern. Dies geschieht beispielsweise durch Beratung und Aufklärung (Einzel-, Paarberatung und Gruppenarbeit) über Sexualität, Verhütung und Familienplanung.

- **Prävention, Öffentlichkeitsarbeit:** Ziele sind ein bewusster Umgang mit Partnerschaft, Sexualität, Familienplanung, Empfängnis, Schwangerschaft und eine verantwortliche Elternschaft von Frauen und Männern, z. B. durch geschlechtsspezifische und zielgruppenorientierte Gruppen- und Projektarbeiten und durch Informationsveranstaltungen.
- **Schwangerenberatung:** Ziel ist eine umfassende Information und Beratung über Angebote und Leistungen für Schwangere und deren soziales Umfeld. Die Beratungen (Einzel-, Paar- und Familienberatung) erstrecken sich z. B. über bestehende familienfördernde Leistungen und Hilfen für Kinder und Familien, einschließlich der besonderen Rechte im Arbeitsleben, Vorsorgeuntersuchungen bei Schwangerschaft und die Kosten der Entbindung und soziale und wirtschaftliche Hilfen für Schwangere, insbesondere finanzielle Leistungen sowie Hilfen bei der Suche nach Wohnung, Arbeits- oder Ausbildungsplatz oder deren Erhalt.
- **Schwangerschaftskonfliktberatung:** Ziel ist der Schutz des ungeborenen Lebens und die Hilfe zu einer verantwortlichen und gewissenhaften Entscheidung. Die Beratung umfasst beispielsweise jede nach Sachlage erforderliche medizinische, soziale und juristische Information, die Darlegung der Rechtsansprüche von Mutter und Kind und der möglichen praktischen Hilfen, insbesondere solcher, welche die Fortsetzung der Schwangerschaft und die Lage von Mutter und Kind erleichtern.
- **nachgehende Betreuung:** Ziel ist eine bessere Bewältigung persönlicher, pädagogischer, gesundheitlicher, familiärer und beruflicher Probleme von Müttern und Vätern, z. B. durch Beratung und Unterstützung von Eltern in besonders schwierigen Lebenslagen in Form von Einzelberatungen, Gruppenberatungen oder betreuten Selbsthilfegruppen.

27.3.4 Zukünftige Herausforderungen

Welche Herausforderungen stellen sich? In Übereinstimmung mit den Expertenempfehlungen (Institute of Medicine, 2002; Wildner & Roller, 2024; Zukunftsforum Public Health, 2021) und Beschlüssen auf Ebene des Bundes (Bundesministerium für Gesundheit, 2024) und der Länder (Länderoffene Projektgruppe „Leitbild ÖGD“ (PG Leitbild), 2018) sollte auf Aspekte des komplexen Umfelds von öffentlicher Gesundheitspflege eingegangen werden, insbesondere auf die vielfachen Partnerschaften innerhalb und außerhalb des Gesundheitswesens und die Unterstützung von Initiativen aus der Gemeinde. Notwendig scheint

- ein **stimmiger systemischer bevölkerungsmedizinischer Ansatz**, der den vielfältigen Determinanten der Gesundheit auf unterschiedlichen gesellschaftlichen Organisationsebenen gerecht wird,
- der Erhalt einer **belastbaren staatlichen und kommunalen Infrastruktur** als Fundament einer funktionierenden öffentlichen Gesundheitsvorsorge,
- die **Ausbildung von neuen intersektoralen Partnerschaften**, Verantwortlichkeiten und Abstimmungsstrukturen und die Wahrnehmung der öffentlichen Verantwortung für **Gesundheit in allen Sektoren und Politikfeldern**,
- eine konsequente **Evidenzbasierung** der Entscheidungsvorbereitung auf allen Entscheidungsebenen und eine zeitgemäße **Multiprofessionalität zur qualitativ bestmöglichen Bewältigung** der vielfältigen Herausforderungen,
- eine verbesserte **Kommunikation** innerhalb des staatlichen ÖGD (landesintern, länderübergreifend und mit der Bundesebene) und an seinen supra- und internationalen Schnittstellen (Europäische Union, Mitgliedstaaten der WHO),
- eine aktive **Vernetzung** mit akademischen Strukturen (Hochschulen, Universitäten,

Forschungsinstituten), insbesondere mit Bezug zu Public Health und mit Orientierung an der internationalen „Best Practice" (Schools of Public Health),
- eine explizite Befassung mit der Frage eines **Ethik-Kodex** für die Arbeit im Dienst der Öffentlichen Gesundheit.

Zusammenfassung

- Der Öffentliche Gesundheitsdienst ist der Teil des öffentlichen Gesundheitswesens, der mit der Wahrnehmung öffentlich-rechtlicher Aufgaben auf dem Gebiet des Gesundheitswesens betraut ist: es geht um „die öffentliche Sorge um die Gesundheit aller".
- Die wesentlichen Aufgabenfelder sind Gesundheitsschutz (z.B. Infektionsschutz, [Umwelt-]Hygiene), Gesundheitsförderung/Prävention (Stärkung von Ressourcen und Verbesserung von Gesundheitschancen), Gesundheitsmanagement/Stewardship (Planung und Steuerung im Dienst der Gesundheit) sowie sozialmedizinische und sozialkompensatorische Aufgaben (z.B. gutachterliche Funktionen, Aufsicht über die Heilberufe, Gesundheitshilfen).
- Die Grundsätze öffentlichen Handelns – Rechtmäßigkeit, Verlässlichkeit, Qualität, Humanität, Bürgerorientierung und Wirtschaftlichkeit – sind zu beachten, im Mittelpunkt stehen die mündigen Bürger.
- Bei Maßnahmen der Gesundheitsförderung und Prävention unter Beteiligung des ÖGD sollte auf das in der Regel komplexe Umfeld eingegangen werden, insbesondere auf mögliche Partnerschaften innerhalb und außerhalb des Gesundheitswesens und die Unterstützung von Initiativen aus der Gemeinde.
- Die Arbeit des Öffentlichen Gesundheitsdienstes ist ethisch reflektiert in Respekt vor der Würde des einzelnen Menschen (Art. 1 GG).

Diskussionsanregung

- In welchem ethischen Spannungsverhältnis können Individualmedizin und Bevölkerungsmedizin zueinander stehen? Geben Sie Beispiele.
- Welche Chancen und Risiken birgt der Auftrag „Bedingungen schaffen, in denen Menschen gesund sein können"?
- Nennen Sie drei Herausforderungen an den ÖGD aus dem Bereich Gesundheitsförderung und Prävention in der Zukunft.

Literatur

Bundesministerium für Gesundheit. (2024). *Beirat „Pakt ÖGD"*. Zugriff am 13. Mai 2024 unter https://www.bundesgesundheitsministerium.de/themen/gesundheitswesen/pakt-fuer-den-oegd/beirat-pakt-oegd

Beirat zur Beratung zukunftsfähiger Strukturen im Öffentlichen Gesundheitsdienst in Umsetzung des Paktes für den Öffentlichen Gesundheitsdienst (Beirat Pakt ÖGD). (2023). *4. Bericht: Multiprofessionalität ausbauen und fördern – für einen zukunftsfähigen ÖGD*. Verfügbar unter https://www.bundesgesundheitsministerium.de/fileadmin/Dateien/3_Downloads/O/OEGD/230515_BMG_4_Bericht_Beirat_Pakt_OeGD_bf.pdf

Institute of Medicine. (1988). *The future of Public Health*. National Academy Press.

Institute of Medicine. (2002). *The future of the Public's Health in the 21st century*. National Academy Press.

Kickbusch, I. (2006). *Die Gesundheitsgesellschaft*. Verlag für Gesundheitsförderung.

Kuhn, J. & Heyn, M. (Hrsg.). (2015). *Gesundheitsförderung durch den öffentlichen Gesundheitsdienst*. Huber.

Kuhn, J. & Wildner, M. (2020). Öffentlicher Gesundheitsdienst. In O. Razum & P. Kolip (Hrsg.), *Handbuch Gesundheitswissenschaften* (S. 815–832). Beltz Juventa.

Länderoffene Projektgruppe „Leitbild ÖGD" (PG Leitbild). (2018). Leitbild für einen modernen Öffentlichen Gesundheitsdienst – Zuständigkeiten. Ziele. Zukunft. *Gesundheitswesen, 80*, 679–681.

Reisig, V. & Kuhn, J. (2024). Öffentlicher Gesundheitsdienst (ÖGD) und Gesundheitsförderung. In Bundeszentrale für gesundheitliche Aufklärung (BZgA) (Hrsg.), *Leitbegriffe der Gesundheitsförde-*

rung und Prävention. Glossar zu Konzepten, Strategien und Methoden. Zugriff am 12. März 2024 unter https://leitbegriffe.bzga.de/alphabetisches-verzeichnis/oeffentlicher-gesundheitsdienst-oegd-und-gesundheitsfoerderung/

Schaeffer, D., Hurrelmann, K., Bauer, U. & Kolpatzik, K. (Hrsg.) (2018). *Nationaler Aktionsplan Gesundheitskompetenz. Die Gesundheitskompetenz in Deutschland stärken.* KomPart.

Schröder-Bäck, P. & Kuhn, J. (Hrsg.). (2016). *Ethik in den Gesundheitswissenschaften – eine Einführung.* Beltz Juventa.

Ståhl, T., Wismar, M., Ollila, E., Lahtinen, E. & Leppo, K. (Hrsg.). (2006). *Health in All Policies: prospects and potentials.* European Observatory on Health Systems and Policies & Ministry of Social Affairs and Health.

Tinnemann, P. & Wildner, M. (2024). Der ÖGD: Strukturen und Institutionen regional und überregional. In G. Roller & M. Wildner (Hrsg.), *Lehrbuch Öffentliche Gesundheit* (S. 73–82). Hogrefe.

Wildner, M., Müller, W., Jaeschke, B. & Zapf, A. (2010). Der Öffentliche Gesundheitsdienst. In F. W. Schwartz, B. Badura, R. Busse, R. Leidl, H. H Raspe & U. Walter (Hrsg.), *Das Public Health Buch* (S. 289–299). Urban & Fischer Elsevier.

Wildner, M. (2024). Die Rolle und Organisation der Weltgesundheitsorganisation. In G. Roller & M. Wildner (Hrsg.), *Lehrbuch Öffentliche Gesundheit* (S. 44–45). Hogrefe.

Wildner, M. & Roller, G. (2024). Die Zukunft der Öffentlichen Gesundheit. In G. Roller & M. Wildner (Hrsg.), *Lehrbuch Öffentliche Gesundheit* (S. 191 213). Hogrefe.

Wildner, M. & Schröder-Bäck, P. (2024). Ethische Herausforderungen im Dienst an der öffentlichen Gesundheit. In G. Roller & M. Wildner (Hrsg.), *Lehrbuch Öffentliche Gesundheit* (S. 101–106). Hogrefe.

Wildner, M., Zapf, A., Müller, W. & Jaeschke, B. (2022). Der Öffentliche Gesundheitsdienst. In F. W. Schwartz, U. Walter, J. Siegrist, P. Kolip, R. Leidl, R. Busse, V. Amelung & M.-L. Dierks (Hrsg.), *Public Health: Gesundheit und Gesundheitswesen* (S. 564–577). Urban & Fischer Elsevier.

Wildner, M. & Zöllner, H. (2016). Ethik staatlichen Handelns im Dienst der Bevölkerungsgesundheit. In P. Schröder-Bäck & J. Kuhn (Hrsg.), *Ethik in den Gesundheitswissenschaften – eine Einführung.* Beltz Juventa.

Winslow, C. E. A. (1923). *The evolution and significance of the modern public health campaign.* Yale University Press.

Wissenschaftliche Dienste Deutscher Bundestag (WD-DBT). (2018). *Sachstand. Schutz des ungeborenen Lebens in Deutschland* (WD 7 – 3000 – 256/18). Verfügbar unter https://www.bundestag.de/resource/blob/592130/21e336d47580c1faa15dbe23d999b62c/WD-7-256-18-pdf-data.pdf

World Health Organization (WHO). (1952). *First report of the Expert Committee on Public Health Administration* (World Health Organization Technical Report Series, No. 55). WHO. Available from https://apps.who.int/iris/bitstream/10665/40192/1/WHO_TRS_55.pdf

World Health Organization (WHO) Regionalbüro für Europa. (2013). *Gesundheit 2020. Rahmenkonzept und Strategie der Europäischen Region für das 21. Jahrhundert.* WHO Regionalbüro für Europa. Verfügbar unter https://iris.who.int/handle/10665/326433?show=full

Zukunftsforum Public Health. (2021). *Eckpunkte einer Public-Health-Strategie für Deutschland.* Version 1.0. Verfügbar unter https://zukunftsforum-public-health.de/download/eckpunkte-einer-public-health-strategielangversion/?wpdmdl=3922&refresh=6315c9d1064891662372305

Lese- und Medienempfehlung zur Vertiefung

Kuhn, J. & Heyn, M. (Hrsg.). (2015). *Gesundheitsförderung durch den öffentlichen Gesundheitsdienst.* Huber.

Roller, G. & Wildner, M. (2024). *Lehrbuch Öffentliche Gesundheit.* Hogrefe.

Akademie für Öffentliches Gesundheitswesen (AÖGW): https://www.akademie-oegw.de/

Bayerisches Landesamt für Gesundheit und Lebensmittelsicherheit (LGL): https://www.lgl.bayern.de/

Bundesverband der Ärztinnen und Ärzte des Öffentlichen Gesundheitsdienstes (BVÖGD): https://www.bvoegd.de/

28 Familiäre Gesundheitsförderung

Raimund Geene

Überblick

- Wie kann familiäre Gesundheitsförderung Familien in ihren spezifischen Lebensphasen unterstützen und stärken?
- Welche familiären Lebenslagen sind besonders belastet und welche Unterstützung lässt sich daraus ableiten?
- Wie kann familiäre Gesundheitsförderung verhältnispräventiv ausgerichtet sein, um dadurch Gesundheit als Leitmotiv für Familienkulturen anzuregen?

28.1 Was ist familiäre Gesundheitsförderung?

Wichtig für Gesundheitsförderung und Prävention

Definition

Familiäre Gesundheitsförderung umfasst alle Aspekte der **Ressourcenstärkung von Familien**. Dabei wird familiäre Gesundheitsförderung darauf abgezielt, die Gesundheit der einzelnen Familienmitglieder – Kinder, Eltern und Erziehungsberechtigte sowie ggf. weiteren Familienmitglieder – weniger individuell als vor allem **systemisch** über die Familie als soziales System mit eigenen Systemlogiken und (rituellen, habituellen ...) Handlungsformen zu fördern, indem die **Rahmenbedingungen** für familiäres Leben gesundheitsförderlich ausgestaltet werden.

Dabei werden familiäre und kindliche **Lebensphasen und Lebenslagen nutzerorientiert** dargestellt, mit dem Ziel der Benennung von **Potenzialen gesundheitsförderlicher Strukturen** als auch – auf dieser Grundlage – Möglichkeiten der **Individualprävention.**

Familiäre Gesundheitsförderung ist nicht auf die Lebensphase von Eltern mit zu betreuenden Kindern beschränkt, sondern umfasst die gesamte Lebensspanne und alle Lebenslagen, was u. a. für den Bereich pflegender Angehörige hohe Relevanz besitzt. Im Idealfall ist die Familie dabei ein Ort, der Menschen emotionalen Beistand gibt, in dem sie sich geliebt und angenommen fühlen können und in ein unterstützendes System eingebunden werden, das auch in Belastungssituationen schützen kann (Kolip & Lademann, 2012). Im Sinne der Familie als **„primäre Sozialisation“** (Hurrelmann, 2006), die maßgeblich die Haltung und das spätere Gesundheitsverhalten der Kinder bestimmt, fokussiert dieser Beitrag auf familiäre Gesundheitsförderung im Rahmen der Kinderbetreuungsphase mit dem besonderen Schwerpunkt auf Gesundheitsförderung rund um die Geburt und frühe Kindheit.

28.2 Rahmenbedingungen familiärer Gesundheitsförderung

„Familie“ ist gleichermaßen ein selbstverständlicher wie auch hochkomplexer Begriff. Nach einem modernen Familienverständnis ist Familie nicht begrenzt auf die „klassische“ Sichtweise auf Vater, Mutter und Kind, sondern allgemein

Wichtig für Gesundheitsförderung und Prävention

Familie als primäre Sozialisation prägt maßgeblich die Gesundheit aller Familienmitglieder.

definiert als privater Lebenszusammenhang, in dem sich Menschen verschiedener Generationen in verbindlichen Beziehungen umeinander sorgen. Familien bilden zumeist langfristige oder gar lebenslange Gemeinschaften und Versorgungsbezüge und entwickeln kultur- und milieuspezifische Eigenarten, die sich gegenseitig bedingen und sich (gesundheitlich) stärken, aber auch gegenseitig belasten und schwächen können (Thiessen, 2014, S. 9). Gemäß dem Ansatz „Doing Family“ (Jurczyk, 2020) gilt es dabei, Familien in ihrer konkreten Alltagspraxis zu verstehen und sie im Sinne eines „Wissens zum Wohlbefinden“ dabei zu unterstützen, ihre familiären Rituale nach innen (Selbstbild) und außen („Displaying Family“) sinnhaft zu erleben (Geene et al., 2021).

Familien sind in ihrem sozialen Umfeld, im Lebensverlauf und ihren speziellen Lebenslagen eingebettet in **kind- und familienbezogene Institutionen** wie Familienzentren, Kitas, Schulen, Wohnumgebung/Kommune. Diese verfolgen verschiedene gesellschaftliche Aufträge (insbesondere Bildungs-, aber auch Betreuungs- oder Regulierungsaufträge) in staatlicher Verantwortung, sodass sie normativ zu prägen sind – der Auftrag der gesundheitsförderlichen Ausrichtung kann den Mitarbeitenden erteilt werden. Solche Institutionen sind sogenannte „Settings“ bzw. – in deutscher Übersetzung im Präventionsgesetz im § 20a des SGB V geregelt – „Lebenswelten“.

Wichtig für Gesundheitsförderung und Prävention

Familie ist keine Lebenswelt im Sinne des Settingansatzes.

In Übereinstimmung mit dem Settingansatz der Weltgesundheitsorganisation (World Health Organization, 2015) schließt das Präventionsgesetz Familie nicht in die oben angegebene Definition der Lebenswelten mit ein, sondern sieht „Gesundheitsförderung in der Familie“, so die Gesetzesbegründung, indirekt über die Lebenswelten Kita und Schule sowie „insbesondere durch die enge Zusammenarbeit mit den verschiedenen Disziplinen und Sektoren wie etwa der Familienbildung in der Lebenswelt Kommune/Stadtteil“ unterstützt (Geene & Reese, 2016, S. 110). Denn es gibt Einwände dagegen, Familien mit den Instrumentarien des Settingansatzes zu „bearbeiten“ (Geene & Rosenbrock, 2012).

Zunächst ist Familie im Grundgesetz mit dem Art. 6 besonders geschützt. Hintergrund der starken Rechtsstellung sind insbesondere Erfahrungen mit Zwangsadoptionen während der nationalsozialistischen Diktatur, aber auch z. T. noch in der DDR. Als einzige Ausnahme vom Elternrecht wird im Art. 6 Absatz 2 die Schulpflicht geregelt. Andere normierte Verpflichtungen, die das Elternrecht einschränken, bestehen nicht. Dem Staat obliegt lediglich ein sogenanntes „Wächteramt“ bei konkreten Gefährdungen.

Diese **familiäre Autonomie** stellt sich aber nicht nur formal, sondern auch inhaltlich. Gerade weil die Bedeutung der Familie als primäre Sozialisation so herausragend ist, kann nur mit Eltern und niemals gegen sie gearbeitet werden. Dies gilt selbst bei Fällen akuter Kindeswohlgefährdungen, bei denen es sich immer auch empfiehlt – sofern die Umstände es ermöglichen – um die Mitarbeit der Eltern und Lernprozesse der Familie als soziales System zu werben.

Familienbezogene Leistungen werden gemäß Kinder- und Jugendhilferecht (SGB VIII) von den örtlichen Jugendämtern finanziert. Gesetzliche Krankenkassen fürchten hier einen „Verschiebebahnhof“, d. h. eine Umschichtung der Ausgabenverpflichtung zu ihren Lasten (von der nach SGB VIII kommunal finanzierten Kinder- und Jugendhilfe in die Kassenzuständigkeit gemäß SGB V).

Aus dem Bereich der Kinder- und Jugendhilfe gibt es in Deutschland vielfältige Bemühungen, junge Familien strukturell zu unterstützen und ein gesundes Aufwachsen zu fördern. Dazu zählen die gesetzliche Verankerung des **Rechtes auf Kinderbetreuung** nach Vollendung des ersten Lebensjahres seit 2008 sowie das Bundeskinderschutzgesetz 2012, das die zuvor als Modellprojekte geförderten **Netzwerke Früher Hilfen** und sozialpädagogisch fortgebildete **Familienhebammen** und **Familiengesundheits- und Kinderkrankenpflegerinnen und -pfleger** (FGKiKP) als flächendeckende Regelleistungen der Kommunen einführte. Auch das Präventionsgesetz 2015 skizziert zusätzliche Angebote für Familien (u. a. stärkere präventive Ausrichtung der Früherkennungsuntersuchungen mit der Möglichkeit zu ärztlichen Präventionsempfehlungen). Durch das in der Gesetzesbegründung formulierte „Ziel der Steigerung der **gesundheitlichen Elternkompetenz**" (Geene & Reese, 2016, S. 221) wurde den Krankenkassen ein Teilbereich der familienbezogenen Leistungen aufgetragen, der jedoch nur schwer vom Auftrag zur sonstigen Elternkompetenzförderung der Jugendhilfe abzugrenzen ist. Es ist zu hoffen, dass sich dies zukünftig kooperativ mit den bestehenden Angeboten der Jugendhilfe sowie der Frühen Hilfen ausgestaltet. Bislang fehlt es noch an Umsetzungsbeispielen. Insgesamt gibt es bislang im Gesundheitswesen nur wenige konkrete Zuständigkeiten und handelnde Akteure für familiäre Unterstützungsstrukturen.

Diesem Desiderat kommt der vorliegende Beitrag nach, in dem das Handlungsfeld konzeptionell skizziert wird. Dabei werden zunächst die besonderen Herausforderungen für Familien in ihren einzelnen **Lebensphasen** und in **besonderen Lebenslagen** dargestellt. Darauf aufbauend werden **Handlungsmaxime, Methoden und Strategien** der familiären Gesundheitsförderung dargestellt.

Wichtig für Gesundheitsförderung und Prävention

Familiäre Gesundheitsförderung ist derzeit erst **wenig systematisch als Handlungsfeld** ausgewiesen. Die Zugänge zu Familien erfolgen gemäß PrävG eher verhaltenspräventiv oder über Settingansätze in Kitas, Schulen oder Kommunen. Erprobte Ansätze gibt es im Bereich der **Frühen Hilfen**, die jedoch mit dem Gesundheitswesen noch zu wenig verknüpft und vernetzt sind, auch weil es an entsprechenden Konzepten mangelt.

28.3 Familiäre Lebensphasen

Familiäre Gesundheitsförderung kann zunächst vertikal entlang der Lebensphasen konzipiert werden. In der Nationalen Präventionsstrategie nach SGB V, § 20d, – diese besteht zunächst aus den Bundesrahmenempfehlungen der Nationalen Präventionskonferenz – werden hier die Lebensphasen **gesundes Aufwachsen**, **gesundes Arbeiten** und **gesundes Altern** genannt (Nationale Präventionskonferenz, 2023).

28.3.1 Primäre Sozialisation: Lebensphase Schwangerschaft, Geburt und frühe Kindheit

Für den Bereich der familiären Gesundheitsförderung sind die **Lebensphasen rund um die Geburt** von hoher Bedeutung, weil sich in diesen Zeiträumen, insbesondere im Fall von Familienwerdung/Erstgeburten, Gesundheitsverhältnisse und -verhalten neu herausbilden können. Die sich hier entwickelnden familiären Abläufe, Regeln, Gewohnheiten und Rituale prägen das **Familienklima** („Doing Family", Jurczyk, 2020). Dabei ist die **Bereitschaft zur gesundheitsförderlichen Neuorientierung** bei Eltern in der Schwangerschaft und unmittelbar nach der Geburt in aller Regel stark ausgeprägt.

Ohnehin sinkt die Bereitschaft zur Neuorientierung in den Folgemonaten und -jahren kontinuierlich, insbesondere dann, wenn Er-

Wichtig für Gesundheitsförderung und Prävention

Die Veränderungspotenziale sollten aber nicht überschätzt und überfordert werden, denn die Korridore der individuellen Verhaltensänderung für junge Familien sind durch ihre familiären Lebensverhältnisse wie soziale Lage, Wohn- und Arbeitsbedingungen sowie soziale Einbindung determiniert. Sie können mit ihnen günstigenfalls gesundheitsförderlich weiterentwickelt, jedoch kaum vollständig erneuert werden.

wartungen und Hoffnungen an eine sich verbessernde Lebenssituation nicht erfüllt werden können, sondern das Familienleben durch erhöhte Belastung in der Kinderbetreuung, verdichtete Wohnverhältnisse oder Einnahmeausfälle als zunehmend überfordernd erlebt wird.

Familiäre Gesundheitsförderung sollte daher nicht – wie es in einer vordergründigen Betrachtung oft der Fall ist – auf Verhaltensprävention verkürzt werden. Sie sollte vielmehr vorrangig auf **Verhältnisprävention** ausgerichtet werden, d.h. auf eine gesundheitsförderliche Gestaltung familiärer Rahmenbedingungen. Wesentliche Elemente sind dafür im Sinne einer gesundheitsfördernden Gesamtpolitik („Healthy Public Policy") familienfreundliche Rahmenbedingungen. Als Leistungen gesundheitlicher und sozialer Versorgung betrifft dies u.a. eine wohnortnahe, vernetzte und niedrigschwellige Bereitstellung von Unterstützungsangeboten, Minderung von Ausgrenzungs- und Armutsfolgen sowie Förderung konfliktarmer Übergänge und familiärer Selbsthilfeförderung.

Familiäre Gesundheitsförderung fokussiert dazu kleinschrittig die jeweilige Lebensphase, um physiologische, psychologische und soziale Bewältigungsaufgaben zu identifizieren und entsprechende Strategien zur individuellen und kollektiven bzw. strukturgestützten Ressourcenstärkung abzuleiten. Eine detaillierte Betrachtung der Lebensphase rund um Schwangerschaft und Geburt bietet das 10-Phasen-Modell der Bewältigungsaufgaben rund um die Geburt, in dem der Zeitraum von präkonzeptioneller Phase bis zum Ende des 1. Lebensjahres in zehn Zeiträume unterteilt wird (Geene et al., 2016; vgl. auch Gloger-Tippelt, 1988). Dabei werden die Besonderheiten der Phasen mit ihren jeweiligen körperlichen, geistigen und gemeinschaftsbezogenen Bewältigungsaufgaben herausgestellt. Das Modell stellt damit eine weiter ausdifferenzierte Betrachtung der Lebensphase dar, die bereits im Gesundheitsziel „Gesundheit rund um die Geburt" (Bundesministerium für Gesundheit, 2017) in die vier Phasen Schwangerschaft – Geburt – Wochenbett – erstes Jahr nach der Geburt diffenziert worden ist.

In Tabelle 28-1 ist das 10-Phasen-Modell im Überblick skizziert (Geene et al., 2016).

Die Phasen und Zeiteinteilungen sind nicht als starre Einheiten zu betrachten, sondern gehen fließend ineinander über. Es handelt sich um **Prozessphasen**, die je nach Lebenssituation, vorhergehenden Erfahrungen und vorhandener Unterstützung in unterschiedlichem Tempo ablaufen können. Es kommt auch vor, dass einzelne Phasen gar nicht oder nicht zu Ende erlebt werden, z.B. bei später Feststellung der Schwangerschaft, durch Warten auf oder Umgang mit Ergebnissen der pränatalen Diagnostik oder durch Frühgeburt. Auch solche Erfahrungen beeinflussen das Übergangserleben und benötigen spezifische Aufmerksamkeit, insbesondere weil sie darauf hindeuten, dass in einzelnen Phasen nicht bewältigte Aufgaben zu besonderen Belastungen in späteren Phasen werden können.

Dabei ist jeweils kritisch anzumerken, dass die Strukturierung zwar der systematischen Erkenntnisgewinnung dient, aber **keinesfalls normierend als Maßstab** für Regelabläufe von Schwangerschaft, Geburt und früher Kindheit geeignet ist (Geene & Bacchetta, 2017). Sie kann aber dazu dienen, Bedarfe und Potenziale für Gesundheitsförderung und Prävention phasenspezifisch zu erkennen und zu bedienen. Im Zentrum steht dabei das **subjektive Erleben** von Schwangeren, Müttern und ihren Part-

Tabelle 28-1: 10-Phasen-Modell der Bewältigungsaufgaben rund um die Geburt (Geene et al., 2016).

Phase	Charakterisierung der Phase	physiologische, psychologische und soziale Bewältigungsaufgaben
1. Phase: präkonzeptionelle Phase; vor Eintritt einer Schwangerschaft	Auseinandersetzung mit der eigenen Fruchtbarkeit; Herausbildung elementarer Voraussetzungen	• physiologisch: – Kontrolle über die eigene Fruchtbarkeit • psychologisch: – Auseinandersetzung mit eigener Gesundheit/Wohlbefinden • sozial: – soziale und finanzielle Sicherheit schaffen
2. Phase: Orientierung; Bekanntwerden der Schwangerschaft bis ca. 12. SSW (pränatal, 1. Trimenon)	Verunsicherung und ambivalente Gefühle zur Schwangerschaft; Beginn körperlicher Veränderungen	• physiologisch: – Bewältigung körperlicher Veränderungen – Umgang mit möglichen Symptomen (z. B. Müdigkeit, Übelkeit, Stimmungsschwankungen) bzw. Fehlen von Symptomen • psychologisch: – Verarbeitung der Information über die Schwangerschaft auf kognitiver und emotionaler Ebene – Bewältigung spezifischer Belastungen und Ambivalenzen • sozial: – Sorgen und Ängste – Sicherstellung von privatem Austausch und sozialer Einbindung
3. Phase: Selbstkonzeption; ca. 12. bis 20. SSW, beginnt mit Bekanntgabe der Schwangerschaft (pränatal, 2. Trimenon)	erstes Selbstkonzept vom Elternwerden/-sein; Sichtbarwerden der Schwangerschaft	• physiologisch: – Entscheidungen bezüglich medizinischer Maßnahmen und pränataler Diagnostik • psychologisch: – Möglichkeiten der persönlichen Beeinflussung und Kontrolle des Schwangerschaftsverlaufs (insb. Suchtmittelabstinenz, aber auch allgemein Gesundheitsverhalten, Ernährung, Schlafrhythmus) • sozial: – „Öffentlichmachen" und Umgang mit der Reaktion auf die Schwangerschaft von Außenstehenden – „normative Anpassung"
4. Phase: Subjektwerdung; ca. 20. bis 32. SSW (pränatal, 2./3. Trimenon)	Wahrnehmung des Ungeborenen als Kind/als zunehmend eigenständiges Wesen; Phase des Wohlbefindens	• physiologisch: – Wachsen des Bauches – erste Kindsbewegung („Quickening") • psychologisch: – Fantasien über das Leben mit Kind • sozial: – Entwicklung konkreter Lebensvorstellungen der zukünftigen Mutter/des zukünftigen Vaters/des zukünftigen Ko-Elternteils

Phase	Charakterisierung der Phase	physiologische, psychologische und soziale Bewältigungsaufgaben
5. Phase: Antizipation und Vorbereitung; ca. 32. bis 40. SSW (pränatal, Ende 3. Trimenon)	Anstieg der körperlichen Belastung, Vorbereitung auf Geburt; Vorbereitung auf Familie	• physiologisch: – Umgang mit körperlichen Belastungen (Kulmination körperlicher Beschwerden in dieser Phase) • psychologisch: – Auseinandersetzung mit der bevorstehenden Geburt – empathische Auseinandersetzung mit Geburtsängsten • sozial: – „Nestbau“ – Beginn des Mutterschutzes
6. Phase: Geburt; (perinatal, von Geburtsbeginn bis etwa 2 bis 7 Tage postnatal)	Geburtsverlauf, Zeit für das Kennenlernen/Bonding	• physiologisch: – Gebären – gelingende Anpassung an die körperliche Trennung der Mutter – ggf./wünschenswert: Stillbeginn • psychologisch: – Annehmen eines neuen Familienmitgliedes – Bindungsaufbau • sozial: – Baby als Leben außerhalb des Mutterleibs – Beginn des Mutterschutzes
7. Phase: Wochenbett – Phase der Überwältigung und Erholung; (postnatal, bis ca. 8 bis 12 Wochen nach der Geburt)	Wechsel zwischen Freude/Stolz und Erschöpfung; Umgang mit körperlichen Veränderungen und Veränderungen im Tagesablauf mit neuer Verantwortung	• physiologisch: – Erschöpfung – Heilungsprozess bei Geburtsverletzungen – körperliche Veränderung (z. B. Brust, Rückbildungsprozesse, hormonelle Umstellungen) – Schlafmangel – ggf./wünschenswert: Stillen • psychologisch: – Stimmungsschwankungen – Schlafmangel – Annehmen eines neuen Familienmitgliedes, Bindung • sozial: – Mutterschutz – Versorgung des Kindes mit neuer Verantwortung (Angst vor Fehlern) – Änderung im Tagesrhythmus – bürokratische Aufgaben

Phase	Charakterisierung der Phase	physiologische, psychologische und soziale Bewältigungsaufgaben
8. Phase: Familienwerdung; ca. 2. oder 3. bis 6. Lebensmonat	Zunahme der Elternkompetenz; Wahrnehmung von Veränderungen in der Paarbeziehung	• physiologisch: – Heilungsprozess – ggf./wünschenswert: Stillen – Kennerlernen/Einordnen der individuellen Merkmale des Kindes • psychologisch: – Ausbau/Entwicklung der elterlichen Feinfühligkeit – Regulation, Eltern-Kind-Interaktion • sozial: – Anpassung an Mutter-/Vaterrolle – Aufgabenneuverteilung in der Paarbeziehung (evtl. Konflikte)
9. Phase: Stabilisierung; ca. 6. bis 12. Lebensmonat	Gewöhnung an die neue Familiensituation mit einsetzender Routine	• physiologisch: – Kindesentwicklung – Stillen/Beifüttern/Abstillen • psychologisch: – elterliche Feinfühligkeit • sozial: – Anpassung des elterlichen Handelns an die fortlaufende Weiterentwicklung des Kindes
10. Phase: Vergesellschaftung; ca. vollendetes 1. bis 3. Lebensjahr	Übergang zur Fremdbetreuung (Oma/Opa, Tagesmutter/-vater, Krippe, Kita)	• physiologisch: – (kindliche) Ernährung – (kindliche) Bewegung, Körpererfahrung • psychologisch: – Sorgen und Ängste – Kontakt zu anderen Kindern und Menschen – Freiraum für die Eltern • sozial: – Anpassung des elterlichen Handelns an die fortlaufende Weiterentwicklung des Kindes – (Wieder-)Aufnahme der (Aus-)Bildung, Ausbildungsabschluss, Berufstätigkeit

nerinnen und Partnern, das durch **umfassende Partizipation** empathisch unterstützt werden sollte. Familiäre Gesundheitsförderung sollte von dem Bewusstsein getragen sein, dass die Beteiligten die Expertinnen und Experten ihrer eigenen Lebensweise und Gesundheit sind und diese Prozesse selbst – mehr oder weniger bewusst oder unbewusst, explizit oder implizit – konstruieren und (mit-)gestalten.

Das 10-Phasen-Modell bietet Orientierung, um so erfahrungsbezogen abzuleiten, welche **spezifischen Präventionsbedarfe und -potenziale** in der jeweiligen Lebensphase vorliegen (können) und wie diese aufgegriffen und gefördert werden sollten. Dies kann naheliegenderweise auf der Ebene der Verhaltensprävention erfolgen, durch entsprechende Anreizsysteme, Information, Beratung oder auch phasenspezifische Reflexionsangebote. Nachhaltiger, aber auch komplexer ist die Verhältnisprävention, um auf kommunaler Ebene (z. B. Präventionsketten, Netzwerke Frühe Hilfen, Wohnraumförderung) und überregionaler Ebene (z. B. Bundesgesetze zu Mutterschutz, Eltern- und Kindergeld, Stillakzeptanz und -förderung) förderliche Rahmenbedingungen bereitzustellen.

28.3.2 Sekundäre Sozialisation: Fremdbetreuung

Mit der ersten Fremdbetreuung (in Kindertagesstätten oder Tagespflegen, d.h. bei Tagesmüttern und -vätern) und später in der Schule erhalten die Institutionen der sekundären Sozialisation zunehmend Bedeutung. Diese **Erweiterung des familiären Handlungsfeldes** kann günstigenfalls als Entlastung und Unterstützung erlebt werden, insbesondere dann, wenn die Institutionen von Kindern und Eltern als angenehm erfahren werden, Eltern sich in ihrer zuvor entwickelten Rolle positiv gewürdigt fühlen und ihnen niedrigschwellige Möglichkeiten der Beteiligung (Teilhabe/Partizipation) angeboten werden. Kitas und Schulen können aber auch problemverschärfend wahrgenommen werden, wenn **Diskrepanzen mit den habituellen Regeln der Familie** entstehen. Schnabel spricht hier von „nicht immer, aber häufig rivalisierenden Systemwelten" (Schnabel, 2001, S. 317) zwischen Familien und Schulen.

Wichtig für Gesundheitsförderung und Prävention

Der Settingansatz ist eine Form der Organisationsentwicklung, durch den sich die Beteiligten als kollektiv und individuell selbstwirksam erleben sollen. Rosenbrock spricht hier von einer „synthetisch indizierten sozialen Reformbewegung für das jeweilige Setting" (Rosenbrock, 2004, S. 74).

Kitas und Schulen sind gut geeignet für den **Settingansatz** der Gesundheitsförderung (Geene, et al., 2015; Geene, 2021). Damit wird darauf abgezielt, den **Alltag** in diesen Settings für alle Beteiligten – Kinder, Eltern, Fachkräfte, Träger und soziales und regionales Umfeld – so zu gestalten, dass sie sich darin **wohlfühlen** und ihren Alltag als eine **Quelle der Gesundheit** empfinden und nicht als Ort, der sie krankmacht.

Kitas bieten als erste Orte der gesellschaftlichen Außenwelt besondere Möglichkeiten der familiären Förderung. Der Besuch einer Kita wirkt sich, im Vergleich zu Kindern ohne Kitabesuch, grundsätzlich positiv aus – sowohl hinsichtlich Gesundheitseffekten als auch künftigen Bildungsgewinnen, wobei auch Ansätze der Verminderung sozialer Ungleichheit nachgewiesen werden konnten (im Überblick: Geene, 2021). Jedoch bestehen für Familien **Zugangsprobleme**. Festgestellt wurden insbesondere bei sozial belasteten Familien Distanz und Zurückhaltung, sei es aus der Sorge vor Diskriminierung (Vermeidungsstrategien), aus dem Gefühl der Fremdheit (Schwellenängste sowie fehlende Kenntnis des deutschen Betreuungssystems) oder wegen mangelnder Ansprache. Diesen Zugangsproblemen kann durch gezielte Ansprache, Kostenfreiheit sowie sozialen Kriterien bei der Vergabe von Betreuungsplätzen begegnet werden (Olk, 2013).

Eine „gute gesunde Kita" (Preissing & Schneider, 2012) fördert dabei den Einbezug der Eltern und berücksichtigt psychosoziale **Problemlagen und Potenziale von Familien**, auch durch **Vernetzung im regionalen Umfeld**. Als Modell einer entsprechenden Weiterentwicklung von Kitas zu **Familienzentren** gelten die „Family Centers", die im Rahmen des „Sure Start"-Programms des britischen „New Deals" seit Ende der 1990er-Jahre in England flächendeckend aufgebaut wurden. Gesundheitsförderung in Kitas kann dazu einen wichtigen Anstoß liefern, wobei sie als „partizipative Organisationsentwicklung" im Sinne von „Mehr-Themen-Interventionen" möglichst flächendeckend umgesetzt werden sollte, wie der

Bundesgesundheitsbericht des Robert Koch-Instituts (Robert Koch-Institut, 2015) für Kitas und Schulen empfiehlt.

Ähnlich stellt sich das grundsätzliche Potenzial für familiäre Gesundheitsförderung auch in den **Schulen** dar. Entsprechende Konzepte der „guten gesunden Schule" orientieren auf eine **Verknüpfung von Gesundheit mit dem Bildungsziel der Schulen**, d. h. dass Gesundheit nicht als zusätzliche Aufgabe verstanden werden soll, sondern als unterstützende Methode in der Umsetzung der Bildungsziele der Schulen (Dadaczynski et al., 2015). Hinsichtlich der Elternarbeit besteht jedoch der gewichtige Unterschied, dass – durch die grundgesetzlich geregelte **Schulpflicht** als einzige Ausnahme des ansonsten universellen Elternrechts nach Art. 6 GG – alle Kinder Schulen besuchen (müssen). So wichtig die Schulpflicht für den egalitären gesellschaftlichen Anspruch und die Bildung aller Kinder ist, so sehr ist es aus der Perspektive von Familien zu bedauern, dass Eltern hier bislang kaum berücksichtigt werden, und wenn überhaupt, dann eher zur Unterstützung/Koproduktion des Bildungsprozesses ihrer Kinder (Rauschenbach, 2006). Neuere bildungspolitische Konzepte wie das Ganztagsschulprogramm zielen eher auf Sicherstellung der Beschäftigungsfähigkeit der Eltern durch Entlastung vom Betreuungsauftrag. Eine solche **familiäre Entkoppelung** mag unter vielfältigen Gesichtspunkten sinnvoll sein, aber an dieser Stelle ist zu konstatieren, dass dadurch die Gestaltungspotenziale familiärer Gesundheitsförderung reduziert werden. Wünschenswert in diesem Sinne sind gemeinsame **Familienbildungsprozesse**, die sich weniger an curricularen Vorgaben orientieren, sondern stärker die **familiären Bewältigungsaufgaben** in den Blick nehmen. Ansatzweise wird dies durch entsprechende kommunale Bildungslandschaften sowie die Programme zur Schulsozialarbeit aufgegriffen. Familiäre Gesundheitsförderung im **Setting Schule** sollte hier jedoch regelmäßig weitere **Gestaltungsmöglichkeiten für elterliche Partizipation** einfordern.

28.3.3 Tertiäre Sozialisation: außerschulische Freizeitangebote und Sport

Älteren Kindern, Jugendlichen und jungen Erwachsenen eröffnen sich durch **freizeitbezogene Kinder- und Jugendeinrichtungen** (Institutionen der tertiären Sozialisation) neue Lebenswelten. Eine enge Verknüpfung mit der primären Sozialisation des Familiensystems ist auch hier im günstigen Fall wünschenswert. Hier können ggf. auch Kontrapunkte gesetzt werden, insofern es einen Wunsch der Kinder und Jugendlichen nach eigenständiger, von den Eltern abgegrenzter sozialer bzw. Ich-Identität bedient. Allerdings konstatieren Jugendstudien ein abnehmendes Interesse junger Menschen an intergenerativer Abgrenzung (King, 2013).

In **Sportvereinen** sind fast 80 % zumindest zeitweise Mitglied (Bundesministerium für Familie, Senioren, Frauen & Jugend, 2009). Die Vereine können einen wichtigen Beitrag zur Sozialisation leisten, idealerweise unter Rück- und Einbezug der Familien und möglichst wenig sozial selektiv. Mit der in den 1970er-Jahren entwickelten „Trimmy-Kampagne" existiert in Deutschland ein erfolgreiches **bevölkerungsbezogenes Modell eines familienorientierten Ansatzes** (Mörath, 2005).

Die etwa 8000 **Jugendfreizeiteinrichtungen** in Deutschland mit etwa 20 000 hauptamtlich Mitarbeitenden werden überdurchschnittlich oft von **sozial benachteiligten und/oder migrantischen Jugendlichen** genutzt, wenngleich die Datenlage hier insgesamt lückenhaft ist. Sie bieten zahlreiche Ansatzpunkte für familiäre Gesundheitsförderung, wenngleich kritisiert wird, dass entsprechende Angebote (insbesondere Suchtprävention) vielfach noch zu stark **defizitorientiert** sind (Bundesministerium für Familie, Senioren, Frauen & Jugend, 2009).

28.3.4 Weitere Lebensphasen

In einer verlängerten chronologischen Betrachtung ergänzen sich die lebensphasenbezogenen Anforderungen an familiäre Gesundheitsförderung im weiteren Lebensverlauf mit Fragen spätjugendlicher Adoleszenz, Trennungs- und Neuformierungsprozessen (z.B. sogenannte „Empty Nest"-Familien), Mehrgenerationenleben und auch Konzepten der Seniorenbetreuung und Angehörigenpflege sowie insgesamt mit familiärem Zeitmanagement („Work-Life-Balance") (Kolip & Lademann, 2012). Entsprechende Präventionsbedarfe und -potenziale werden in diesem Lehrbuch in anderen Kapiteln angesprochen und sollen an dieser Stelle nur der Vollständigkeit halber erwähnt werden, weil auch diese Lebensphasen Teilaspekte für eine vollständige Darstellung familiärer Gesundheitsförderung darstellen.

28.4 Belastete Lebenslagen von Familien

In einer **horizontalen Betrachtung** familiärer Gesundheitsförderung werden die Lebensphasen eher als Eckpunkte betrachtet, im Zentrum stehen hier die jeweiligen besonderen **Belastungs- und Benachteiligungssituationen** von Familien.

Benachteiligungen u.a. wegen sozialer Lage, Herkunft oder Alter stellen Belastungsfaktoren dar und korrelieren mit **familiären Adversionsrisiken**. So können Benachteiligungen im Sinne einer Negativspirale ein niedriges Bildungsniveau, psychische und Suchterkrankungen, Delinquenz, elterliche Disharmonie/Trennungen, frühe Elternschaften, belastende Wohnverhältnisse, geringe soziale Unterstützung, chronische Belastungen und weitere Risiken begründen, wie sie in verschiedenen Referenzsystemen in Anlehnung an die sogenannten „Bayley-Scales" der 1960er-Jahre gemessen werden. Solche familienbezogenen Belastungs- und Risikofaktoren erschweren ein gesundes Aufwachsen der Kinder. Weitere und zum Teil **ausdifferenzierte Risikofaktoren** für Kindesentwicklung bestehen in

- längerer Trennung (über zwei Wochen) von der primären Bezugsperson im ersten Lebensjahr,
- Geburt eines jüngeren Geschwisters in den ersten beiden Lebensjahren,
- Geschwistern mit einer Behinderung,
- ernsten oder häufigen Erkrankungen in der Kindheit,
- außerfamiliärer Unterbringung sowie
- elterlicher Alkohol- und Drogenerkrankungen (im Überblick: Egle et al., 2016).

Die Risikofaktoren korrelieren stark mit späteren psychischen Störungen sowie kriminellem Verhalten insbesondere bei jungen Männern, wobei die internationale Studienlage auf die kumulative Wirkung von Belastungsfaktoren in der Kindheit verweist – je mehr Risikofaktoren, desto höher die Eintrittswahrscheinlichkeit.

Kritisch anzumerken ist dabei der stark normierende Charakter der Risikofaktoren, die überwiegend defizitorientiert sind und den sozialen Wandel kaum abbilden können. Zudem werden familiäre Prozesse nicht systemisch betrachtet und Kinder nur als „Zukünftige" („becomings"), nicht aber als „Seiende" („beings"). Hinzuweisen ist weiterhin darauf, dass sich etwa ein Drittel der hochbelasteten Kinder als „resilient" erweist, d.h. dass sie trotz hoher Belastungsfaktoren kaum Erkrankungen bzw. Delinquenzen entwickeln (Egle et al., 2016).

Wichtig für Gesundheitsförderung und Prävention

Diese Perspektive zielt auf spezifische Belastungssenkung und Ressourcenstärkung der Familien, wobei alle Maßnahmen einem doppelten Dilemma gegenüberstehen: Sie betreffen einerseits nur die Auswirkungen und können die **Substanz der Problemlagen** (z.B. Armut, Erkrankungen) nicht lösen, andererseits wird durch Thematisierung auch die **Stigmatisierungsgefahr** erhöht. Insofern ist bei Gesundheitsförderung mit Familien in belasteten Lebenslagen jeweils ein **differenziertes und hochsensibles Vorgehen** angezeigt.

28.4.1 Familienarmut

Ein überlagerndes Thema der Belastungen und Risiken ist Kinderarmut bzw. präzise bezeichnet **Familienarmut** (Kuschick et al., 2022). Im Lebensverlauf wirkt das Armutsrisiko an keiner Stelle so einschneidend wie in der Phase der Familienentstehung, denn hier treffen Einnahmeausfälle (durch verringerte oder gestoppte Erwerbstätigkeit, z.B. durch Mutterschutz- oder Elternzeit) und erhöhter Finanzbedarf (durch familienwerdungsbedingte Unkosten, z.B. Wohnraumbedarf, Babyausstattung) zusammen.

Durch die 1985 eingeführte Stiftung Mutter Kind und das Erziehungsgeld (2005 abgelöst durch Elterngeld) sind Maßnahmen ergriffen worden zur Reduktion dieser Armutsfalle. Diese Regelungen greifen jedoch bei mittellosen Familien nicht, weil zusätzliche Einnahmen wie Kinder- oder Elterngeld auf dem Hintergrund des Subsidaritätsprinzips vom Regelsatz nach SGB II abgezogen werden. Besonders problematisch ist eine **Verstetigung von Familienarmut** etwa durch elterliche Dequalifizierung.

Wichtig für Gesundheitsförderung und Prävention

Familiäre Gesundheitsförderung orientiert zunächst auf Verhinderung oder Begrenzung von Armut, z.B. durch rechtliche, politische und moralische Anwaltschaft, durch Vermittlung bzw. Bereitstellung günstigen Wohnraums, durch Vermittlung von Handlungswissen über Fördermöglichkeiten, sowie auf Reduktion von Armutsfolgen. Wichtig sind hier Erkenntnisse einer **Pufferfunktion** durch verbesserte Ressourcenallokationen, insbesondere finanzielle (z.B. durch Kindergrundsicherung) sowie soziale Unterstützung (z.B. durch Patenmodelle, Community Building, Selbsthilfeförderung, Familien- und/oder Kindererholung oder berufliche (Re-)Integration).

28.4.2 Alleinerziehende

Das Risiko für Familienarmut ist besonders hoch bei Familien mit **alleinerziehenden Elternteilen**. Insbesondere bei **nicht schulpflichtigen Kindern** betrifft dies in weit überwiegender Anzahl Frauen/Mütter (Rattay et al., 2017), für die es mithin eine **Statuspassage** darstellt, bis zur Verselbstständigung der Kinder oder aber einer (neuen) Partnerschaft. Darüber hinaus wird „alleinerziehend“ auch als (umstrittenes und statistisch schwer zu erfassendes) Schlagwort in der Diskussion um eine Reihe **unterschiedlicher Lebensformen** verwendet, die u.a. mit Begriffen wie Einelternfamilien, Trennungsfamilien oder Folgefamilien eingegrenzt werden, wobei die Kinder zum Teil ausschließlich mit einem Elternteil, zum Teil **im Wechselmodell** mit zwei Elternteilen leben. In Deutschland leben mit zunehmender Tendenz 18,5% aller Kinder (Statistisches Bundesamt, 2023) nur bei einem Elternteil. Sowohl alleinerziehende Eltern als auch Kinder von Alleinerziehenden weisen einen deutlich schlechteren Gesundheitszustand auf, der in den Bereichen psychischer Gesundheit, Gesundheitsverhalten (u.a. Obst- und Gemüseverzehr) sowie subjektivem Gesundheitsempfinden auch nach Sozialstratifizierung

Wichtig für Gesundheitsförderung und Prävention

Familiäre Gesundheitsförderung kann bei Elternkonflikten unterstützen (z.B. in Familienzentren, Familienberatung) oder in spezifischen Settings von Alleinerziehenden ansetzen (z.B. Mutter-Vater-Kind-Heime nach SGB VIII, § 18) sowie die Verbesserung von Rahmenbedingungen (z.B. Bedarfssensibilisierung in kinderbezogenen Settings mit dem praktischen Ziel einer Sicherstellung von Kita-, Hort- oder Schulbetreuungszeiten auch in Randzeiten) und die Stärkung sozialer Netzwerke für und von Alleinerziehende(n) angehen.

signifikant ist (Rattay et al., 2014; Rattay et al., 2017). Studien zeigen eine kontinuierliche Zuspitzung dieser Befunde (Sperlich et al., 2022).

Wegen des fließenden Übergangs der Familienformen, der geringen Selbstidentifikation mit der Statuspassage des Alleinerziehens und der Stigmatisierungsgefahr dieser Zuschreibung empfiehlt sich eine **unspezifische Ansprache** mit **spezieller Adressierung** der belasteten Familien **(adressatenspezifische primäre Prävention)**, z. B. über Sozialräume/Wohngebiete mit hohe Anteil von Alleinerziehenden und spezifischen Qualitätsmerkmalen (z. B. obligatorische Einbeziehung der Kinder/parallele Kinderbetreuung) (Kuschick et al., 2021).

28.4.3 Elterliche psychische und Suchterkrankungen

Eine gravierende Belastung stellt für Familien eine elterliche Erkrankung dar. Als weitverbreitet gelten **psychische und Suchterkrankungen**, wobei diese wiederum stark mit Armutsfaktoren korrelieren (Wagenblass & Spatscheck, 2023). Schätzungen nennen dabei bis zu 3,8 Mio. betroffene Kinder und Jugendliche in Deutschland (Pillhofer et al., 2016), wobei ein hoher Anteil an elterlichem Alkoholmissbrauch vermutet wird. Dies verweist auf einen schwierig abzugrenzenden Bereich zwischen akuten Kindeswohlgefährdungen bei starken und häufigen Rauschzuständen durch Medikamenten-, Drogen- und/oder Alkoholmissbrauch und eher schwachen Formen einer zwar unerfreulichen, aber weithin kulturell akzeptierten Alkoholisierung. Deutlich zeigt sich dies in der Schwangerschaft, in der schon geringe Mengen Alkohol schädigend für das ungeborene Kind sein können. Dennoch tranken nach den Ergebnissen der KiGGS-Studie 14 % der Schwangeren zumindest gelegentlich Alkohol, wobei der Konsum in der Gruppe mit hohem Sozialstatus am häufigsten, in der Gruppe der Migrantinnen am geringsten ist, was auf ein hohes Aufklärungsdefizit verweist (Bundesministerium für Gesundheit, 2017).

Im Bereich der psychischen Erkrankungen werden vor allem die Krankheitsbilder Depression, Schizophrenie, Angst- und Zwangsstörungen, Borderline-Persönlichkeitsstörung sowie Traumatisierungen als unterstützungs- und behandlungsbedürftig herausgestellt (Wagenblass & Spatscheck, 2023). Die Erkrankungen werden aber oftmals nicht erkannt und sind teilweise gegenüber Formen von leichteren psychischen Stimmungsschwankungen schwer abgrenzbar. Zu Letzteren zählen Formen der postpartalen Depressionen oder der sogenannte „Babyblues“ bei Müttern nach der Geburt, denen mit niedrigschwelligen Frühen Hilfen begegnet werden sollte, um eine Chronifizierung zu einer psychischen Erkrankung zu verhindern.

Wichtig für Gesundheitsförderung und Prävention

Deutlich ist ein hoher Präventionsbedarf, der sich einerseits auf erkrankte Eltern(teile) bezieht – mit primärpräventiven Angeboten sowie sekundärpräventiven Therapien, Ausstiegshilfen oder (ggf. punktuellen) Vermeidungsstrategien –, andererseits auf mitbetroffene Familienmitglieder – PartnerInnen, Kinder sowie soziales Nahfeld der Familie – zur Verminderung von Formen der Co-Abhängigkeit. Insbesondere die **Suchtselbsthilfe**, auch für Angehörige, ist hier ein wichtiger Bezugspunkt.

28.4.4 (Entstehende) Behinderungen und Erkrankungen von Kindern

Eine andere, mitunter die vorgenannten Problematiken ergänzende gravierende Belastung stellt es für Familien dar, wenn Kinder körperliche, geistige und/oder auch seelische Entwicklungsverzögerungen oder auch Behinderungen aufweisen bzw. sich diese in der frühen Kindheit manifestieren bzw. chronifizieren. Um solche Belastungen zu verhindern bzw. zu begrenzen, ist eine Prävention von Frühgeburtlichkeit wichtig sowie ggf. eine niedrigschwellige Begleitung durch Sozialpädiatrische Zentren und Angebote der interdisziplinären Frühförderung, die nach SGB XI als sogenannte **„Komplexleistungen“** angeboten werden (Wacker et al., 2023).

Wichtig für Gesundheitsförderung und Prävention

Eine frühe Form solcher Erkrankungen können Schrei-, Schlaf- und Fütterprobleme (sogenannte „Regulationsstörungen“) darstellen, die etwa jedes 5. Kind betreffen und sich bei jedem zweiten davon chronifizieren. Insbesondere die Schreibabyproblematik tritt häufig auf und bedarf einer frühzeitigen, multidisziplinären Unterstützung der Eltern im Rahmen von Babysprechstunden und Schreibabyberatung (Bundesministerium für Gesundheit, 2017).

28.4.5 Chronische Erkrankungen/ „Neue Morbidität“

Im weiteren Lebensverlauf entstehende bzw. sich verstärkende Erkrankungen können sich ebenfalls zu besonderen Belastungen entwickeln. In der Kindheit treten hier – verstärkt wahrgenommen auch durch verfeinerte Diagnostik sowie ein zunehmend verbessertes Betreuungs- und Versorgungsangebot – insbesondere psychische Erkrankungen auf, aber auch Allergien, Übergewicht/Adipositas sowie ADHS. Bei allen genannten Befunden ist die Datenlage uneinheitlich.

Wichtig für Gesundheitsförderung und Prävention

Unstrittig ist aber der Präventionsbedarf, wobei insbesondere im Bereich von Kinderübergewicht/Adipositas die gesellschaftliche und gesundheitspolitische Relevanz hoch bewertet wird. Angezeigt sind hier alltagsnahe und lebensweltbezogene Bewegungs- und Ernährungsangebote für Kinder und Familien, die durch übergreifende Maßnahmen begünstigt sein sollten (etwa Bereitstellung von familiengerechten Grünflächen, Spiel- und Sportplätzen sowie Marktsteuerung durch Subventionierung gesunder Lebensmittel und Ampelkennzeichnung von Lebensmitteln, Zuckersteuer u.Ä. (Thyen & Geene, 2020). In der frühen Kindheit werden Still- und Bindungsförderung zur Prävention eines Metabolischen Syndroms empfohlen (Babitsch et al., 2016).

28.4.6 Pflegefamilien und Kinderwohngruppen

Kinder, die nicht bei ihren Eltern leben können, werden zumeist in Pflegefamilien und Kinderwohngruppen untergebracht. Diese (Profi-)Familien sind stark belastet, die (Pflege-/Heim-) Kinder gelten im weiteren Lebensverlauf als hoch gefährdet. Bislang werden diese institutionalisierten Formen von Familien noch kaum von Maßnahmen der Gesundheitsförderung erreicht (Dörr, 2009).

Wichtig für Gesundheitsförderung und Prävention

Stationäre Einrichtungen der Jugendhilfe sind seit 2016 zur Gesundheitsförderung verpflichtet, sie müssen entsprechende Maßnahmen in ihren Einrichtungskonzeptionen ausweisen. Es fehlt hier jedoch bislang an Konzepten sowie entsprechenden Praxiserfahrungen, die günstigenfalls durch Modellprojekte erhoben werden können. Sie sollten dabei bereits am Ausgangspunkt der Fremdunterbringung (durch Inobhutgabe oder -nahme) ansetzen und insbesondere die Übergänge durch schnelle Vermittlung in intensiver Begleitung gesundheitsförderlich ausgestalten.

28.5 Handlungsmaxime der familiären Gesundheitsförderung

Die obigen Beispiele für Belastungen und Bewältigungsaufgaben in den einzelnen, jeweils spezifisch und detailliert zu betrachtenden **Lebensphasen und Lebenslagen** haben die Anforderungen an familiäre Gesundheitsförderung bereits skizziert und erste Umsetzungsbeispiele aufgezeigt. Dieses Kapitel widmet sich nun der Fragestellung der **handlungsleitenden Prinzipien** für familiäre Gesundheitsförderung.

Unter Berücksichtigung der besonderen Bedeutung der **Autonomie von Familien**, der Orientierung auf die Familien als Nutzerinnen und Nutzer sowie des übergreifenden Zieles der **Teilhabe/Partizipation** der Familien bilden die drei Kernstrategien der Ottawa-Charta – **Fürsprache, Kompetenzförderung und Koordination** – auch für die familiären Gesundheitsförderung die Handlungsmaxime.

28.5.1 Advocacy-Ansatz

Der Advocacy-Ansatz, die erste Kernstrategie der Ottawa-Charta, verpflichtet alle Professionellen zu einer empathischen Haltung gegenüber Familien. Der Advocacy-Ansatz sieht eine parteiliche, anwaltschaftliche Fürsprache vor.

Wichtig für Gesundheitsförderung und Prävention

Familiäre Gesundheitsförderung zielt in Umsetzung des Advocacy-Ansatzes prioritär auf politische Interessenvertretung von Familien insgesamt sowie von Eltern und Kindern in ihrem jeweiligen familiären Bezug. Gefordert ist unter diesem Blickwinkel, Außenwirkungen auf das System Familie abzuschätzen und gesundheitsförderlich auszurichten. Es sind also nicht die Eltern oder Familien, sondern vielmehr die Rahmenbedingungen ihrer Lebenswelten, die vorrangig unterstützend und (gesundheits-)förderlich zu gestalten sind.

Die Entwicklungsaufgabe liegt darin, die vielen unterschiedlichen Stimmen der Familiendienstleistungen der gesundheitlichen und sozialen Versorgung so zusammenzuführen, dass für Familien „die gesunde Wahl die leichtere Wahl“ ist („The aim must be to make the healthier choice the easier choice“, heißt es in der Ottawa-Charta der World Health Organization, 1986). In jüngeren Diskussionen wird auch von „Nudging“ (deutsch für „leichtes Anstupsen“, vgl. Krisam et al., 2017) gesprochen, durch das gesundheitsorientiertes Verhalten leicht umsetzbar und attraktiv gemacht werden soll.

Dies ist allerdings eine Aufgabe von hoher Komplexität, denn insbesondere sozial belastete Familien mit Kindern stehen vor vielfältigen bürokratischen Aufgaben, nicht nur im Kontakt mit Krankenkassen und Kinderärzten und -ärztinnen, sondern vor allem auch im Zusammenhang mit Jobcenter/Arbeitsagentur, Kinder- und Jugendhilfe, mitunter auch Sozialhilfe, örtlichen Schul- und Bildungsträgern und weiteren sozialen Strukturen.

28.5.2 Kompetenzentwicklung

Familien mit Gesundheitsförderung direkt zu adressieren, erfordert daher insbesondere, Eltern praktisch Rat und Tat anzubieten und ihnen leicht zu gehende Wege zu bahnen, sich selbst und ihren Kindern bestmögliche Optionen für ein unbeschwertes Leben in Gesundheit und Wohlbefinden zu eröffnen. Damit wird Kompetenzentwicklung als zweite Kernstrategie der Ottawa-Charta angesprochen. Mit Konzepten des Empowerments sowie Health Literacy sind die Anforderungen an Kompetenzentwicklung weiter ausdifferenziert beschrieben worden.

Im Rahmen des Kooperationsverbundes „Gesundheitliche Chancengleichheit“ sind dazu **Modellprojekte** (z. B. Familienzentren), neue **Dienstleistungen** (z. B. Familienhebammen) und **Methoden** (z. B. Eltern-AGs) zur Kompetenzförderung vor oder unmittelbar nach der Geburt als „Good Practice" identifiziert worden, die später Modellprojekte Früher Hilfen wurden; Familienhebammen wurden dabei ab 2012 als Förderschwerpunkt und mit der Stiftung Früher Hilfen als Regelangebot ausgewählt, das inzwischen flächendeckend etabliert ist.

28.5.3 Vermittlung und Vernetzung

Die dritte Kernstrategie bedarf eines abgestimmten Vorgehens der beteiligten Akteure, zu denen neben Ämtern und weiteren öffentlich-rechtlichen sowie freien Trägern, Bildungsträgern oder Wohnungsbaugesellschaften auch zivilgesellschaftliche Akteure (**„Whole of Society Approach"**; World Health Organization, 2012) gehören. Sie alle sind gefordert, kinder- und familienfreundliche Lebenswelten zu entwickeln, insbesondere für Familien in schwierigen Lebenslagen sowie phasenbezogen für familienbezogene Übergange (**Transitionen**) (Kessl, 2022). Unterstützungsbedarf ergibt sich bereits bei der Familienwerdung, nachfolgend im Rahmen der ersten Fremdbetreuung, des Wechsel von Kita zur Schule, der Primarstufe in die Sekundarschule oder erste berufliche Einfädelungen. In zahlreichen Kommunen wird schon seit einigen Jahren in diesem Sinne vernetzt und vermittelt gearbeitet. Mit dem kommunalen Partnerprozess „Gesundheit für alle" ist ein bundesweites Programm entstanden, das **Brücken zwischen Gesundheits-, Kinder- und Jugendhilfe** aufzeigt. Orientiert an den Transitionen, wurde mit dem Begriff der „Präventionsketten" ein – wenn auch bezüglich der Wortwahl umstrittenes (Kilian & Lehmann, 2014) – Label gewählt, mit dem „ein kontinuierlicher Prozess, der immer wieder neue Impulse und Anpassungsleistungen an die sich ändernden kommunalen Rahmenbedingungen erfordert" (Kilian & Lehmann, 2014, S. 45), initiiert wird.

28.6 Abgestimmte Methoden und Strategien

28.6.1 Typen und Arten der familiären Gesundheitsförderung/ Primärprävention

Eine breite Umsetzung dieser Handlungsmaxime familiärer Gesundheitsförderung sollte abgestimmt als Mehr-Ebenen-Strategie erfolgen. Dies kann kommunal erfolgen, idealerweise gestützt von bevölkerungsweiten sowie individuellen Maßnahmen der Verhaltens- und der Verhältnisprävention. Dabei sind Maßnahmen der Verhältnisprävention als komplexe Interventionen deutlich aufwendiger, jedoch auch erfolgversprechender. Eine Reduktion auf Gesundheitsverhalten kann zu gegenteiligen Effekten führen, weil die sozial bereits Benachteiligten durch weitere moralische Verpflichtungen zusätzlich belastet und bei Nichterfüllen stigmatisiert werden können. Beispiele für Bausteine nennt Tabelle 28-2.

Diese hier erweitere Tabelle der Primärprävention (Tabelle 28-2) stellt sechs unterschiedliche Typen der Primärprävention dar, mit der Quintessenz, dass Primärprävention erfolgreich ist, wenn – wie in beispielgebenden Fällen der AIDS-Prävention und der Trimm-Dich-Kampagne des „Trimmis" mit familien- und gemeinschaftsbezogenen Bausteinen (Mörath, 2005) – eine Vielzahl von Maßnahmen zusammenwirken, koordiniert im Rahmen einer

Wichtig für Gesundheitsförderung und Prävention

Einem solchen Modell eines **integrierten Konzepts familiärer Gesundheitsförderung** folgend, sollten die verhältnispräventiven Aktivitäten zur Kontextbeeinflussung durch entsprechende individuelle, setting- oder bevölkerungsbezogene Beratung, Information und Bewerbung im Sinne von **präventiven Kernbotschaften**, z. B. zur Stillförderung, flankiert werden.

Tabelle 28-2: Typen und Arten der familiären Gesundheitsförderung/Primärprävention (in Anlehnung an Gerlinger & Rosenbrock, 2024).

	Information, Aufklärung, Beratung: Verhaltensprävention	**Beeinflussung des Kontextes: Verhältnisprävention**
Individuum	**I.**, z.B. • Schwangerschaftskonfliktberatung • ärztliche Präventionsempfehlung • Information zu Frühen Hilfen • Präventionskurs zur Steigerung gesundheitlicher Elternkompetenz • Beratung zur Kindersicherheit • Geburtsvorbereitungskurs	**II.**, z.B. • präventiver Hausbesuch • Begleitung durch Familienhebammen • niedrigschwellige Unterstützung durch Familienpatinnen und -paten • maßgeschneiderte Übergänge (Transitionen) gemäß spezifischen familiären Wünschen und Bedarfen • individuelle Wohnraumvermittlung bzw. -bereitstellung
Setting	**III.**, z.B. • (elterneinbeziehende) Sexualaufklärung in Jugendeinrichtungen • Sucht- und Drogenberatung in Familienzentren • Flyer zu familienbezogenen Sportangeboten in Kitas, Schulen oder Jobcentern • Beratung zu Übergängen	**IV.**, z.B. • Netzwerke Frühe Hilfen • Präventionsketten • familiäre Selbsthilfeförderung • Community-Aufbau von Familien in belasteten Stadtteilen (z.B. türkische Familientreffs oder Eltern-AGs) • Angebote mit Blick auf vulnerable Gruppen (z.B. Alleinerziehende, suchtbelastete Familien, schwangere Prostituierte) • Gesundheitsförderung als Organisationsentwicklung in Kitas • Leitbildentwicklung „gute gesunde Schule" • Transitionskonzepte von Geburtshilfe, Kitas und Schulen
Bevölkerung	**V.**, z.B. Aufklärung mit Kernbotschaften: • „Stillen tut gut" • „Mit Kindern rauchfrei Auto fahren" • „Fahrradhelme für Kinder und Eltern"	**VI.**, z.B. • Aktionsprogramm Frühe Hilfen • kommunaler Partnerprozess • multimodale Kampagnen zur Stillförderung • familiäre Bewegungskampagnen (z.B. Trimm-Dich-Kampagne)

Dachkampagne und zugleich getragen durch möglichst aufeinander abgestimmte individuums- und kontextbezogene Maßnahmen.

Dabei stellen jeweils die **Aspekte der Verhältnisprävention die wesentliche Herausforderung** dar. So können verhältnis- bzw. strukturgestützte Kampagnen wie das Aktionsprogramm Frühe Hilfen oder auch eine Trimm-Dich-Kampagne die Grundlagen dafür bieten, dass auch auf Ebene der Settings (Kommunen, Familienzentren, Kitas, Schulen) sowie in den Lebensverhältnissen einzelner Familien (z.B. über Familienhebammen oder ärztliches Präventionsmanagement) konkrete Unterstützungsmöglichkeiten angeboten werden.

In der Praxis dominieren jedoch häufig Verhaltensbotschaften ohne Kontextbezug und verhältnispräventive Rahmung und können so, statt zu Verminderung sozialer und geschlechtsbezogener Ungleichheit beizutragen, diese sogar noch verstärken. Die Anbindung an soziallagenorientierte, übergreifende Strategien und Kernbotschaften ist daher eine zentrale **Qualitätsanforderung** an familiäre Gesundheitsförderung.

Das strategische Ziel familiärer Gesundheitsförderung ist in diesem Sinne ein übergreifendes **Bündnis für Familien- und Kindergesundheit**, getragen von den einzelnen Familien, den Fachkräften der gesundheitlichen und sozialen Beratung und Betreuung und insbesondere einer entsprechend ausgerichteten, lokalen und überregionalen Gesundheits-, Wirtschafts-, Arbeitsmarkt-, Einkommens-, Sozial-, Bildungs-, Wohnungs- und Verkehrspolitik. Durchgreifende und nachhaltige Erfolge kann familiäre Gesundheitsförderung als „Health in and for All Policies" dann erzielen, wenn sie als Teil der expliziten Gesundheitspolitik mit einer familienstützenden Gesamtpolitik („implizite Gesundheitspolitik") zusammenwirkt (Greer et al., 2022; Böhm et al., 2020).

Zusammenfassung

Familiäre Gesundheitsförderung ist eine komplexe Gestaltungsaufgabe.

- Sie kann konzeptionell eingegrenzt werden entlang lebensphasenspezifischer Bewältigungsaufgaben, die in diesem Kapitel für die Lebensphase rund um Schwangerschaft, Geburt und frühe Kindheit skizziert sowie zur weiteren Kindheit, Adoleszenz bis hin zum Erwachsenenalter mit Anforderungen an pflegende Angehörige angedeutet werden.
- Sie sollte ergänzend unter Berücksichtigung belasteter Lebenslagen dargestellt werden, entlang familiärer Adversionsanzeichen wie Armut, Isolation/Alleinerziehen, elterlichen Erkrankungen, Regulationsproblematiken sowie speziellen Familienlagen. Advocacy, Enabling und Mediating bilden dabei Handlungsmaxime.
- Angebote der familiären Gesundheitsförderung sollten stets spezifisch an den jeweiligen Bedarfslagen ausgerichtet sein. Sie sollten keinesfalls stigmatisieren, sondern Familien vielmehr über Sozialräume und weitere Settings und in ihren spezifischen Lebensphasen unterstützen.

Diskussionsanregung

- Was unterscheidet Familien von institutionellen Lebenswelten wie Kitas oder Schulen?
- Nennen und begründen Sie die Handlungsmaxime familiärer Gesundheitsförderung.
- Wie lassen sich lebensphasen- und lebenslagenbezogene Ansätze ergänzen?
- Entwickeln Sie Modelle eines integrierten Konzepts familiärer Gesundheitsförderung am Beispiel der Stillförderung.

Literatur

Babitsch, B., Geene, R., Hassel, H., Kliche, T., Bacchetta, B., Baltes, S., Nold, S. & Rosenfeldt, D. (2016). Kriterienkatalog zur Systematisierung konzeptioneller Ansätze in der universellen Prävention von Kinderübergewicht. *Bundesgesundheitsblatt Gesundheitsforschung Gesundheitsschutz, 59*(11), 1415–1422. https://doi.org/10.1007/s00103-016-2447-z

Böhm, K., Bräunling, S., Geene, R. & Köckler, H. (2020). *Gesundheit als gesamtgesellschaftliche Aufgabe. Das Konzept Health in All Policies und seine Umsetzung in Deutschland*. Springer VS. https://doi.org/10.1007/978-3-658-30504-8

Bundesministerium für Familie, Senioren, Frauen und Jugend (BMFSFJ) (Hrsg.). (2009). *13. Kinder und Jugendbericht. Bericht über die Lebenssituation junger Menschen und die Leistungen der Kinder- und Jugendhilfe* (Drucksache 16/12860). BMFSFJ.

Bundesministerium für Gesundheit (BMG). (2017). *Gesundheit rund um die Geburt. Gesundheitsziel des Kooperationsverbundes gesundheitsziele.de*. Bundesministerium für Gesundheit.

Dadaczynski, K., Paulus, P., Nieskens, B. & Hundeloh, H. (2015). Gesundheit im Kontext von Bildung und Erziehung – Entwicklung, Umsetzung und Herausforderungen der schulischen Gesundheitsförderung in Deutschland. *Zeitschrift für Bildungsforschung, 5*(2), 197–218. https://doi.org/10.1007/s35834-015-0122-3

Dörr, M. (2009). *Gesundheitsförderung in stationären Angeboten der Kinder- und Jugendhilfe: Heime als Orte für Salutogenese* (Expertise zum 13. Kinder- und Jugendbericht der Bundesregierung). Verfügbar unter https://www.dji.de/fileadmin/user_upload/bibs/Expertisenband_Kap_5_2_Doerr_AK_LK_P.pdf

Egle, U.T., Franz, M., Joraschky, P., Lampe, A., Seiffge-Krenke, I. & Cierpka, M. (2016). Gesundheitliche Langzeitfolgen psychosozialer Belastungen in der Kindheit – ein Update. *Bundesgesundheitsblatt Gesundheitsforschung Gesundheitsschutz, 59*(10), 1247–1254. https://doi.org/10.1007/s00103-016-2421-9

Geene, R. (2021). Gesundheitsförderung in Kindertageseinrichtungen. In M. Tiemann & M. Mohokum (Hrsg.), *Prävention und Gesundheitsförderung* (Springer-Referenz Pflege – Therapie – Gesundheit, S. 617–626). Springer.

Geene, R. & Bacchetta, B. (2017). Gesundheitsförderung in der Schwangerschaft. In J. Fischer & R. Geene (Hrsg.), *Netzwerke in Frühen Hilfen und Gesundheitsförderung – Neue Perspektiven kommunaler Modernisierung* (S 228–260). Beltz Juventa.

Geene, R., Kliche, T. & Borkowski, S. (2015). *Gesund aufwachsen: Lebenskompetenz, Bewegung, Ernährung im Setting Kita. Erfolgsabschätzung und Ableitung eines Evaluationskonzepts. Eine Expertise im Auftrag des Kooperationsverbundes gesundheitsziele.de.* Gesellschaft für Versicherungswissenschaft und -gestaltung (GVG).

Geene, R. & Reese, M. (2016). *Handbuch Präventionsgesetz – Neuregelungen der Gesundheitsförderung in Deutschland*. Mabuse.

Geene, R. & Rosenbrock, R. (2012). Der Settingansatz in der Gesundheitsförderung mit Kindern und Jugendlichen. In C. Gold & F. Lehmann (Hrsg.), *Gesundes Aufwachsen für alle! Anregungen und Handlungshinweise für die Gesundheitsförderung bei sozial benachteiligten Kindern, Jugendlichen und ihren Familien* (S. 46–75). Bundeszentrale für gesundheitliche Aufklärung.

Geene, R., Thyen, U., Quilling, E. & Bacchetta, B. (2016). Familiäre Gesundheitsförderung. Gesetzliche Rahmenbedingungen und die Bedeutung gelingender Übergänge. *Prävention und Gesundheitsförderung, 11*(4), 222–229.

Geene, R., von Haldenwang, U., Bär, G., Kuck, J. & Lietz, K. (2021). Nutzerorientierte familiäre Gesundheitsförderung – Ergebnisse der wissenschaftlichen Begleitforschung zum Netzwerk Gesunde Kinder. *Prävention und Gesundheitsförderung, 16*, 95–103. https://doi.org/10.1007/s11553-020-00807-8

Gerlinger, T. & Rosenbrock, R. (2024). *Gesundheitspolitik*. Hogrefe.

Gloger-Tippelt, G. (1988). *Schwangerschaft und erste Geburt. Psychologische Veränderungen der Eltern*. Kohlhammer.

Greer, S.L., Falkenbach, M., Siciliani, L., McKee, M., Wismar, M. & Figueras, J. (2022). From health in all policies to health for all policies. *Lancet Public Health, 7*(8), e718–e720. https://doi.org/10.1016/S2468-2667(22)00155-4

Hurrelmann, K. (2006). *Einführung in die Sozialisationstheorie*. Beltz.

Jurczyk, K. (Hrsg.). (2020). *Doing and undoing family – Familienalltag heute*. Juventa.

Kessl, F. (2022). Übergänge in pädagogischen Kontexten. Eine Reflexion der erziehungswissenschaftlichen Übergangsforschung. *Zeitschrift für Pädago-*

gik, 68(Beiheft), 49–65. https://doi.org/10.3262/ZPB2201049

Kilian, H. & Lehmann, F. (2014). Präventionsketten. *Journal Gesundheitsförderung, 2*, 42–45.

King, V. (2013). *Die Entstehung des Neuen in der Adoleszenz. Individuation, Generativität und Geschlecht in modernisierten Gesellschaften*. Springer VS. https://doi.org/10.1007/978-3-658-01350-9

Kolip, P. & Lademann, J. (2012). Familie und Gesundheit. In K. Hurrelmann & O. Razum (Hrsg.), *Handbuch Gesundheitswissenschaften* (5. Aufl., S. 517–540). Beltz Juventa.

Krisam, M., von Philipsborn, P. & Meder, B. (2017). Nudging in der Primärprävention. Eine Übersicht und Perspektiven für Deutschland. *Gesundheitswesen, 79*(02), 117–123. https://doi.org/10.1055/s-0042-121598

Kuschick, D., Kuck, J., Rattay, P., Lotysh, A. & Geene, R. (2022). Maßnahmen der verhältnisbezogenen Prävention und Gesundheitsförderung zur Verbesserung der psychischen Gesundheit von armutsbelasteten Familien. *Psychosoziale und Medizinische Rehabilitation, 119*, 31–46

Kuschick, D., Kuck, J., Rattay, P., Pachanov, A. & Geene, R. (2021). Familiäre Gesundheitsförderung bei Alleinerziehenden und ihren Kindern. *Prävention und Gesundheitsförderung, 17*, 488–498. https://doi.org/10.1007/s11553-021-00905-1

Mörath, V. (2005). *Die Trimm-Aktionen des Deutschen Sportbundes zur Bewegungs- und Sportförderung in der BRD 1970–1994* (Veröffentlichungsreihe der Arbeitsgruppe Public Health, Wissenschaftszentrum Berlin für Sozialforschung). Wissenschaftszentrum Berlin.

Nationale Präventionskonferenz (NPK). (2023). *Zweiter Präventionsbericht nach § 20d Abs. 4 SGB V*. Nationale Präventionskonferenz. Verfügbar unter https://www.npk-info.de/praeventionsstrategie/praeventionsbericht/zweiter-praeventionsbericht-der-npk

Olk, T. (2013). Alle Kinder gezielt fördern. *DJI Impulse, 1*, 16–18.

Pillhofer, M., Ziegenhain, U., Fegert, J. M., Hoffmann, T. & Paul, M. (2016). *Kinder von Eltern mit psychischen Erkrankungen im Kontext der Frühen Hilfen*. Nationales Zentrum Frühe Hilfen.

Preissing, C. & Schneider, B. (2012). *Die gute gesunde Kita gestalten. Referenzrahmen zur Qualitätsentwicklung in der guten gesunden Kita. Für Kita-Träger, Leitungen und pädagogische Mitarbeiter*. Bertelsmann Stiftung.

Rattay, P., von der Lippe, E., Borgmann, L. S. & Lampert, T. (2017). Gesundheit von alleinerziehenden Müttern und Vätern in Deutschland. *Journal of Health Monitoring, 4*(2), 24–43.

Rattay, P., von der Lippe, E. & Lampert, T. (2014). Gesundheit von Kindern und Jugendlichen in Eineltern-, Stief- und Kernfamilien. Ergebnisse der KiGGS-Studie – Erste Folgebefragung (KiGGS Welle 1). *Bundesgesundheitsblatt Gesundheitsforschung Gesundheitsschutz, 57*(7), 860–868. https://doi.org/10.1007/s00103-014-1989-1

Rauschenbach, T. (2006). *Bildung in Deutschland. Ein indikatorengestützer Bericht mit einer Analyse zu Bildung und Migration*. W. Bertelsmann.

Robert Koch-Institut (RKI) (Hrsg.). (2015). *Gesundheit in Deutschland. Gesundheitsberichterstattung des Bundes. Gemeinsam getragen von RKI und Destatis*. Robert Koch-Institut.

Rosenbrock, R. (2004). Primäre Prävention zur Verminderung sozial bedingter Ungleichheit von Gesundheitschancen. In R. Rosenbrock, M. Bellwinkel & A. Schröer (Hrsg.), *Primärprävention im Kontext sozialer Ungleichheit. Wissenschaftliches Gutachten zum BKK-Programm „Mehr Gesundheit für alle“* (S. 7–149). Wirtschaftsverlag NW.

Schnabel, P.-E. (2001). *Familie und Gesundheit. Bedingungen, Möglichkeiten und Konzepte der Gesundheitsförderung*. Juventa.

Sperlich, S., Adler, F. M., Beller, J., Safieddine, B., Tetzlaff, J., Tetzlaff, F. & Geyer, S. (2022). Getting better or getting worse? A population-based study on trends in self-rated health among single mothers in Germany between 1994 and 2018. *International Journal of Environmental Research and Public Health, 19*(5), 2727. https://doi.org/10.3390/ijerph19052727

Statistisches Bundesamt. (2023). *Mikrozensus – Haushalte und Familien. Erstergebnisse 2022*. Verfügbar unter https://www.destatis.de/DE/Themen/Gesellschaft-Umwelt/Bevoelkerung/Haushalte-Familien/Publikationen/Downloads-Haushalte/statistischer-bericht-mikrozensus-haushalte-familien-2010300227005-erstergebnisse.xlsx?__blob=publicationFile

Thiessen, B. (2014). Lebenswelt Familie verstehen. In Nationales Zentrum Frühe Hilfen (NZFH) & Felsenweg-Institut (Hrsg.), *Qualifizierungsmodul für Familienhebammen und Familien-, Gesundheits-, und Kinderkrankenpflegerinnen und -pfleger*. Nationales Zentrum Frühe Hilfen. Verfügbar unter https://tinyurl.com/y8nqxs3n

Thyen, U. & Geene, R. (2020). Priorisierung von Kindergesundheit im Kontext von HiAP. *Public Health Forum, 28*(3), 169–175. https://doi.org/10.1515/pubhef-2020-0048

Wacker, E., Beck, I., Brandt, M., Köbsell, S., Lippke, S. & Niehaus, M. (2023). *Gesundheit -Teilhabechancen - Diskriminierungsrisiken: Health in All Policies als Querschnittsaufgabe bei Beeinträchtigungen und Behinderung.* Springer VS. https://doi.org/10.1007/978-3-658-40760-5

Wagenblass, S. & Spatscheck, C. (Hrsg.). (2023). *Kinder psychisch erkrankter Eltern.* UTB. https://doi.org/10.36198/9783838560540

World Health Organization (WHO). (1986). *Ottawa Charta for Health Promotion.* World Health Organization.

World Health Organization (WHO) Regionalbüro für Europa. (2012). *Gesundheit 2020. Rahmenkonzept und Strategie der Europäischen Region für das 21. Jahrhundert.* Kopenhagen: WHO Regionalbüro für Europa. Verfügbar unter https://iris.who.int/handle/10665/326433?&locale-attribute=es

World Health Organization (WHO) (Ed.). (2015). *Healthy Settings.* Geneva: WHO. Available from https://www.who.int/teams/health-promotion/enhanced-wellbeing/healthy-settings

Lese- und Medienempfehlung zur Vertiefung

Bundesministerium für Gesundheit (BMG). (2017). *Gesundheit rund um die Geburt. Gesundheitsziel des Kooperationsverbundes gesundheitsziele.de.* Bundesministerium für Gesundheit.

Fischer, J. & Geene, R. (Hrsg.). (2017). *Netzwerke in Frühen Hilfen und Gesundheitsförderung - Neue Perspektiven kommunaler Modernisierung.* Beltz Juventa.

Geene, R. (2017). *Gesundheitsförderung und Frühe Hilfen* (Impulspapier des Nationalen Zentrums Frühe Hilfen). Bundeszentrale für gesundheitliche Aufklärung. Verfügbar unter https://www.fruehehilfen.de/fileadmin/user_upload/fruehehilfen.de/pdf/Publikation_NZFH_Impulspapier_Gesundheitsfoerderung_und_Fruehe_Hilfen.pdf

Wacker, E., Beck, I., Brandt, M., Köbsell, S., Lippke, S. & Niehaus, M. (2023). *Gesundheit - Teilhabechancen - Diskriminierungsrisiken: Health in All Policies als Querschnittsaufgabe bei Beeinträchtigungen und Behinderung.* Springer VS. https://doi.org/10.1007/978-3-658-40760-5

29 Prävention und Gesundheitsförderung am Arbeitsplatz

Patricia Hilgers, Timo-Kolja Pförtner und Holger Pfaff

Überblick

- Welche Bedeutung haben Betriebe als Setting der Prävention und Gesundheitsförderung?
- Inwieweit existieren gesetzliche Regelungen?
- Vor welchen zukünftigen Herausforderungen stehen Akteur*innen und Betriebe?

Wichtig für Gesundheitsförderung und Prävention

Definition
Prävention und Gesundheitsförderung am Arbeitsplatz umfasst alle arbeitsplatznahen Maßnahmen, die dem Erhalt, dem Schutz und der Förderung der Gesundheit sowie der Verhinderung und Früherkennung von (Folge-)Erkrankungen bei Arbeitskräften dienen.

29.1 Die Arbeitswelt als Handlungsfeld von Prävention und Gesundheitsförderung

Der Arbeitsplatz hat als Setting der Prävention und Gesundheitsförderung hohe Relevanz. In der Ottawa-Charta (World Health Organization, 1986) werden die Arbeit und Arbeitsbedingungen als wichtiger Gestaltungsraum für die Gesundheit angesehen und auch in der Jakarta-Erklärung der WHO zur Gesundheitsförderung für das 21. Jahrhundert (World Health Organization, 1997) wird der Betrieb als Setting der Gesundheitsförderung aufgeführt. Die Arbeit wirkt sich in vielfältiger Weise auf die Gesundheit von Arbeitskräften aus, gleichzeitig kann durch Maßnahmen in diesem Setting ein Großteil der Bevölkerung als Zielgruppe erreicht werden: Im Jahr 2022 gab es knapp 45 Mio. erwerbstätige Personen, was in etwa der Hälfte der deutschen Bevölkerung entspricht (Statistisches Bundesamt, 2023a). In einer normalen 5-Tage-Woche verbringt eine Person im Beschäftigungsverhältnis im Durchschnitt 35 Stunden „auf der Arbeit“ und somit etwa 45 % seiner wachen Lebenszeit (Statistisches Bundesamt, 2023b). Nicht nur arbeitsplatzbezogene Stressoren und Risiken können in dieser Zeit negativen Einfluss auf die Gesundheit nehmen. Ressourcen der Arbeit können sich auch positiv auf die Gesundheit von Arbeitskräften auswirken. Tabelle 29-1 gibt einen Überblick über bedeutsame Risikofaktoren, Stressoren und Ressourcen am Arbeitsplatz, deren Wirkungen auf die Gesundheit durch Forschungsergebnisse belegt sind.

Wichtig für Gesundheitsförderung und Prävention

Bei diesen vielfältigen Faktoren wird deutlich, dass zum einen der Kontext und die Bedingungen der Arbeit Einfluss auf die Gesundheit nehmen, wie z. B. bei einem angespannten sozialen Arbeitsklima, dass zum anderen die Arbeit aber auch als solches Einfluss auf die Gesundheit nimmt, z. B. durch das Erleben von Sinnhaftigkeit und Anerkennung von Leistung.

Negative Einflüsse auf die Gesundheit werden zum einen durch physikalische, chemische oder biologische **Risikofaktoren** wirksam, die vorrangig eine physische/körperliche Auswirkung haben. Zum anderen können sich psychische und sozial bedingte Faktoren als **psychosoziale Stressoren** negativ auf die körperliche und psychische Gesundheit auswirken (s. a. Kap. 21). Es gibt Berufsfelder, wie z. B. im Bauhandwerk, die vorwiegend für die körperliche Gesundheit riskant sind. Andere Berufe, wie z. B. Büroberufe, können eher psychosozial belastend sein. Viele Berufsfelder weisen sowohl körperlich als auch psychosozial belastende Faktoren auf. Eine Tätigkeit bei der Feuerwehr beispielsweise ist nicht nur durch hohe körperliche Anforderungen gekennzeichnet, sondern kann bei schweren Unfällen und Einsätzen auch psychisch traumatische Auswirkungen haben. Einige spezifische Risiken oder Stressoren sind vor allem bei bestimmten Berufsgruppen verbreitet, z. B. die UV-Strahlung bei im Freien aktiven Berufsgruppen wie Dachdecker*innen (Wittlich et al., 2016).

Andere Risiken und/oder Stressoren kommen übergreifend vor und sind bei vielen verschiedenen Berufsgruppen relevant. So sind prekäre und unsichere Beschäftigungsverhältnisse nicht nur bei Leiharbeiter*innen, sondern auch bei Selbstständigen oder Berufseinsteiger*innen weit verbreitet (Badura et al., 2005; Pförtner, 2023). Im Kontext der arbeitsbezogenen Stressoren sind drei theoretische Modelle hervorzuheben, die den Einfluss von chronischen Stressoren auf die Gesundheit erklären und seit Jahrzehnten mit Forschungsergebnissen untermauert werden. Das **Modell beruflicher Gratifikationskrisen** beschreibt das Ungleichgewicht zwischen hoher Verausgabung und nicht angemessener materieller oder immaterieller Belohnung im Beruf (Gratifikationskrise) als Risikofaktor für die körperliche und psychische Gesundheit (Siegrist, 1996). Das **Anforderungs-Kontroll-Modell** führt sogenannte „high strain jobs", Arbeitsformen mit hohen Anforderungen bei gleichzeitig geringem Grad an Entscheidungsspielraum und Kontrolle, als besonders riskant für die Gesundheit auf (Karasek & Theorell, 1990). Inzwischen existiert eine gute Evidenzbasis für die Gültigkeit beider Modelle und deren Einfluss insbesondere auf das Risiko von Herz-Kreislauf-Erkrankungen und depressiven Störungen (Siegrist & Dragano, 2008). Das dritte Modell ist das **Puffermodell sozialer Unterstützung**. Es besagt, dass die Kombination aus hoher Arbeitsbelastung und geringer sozialer Unterstützung besonders riskant für die psychische und körperliche Gesundheit ist (House, 1981; Pfaff, 1989).

Arbeit und Kontext von Arbeit wirken sich aber nicht nur negativ auf Gesundheit und Wohlbefinden von Beschäftigten aus. In vielerlei Hinsicht sind die Arbeit und Arbeitsbedingungen grundsätzlich in ihrer **positiven Wirkung auf die Gesundheit** zu betonen: Die Sinnstiftung durch die Arbeit, eine Zeitstrukturierung des Alltags, die Identifikation mit dem Unternehmen und die persönliche Entwicklung durch den Beruf oder ein gesundes Speiseangebot in der Kantine sind nur einige Beispiele dafür, wie die Arbeit und die Arbeitsbedingungen als **Ressourcen und Schutzfaktoren** für die psychische und physische Gesundheit wirken können. Neben der direkten Wirkung auf die Gesundheit können alle Ressourcen auch eine moderierende und oftmals abschwächende Wirkung auf die Beziehung zwischen Stressoren und Gesundheit ausüben (s. a. Kap. 4). Darüber hinaus ist die Arbeit auch in ihrer förderlichen Wirkung auf die Persönlichkeitsentwicklung von Arbeitskräften zu betrachten. Denn die Arbeit und der Arbeitsplatz nehmen vielfältigen Einfluss auf die Werte, Ziele und Entwicklung von Individuen (Faltermaier et al., 2014). Strategien der Prävention und Gesundheitsförderung im Betrieb können diese Persönlichkeitsentwicklungen im positiven Sinne fördern, z. B. durch die Schaffung umfangreicher Lern- und Entwicklungsmöglichkeiten. Die insgesamt positiven Einflüsse von Arbeit werden nicht zuletzt daran deutlich, dass erwerbslose Personen eine deutliche schlechtere Gesundheit als Normalbe-

Tabelle 29-1: Auswahl relevanter arbeitsplatzbezogener Risikofaktoren, Stressoren und Ressourcen (Badura et al., 2010; Kowalski, 2013; Paridon, 2016; Siegrist & Dragano, 2008; Stab et al., 2016; Messenger et al., 2017).

	Faktoren, Stressoren und Ressourcen	
	physisch	**sozial und/oder psychisch**
arbeitsbezogene Risikofaktoren und Stressoren	• Bewegungsmangel, insbesondere durch sitzende Tätigkeiten • Fehlernährung, z. B. durch mangelnde Pausenzeit • Tabak- und Alkoholkonsum, z. B. durch arbeitsbedingten Stress • Arbeitsunfälle • chemische und physikalische Einflüsse, z. B. UV-Strahlung • Schlafmangel/-unterbrechungen • Fehlbelastungen des Muskel-Skelett-Systems oder der Augen • Nacht- und Schichtarbeit • Konsum leistungssteigernder Mittel (Doping/Neuro-Enhancement)	• innere Kündigung • Entgrenzung der Arbeit, z. B. durch ständige Erreichbarkeit • geringe Work-Life-Balance • berufliche Gratifikationskrisen: hohe Verausgabung bei geringer Belohnung • „high strain jobs": hohe Anforderungen mit geringen Kontrollmöglichkeiten • Mobbing • Rollenkonflikte • traumatische Ereignisse, z. B. in Ersthelferberufen • prekäre Beschäftigung, z. B. Zeitarbeit • Emotionsarbeit • soziale Konflikte • hohe Arbeitsintensität, Zeitdruck • häufige Arbeitsunterbrechungen
	organisational	**sozial und/oder personal**
arbeitsbezogene Ressourcen und Schutzfaktoren	• gesundheitsförderliche Organisationskultur • organisationale Fairness • reibungslose Arbeitsabläufe • Aus- und Fortbildungssystem • gesunde Essensangebote, z. B. in der Kantine	• Sinnstiftung • Bildungs- und Entwicklungsmöglichkeiten • Strukturierung des Alltags • Kreativität • Belohnung und Anerkennung • hohe Arbeitszufriedenheit • Bindung an das Unternehmen • intrinsische Motivation • Förderung des Selbstwirksamkeitserlebens • Vertrauen • finanzielle Sicherheit • gute Führung, z. B. ausreichende Wertschätzung • soziale Netzwerke, Gruppenkohäsion, hohes Sozialkapital

schäftigte vorweisen (Kohn & Schooler, 1978; Kroll & Lampert, 2012).

Die Wirkung von Arbeit und Arbeitskontext auf die Gesundheit hängt auch von der individuellen Disposition der erwerbstätigen Person ab, und zwar von ihren psychischen und physischen Fähigkeiten, Voraussetzungen und ihrem Bewältigungshandeln. Das **Belastungs-Beanspruchungs-Modell** nach Rohmert (1984) beispielsweise greift diesen Umstand auf und unterscheidet zwischen Belastungen und Beanspruchungen. Belastungen umfassen alle Einflüsse, die bei der Arbeit auf eine erwerbstätige Person einwirken können (z.B. Hitze, Lärm). Ob diese Einflüsse zu einer tatsächlichen Beanspruchung werden, hängt von den individuellen Voraussetzungen jeder Arbeitskraft und dem Umgang mit den Belastungen ab. Dieselben Belastungen können demnach – je nach Individuum – zu unterschiedlich starken gesundheitlichen Beanspruchungen führen.

Wichtig für Gesundheitsförderung und Prävention

Im Setting Betrieb ergeben sich aus den arbeitsplatzbezogenen Risiken, Stressoren und Ressourcen drei übergreifende Handlungsfelder:

- die **Gesundheitsförderung** im Sinne des Aufbaus organisationsbezogener oder individueller Ressourcen der Beschäftigten,
- die **Prävention** im Sinne der Reduzierung oder gänzliche Vermeidung von Unfällen, Stressoren und Risiken und
- die arbeitsplatznahe **medizinische Versorgung** erkrankter oder gefährdeter erwerbstätiger Personen.

Die Prävention und Gesundheitsförderung kann auf eine Veränderung des Verhaltens erwerbstätiger Personen abzielen **(Verhaltensebene)** oder auf eine Veränderung der Arbeitsbedingungen im Betrieb **(Verhältnisebene)**. Alle Handlungsfelder spiegeln sich in verschiedenen Tätigkeitsgebieten wider, bei denen folgende Begrifflichkeiten zu unterscheiden sind (siehe Abbildung 29-1):

- Maßnahmen des präventiven **Arbeitsschutzes und der Arbeitsmedizin** haben in Deutschland eine lange Tradition, die bis in das 19. Jahrhundert und die Einführung der gesetzlichen Unfallversicherung in Deutschland zurückreicht (Deutsche Gesetzliche Unfallversicherung, 2010). Schwerpunktmäßig wird für die Einhaltung von Sicherheitsstandards, Verhütung von Unfällen und berufsbedingten (Folge-)Erkrankungen sowie für eine medizinische Versorgung der Beschäftigten (Einstellungsuntersuchungen, regelmäßige Check-ups etc.) gesorgt. Diese Aufgaben werden üblicherweise von Fachpersonen für Arbeitssicherheit (FaSis), Ingenieur*innen sowie Arbeits- bzw. Betriebsmediziner*innen umgesetzt. Die Unfallversicherungstragenden beraten, unterstützen und überwachen Betriebe bei der Umsetzung des Arbeitsschutzes (Lempert-Horstkotte & Tacke, 2011). Traditionell haben sich Arbeitsschutz und Arbeitsmedizin auf biomedizinische, physikalische oder chemische Gefahren konzentriert. Diese Fokussierung wird aber immer mehr aufgegeben und im Zuge gesetzlicher Änderungen wurden die **Handlungsfelder** von Arbeitsschutz und Arbeitsmedizin **breiter definiert** (z.B. Einbezug psychischer Belastungen). Auch Kooperationen mit anderen Tätigkeitsgebieten wurden gefördert (Kuhn & Kayser, 2001). Der Arbeitsschutz und die Arbeitsmedizin haben – vor allem in größeren Betrieben – oftmals eigenständige, historisch gewachsene Strukturen. Bei klein- und mittelständischen Unternehmen (KMU) ist dagegen oft eine externe arbeitsmedizinische Betreuung durch Dienstleister*innen vorzufinden.
- Die **betriebliche Gesundheitsförderung (BGF)** wird als Begriff meist übergeordnet verwendet und bezieht sich auf alle Strategien und Maßnahmen der betrieblichen Prävention und Gesundheitsförderung am Arbeitsplatz (siehe Kapitelanfang). Oftmals

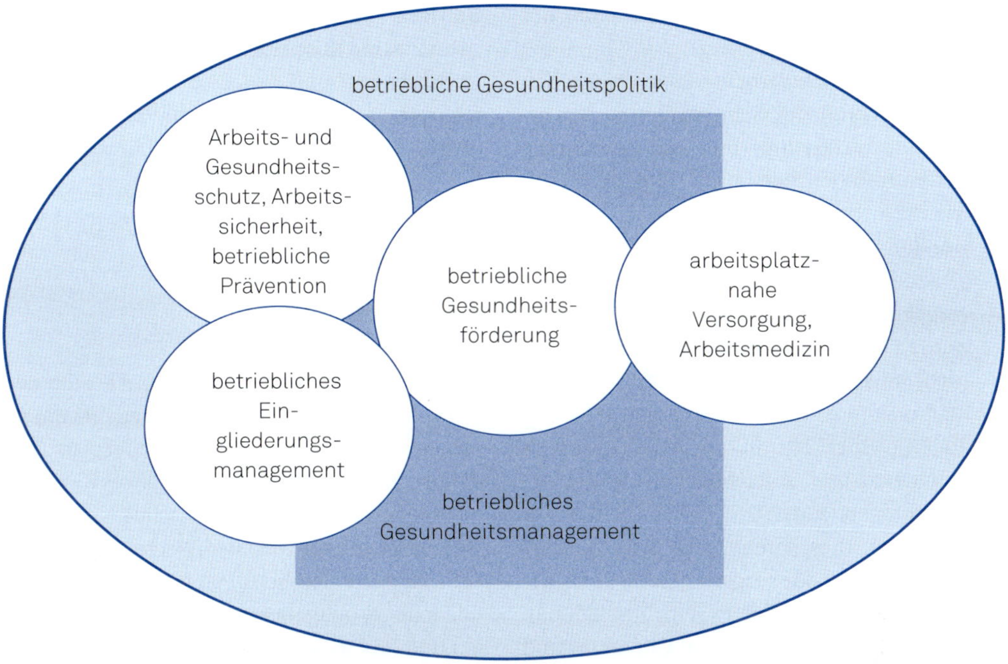

Abbildung 29-1: Gesundheitsbezogene Handlungsfelder in der Arbeitswelt (in Anlehnung an Handschuch et al., 2014, S. 79).

wird der Begriff im Kontext einzelner verhaltens- oder verhältnisbezogener Projekte und Maßnahmen genutzt, die zeitlich begrenzt sind und z. B. einen Sportkurs oder Gesundheitszirkel umfassen. Sie können sowohl vom Unternehmen selbst als auch von externen Anbieter*innen organisiert und durchgeführt werden. Solche konkreten Maßnahmen sind vom betrieblichen Gesundheitsmanagement abzugrenzen.

- Das **betriebliche Gesundheitsmanagement (BGM)** ist ein ganzheitlicher und integrativer Ansatz, der Prävention, Gesundheitsförderung und Gesundheitsversorgung am Arbeitsplatz vereint. Die Hinzunahme des Begriffes „Management" zeigt, dass es sich hier um eine Managementaufgabe handelt, die eine übergreifende Steuerung und Organisation in sich birgt. Das BGM hebt sich vom BGF ab, da es sich auf betriebliche Strukturen und Prozesse bezieht, die gesundheitsbezogene Strategien systematisch im Betrieb verankern und steuern. Das BGM kann im Gegensatz zum BGF nur vom Unternehmen selbst gestellt werden. Zum BGM zählen z. B. Betriebsvereinbarungen, die das Thema Gesundheit beinhalten, die Etablierung eines Arbeitskreises für Gesundheit oder die Steuerung der Gesundheitsförderung mittels gesundheitsbezogener Kennzahlen sowie die Einrichtung eines Gesundheitsbudgets. Einzelne Aktionen, wie ein Gesundheitskurs, machen demnach kein systematisches BGM aus.
- Das **betriebliche Eingliederungsmanagement (BEM)** bezieht sich auf Arbeitskräfte, die bereits erkrankt und in ihrer Arbeitsfähigkeit eingeschränkt sind. Das BEM ist im SGB IX gesetzlich verankert. Danach hat eine Arbeitgeberin bzw. ein Arbeitgeber alle Arbeitskräfte, die innerhalb eines Jahres länger als sechs Wochen ununterbrochen oder wiederholt arbeitsunfähig sind, ein BEM anzubieten. In diesem Rahmen klärt die Ar-

beitgeberin bzw. der Arbeitgeber „mit der zuständigen Interessenvertretung im Sinne des § 176, bei schwerbehinderten Menschen außerdem mit der Schwerbehindertenvertretung, mit Zustimmung und Beteiligung der betroffenen Person die Möglichkeiten, wie die Arbeitsunfähigkeit möglichst überwunden werden und mit welchen Leistungen oder Hilfen erneuter Arbeitsunfähigkeit vorgebeugt und der Arbeitsplatz erhalten werden kann“ (§ 167 Absatz 2 SGB IX). Betriebe müssen demnach betroffenen Arbeitskräften unterstützende Leistungen anbieten, die eine Rückkehr an den Arbeitsplatz ermöglichen bzw. erleichtern sowie die Arbeitsfähigkeit langfristig sichern (Jastrow et al., 2010). Dies können z. B. Krankenrückkehrgespräche oder ergonomische Veränderungen des Arbeitsplatzes sein. Maßnahmen des BEM haben präventiven Charakter und können somit als Handlungsfeld dem BGM zugeordnet werden (Gödecker-Geenen et al., 2013; Niehaus et al., 2008).
- Die **arbeitsplatznahe Versorgung** erkrankter Arbeitskräfte wird zu einem großen Teil durch die Arbeitsmedizin abgedeckt. Darüber hinaus gibt es andere Akteur*innen wie Rentenversicherungsträger oder Krankenkassen, die in Abstimmung mit dem Betrieb agieren und z. B. berufsbezogene Rehabilitationsmaßnahmen für erkrankte Arbeitskräfte anbieten und finanzieren (Egner et al., 2011).
- Die **betriebliche Gesundheitspolitik** ist als Teilbereich der gesamten Unternehmenspolitik strategisch ausgerichtet (Badura et al., 2010). Sowohl die Gesundheit im Betrieb beschäftigter Personen als auch allgemeine Unternehmensziele werden hier ausgelotet und berücksichtigt. Die Gesundheitspolitik findet auf Führungskräfteebene statt. Konkrete Aufgaben sind z. B. die Schaffung eines gemeinsamen Verständnisses von Gesundheit oder die Verteilung von Ressourcen.

Obwohl alle diese Tätigkeitsgebiete unterschiedliche Ausrichtungen vorweisen und in Betrieben anders organisiert sein können, sind gemeinsame Kooperationen sowie abgestimmte Strukturen und Prozesse ein zentraler Erfolgsgarant für das gemeinsame Ziel des Erhalts und der Förderung der Gesundheit von im Betrieb beschäftigter Personen.

29.2 Gesetzliche Bestimmungen

Verschiedene rechtliche Grundlagen bestimmen in Deutschland die Umsetzung der Prävention und Gesundheitsförderung am Arbeitsplatz. Eindeutige gesetzliche Regelungen gibt es für die Sicherheit und den Gesundheitsschutz von im Betrieb beschäftigter Personen. Nach dem **Arbeitsschutzgesetz** (ArbSchG) ist jede Arbeitgeberin und jeder Arbeitgeber zur Verhütung von Unfällen und arbeitsbedingten Gesundheitsgefahren sowie zur menschengerechten Gestaltung der Arbeit verpflichtet (§ 2 ArbSchG) (vgl. Cosmar & Prüße, 2021). Mit dem ArbSchG werden eindeutige Vorschriften an jede Arbeitgeberin und jeden Arbeitgeber für die **Reduktion und Minimierung von Gefährdungen und Belastungen** gerichtet, die in den Bereich der Prävention fallen. Eine gesetzlich verpflichtende regelmäßige Durchführung von physischen und psychischen Gefährdungsbeurteilungen für einzelne Tätigkeitsbereiche bzw. im Betrieb beschäftigte Person mit gleichartigen Arbeitsbedingungen dient der kontinuierlichen Verbesserung des Arbeitsschutzes (§ 5f. ArbSchG). Dabei sollen aus der Beurteilung von möglichen Gefährdungen heraus entsprechende Maßnahmen des Arbeitsschutzes abgeleitet, durchgeführt, überprüft und dokumentiert werden. Eine Vermeidung bzw. Verringerung von allgemeinen Gefahren an der Quelle soll im Arbeitsschutz grundsätzlich vorrangig zu individuellen Präventionsmaßnahmen behandelt werden. Die Verantwortung für die Durchführung und anschließende Umsetzung von Ergebnissen der Gefährdungsbeurteilungen liegt beim Arbeitgebenden. Umgesetzt werden sie entweder durch interne Fachkräfte oder über externe Dienstleister*innen. Weitere Verordnungen des Arbeits- und Gesundheitsschutzes finden sich unter anderem im Arbeitssicherheitsgesetz (ASiG), in der Arbeitsstättenverordnung (ArbStättV), im Arbeitszeitgesetz (ArbZG), im Jugendarbeitsschutzgesetz (JArbSchG), im Mutterschutzgesetz (MuSchG), im Schwerbehindertengesetz (SchwbG), im siebten Sozialgesetzbuch für die gesetzliche Unfallversicherung (SGB VII) und in der Gefahrstoffverordnung (GefStoffV) (Bäcker et al., 2020).

Ein ebenfalls gesetzlich klar regulierter Bereich ist das bereits erörterte **BEM**. Unterstützende Leistungen des BEM müssen vom Betrieb angeboten werden. Im Betrieb beschäftigte Personen können diese Angebote freiwillig in Anspruch nehmen.

Maßnahmen der gesetzlichen Krankenkassen (GKV) sind über § 20 SGB V verpflichtend geregelt. Verhaltensbezogene Gesundheitsmaßnahmen sind über § 20a SGB V geregelt und beziehen sich auf Leistungen der primären Prävention und Gesundheitsförderung, die sich nicht nur auf den betrieblichen Kontext beschränken. Seit dem Inkrafttreten des GKV-Wettbewerbsstärkungsgesetz (GKV-WSG) im Jahr 2007 ist die betriebliche Gesundheitsförderung als Pflichtleistung aufgewertet worden (zunächst verankert in § 20a SGB V) (Drupp, 2011). Eine weitere Aufwertung der betrieblichen Gesundheitsförderung erfolgte durch die Verabschiedung des Präventionsgesetzes (PrävG) im Jahr 2015 (nun verankert in § 20b SGB V) (s. a. Kap. 34). Die GKVen nehmen im Rahmen der Gesundheitsförderung im betrieblichen Kontext eine unterstützende Funktion ein und haben die Aufgabe, den Aufbau gesundheitsförderlicher Strukturen im Betrieb zu begleiten und zu stärken (§ 20b Abs. 1 SGB V). Sie sollen gesundheitliche Risiken und Potenziale erheben, Verbesserungsvorschläge entwickeln und die Umsetzung dieser im Betrieb begleiten (§ 20b Abs. 1 SGB V). Der Gesetzgebende sieht die GKV als zentralen Akteur für den Bereich der Betriebe vor, betont aber die Notwendigkeit der Zusammenarbeit zwischen GKVen, Verantwortlichen im Betrieb und den zuständigen Arbeits- bzw. Betriebsmediziner*innen. Die Prävention arbeitsbedingter Gesundheitsgefahren wird seit Einführung des **Präventionsgesetzes** (PrävG) im Jahr 2015 in § 20c SGB V explizit geregelt. Dieses sieht vor, dass die GKVen die Träger der gesetzlichen Unfallversicherung bei ihren Aufgaben zur Verhütung arbeitsbedingter Gesundheitsgefahren unterstützen. Dies umfasst das Erbringen von Maßnahmen zur betrieblichen Gesundheitsförderung nach § 20b SGB V, die in Abstimmung von Trägern der gesetzlichen Unfallversicherung auf spezifische arbeitsbedingte Gesundheitsrisiken ausgerichtet sind, sowie die Übermittlung von Erkenntnissen über Zusammenhänge zwischen Erkrankungen und Arbeitsbedingungen und einer berufsbedingten gesundheitlichen Gefährdung oder Berufskrankheit einer versicherter Person an die für den Arbeitsschutz zuständigen Stellen und den Unfallversicherungsträger. Im Jahr 2021 gaben die GKVen insgesamt 7,34 Euro je Versicherten für Maßnahmen der Prävention und Gesundheitsförderung aus, wovon 3,37 Euro je Versicherten auf Maßnahmen der betrieblichen Gesundheitsförderung entfielen (GKV-Spitzenverband, 2022). Damit erreichten die GKVen im Jahr 2021 die im Rahmen des Präventionsgesetz anvisierten Zielgrößen für Maßnahmen der Prävention und Gesundheitsförderung (7 Euro je Versicherten) und für Maßnahmen des betrieblichen Gesundheitsförderung (2 Euro je Versicherten). Kritisch wird jedoch von verschiedenen Seiten angemerkt, dass bei den Maßnahmen der betrieblichen Gesundheitsförderung eher Groß- als Kleinbetriebe adressiert werden und nur ein kleiner Anteil der im Betrieb beschäftigten Personen durch Maßnahmen der betrieblichen Gesundheitsförderung erreicht wird. So stieg zwar die absolute Zahl der durch die betriebliche Gesundheitsförderung erreichten Betriebe von 5353 im Jahr 2009 auf 19544 im Jahr 2018 (Medizinischer Dienst des Spitzenverbandes Bund der Krankenkassen & GKV-Spitzenverband, 2019).

Wie jedoch Altgeld (2021) betont, entspricht dies bei einer Gesamtanzahl von 3,27 Mio. umsatzsteuerpflichtigen Unternehmen im Jahr 2018 lediglich 0,6 % aller umsatzsteuerpflichtigen Unternehmen. Es wird daher auch gefordert, dass sich die Angebotsstruktur der GKV stärker auf Klein- und Kleinstbetriebe ausrichtet, da gerade dort in der Summe die meisten im Betrieb beschäftigten Personen tätig sind.

29.3 Wirksamkeit und ökonomischer Nutzen

Die Wirksamkeit von Maßnahmen der Prävention und Gesundheitsförderung am Arbeitsplatz ist nicht nur für das wirtschaftliche Handeln von Betrieben und Akteur*innen entscheidend, sondern oft auch ein wichtiges Überzeugungsargument bei der Kommunikation mit Entscheidungsträger*innen eines Betriebes. Bei der Beurteilung der Wirksamkeit von Maßnahmen kann nach dem **Prinzip der Evidenzbasierten Medizin (EbM)** vorgegangen werden. Hierunter wird die gewissenhafte, eindeutige und vernünftige Verwendung der besten verfügbaren wissenschaftlichen Evidenz verstanden, wobei auch subjektive Erfahrungswerte berücksichtigt werden sollen. Ein Vorgehen im Sinne des EbM zielt darauf ab, im individuellen Fall nur solche Therapien anzuwenden, die nachweislich wirksam sind (Sackett et al., 1996). Wird das Prinzip des EbM auf den Bereich des BGM übertragen, sollen möglichst nur solche Gesundheitsmanagementmethoden und Maßnahmen der Prävention und Gesundheitsförderung systematisch eingesetzt werden, deren positive Wirkung zumindest ansatzweise durch wissenschaftliche Forschungsergebnisse untermauert wurde und die sich im internen Gebrauch bewährt haben (Pfaff & Huber, 2016). Inzwischen liegt eine Vielzahl an wissenschaftlichen **Evaluationsstudien** zur Wirksamkeit von Maßnahmen der betrieblichen Prävention und Gesundheitsförderung vor (Barthelmes et al., 2019; Bräunig et al., 2015). Systematische Übersichtsarbeiten (Reviews) und Metaanalysen fassen diese Evaluationsergebnisse themenbezogen zusammen (Beelmann, 2021). Die Frage, ob die Wirksamkeit einer Maßnahme wissenschaftlich belegt ist, kann und sollte als Entscheidungshilfe herangezogen werden, wenn Akteur*innen in der Praxis vor der Auswahl neuer Angebote im Bereich der Gesundheitsförderung stehen und die Gesundheitsförderungsaktivitäten mittel- und langfristig planen (Pfaff et al., 2019).

Für eine Wirksamkeitsüberprüfung können verschiedenste **Outcomes** herangezogen werden, die in **Kennzahlen** gemessen und dargestellt werden (Basińska-Zych & Springer, 2021). Harte Kennzahlen drücken wirtschaftliche Messgrößen aus, wie z. B. Unfallkosten oder Fehlzeiten. Weiche Kennzahlen sind nicht direkt monetär, sondern qualitativ darstellbar. Hierzu zählen z. B. Arbeitszufriedenheit, subjektive Zufriedenheit mit einer Maßnahme oder die Teilnahmemotivation. Je nach Personenkreis im Betrieb sind unterschiedliche Kennzahlen bei der Beurteilung der Wirksamkeit von Interesse. Eine Beschäftigtenvertreterin bzw. ein Beschäftigtenvertreter wird beispielsweise das allgemeine Wohlbefinden als Zielgröße besonders wichtig erachten, Entscheidungsträger*in und Unternehmensführung werden sich voraussichtlich mehr für erzielte Kosteneinsparungen durch eine Maßnahme interessieren. Im BGM wird zwischen Haupt- und Nebenzielen unterschieden (Pfaff & Zeike, 2019). Während das Hauptziel im BGM die Gesundheit ist, existieren im BGM zahlreiche mögliche Nebenziele, wie Arbeits- und Leistungsfähigkeit, Leistungsbereitschaft, Attraktivität des Betriebes für Mitarbeiter*innen und Externe, Mitarbeiter*innenmotivation oder -zufriedenheit. Dieser Umstand zeigt, dass es sich bei einem Betrieb um eine komplexe Umwelt handelt, in der nicht nur unterschiedliche Akteur*innen unterschiedliche Ziele verfolgen, sondern es auch multifaktorielle Ebenen der Wirksamkeit einer Maßnahme geben kann. Maßnahmen im betrieblichen Kontext sind daher oft **komplexe Interventionen**, an deren Umsetzung und Eva-

Wichtig für Gesundheitsförderung und Prävention

Durch den komplexen und heterogenen Charakter von Wirkmechanismen und Studienbedingungen im Arbeitskontext sind die Aussagekraft und Übertragbarkeit von Forschungsergebnissen einzelner Studien auf andere Kontexte oft eingeschränkt (Sockoll et al., 2008). Auch wenn eine bestimmte Maßnahme in einem Betrieb positive Ergebnisse zeigt, bedeutet dies nicht automatisch, dass dieselbe Maßnahme in einem anderen Betrieb mit anderen Führungskräften, Arbeitsbedingungen und im Betrieb beschäftigten Personen gleichfalls positiv ausfällt. Dieser Umstand führt dazu, dass zum Teil widersprüchliche Forschungsergebnisse zur Wirksamkeit und zum ökonomischen Nutzen einzelner präventiver und gesundheitsförderlicher Maßnahmen existieren.

luation besondere Anforderungen gestellt sind (vgl. Campbell et al., 2000; Craig et al., 2008).

Grundsätzlich sollten für die Wirksamkeit von Maßnahmen gängige **Qualitätskriterien** der Prävention und Gesundheitsförderung eingehalten werden (Pfaff & Slesina, 2001). Hierzu zählt z. B. eine Orientierung an dem Public Health Action Cycle, der ein zyklisches Vorgehen – begonnen mit einer Problemdefinition, anschließender Strategieformulierung, folgender Umsetzung und abschließender Evaluation – vorgibt (Rosenbrock, 1995). Auch die **aktive Einbindung und Partizipation** von im Betrieb beschäftigten Personen bei der Planung und Umsetzung ist ein entscheidendes Erfolgskriterium (partizipativer Ansatz) und ist beispielsweise ein wesentlicher Bestandteil des **Settingansatzes** (Baker et al., 1994). Durch ein solches Bottom-up-konzentriertes Vorgehen können Maßnahmen wesentlich besser an die jeweiligen Bedingungen des Betriebes und die spezifischen Bedarfe und Bedürfnisse der Zielgruppe angepasst werden. Darüber hinaus ist eine systematische Verankerung gesundheitsbezogener Strukturen und Prozesse im Betrieb, wie es über die Etablierung eines BGM möglich ist, wichtigster Garant für die Nachhaltigkeit von Strategien am Arbeitsplatz. Ebenso müssen Führungskräfte und Vorstand hinter dem Thema Gesundheit stehen. Als Entscheidungsträger*innen und Multiplikatoren für Gesundheit sind sie von der Relevanz gesunder und motivierter im Betrieb beschäftigter Personen für Produktivität und allgemeinen Unternehmenserfolg zu überzeugen. Durch einen internen Steuerungskreis, in dem Gesundheitsverantwortliche, Führungskräfte, Personalrat und Beschäftigtenvertretungen repräsentiert sind, können Strategien und Maßnahmen abgestimmt werden.

Ein **ökonomischer Nutzen** für präventive und gesundheitsförderliche Maßnahmen ist inzwischen sowohl übergreifend als auch für Einzelmaßnahmen in einer Vielzahl von Studien belegt (Barthelmes et al., 2019; Bräunig et al., 2015). Zentrale gesundheitsökonomische Zielgrößen sind hier der Return on Investment (ROI) sowie die medizinischen Krankheitskosten, Kosten aufgrund von krankheitsbedingter Abwesenheit (Absentismus) oder Produktivitätsverluste aufgrund von Anwesenheit trotz Krankheit bzw. eingeschränkter Arbeitsfähigkeit (Präsentismus). Durch komplexe und heterogene Studienbedingungen variieren diese Kennzahlen zwar von Studie zu Studie, Übersichtsarbeiten belegen jedoch einen insgesamt positiven ROI (> 1) und somit Kosteneinsparungen für Betriebe durch gesundheitsbezogene Maßnahmen am Arbeitsplatz (Baxter et al., 2014; Thonon et al., 2023). So belegten Baxter et al. (2014) in ihrer systematischen Übersichtsarbeit zu Einzel- und Multikomponentenprogrammen der betrieblichen Gesundheitsförderung einen insgesamt gewichteten ROI von 1,38, wobei untersuchte Studien mit höherer wissenschaftlicher Qualität tendenziell einen geringeren ROI aufwiesen.

Neben dem ROI ist eine **Reduzierung von Fehlzeiten** ein weiteres wichtiges Ziel, das betriebliche Entscheidungsträger*innen anstreben und das von Gesundheitsfachkräften am ehesten als Wirksamkeits- und Legitimitätsbeweis für gesundheitsbezogene Investitionen herausgestellt wird. Bei dieser Kennzahl ist jedoch Vorsicht geboten: Geringe Fehlzeiten bedeuten nicht automatisch eine höhere Produktivität und dadurch eine Kostenersparnis für Betriebe. Es kann ebenso bedeuten, dass eine hohe Präsentismusrate vorherrscht, also viele im Betrieb beschäftigte Personen trotz Krankheit oder gesundheitlicher Beschwerden zur Arbeit kommen (Fissler & Krause, 2010). Präsentismus verringert in der Realität die Produktivität eines Unternehmens, denn die Produktivitätsverluste durch Präsentismus sind um ein Vielfaches höher als die durch Absentismus (Goetzel et al., 2004).

29.4 Umsetzung und aktuelle Herausforderungen in der Praxis

In den letzten Jahrzehnten hat die betriebliche Gesundheitsförderung in Deutschland einen konstanten **Aufschwung** erfahren. Gesellschaftliche, wirtschaftliche und politische Entwicklungen haben dazu geführt, dass die Prävention und Gesundheitsförderung am Arbeitsplatz an Relevanz gewonnen haben. Die allgemeine Alterung erwerbstätiger Personen (Stichwort demografischer Wandel), die Zunahme von Fehlzeiten aufgrund psychischer Erkrankungen, die Verabschiedung neuer Gesetze oder auch die wachsende Anzahl spezialisierter Gesundheitsfachkräfte durch das Aufkommen neuer Studiengänge und Ausbildungszweige zählen zu diesen Entwicklungen. Daneben haben auch krisenbedingte Umbrüche, wie beispielsweise die Bankenkrise 2008 (Johnstone et al., 2019) oder die Corona-Pandemie (Sigahi et al., 2021), die Relevanz der betrieblichen Gesundheitsförderung unterstrichen. Zeitverlaufsstudien zeigen daher auch einen Anstieg wahrgenommener Maßnahmen der betrieblichen Gesundheitsförderung. Nach Studien mit Daten der BIBB-/BAuA-Erwerbstätigenbefragung gaben im Jahr 2006 38 % der erwerbstätigen Personen an, dass in ihrem Betrieb Maßnahmen der betrieblichen Gesundheitsförderung in den letzten 2 Jahren durchgeführt wurden (Beck & Lenhardt, 2016; Hollederer, 2023). Dieser Anteil stieg im Jahr 2012 auf 44 % und im Jahr 2018 auf 47 % an. Auch die GKVen berichten von einem Anstieg der Maßnahmen der betrieblichen Gesundheitsförderung. Dies spiegelt sich im Zuwachs der durch Maßnahmen der betrieblichen Gesundheitsförderung erreichten im Betrieb beschäftigten Personen wider, die von 664604 im Jahr 2010 auf 2280653 im Jahr 2019 gewachsen sind, begleitet von einem Anstieg der aufgewendeten Mittel für Maßnahmen der betrieblichen Gesundheitsförderung von ca. 42 Mio. Euro im Jahr 2010 auf ca. 240 Mio. Euro im Jahr 2019 (Medizinischer Dienst des Spitzenverbandes Bund der Krankenkassen & GKV-Spitzenverband, 2011, 2019). Bei ca. 46 Mio. erwerbstätigen Personen in Deutschland wurden im Jahr 2019 damit ca. 4,9 % der erwerbstätigen Personen durch Maßnahmen der betrieblichen Gesundheitsförderung erreicht. Die dafür aufgewendeten finanziellen Mittel weisen dabei auch auf mögliche Grenzen der Finanzierbarkeit hin. Die beratende und unterstützende Rolle der GKVen ist dabei durch die gesetzlichen Bestimmungen definiert und umfasst z. B. Leistungen wie die Unterstützung bei Gesundheitstagen oder fachliche Begleitung von Meetings und Workshops (Handschuch et al., 2014).

Die **Qualität und Quantität** umgesetzter Gesundheitsmaßnahmen variiert jedoch stark. Besonders **KMU** bieten – wie bereits erwähnt – deutlich seltener Maßnahmen der betrieblichen Gesundheitsförderung an als größere Unternehmen und haben hier einen hohen Unterstützungs- und Nachholbedarf (Beck & Lenhardt, 2016). Denn selbst wenn dem Thema Gesundheit grundsätzlich ein hoher Stellenwert beigemessen wird, beeinflussen auch die vorhandenen Ressourcen eines Unternehmens die Umsetzung präventiver und gesundheitsförderlicher Strategien. In größeren Unternehmen und Konzernen bildet das BGM in der Regel eine eigene Abteilung mit mehreren Mitarbeitenden. Den KMU hingegen fehlen oftmals entsprechende Ressourcen, der Wille sowie das nötige fachliche Know-how (Sczesny et al., 2014; Sommer, 2011). Bei ihnen bleibt es oftmals bei der Durchführung einzelner Gesundheitstage oder verhaltensbezogener Gesundheitskurse (Maßnahmen der BGF). KMU sind daher auf die Unterstützung und Förderung durch außen angewiesen. Krankenkassen, externe Gesundheitsdienstleister*innen (z. B. Fitnessstudios oder Physiotherapiepraxen), Unternehmensberater*innen oder bestimmte Förderinitiativen besitzen hierbei eine tragende Rolle. Auch die Politik hat dieses Defizit erkannt und hat mit dem Präventionsgesetz erste Akzente gesetzt.

Ein weiterer aktueller Trend, der alle Unternehmen gleichermaßen vor Herausforderungen stellt, ist die **Zunahme von Fehlzeiten aufgrund psychischer Erkrankungen**. Diese Zunahme ist nicht ausschließlich auf eine tatsächliche Steigerung der Prävalenz psychischer Erkrankungen zurückzuführen, sondern z. B. auch auf eine Entstigmatisierung psychischer Störungen und auf eine wachsenden Sensibilisierung von Ärzt*innen, Betroffenen und Angehörigen zurückzuführen (Meyer et al., 2011; Richter et al., 2008). Fakt ist jedoch ebenfalls, dass veränderte Bedingungen der modernen Arbeit zu Entwicklungen wie einer erhöhten Arbeitsintensität, Entgrenzung von Arbeit, Arbeitsverdichtung und einer allgemeinen Beschleunigung führen und dies die psychische Gesundheit beeinträchtigen kann. Mit Angeboten wie einer psychosozialen Beratung, entweder durch unternehmensinterne Beratungsstellen oder durch externe Employee-Assistance-Programme (EAP), kann psychisch belasteten und erkrankten im Betrieb beschäftigten Personen eine arbeitsplatznahe Unterstützung und Versorgung angeboten werden. **Psychische Gefährdungsbeurteilungen** sollen Gefährdungen und mögliche Belastungen von im Betrieb beschäftigten Personen minimieren (Pfaff et al., 2019). Trotz der gesetzlichen Pflicht des Betriebes, diese regelmäßig durchzuführen, gibt es deutliche Defizite in der Praxis. Physische Gefährdungsbeurteilungen werden im Vergleich weitaus häufiger umgesetzt. Vor allem die Brisanz des Themas psychische Erkrankungen, fehlendes Know-how und fehlende Ressourcen werden als Grund angegeben, warum oftmals keine psychischen Gefährdungsbeurteilungen umgesetzt werden (Beck et al., 2012).

Zusammenfassung

- Durch vielfältige physische, psychische und soziale Einflussfaktoren wirken sich die Arbeit und der Kontext von Arbeit sowohl positiv als auch negativ auf die Gesundheit von im Betrieb beschäftigten Personen aus.
- Strategien der Prävention und Gesundheitsförderung werden durch ein systematisches betriebliches Gesundheitsmanagement und eine im Betrieb verankerte Gesundheitspolitik nachhaltig umgesetzt.
- Betriebliche Prävention ist für die Arbeitgeberin bzw. den Arbeitgeber durch den Arbeits- und Gesundheitsschutz und das betriebliche Eingliederungsmanagement gesetzlich verpflichtend. Gesundheitsförderung hingegen erfolgt auf freiwilliger Basis und hängt oftmals vom unternehmerischen Willen ab, lediglich die gesetzlichen Krankenkassen werden hier vom Gesetzgebenden in die Pflicht genommen.
- Vor allem der demografische Wandel und die Zunahme psychisch bedingter Fehlzeiten stellen Betriebe heute und auch in Zukunft vor Herausforderungen.

Diskussionsanregung

- Differenzieren Sie die Begrifflichkeiten BGM, BGF und BEM.
- Erläutern Sie, warum der Arbeitsplatz ein relevantes Setting für die Prävention und Gesundheitsförderung ist. Beachten Sie hierbei risiko- und ressourcenorientierte Auswirkungen der Arbeit sowie aktuelle gesellschaftliche Entwicklungstrends.

- Nennen Sie wichtige Akteur*innen und Berufsgruppen, die in der Prävention und Gesundheitsförderung am Arbeitsplatz aktiv sind, und beschreiben Sie deren Aufgaben.
- Als Gesundheitsexpertin bzw. Gesundheitsexperte beraten Sie einen neu gegründeten Betrieb beim Aufbau gesundheitsbezogener Strukturen. Wägen Sie unter Beachtung der gesetzlichen Rahmenbedingungen und begrenzter Ressourcen die nächsten wichtigen Schritte ab und geben Sie Tipps für eine möglichst nachhaltige Umsetzung präventiver und gesundheitsförderlicher Strategien.

Literatur

Altgeld, T. (2021). Präventionsparadox und Präventionsdilemma: Konsequenzen für die Praxis. In H. Schmidt-Semisch & F. Schorb (Hrsg.), *Public Health* (S. 215–231). Springer VS.

Bäcker, G., Naegele, G. & Bispinck, R. (2020). Arbeit und Gesundheit. In G. Bäcker, G. Naegele & R. Bispinck (Hrsg.), *Sozialpolitik und soziale Lage in Deutschland. Ein Handbuch* (S. 583–633). Springer VS.

Badura, B., Schellschmidt, H. & Vetter, C. (Hrsg.). (2005). *Fehlzeiten-Report 2005. Arbeitsplatzunsicherheit und Gesundheit*. Springer.

Badura, B., Walter, U. & Hehlmann, T. (Hrsg.). (2010). *Betriebliche Gesundheitspolitik. Der Weg zur gesunden Organisation* (2. Aufl.). Springer. https://doi.org/10.1007/978-3-642-04337-6

Baker, E.A., Israel, B.A. & Schurman, S.J. (1994). A participatory approach to worksite health promotion. *Journal of Ambulatory Care Management, 17*(2), 68–81. https://doi.org/10.1097/00004479-199404000-00010

Barthelmes, I., Bödeker, W., Sörensen, J., Kleinlercher, K.-M. & Odoy, J. (2019). *Wirksamkeit und Nutzen arbeitsweltbezogener Gesundheitsförderung und Prävention* (iga.Report 40). Initiative Gesundheit und Arbeit.

Basińska-Zych, A. & Springer, A. (2021). Organizational and individual outcomes of health promotion strategies – a review of empirical research. *International Journal of Environmental Research and Public Health, 18*(2), 383. https://doi.org/10.3390/ijerph18020383

Baxter, S., Sanderson, K., Venn, A.J., Blizzard, C.L. & Palmer, A.J. (2014). The relationship between return on investment and quality of study methodology in workplace health promotion programs. *American Journal of Health Promotion, 28*(6), 347–363.

Beck, D. & Lenhardt, U. (2016). Betriebliche Gesundheitsförderung in Deutschland: Verbreitung und Inanspruchnahme. Ergebnisse der BIBB/BAuA-Erwerbstätigenbefragungen 2006 und 2012. *Gesundheitswesen, 78*(01), 56–62.

Beck, D., Richter, G., Ertel, M. & Morschhäuser, M. (2012). Gefährdungsbeurteilung bei psychischen Belastungen in Deutschland. Verbreitung, hemmende und fördernde Bedingungen. *Prävention und Gesundheitsförderung, 7*(2), 115–119. https://doi.org/10.1007/s11553-011-0326-x

Beelmann, A. (2021). Systematische Reviews und Meta-Analysen. In M. Niederberger & E. Finne (Hrsg.), *Forschungsmethoden in der Gesundheitsförderung und Prävention* (S. 687–968). Springer VS.

Bräunig, D., Haupt, J., Kohstall, T., Kramer, I., Pieper, C. & Schröer, S. (2015). *Wirksamkeit und Nutzen betrieblicher Prävention* (iga.Report 28). Initiative Gesundheit und Arbeit.

Campbell, M., Fitzpatrick, R., Haines, A., Sandercock, P. & Tyrer, P. (2000). Framework for design and evaluation of complex interventions to improve health. *British Medical Journal, 321*, 694–696. https://doi.org/10.1136/bmj.321.7262.694

Cosmar, M. & Prüße, H.-M. (2021). Arbeitsschutz und Arbeitssicherheit. In A. Michel & A. Hoppe (Hrsg.), *Handbuch Gesundheitsförderung bei der Arbeit* (S. 1–18). Springer VS.

Craig, P., Dieppe, P., Macintyre, S., Michie, S., Nazareth, I. & Petticrew, M. (2008). Developing and evaluating complex interventions: the new Medical Research Council guidance. *British Medical Journal, 337*, a1655.

Deutsche Gesetzliche Unfallversicherung (DGUV). (2010). *125 Jahre gesetzliche Unfallversicherung. Stabilität von Anfang an.* Verfügbar unter https://www.dguv.de/medien/inhalt/presse/hintergrund/125jahre/dokumente/geschichte-guv.pdf

Drupp, M. (2011). Betriebliches Gesundheitsmanagement durch die GKV – Erfahrungen und Ausblick. In T. Schott & C. Hornberg (Hrsg.), *Die Gesellschaft und ihre Gesundheit* (S. 385–399). VS Verlag für Sozialwissenschaften.

Egner, U., Schliehe, F. & Streibelt, M. (2011). MBOR – Ein Prozessmodell in der medizinischen Rehabilitation. *Rehabilitation, 50*(3), 143–144. https://doi.org/10.1055/s-0031-1277170

Faltermaier, T., Mayring, P., Saup, W. & Strehmel, P. (2014). *Entwicklungspsychologie des Erwachsenenalters* (3. Aufl.). Kohlhammer.

Fissler, R. E. & Krause, R. (2010). Absentismus, Präsentismus und Produktivität. In B. Badura, U. Walter & T. Hehlmann (Hrsg.), *Betriebliche Gesundheitspolitik. Der Weg zur gesunden Organisation* (S. 411–425). Springer.

GKV-Spitzenverband. (2022). *Präventionsbericht 2022.* GKV-Spitzenverband.

Gödecker-Geenen, N., Keck, T., Knoche, K., Koch, B., Koletzko, W., Kröger, C. Leineweber, B., Marquardt, B., Mehrhoff, F., Niehaus, M., Seel, H., Sochert, R., Tilling, W., Vater, G., Vieregge, D. & Winterstein, S. (2013). *Betriebliches Eingliederungsmanagement in Deutschland – eine Bestandsaufnahme* (iga.Report 24). Initiative Gesundheit und Arbeit.

Goetzel, R.Z., Long, S.R., Ozminkowski, R.J., Hawkins, K., Wang, S. & Lynch, W. (2004). Health, absence, disability, and presenteeism cost estimates of certain physical and mental health conditions affecting U.S. employers. *Journal of Occupational and Environmental Medicine, 46*(4), 398–412. https://doi.org/10.1097/01.jom.0000121151.40413.bd

Handschuch, M., Schreiner-Kürten, K. & Wanek, V. (2014). *Leitfaden Prävention. Handlungsfelder und Kriterien des GKV-Spitzenverbandes zur Umsetzung der §§ 20 und 20a SGB V vom 21. Juni 2000 in der Fassung vom 10. Dezember 2014.* GKV-Spitzenverband.

Hollederer, A. (2023). Betriebliche Gesundheitsförderung in Deutschland für alle? Ergebnisse der BIBB-/BAuA-Erwerbstätigenbefragung 2018. *Gesundheitswesen, 85*, 277–288. https://doi.org/10.1055/a-1658-0125

House, J.S. (1981). *Work stress and social support.* Addison-Wesley.

Jastrow, B., Kaiser, H. & Emmert, M. (2010). Betriebliches Eingliederungsmanagement. Grundlagen und ökonomische Aspekte. In A.S. Esslinger, M. Emmert & O. Schöffski (Hrsg.), *Betriebliches Gesundheitsmanagement. Mit gesunden Mitarbeitern zu unternehmerischem Erfolg* (S. 133–155). Gabler.

Johnstone, S., Saridakis, G. & Wilkinson, A. (2019). The global financial crisis, work and employment: ten years on. *Economic and Industrial Democracy, 40*(3), 455–468. https://doi.org/10.1177/0143831X19866532

Karasek, R.A. & Theorell, T. (1990). *Healthy work. Stress, productivity and the reconstruction of working life.* Basic Books.

Kohn, M.L. & Schooler, C. (1978). The ireciprocal effects of the substantive complexity of work and intellectual flexibility: a longitudinal assessment. *American Journal of Sociology, 84*(1), 24–52. https://doi.org/10.1086/226739

Kowalski, H. (2013). Neuroenhancement – Gehirndoping am Arbeitsplatz. In B. Badura, A. Ducki, H. Schröder, J. Klose & M. Meyer (Hrsg.), *Fehlzeiten-Report 2013. Verdammt zum Erfolg – die süchtige Arbeitsgesellschaft?* (S. 27–34). Springer.

Kroll, L.E. & Lampert, T. (2012). *Arbeitslosigkeit, prekäre Beschäftigung und Gesundheit* (GBE kompakt). Robert Koch-Institut.

Kuhn, J. & Kayser, T. (2001). Arbeitsschutz und betriebliche Gesundheitsförderung. Anmerkungen zu einem schwierigen Verhältnis. *Zeitschrift für Arbeitsschutz, 52*(11), 519–521.

Lempert-Horstkotte, J. & Tacke, L. F. (2011). Der Präventionsauftrag der Gesetzlichen Unfallversicherung – ein großes Potenzial für das Betriebliche Gesundheitsmanagement. In T. Schott & C. Hornberg (Hrsg.), *Die Gesellschaft und ihre Gesundheit* (S. 419–432). VS Verlag für Sozialwissenschaften.

Medizinischer Dienst des Spitzenverbandes Bund der Krankenkassen (MDS) & GKV-Spitzenverband (2011). *Präventionsbericht 2011 – Leistungen der gesetzlichen Krankenversicherung: Primärprävention und betriebliche Gesundheitsförderung. Berichtsjahr 2010.* MDS & GKV-Spitzenverband.

Medizinischer Dienst des Spitzenverbandes Bund der Krankenkassen (MDS) & GKV-Spitzenverband (2019). *Präventionsbericht 2019 – Leistungen der gesetzlichen Krankenversicherung: Primärprävention und Gesundheitsförderung. Leistungen der sozialen Pflegeversicherung: Prävention in stationären Pflegeeinrichtungen. Berichtsjahr 2018.* MDS & GKV-Spitzenverband.

Messenger, J., Llave, O.V., Gschwind, L., Boehmer, S., Vermeylen, G. & Wilkens, M. (2017). *Working anytime, anywhere: the effects on the world of work* (Joint ILO–Eurofound report). Publications Office of the European Union and the International Labour Office.

Meyer, M., Stallauke, M. & Weihrauch, H. (2011). Krankheitsbedingte Fehlzeiten in der deutschen Wirtschaft im Jahr 2010. In B. Badura, A. Ducki, H. Schröder, J. Klose & K. Macco (Hrsg.), *Fehlzeiten-Report 2011. Zahlen, Daten, Analysen aus allen Branchen der Wirtschaft* (S. 223–384). Springer.

Niehaus, M., Magin, J., Marfels, B., Vater, E.G. & Werkstetter, E. (2008). *Betriebliches Eingliederungsmanagement. Studie zur Umsetzung des Be-*

trieblichen Eingliederungsmanagements nach § 84 Abs. 2 SGB IX. Bundesministerium für Arbeit und Soziales & Universität zu Köln.

Paridon, H. (2016). *Psychische Belastung in der Arbeitswelt. Eine Literaturanalyse zu Zusammenhängen mit Gesundheit und Leistung* (iga.Report 32). Initiative Gesundheit und Arbeit.

Pfaff, H. (1989). *Stressbewältigung und soziale Unterstützung. Zur sozialen Regulierung individuellen Wohlbefindens*. Deutscher Studien-Verlag.

Pfaff, H. & Huber, M. (2016). Praxis braucht Wissenschaft. *Personalmagazin, 16*(4), 58–61.

Pfaff, H., Lindert, L. & Zeike, S. (2019). *Evidenzbasierte psychische Gefährdungsbeurteilung. Prinzipien und Instrumente für Entscheider in der betrieblichen Praxis*. Springer VS.

Pfaff, H. & Slesina, W. (2001). *Effektive betriebliche Gesundheitsförderung. Konzepte und methodische Ansätze zur Evaluation und Qualitätssicherung*. Juventa.

Pfaff, H. & Zeike, S. (2019). Betriebliches Gesundheitsmanagement: Definition, Ziele, Maßnahmen. In H. Pfaff & S. Zeike (Hrsg.), *Controlling im Betrieblichen Gesundheitsmanagement* (S. 3–39). Springer Gabler.

Pförtner, T.-K. (2023). The emergence of precarious employment as a determinant of health in Europe and the relevance of contextual factors: a critical research synthesis. *International Journal of Social Determinants of Health and Health Services, 53*(3), 266–281. https://doi.org/10.1177/00207314221139797

Richter, D., Berger, K. & Reker, T. (2008). Nehmen psychische Störungen zu? Eine systematische Literaturübersicht. *Psychiatrische Praxis, 35*(07), 321–330. https://doi.org/10.1055/s-2008-1067570

Rohmert, W. (1984). Das Belastungs-Beanspruchungs-Konzept. *Zeitschrift für Arbeitswissenschaft, 38*(4), 193–200.

Rosenbrock, R. (1995). Public Health als soziale Innovation. *Gesundheitswesen, 57*(3), 140–144.

Sackett, D. L., Rosenberg, W. M., Gray, J. A., Haynes, R. B. & Richardson, W. S. (1996). Evidence based medicine: what it is and what it isn't. *British Medical Journal, 312*, 71–72. https://doi.org/10.1136/bmj.312.7023.71

Sczesny, S., Keindorf, S., Droß, P. J. & Jasper, G. (2014). *Kenntnisstand von Unternehmen und Beschäftigten auf dem Gebiet des Arbeits- und Gesundheitsschutzes in KMU* (Forschungsbericht Projekt F 1913). Bundesanstalt für Arbeitsschutz und Arbeitsmedizin (BAuA).

Siegrist, J. (1996). *Soziale Krisen und Gesundheit*. Hogrefe.

Siegrist, J. & Dragano, N. (2008). Psychosoziale Belastungen und Erkrankungsrisiken im Erwerbsleben. Befunde aus internationalen Studien zum Anforderungs-Kontroll-Modell und zum Modell beruflicher Gratifikationskrisen. *Bundesgesundheitsblatt Gesundheitsforschung Gesundheitsschutz, 51*(3), 305–312.

Sigahi, T. F. A. C., Kawasaki, B. C., Bolis, I. & Morioka, S. N. (2021). A systematic review on the impacts of Covid-19 on work: contributions and a path forward from the perspectives of ergonomics and psychodynamics of work. *Human Factors and Ergonomics in Manufacturing and Service Industries, 31*(4), 375–388. https://doi.org/10.1002/hfm.20889

Sockoll, I., Kramer, I. & Bödeker, W. (2008). *Wirksamkeit und Nutzen betrieblicher Gesundheitsförderung und Prävention. Zusammenstellung der wissenschaftlichen Evidenz 2000 bis 2006* (iga.Report 13). Initiative Gesundheit und Arbeit. Verfügbar unter https://www.von-herzen-gesund.de/wp-content/uploads/iga-Report_13_Wirksamkeit_Gesundheitsfoerderung_Praevention_Betrieb.pdf

Sommer, G. (2011). Mittelständische Unternehmen unterschätzen psychische Belastungen am Arbeitsplatz. In EuPD Research (Hrsg.), *Corporate Health Jahrbuch. Betriebliches Gesundheitsmanagement in Deutschland* (S. 72–77). EuPD Research.

Stab, N., Jahn, S. & Schulz-Dadaczynski, A. (2016). *Psychische Gesundheit in der Arbeitswelt. Arbeitsintensität* (Forschungsbericht Projekt F 2353). Bundesanstalt für Arbeitsschutz und Arbeitsmedizin (BAuA).

Statistisches Bundesamt. (2023a). *Konjunkturindikatoren. Arbeitsmarkt*. Zugriff am 02. August 2023 unter https://www.destatis.de/DE/Themen/Wirtschaft/Konjunkturindikatoren/Arbeitsmarkt/karb811_x13a.html

Statistisches Bundesamt. (2023b). *Qualität der Arbeit. Wöchentliche Arbeitszeit*. Zugriff am 02. August 2023 unter https://www.destatis.de/DE/Themen/Arbeit/Arbeitsmarkt/Qualitaet-Arbeit/Dimension-3/woechentliche-arbeitszeitl.html

Thonon, F., Godon-Rensonnet, A.-S., Perozziello, A., Garsi, J.-P., Dab, W. & Emsalem, P. (2023). Return on investment of workplace-based prevention interventions: a systematic review. *European Journal of Public Health, 33*(4), 612–618. https://doi.org/10.1093/eurpub/ckad092

Wittlich, M., Westerhausen, S., Kleinespel, P., Rifer, G. & Stoppelmann, W. (2016). An approximation of occupational lifetime UVR exposure: algorithm for retrospective assessment and current measurements. *Journal of the European Academy of Dermatology and Venereology, 30*(3), 27–33. https://doi.org/10.1111/jdv.13607

World Health Organization (WHO). (1986). *Ottawa Charta for Health Promotion*. World Health Organization.

World Health Organization (WHO). (1997). *Die Jakarta Erklärung zur Gesundheitsförderung für das 21. Jahrhundert. Verabschiedet auf der 4. Internationalen Konferenz zur Gesundheitsförderung vom 21.–25. Juli 1997 in Jakarta, Indonesien*. World Health Organization.

Lese- und Medienempfehlung zur Vertiefung

Esslinger, A.S., Emmert, M. & Schöffski, O. (2010). *Betriebliches Gesundheitsmanagement. Mit gesunden Mitarbeitern zu unternehmerischem Erfolg*. Springer Fachmedien.

Faller, G. (2012). *Lehrbuch Betriebliche Gesundheitsförderung* (2. Aufl.). Huber.

Initiative Gesundheit und Arbeit (iga). *iga*. Verfügbar unter https://www.iga-info.de/

30 Prävention und Gesundheitsförderung in Kommunen

Eike Quilling und Janna Leimann

An dieser Stelle möchten sich die Autorinnen herzlich bei Herrn Prof. Dr. Dr. Alf Trojan und Herrn Waldemar Süß bedanken, die mit ihren Vorarbeiten maßgeblich zur Gestaltung dieses Kapitels beigetragen haben.

Überblick

- Wie kann eine Kommune zu Gesundheitsförderung und Prävention beitragen und wie gelingt dies am besten?
- Was kennzeichnet die Umsetzung von Gesundheitsförderung und Prävention im Setting bzw. in der Lebenswelt „Kommune"?
- Welche Strategien und theoretischen Modelle können zur systematischen Umsetzung von Programmen und Projekten kommunaler Gesundheitsförderung hilfreich sein?
- Welche Herausforderungen können bei der Umsetzung kommunaler Gesundheitsförderung auftreten?
- Welche Aufgaben und Kompetenzen müssen bei der Koordination kommunaler Gesundheitsförderung erfüllt werden?
- Welche Rollen müssen Koordinatorinnen und Koordinatoren in der kommunalen Gesundheitsförderung einnehmen, um diese Aufgaben zu bewältigen?
- Welche Bedeutung kommt der Evaluation kommunaler Gesundheitsförderung zu? Und welche Ebenen können dabei in den Blick genommen werden?

Kommunen nehmen in der Gesundheitsförderung eine besondere Rolle ein: Sie stellen sogenannte **Dachsettings** dar, da sie weitere Settings wie z.B. Schulen oder Betriebe einbeziehen. Kommunalpolitik und kommunale Verwaltung haben im Bereich der Gesundheitsförderung vielversprechende Möglichkeiten, eigenverantwortlich zu handeln und alle Menschen gleichermaßen zu erreichen bzw. gezielt diejenigen zu erreichen, die sonst häufig nicht von präventiven und gesundheitsfördernden Maßnahmen profitieren. So können beispielsweise über Schulen oder die Jugendhilfe Kinder und Jugendliche erreicht werden, die aufgrund sozioökonomischer Benachteiligung weniger Förderung im Alltag erfahren und/oder auf direktem Wege oft nicht von gesundheitsförderlichen Angeboten erreicht werden. Gleichzeitig bringt das Vorhaben, gesundheitsfördernde Strategien auf kommunaler Ebene zu initiieren, zu verfolgen und zu etablieren, Herausforderungen mit sich. Es ist Aufgabe der Kommune, gesundheitsförderliche Entwicklungsprozesse anzustoßen, wobei das Handlungsfeld der kommunalen Gesundheitsförderung und die kommunalen Strukturen komplex sind und viele unterschiedliche Akteurinnen und Akteure umfassen.

Im folgenden Kapitel werden neben den Grundlagen wichtige Aspekte der praktischen Umsetzung der kommunalen Gesundheitsförderung aufgeführt. So wird sowohl auf die Bedeutung der Lebenswelt für die Gesundheitsförderung als auch auf die Bedeutung der Kommune an sich eingegangen. Darüber hinaus werden Herausforderungen in der kommunalen Gesundheitsförderung thematisiert und Empfehlungen für eine erfolgreiche Umsetzung und Evaluation gegeben.

Ziel ist es, ein umfassendes Verständnis für die Bedeutung und Möglichkeiten der kommunalen Gesundheitsförderung zu entwickeln und aufzuzeigen, wie diese zur Verbesserung der Gesundheit der Adressatinnen und Adressaten beitragen kann.

30.1 Theoretische Grundlagen der kommunalen Gesundheitsförderung

30.1.1 Lebenswelt als entscheidender Faktor für Gesundheitsförderung

Gesundheit und Wohlbefinden hängen nicht nur von genetischen und biologischen Faktoren ab, sondern können insbesondere durch die soziale und physische Umwelt sowie den Lebensstil der Menschen beeinflusst werden (Naidoo & Wills, 2019). Dahlgren und Whitehead (1991) identifizierten sogenannte **Determinanten von Gesundheit** auf verschiedenen Ebenen (Abbildung 30-1). Diese stellen Einflussebenen zur Veränderung von Gesundheit dar, die im Gegensatz zu biologischen Faktoren wie Alter, Geschlecht und Erbanlagen veränderbar sind. Auf der ersten Ebene um diesen Kern der biologischen Faktoren liegen die Faktoren des individuellen Lebensstils (z.B. Ernährungsweise) und damit die soziale Einbindung in unterschiedliche soziale Netzwerke (z.B. Nachbarschaftshilfe oder Sportverein). Auf einer weiteren Ebene befinden sich die Lebens- und Arbeitsbedingungen, die Bildung und der Zugang zum Gesundheitssystem (z.B. die Schule oder das direkte Wohnumfeld). Die letzte Ebene bilden sozioökonomische, kulturelle und ökologische Rahmenbedingungen (Hurrelmann & Richter, 2022).

In der Gesundheitsförderung steht die Einflussnahme auf diese Gesundheitsfaktoren im Vordergrund (Hurrelmann & Richter, 2022). Den Kern der umfassenden Strategie der Gesundheitsförderung bildet dabei die Verbesserung sozialer, wirtschaftlicher und organisatorischer Bedingungen als Ausgangspunkt für die

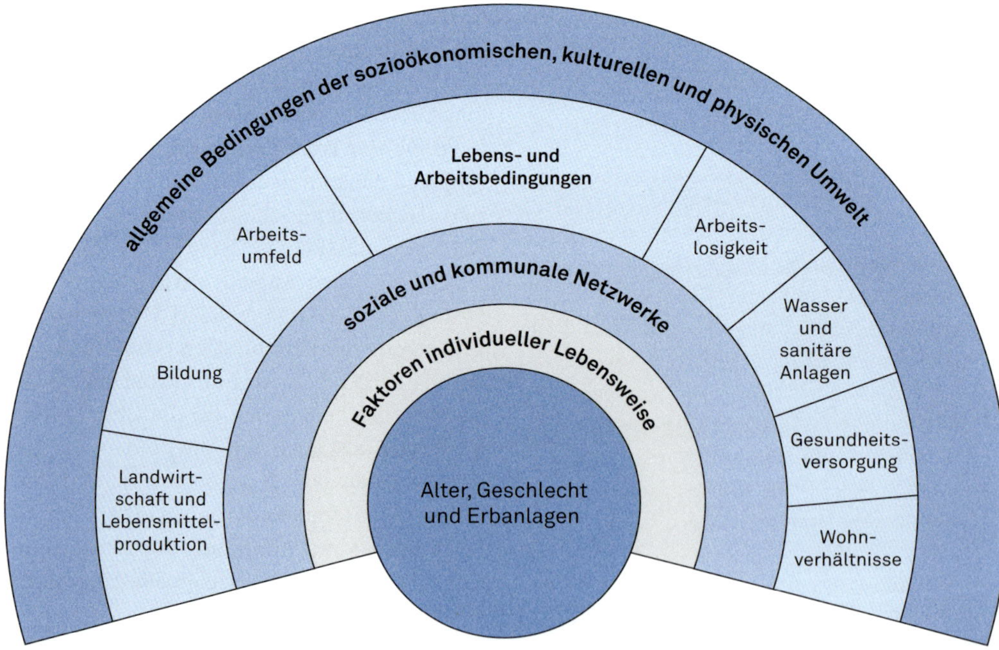

Abbildung 30-1: Determinanten der Gesundheit. (Quelle: Dahlgren & Whitehead, 1991; Darstellung: Hurrelmann & Richter, 2022).

Herstellung von Gesundheit. Die Interventionen zielen dabei auf die Stärkung individueller Ressourcen und auf die Verminderung von Risiken und Belastungen ab (Kilian et al., 2008).

Ein Ansatz, der in den vergangenen Jahrzehnten deutlich an Bedeutung gewonnen hat, um die Determinanten von Gesundheit lebensweltnah zu beeinflussen und die soziale Umwelt gesundheitsfördernd zu gestalten, ist der **Settingansatz**. Der Begriff Setting wird dabei je nach Disziplin, in der er verwendet wird, als Lebenswelt oder Lebensraum definiert. Von zentraler Bedeutung sind in diesem Zusammenhang die jeweiligen Lebenswelten des Menschen. Diese werden im Sozialgesetzbuch (SGB) definiert als „für die Gesundheit bedeutsame, abgrenzbare soziale Systeme insbesondere des Wohnens, des Lernens, des Studierens, der medizinischen und pflegerischen Versorgung sowie der Freizeitgestaltung einschließlich des Sports“ (§ 20a Abs. 1 SGB V). In der Gesundheitswissenschaft wird darunter der soziale Zusammenhang verstanden, in dem sich Menschen in ihrem Alltag bewegen und der damit ihre Gesundheit und ihr Gesundheitsverhalten beeinflusst (Rosenbrock & Hartung, 2022). Entsprechend der Definition von Lebenswelten im SGB V zählen dazu sowohl „formale Organisationen wie z. B. Betriebe, Schulen und Kitas“ als auch Räume wie z. B. Kommunen, Stadtteile, Quartiere oder gleiche Lebenslagen wie z. B. das Rentenalter, gemeinsame Werte oder Präferenzen wie z. B. Religion oder sexuelle Orientierung oder auch Kombinationen dieser Zusammenhänge (Quilling et al., 2021b). Nachfolgend werden die Begriffe Setting und Lebenswelt synonym verwendet.

Der Settingansatz zielt darauf ab, dass Adressatinnen und Adressaten dazu befähigt werden, ihre soziale Lebenswelt und ihr Leben selbst zu gestalten. Dies wird in der Gesundheitsförderung als **Empowerment** beschrieben. Diese Befähigung ist eng mit dem Ziel der aktiven Beteiligung (der Partizipation) der Adressatinnen- und Adressatengruppe an der Gestaltung des Settings bzw. einzelner Maßnahmen verbunden und ermöglicht den sogenannten **Policy-Mix**, eine Kombination aus Verhaltens- und Verhältnisprävention. Dabei sollen zum einen die Adressatinnen und Adressaten vor Ort erreicht und diese hinsichtlich ihres gesundheitsrelevanten Verhaltens sensibilisiert werden, wobei das Setting selbst unverändert bleibt (Verhaltensprävention). Zum anderen ergibt sich die Möglichkeit, das Setting selbst gesundheitsfördernd zu gestalten (Verhältnisprävention). Besonders bei Letzterem sollte ein besonderes Augenmerk auf die Partizipation der Mitglieder im Setting sowie auf die systemische Organisationsentwicklung gelegt werden (Rosenbrock & Hartung, 2022).

30.1.2 Die Kommune als Dachsetting

In der Ottawa-Charta (Weltgesundheitsorganisation, 1986) wurde die gesundheitsförderliche Gestaltung von Lebenswelten als eines der prioritären Handlungsfelder benannt. Möglichkeiten zur Umsetzung bieten Settings wie z. B. Schulen, Betriebe, Einrichtungen der medizinischen und pflegerischen Versorgung oder auch die Freizeitgestaltung im Wohnquartier oder in der Kommune (GKV-Spitzenverband, 2020; Habermann-Horstmeier & Lippke, 2019). Dabei kann es sich sowohl um eine Stadt, einen Bezirk, einen Stadtteil, ein Quartier, eine ländliche Gemeinde oder eine Region handeln als auch um einen sozialen Raum oder einen Raum, der von Akteurinnen und Akteuren definiert wird (Süß & Trojan, 2018). Die Kommune umfasst somit weitere Settings wie Stadtteile, Kitas, Schulen oder Vereine und wird daher als sogenanntes **Dachsetting** verstanden (Quilling & Kruse, 2018; Trojan et al., 2022).

Kommunale Gesundheitsförderung ist angesichts der vielfältigen Einflüsse auf die Gesundheit eine gesamtgesellschaftliche Aufgabe (GKV-Spitzenverband, 2020). Dies zeigt auch die Gesundheitsberichterstattung des Bundes (Robert Koch-Institut, 2015; Stein & Riedel-Heller, 2023). Dort wird beispielsweise deutlich, dass vulnerable Zielgruppen (wie ältere

Menschen oder Menschen mit Migrationshintergrund) von Maßnahmen der Gesundheitsförderung häufig nicht erreicht werden. Hier sind entsprechende Strategien zur Ansprache dieser und weiterer Gruppen erforderlich.

In der kommunalen Gesundheitsförderung geht es darum, zu einer integrierten Gesamtstrategie für die Kommune zu gelangen, die sowohl Verhaltens- als auch Verhältnisprävention berücksichtigt (Quilling & Kruse, 2018). Bislang ist in der Gesundheitsförderung jedoch häufig ein Nebeneinander verschiedener Einzelmaßnahmen zu beobachten (Quilling & Kruse, 2018).

Wichtig für Gesundheitsförderung und Prävention

Mit dem Begriff **Kommune** wird nicht nur ein geografischer oder politischer, sondern auch ein sozialer Raum beschrieben, der Ressourcen für die Gesundheitsförderung bereithält: zum einen durch die Möglichkeit, soziale Netzwerke zu bündeln und zu koordinieren, zum anderen durch die Entwicklung einer gesundheitsförderlichen Gesamtpolitik, die entsprechende Rahmenbedingungen schafft (Quilling et al., 2020a).

30.1.3 Rechtliche Rahmenbedingungen für die kommunale Gesundheitsförderung

Die Kommune hat wesentliche Gestaltungs- und Einflussmöglichkeiten auf viele der genannten Institutionen und Lebenswelten: Kommunen verfügen über das grundgesetzlich verbriefte Recht, „alle Angelegenheiten der örtlichen Gemeinschaft im Rahmen der Gesetze in eigener Verantwortung zu regeln" (Artikel 28 Abs. 2 GG). Mit dem **Präventionsgesetz** 2015 wurde erstmalig eine Legaldefinition von „Lebenswelten" aufgenommen und die lebensweltbezogene Gesundheitsförderung und Prävention insgesamt gestärkt. Das 2015 in Kraft getretene Gesetz zur Stärkung der Gesundheitsförderung und der Prävention (PrävG) zielt auf die Herstellung gesundheitlicher Chancengleichheit. Den Rahmen dafür bildet die **Nationale Präventionsstrategie**, mit deren Erarbeitung die Nationale Präventionskonferenz (NPK) beauftragt wurde. Die Spitzenverbände der gesetzlichen Kranken-, Unfall- und Rentenversicherung sowie der sozialen Pflegeversicherung sind Träger der NPK. Ein wesentliches Element der Nationalen Präventionsstrategie sind die 2018 verabschiedeten bundeseinheitlichen **Rahmenempfehlungen**. Die darin beschriebenen Ziele beinhalten u.a. die verstärkte Etablierung gesundheitsförderlicher Strukturen in den Kommunen und die Verbesserung der Gesundheitskompetenzen und -ressourcen der dort lebenden Menschen (GKV-Spitzenverband, n.d.). Für die gesetzliche Krankenversicherung (GKV) wurden die Ziele der Bundesrahmenempfehlungen in die Präventions- und Gesundheitsförderungsziele für die Jahre 2019 bis 2024 überführt. „Sie konkretisieren den gesetzlichen Auftrag an die Krankenkassen zur Stärkung gesundheitsfördernder Strukturen und der gesundheitlichen Chancengleichheit, der Verhinderung und Verminderung von Krankheitsrisiken sowie der Förderung selbstbestimmten gesundheitsorientierten Handelns" (GKV-Spitzenverband, n.d.).

Paragraf § 20a SGB V regelt die Unterstützungsmöglichkeiten der **GKV** im Rahmen der settingorientierten Gesundheitsförderung. Demnach kann die Krankenkasse Leistungen zur Gesundheitsförderung und Prävention in Lebenswelten nur erbringen, „wenn die Bereitschaft der für die Lebenswelt Verantwortlichen zur Umsetzung von Vorschlägen zur Verbesserung der gesundheitlichen Situation sowie zur Stärkung der gesundheitlichen Ressourcen und Fähigkeiten besteht und sie mit einer angemessenen Eigenleistung zur Umsetzung der Rahmenvereinbarungen [...] beitragen" (§ 20a Abs. 3 SGB V; Bundesministerium der Justiz, 2023). Die Hauptverantwortung für die Initiierung und Koordinierung der Prozesse sowie die Erreichung der festgelegten Ziele liegt somit bei den Kommunen selbst.

Der **Öffentliche Gesundheitsdienst (ÖGD)** umfasst Einrichtungen der Gesundheitsverwaltung auf Bundes-, Länder- und kommunaler Ebene. Auf kommunaler Ebene sind dies die Gesundheitsämter.

Mit dem Recht der Selbstverwaltung kommen den Kommunen sogenannte **freiwillige und pflichtige Aufgaben** zu. Letztere hat die Kommune zu erfüllen, wobei sie in der Art und Weise der Erfüllung frei ist. Darüber hinaus können den Kommunen durch die **Landesgesetzgebung** Aufgaben übertragen werden, die sie als Pflichtaufgaben zur Erfüllung nach Weisung wahrnehmen. In Nordrhein-Westfalen ist beispielsweise die Aufgabe des Infektionsschutzes durch das Infektionsschutzgesetz dem ÖGD – den Gesundheitsämtern als unteren Gesundheitsbehörden – als Pflichtaufgabe zur Erfüllung nach Weisung übertragen. Anders als bei den pflichtigen Selbstverwaltungsaufgaben kann neben der grundsätzlichen Aufgabenzuweisung auch die Art und Weise der Durchführung vorgegeben werden. Darüber hinaus können der Gemeinde durch **Bundes- oder Landesgesetz** Aufgaben zur Erfüllung nach Weisung (staatliche Auftragsangelegenheiten) übertragen werden, bei denen ein unbeschränktes fachliches Weisungsrecht besteht. Aufgrund der bundes- oder landesgesetzlichen Vorgabe der Pflichtaufgaben und der örtlichen Erfordernisse können die Aufgaben und Handlungsspielräume der Kommunen in den einzelnen Bundesländern unterschiedlich sein (Teichert & Tinnemann, 2020).

30.1.4 Theoretische Modelle und Ansätze in der kommunalen Gesundheitsförderung

Bei den theoretischen Modellen und Ansätzen handelt es sich um übergreifende Konzepte, mit deren Hilfe eine ganzheitliche Gesundheitsförderung auf kommunaler Ebene geplant und/oder umgesetzt werden kann. Die im Folgenden aufgeführten theoretischen Modelle und Ansätze finden sich zum Teil auch in den Praxisprojekten wieder, die im Rechercheberícht zu bestehenden Programmen und Strategien der Gesundheitsförderung nach dem kommunalen Settingansatz aufgeführt sind (Quilling et al., 2021b; siehe Kap. 30.2.1). Insgesamt finden diese bislang aber nur selten Berücksichtigung in Projektbeschreibungen.

Health in All Policies (HiAP)

Gesundheit wird als gesamtgesellschaftliche Aufgabe verstanden, denn die Gestaltung gesundheitsförderlicher Lebenswelten ist nicht allein Aufgabe des Gesundheitssektors. Die Verantwortung, Gesundheit in Planungsprozessen angemessen zu berücksichtigen, liegt auch bei anderen Bereichen (z.B. Bildung, Arbeit, Umwelt, Stadtentwicklung), weil Gesundheit in unterschiedlichen Lebenszusammenhängen und -räumen entsteht. Dementsprechend sind alle Politikbereiche in Entscheidungen einzubeziehen, die sich auf die Gesundheit der Bevölkerung auswirken. Dies wird als HiAP-Strategie bezeichnet (Naidoo & Wills, 2019).

Community Readiness Model (CRM)

Mithilfe des CRM kann das Problembewusstsein transparent gemacht und die Handlungs- bzw. Veränderungsbereitschaft von Kommunen in Bezug auf ein (Gesundheits-)Problem erfasst werden. Nach diesem Modell vorzugehen hilft, die Handlungsbereitschaft der beteiligten Akteurinnen und Akteure transparent zu machen und stadienorientiert gezielt zu fördern. Um die Handlungsbereitschaft zu erhöhen, sind je nach Stadium individuelle Maßnahmen erforderlich (Gansefort et al., 2020).

Planungsmodell/Public Health Action Cycle (PHAC)

Der Public Health Action Cycle (PHAC) ist ein allgemeines Planungsmodell, das sich in die vier Phasen Analyse, Planung, Implementierung und Evaluation gliedert. Es unterstützt ein systematisches Vorgehen von der Bedarfsermittlung bis zur Evaluation gesundheitsfördernder Maßnahmen. Der PHAC wurde 1988 vom US-amerikanischen Institute of Medicine entwickelt und in den 1990er-Jahren auch in Deutschland aufgegriffen (Hartung & Rosenbrock, 2022).

Kapazitätsentwicklung/Capacity Building

Eine effektive Gesundheitsförderung erfordert die Entwicklung von Wissen, Fähigkeiten, Engagement, Strukturen, Systemen und Führung, so Nickel und Trojan (2024). Wissens- und Kompetenzaufbau kann z. B. durch Einbindung, Schulung, Ausstattung und Unterstützung Ehrenamtlicher gelingen (Quilling et al., 2021b). Quilling et al. (2022a) konnten in einem Scoping Review zur Evidenzlage kommunaler Strategien der Prävention und Gesundheitsförderung zeigen, dass Capacity Building eine der zentralen Strategien ist.

Partizipative Quartiersentwicklung

Die Befähigung (Empowerment) der Adressatinnen und Adressaten ist ein zentrales Ziel des Settingansatzes. Daher ist die aktive Einbindung (Partizipation) der Bürgerinnen und Bürger bei der kommunalen Gesundheitsförderung von elementarer Bedeutung.

Intersektorale Kooperation

Gesundheitsförderung in der Kommune ist ein ganzheitlicher und integrativer Ansatz. Sie erfordert ein inter- und transdisziplinäres Zusammenwirken von Fachkräften aufgrund der verschiedenen adressierten Gesundheitsaspekte sowie der unterschiedlichen sozialen Determinanten. Vor diesem Hintergrund gewinnen koordinierte intersektorale Kooperationsstrategien (Gesundheitspartnerschaften) in Kommunen an Bedeutung (Walter & Volkenand, 2017; Quilling et al., 2020b).

Handlungsmodell

Im Handlungsmodell kommunaler Gesundheitsförderung wird in einem Phasenmodell strukturiert dargestellt, welche Aufgaben und Anforderungen zu welchem Zeitpunkt bei der Koordination kommunaler Gesundheitsförderung zu berücksichtigen sind (Quilling et al., 2021a). Das Modell wurde in Anlehnung an den PHAC (Institute of Medicine, 1988; Rosenbrock, 1995) und verschiedene andere Modelle, wie z. B. „Communities That Care" (Schubert et al., 2013; Shapiro et al., 2015) oder „Framework for healthy living environments development" (Quilling et al., 2020a), entwickelt. In Kap. 30.2.3 wird dieses näher dargestellt.

Präventionsketten/intersektorale Strategien

Präventionsketten sind integrierte Gesamtstrategien, die dazu beitragen, Unterstützungsangebote in einer Kommune altersgruppen-, lebensphasen und trägerübergreifend so aufeinander abzustimmen, dass ein gesundes Aufwachsen und Altern ermöglicht wird. Dabei werden insbesondere vulnerable Adressatinnen und Adressaten in den Blick genommen. Präventionsketten sind als ein struktureller Ansatz zu verstehen, der auf einer systematischen Netzwerkarbeit basiert und mit dem ein elementarer Beitrag zur Herstellung gesundheitlicher Chancengleichheit geleistet werden soll.

Netzwerke

Eine der zentralen Strategien erfolgreicher kommunaler Gesundheitsförderung ist der Aufbau und die Nutzung von Netzwerken. Sie spielen in allen oben genannten Strategien und Modellen

Wichtig für Gesundheitsförderung und Prävention

- Die Kommune als Dachsetting sollte in der Gesundheitsförderung alle Determinanten von Gesundheit adressieren. Die Ebenen der Lebens- und Arbeitsbedingungen sowie die sozialen und kommunalen Netzwerke sollten jedoch besondere Berücksichtigung finden.
- Unterschiedliche theoretische Grundlagen helfen dabei, die kommunale Gesundheitsförderung in der Praxis umzusetzen. Dafür gibt es in der Praxis gute Beispiele. Insgesamt ist es jedoch in der Praxis immer noch nicht die Regel, dass kommunale Gesundheitsförderung theoriebasiert umgesetzt wird.
- Seit Einführung des Präventionsgesetzes im Jahr 2015 gewinnen die Krankenkassen in der kommunalen Gesundheitsförderung mit dem Auftrag der Stärkung gesundheitsfördernder Strukturen an Bedeutung.

eine wichtige Rolle. Bedeutende Netzwerke im Kontext der kommunalen Gesundheitsförderung sind z. B. die Netzwerke Frühe Hilfen oder das Gesunde-Städte-Netzwerk, auf kleinräumiger Ebene häufig „Runde Tische" und vergleichbare Kooperationsgremien.

30.2 Kommunale Gesundheitsförderung in der Praxis

30.2.1 Bestehende Gesundheitsförderungsprogramme nach dem kommunalen Settingansatz

Es gibt eine Vielzahl von Programmen, Maßnahmen und Ansätzen in der kommunalen Gesundheitsförderung. Dabei kann es herausfordernd sein, einen Überblick über die kommunale Landschaft der Gesundheitsförderung mit ihren vielen unterschiedlichen Stakeholdern zu gewinnen.

Der **Ergebnisbericht „Recherche zu bestehenden Gesundheitsförderungsprogrammen und -strategien nach dem kommunalen Settingansatz"** von Quilling et al. (2021b) ermöglicht einen einfachen Zugang und Überblick über bestehende Gesundheitsförderungsprogramme, -maßnahmen und -ansätze in Deutschland. Er richtet sich an Akteurinnen und Akteure in der kommunalen Praxis und an weitere Stakeholder (z. B. Programmbüros des GKV-Bündnisses für Gesundheit, Koordinierungsstellen Gesundheitliche Chancengleichheit, Mitarbeitende der gesetzlichen Krankenkassen). Er stellt eine Übersicht darüber bereit, welche konkreten Maßnahmen und Programme bereits erprobt und implementiert sind und welche strukturellen und inhaltlichen Merkmale sie aufweisen. Die Maßnahmen reichen dabei von Bewegungs- und Mobilitätsförderung über Kommunale Strategie/Netzwerkarbeit bis hin zu Stadtteil-/Gemeinwesenarbeit. Die Zusammenstellung der Angebote ermöglicht landes- sowie themenspezifische Suchen.

30.2.2 Herausforderungen bei der Umsetzung kommunaler Gesundheitsförderung

Neben der Herausforderung, sich in bestehenden Strukturen zu orientieren, bringt die Komplexität von Gesundheitsförderung oft weitere Probleme mit sich. Die Auswertungen verschiedener Projekt- und Ergebnisberichte aus den Bereichen Gesundheitsförderung und Prävention (z. B. Babitsch et al., 2016; Quilling et al., 2016) zeigen, dass die zentralen Herausforderungen vor allem in den folgenden Bereichen liegen:

- **Planungsphase** (Konzepte und Theorien):
  - Fehlen eines Gesamtkonzeptes (inkl. definierter Gesundheitsziele, Teilziele und Gesundheitspläne) bzw. fehlende Einbettung in eine übergeordnete Strategie,
  - Fehlen eines Verstetigungs- und/oder Finanzierungskonzeptes,

  - fehlende Berücksichtigung theoretischer Modelle zur Konzeptionierung der Intervention,
  - keine partizipative Herangehensweise bei der Entwicklung von Interventionen sowie fehlende Anpassung der Interventionen an die Zielgruppe und deren Lebenswelt,
  - fehlende Berücksichtigung von Genderaspekten in den Interventionen,
  - fehlender Einsatz von Instrumenten der Qualitätsentwicklung (von Beginn an),
  - fehlender Fokus auf eine kontinuierliche Passung an die lokalen Strukturen und Rahmenbedingungen bei der Konzeptionierung (Integration in bereits bestehende Netzwerke; strukturelle Verankerung und personelle Integration in bereits vorhandene Strukturen),
  - fehlende Orientierung an erfolgreich erprobten Modellprojekten zur kommunalen Gesundheitsförderung,
  - mangelnde Entwicklung einer kommunalen, integrierten Sozial-, Bildungs- und Gesundheitsberichterstattung,
  - kein gemeinsamer Planungs- und Zielfindungsprozess mit allen beteiligten Akteuren und Akteurinnen.
- **Umsetzungsphase** (Kooperation, Kommunikation und Stakeholder):
  - mangelhafte Kooperation zwischen unterschiedlichen Stakeholdern,
  - mangelhafte Kommunikation zwischen verschiedenen politischen Ebenen (z. B. Kommune und Land),
  - fehlende kommunalpolitische Unterstützung,
  - fehlende Einbindung von Schlüsselakteurinnen und -akteuren (wie z. B. Selbsthilfezusammenschlüsse, Gesundheitsberufe, Bildungssystem und Forschung) in Netzwerke,
  - fehlende Nutzung strategischer kommunikativer Maßnahmen,
  - fehlende Nutzung adressaten- und adressatinnengerechter Zugangswege,
  - keine partizipative Herangehensweise bei der Umsetzung und Evaluation von Interventionen.

30.2.3 Empfehlungen für eine erfolgreiche Umsetzung kommunaler Gesundheitsförderung

Für die Entwicklung gesundheitsförderlicher Strategien bietet die Lebenswelt Kommune vielfältige Chancen. Im Rahmen einer „Health in All Policies (HiAP)"-Strategie sollen **alle Politikbereiche in Gesundheitsförderung einbezogen und vernetzt** werden (Pan American Health Organization, 2016; Weltgesundheitsorganisation, 1986). Ziel sollte die Initiierung und Modellierung von intersektoralen und ressortübergreifenden Strukturbildungs- und Kapazitätsentwicklungsprozessen zum Aufbau von stabilen und arbeitsfähigen Strukturen der kommunalen Prävention und Gesundheitsförderung sowie die Kombination von adressatenspezifischer Verhaltens- und Verhältnisorientierung im sozialen kommunalen Raum sein.

Eine zentrale Steuerung der Gesundheitsförderung auf kommunaler Ebene ermöglicht es, alle Adressatinnen- und Adressatengruppen zu erreichen und gesundheitliche Chancenungleichheiten zu minimieren (Fröhlich-Gildhoff & Böttinger, 2018; Quilling et al., 2016). Die Einrichtung und langfristige Etablierung einer zentralen Koordinierungsstelle durch die Kommune ist dabei für die erfolgreiche Entwicklung und Umsetzung kommunaler Gesundheitsförderungsstrategien von großer Bedeutung (Landesgesundheitsamt Baden-Württemberg, 2015; Quilling & Kruse, 2018). Die Koordination kommunaler Gesundheitsförderung umfasst wiederum zahlreiche Aufgaben, für deren Erfüllung bestimmte Kompetenzen erforderlich sind.

Im **Ergebnisbericht „Koordination kommunaler Gesundheitsförderung – Entwicklung eines Aufgaben- und Kompetenzprofils"** des GKV-Bündnisses (Quilling et al., 2021a) wird dargestellt, welche Aufgaben und

Anforderungen für die Koordination kommunaler Gesundheitsförderung erfüllt werden müssen. Darüber hinaus wird dargestellt, welche Rollen die Koordinatorinnen und Koordinatoren einnehmen müssen und welche Kompetenzen dafür erforderlich sind.

Das in Kap. 30.1.4 bereits erwähnte **Handlungsmodell kommunaler Gesundheitsförderung** bündelt die anfallenden Aufgaben anhand vier wiederkehrender Phasen: Die Planung bzw. Anpassung des Netzwerkes stellt die erste Phase dar. Darauf folgt die Erstellung bzw. Anpassung eines kommunalen Profils. Darauf aufbauend kann in der dritten Phase eine kommunale Strategie zur Gesundheitsförderung entwickelt werden. Die Umsetzung der entwickelten Strategie ist Gegenstand der vierten Phase, in der entsprechende Maßnahmen durchgeführt und evaluiert werden. Mit einer Modifikation des Netzwerkes beginnt der Zyklus dann von Neuem.

Es gibt vier zentrale Aufgabenpakete, die den Prozess begleiten: Partizipation muss in allen Phasen ermöglicht und gesichert werden. Von großer Bedeutung sind in allen Phasen auch das begleitende **Projekt- und Netzwerkmanagement, die Kommunikation sowie die Evaluation und Qualitätssicherung**.

Die identifizierten Aufgaben wurden weiter operationalisiert und an die vier zyklischen Phasen des Handlungsmodells angegliedert (Abbildung 30-2).

Aufbauend auf dem operationalisierten Aufgabenprofil wurde im Rahmen einer separaten Literaturrecherche ein Rollen- und Kompetenzmodell für die Koordination kommunaler Gesundheitsförderung entwickelt. Dieses zeigt auf, welche Rollen die Koordinatorinnen und

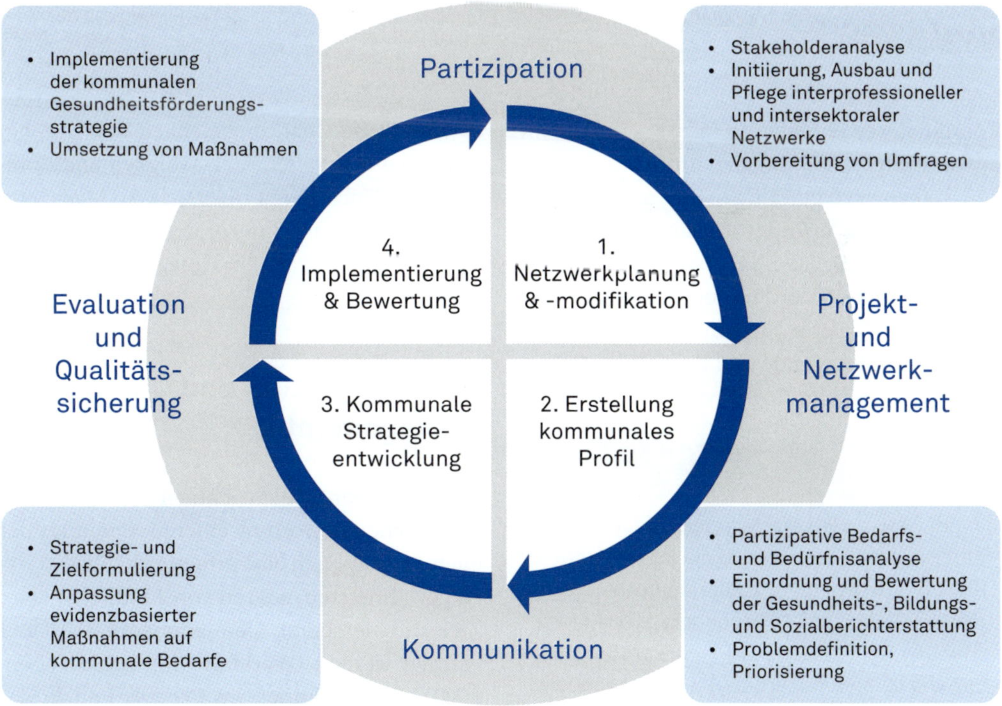

Abbildung 30-2: Operationalisiertes Aufgabenprofil zur Koordination kommunaler Gesundheitsförderung (Quelle und Darstellung: Quilling et al., 2021a). Abgedruckt mit freundlicher Genehmigung des GKV-Spitzenverbands.

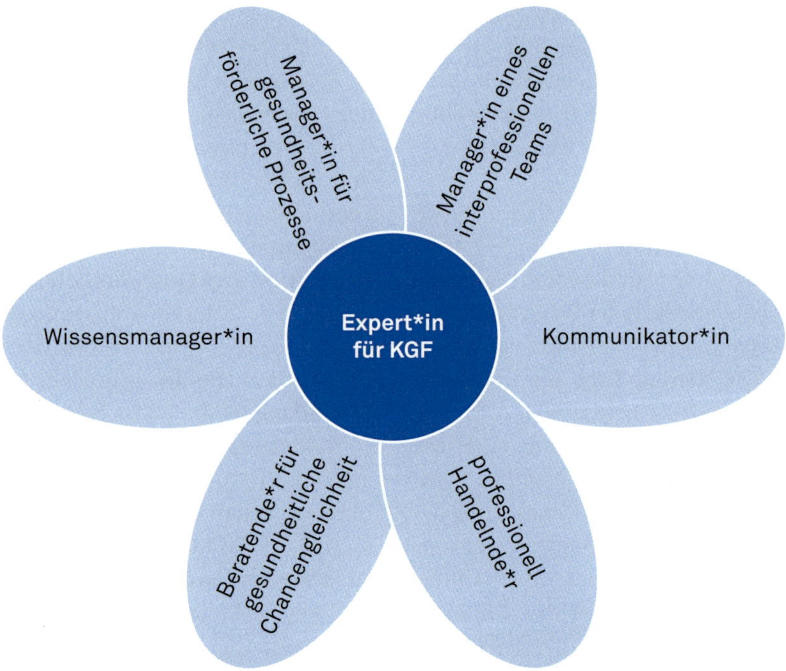

Abbildung 30-3: Rollen- und Kompetenzmodell zur Koordination kommunaler Gesundheitsförderung (KGF) (Quelle und Darstellung: Quilling et al., 2021a). Abgedruckt mit freundlicher Genehmigung des GKV-Spitzenverbands.

Koordinatoren einnehmen müssen, um die im operationalisierten Aufgabenprofil beschriebenen Aufgaben zu bewältigen und welche Kompetenzen dafür erforderlich sind. Die Rollen sind in Abbildung 30-3 dargestellt.

So muss eine Koordinierungsperson als Expertin oder Experte im kommunalen Setting zum Beispiel Beratende und Beratender für gesundheitliche Chancengleichheit sein und benötigt dafür u.a. Beratungsfähigkeit und Kompetenz im Umgang mit Diversität. Als Managerin und Manager eines interprofessionellen Teams wird besonders Team- und Integrationsfähigkeit benötigt.

Wichtig für Gesundheitsförderung und Prävention

In der Praxis der kommunalen Gesundheitsförderung ist insbesondere die intersektorale und interdisziplinäre Zusammenarbeit elementar. Daher spielt besonders der Ansatz „Health in All Policies (HiAP)" eine große Rolle. Für die Zusammenarbeit ist es besonders wichtig, eine professionelle Koordination zu etablieren, die bestimmte Expertise innehaben muss.

30.3 Evaluation und Qualitätsmanagement

Die Evaluation ist ein wichtiger Aspekt der systematischen Bewertung einer Maßnahme oder eines Projekts. Um eine erfolgreiche Evaluation zu gewährleisten, sollten von Anfang an klare Ziele mit messbaren Elementen formuliert und verfolgt werden (World Health Organization, 2021). Dabei können im Prozess und in der Nachbereitung von Maßnahmen/Interventionen auf kommunaler Ebene verschiedene Aspekte evaluiert werden.

Donabedian (1966) definierte drei Dimensionen zur Beurteilung der Versorgungsqualität: **Struktur, Prozess und Ergebnis**. Bei der Bewertung der Struktur werden die organisatorischen, finanziellen und personellen Rahmenbedingungen berücksichtigt. Die Bewertung der Prozesse umfasst die Analyse der Durchführung und Umsetzung der Intervention. Bezogen auf die Outcomes dienen die für jede Intervention formulierten Zielkriterien dazu, zu überprüfen, ob die beabsichtigte Wirkung (Impact) durch die vorhandenen Strukturen und Umsetzungsprozesse erreicht wurde. Ergänzt werden diese Dimensionen durch eine **Planungsdimension**, die Aspekte wie Bedarfsermittlung, Zielgruppendefinition sowie Kontext- und Risikoanalyse umfasst (Ruckstuhl et al., 2001).

Um die verschiedenen Aspekte messbar zu machen, ist es hilfreich und wichtig, das Zusammenwirken und die gegenseitige Beeinflussung der einzelnen Komponenten der kommunalen Gesundheitsförderung vorzudenken und systematisch zu planen. Ein Erklärungsmodell für diesen Mechanismus, das die Dimensionen von Donabedian sowohl integriert als auch erweitert, ist in Abbildung 30-4 dargestellt. Dieses wurde von Quilling et al. (2022b) im Rahmen der wissenschaftlichen Begleitung der „Joint Action ImpleMENTAL", einem EU-Projekt zur Unterstützung integrierter kommunaler Ansätze zur Förderung der psychischen Gesundheit, entwickelt. In Anlehnung an bestehende Annahmen (Simister, 2017) und Modelle (Fässler & Studer, 2019) veranschaulicht das Modell die verschiedenen Wirkungsebenen bei der Umsetzung der Versorgung und unterteilt diese in einzelne zu berücksichtigende Aspekte. Die vier oben genannten Dimensionen der Evaluation werden in diesem Modell abgebildet.

Das Modell enthält fünf Ebenen, in die die einzelnen Aspekte der Aktivitäten aufgeteilt sind: Input, Aktivitäten, Output, Outcome (Ergebnis), Impact (Wirkung). Diese Ebenen sind vergleichbar mit den Aspekten der oben genannten Dimensionen: Struktur und Planung (Input), Aktivitäten und Output (Prozess), Outcome, Impact (Ergebnisse). Diese Unterteilung ermöglicht eine konkretere Konzentration auf die Aspekte der Prozess- und Ergebnisdimensionen. Wie die Pfeile (Abbildung 30-4) zwischen den Ebenen verdeutlichen, folgt eine auf die andere: Aspekte der zweiten Ebene folgen auf Aspekte der ersten Ebene und so weiter. Zum Beispiel kann auf der Grundlage der Ressourcen (Input) ein Netzwerk weiterentwickelt werden (Aktivität), das ermöglicht, Netzwerktreffen stattfinden zu lassen und die Akteurinnen und Akteure miteinander zu verbinden (Output).

Die verbesserte Zusammenarbeit trägt zu einer besseren Nutzung der Interventionen bei (Ergebnis, d.h. kurz-/mittelfristiges Ziel) und hat langfristige Auswirkungen auf die Verbesserung der Gesundheit (Wirkung). Je nachdem, was in einen Prozess eingebracht wird, ergibt sich eine andere Wirkung. Das Modell veranschaulicht die verschiedenen Bewertungsebenen und enthält eine Vielzahl von möglichen Aspekten. Welche dieser Aspekte evaluiert und welche Art von Indikator (Input, Prozess- und/oder Ergebnisindikator) zur Messung verwendet werden sollte, hängt von den jeweiligen Zielen und Ressourcen der jeweiligen Dienstleistungen/Interventionen/Projekte ab. Die Aspekte auf den ersten drei Ebenen können bereits während des Prozesses bewertet werden. Dazu gehören die eingeführten Mittel (1/Input), der gewählte Weg (2/Aktivitäten) und welche Maßnahmen entwickelt wurden (3/Output). Für die Folgeevaluation ist es komplexer, aber möglich, den Aspekt auf der Ergebnisebene zu messen

Wichtig für Gesundheitsförderung und Prävention

Bei der Evaluation ist es insbesondere wichtig, diese von Anfang an mitzudenken und Ziele für die unterschiedlichen Prozess- und Ergebnisebenen zu formulieren. Auch ist es wichtig (ebenfalls bereits schon zu Beginn) einen abgestimmten Plan für Input, Aktivitäten, Output, Outcome und Impact zu formulieren.

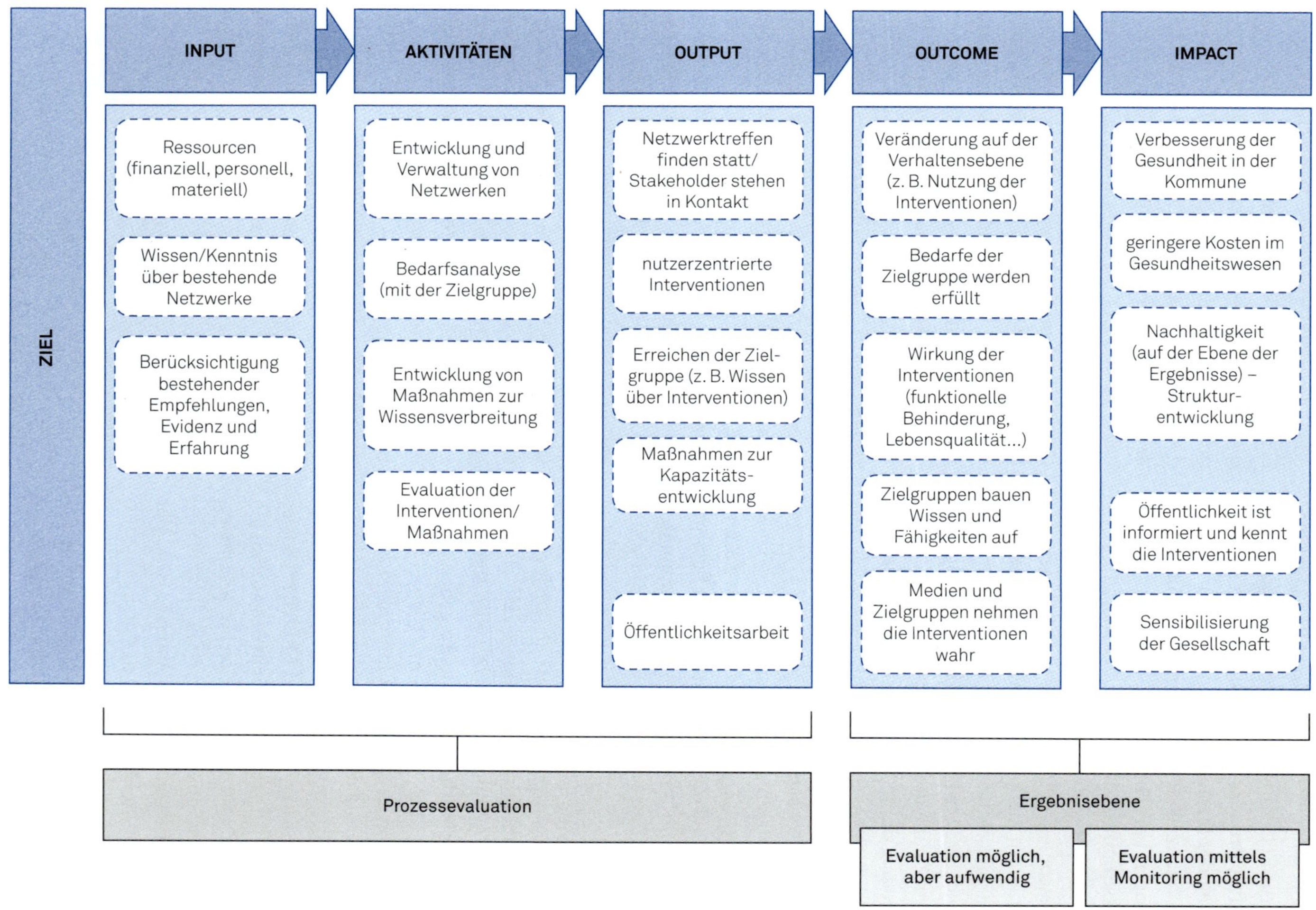

Abbildung 30-4: Erklärungsmodell für den Wirkungsmechanismus der kommunalen Gesundheitsförderung als Grundlage für die Evaluation (Darstellung: Quilling et al., 2022b in Anlehnung an Regiosuisse, 2016).

und zu bewerten (z.B. auf lokaler Ebene: Veränderungen des Gesundheitszustands der Menschen in der Kommune). Die Auswirkungen sind schwer zu bewerten, aber mittels eines regelmäßigen Monitorings möglich.

Zusammenfassung

- Gesundheit und Gesundheitsförderung gewinnen zunehmend an Bedeutung und rücken verstärkt in den Mittelpunkt des gesellschaftlichen und politischen Interesses. Die Lebenswelt Kommune bietet vielfältige Anknüpfungsmöglichkeiten, gesundheitsförderliche Rahmenbedingungen für ein gesundes Leben zu schaffen.
- Zur Bündelung der Interessen der verschiedenen beteiligten Akteurinnen und Akteure empfiehlt sich der langfristige Auf- und Ausbau eines Netzwerkes. Um dieses zu steuern, über das Thema Gesundheitsförderung in der Kommune zu informieren und dafür zu sensibilisieren, bedarf es der dauerhaften Etablierung einer zentralen Koordinierungsstelle durch die Kommune, damit die Entwicklung und Umsetzung kommunaler Strategien zur Gesundheitsförderung gelingen kann (Landesgesundheitsamt Baden-Württemberg, 2015; Quilling et al., 2021a; Quilling & Kruse, 2018).
- Um den in Kap. 30.2.2 beschriebenen Herausforderungen von Beginn an zu begegnen oder diese gar zu vermeiden, ist es sinnvoll, ein besonderes Augenmerk auf die Planungsphase zu richten und insbesondere die Konzeptionierung theoretisch zu fundieren und die Adressatinnen und Adressaten sowie verschiedene Stakeholdergruppen von Beginn an zu beteiligen. Darüber hinaus sollte bei der Umsetzung besonderer Wert auf die Kommunikations- und Kooperationsstrukturen gelegt werden.

Diskussionsanregung

- Welche politischen Rahmenbedingungen müssen erfüllt sein, um kommunale Gesundheitsförderung in der Praxis umsetzen zu können?
- Welche planungstheoretischen Grundlagen sollen bei der kommunalen Gesundheitsförderung berücksichtigt werden?
- Welche strukturellen Hindernisse gibt es derzeit für die Umsetzung kommunaler Gesundheitsförderung?
- Welche Bedeutung kommt der Partizipation bzw. Bürgerbeteiligung in der kommunalen Gesundheitsförderung zu?
- Wie können Gesundheitsförderung und Prävention in der Kommune in vorhandene Angebote und Strukturen integriert werden?
- Welche sinnvollen Vernetzungsmöglichkeiten bestehen in der kommunalen Gesundheitsförderung?

Literatur

Babitsch, B., Hassel, H., Geene, R., Kliche, T., Paulus, P., Quilling, E., Suess, W., Walter, U., Bacchetta, B., Baltes, S., Bogner, M., Dadaczynski, K., Fibich, L., Ludwig, J., Müller, M., Nold, S., Pucher, K.K. & Volkenand, K. (2016). *Systematisierung konzeptioneller Ansätze zur Prävention von Kinderübergewicht in Lebenswelten (SkAP). Abschlussbericht*. Verfügbar unter https://www.bundesgesundheitsministerium.de/fileadmin/Dateien/5_Publikationen/Praevention/Berichte/SkAP_Abschlussbericht_mit_Anhang.pdf

Bundesministerium der Justiz. (2023). *Das Fünfte Buch Sozialgesetzbuch (SGB V) – Gesetzliche Krankenversicherung – (Artikel 1 des Gesetzes vom 20. Dezember 1988, BGBl. I S. 2477, 2482), das zuletzt durch Artikel 5b des Gesetzes vom 22. Dezember 2023 (BGBl. 2023 I Nr. 408) geändert worden ist*. Verfügbar unter https://www.gesetze-im-internet.de/sgb_5/BJNR024820988.html

Dahlgren, G. & Whitehead, M. (1991). *Policies and strategies to promote social equity in health. Background document to WHO – Strategy paper for Europe*. Institute for Futures Studies. Available from https://core.ac.uk/download/pdf/6472456.pdf

Donabedian, A. (1966). Evaluating the quality of medical care. *The Milbank Memorial Fund Quarterly, 44*(3), 166–206. https://doi.org/10.2307/3348969

Fässler, S. & Studer, S. (2019). *Wirkungsevaluation von Interventionen. Leitfaden für Projekte im Bereich Bewegung, Ernährung und psychische Gesundheit*. Gesundheitsförderung Schweiz. Verfügbar unter https://gesundheitsfoerderung.ch/assets/public/documents/de/5grundlagen/publikationen/diversethe-men/arbeitspapiere/Arbeitspapier_046_GFCH_2019_02_Wirkungsevaluation_von_Interventionen.pdf

Fröhlich-Gildhoff, K. & Böttinger, U. (Hrsg.). (2018). *Prävention und Gesundheitsförderung als kommunale Gesamtstrategie: Konzept, Entwicklung und Evaluation des „Präventionsnetzwerks Ortenaukreis (PNO)": wissenschaftlicher Abschlussbericht*. FEL-Verlag.

Gansefort, D., Peters, M. & Brand, T. (2020). Wie bereit ist die Kommune? Das Community Readiness-Modell und die beispielhafte Anwendung in der kommunalen Gesundheitsförderung. *Gesundheitswesen, 82*(11), 868–876. https://doi.org/10.1055/a-1119-6181

GKV-Spitzenverband. (n.d.). *Präventions- und Gesundheitsförderungsziele der GKV 2019–2024*. Zugriff am 13. März 2024 unter https://www.gkv-spitzenverband.de/krankenversicherung/praevention_selbsthilfe_beratung/praevention_und_bgf/praeventions__und_gesundheitsfoerderungsziele/praeventions__und_gesundheitsfoerderungsziele_1.jsp

GKV-Spitzenverband (Hrsg.). (2020). *Leitfaden Prävention. Handlungsfelder und Kriterien nach § 20 Abs. 2 SGB V*. Verfügbar unter https://www.bug-nrw.de/fileadmin/web/News/Leitfaden_Praevention_2020.pdf

Habermann-Horstmeier, L. & Lippke, S. (2019). Grundlagen, Strategien und Ansätze der Primär-, Sekundär- und Tertiärprävention. In M. Tiemann & M. Mohokum (Hrsg.), *Prävention und Gesundheitsförderung* (Springer Reference Pflege – Therapie – Gesundheit, S. 1–17). Springer.

Hartung, S. & Rosenbrock, R. (2022). Public Health Action Cycle/Gesundheitspolitischer Aktionszyklus. In Bundeszentrale für gesundheitliche Aufklärung (BZgA) (Hrsg.), *Leitbegriffe der Gesundheitsförderung und Prävention. Glossar zu Konzepten, Strategien und Methoden*. Verfügbar unter https://leitbegriffe.bzga.de/alphabetisches-verzeichnis/public-health-action-cycle-gesundheitspolitischer-aktionszyklus/

Hurrelmann, K. & Richter, M. (2022). Determinanten von Gesundheit. In Bundeszentrale für gesundheitliche Aufklärung (BZgA) (Hrsg.), *Leitbegriffe der Gesundheitsförderung und Prävention. Glossar zu Konzepten, Strategien und Methoden*. Verfügbar unter https://leitbegriffe.bzga.de/alphabetisches-verzeichnis/determinanten-der-gesundheit/

Institute of Medicine. (1988). *The future of public health*. National Academy Press.

Kilian, H., Brandes, S. & Koster, M. (2008). Die Praxis der soziallagenbezogenen Gesundheitsförderung – Handlungsfelder, Akteure und Qualitatsentwicklung. *Gesundheit und Gesellschaft, 8*(2), 17–26.

Landesgesundheitsamt Baden-Württemberg. (2015). *Handbuch zur kommunalen Gesundheitsförderung. Städte und Gemeinden gesundheitsförderlich, lebenswert und generationenfreundlich gestalten*. Landesgesundheitsamt Baden-Württemberg.

Naidoo, J. & Wills, J. (2019). *Lehrbuch der Gesundheitsförderung*. (3., aktualisierte Aufl.) Hogrefe. https://doi.org/10.1024/85744-000

Nickel, S. & Trojan, A. (2024). Capacity Building/Kapazitätsentwicklung. In Bundeszentrale für gesundheitliche Aufklärung (BZgA) (Hrsg.), *Leitbegriffe der Gesundheitsförderung und Prävention. Glossar zu Konzepten, Strategien und Methoden*. Verfügbar unter https://leitbegriffe.bzga.de/alphabetisches-verzeichnis/capacity-building-kapazitaetsentwicklung/

Pan American Health Organization. (2016). *HiAP – Health in All Policies. From the global to the local*. Pan American Health Organization & WHO Regional Office fort he Americas. Available from https://www.paho.org/hq/dmdocuments/2017/2017hiap.eng.whitepaper.pdf

Quilling, E., Babitsch, B., Dadaczynski, K., Kruse, S., Kuchler, M., Köckler, H., Leimann, J., Walter, U. & Plantz, C. (2020a). Municipal health promotion as part of urban health: a policy framework for action. *Sustainability, 12*(16), 6685. https://doi.org/10.3390/su12166685

Quilling, E., Chavalier, A., Heinzler, M., Kolip, P., Müller, M. & Schaefer, I. (2016). *Netzwerkarbeit in der kommunalen Gesundheitsförderung. Ergebnisse des Transferprojekts*. Deutsche Sporthochschule Köln.

Quilling, E. & Kruse, S. (2018). *Evidenzlage kommunaler Strategien der Prävention und Gesundheitsförderung: Eine Literatur-und Datenbankrecherche* (Rapid Review). GKV-Spitzenverband. Verfügbar unter https://www.gkv-buendnis.de/media/pdf/publikationen/Rapid-Review_Komm-Strategien_Quilling_2019.pdf

Quilling, E., Kruse, S., Kuchler, M., Leimann, J. & Walter, U. (2020b). Models of intersectoral cooperation in municipal health promotion and prevention: findings from a scoping review. *Sustainability, 12*(16), 6544. https://doi.org/10.3390/su12166544

Quilling, E., Kuchler, M., Leimann, J. & Mielenbrink, V. (2022b). The implementation of community-based mental health care. In Joint Action ImpleMENTAL (Ed.), *Analytical Framework* (pp. 22–40). JA ImpleMENTAL.

Quilling, E., Kuchler, M., Leimann, J., Mielenbrink, V., Terhorst, S., Tollmann, P. & Dieterich, S. (2021a). *Koordination kommunaler Gesundheitsförderung. Entwicklung eines Aufgaben- und Kompetenzprofils. Ergebnisbericht*. GKV-Spitzenverband.

Quilling, E., Kuchler, M., Leimann, J., Mielenbrink, V., Terhorst, S., Tollmann, P. & Dieterich, S. (2021b). *Recherche zu bestehenden Gesundheitsförderungsprogrammen und -strategien nach dem kommunalen Settingansatz. Ergebnisbericht*. GKV-Spitzenverband.

Quilling, E., Mielenbrink, V., Osterhoff, A., Terhorst, S., Tollmann, P. & Kruse, S. (2022a). State of evidence on municipal strategies for health promotion and prevention: a literature and database research (Scoping Review). *BMC Public Health, 22*(1), 301. https://doi.org/10.1186/s12889-022-12607-0

Regiosuisse. (2016). *Wirkungsmodell regiosuisse 2016–2023*. Verfügbar unter https://regiosuisse.ch/documents/wirkungsmodell-regiosuisse-2016-2023

Robert Koch-Institut (RKI). (2015). *Gesundheitsberichterstattung des Bundes. Gemeinsam getragen von RKI und Destatis. Gesundheit in Deutschland*. Verfügbar unter https://www.rki.de/DE/Content/Gesundheitsmonitoring/Gesundheitsberichterstattung/GesInDtld/gesundheit_in_deutschland_2015.pdf?__blob=publicationFile

Rosenbrock, R. (1995). Public Health als soziale Innovation. *Gesundheitswesen, 57*(3), 140–144.

Rosenbrock, R. & Hartung, S. (2022). Settingansatz/Lebensweltansatz. In Bundeszentrale für gesundheitliche Aufklärung (BZgA) (Hrsg.), *Leitbegriffe der Gesundheitsförderung und Prävention. Glossar zu Konzepten, Strategien und Methoden*. Verfügbar unter https://leitbegriffe.bzga.de/alphabetisches-verzeichnis/settingansatz-lebensweltansatz/

Ruckstuhl, B., Kolip, P. & Gutzwiller, F. (2001). Qualitätsparameter in der Prävention. In K. Salice-Stephan (Hrsg.), *Qualitätsmanagement in Gesundheitsförderung und Prävention. Grundsätze, Methoden und Anforderungen* (Bd. 15, S. 38–50). Bundeszentrale für gesundheitliche Aufklärung (BZgA).

Schubert, H., Veil, K., Spieckermann, H. & Abels, S. (2013). *Evaluation des Modellprojektes „Communities That Care" in Niedersachsen. Theoretische Grundlagen und empirische Befunde zur sozialräumlichen Prävention in Netzwerken*. Sozial Raum Management.

Shapiro, V. B., Oesterle, S. & Hawkins, J. D. (2015). Relating coalition capacity to the adoption of science-based prevention in communities: evidence from a randomized trial of Communities That Care. *American Journal of Community Psychology, 55*(1-2), 1–12. https://doi.org/10.1007/s10464-014-9684-9

Simister, N. (2017). *Outputs, outcomes and impact*. Intrac for Civil Society. Available from https://www.intrac.org/resources/outputs-outcomes-impact/outputs-outcomes-and-impact

Stein, J. & Riedel-Heller, S. G. (2023). Gesundheit im Alter – Status quo, Herausforderungen und Chancen. *Journal of Health Monitoring, 8*(3), 3–6.

Süß, W. & Trojan, A. (2018). Prävention und Gesundheitsförderung in Kommunen. In K. Hurrelmann, T. Klotz, M. Richter & S. Stock (Hrsg.), *Referenzwerk Prävention und Gesundheitsförderung* (5. Aufl., S. 405–418). Hogrefe.

Teichert, U. & Tinnemann, P. (2020). *Der Öffentliche Gesundheitsdienst – Lehrbuch für den Öffentlichen Gesundheitsdienst*. Akademie für Öffentliches Gesundheitswesen in Düsseldorf.

Trojan, A., Nickel, S., Süß, W. & Wolf, K. (2022). Sozialraumbezogene Gesundheitsförderung und ihre Evaluation. In J. Siegrist, U. Stößel & A. Trojan (Hrsg.), *Medizinische Soziologie in Deutschland: Entstehung und Entwicklungen* (S. 293–312). Springer VS.

Walter, U. & Volkenand, K. (2017). Kommunale Prävention und Gesundheitsförderung in Deutschland: Pflichten, Rechte und Potenziale im Kontext der kommunalen Daseinsvorsorge. *Gesundheitswesen, 79*(04), 229–237.

Weltgesundheitsorganisation (WHO). (1986). *Ottawa-Charta zur Gesundheitsförderung. Charta der ersten Internationalen Konferenz zur Gesundheitsförderung*. Verfügbar unter https://iris.who.int/handle/10665/349654

World Health Organization (WHO). (2021). *Comprehensive mental health action plan 2013–2030*. World Health Organization (WHO). Available from https://apps.who.int/iris/handle/10665/345301

Lese- und Medienempfehlung zur Vertiefung

Quilling, E., Kuchler, M., Leimann, J., Mielenbrink, V., Terhorst, S., Tollmann, P. & Dieterich, S. (2021a). *Koordination kommunaler Gesundheitsförderung. Entwicklung eines Aufgaben- und Kompetenzprofils. Ergebnisbericht*. GKV-Spitzenverband.

Quilling, E., Kuchler, M., Leimann, J., Mielenbrink, V., Terhorst, S., Tollmann, P. & Dieterich, S. (2021b). *Recherche zu bestehenden Gesundheitsförderungsprogrammen und -strategien nach dem kommunalen Settingansatz. Ergebnisbericht*. GKV-Spitzenverband.

Quilling, E., Leimann, J., Kuchler, M. & Tollmann, P. (im Druck). Kommunale Strategien der Prävention und Gesundheitsförderung. *Public Health Forum, 32*(2). https://doi.org/10.1515/pubhef-2024-0042

Trojan, A., Nickel, S., Süß, W. & Wolf, K. (2022). Sozialraumbezogene Gesundheitsförderung und ihre Evaluation. In J. Siegrist, U. Stößel & A. Trojan (Hrsg.), *Medizinische Soziologie in Deutschland: Entstehung und Entwicklungen* (S. 293–312). Springer VS.

31 Geschlechtliche Diversität in Prävention und Gesundheitsförderung

Ana N. Tibubos, Martin Merbach und Elmar Brähler

Überblick

- Welche Bedeutung haben geschlechtsspezifische Aspekte für die Prävention und Gesundheitsförderung?
- Welche Unterschiede zwischen Männern und Frauen spielen dabei eine besondere Rolle?
- Welche Aspekte sind bei trans* und nonbinären Personen besonders zu beachten?
- Ist es sinnvoll, bei der Konzeption und Implementierung von Maßnahmen zur Prävention und Gesundheitsförderung den Faktor Geschlecht zu berücksichtigen?
- Brauchen beispielsweise Raucherinnen andere Entwöhnungsprogramme als Rauchende anderer Geschlechter?

Das Bewusstsein für geschlechtsspezifische Aspekte in der Prävention und Gesundheitsförderung stieg in den letzten Jahrzehnten an. Dennoch finden in Programmen zur Förderung der Gesundheit oder Vermeidung von Krankheit geschlechtsspezifische Aspekte immer noch zu wenig Berücksichtigung. Während beispielsweise das Alter in Präventionsprogrammen eine Rolle spielt – so gibt es unterschiedliche Interventionen für jugendliche und erwachsene Rauchende – existieren keine spezifischen Raucherinnenentwöhnungsprogramme außer für schwangere Frauen (Arbeitsgemeinschaft der Wissenschaftlichen Medizinischen Fachgesellschaften, 2021). Dabei gibt es **Geschlechterunterschiede** im Rauchverhalten – um bei diesem Beispiel zu bleiben. Die Erhebung geschlechtlicher Diversität in Bevölkerungsstudien wird erst seit wenigen Jahren berücksichtigt (siehe z. B. Pöge et al., 2022). Zudem werden diese Daten aufgrund zu geringer Fallzahlen in den meisten Berichterstattungen bei der Darstellung von Zusammenhängen mit Gesundheitsvariablen nicht aufgeführt.

Im Folgenden werden einige geschlechtsspezifische Aspekte vorgestellt, die für die Prävention und Gesundheitsförderung von Bedeutung sind. Es soll also den Fragen nachgegangen werden, ob es Unterschiede zwischen den Geschlechtern bei den Erkrankungshäufigkeiten, in gesundheitsbezogenen Kognitionen, Erleben und Verhalten gibt. Zum Abschluss wird auf die Bedeutung dieser Unterschiede in Gesundheitsförderungsprogrammen eingegangen.

31.1 Geschlechtsspezifische Erkrankungen

Männer haben in allen Lebensaltern eine deutlich geringere Lebenserwartung als Frauen. Mit zunehmendem Alter nehmen die Unterschiede in der **Lebenserwartung** von Männern im Vergleich zu den Frauen kontinuierlich ab. Seit Jahrzehnten steigt die Lebenserwartung von Frauen. Für 2020/2022 betrug sie bei Geburt 83,2 Jahre, was einem Anstieg von fast fünf Jahren seit 1991 entspricht. Im Vergleich dazu lag die Lebenserwartung von Männern bei 78,3 Jahren. Dies bedeutet, dass Frauen eine fast fünf Jahre höhere Lebenserwartung als Männer haben (Statistisches Bundesamt, 2023a). Diese Differenz in der Lebenserwartung von Männern zum Zeitpunkt der Geburt lässt sich durch eine hohe Sterberate bei männlichen Neugeborenen erklären, die u.a. auch mit einer biologisch bedingten erhöhten **Erkrankungsvulnerabilität** in Verbindung gebracht wird. Bei 65-Jährigen beträgt die durchschnittliche Lebenserwartung für Frauen 86 Jahre und für Männer 83 Jahre (Statistisches Bundesamt, 2023a).

Neben dem Geschlechtereinfluss sind noch die Auswirkungen **sozioökonomischer Faktoren** auf die Lebenserwartung zu diskutieren, was anschaulich der Ost-West-Vergleich zeigt: Die Lebenserwartung in Ostdeutschland ist nach der Wende gestiegen und glich sich im Laufe der Zeit den Werten in Westdeutschland an. Heutzutage liegt die Lebenserwartung von Mädchen sowohl in Ost- als auch in Westdeutschland bei etwa 83 Jahren. Bei Jungen beträgt sie in Ostdeutschland 76,9 Jahre und in Westdeutschland 78,7 Jahre (Statista, 2023). Ungefähr 25 Jahre zuvor betrug der Ost-West-Unterschied noch 2,2 Jahre bei den Frauen und 3,3 Jahre bei den Männern. Als Ursachen für die Verringerung dieser Differenz werden das Angleichen des Lebensstandards und der medizinischen Versorgung in beiden Teilen Deutschlands diskutiert. Auch der internationale Vergleich ist ein Indiz für die Abhängigkeit der Lebenserwartung von bestimmten **gesellschaftlichen Bedingungen**. So sank beispielsweise in Russland die Lebenserwartung nach dem Zerfall der Sowjetunion um fast fünf Jahre und die Differenz zwischen den Geschlechtern stieg. Im Jahre 1995 betrug dort die Lebenserwartung 58,3 Jahre und lag 13,4 Jahre unter der der Frauen (Bundesinstitut für Bevölkerungsforschung, 2000).

Dass es aufgrund bestimmter **anatomischer Merkmale** bestimmte geschlechtsspezifische Erkrankungen wie Gebärmutterhals- oder Prostatakrebs gibt, ist logisch und hinreichend bekannt. Geschlechterunterschiede treten aber auch bei alle Geschlechter betreffenden Erkrankungen auf. Die meisten Menschen sterben in Deutschland an Erkrankungen des Herz-Kreislauf-Systems und an Krebs. Da die meisten Krankheiten nicht meldepflichtig sind, liegen Daten über Erkrankungshäufigkeiten nur für bestimmte Regionen vor, die dann auf das gesamte Bundesgebiet hochgerechnet werden. Tabelle 31-1 zeigt dazu die Mortalität, Morbidität und Letalität von Herzinfarkten in der Region Augsburg (Herzinfarktregister Augsburg, 2023). Männer haben über alle Altersgruppen hinweg eine deutlich höhere Mortalität und Morbidität bei Herzinfarkt im Vergleich zu Frauen. Je nach Altersgruppe variieren jedoch die Heilungschancen deutlich zwischen Männern und Frauen.

Betrachtet man deutschlandweite Bevölkerungsumfragen ausschließlich basierend auf Selbstbericht mit zum Teil weniger präziser Operationalisierung von Erkrankungen, sind Männer in höherem Lebensalter eher gefährdet eine koronare Herzkrankheit oder einen Schlaganfall zu erleiden. Die **Erkrankungsrate** bei koronarer Herzkrankheit (mit den Indikatoren „Herzinfarkt“, „Koronare Herzerkrankung oder Angina Pectoris“ und „chronische Beschwerden infolge eines Herzinfarkts“) liegt bei den Männern in den Altersgruppen ab 45 Jahren höher als bei Frauen. Bei der Betrachtung der Schlaganfallraten ist die Fallzahl im jüngeren Alter sehr gering, da die Erkrankung gewöhnlich erst im höheren Lebensalter auftritt. Bei den 18- bis 44-Jährigen erkranken überwiegend Frauen, während im höheren Alter (besonders 65–79 Jahre) deutlich mehr Männer betroffen sind (Heidemann et al., 2021). Erkrankungshäufigkeiten lassen sich auch indirekt in der **Todesursachenstatistik** ablesen. Betrachtet man unterschiedliche Krankheitskategorien, werden die Geschlechterdifferenzen in ihren Facetten deutlich (siehe Tabelle 31-2; Statistisches Bundesamt, 2021).

Betrachtet man die Haupttodesursachen (Tabelle 31-3), stellt man fest, dass Kreislaufsystem-Erkrankungen und psychische sowie Verhaltensstörungen bei Frauen eher zum Tod führen. Bei allen anderen Haupttodesursachen sind die Fallzahlen bei den Männern höher. Weiterhin liefern **Verkehrsunfälle** einen wesentlichen Beitrag zur erhöhten Mortalität der Männer, wobei insgesamt Männer durchschnittlich zwei-

Tabelle 31-1: Mortalität, Morbidität und Letalität eines Herzinfarktes 2019–2021 für die Region Augsburg (MONICA-Projekt Augsburg).

Altersgruppe	Mortalität[1]		Morbidität[2]		Letalität[3] (in %)	
	Männer	Frauen	Männer	Frauen	Männer	Frauen
25–29	7,1	0,0	11,3	1,5	62,8	0,0
30–34	5,2	0,0	9,1	0,0	57,1	–
35–39	8,4	1,5	37,8	5,9	22,2	25,4
40–44	12,1	4,7	74,2	20,2	16,3	23,3
45–49	26,2	7,9	157,1	33,0	16,7	23,9
50–54	51,2	14,0	250,9	54,8	20,4	25,5
55–59	115,0	17,7	399,5	87,2	28,8	20,3
60–64	209,2	47,2	526,2	125,3	39,8	37,7
65–69	296,1	87,5	686,9	187,3	43,1	46,7
70–74	442,0	172,4	969,1	360,7	45,6	47,8
75–79	732,7	304,7	1246,2	527,7	58,8	57,7
80–84	1161,1	535,0	1722,8	795,7	67,4	67,2

Anmerkung: Tabelle nach Herzinfarktregister Augsburg, 2023 (Abrufdatum 03.11.2023).
[1] Im Zeitraum von 28 Tagen tödliche Erst- und Reinfarkte.
[2] Im Zeitraum von 28 Tagen tödliche und nicht tödliche Erst- und Reinfarkte.
[3] Anzahl der innerhalb von 28 Tagen Verstorbenen (Mortalität) dividiert durch tödliche plus nicht tödliche Herzinfarktereignisse (Morbidität) mal 100.

Berechnung der Raten jährlich anhand der jeweils aktuellen Bevölkerungszahl im Studiengebiet.
! Möglicherweise weichen die Raten aufgrund pandemiebedingter Einschränkungen bei der Herzinfarkterfassung etwas von den tatsächlichen Raten ab.

bis dreimal häufiger als Frauen infolge eines Unfalls sterben. Davon sind besonders jüngere männliche Personen im Alter von 20–25 Jahren betroffen (16,4 vs. 3,7 bei 100 000 Einwohnern in Deutschland im Jahr 2015; Statistisches Bundesamt, 2021). Hier ist eindeutig der Einfluss des Geschlechts auf einen Aspekt des Gesundheitsverhaltens zu sehen.

Ein relativ starker Geschlechterunterschied ist auch in den **Selbsttötungsraten** zu finden. Hierbei ist aber die insgesamt geringe Sterbeziffer zu beachten, die in den letzten Jahren kontinuierlich sinkt: Im Jahr 2021 verzeichnete Deutschland insgesamt 9215 Suizidfälle, was mehr als 25 Todesfälle durch Suizid täglich bedeutet. Bundeslandspezifische Betrachtungen zeigen, dass die geringste Quote in Nordrhein-Westfalen mit 7,4 Suiziden pro 100 000 Einwohner zu verzeichnen war, während diese in Sachsen 16,1 betrug. Der Großteil der Suizide, nämlich rund 75 %, betraf Männer. Bei Männern betrug das Durchschnittsalter zum Zeitpunkt des Suizids 59,3 Jahre, während Frauen durchschnittlich 61 Jahre alt waren. Verglichen mit dem Vorjahr, in dem es 9206 Suizidfälle gab, zeigt sich eine leichte Zunahme. Trotzdem ist die Anzahl der Suizide im Laufe der Jahre gesunken. Zum Beispiel beendeten im Jahr 1980 noch etwa 50 Menschen täglich durch Suizid ihr Leben. Eine nähere gruppenspezifische Betrachtung zeigt, dass ein starker Anstieg der Suizide vor allem bei Männern und Frauen ab

75 Jahren zu verzeichnen ist (Statistisches Bundesamt, 2021). Zudem weisen trans* oder nonbinäre Jugendliche ein deutliche höheres Suizidrisiko auf als cisgender Jugendliche (siehe z. B. Chew et al., 2020). So haben etwa 30 % aller Personen, die sich selbst als trans* bezeichnen, einen oder mehrere Suizidversuche unternommen (Güldenring et al., 2019).

Tabelle 31-2: Geschlechtsspezifische Sterbefälle im Jahr 2021 in Deutschland nach der International Statistical Classification of Diseases and Related Health Problems (ICD 10) je 100 000 Einwohner:innen (alterstandardisiert; Statistisches Bundesamt, 2021).

ICD 10	insgesamt	männlich	weiblich
Alle Krankheiten und Folgen äußerer Ursachen	1.041,3	1.010,8	1.048,0
A00-B99 Bestimmte infektiöse und parasitäre Krankheiten	15,1	14,2	15,5
C00-D48 Neubildungen	254,9	266,1	237,5
D50-D90 Krankheiten des Blutes und der blutbildenden Organe sowie bestimmte Störungen mit Beteiligung des Immunsystems	4,7	3,9	5,4
E00-E90 Endokrine, Ernährungs- und Stoffwechselkrankheiten	37,9	33,6	41,7
F00-F99 Psychische und Verhaltensstörungen	57,0	40,9	73,3
G00-H95 Krankheiten des Nervensystems und der Sinnesorgane	36,6	35,0	37,2
I00-I99 Krankheiten des Kreislaufsystems	332,3	295,7	361,1
J00-J99 Krankheiten des Atmungssystems	59,3	62,2	53,8
K00-K93 Krankheiten des Verdauungssystems	46,2	49,5	42,6
L00-L99 Krankheiten der Haut und der Unterhaut	1,7	1,4	2,1
M00-M99 Krankheiten des Muskel-Skelett-Systems und des Bindegewebes	6,1	4,5	7,6
N00-N99 Krankheiten des Urogenitalsystems	25,3	21,1	28,5
O00-O99 Schwangerschaft, Geburt und Wochenbett	–	–	0,1
P00-P96 Bestimmte Zustände, die ihren Ursprung in der Perinatalperiode haben	1,4	1,7	1,2
Q00-Q99 Angeborene Fehlbildungen, Deformitäten und Chromosomenanomalien	2,4	2,5	2,2
R00-R99 Symptome und abnorme klinische und Laborbefunde, die andernorts nicht klassifiziert sind	41,7	49,1	34,1
S00-T98 Verletzungen, Vergiftungen und bestimmte andere Folgen äußerer Ursachen	45,3	52,3	37,1
U00-U85 Schlüsselnummern für besondere Zwecke	73,4	77,3	67,0

Tabelle 31-3: Sterbefälle im Geschlechtervergleich, Deutschland 2021 (Statista, 2022a).

Todesursache	Männer	Frauen	GMV
Neubildungen (Krebs)	127 968	109 192	1,17
Kreislaufsystem	159 846	180 773	0,88
Atmungssystem	31 841	25 475	1.25
Verdauungssystem	23 508	20 209	1,16
Verletzungen und Vergiftungen	25 394	17 806	1,43
Psychische und Verhaltensstörungen	22 848	37 142	0,62
Schlüsselnummern für besondere Zwecke (z. B. Covid-19)	39 732	32 449	1,22

GMV: geschlechtsspezifisches Mortalitätsverhältnis

Wichtig für Gesundheitsförderung und Prävention

Männer und Frauen **werden unterschiedlich alt, erkranken und sterben an unterschiedlichen Krankheiten**. Bei einigen Erkrankungen (wie Herzinfarkt) und Verkehrsunfällen sowie Suizid ist der Geschlechterunterschied in allen Altersgruppen zu finden. Bei anderen Erkrankungen (wie Schlaganfall) gibt es einen Alterseffekt. Jüngere Männer sterben seltener an einem Schlaganfall, während es bei den über 65-Jährigen keine Geschlechterdifferenzen gibt.

31.2 Geschlecht und gesundheitsbezogene Kognitionen

31.2.1 Subjektive Vorstellungen von Gesundheit und Krankheit

Bereits im Health-Belief-Modell wurde der Einfluss von subjektivem Wissen auf das Gesundheitsverhalten postuliert und nachgewiesen. Seitdem gibt es viele Studien, die den Einfluss subjektiver Konzepte auf das Krankheits- bzw. Gesundheitsverhalten beschreiben (Amann & Wipplinger, 1998).

Frauen tendieren zu differenzierterer Wahrnehmung gesundheitsbezogener Themen, fühlen sich davon stärker betroffen und setzen sich intensiver mit der Gesundheitsproblematik auseinander als Männer (Christeiner, 1999). Sie verstehen Gesundheit eher auf einer psychischen Ebene, Männer hingegen auf der Ebene von Leistungsfähigkeit und Abwesenheit von Krankheit (Faltermaier et al., 1998). Männer räumen körperlicher Arbeit und Sport, Frauen gesunder Ernährung und psychischen Faktoren einen Einfluss auf die Gesundheit ein (Frank, 2001). Viele Studien bestätigen die psychosoziale Ursachenattribution bei Frauen. So fand z. B. Christeiner heraus, dass **Frauen psychosozial und selbstbezogen** attribuieren (Christeiner, 1999). Männer hingegen nennen eher **Risikofaktoren als Auslöser** für Erkrankungen, betonen ihr bisheriges Gesundheitsverhalten und beziehen eher ihre eigene Verantwortlichkeit mit ein (Christeiner, 1999; Frank, 2001).

Andere Studien betonen hingegen, dass keine Geschlechtsunterschiede auftreten, wenn Frauen und Männer mit vergleichbarem sozialem Kontext und ähnlichen Lebens- und Arbeitsbedingungen untersucht werden (Frank, 2001). So kommt eine Studie von Kuhlmann und Kolip zu dem Schluss, dass Geschlecht kein eindeutiger Prädiktor für Gesundheitsvorstellungen ist (Kuhlmann & Kolip, 1998).

Auch ist Gesundheit für beide Geschlechter unterschiedlich wichtig (vgl. Abbildung 31-1). Es ist zu sehen, dass Gesundheit generell für

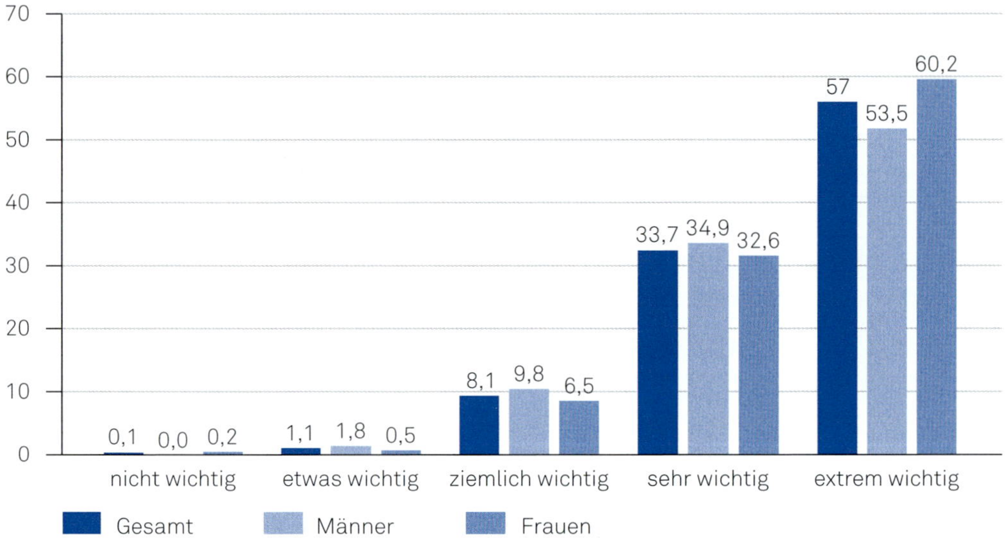

Abbildung 31-1: Wichtigkeit der Gesundheit bei 18- bis 50-Jährigen (Brähler & Felder, 1999).

beide Geschlechter eine große Wichtigkeit besitzt, Frauen aber der Gesundheit etwas mehr Wichtigkeit beimessen als Männer.

31.2.2 Gesundheitsrelevante Persönlichkeitsmerkmale

Die in der Gesundheitspsychologie häufig gestellten Fragen „Wer bleibt gesund?“ oder „Wer erholt sich schneller von einer Erkrankung?“ lassen die Bedeutung gesundheitsrelevanter Persönlichkeitsmerkmale anklingen. Diese Merkmale oder Verhaltensstile lassen sich in zwei Arten einteilen (Kohlmann, 2003):

- **Emotionsbezogene Persönlichkeitsmerkmale** sind zum Beispiel Feindseligkeit oder emotionale Expressivität.
- **Kontrollorientierte Merkmale** sind Kontrollüberzeugungen, Selbstwirksamkeit und Optimismus.

Zusammenhänge zwischen Persönlichkeit und Entstehung von Krankheit ließen sich bisher kaum nachweisen. Persönlichkeit wirkt eher bei dem Umgang mit Gesundheit und Krankheit. Zur **Geschlechterabhängigkeit** von Persönlichkeitsmerkmalen gibt es je nach Merkmal unterschiedliche Befunde. Bereits in den 1990er-Jahren wurden in mehreren Metaanalysen geschlechtsspezifische Persönlichkeitsunterschiede in der Literatur und in Normdaten für bekannte Persönlichkeitsinventare im Zeitraum von 1940–1992 untersucht (Feingold, 1994). Es wurde unter anderem festgestellt, dass Männer durchsetzungsfähiger sind und ein etwas höheres Selbstwertgefühl haben als Frauen. Frauen wiesen höhere Werte für Extraversion, Ängstlichkeit, Vertrauen und insbesondere für Fürsorglichkeit auf als Männer. Es gab keine nennenswerten geschlechtsspezifischen Unterschiede bei sozialer Ängstlichkeit, Impulsivität, Kontrollüberzeugung oder Ordnungsliebe. Die geschlechtsspezifischen Unterschiede in den Persönlichkeitsmerkmalen waren im Allgemeinen über das Alter, die Jahre der Datenerhebung, das Bildungsniveau und die Nationen hinweg konstant.

Ein etabliertes **Persönlichkeitsmodell** ist das der **fünf großen Persönlichkeitsdimensionen** (Big Five) wie Neurotizismus, Extraversion, Verträglichkeit, Offenheit und Gewissenhaftigkeit. Das Persönlichkeitsmerkmal **Gewissenhaftigkeit** wird häufig im Kontext von Gesundheitsverhalten untersucht. Es geht beispielsweise mit einer Vielzahl von gesundheitsförderlichen Verhalten einher und ist negativ mit Mortalität assoziiert (Bogg & Roberts, 2004). In einer Covid-Studie konnte beispielweise festgestellt werden, dass Frauen höhere Werte in Verträglichkeit und Gewissenhaftigkeit als Männer berichteten und eher bereit waren, sich an eine Reihe von gesundheitsbezogenen Präventionsmaßnahmen zu halten. Beide Persönlichkeitseigenschaften vermitteln den Zusammenhang zwischen Geschlecht und Compliance (Otterbring & Festila, 2022).

Ein Persönlichkeitskonstrukt, das sehr hoch mit Neurotizismus im Zusammenhang steht, ist die **Typ-D-Persönlichkeit.** Der Persönlichkeitstyp D (*distressed*) bezieht sich auf eine allgemeine Neigung zu psychischem Stress. Vor allem im medizinischen Kontext findet man hierzu eine Reihe von Studien. So weisen Frauen mit Bluthochdruck und/oder KHK eine signifikant höhere Prävalenz der Typ-D-Persönlichkeit auf (Pogosova et al., 2018). Geschlechtsstratifizierte Analysen ergaben, dass die Typ-D-Persönlichkeit bei Frauen einen Risikofaktor für wiederkehrende oder anhaltende Depressionen darstellt (Tibubos et al., 2019). Bei Parkinson-Erkankten empfinden vor allem Männer mit ausgeprägter Typ-D-Persönlichkeit ein höheres Stigmatisierungserleben und eine Beeinträchtigung in kognitiven und kommunikativen Bereichen ihres Lebens (Dubayova et al., 2009).

Ein drittes häufig diskutiertes Persönlichkeitsmerkmal ist das **Kohärenzgefühl** (Sense of Coherence; Antonovsky, 1987). Es wird als dispositionelle Bewältigungsressource betrachtet, die Menschen widerstandsfähiger gegenüber Stressoren macht und damit zur Aufrechterhaltung und Förderung der Gesundheit beiträgt. In einer repräsentativen Untersuchung (Schmalbach et al., 2019b) zeigten Frauen ein geringeres Kohärenzgefühl als Männer.

Frauen erleben häufiger Distress in Form von Symptomen von Angst oder Depression als Männer. Berücksichtigt man jedoch internalisierte **Geschlechterrollenkonzepte** wie Femininität und Maskulinität (die ein kommunales und agentisches Selbstkonzept repräsentieren) verschwinden die statistischen Zusammenhänge zwischen Geschlecht und Distress. Dies deutet darauf hin, dass die Ausprägung von diesen Selbstkonzeptformen die Beziehung zwischen Geschlecht und Distress vermittelt (Tibubos et al., 2022).

Wichtig für Gesundheitsförderung und Prävention

Hinsichtlich geschlechtsspezifischer gesundheitsbezogener Vorstellungen sind die Befunde widersprüchlich. Insgesamt scheinen für Männer eher körperliche Aspekte bei ihrer Gesundheit bedeutsam, sie messen der Gesundheit weniger Bedeutung bei und sind dadurch für Präventionsstrategien weniger erreichbar. Frauen zeigen eher ein allumfassendes Gesundheitsverständnis, messen der Gesundheit mehr Bedeutung zu und könnten demzufolge für Präventionsstrategien leichter erreichbar sein. Generell ist aber immer der soziale Kontext zu beachten: Geschlecht stellt somit nur eine Einflussgröße auf Gesundheitsverhalten dar.

31.3 Wahrnehmung des eigenen Gesundheitszustands

Einen wichtigen **Einfluss auf das Gesundheitsverhalten** hat die Wahrnehmung des eigenen Gesundheitszustandes. In den Industrienationen geben die Männer einen besseren Gesundheitszustand als Frauen an. Außerdem beschreiben sie sich weniger anfällig gegenüber Krankheiten und sehen sich bei der Erfüllung alltäglicher Aufgaben nicht durch ihren Gesundheitszustand beeinträchtigt. Allerdings achten Männer wiederum weniger auf ihre Gesundheit.

Bei den Körperbeschwerden berichten Männer, weniger unter Symptomen zu leiden als Frauen.

Eine Möglichkeit zur Erhebung **subjektiver Beschwerden** ist der Gießener Beschwerdebogen (GBB) (Brähler & Scheer, 1995). Aufgrund einer Vielzahl von empirischen Untersuchungen mit diesem Verfahren ist es möglich, die alten und neuen Bundesländer miteinander zu vergleichen, sowie zu untersuchen, ob sich die Geschlechts- und Altersdifferenzen bei den Körperbeschwerden in den letzten zwei Jahrzehnten geändert haben (siehe Abbildung 31-2) (Brähler et al., 1999).

Die Körperbeschwerden der Männer sind sowohl im Osten als auch im Westen deutlich geringer als die der Frauen. Zu Beginn der 1990er-Jahre war zu beobachten, dass ostdeutsche Männer fast genau so stark wie westdeutsche Frauen klagen. 2013 haben sich die Frauen in ihrem Beschwerdedruck fast angeglichen, während die westdeutschen Männer eine geringere Beschwerdehäufigkeit angaben als die ostdeutschen (Brähler et al., 1999; eigene Berechnungen). Es wird deutlich, dass sich der Geschlechtsunterschied im Beschwerdedruck in Westdeutschland von 1975 zu 1994 deutlich vermindert hat und danach wieder etwas angestiegen ist (Differenz 1975 = 2,46; Differenz 1994 = 1,05; Differenz 2013 = 1,36). Auch im Jahr 2019 konnte in Ostdeutschland die zuvor beobachtete Angleichung der subjektiven Beschwerden bei Männern und Frauen beobachtet werden, während in Westdeutschland weiterhin eine größere Differenz zwischen beiden Geschlechtern zu beobachten ist (Beutel et al., 2021). All diese Befunde deuten darauf hin, dass das Ausmaß der subjektiven Beschwerden auf Sozialisationseinflüsse zurückgeht und epochenspezifisch sein kann.

Wichtig für Gesundheitsförderung und Prävention

In der subjektiven Gesundheit sind Geschlechterdifferenzen sichtbar. Männer fühlen sich gesünder. Dabei sind auch gesellschaftliche Einflüsse zu beobachten; so sinkt die Geschlechterdifferenz in der Beschwerdeäußerung. Es ist anzunehmen, dass Männer aufgrund ihrer geringeren subjektiven Beschwerden für eine Gesundheitsförderung weniger zugänglich sind.

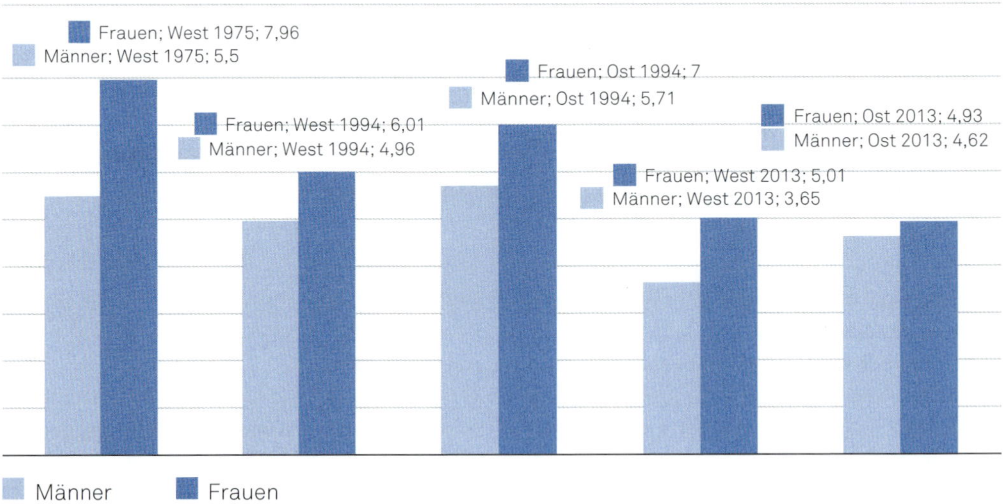

Abbildung 31-2: Beschwerdedruck der 18- bis 60-Jährigen (Giessener Beschwerdebogen Kurzform, Gesamtwert; Brähler et al., 1999; eigene Berechnungen).

31.4 Geschlecht und Gesundheitsverhalten

Während der Covid-19-Pandemie konnte man bei der weiblichen oder non-binären Erwachsenenbevölkerung im Vergleich zu Männern ein höheres Ausmaß an Adhärenz zu den Verhaltensrichtlinien sowie eine höhere Bereitschaft zu präventiven Maßnahmen verzeichnen (Tibubos et al., 2021). Gesundheitsverhalten oder im negativen Sinn **Risikoverhalten** wie Rauch-, Trink- und Essgewohnheiten sind erheblich an der Entstehung lebensbedrohlicher Erkrankungen, wie z. B. dem akuten Myokardinfarkt, chronischer Lebererkrankungen und zerebrovaskulärer Erkrankungen beteiligt. In einigen Fällen, wie beim riskanten Verhalten im Straßenverkehr, ist es sogar tödlich. Zum anderen kann eine adäquate Inanspruchnahme von Früherkennungsuntersuchungen die Zahl der letal verlaufenden Krankheiten eindämmen. Welche Unterschiede gibt es hier zwischen den Geschlechtern?

31.4.1 Trinkgewohnheiten

Männer trinken mehr als Frauen. Vor allem bei hohem Alkoholkonsum pro Tag ist der Männeranteil mehrfach größer als der Frauenanteil. In dem Multi-Kohorten-Konsortium *Gender-sensitive analyses of mental health trajectories and implications for prevention* (GESA), in dem drei deutsche medizinische Kohortenstudien analysiert wurden, lag der Alkoholkonsum männlicher Teilnehmer bei etwa 15,9 g/Tag, der weiblicher Teilnehmerinnen bei 6,5 g/Tag (Johar et al., 2023). Besonders deutlich wird dies auch aus der Aufschlüsselung der Risikotrinkenden, also derjenigen, die nach Selbsteinschätzung einen riskanten Alkolkonsum nach dem Alcohol Use Disorder Identification Test Consumption (AUDIT-C) zeigten (Tabelle 31-4).

Es ist zu sehen, dass die geringste Geschlechterdifferenz bei den 18- bis 29-Jährigen, die größte bei den 30- bis 44-Jährigen lag. Zudem war bei Männern in der Region Ost (und Süd) ein deutlich höherer Anteil von Risikokonsumenten festzustellen als im Bundesdurchschnitt, während bei Frauen keine bedeutsamen Unterschiede im Risikokonsum zwischen den Regionen lagen (Lange et al., 2016; Robert Koch-Institut, 2014). Betrachtet man trans* und non-binäre Personen, erscheint riskanter Alkoholkonsum im Vergleich zu binären Personen signifikant erhöht (Reisner & Hughto, 2019; Wolf, 2018).

31.4.2 Rauchgewohnheiten

Dem Zigarettenrauch wird ein erheblicher Anteil an der Entstehung von Krankheiten des Kreislaufsystems und anderer schwerer Erkrankungen, wie z. B. Lungenkrebs, zugeschrieben. Neben der **Dauer** des Rauchens hat die **Höhe** des täglichen Konsums Auswirkungen auf das Erkrankungsrisiko. Unter den Männern gibt es mehr Rauchende. So gehörten 2020 zum Beispiel in Deutschland 24 % der Frauen gegenüber 33,9 % der Männer zu den Rauchenden. Bei den Geschlechtern findet eine Konvergenz

Tabelle 31-4: Risikokonsum (AUDIT-C) in Prozent nach Altersgruppen 2012 (Robert Koch-Institut, 2014).

Altersgruppe	Männer	Frauen
18–29	41,7	33,2
30–44	30,9	17,1
45–64	29,4	20,6
ab 65	30,6	16.9
gesamt	32,3	20,6

Tabelle 31-5: Body-Mass-Index-Klassen nach Geschlecht (kg/m²) 2021 (Statistisches Bundesamt, 2023b).

BMI-Wert (kg/m²)	Männer (%)	Frauen (%)
≤ 18,5	0,7	3,4
18,5 < 25	37,0	54,1
25 < 30	43,7	27,7
≥ 30	18,7	14,8

bei den Jüngeren statt, während junge Männer zunehmend überhaupt nicht rauchen, stieg bei den jungen Frauen die Zahl der Raucherinnen in den letzten Jahrzehnten an, sodass sich heute in der Gruppe der bis 20-Jährigen nur geringe Geschlechterunterschiede finden lassen. Jedoch konsumieren die Raucherinnen durchschnittlich weniger Zigaretten als die Männer (Starker et al., 2022). Über alle Altersgruppen war bis 2019 eine Zunahme Nichtrauchender zu verzeichnen. In der DEBRA-Studie zeichnete sich erstmalig zwischen 2020 und 2021 ein Anstieg des Anteils Rauchender ab, was möglicherweise auf ein verändertes Rauchverhalten infolge der Covid-19-Pandemie zurückzuführen ist (Starker et al., 2022).

31.4.3 Ernährung

Ernährung gilt auch als wichtiger, die Gesundheit beeinflussender Faktor. Die Verteilung des Body-Mass-Index (BMI) nach Geschlecht ist in Tabelle 31-5 dargestellt. Bei Betrachtung der Mittelwerte des BMI liegen die Männer bis zum Alter von 60 Jahren etwas vor den Frauen, wobei der BMI mit dem Alter steigt. Unter Berücksichtigung des BMI > 25 kg/m² als **Kriterium für Übergewicht** liegen die Männer in den Häufigkeiten vor den Frauen, und etwas mehr Männer als Frauen sind adipös (BMI > 30 kg/m²) (Statistisches Bundesamt, 2023b).

In Deutschland sind je nach Definition ca. **10 % aller Schulkinder und Jugendlichen als übergewichtig bzw. adipös** einzustufen. Der größere Anteil unter ihnen sind Jungen (10,1 % gegenüber 7,8 % Mädchen in der Health Behaviour in School-Aged Children-Studie), wobei sich das Geschlechterverhältnis im letzten Jahrzehnt umgekehrt hat. Auf der anderen Seite sind 17,8 % der Mädchen und 12,6 % der Jungen als untergewichtig klassifiziert (HBSC-Studienverbund Deutschland, 2015).

Zur Ernährung ist noch anzumerken, dass in den letzten Jahren auch der Gebrauch von Nahrungsmittelzusätzen (Vitaminen) gestiegen ist, wobei sich auch eine Geschlechtsdifferenz aufzeigen lässt. Männer nehmen diese Stoffe weniger zu sich als Frauen (Statista, 2022b).

31.4.4 Inanspruchnahme von Präventionsangeboten

Zu Geschlechterunterschieden in der Inanspruchnahme von Angeboten der Gesundheitsförderung und Primärprävention liegen wenige und wenig aussagekräftige Daten vor. Gut erforscht ist hingegen die Inanspruchnahme der **gesetzlichen Leistungen zur Früherkennung von Krebserkrankungen**, einer Maßnahme der Sekundärprävention, wo es Differenzen zwischen Männern und Frauen gibt (Tabelle 31-6).

Diesen Befund bestätigt auch die repräsentative Untersuchung, in der gefragt wurde, bei welchen Symptomen die Befragten die Ärzt:in aufsuchten (Laubach & Brähler, 2001). Es zeigte sich, dass die **Männer** bei den meisten Symptomen **seltener zur Ärzt:in** gehen würden als die Frauen, vor allem bei Schmerzen im Unterleib, andauernder Traurigkeit, Engegefühl oder Schmerzen in der Brust, fortgesetztem Husten, Blut im Stuhl und Angstzuständen. Ebenso be-

Tabelle 31-6: Inanspruchnahme von gesetzlichen Krebsfrüherkennungsuntersuchungen 2019 (in Prozent) (Gesundheitsberichterstattung des Bundes, 2023).

Altersgruppe/Bildungsgruppe	Männer	Frauen
20–34	–	64,9
35–44	25,4	84,6
45–54	50,1	87,3
55–64	67,3	89,0
ab 65	71,7	78,0
untere Bildungsgruppe	43,5	73,3
mittlere Bildungsgruppe	52,2	80,8
obere Bildungsgruppe	58,2	87,0

richten Frauen im Krankheitsfall ihre Medikamente eher parat zu haben als Männer (Schmalbach et al., 2019a). Für die Primärprävention und die Gesundheitsförderung ist ein ähnliches Verhalten zu vermuten. Zeitgleich gibt es bei Betrachtung der Beziehung zwischen Ärzt:innen und Patient:innen auch Unterschiede, wie sich Arztinnen und Ärzte verhalten (Weyers & Stöbel-Richter, 2020). Im Durchschnitt zeigen Ärztinnen tendenziell mehr Empathie und bieten vermehrt emotionale Unterstützung und Ermutigung im Vergleich zu ihren männlichen Kollegen. Des Weiteren bieten Ärztinnen häufiger präventive Maßnahmen und psychosoziale Beratung an. Wenn es um Patientinnen geht, wird vermehrt über therapeutische Eingriffe diskutiert und sie erhalten verstärkt präventive Leistungen, während körperliche Untersuchungen seltener durchgeführt werden als bei Patienten. Allerdings wird mit Patientinnen seltener als mit Patienten über Themen wie Tabakkonsum, Alkohol und den Missbrauch anderer Substanzen gesprochen.

Im **Gesundheitsverhalten** sind große Geschlechterunterschiede zu beobachten. Männer zeigen riskantere Verhaltensweisen. In den jüngeren Jahrgängen nehmen die Unterschiede jedoch ab. Auch die Differenzen innerhalb Deutschlands spielen eine Rolle, was für soziokulturelle Einflüsse spricht. Zudem weisen trans* und non-binäre Personen möglicherweise eine geringere Gesundheitskompetenz, gleichzeitig einen erhöhten ungedeckten Bedarf an Edukation und Präventionsinformationen auf (Baker et al., 2021; Reynolds & Charlton, 2021). Die Inanspruchnahme von Gesundheitsangeboten scheint jedoch vermindert (Reisner & Hughto, 2019), was unter anderem durch eine schlechtere Health Professional-Patient:in-Beziehung und genderbedingte Diskriminierungserfahrungen vermittelt sein kann (Markovic et al., 2021; Storholm et al., 2023). So zeigt die RKI-Studie „Sexuelle Gesundheit und HIV/STI in trans und nicht-binären Communitys“, dass 45 % der Befragten sich innerhalb der letzten fünf Jahre zu HIV oder zu sexuell übertragbaren Infektionen beraten lassen wollten, aber nur 27 % nahmen eine Beratung in Anspruch. 17 % dieser Gruppe gaben erwartete und/oder erfahrene **Diskriminierung** als Begründung an (Robert Koch-Institut & Deutsche Aidshilfe, 2023).

31.5 Auswirkungen der Geschlechterunterschiede auf Präventionsprogramme

Wie sind die vorgestellten Geschlechterdifferenzen zu erklären? Je nach Erklärungsansatz lassen sich unterschiedliche biologische oder soziale Faktoren heranziehen und gewichten.

Aus **biologischer Sicht** sind bestimmte Eigenschaften an das anatomische Geschlecht gekoppelt. Die Genforschung stellte einen Geschlechterunterschied bei bestimmten auf dem X-Chromosom rezessiv vererbten Krankheiten her, wobei Jungen eine höhere Anfälligkeit für diese Erkrankungen besitzen. Über genetisch bedingte geschlechtsspezifische Alterungsprozesse sowie eine an Chromosomen gebundene, je nach Geschlecht unterschiedliche Krebsanfälligkeit lässt sich bisher nur spekulieren. Auf neuroanatomischer und neurochemischer Ebene gibt es viele Geschlechterunterschiede, die über die offensichtlichen Unterschiede auf einer groben, makroskopischen Ebene hinausgehen, wie z. B. äußere Genitalien, Größe oder Gewicht. Insbesondere gibt es eine Reihe wichtiger physiologischer Unterschiede, die entscheidende Auswirkungen haben, darunter die Anfälligkeit für verschiedene Krankheiten und die Fähigkeit, verschiedene Medikamente zu verstoffwechseln (Ngun et al., 2011). Darüber hinaus beeinflusst das biologische Geschlecht die Gesundheit, indem es das Verhalten verändert. So führt beispielsweise Testosteron, das als männliches Hormon gilt, zu aggressivem Verhalten, das mit Risikobereitschaft und Vernachlässigung der eigenen Gesundheit einhergeht. Der biologischen Verursachungsthese folgend wären die Unterschiede in den vorgestellten Daten geschlechtsimmanent. Extrem dargestellt hieße das, Männer würden aufgrund ihres anatomischen Geschlechts eher an Herz-Kreislauf-Erkrankungen erkranken oder Frauen weniger gesundheitsriskante Verhaltensweisen zeigen.

Die gefundenen Ost-West-Unterschiede, wie z. B. die gleiche Beschwerdehäufigkeit bei West-Frauen und Ost-Männern (Brähler et al., 1999), die Angleichung der Lebenserwartung im Osten und Westen Deutschlands seit der Wiedervereinigung (Statista, 2023), die steigenden Zahlen der trinkenden Frauen oder der Raucherinnen in bestimmten Altersgruppen, eine ähnlich hohe Rate an Herz-Kreislauf-Erkrankungen bei karriereorientierten Männern und Frauen sowie ein Vergleich des Geschlechterverhältnisses bei Herz-Kreislauf-Erkrankungen in verschiedenen Staaten (Weidner, 2000) sprechen **gegen ein rein biologisches Erklärungsmodell.**

Sozialwissenschaftliche Diskussionen über **Gender (soziales Geschlecht)** und Gesundheit versuchen die Unterschiede zwischen Männern und Frauen mit Geschlechterrollen und -stereotypen zu beschreiben (Alfermann, 1996; Courtenay, 2000). Gendertheorien kritisieren diese Rollentheorien als zu statisch und beschreiben das Entstehen von Rollen in einem Interaktionsprozess sowohl innerhalb der Gruppe der Männer als auch zwischen Männern und Frauen. Demzufolge fordern sie eine detailliertere Untersuchung der Unterschiede zwischen den Männern (Courtenay, 2000) und zwischen den Frauen (Maschewsky-Schneider et al., 1999). Die festgestellte Abhängigkeit der Gesundheit von **sozialer Schicht, Alter oder ethnischer Zugehörigkeit** sind dafür Belege. Bisherige Untersuchungen werten allerdings soziodemografische Variablen nur teilweise aus. Auch die hier vorgelegten Daten weisen dieses Manko auf und lassen nur bedingt Vermutungen über Unterschiede innerhalb der Geschlechter zu. Jüngere Männer scheinen zum Beispiel eher ihre maskuline Rolle im Straßenverkehr auszuleben als ältere Männer, was die erhöhte Zahl der Verkehrstoten zeigt.

Beim Vergleich dieser Ansätze zur Erklärung geschlechtsspezifischer Differenzen in Bezug auf Gesundheit und Krankheit fällt auf, dass sie aufgrund ihrer teilweisen einseitigen Sichtweise nicht zu überzeugenden theoretischen Interpretationen kommen.

Notwendig ist daher die Betrachtung der Geschlechtsunterschiede aus einer **biopsychosozialen Perspektive**, wobei genetische Disposition, physiologische und hormonelle Regulation, psychische Belastungsverarbeitung, berufliche und familiäre Rollen, soziale Unterstützung, Interaktion und Körperbewusstsein berücksichtigt werden sollen. So wie biologische Mechanismen Gesundheitsfacetten determinieren, beeinflussen auch genderspezifische

Verhaltensweisen biologische Faktoren und verändern damit die Gesundheit. Die Exposition gegenüber Stress, schlechtem Lebensstil oder Umweltgiften kann genomische und epigenetische Veränderungen bei Erwachsenen, Kindern und sogar beim sich entwickelnden Fötus hervorrufen. Diese Veränderungen und ihre physiologischen Auswirkungen sind bei den Geschlechtern unterschiedlich, da die DNA-Reparatur und die epigenetischen Mechanismen durch die Geschlechtshormone verändert werden (Regitz-Zagrosek, 2012). An dieser Stelle muss in Zukunft Prävention und Gesundheitsförderung ansetzen. Zudem ist zu konstatieren, dass sowohl bei biologisch und als auch bei sozialwissenschaftlich orientierten Diskussionen im Gesundheitskontext die Datenlage von trans* und non-binären Personen nur allmählich Berücksichtigung finden.

Vorsichtig agierend versuchte die öffentliche Gesundheitsaufklärung in den letzten Jahrzehnten, das Nachdenken über Geschlechterrollen in der Gesellschaft zu fördern und so zu einem gesünderen Verhalten in der Bevölkerung beizutragen. **Geschlechtsspezifische Aspekte** wurden zunehmend in die nationale Gesundheits- und Präventionspolitik integriert. Im Jahr 2015 wurde im Rahmen des Präventionsgesetzes die Geschlechtergerechtigkeit als eine bedeutende rechtliche Grundlage für die gesetzliche Krankenversicherung (GKV) im Fünften Buch Sozialgesetzbuch (SGB V) verankert. Demnach sind die Krankenkassen seither dazu verpflichtet, bei Leistungen geschlechtsspezifische Unterschiede zu berücksichtigen. Es wurde festgelegt, dass die Leistungen der Krankenkassen in der Primärprävention und Gesundheitsförderung darauf abzielen sollen, geschlechtsbezogene Ungleichheiten bei den Gesundheitschancen zu reduzieren. Einrichtungen wie das Institut für Qualität und Wirtschaftlichkeit im Gesundheitswesen (IQWiG) sind ausdrücklich dazu verpflichtet, geschlechtsspezifische Aspekte zu berücksichtigen. Ebenso fordert das höchste Entscheidungsgremium der Gemeinsamen Selbstverwaltung im Gesundheitswesen, der Gemeinsame Bundesausschuss (G-BA), in seiner Verfahrensordnung, dass dessen Entscheidungen dem allgemein anerkannten Stand der medizinischen Erkenntnisse entsprechen müssen, unter Berücksichtigung des biologischen und sozialen Geschlechts.

Im Forschungsbereich wurden zunehmend Projekte zu genderspezifischen Besonderheiten in der Gesundheitsversorgung, Prävention und Gesundheitsförderung subventioniert. Ebenso entstanden vereinzelt Forschungseinrichtungen, die sich diesem Themenfeld widmen. Genderspezifische Aspekte in der Prävention und Gesundheitsförderung im Kindesalter wurden bislang jedoch kaum beachtet. In diesem Bereich mangelt es an gut durchdachten theoretischen Konzepten und insbesondere an praktischen Handlungsempfehlungen (Kreffter et al., 2023). Zudem soll die Gesundheitsberichterstattung des Bundes, die vom Robert Koch-Institut geleitet wird, die **Sensibilisierung in der Politik, Wissenschaft und Praxis** für das Themenfeld der geschlechtlichen Diversität weiter vorantreiben. Im Frauengesundheitsbericht des RKI aus dem Jahr 2020 wurde die Aufnahme von geschlechtsbezogenen Empfehlungen in entsprechenden Leitlinien gefordert. Allerdings finden sich in den meisten Bevölkerungsstudien immer noch verhältnismäßig wenige Studien, die der Komplexität der biopsychosozialen Perspektive gerecht werden (Burghardt et al., 2020; Regitz-Zagrosek, 2012).

Im letzten Jahrzehnt hat in diesem Zusammenhang die Untersuchung von Geschlechtsunterschieden für Prävention und Gesundheitsförderung über die binären Geschlechtskategorien hinaus zugenommen. Hier liegt ein Potenzial, die Unterschiede innerhalb der Geschlechter sowie die mit dem Geschlecht interagierenden Einflüsse stärker zu beleuchten. Jedoch fokussiert sich Gesundheitsanalyse und Gesundheitsversorgung von trans* Personen in Deutschland bisher vorwiegend auf Fragestellungen rund um geschlechtsangleichende Maßnahmen (Amelung, 2019). Viele trans* und non-binäre Personen erfahren Diskriminierung, auch im Gesundheitssystem (Antidiskriminierungsstelle des Bundes, 2017). Bereits erfahrene oder befürchtete Diskriminierungen können somit eine Hürde hinsichtlich der Inanspruchnahme von medizinischen Versorgungsleistungen darstellen (Amelung, 2019). Als positive Entwicklung gilt die Veröffentlichung der AWMF-Leitlinie „Geschlechtsinkongruenz, Geschlechtsdysphorie und Trans-Gesundheit: S3-Leitlinie zur Diagnostik, Beratung und Behandlung" (Arbeitsgemeinschaft der Wissenschaftlichen Medizinischen Fachgesellschaften (AWMF), 2018) sowie die Eingliederung von Transsexualität in das Kapitel „Sexuelle Gesundheit" in der ICD-11. Insgesamt gibt es bisher nur wenige Daten aus Deutschland, die der geschlechtlichen Diversität in Sachen Prävention und Gesundheitsförderung gerecht werden. Zur nachhaltigen Sensibilisierung von zukünftigem Gesundheitspersonal ist angedacht, Gendermedizin als Teil des Studiums sowie der Aus-, Fort- und Weiterbildungen in den Gesundheitsberufen zu verankern.

Zusammenfassung

- Präventionsprogramme müssen sowohl den Faktor biologisches Geschlecht (Sex) als auch den Faktor soziales Geschlecht (Gender) neben den spezifischen Lebenssituationen einbeziehen.
- Forschung und wissenschaftlich fundierte Maßnahmen zu Geschlechtsinkongruenz, Geschlechtsdysphorie und Trans-Gesundheit stehen noch am Anfang.
- In schulischen Suchtpräventionsprogrammen müsste der Aspekt der geschlechtsspezifischen Sozialisation stärker an Bedeutung gewinnen.
- Generell gilt es, die vorhandenen Strategien unter dem Geschlechteraspekt zu prüfen.

Diskussionsanregung

- Welche Unterschiede zwischen den Geschlechtern gibt es bei den Erkrankungshäufigkeiten, im Gesundheitsverhalten und in den gesundheitsbezogenen Kognitionen?
- Wie sieht die zukünftige Entwicklung der Geschlechterunterschiede beim Rauchen aus?
- Welche Ursachentheorien bezüglich Geschlechterunterschieden sollten einem Präventionsprogramm zugrunde gelegt werden?
- Welches der Geschlechter ist für Präventionsprogramme leichter zu erreichen?
- Ist es sinnvoll, Geschlechterunterschiede bei der Konzeption von Gesundheitsförderungsprogrammen zu berücksichtigen?

Literatur

Alfermann, D. (1996). *Geschlechterrollen und geschlechtstypisches Verhalten*. Kohlhammer.

Amann, G. & Wipplinger, R. (1998). Die Relevanz subjektiver Krankheitstheorien für die Gesundheitsförderung. In G. Amann & R. Wipplinger (Hrsg.), *Gesundheitsförderung – ein multidimensionales Tätigkeitsfeld* (S. 153–175). DGVT.

Amelung, T.R. (2019). Mehr Gesundheit für trans* Menschen – wo ist Handlungsbedarf? In A. Naß, S. Rentzsch, J. Rödenbeck, M. Deinbeck & M. Hartmann (Hrsg.), *Empowerment und Selbstwirksamkeit von trans* und intergeschlechtlichen Menschen* (S. 81–90). Psychosozial-Verlag.

Antidiskriminierungsstelle des Bundes. (2017). *Diskriminierung in Deutschland – Dritter Gemeinsamer Bericht der Antidiskriminierungsstelle des Bundes und der in ihrem Zuständigkeitsbereich betroffenen Beauftragten der Bundesregierung und des Deutschen Bundestages*. Verfügbar unter https://www.antidiskriminierungsstelle.de/SharedDocs/downloads/DE/publikationen/BT_Bericht/gemeinsamer_bericht_dritter_2017.html

Antonovsky, A. (1987). *Unraveling the mystery of health. How people manage stress and stay well*. Jossey Bass.

Arbeitsgemeinschaft der Wissenschaftlichen Medizinischen Fachgesellschaften (AMWF). (2018). *Geschlechtsinkongruenz, Geschlechtsdysphorie und*

Trans-Gesundheit: S3-Leitlinie zur Diagnostik, Beratung und Behandlung. AWMF-Register Nr. 138/001. Verfügbar unter https://register.awmf.org/assets/guidelines/138-001l_S3_Geschlechtsdysphorie-Diagnostik-Beratung-Behandlung_2019-02.pdf

Arbeitsgemeinschaft der Wissenschaftlichen Medizinischen Fachgesellschaften (AWMF). (2021). *S3-Leitlinie „Rauchen und Tabakabhängigkeit: Screening, Diagnostik und Behandlung". AWMF-Register Nr. 076-006.* Verfügbar unter https://register.awmf.org/assets/guidelines/076-006l_S3_Rauchen-_Tabakabhaengigkeit-Screening-Diagnostik-Behandlung_2021-03.pdf

Baker, A.M., Jahn, J.L., Tan, A.S.L., Katz-Wise, S.L., Viswanath, K., Bishop, R.A. & Agénor, M. (2021). Sexual health information sources, needs, and preferences of young adult sexual minority cisgender women and non-binary individuals assigned female at birth. *Sexuality Research and Social Policy, 18*(3), 775–787. https://doi.org/10.1007/s13178-020-00501-6

Beutel, M.E., Krakau, L., Schmutzer, G. & Brähler, E. (2021). Somatic symptoms in the Eastern and Western states of Germany 30 years after unification: population-based survey analyses. *Journal of Psychosomatic Research, 147*, 110535. https://doi.org/10.1016/j.jpsychores.2021.110535

Bogg, T. & Roberts, B.W. (2004). Conscientiousness and health-related behaviors: a meta-analysis of the leading behavioral contributors to mortality. *Psychological Bulletin, 130*(6), 887–919. https://doi.org/10.1037/0033-2909.130.6.887

Brähler, E. & Felder, H. (1999). *Weiblichkeit, Männlichkeit und Gesundheit. Medizinpsychologische und psychosomatische Untersuchungen.* Westdeutscher Verlag. https://doi.org/10.1007/978-3-663-11823-7

Brähler, E. & Scheer, J.W. (1995). *Der Gießener Beschwerdebogen (GBB). Testhandbuch.* Huber.

Brähler, E., Schumacher, J. & Felder, H. (1999). Die Geschlechtsabhängigkeit von Körperbeschwerden im Wandel der Zeit. In E. Brähler & H. Felder (Hrsg.), *Weiblichkeit, Männlichkeit und Gesundheit: medizinpsychologische und psychosomatische Untersuchungen* (S. 171–185). Westdeutscher Verlag.

Bundesinstitut für Bevölkerungsforschung (BiB) (Hrsg.). (2000). *Eine Auswahl von Beiträgen zur demographischen Entwicklung in Russland und Weißrussland in der 2. Hälfte der 90er Jahre* (Materialien zur Bevölkerungsforschung, 98). BiB.

Burghardt, J., Tibubos, A.N., Otten, D., Brähler, E., Binder, H., Grabe, H., Kruse, J., Ladwig, K.H., Schomerus, G., Wild, P.S. & Beutel, M.E. (2020). A multi-cohort consortium for GEnder-Sensitive Analyses of mental health trajectories and implications for prevention (GESA) in the general population in Germany. *BMJ Open, 10*(2), e034220. https://doi.org/10.1136/bmjopen-2019-034220

Chew, D., Tollit, M.A., Poulakis, Z., Zwickl, S., Cheung, A.S. & Pang, K.C. (2020). Youths with a non-binary gender identity: a review of their sociodemographic and clinical profile. *Lancet Child and Adolescent Health, 4*(4), 322–330. https://doi.org/10.1016/S2352-4642(19)30403-1

Christeiner, S. (1999). *Frauen im Spannungsfeld zwischen Gesundheit und Krankheit: subjektive Befindlichkeitseinschätzungen und Ursachenattribuierungen von Laien.* Peter Kleine.

Courtenay, W.H. (2000). Constructions of masculinity and their influence on men's well-being: a theory of gender and health. *Social Science and Medicine, 50*(10), 1385–1401. https://doi.org/10.1016/S0277-9536(99)00390-1

Dubayova, T., Nagyova, I., Havlikova, E., Rosenberger, J., Gdovinova, Z., Middel, B., van Dijk, J.P. & Groothoff, J.W. (2009). The association of type d personality with quality of life in patients with Parkinson's disease. *Aging and Mental Health, 13*(6), 905–912. https://doi.org/10.1080/13607860903046529

Faltermaier, T., Kühnlein, I. & Burda-Viering, M. (1998). *Gesundheit im Alltag: Laienkompetenz in Gesundheitshandeln und Gesundheitsförderung.* Juventa.

Feingold, A. (1994). Gender differences in personality: a meta-analysis. *Psychological Bulletin, 116*(3), 429–456. https://doi.org/10.1037/0033-2909.116.3.429

Frank, U. (2001). *Subjektive Gesundheitsvorstellungen und gesundheitsförderlicher Lebensstil von Herzinfarktpatienten und -patientinnen.* Roderer.

Gesundheitsberichterstattung des Bundes (GBE). (2023). *Teilnahme an gesetzlichen Krebsfrüherkennungsuntersuchungen. Gliederungsmerkmale: Jahre, Deutschland, Alter, Geschlecht.* Zugriff am 03. November 2023 unter https://www.gbe-bund.de/gbe/isgbe.suche?p_uid=gast&p_aid=8299133&p_knoten=VR&p_sprache=D&p_adv_search=&p_methode=2&p_volltext=1&p_synonyme=1&p_soundex=&p_suchstring=Krebsfr%C3%BCherkennungsuntersuchungen

Güldenring, A., van Trotsenburg, M. & Flütsch, N. (2019). Queering Medicine – Dringlichkeit einer bedürfnisorientierten und evidenzbasierten Transgendergesundheitsversorgung. *Journal für Klinische Endokrinologie und Stoffwechsel, 12*, 84–94. https://doi.org/10.1007/s41969-019-00075-8

HBSC-Studienverbund Deutschland. (2015, November). *Faktenblatt zur Studie Health Behaviour in School-aged Children 2013/2014 „Körpergewicht von Kindern und Jugendlichen"*. HBSC. Verfügbar unter http://hbsc-germany.de/wp-content/uploads/2016/01/Faktenblatt_K%C3%B6rpergewicht_final-2015.pdf

Heidemann, C., Scheidt-Nave, C., Beyer, A.-K., Baumert, J., Thamm, R., Maier, B., Neuhauser, H., Fuchs, J., Kuhnert, R. & Hapke, U. (2021). Gesundheitliche Lage von Erwachsenen in Deutschland – Ergebnisse zu ausgewählten Indikatoren der Studie GEDA 2019/2020-EHIS. *Journal of Health Monitoring, 6*(3), 3–27.

Herzinfarktregister Augsburg. (2023). *Herzinfarkt-Raten je 100 000 Einwohner und Letalität in Augsburg (nach Alter und Geschlecht)*. Gesundheitsberichterstattung des Bundes (GBE). Zugriff am 03. November 2023 unter https://www.gbe-bund.de/gbe/abrechnung.prc_abr_test_logon?p_uid=gast&p_aid=0&p_knoten=FID&p_sprache=D&p_suchstring=6770#m2z

Johar, H., Atasoy, S., Beutel, M., Braehler, E., Schomerus, G., Binder, H., Peters, A., Zöller, D., Fleischer, T. & Otten, D. (2023). Gender-differential association between loneliness and alcohol consumption: a pooled analysis of 17,808 individuals in the multicohort GESA Consortium. *International Journal of Mental Health and Addiction*. Available from https://link.springer.com/article/10.1007/s11469-023-01121-y

Kohlmann, C.-W. (2003). Gesundheitsrelevante Persönlichkeitsmerkmale. In M. Jerusalem & H. Weber (Hrsg.), *Psychologische Gesundheitsförderung. Diagnostik und Prävention* (S. 39–55). Hogrefe.

Kreffter, K., Wessely, S., Nguyen, T.H., Lisak-Wahl, S., Joisten, C. & Weyers, S. (2023). Geschlechtersensible Prävention und Gesundheitsförderung für Kinder: Chancen und Herausforderungen bei der Umsetzbarkeit. *Prävention und Gesundheitsförderung, 18*, 589–597. https://doi.org/10.1007/s11553-022-01006-3

Kuhlmann, E. & Kolip, P. (1998). Lust und Freude am Leben.Gesundheitsvorstellungen von Professorinnen und Professoren. In U. Flick (Hrsg.), *Wann fühlen wir uns gesund? Subjektive Vorstellungen von Gesundheit und Krankheit* (S. 105–118). Juventa.

Lange, C., Manz, K., Rommel, A., Schienkiewitz, A. & Mensink, G. (2016). Alkoholkonsum von Erwachsenen in Deutschland: riskante Trinkmengen, Folgen und Maßnahmen. *Journal of Health Monitoring, 1*, 2–21.

Laubach, W. & Brähler, E. (2001). Körperliche Symptome und Inanspruchnahme ärztlicher Versorgung. Eine Untersuchung an einer repräsentativen Stichprobe der deutschen Bevölkerung. *Deutsche Medizinische Wochenschrift, 126*, T1–T7. https://doi.org/10.1055/s-2001-11199

Markovic, L., McDermott, D.T., Stefanac, S., Seiler-Ramadas, R., Iabloncsik, D., Smith, L., Yang, L., Kirchheiner, K., Crevenna, R. & Grabovac, I. (2021). Experiences and interactions with the healthcare system in transgender and non-binary patients in austria: an exploratory cross-sectional study. *International Journal of Environmental Research and Public Health, 18*(13), 6895. https://doi.org/10.3390/ijerph18136895

Maschewsky-Schneider, U., Sonntag, U. & Klesse, R. (1999). Das Frauenbild in der Prävention – Psychologisierung der weiblichen Gesundheit? In E. Brähler & H. Felder (Hrsg.), *Weiblichkeit, Männlichkeit und Gesundheit. Medizinpsychologische und psychosomatische Untersuchungen* (S. 98–120). Westdeutscher Verlag.

Ngun, T.C., Ghahramani, N., Sánchez, F.J., Bocklandt, S. & Vilain, E. (2011). The genetics of sex differences in brain and behavior. *Frontiers in Neuroendocrinology, 32*(2), 227–246. https://doi.org/10.1016/j.yfrne.2010.10.001

Otterbring, T. & Festila, A. (2022). Pandemic prevention and personality psychology: gender differences in preventive health behaviors during COVID-19 and the roles of agreeableness and conscientiousness. *Journal of Safety Science and Resilience, 3*(1), 87–91. https://doi.org/10.1016/j.jnlssr.2021.11.003

Pöge, K., Rommel, A., Starker, A., Prütz, F., Tolksdorf, K., Öztürk, I., Strasser, S., Born, S. & Saß, A.-C. (2022). Erhebung geschlechtlicher Diversität in der Studie GEDA 2019/2020-EHIS – Ziele, Vorgehen und Erfahrungen. *Journal of Health Monitoring, 7*(2), 52–61.

Pogosova, N., Boytsov, S., Oganov, R., Yufereva, Y., Kursakov, A., Isakova, S., Karpova, A., Ausheva, A. & Arutyunov, A. (2018). PO502 Prevalence and gender differences in Type D personality in patients with hypertension and/or coronary heart disease. *Global Heart, 13*(4), 485. https://doi.org/10.1016/j.gheart.2018.09.386

Regitz-Zagrosek, V. (2012). Sex and gender differences in health (Science & Society Series on Sex and Science). *EMBO Reports, 13*(7), 596–603. https://doi.org/10.1038/embor.2012.87

Reisner, S.L. & Hughto, J.M.W. (2019). Comparing the health of non-binary and binary transgender adults in a statewide non-probability sample. *PLoS One, 14*(8), e0221583. https://doi.org/10.1371/journal.pone.0221583

Reynolds, C.A. & Charlton, B.M. (2021). Pregnancy prevention and unintended pregnancy across gender identity: a cross-sectional study of college students. *Sexual Health, 18*(5), 441–443. https://doi.org/10.1071/SH21103

Robert Koch-Institut (RKI). (2014). *Daten und Fakten: Ergebnisse der Studie „Gesundheit in Deutschland aktuell 2012"* (Beiträge zur Gesundheitsberichterstattung des Bundes). Robert Koch-Institut. Verfügbar unter https://www.rki.de/DE/Content/Gesundheitsmonitoring/Gesundheitsberichterstattung/GBEDownloadsB/GEDA12.html

Robert Koch-Institut (RKI) & Deutsche Aidshilfe. (2023). *Forschungsbericht: „Sexuelle Gesundheit und HIV/STI in trans und nicht-binären Communitys".* Robert Koch-Institut. Verfügbar unter https://www.rki.de/DE/Content/InfAZ/H/HIVAIDS/Studien/TASG-Ergebnisse.html

Schmalbach, B., Tibubos, A.N., Hinz, A., Zenger, M. & Brähler, E. (2019a). Measuring illness behavior in one minute. *European Journal of Health Psychology, 26*(2), 39–49. https://doi.org/10.1027/2512-8442/a000028

Schmalbach, B., Tibubos, A.N., Zenger, M., Hinz, A. & Brähler, E. (2019b). Eine Ultrakurzform der Sense of Coherence Scale: die SOC-3. *Psychotherapie, Psychosomatik, Medizinische Psychologie, 70*(2), 86–93.

Starker, A., Kuhnert, R., Hoebel, J. & Richter, A. (2022). Rauchverhalten und Passivrauchbelastung Erwachsener – Ergebnisse aus GEDA 2019/2020-EHIS. *Journal of Health Monitoring, 7*(3), 7–22.

Statista. (2022a). *Anzahl der Todesfälle in Deutschland nach häufigsten Todesursachen und Geschlecht im Jahr 2021* [Graph]. Zugriff am 03. November 2023 unter https://de.statista.com/statistik/daten/studie/215791/umfrage/todesfaelle-in-deutschland-nach-todesursachen-und-geschlecht/

Statista. (2022b). *Haben Sie selbst in den letzten sechs Monaten eines oder mehrere Nahrungsergänzungsmittel gekauft?* [Graph]. Verbraucherzentrale Bundesverband. Abgerufen am 03. November 2023 von https://de.statista.com/statistik/daten/studie/1358437/umfrage/umfrage-kauf-nahrungsergaenzungsmittel-geschlecht-alter-deutschland/

Statista. (2023). *Durchschnittliche weitere Lebenserwartung bei der Geburt in West- und Ostdeutschland nach Geschlecht laut der Sterbetafel 2020/2022 (in Jahren)* [Graph]. Zugriff am 24. Oktober 2023 unter https://de.statista.com/statistik/daten/studie/36722/umfrage/lebenserwartung-in-westdeutschland-und-ostdeutschland-nach-geschlecht/

Statistisches Bundesamt. (2021). *Sterbefälle, Sterbeziffern (je 100 000 Einwohner, altersstandardisiert) (ab 1998).* Zugriff 03. November 2023 unter https://www.gbe-bund.de/stichworte/Todesursachenstatistik.html

Statistisches Bundesamt (Destatis) (2023a). *Durchschnittliche weitere Lebenserwartung in Deutschland nach Geschlecht und Alter laut der Sterbetafel 2020/2022 (in Jahren)* [Graph]. Destatis. Zugriff am 24. Oktober 2023 unter https://www-genesis.destatis.de/genesis/online?sequenz=tabelleErgebnis&selectionname=12621-0002&zeitscheiben=16&sachmerkmal=ALT577&sachschluessel=ALTVOLL000,ALTVOLL020,ALTVOLL040,ALTVOLL060,ALTVOLL065,ALTVOLL080#abreadcrumb

Statistisches Bundesamt (Destatis). (2023b). *Gesundheitszustand und -relevantes Verhalten. Körpermaße nach Altersgruppen und Geschlecht Jahr 2021* [Graph]. Abgerufen am 03. November 2023 von https://www.destatis.de/DE/Themen/Gesellschaft-Umwelt/Gesundheit/Gesundheitszustand-Relevantes-Verhalten/Tabellen/liste-koerpermasse.html

Storholm, E.D., Huang, W., Ogunbajo, A., Horvath, K.J., Reback, C.J., Blumenthal, J., Moore, D.J., Flynn, R.P., Bolan, R.K., Corado, K.C. & Morris, S.R. (2023). Gender-based violence and post-traumatic stress disorder symptoms predict HIV PrEP uptake and persistence failure among transgender and non-binary persons participating in a PrEP demonstration project in Southern California. *AIDS and Behavior, 27*(2), 745–759. https://doi.org/10.1007/s10461-022-03807-1

Tibubos, A.N., Brähler, E., Ernst, M., Baumgarten, C., Wiltink, J., Burghardt, J., Michal, M., Ghaemi Kerahrodi, J., Schulz, A., Wild, P.S., Münzel, T., Schmidtmann, I., Lackner, K.J., Pfeiffer, N., Borta, A. & Beutel, M.E. (2019). Course of depressive symptoms in men and women: differential effects of social, psychological, behavioral and somatic predictors. *Scientific Reports, 9*(1), 18929. https://doi.org/10.1038/s41598-019-55342-0

Tibubos, A.N., Otten, D., Brähler, E. & Beutel, M.E. (2022). Validation of the Personal Attributes

Questionnaire-8 (PAQ-8): gender expression and mental distress in the German population in 2006 and 2018. *International Journal of Public Health, 67*, 1604510. https://doi.org/10.3389/ijph.2022.1604510

Tibubos, A. N., Otten, D., Ernst, M. & Beutel, M. E. (2021). A systematic review on sex- and gender-sensitive research in public mental health during the first wave of the COVID-19 crisis. *Frontiers in Psychiatry, 12*, 712492. https://doi.org/10.3389/fpsyt.2021.712492

Weidner, G. (2000). Why do men get more heart disease than women? An international perspective. *Journal of American College Health, 48*, 291–294. https://doi.org/10.1080/07448480009596270

Weyers, S. & Stöbel-Richter, Y. (2020). Geschlecht und Gesundheit. In R. Deinzer & O. von dem Knesebeck (Hrsg.), *Online Lehrbuch der medizinischen Psychologie und medizinischen Soziologie*. German Medical Science GMS Publishing House.

Wolf, G. (2018). Trans* und Substanzgebrauch: Bedingungen und Behandlungsempfehlungen. *Suchttherapie, 19*(4), 186–192. https://doi.org/10.1055/a-0715-1084

Lese- und Medienempfehlung zur Vertiefung

Brähler, E. & Felder, H. (1999). *Weiblichkeit, Männlichkeit und Gesundheit. Medizinpsychologische und psychosomatische Untersuchungen*. Westdeutscher Verlag. https://doi.org/10.1007/978-3-663-11823-7

Kolip, P. & Hurrelmann, K. (2016). *Handbuch Geschlecht und Gesundheit. Männer und Frauen im Vergleich* (2., vollständig überarbeitete und erweiterte Auflage). Hogrefe.

Pasero, U. & Gottburgsen, A. (2003). *Wie natürlich ist Geschlecht? Gender und die Konstruktion von Natur und Technik*. Westdeutscher Verlag.

Regitz-Zagrosek, V. (2024). *Gendermedizin in der klinischen Praxis. Für Innere Medizin und Neurologie*. Springer.

32 Prävention und Gesundheitsförderung bei Migrantinnen und Migranten

Jacob Spallek, Maria Schumann und Tilman Brand

Überblick

- Was ist Migration und warum ist Migration gesundheitlich relevant?
- Wie steht es um die Inanspruchnahme von Angeboten der medizinischen Versorgung, der Prävention und Gesundheitsförderung bei Menschen mit Migrationsgeschichte?
- Wie können Angebote der Prävention und Gesundheitsförderung migrantensensibel bzw. migrantenspezifisch gestaltet sein?

Migration als weltweites Phänomen betrifft auf vielen Ebenen das Thema Gesundheit und damit auch Prävention und Gesundheitsförderung. Die Bundesrepublik Deutschland ist seit ihrer Gründung ein Einwanderungsland. Menschen mit Zuwanderungsgeschichte, also Personen, die selbst oder deren beide Eltern nach Deutschland zugewandert sind, machten im Jahr 2022 insgesamt 24,3 % der in Deutschland lebenden Bevölkerung aus (Destatis, 2023). Von diesen ca. 20,2 Mio. Menschen waren 15,3 Mio. selbst eingewandert. Damit hat jeder vierte Einwohner bzw. jede vierte Einwohnerin in Deutschland eine Zuwanderungsgeschichte.

Wichtig für Gesundheitsförderung und Prävention

Definition

Unter dem **Begriff „Migration"** wird im allgemeinen Verständnis die vorübergehende oder dauerhafte Verlegung des Wohnsitzes in ein anderes Land verstanden (internationale Migration) (Bundesamt für Migration & Flüchtlinge, 2015). Als **„Menschen mit Migrationshintergrund"** gelten in der heutigen Situation aber nicht nur diejenigen, die selbst zugewandert sind (erste Generation), sondern auch deren Nachkommen, also die Kinder und in manchen Definitionen auch Enkelkinder der Zugewanderten (zweite und dritte Generation). Migration wird damit nicht mehr länger nur als vorübergehendes Ereignis verstanden, um in Deutschland zu arbeiten oder Asyl zu suchen. Vielmehr wird berücksichtigt, dass sich Migrantinnen und Migranten häufig langfristig in Deutschland niederlassen. Dabei kann die Kultur des Herkunftslandes auch noch lange nach der Migration prägende Einflüsse haben, indem diese von Generation zu Generation weitergegeben werden. Es kann aber auch ein Prozess der Akkulturation einsetzen, wobei neben den kulturellen Praktiken, Einstellungen, Normen und Werten aus dem Herkunftsland auch die des Einwanderungslandes immer mehr angenommen werden. Neben Verhaltensweisen werden auch biologische Eigenschaften, wie z. B. die Hautfarbe, an die Nachkommen weitergegeben. Es gibt keine klaren Definitionen, nach wie vielen Generationen Nachfahren von Zuwanderern keinen „Migrationshintergrund" mehr haben. Im aktuellen Diskurs wird die lange Zuschreibung eines Migrationshintergrundes über Generationen zunehmend kritisch und als nicht hilfreich gesehen. Im folgenden Kapitel wird der Begriff **„Menschen mit Migrationsgeschichte"** verwendet, um alle Menschen mit einer Migrationsgeschichte in ihrer eigenen Biografie oder in der ihrer Eltern zu beschreiben.

Die Anzahl der Migrantinnen und Migranten ist in den letzten Jahrzehnten weltweit stetig gestiegen: Dazu zählen heute mehr als 280 Mio. Menschen auf der Erde (International Organisation for Migration, 2022). Im Zuge der aktuellen Zuwanderungsbewegungen steigt auch in Deutschland der Anteil an Menschen mit Migrationsgeschichte, insbesondere in den jüngeren Altersgruppen, weiter an. Dabei können die Motive der Migration ganz unterschiedlich sein: Die Migration kann mit dem Ziel, die eigene wirtschaftliche Lage zu verbessern oder Familienangehörigen nachzufolgen, freiwillig und geplant geschehen. Migration kann aber auch aufgrund von politischer Verfolgung, Krieg, Hunger, Umweltkatastrophen oder anderen Ereignissen erfolgen, dann oft ungeplant und unfreiwillig. Ohne Zuwanderung würde die Bevölkerung in Deutschland schrumpfen, was auch angesichts des Alterns der autochthonen (nicht zugewanderten) Bevölkerung wirtschaftliche und gesellschaftliche Konsequenzen hätte.

Dieses Kapitel befasst sich zum einen mit dem Zusammenhang zwischen Migration und Gesundheit und möglichen Erklärungsansätzen zu gesundheitlichen Unterschieden zwischen Menschen mit und ohne Migrationsgeschichte, zum anderen werden der Zugang zur und die Inanspruchnahme von Versorgung, Prävention und Gesundheitsförderung dargestellt. Hier geht es vor allem darum, Ideen und Strategien aufzuzeigen, wie eine migrantensensible oder auch migrantenspezifische Gesundheitsförderung und Prävention gestaltet sein könnte.

32.1 Zusammenhang zwischen Migration und Gesundheit

Die Frage, inwiefern Migration und Gesundheit im Zusammenhang stehen, wurde bereits in zahlreichen Studien aufgegriffen. So verdeutlichen die empirischen Arbeiten, dass durchaus Unterschiede in der gesundheitlichen Lage zwischen Menschen mit und ohne Migrationsgeschichte bestehen. Einen Überblick der empirischen Ergebnisse im internationalen Kontext bieten u. a. die Artikel von Rechel und Kollegen (Rechel et al., 2013) oder Razum und Samkange-Zeeb (2014). Das Handbuch *Migration und Gesundheit* (Spallek & Zeeb, 2021) bietet eine aktuelle Übersicht für den deutschsprachigen Raum. Eine etwas ältere Zusammenstellung der Ergebnisse für Deutschland liefert der Schwerpunktbericht der Gesundheitsberichterstattung des Bundes „Migration und Gesundheit" vom Robert Koch-Institut (Robert Koch-Institut, 2008). In den empirischen Arbeiten zeigt sich, dass Migrantinnen und Migranten nicht prinzipiell gesünder oder kränker sind im Vergleich zur nicht migrierten Bevölkerung. Vielmehr scheinen sie sich hinsichtlich der verschiedenen **Krankheitsrisiken und Gesundheitsressourcen** zu unterscheiden. So weisen die Ergebnisse beispielsweise darauf hin, dass bestimmte Migrantinnen und Migranten im Gegensatz zur nicht migrierten Mehrheitsbevölkerung ein höheres Risiko für bestimmte Infektionskrankheiten, wie Tuberkulose, Hepatitis und HIV, haben können. Andere Analysen zeigen, dass spezifische bösartige Neubildungen, wie Haut- oder Brustkrebs, bei Personen mit Migrationsgeschichte seltener im Vergleich zu Personen ohne Migrationsgeschichte auftauchen. Zudem sollen manche Migrantinnen und Migranten ihre Gesundheit weniger gut einschätzen, häufiger psychischen Belastungen ausgesetzt sein und auch höhere Prävalenzen für Depressionen und psychosomatische Erkrankungen aufweisen. Dagegen ist die Prävalenz für Herz-Kreislauf-Erkrankungen bei migrierten Erwachsenen insgesamt geringer als bei nicht migrierten. Für Kinder und Jugendliche mit einer Migrationsgeschichte konnte gezeigt werden, dass diese seltener an einer Allergie leiden. Darüber hinaus ist eine geringere altersadjustierte Gesamtsterblichkeit bei Migrantinnen und Migranten im Vergleich zur nicht migrierten Mehrheitsbevölkerung in Deutschland zu beobachten (Kohls, 2015; Robert Koch-Institut, 2008, 2015). Damit wird deutlich, dass

Migration nicht per se krank macht, aber ein wichtiger Faktor ist, der die Gesundheit eines Menschen sowohl negativ als auch positiv beeinflussen kann.

32.1.1 Krankheitsrisiken und Gesundheitsressourcen von Migrantinnen und Migranten – empirische Belege und Erklärungsmodelle

Inwiefern sich die gesundheitlichen Ungleichheiten bei Menschen mit Migrationsgeschichte erklären und wie sich die dahinterstehenden Wirkmechanismen in ihrer Komplexität abbilden lassen, wurde über die letzten Jahrzehnte mithilfe verschiedener Erklärungsmodelle darzustellen versucht. Drei bekannte Modelle sind das Modell des „gesunden Migranten", das Modell des gesundheitlichen Übergangs und das Lebenslaufmodell zu Migration und Gesundheit:

- Das **Modell der „gesunden Migranten"** (Healthy Migrant Effect) beschreibt das Phänomen, dass Migrantinnen und Migranten in Todesursachenstatistiken oftmals eine niedrigere Sterblichkeit im Vergleich zur Bevölkerung des Ziellandes aufweisen. Dieser Mortalitätsvorteil ist ungewöhnlich, da Migrantinnen und Migranten im Zielland der Migration häufig überproportional in den niedrigen Statusgruppen vertreten sind, die oft eine höhere Chance für riskantes Gesundheitsverhalten, Krankheiten und vorzeitige Mortalität haben. Eine mögliche Erklärung wurde in der selektiven Zusammensetzung der Gruppe der Migrantinnen und Migranten gesehen, da traditionell betrachtet vor allem besonders gesunde und aktive Menschen migrieren. Unter dieser Annahme hätten Migrantinnen und Migranten zum Zeitpunkt ihrer Ankunft im Zielland einen überdurchschnittlich guten Gesundheitszustand, womit auch von einer geringeren Sterblichkeit ausgegangen werden kann (Lampert et al., 2013; Razum, 2009).
- Das **Modell des gesundheitlichen Übergangs** beschreibt die Migration von einem ärmeren in ein reicheres Land als einen Übergang von Gesellschaften mit einer hohen Sterblichkeit – vor allem in Bezug auf Infektionserkrankungen sowie Mutter- und Kindersterblichkeit – hin zu Gesellschaften mit geringen Sterberaten – überwiegend durch chronische, nicht übertragbare Erkrankungen. Eine bessere medizinische Versorgung und verbesserte hygienische Standards im Zielland der Migration im Vergleich zum Herkunftsland gehen relativ schnell mit geringer Sterblichkeit einher. Neuerkrankungen und Sterblichkeit bezüglich chronischer Erkrankungen treten wegen der langen Latenzzeit hingegen erst später auf, weshalb Migrantinnen und Migranten oft noch Jahre nach der Migration hier geringere Prävalenzen und Sterberaten gegenüber der Mehrheitsbevölkerung im Zielland aufweisen (Razum & Twardella, 2002).
- Das **Lebenslaufmodell** zu Migration und Gesundheit betrachtet den gesundheitlichen Übergang aus einer Lebenslaufperspektive (Spallek et al., 2011; Spallek & Razum, 2021). Die Wirkung der Expositionen aus dem Herkunftsland und dem Zielland der Migration auf die Gesundheit werden im Lebenslaufmodell durch eine zeitliche Komponente ergänzt (siehe Abbildung 32-1). Krankheiten sind demnach das Produkt von biologischen, verhaltensbezogenen und sozialen Einflüssen, die über den gesamten Lebenslauf auf das Individuum und dessen Nachkommen wirken. Migration wird als eine sich über den gesamten Lebenslauf gestaltende Determinante verstanden, die sowohl Ressourcen als auch Risiken birgt und sich damit in verschiedenen Phasen des Lebens sowohl positiv als auch negativ auf die Gesundheit auswirken kann (Spallek et al., 2011; Spallek et al., 2023).

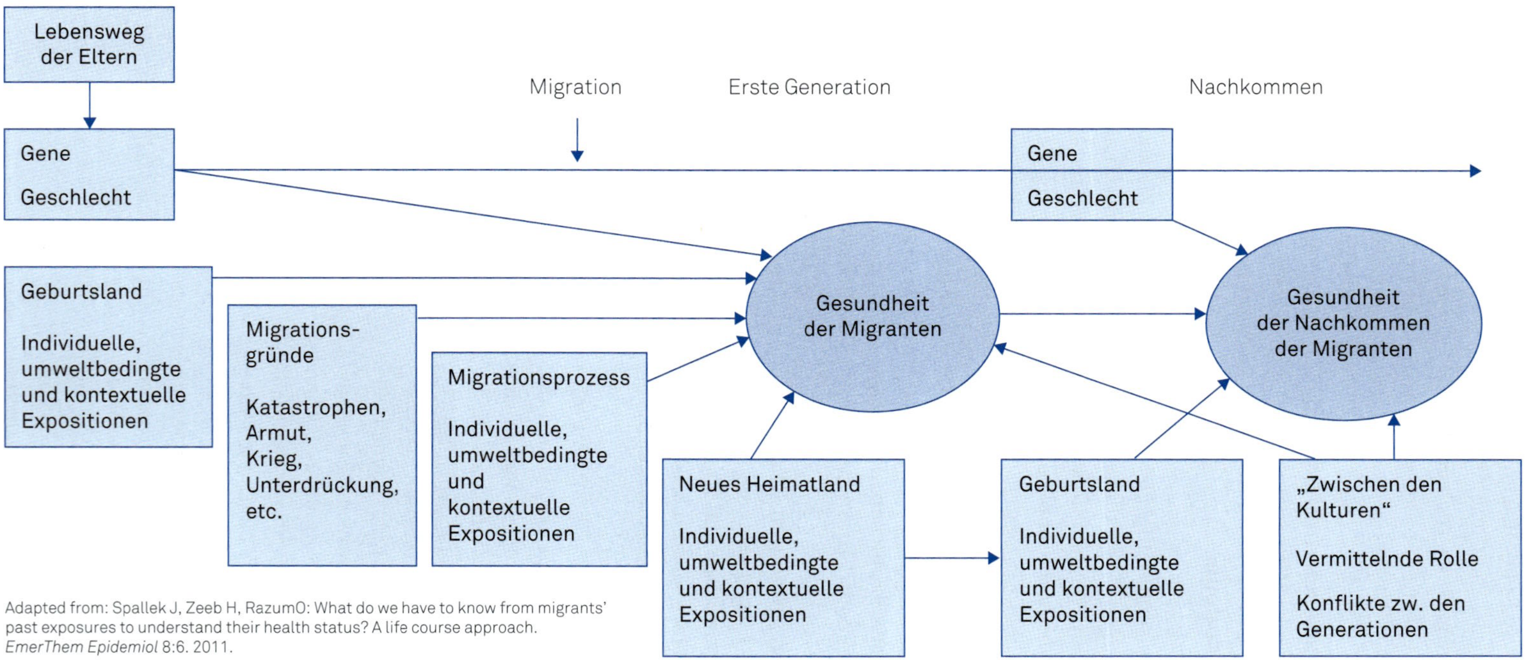

Adapted from: Spallek J, Zeeb H, RazumO: What do we have to know from migrants' past exposures to understand their health status? A life course approach. *EmerThem Epidemiol* 8:6. 2011.

Abbildung 32-1: Wirkung verschiedener Expositionen im Lebenslauf auf die Gesundheit von Migrantinnen und Migranten (adaptiert nach Spallek et al., 2011).

32.1.2 Migration und der soziale Status

Die Erklärungsmodelle machen die besondere gesundheitliche Situation von Menschen mit Migrationsgeschichte in ihrer Komplexität deutlich. Migration ist damit eine wichtige Determinante zur Erklärung gesundheitlicher Ungleichheiten: Menschen mit Migrationsgeschichte weisen im Vergleich zu Menschen ohne Migrationsgeschichte **gesundheitliche Vor- und Nachteile** auf. Die gesundheitlichen Nachteile von Menschen mit Migrationsgeschichte gegenüber der Bevölkerung ohne Migrationsgeschichte werden häufig als Folge der schlechteren sozialen Lage diskutiert. Schließlich gehören Menschen mit Migrationsgeschichte überdurchschnittlich häufig – wenn auch nicht immer – eher niedrigeren Sozialstatusgruppen an. So ist bekannt, dass eine schlechtere **sozioökonomische Position**, unabhängig von der Migrationsgeschichte, mit höheren Gesundheitsrisiken assoziiert ist (siehe z. B. Bauer et al., 2008; Lampert et al., 2016; Richter & Hurrelmann, 2006; oder Kap. 35). Empirische Arbeiten zeigen, dass Menschen mit Migrationsgeschichte oft eine weniger gute Ausbildung, weniger materielle Ressourcen oder eine höhere Arbeitslosenquote haben als die Mehrheitsbevölkerung (Robert Koch-Institut, 2008). Migrantinnen und Migranten sind zwar bei ihrer Einreise oft jung und gesund, aber auch oft mittelos und ohne anerkannte Bildungs- oder Berufsabschlüsse. Im Folgenden leben und arbeiten sie dann über Jahre und Jahrzehnte unter ungünstigeren Bedingungen und mit geringerem Einkommen als die Mehrheitsbevölkerung. Dieses führt dann zu **schichtspezifischen gesundheitlichen Belastungen**. Der soziale Status beeinflusst also – wie bei allen Menschen – auch die Gesundheit von Migrantinnen und Migranten. Er hat aber ebenso einen Einfluss auf die Migration selbst und wirkt gleichzeitig auf den Zusammenhang zwischen Migration und Gesundheit. Abbildung 32-2 zeigt eine vereinfachte Darstellung dieses Zusammenspiels. Es wird deutlich, dass die gesundheitliche Situation von Menschen mit Migrationsgeschichte nicht unabhängig vom sozialen Status erklärt werden kann, da viele Wirkpfade der Migration auf die Gesundheit durch den sozialen Status verstärkt oder abgeschwächt werden können. Auch die Migration selbst wird durch die soziale Lage determiniert. Der Sozialstatus hat schließlich unter anderem Einfluss darauf, welche Personen migrieren, welche Risiken und Chancen mit der Migration einhergehen und auch welche gesundheitlichen Auswirkungen mit der Migration verbunden sind.

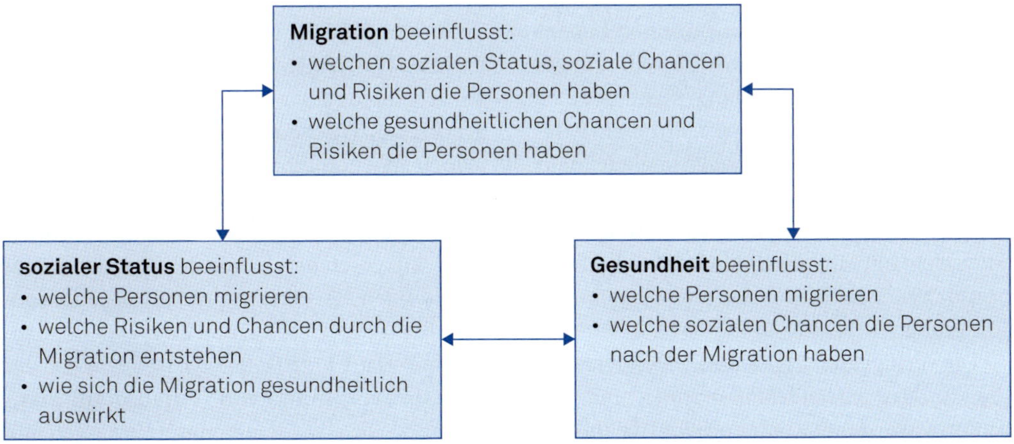

Abbildung 32-2: Zusammenspiel von Migration, Gesundheit und sozialem Status (aus Spallek & Razum, 2016).

32.2 Teilnahme von Menschen mit Migrationsgeschichte an Angeboten der Prävention und Gesundheitsförderung

Anhand der empirischen Belege und Modelle wird deutlich, dass Menschen mit Migrationsgeschichte andere Gesundheitsrisiken und -potenziale mitbringen. Dies hat auch Implikationen für Migrantinnen und Migranten als Zielgruppe von Prävention, inklusive Gesundheitsförderung. Im Folgenden wird zunächst dargestellt, ob und welche Unterschiede es in der Teilnahme an Angeboten der Prävention und Gesundheitsförderung gibt. Anschließend wird diskutiert, welche Ansätze in der Prävention für Menschen mit Migrationsgeschichte an- und mitgedacht werden können.

Mit Blick auf die Datenlage zeigt sich, dass mittlerweile einige Erkenntnisse zur **Inanspruchnahme der gesundheitlichen Versorgung** für Menschen mit Migrationsgeschichte in Deutschland vorliegen. Repräsentative Studienergebnisse zur Teilnahme der Migrantenpopulation an präventiven und gesundheitsfördernden Angeboten sind dagegen bislang nur unzureichend vorhanden. So werden im Präventionsbericht der gesetzlichen Krankenversicherungen (GKV) beispielsweise Personen mit Migrationsgeschichte als adressierte Bevölkerungsgruppe für Projekte in einzelnen Lebenswelten ausgewiesen, Angaben zu Teilnahmeraten werden dagegen bislang nicht gemacht (Brand et al., 2015; Schempp & Strippel, 2016). Zudem mangelt es – im Gegensatz zur Mehrheitsbevölkerung – an Informationen über das Wissen und die Einstellung von erwachsenen Menschen mit Migrationsgeschichte gegenüber Maßnahmen der Prävention und Gesundheitsförderung.

Die verfügbaren Ergebnisse geben Hinweise darauf, dass manche Migrantinnen und Migranten sowie deren Kinder **präventive und gesundheitsfördernde Angebote** seltener nutzen (Klein & Knesebeck, 2018; Robert Koch-Institut, 2008; Rechel et al., 2013; Rommel et al., 2015), obwohl der Zugang zu medizinischen, aber auch präventiven und gesundheitsfördernden Angeboten allen legal in Deutschland lebenden und krankenversicherten Personen gleichermaßen zur Verfügung stehen sollte (Hornung, 2014). In Bezug auf die Inanspruchnahme verhaltenspräventiver Angebote, wie etwa die Teilnahme an Ernährungs-, Bewegungs- oder Entspannungskursen, liegen bislang keine Ergebnisse vor. Für die Suchthilfe zeigt sich nach Angaben der Deutschen Suchthilfestatistik (DSHS), dass Leistungen hier nicht generell seltener genutzt werden. Vielmehr sind Unterschiede innerhalb der Migrantenpopulation zu beobachten. So nehmen in Deutschland geborene Menschen mit Migrationsgeschichte an Angeboten der Suchthilfe bei Problemen mit Kokain, Opioiden, Cannabinoiden und pathologischem Spielen überproportional häufig teil. Dagegen sind selbst zugewanderte Menschen mit Migrationsgeschichte in Suchthilfeeinrichtungen eher selten anzutreffen (Rommel & Köppen, 2016).

Auch das **betriebliche Gesundheitsmanagement** spielt im Rahmen der Prävention und Gesundheitsförderung für Menschen mit Migrationsgeschichte eine bedeutende Rolle. Die Migrantenbevölkerung arbeitet häufiger in manuellen Fertigkeitsberufen und ist damit oft belastenden Arbeitsbedingungen ausgesetzt. Menschen mit Migrationsgeschichte sind häufiger von Arbeitsunfällen, Berufskrankheiten und Erwerbsminderung betroffen im Vergleich zur arbeitenden Bevölkerung ohne Migrationsgeschichte. Trotz dieses höheren Bedarfs wird jedoch angenommen, dass Menschen mit Migrationsgeschichte hier schwieriger durch Maßnahmen der betrieblichen Gesundheitsförderung zu erreichen sind, im Vergleich zur arbeitenden Bevölkerung ohne Migrationsgeschichte (Brzoska & Razum, 2015).

Eine relativ gute Datenlage ist bezüglich der **Inanspruchnahme von Vorsorgeuntersuchungen** wie etwa Screenings, Impfungen und anderen eher medizinischen Angeboten der Prävention durch Erwachsene mit Migrationsgeschichte zu verzeichnen. Das systematische Review von Klein und Knesebeck (2018) zeigt beispielsweise, dass Menschen mit Migrationsgeschichte Angebote zur Krebsfrüherkennung oder Zahnvorsorgeuntersuchungen seltener in Anspruch nehmen gegenüber solchen ohne Migrationsgeschichte. Auch die Analyse der Daten der telefonisch durchgeführten Querschnittsstudie zur „Gesundheit in Deutschland Aktuell" im Jahr 2010 (GEDA 2010; Robert Koch-Institut (RKI), 2014) des Robert Koch-Instituts gibt Hinweise, dass Menschen mit Migrationsgeschichte an Gesundheitscheck-ups, Zahnvorsorgeuntersuchungen, Krebsfrüherkennungen und Grippeschutzimpfungen in den Jahren 2009 und 2010 etwa um 10 Prozentpunkte seltener teilnahmen (Brand et al., 2015). Zu ähnlichen Ergebnissen kommt auch eine Analyse der DEGS-1-Daten: Hier wird darüber hinaus deutlich, dass insbesondere Migrantinnen und Migranten der ersten Generation, also Menschen, die selbst eine Migrationserfahrung gemacht haben, und weniger oder gleich 20 Jahre in Deutschland leben, die Angebote seltener in Anspruch nehmen (Starker et al., 2021). Mit Blick auf den Covid-19-Impfstatus zeigt sich nach Daten des Covid-19-Impfquotenmonitorings (COVIMO-Fokuserhebung), dass Menschen mit Migrationsgeschichte eine geringere Covid-19-Impfquote aufweisen als solche ohne Migrationsgeschichte (Robert Koch-Institut, 2022). Die Ergebnisse einer registerbasierten Studie zeigen hingegen, dass türkische Frauen das Mammografiescreening etwas häufiger im Vergleich zu nicht türkischen Frauen wahrnehmen (52,3 % vs. 49,1 %). Eine geringere Teilnahme der weiblichen türkischen Bevölkerung war ausschließlich in der Altersgruppe der 65- bis 69-Jährigen zu beobachten (Berens et al., 2014). Eine weitere Studie analysiert Daten der drei Berliner Geburtskliniken aus den Jahren 2010 und 2011 zur Schwangerenvorsorge und kommt zu dem Ergebnis, dass Frauen mit Migrationsgeschichte die Angebote nicht nur ähnlich oft, sondern auch zu einem ähnlichen Zeitraum in der Schwangerschaft in Anspruch nehmen wie Frauen ohne Migrationsgeschichte. Dabei entspricht die Anzahl der Vorsorgeuntersuchungen den Empfehlungen der deutschen Mutterschaftsrichtlinien (Brenne et al., 2015).

Im Bereich der **Rehabilitation** zeigen Daten des Sozioökonomischen Panels, dass diese seltener durch Menschen mit Migrationsgeschichte im Vergleich zur Bevölkerung ohne Migrationsgeschichte in Anspruch genommen wird. So ist die Chance, Rehabilitation zu nutzen, auch nach Kontrolle von Merkmalen der sozialen Lage und der Gesundheit, bei Menschen mit Migrationsgeschichte um 30 % verringert im Vergleich zur Mehrheitsbevölkerung (Voigtländer et al., 2013). Zudem verdeutlichen die Routine- und Surveydaten der Deutschen Rentenversicherung, dass die Ergebnisse der Rehabilitation bei Menschen mit Migrationsgeschichte ungünstiger ausfallen im Gegensatz zu denjenigen ohne Migrationsgeschichte (Brzoska et al., 2014). Dazu zählen etwa die Zufriedenheit mit der Versorgung, eine geringere berufliche Leistungsfähigkeit oder auch ein höheres Risiko, auf Erwerbsminderungsrente angewiesen zu sein (Brzoska et al., 2010; Brzoska & Razum, 2015).

Mit Blick auf das Thema **Impfungen im Kindes- und Jugendalter** zeigen Analysen der Schuleingangsuntersuchungen, dass Kinder mit Migrationsgeschichte genauso gut bzw. zum Teil sogar besser geimpft sind im Vergleich zu Kindern ohne Migrationsgeschichte (Pfaff, 2011). Die Daten der Studie zur Gesundheit von Kindern und Jugendlichen in Deutschland (KiGGS Welle 2) aus den Jahren 2014 bis 2017 konnten dies in Teilen bestätigen, zeichnen jedoch ein differenzierteres Bild: Demnach weisen Kinder mit einseitiger Migrationsgeschichte signifikant häufigere Grundimmunisierungen gegen Tetanus, Diphtherie, Pertussis, Poliomyelitis (Polio) und Haemophilus influenzae Typ B (Hib) auf gegenüber Kindern ohne sowie beidseitiger Migrationsgeschichte. Für die Impfquoten der Pneumokokken, Hepatitis B, Meningokokken der Serogruppe C (MenC) sowie Masern,

Mumps und Röteln (MMR) konnten dagegen keine Unterschiede zwischen Kindern mit und ohne Migrationsgeschichte gefunden werden. Deutlich bessere Impfquoten zeigen sich für Kinder mit ein- und zweiseitiger Migrationsgeschichte gegenüber Kindern ohne Migrationsgeschichte für die Varizellenimpfung. Mit Blick auf die Auffrischungsimpfungen zeigt sich, dass die Impfquoten der Kinder und Jugendlichen mit beidseitiger Migrationsgeschichte etwa zehn Prozentpunkte niedriger als bei Kindern und Jugendlichen mit einseitiger oder ohne Migrationsgeschichte sind. Zudem sind 11- bis 17-jährige Mädchen mit Migrationsgeschichte seltener gegen Humane Papillomviren (HPV) geimpft im Vergleich zu gleichaltrigen Mädchen ohne Migrationsgeschichte (Poethko-Müller et al., 2019).

Die **Früherkennungsuntersuchungen** U1 bis U9 und auch die Jugendgesundheitsuntersuchung J1 sollen verschiedenste Erkrankungen und Entwicklungsstörungen frühzeitig erkennen und langfristig Gesundheitsrisiken vorbeugen. Während die U1 und U2 meist noch in der Geburtsklink stattfinden und damit fast alle Kinder erreicht werden, werden die U3 bis U9 in der Regel durch niedergelassene Kinderärztinnen und Kinderärzte durchgeführt. Eine Auswertung der Daten von KiGGS Welle 2 zeigt, dass Kinder mit Migrationsgeschichte etwas seltener durch die Früherkennungsuntersuchungen erreicht werden. Die Unterschiede sind jedoch nur bei Kindern mit beidseitiger Migrationsgeschichte statistisch signifikant. Eine Betrachtung der vollständigen Inanspruchnahme der Untersuchungsreihe (U3 bis U9, ohne U7a) zeigt dagegen deutlichere, statische signifikante Unterschiede: So absolvierten 98,0 % der Kinder ohne Migrationsgeschichte alle Untersuchungen; bei den Kindern mit einseitiger Migrationsgeschichte sind es 95,1 % und bei Kindern mit beidseitiger Migrationsgeschichte 94,4 % (Schmidtke et al., 2018).

32.3 Angebote der Prävention und Gesundheitsförderung für Menschen mit Migrationsgeschichte

Was genau einen migrationssensiblen Ansatz in der Prävention und Gesundheitsförderung ausmacht und wie wirksam solche Ansätze im Vergleich zu herkömmlichen (migrationsunsensiblen) Ansätzen sind, ist bislang noch nicht abschließend geklärt. Dennoch geben der internationale Forschungsstand sowie Beispiele guter Praxis aus Deutschland hierzu erste Antworten. Hinsichtlich der migrationssensiblen Gestaltung einer Präventionsmaßnahme lässt sich im Anschluss an Kreuter et al. (2003) zwischen deren Oberflächenstruktur und der Tiefenstruktur einer Präventionsmaßnahme unterscheiden. Zur **Oberflächenstruktur** gehören die visuelle und sprachliche Gestaltung der Programmmaterialien sowie ggf. die Anpassung der Risikokommunikation, falls in einzelnen Herkunftsgruppen besondere Gesundheitsrisiken bekannt sind. Zur **Tiefenstruktur** zählen der Einbezug der Adressatengruppe in die Entwicklung und Umsetzung der Maßnahmen, die Wahl vertrauter Durchführungsorte und die Berücksichtigung von kulturell geprägten Vorstellungen und Verhaltensweisen sowie der Einbezug des sozialen Umfeldes und der Heterogenität der Zielgruppe. Expertinnen und Experten aus der Präventionspraxis sind zudem überzeugt, dass ein handlungsfeldübergreifender Ansatz mit thematisch offenen Formaten notwendig ist, um Vertrauen auf und Zugangsbarrieren abzubauen (Brand et al., 2020).

Bezüglich der Wirksamkeit migrationssensibler Ansätze in der Prävention und Gesundheitsförderung liefern die bisherigen internationalen Übersichtsarbeiten kein einheitliches Bild: Auf Grundlage des Health Technology Assessment von Liu et al. (2012) kann als gesichert gelten, dass die migrationssensible Gestaltung die Erreichbarkeit und Akzeptanz einer Präventionsmaßnahme in den Adressatengruppen verbessert. Basierend auf den wenigen Studien, die direkt migrationssensibel gestaltete mit herkömmlichen Präventionsmaßnahmen verglichen haben, konnte eine verbesserte Wirksamkeit noch nicht konsistent nachgewiesen werden (Liu et al., 2012). Die qualitativ hochwertige Übersichtsarbeit von Nierkens et al. (2013) kam allerdings zu dem Ergebnis, dass eine migrationssensible Gestaltung dann zu einer verbesserten Wirksamkeit führte, wenn sie umfassend angelegt war. Eine detaillierte Darstellung zur Evidenz von migrationssensiblen Angeboten der Prävention und Gesundheitsförderung ist im Bericht von Brand et al. (2017) nachzulesen.

Recherche in nationalen Datenbanken, wie der Datenbank des Kooperationsverbundes Gesundheitliche Chancengleichheit (https://www.gesundheitliche-chancengleichheit.de) und Befragungen von Expertinnen und Experten zeigen, dass es bisher nur wenige gute Beispiele für migrationssensible Prävention und Gesundheitsförderung gibt (Brand et al., 2017; Brand et al., 2020). Auffällig ist dabei, dass die meisten Angebote nur lokal verfügbar sind und Outcome-Evaluationen bisher fehlen.

Wichtig für Gesundheitsförderung und Prävention

Gute Beispiele für migrationssensible Prävention und Gesundheitsförderung

Das „Bewegung als Investition in Gesundheit"-Projekt (BIG) ist ein gutes Beispiel für die Partizipation sowohl der Zielgruppe als auch der lokalen Akteure bei der Planung der Maßnahmen (https://www.big-projekt.de) (Frahsa et al., 2014). In diesem Projekt wurden Bewegungsangebote für Frauen in schwierigen Lebenslagen (mit und ohne Migrationsgeschichte) entwickelt. Es wurde anhand dieser und anderer Studien das Modell des kooperativen Planungsprozesses als systematischer Ansatz für den Einbezug der lokalen Akteure entwickelt (Rütten et al., 2016). Die Partizipation der Zielgruppe ist dabei nicht auf den Einbezug von Expertinnen und Experten oder Vertreterinnen und Vertretern von Migrantenorganisationen zu begrenzen. Stattdessen sollten direkt Personen einbezogen werden, für welche die Maßnahmen entwickelt werden.

Einer der zentralen Ansätze, um migrationssensible Prävention und Gesundheitsförderung zu stärken, ist Capacity Building durch die Schulung von Fachkräften hinsichtlich ihrer interkulturellen Kompetenzen. Zu diesen Capacity-Building-Maßnahmen sind auch die Ausbildungen von Gesundheitsmediatorinnen und -mediatoren zu zählen. Dies sind in der Regel Personen, die einen ähnlichen soziokulturellen Hintergrund wie die Adressatengruppe haben. Nach der Schulung bieten diese Gesundheitsmediatorinnen und -mediatoren Informationsveranstaltungen oder Beratungen zu Gesundheitsthemen an (Brand et al., 2019; Brand et al., 2023). Beispiele hierfür sind die „Stadtteilmütter (und -väter)"-Projekte (Berg et al., 2015).

Das Projekt „Integration durch Sport" (https://integration.dosb.de/) ist ein gutes Beispiel für die Notwendigkeit der Schaffung eines beidseitigen Zugangs vonseiten etablierter Angebote und der Bevölkerung mit Migrationsgeschichte. Das bedeutet, dass auf der einen Seite das Wissen über vorhandene Angebote und Vertrauen in der Bevölkerung mit Migrationsgeschichte ausgebaut werden muss. Dazu wurden im Rahmen dieses Projekts u. a. mehrsprachige Flyer verteilt. Aus Sicht von Expertinnen und Experten der Präventionspraxis reicht Wissen über die verfügbaren Angebote jedoch nicht aus. Für die Etablierung des Zugangs müssen Vertrauenspersonen zwischen den Sportvereinen und der Adressatengruppe vermitteln. Auf der anderen Seite müssen sich auch die Sportvereine aktiv über die Bedürfnisse und Bedarfe der Bevölkerung mit Migrationsgeschichte informieren, z. B. über Bedarfe an geschlechtergetrennten Angeboten, und Angebote mit einem geringen Verpflichtungsgrad vorhalten.

Handlungsfeldübergreifende, offene Angebote sind ein erfolgversprechendes Vorgehen, um Zugänge zu spezielleren Gesundheitsthemen zu schaffen. Offene Angebote, wie gemeinsame Frühstücksrunden, können als ein Mittel verwendet werden, um Vertrauen aufzubauen und mehr über die Bedürfnisse der Adressatengruppe zu erfahren. Gesundheitsthemen stehen oft nicht an erster Stelle, weshalb ein Bewusstsein für diese Themen zum Teil erst geweckt werden muss. In der Initiative „Frauengesundheit in Tenever“ wurde ausgehend von Frauenfrühstückstreffs und Integrationskursen beispielsweise ein Schwimmangebot für muslimische Frauen entwickelt (https://www.frauengesundheitintenever.de).

32.4 Gestaltungsmöglichkeiten einer migrantensensiblen bzw. migrantenspezifischen Prävention

Prävention bei Menschen mit Migrationsgeschichte hat spezifische Herausforderungen und Chancen. Wie bei den Gesundheitsrisiken und -chancen zeigt sich, dass Verallgemeinerungen nicht möglich sind. Es gibt in der sehr heterogenen Gruppe der Menschen mit Migrationsgeschichte spezifische Risikogruppen, z. B. Asylsuchende und Menschen mit ungeklärtem Aufenthaltsstatus, aber auch Gruppen, die Angebote der Prävention und Gesundheitsförderung in gleichem Maße oder sogar häufiger in Anspruch nehmen als die Bevölkerung ohne Migrationsgeschichte. Die Weiterentwicklung von Prävention und Gesundheitsförderung sollte daher auf die gesamte Bevölkerung abzielen, dabei aber die Heterogenität der Bevölkerung in Bezug auf Barrieren und Bedürfnisse beachten und eine besondere Fürsorge für Gruppen mit besonderen Risiken und Bedürfnissen zeigen, z. B. Asylsuchende und Geflüchtete.

Insgesamt ist die Wirksamkeit bzw. Reichweite von Angeboten der Prävention nach wie vor eine Herausforderung für die Gesundheitsversorgung und Public Health in Deutschland. Die Datenlage ist, zum Teil aufgrund fehlender Evaluation der Angebote, lückenhaft. Vorliegende Daten zeigen ein heterogenes Bild. Allgemeingültige Aussagen für Menschen mit Migrationsgeschichte lassen sich nicht fällen, allerdings geben verschiedene Ergebnisse Hinweise darauf, dass das Merkmal Migrationsgeschichte, neben anderen Merkmalen wie dem sozialen Status, Alter und Geschlecht, einen Einfluss auf die **Erreichbarkeit und Teilnahme** haben kann, im negativen wie positivem Sinne und je nach Ziel, Region, Migrantengruppe und Maßnahme. Für einen Teil der Menschen mit Migrationsgeschichte kann es **migrationsspezifische Gründe** für eine geringere Teilnahme an Präventions- und Vorsorgeangeboten geben. In einer besonders schwierigen Situation befinden sich Menschen ohne gültige Aufenthaltsgenehmigung oder ohne geklärten Aufenthaltsstatus, die von Vorsorgemaßnahmen durch die Beschränkung auf EU-Ausländer, Personen mit Krankenversicherung oder Aufenthaltsgenehmigung ausgeschlossen sind. Initiativen, auch Asylsuchenden über die reguläre Versichertenkarte den GKV-Zugang zu allen Leistungen der GKV zu ermöglichen, haben die Situation für diese Gruppe erheblich verbessert (Bozorgmehr et al., 2016).

Aber auch der Zugang zu Präventions- und Vorsorgeangeboten für Menschen mit Migrationsgeschichte mit geklärtem Aufenthaltsstatus bzw. einer deutschen Staatsangehörigkeit kann durch verschiedene **Barrieren** eingeschränkt sein. Je nach Herkunftsland, kulturellem und religiösem Ursprung, Länge des Aufenthalts in Deutschland, sprachlichen Fähigkeiten, Geschlecht, Bildungsstatus und sozialer Schicht können diese auf unterschiedliche Weise ausgeprägt sein. Beispielsweise stellt die **Unterschiedlichkeit der Gesundheitssysteme** des Herkunftslandes und Deutschlands einen Teil der Menschen mit Migrationsgeschichte vor das Problem, einen Überblick über vorhandene Angebote und mögliche Ansprechpartner zu bekommen. Es besteht zum Teil Unkenntnis über die vorhandenen Angebote, deren Ablauf und über den möglichen Nutzen von Prävention und Gesundheitsförderung. Manchmal liegen Probleme mit der deutschen Sprache, insbesondere in der schriftlichen Form vor, die das Verständnis von deutschen Informationsmaterialien und Formularen oder die direkte Kommunikation mit der Ärztin oder dem Arzt erschweren. Auch das oftmals andere **Verständnis von Krankheit und Gesundheit**, z. B. bei manchen muslimischen Patientinnen und Patienten (Ilkilic, 2002), kann zu einer Störung in der Kommunikation mit den Anbietern von Gesundheitsdienstleistungen führen. Daneben werden Aspekte von Krankheit, die von der europäischen Bevölkerung als medizinisch betrachtet werden, von Migrantinnen und Migranten aus anderen Kulturkreisen eher im Bereich von Spiritualität, Moral oder Religion angesiedelt. Das erschwert den Zugang zur einer eher naturwissenschaftlich-medizinisch ausgerichteten Perspektive vieler Präventionsangebote (Razum et al., 2004).

Es besteht trotz der steigenden Aufmerksamkeit gegenüber der Situation von Menschen mit Migrationsgeschichte, die sich auch in einer steigenden Anzahl **migrantensensibler bzw. migrantenspezifischer Angebote** zeigt, noch ein großes Potenzial für die weitere Verbesserung des Zugangs und der Teilnahme an Präventions- und Gesundheitsförderungsangeboten, um der steigenden Heterogenität der deutschen Bevölkerung gerecht zu werden. Das Angebot an fremdsprachiger Information hat sich in den letzten Jahren zunehmend verbessert, beschränkt sich aber meist auf die Übersetzung deutscher Informationsmaterialen in die Sprachen der zahlenmäßig stärksten Migrantengruppen. Notwendig ist es, vorhandene Informationsmaterialen nicht nur zu übersetzen, sondern an die speziellen Anforderungen der Migrantinnen und Migranten anzupassen. Für seltener gesprochene Sprachen liegen meist keine Übersetzungen vor und es fehlen weiterhin oftmals visuelle Kommunikationshilfen für Menschen mit Sprachschwierigkeiten oder mit geringer Literalität.

Ein denkbarer Weg ist der Einsatz von **Mediatorinnen und Mediatoren** mit Migrationsgeschichte. Diese sind speziell dafür ausgebildet, in ihren eigenen kulturellen Gruppen Informationen über Gesundheitsthemen zu vermitteln und als Ansprechpartnerinnen und -partner zur Verfügung zu stehen. Ein bekanntes Beispiel ist das Projekt „Mit Migranten für Migranten“ (MIMI) (https://www.ethno-medizinisches-zentrum.de), das der Bundesverband der BKK in Kooperation mit dem Ethno-Medizinischen Zentrum Hannover in verschiedenen Bundesländern durchführt. In diesem Programm werden Personen verschiedener Ethnizitäten angeworben und hinsichtlich gesundheitsbezogener Themen geschult. Diese Mediatorinnen und Mediatoren organisieren dann Schulungsveranstaltungen zu Themen der Gesundheit und Prä-

Wichtig für Gesundheitsförderung und Prävention

Der weiteren Entwicklung und Etablierung angepasster Kommunikationswege und Informationen für Menschen mit Migrationsgeschichte kommt eine große Bedeutung beim Abbau von Zugangsbarrieren zu; die Kenntnis über Angebote und ihre Vor- und Nachteile ist eine entscheidende Voraussetzung für die Teilnahme, reicht aber alleine nicht aus. Eine Studie zum Anteil informierter Entscheidungen bei der Teilnahme am Mammografiescreening-Programm fand geringere Anteile informierter Entscheidungen bei Frauen mit Migrationsgeschichte, die zu einem überwiegenden Teil auf ein unzureichendes Wissen über die Vor- und Nachteile des Programms zurückzuführen sind (Berens et al., 2015). Neben dem Wissen spielen aber auch Vertrauen in das Angebot und Passfähigkeit zu den eigenen Gesundheitsüberzeugungen eine wichtige Rolle. Eine Schwierigkeit bei der Entwicklung von Informationsangeboten ist die große Heterogenität von Menschen mit (und ohne) Migrationsgeschichte. Es können Unterschiede je nach Herkunftsland und auch innerhalb gleicher Ethnien oder Herkünfte, z. B. je nach Bildungsstand oder sozialer Position, bestehen. Verallgemeinernde Ansätze sind daher oftmals nicht möglich.

vention für andere Menschen mit dem gleichen kulturellen Hintergrund.

Es werden unterschiedliche Strategien diskutiert, um den Zugang zu Angeboten der Gesundheitsversorgung von Menschen mit Migrationsgeschichte zu verbessern. Oft werden dafür sogenannte **migrantenspezifische Angebote** vorgeschlagen. Ein Beispiel hierfür wäre ein Pflegeheim speziell für Menschen mit türkischer Migrationsgeschichte. Dies würde sprachliche und kulturelle Barrieren vermeiden, so die Argumentation. Angesichts der Vielzahl von Migrantengruppen und der Dynamik des Migrationsgeschehens können solche Angebote die gesundheitliche Versorgung aber bestenfalls für einzelne Migrantengruppen verbessern, und das wirtschaftlich vertretbar auch nur in Ballungsräumen mit einer großen Zielbevölkerung. Der alleinige Aufbau migrantenspezifischer Angebote kann zudem Parallelstrukturen fördern und somit der Integration entgegenstehen.

Andere Vorschläge gehen in die Richtung, Menschen mit Migrationsgeschichte an die Anforderungen der deutschen Angebote soweit „anzupassen", dass keine besonderen Maßnahmen mehr notwendig sind. Diese Idee beinhaltet, dass Migrantinnen und Migranten durch **Information, Bildung und Empowerment** in die Lage versetzt werden, die vorhandenen Angebote im gleichen Maße wie die Allgemeinbevölkerung zu nutzen, ohne dass die Angebote geändert werden müssen.

Es stellt sich also die Frage, ob bei zukünftigen Angeboten eher eine **migrantensensible (integrierende, Mainstreaming)** oder eine **migrantenspezifische (separierende, positiv diskriminierende)** Ausrichtung angestrebt werden sollte. Vorteile von migrantenspezifischen Angeboten sind die genauere Adaptionsfähigkeit auf spezielle Anforderungsprofile und die schnelle Umsetzbarkeit von Veränderungen. Die Vorteile der migrantensensiblen Angebote liegen in der breiteren Abdeckung von Anforderungsspektren (und damit potenziell verbundenen Kostenersparnissen), der größeren Nachhaltigkeit, der integrierenden Wirkung und der Fähigkeit, verschiedene, auch zahlenmäßig kleine Migrantengruppen mit ihren Anforderungsprofilen gemeinsam zu berücksichtigen. Am aussichtsreichsten erscheinen Ansätze, die beide Ansätze kombinieren, um der heterogenen Gruppe der Menschen mit Migrationsgeschichte und der Heterogenität der Bevölkerung insgesamt gerecht werden zu können.

In Situationen, in denen besondere Risiken vorliegen oder schnell ein Zugang geschaffen werden muss, z.B. in Zeiträumen mit starker Zuwanderung oder bei Menschen, die sich erst kurz in Deutschland aufhalten, sind **spezifische Maßnahmen** hilfreich. Beispiel hierfür sind spezifische Maßnahmen zur Frühentdeckung oder Vorbeugung von Infektionskrankheiten bei Asylsuchenden nach der Einreise (Screening, Impfmaßnahmen etc.). Mit zunehmender Aufenthaltsdauer sollten die Menschen verstärkt in die Regelversorgung integriert werden. Hierbei ist zu berücksichtigen, dass auch Menschen ohne Migrationsgeschichte unterschiedliche Bedürfnisse und Bedarfe im Hinblick auf ihre Gesundheitsversorgung haben. In unserer Gesellschaft gibt es zahlreiche Diversitätsmerkmale, darunter beispielsweise Alter und Geschlecht, sozioökonomischer Status, sexuelle Orientierung sowie Religionszugehörigkeit. Eine Ausrichtung der Gesundheitsversorgung auf diese Heterogenität setzt also nicht nur eine „Anpassungsleistung" der Menschen mit Migrationsgeschichte voraus, sondern auch eine Anpassung der Angebote der Gesundheitsversorgung an die sich steigernde Heterogenität der deutschen Bevölkerung im Rahmen eines sogenannten **Diversity Mainstreaming**. Ziel ist es, der Unterschiedlichkeit aller Menschen gegenüber aufgeschlossen zu sein (Brzoska et al., 2012; Geiger & Razum, 2012; Razum & Spallek, 2014). Diversität muss dazu in die Verantwortungs-, Entscheidungs- und Handlungsstrukturen aller Angebote der Prävention und Gesundheitsversorgung integriert werden – konkret beispielsweise durch die Weiterbildung von Mitarbeitenden und die Einführung von diversitätssensiblen Leitbildern. Ein generelles

Diversity Mainstreaming bietet den Vorteil, dass in allen Prozessen und Aktivitäten des Gesundheitssektors eine verbesserte Beachtung der speziellen Bedürfnisse von Menschen mit (und ohne) Migrationsgeschichte geschaffen wird (Geiger, 2006). Übertragen auf die Prävention und Gesundheitsförderung bedeutet dies, dass die Erreichbarkeit der Angebote nicht nur für Menschen mit Migrationsgeschichte, sondern insgesamt gesteigert wird. Spezifische Angebote für Menschen mit Migrationsgeschichte stellen aber bei Bedarf als eine Art positive Diskriminierung eine sinnvolle, möglicherweise zeitlich befristete Ergänzung zum generellen Diversity Mainstreaming dar.

Zusammenfassung

- Migration ist ein wichtiger Faktor für die Beschreibung gesundheitlicher Ungleichheit in Einwanderungsgesellschaften (wie z.B. Deutschland).
- Migrantinnen und Migranten befinden sich in einer besonderen gesundheitlichen Situation, mit Vor- und Nachteilen.
- Die Gruppe der Menschen mit Migrationsgeschichte ist höchst heterogen. Allgemeingültige Aussagen sind nur schwerlich möglich.
- Prävention und Gesundheitsförderung muss die Heterogenität der Bevölkerung beachten, um Menschen mit (und ohne) Migrationsgeschichte zu erreichen.
- Bestimmte Gruppen von Menschen mit Migrationsgeschichte können sich in Situationen befinden, die eine spezielle Ausrichtung notwendig macht.

Diskussionsanregung

- Sind Menschen mit Migrationsgeschichte in Deutschland benachteiligt beim Zugang zu Angeboten der Prävention?
- Sollten spezielle Präventionsangebote für Menschen mit Migrationsgeschichte geschaffen oder vorhandene Angebote angepasst werden?
- Müssen Menschen mit Migrationsgeschichte sich an die Gesundheitsversorgung in Deutschland anpassen oder die Gesundheitsversorgung an die Bedürfnisse dieser Menschen?
- Welche Voraussetzungen müssen erfüllt sein, damit ein Mensch (mit und ohne Migrationsgeschichte) ein Präventionsangebot nutzt?
- Reicht Wissen über ein Präventionsangebot alleine aus? Was sind weitere wichtige Aspekte für die Teilnahme?

Literatur

Bauer, U., Bittlingmayer, U. & Richter, M. (2008). *Health Inequalities. Determinanten und Mechanismen gesundheitlicher Ungleichheit*. VS Verlag für Sozialwissenschaften.

Berens, E.M., Reder, M., Razum, O., Kolip, P. & Spallek, J. (2015). Informed choice in the German mammography screening program by education and migrant status: survey among first-time invitees. *PLoS One, 10*(11), e0142316. https://doi.org/10.1371/journal.pone.0142316

Berens, E.M., Stahl, L., Yilmaz-Aslan, Y., Sauzet, O., Spallek, J. & Razum, O. (2014). Participation in breast cancer screening among women of Turkish origin in Germany – a register-based study. *BMC Womens Health, 14*, 24. https://doi.org/10.1186/1472-6874-14-24

Berg, G., Stolzenberg, R. & Maschewsky-Schneider, U. (2015). Können Peers Zugänge zu sozial belasteten Familien schaffen? Ergebnisse der Evaluation des Projekts „Stadtteilmütter in Berlin-Kreuzberg". *Gesundheitswesen, 77*(Suppl. 01), S19–S20.

Bozorgmehr, K., Nöst, S., Thaiss, H.M. & Razum, O. (2016). Die gesundheitliche Versorgungssituation von Asylsuchenden. *Bundesgesundheitsblatt Gesundheitsforschung Gesundheitsschutz, 59*(5), 545–555. https://doi.org/10.1007/s00103-016-2329-4

Brand, T., Barbek, R., Gencer, H., Samkange-Zeeb, F. & Zeeb, H. (2020). Soziokulturell sensible Prävention und Gesundheitsförderung. Entwicklung eines theoretischen Rahmenmodells und Ergebnisse einer Befragung unter Bewegungsförderungsprojekten. *Gesundheitswesen, 82*(2), 202–208. https://doi.org/10.1055/a-0996-8406

Brand, T., Gencer, H., Samkange-Zeeb, F. & Zeeb, H. (2017). *Literatur- und Datenbankrecherche zu Gesundheitsförderungs- und Präventionsansätzen bei Menschen mit Migrationshintergrund und Auswertung der vorliegenden Evidenz. Ergebnisbericht.* GKV-Spitzenverband. Verfügbar unter https://www.gkv-buendnis.de/media/pdf/publikationen/MigrationsHG_Brand_Zeeb_2017.pdf

Brand, T., Gerstmann, M., Samkange-Zeeb, F. & Zeeb, H. (2023). Involving trained community health mediators in COVID-19 prevention measures. A process evaluation from Bremen, Germany. *Frontiers in Digital Health, 5*, 1266684. https://doi.org/10.3389/fdgth.2023.1266684

Brand, T., Kleer, D., Samkange-Zeeb, F. & Zeeb, H. (2015). Prävention bei Menschen mit Migrationshintergrund. *Bundesgesundheitsblatt Gesundheitsforschung Gesundheitsschutz, 58*(6), 584–592. https://doi.org/10.1007/s00103-015-2149-y

Brand, T., Zeeb, H., Gencer, H., Barbek, R., Brinkmann, D., Kimil, A., Kromm-Kostjuk, E., Kopel, M., Fischer, G., Tuna, S., Türk, A. & Salman, R. (2019). *Gesundheit für alle – Handreichung für Mediator:innen, Fachkräfte und Multiplikator:innen.* Ethno-Medizinisches Zentrum (EMZ) & Leibniz-Institut für Präventionsforschung und Epidemiologie – BIPS.

Brenne, S., David, M., Borde, T., Breckenkamp, J. & Razum, O. (2015). Werden Frauen mit und ohne Migrationshintergrund von den Gesundheitsdiensten gleich gut erreicht? Das Beispiel Schwangerenvorsorge in Berlin. *Bundesgesundheitsblatt Gesundheitsforschung Gesundheitsschutz, 58*(6), 569–576. https://doi.org/10.1007/s00103-015-2141-6

Brzoska, P., Geiger, I., Yilmaz-Aslan, Y. & Razum, O. (2012). Diversity Management in der (rehabilitativen) Gesundheitsversorgung – heute ein Muss. In R. Deck, N. Glaser-Möller & T. Kohlmann (Hrsg.), *Rehabilitation bei sozial benachteiligten Bevölkerungsgruppen* (S. 99–111). Jacobs.

Brzoska, P. & Razum, O. (2015). Betriebliches Gesundheitsmanagement und medizinische Rehabilitation bei Menschen mit Migrationshintergrund. In B. Badura, A. Ducki, H. Schröder, J. Klose & M. Meyer (Hrsg.), *Fehlzeiten-Report 2015: Neue Wege für mehr Gesundheit – Qualitätsstandards für ein zielgruppenspezifisches Gesundheitsmanagement* (S. 185–193). Springer.

Brzoska, P., Sauzet, O., Yilmaz-Aslan, Y., Wildera, T. & Razum, O. (2014, März). *Die Zufriedenheit mit der medizinischen Rehabilitation bei Menschen mit Migrationshintergrund in Deutschland. Ergebnisse der Rehabilitandenbefragung der Deutschen Rentenversicherung.* Präsentation auf dem 23. Rehabilitationswissenschaftlichen Kolloquium, Karlsruhe, 10.–12. März 2014.

Brzoska, P., Voigtlander, S., Spallek, J. & Razum, O. (2010). Utilization and effectiveness of medical rehabilitation in foreign nationals residing in Germany. *European Journal of Epidemiology, 25*, 651–660. https://doi.org/10.1007/s10654-010-9468-y

Bundesamt für Migration und Flüchtlinge (BaMF). (2015). *Migrationsbericht des Bundesamtes für Migration und Flüchtlinge im Auftrag der Bundesregierung. Migrationsbericht 2015.* Verfügbar unter https://www.bamf.de/SharedDocs/Anlagen/DE/Publikationen/Migrationsberichte/migrationsbericht-2015.pdf?__blob=publicationFile

Destatis. (2023). *24,3 % der Bevölkerung hatten 2022 eine Einwanderungsgeschichte* (Pressemitteilung Nr. 158 vom 20. April 2023). Statistisches Bundesamt. Zugriff am 15. März 2024 unter https://www.destatis.de/DE/Presse/Pressemitteilungen/2023/04/PD23_158_125.html

Frahsa, A., Rutten, A., Roeger, U., Abu-Omar, K. & Schow, D. (2014). Enabling the powerful? Participatory action research with local policymakers and professionals for physical activity promotion with women in difficult life situations. *Health Promotion International, 29*(1), 171–184.

Geiger, I. K. (2006). Managing diversity in public health. In O. Razum, H. Zeeb & U. Laaser (Hrsg.), *Globalisierung – Gerechtigkeit – Gesundheit. Einführung in International Public Health* (S. 163–175). Huber.

Geiger, I. K. & Razum, O. (2012). Mehrwert mit Diversity Management. Facetten und Optionen im Blick halten. *KU Gesundheitsmanagement, 81*, 17–20.

Hornung, R. (2014). Prävention und Gesundheitsförderung bei Migranten. In K. Hurrelmann, T. Klotz & J. Haisch (Hrsg.), *Lehrbuch Prävention und Gesundheitsförderung* (4. Aufl., S. 367–374). Huber.

Ilkilic, I. (2002). Bioethical conflicts between Muslim patients and German physicians and the principles of biomedical ethics. *Medicine and Law, 21*(2), 243–256.

International Organisation for Migration (IOM). (2022). *World Migration Report 2022.* Geneva: UN Migration. Available from https://publications.iom.int/books/world-migration-report-2022

Klein, J. & von dem Knesebeck, O. (2018). Inequalities in health care utilization among migrants and non-migrants in Germany: a systematic review. *In-*

ternational Journal for Equity in Health, 17(1), 160. https://doi.org/10.1186/s12939-018-0876-z

Kohls, M. (2015). Sterberisiken von Migranten: Analysen zum Healthy-Migrant-Effekt nach dem Zensus, 2011. *Bundesgesundheitsblatt Gesundheitsforschung Gesundheitsschutz, 58*(6), 519–526.

Kreuter, M.W., Lukwago, S.N., Bucholtz, R.D., Clark, E.M. & Sanders-Thompson, V. (2003). Achieving cultural appropriateness in health promotion programs: targeted and tailored approaches. *Health Education and Behavior, 30*(2), 133–146. https://doi.org/10.1177/1090198102251021

Lampert, T., Kroll, L.E., von der Lippe, E., Müters, S. & Stolzenberg, H. (2013). Sozioökonomischer Status und Gesundheit. Ergebnisse der Studie zur Gesundheit Erwachsener in Deutschland (DEGS). *Bundesgesundheitsblatt Gesundheitsforschung Gesundheitsschutz, 56*, 814–821. https://doi.org/10.1007/s00103-013-1695-4

Lampert, T., Richter, M., Schneider, S., Spallek, J. & Dragano, N. (2016). Soziale Ungleichheit und Gesundheit. *Bundesgesundheitsblatt Gesundheitsforschung Gesundheitsschutz, 59*, 153–165. https://doi.org/10.1007/s00103-015-2275-6

Liu, J., Davidson, E., Bhopal, R., White, M., Johnson, M., Netto, G., Deverill, M. & Sheikh, A. (2012). Adapting health promotion interventions to meet the needs of ethnic minority groups: mixed-methods evidence synthesis. *Health Technology Assessment, 16*(44), 1–469.

Nierkens, V., Hartman, M.A., Nicolaou, M., Vissenberg, C., Beune, E.J., Hosper, K., van Valkengoed, I.G. & Stronks, K. (2013). Effectiveness of cultural adaptations of interventions aimed at smoking cessation, diet, and/or physical activity in ethnic minorities. a systematic review. *PLoS One, 8*(10), e73373. https://doi.org/10.1371/journal.pone.0073373

Pfaff, G. (2011). Impfprävention bei Kindern und Jugendlichen mit Migrationshintergrund. In Ministerium für Arbeit und Sozialordnung, Familie, Frauen und Senioren (Hrsg.), *2. Nationale Impfkonferenz. Impfen – Wirklichkeit und Visionen* (Berichtsband, S. 66–73). Ministerium für Arbeit und Sozialordnung, Familien, Frauen und Senioren – Baden Württemberg.

Poethko-Müller, C., Kuhnert, R., Gillesberg Lassen, S. & Siedler, A. (2019). Durchimpfung von Kindern und Jugendlichen in Deutschland: Aktuelle Daten aus KiGGS Welle 2 und Trends aus der KiGGS-Studie. *Bundesgesundheitsblatt Gesundheitsforschung Gesundheitsschutz, 62*, 410–421. https://doi.org/10.1007/s00103-019-02901-5

Razum, O. (2009). Migration, Mortalität und der Healthy-Migrant-Effekt. In M. Richter & K. Hurrelmann (Hrsg.), *Gesundheitliche Ungleichheit. Grundlagen, Probleme, Perspektiven* (2. Aufl., S. 267–282). VS Verlag für Sozialwissenschaften.

Razum, O., Geiger, I., Zeeb, H. & Ronellenfitsch, U. (2004). Gesundheitsversorgung von Migranten. *Deutsches Ärzteblatt, 101*(43), A2882–A2887.

Razum, O. & Samkange-Zeeb, F. (2014). *Populations at special health risk: migrants* (Reference Module in Biomedical Sciences). Elsevier.

Razum, O. & Spallek, J. (2014). Addressing health-related interventions to immigrants: migrant-specific or diversity-sensitive? *International Journal of Public Health, 59*, 893–895. https://doi.org/10.1007/s00038-014-0584-4

Razum, O. & Twardella, D. (2002). Time travel with Oliver Twist – towards an explanation for a paradoxically low mortality among recent immigrants. *Tropical Medicine and International Health, 7*, 4–10. https://doi.org/10.1046/j.1365-3156.2002.00833.x

Rechel, B., Mladovsky, P., Ingleby, D., Mackenbach, J.P. & McKee, M. (2013). Migration and health in an increasingly diverse Europe. *Lancet, 381*, 1235–1245. https://doi.org/10.1016/S0140-6736(12)62086-8

Richter, M. & Hurrelmann, K. (2006). *Gesundheitliche Ungleichheit. Grundlagen, Probleme, Perspektiven*. VS Verlag für Sozialwissenschaften. https://doi.org/10.1007/978-3-531-90357-6

Robert Koch-Institut (RKI). (Hrsg.). (2008). *Migration und Gesundheit* (Schwerpunktbericht der Gesundheitsberichterstattung des Bundes. Gemeinsam getragen von RKI und Destatis). Robert Koch-Institut.

Robert Koch-Institut (RKI). (2014). *Daten und Fakten: Ergebnisse der Studie „Gesundheit in Deutschland aktuell 2010" (GEDA 2010)*. Robert Koch-Institut. Verfügbar unter https://www.rki.de/DE/Content/Gesundheitsmonitoring/Gesundheitsberichterstattung/GBEDownloadsB/GEDA2010.html?nn=2377126

Robert Koch-Institut (RKI) (Hrsg.). (2015). *Gesundheit in Deutschland* (Gesundheitsberichterstattung des Bundes. Gemeinsam getragen von RKI und Destatis). Robert Koch-Institut.

Robert Koch-Institut (RKI) (Hrsg.). (2022, Februar). *COVID-19-Impfquotenmonitoring in Deutschland als Einwanderungsgesellschaft* (COVIMO-Fokuserhebung). Berlin: Robert Koch-Institut. Verfügbar unter https://www.rki.de/DE/Content/InfAZ/

N/Neuartiges_Coronavirus/Projekte_RKI/COVIMO_Reports/covimo_studie_bericht_9.pdf?__blob=publicationFile

Rommel, A. & Köppen, J. (2016). Migration und Suchthilfe – Inanspruchnahme von Leistungen durch Menschen mit Migrationshintergrund. *Psychiatrische Praxis, 43*(02), 82–88.

Rommel, A., Saß, A.C., Born, S. & Ellert, U. (2015). Die gesundheitliche Lage von Menschen mit Migrationshintergrund und die Bedeutung des sozioökonomischen Status. *Bundesgesundheitsblatt Gesundheitsforschung Gesundheitsschutz, 58*(6), 543–552. https://doi.org/10.1007/s00103-015-2145-2

Rutten, A., Wolff, A. & Streber, A. (2016). Sustainable implementation of evidence-based programmes in health promotion: a theoretical framework and concept of interactive knowledge to action. *Gesundheitswesen, 78*(3), 139–145.

Schempp, N. & Strippel, H. (2016). *Präventionsbericht 2016. Leistungen der gesetzlichen Krankenversicherung: Primärprävention und betriebliche Gesundheitsförderung. Berichtsjahr 2015.* Medizinischer Dienst des Spitzenverbandes Bund der Krankenkassen & GKV-Spitzenverband.

Schmidtke, C., Kuntz, B., Starker, A. & Lampert, T. (2018). Inanspruchnahme der Früherkennungsuntersuchungen für Kinder in Deutschland – Querschnittergebnisse aus KiGGS Welle 2. *Journal of Health Monitoring, 3*, 4.

Spallek, J. & Razum, O. (2016). Migration und Gesundheit. In M. Richter & K. Hurrelmann (Hrsg.), *Soziologie von Gesundheit und Krankheit* (S. 153–166). Springer Fachmedien.

Spallek, J. & Razum, O. (2021). Epidemiologische Erklärungsmodelle für den Zusammenhang zwischen Migration und Gesundheit. In J. Spallek & H. Zeeb (Hrsg.), *Handbuch Migration und Gesundheit. Grundlagen, Perspektiven und Strategien* (S. 81–90). Hogrefe.

Spallek, J. & Zeeb, H. (Hrsg.). (2021). *Handbuch Migration und Gesundheit. Grundlagen, Perspektiven und Strategien.* Hogrefe. https://doi.org/10.1024/85995-000

Spallek, J., Zeeb, H. & Razum, O. (2011). What do we have to know from migrants' past exposures to understand their health status? A life course approach. *Emerging Themes in Epidemiology, 8*, 6. https://doi.org/10.1186/1742-7622-8-6

Spallek, J., Zeeb, H. & Razum, O. (2023). Lebenslauforientierte Epidemiologie in der Migrationsforschung. *Bundesgesundheitsblatt Gesundheitsforschung Gesundheitsschutz, 66*, 1092–1098. https://doi.org/10.1007/s00103-023-03761-w

Starker, A., Hövener, C. & Rommel, A. (2021). Utilization of preventive care among migrants and non-migrants in Germany: results from the representative cross-sectional study ‚German health interview and examination survey for adults (DEGS1)'. *Archives of Public Health, 79*, 86. https://doi.org/10.1186/s13690-021-00609-0

Voigtländer, S., Brzoska, P., Spallek, J., Exner, A.K. & Razum, O. (2013). Die Inanspruchnahme medizinischer Rehabilitation bei Menschen mit Migrationshintergrund. In T.P. Schott & O. Razum (Hrsg.), *Gesundheitsforschung. Migration und medizinische Rehabilitation* (S. 92–104). Beltz Juventa.

Lese- und Medienempfehlung zur Vertiefung

Bhopal, R. (2014). *Migration, ethnicity, race, and health in multicultural societies* (2nd ed.). Oxford University Press. [Ein Standardwerk zu Methoden, Theorien und Empirie der Forschung zu Migration und Gesundheit mit einem Schwerpunkt auf den britischen und europäischen Kontext].

Spallek, J. & Zeeb, H. (Hrsg.). (2021). *Handbuch Migration und Gesundheit. Grundlagen, Perspektiven und Strategien.* Hogrefe. https://doi.org/10.1024/85995-000

Thomas, F. (2016). *Handbook of migration and health.* Edward Elgar Publishing. [Aktuelles Sammelwerk mit internationalen Autorinnen und Autoren aus verschiedenen Disziplinen].

Akin, Fatih. Diverse Spielfilme, insbesondere *Gegen die Wand* (Jugenddrama, 2004) und *Auf der anderen Seite* (Ehedrama, 2007).

Stahl, Christian. *Gängsterläufer*. Dokumentarfilm (2012) über einen libanesischen Jugendlichen in Berlin.

Thommen, Anna. *Neuland*. Dokumentarfilm (2013) über junge Flüchtlinge in der Schweiz.

Gesundheitspolitische Umsetzung

33 Gesundheitspolitische Umsetzung von Prävention und Gesundheitsförderung im Rahmen des nationalen Präventionsgesetzes

Kai Mosebach, Friedrich W. Schwartz und Ulla Walter

Überblick

- Was ist bzw. was will „Gesundheitspolitik"?
- Wie funktioniert die Umsetzung von Gesundheitspolitik in der Bundesrepublik Deutschland?
- Welche Umsetzungsprobleme haben sich in der Präventionspolitik angestaut?
- Wie versucht das Präventionsgesetz 2015 diese „Vollzugsdefizite" anzugehen?
- Wie ist der Stand der intersektoralen Umsetzung der nationalen Präventionsstrategie?

Wichtig für Gesundheitsförderung und Prävention

Gesundheitspolitik umfasst alle Maßnahmen von Akteuren des Gesundheitssystems, die **Gesundheit von Einzelnen oder von gesellschaftlichen (Teil-)Gruppen erhalten, verbessern oder wiederherstellen**. Hiermit wird Gesundheitspolitik als ressortübergreifende Querschnittsaufgabe verstanden (Health In All Policies; Stahl et al., 2006). Zudem zielt Gesundheitspolitik darauf, die **gesundheitliche Lage der Bevölkerung** durch die Minderung krankheitsbedingter Einschränkungen der Lebensqualität und Vermeidung vorzeitiger Mortalität zu verbessern, zu erhalten und ungleiche Gesundheitschancen zu reduzieren.

33.1 Gesundheitspolitik als integriertes Konzept

Gesundheitspolitik ist mehr als Krankenversorgung im Rahmen der GKV (Döhler & Manow, 1997). Angelehnt an das Verständnis der Weltgesundheitsorganisation (WHO) ist Gesundheit nicht nur die Abwesenheit von Krankheit, sondern ein „Zustand des umfassenden körperlichen, geistigen und sozialen Wohlbefindens". Aus Public-Health-Perspektive wird daher zwischen **Krankenversorgung** und **Public Health** unterschieden (Schwartz et al., 2023).

Der Begriff Gesundheitspolitik hat hiermit neben einem analytischen auch einen dezidiert normativen Aspekt, der die Bedeutung von Prävention und Gesundheitsförderung für eine zukunftsfähige Politik betont. Gesundheitspolitik ist ein **normativ gesteuertes Interventionsfeld** (Gerlinger & Rosenbrock, 2024; Schmidt-Semisch & Schorb, 2021).

33.1.1 Gesundheitspolitischer Paradigmenwandel in Deutschland

Das deutsche Gesundheitssystem ist geprägt durch die im Jahr 1883 verankerte gesetzliche Krankenversicherung (GKV). Mit dem Gesundheitsstrukturgesetz (1992) wurde ein gesundheitspolitischer Paradigmenwandel eingeleitet und zahlreiche Elemente einer **solidarischen**

Wettbewerbsordnung eingeführt, welche die Beitragssatzstabilität mit einer stärkeren Effizienzorientierung der organisierten Krankenversorgung verbinden. Wesentliche Bestandteile dieses **gesundheitspolitischen Paradigmenwandels** (Gerlinger, 2002) sind

- die Einführung der Kassenwahlfreiheit für alle Versicherten,
- die Erweiterung von marktanalogen Vertragsmöglichkeiten der gesetzlichen Krankenkassen (Einzelverträge) und
- die Reform der Vergütungssysteme im kurativen Bereich (G-DRGs, Komplexpauschalen).

Dieser Paradigmenwandel ging mit einer Budgetierung der kurativen Versorgungsbereiche einher, sodass seitdem ein **hoher Ökonomisierungsdruck** auf die Leistungserbringer existiert, der zu einer wettbewerblichen Freisetzung von Produktivitätspotenzialen und Effizienzreserven führen soll (vgl. Gerlinger & Mosebach, 2009; Manzei und Schmiede, 2014). Auf der politischen Agenda steht somit, diese **wettbewerbsbasierte Kostendämpfungspolitik** (Mosebach & Schwartz, 2023) mit dem gesundheitspolitischen Ziel einer nachhaltigen Orientierung des Gesundheitswesens an **Prävention und Gesundheitsförderung** in Einklang zu bringen (Mosebach & Walter, 2021).

33.1.2 Akteure, Steuerungsinstrumente und Interventionsfelder

Idealtypisch lassen sich einem integrierten Verständnis von Gesundheitspolitik vier Interventionsfelder und zugehörige Interventionstypen unterscheiden (Tabelle 33-1). Aufgrund der historischen Genese des deutschen Gesundheitswesens kommt es immer wieder zu **Programm- und Kompetenzüberschneidungen** zwischen Akteuren auf diesen Feldern. Die Verteilung der Interventionstypen auf die Akteure des Gesundheitswesens ist keineswegs gleichartig, sondern bestimmt sich letztlich aus dem **Spannungsverhältnis** von gesetzlich zugewiesenem **Organisationsauftrag** und den organisatorischen **Eigeninteressen**, die sich herausgebildet haben (Alber, 1992; Moran, 1999).

Die gesundheitspolitischen Akteure sind im deutschen Gesundheitssystem ausgesprochen vielfältig. Grundsätzlich können **staatliche Institutionen, öffentlich-rechtliche Körperschaften, freie Träger und privatwirtschaftliche Akteure** unterschieden werden. Zudem

Tabelle 33-1: Interventionsfelder und Interventionstypen der Gesundheitspolitik (Gerlinger & Rosenbrock, 2024, S. 29).

Zustand/Interventionsfeld	Interventionstyp
physisches, psychisches und soziales Wohlbefinden	Gesundheitsförderung
spezifische und unspezifische Gesundheitsrisiken, Befindlichkeitsstörungen	Belastungssenkung und Gesundheitsförderung **(Primärprävention)**
behandlungsfähige Befunde ohne Symptome	Früherkennung und Frühbehandlung, Belastungssenkung und Gesundheitsförderung **(Sekundärprävention)**
akute und chronische Erkrankungen, Behinderungen	medizinische Behandlungen; medizinische, berufliche und soziale Rehabilitation; Pflege; Belastungssenkung und Gesundheitsförderung **(Tertiärprävention)**
Tod	–

lassen sich dem politischen System der Bundesrepublik Deutschland gemäß auch drei horizontale Ebenen differenzieren (Bund, Länder, Kommunen), wobei – vereinfacht gesagt – der Bund für die Sozialversicherung, die Länder für die Gesundheitsversorgung und die Europäische Union für die technologische Gesundheitsforschung und grenzübergreifende Versorgung zuständig sind. Gesundheitspolitik findet folglich in einem komplexen Mehrebenen-System statt (Gerlinger & Rosenbrock, 2024; Mosebach & Schwartz, 2023).

Staatliche Institutionen sind auf allen politischen Ebenen des föderalen Systems (Bund, Länder) anzutreffen. Sie umfassen Ministerien und nachgeordnete Behörden, wie z. B. die Bundeszentrale für gesundheitliche Aufklärung (BZgA) oder das Robert Koch-Institut (RKI). Zentrale **staatliche Steuerungsinstrumente** sind Gesetze und Verordnungen, die den Akteuren des Gesundheitswesens im Sinne von Geboten, Verboten und prozeduralen Verfahrensregeln Rahmenbedingungen für ihre alltägliche Tätigkeit zuweisen (regulative Politik). Andererseits verfügt der Staat über finanzielle und andere materielle Ressourcen (redistributive Politik) sowie über Medien der Information wie Aufklärung, Überzeugung etc. (weiche Politik), mit denen er das Verhalten der Akteure des Gesundheitswesens, einschließlich des Nutzers, beeinflussen kann. Zudem kann er spezifische Governancemechanismen (Markt, Netzwerke, Planungsstrukturen) einsetzen, um seine Ziele zu erreichen (Gerlinger & Rosenbrock, 2024; Mosebach & Walter, 2006, 2021). Kommunale Strukturen gelten nicht als „Staat" im engeren Sinn und sind im föderalen System in ihren Handlungsmöglichkeiten weitgehend von länder- und bundesweiten Regelungen abhängig.

Dieser strenge Verhandlungsmodus (**Korporatismus**), vor allem im Bereich der kurativen Medizin, wird zunehmend durch eine stärkere Patientenorientierung ergänzt. Diese drückt sich beispielsweise in der Institutionalisierung von Patienteninteressen im Rahmen des **Gemeinsamen Bundesausschusses** (G-BA) und

> **Wichtig für Gesundheitsförderung und Prävention**
>
> Staatliche Instanzen sind bei der **Politikimplementierung im Gesundheitswesen** zentral auf die (Selbst-)Steuerungsressourcen seiner Akteure (öffentlich-rechtliche, wie z. B. Krankenkassen, oder private, wie z. B. die PKV) angewiesen. Da diese hierdurch ein relativ hohes Blockadepotenzial politischer Steuerung haben, liegt es im Interesse der (staatlichen) Politik, deren Interessen sowohl bei der Initiierung von Politikprogrammen als auch bei ihrer Implementierung zu integrieren. Daher spielt **prozedurale Politik** in einem durch **Selbstverwaltung** geprägten Gesundheitssystem eine besondere Rolle. Dem verfahrensbezogenen Wechselspiel von Staat und Gemeinsamem Bundesausschuss (G-BA), dem „kleinen Gesetzgeber", bestehend aus Vertretern der Krankenkassen, der Leistungserbringer und von Patientinnen und Patienten (ohne Stimmrecht), kommt in dieser Hinsicht eine zentrale prozedurale Bedeutung zu (§§ 91 ff. SGB V).

einer Patientenbeauftragten aus (§§ 140f–h SGB V). Organisatorische Innovationen der letzten 25 Jahre im Bereich der Präventionspolitik (z. B. *gesundheitsziele.de*, Deutsches Forum Prävention und Gesundheitsförderung) orientier(t)en sich an einem noch breiteren **partizipatorischen Ansatz**. Man könnte hier von einem **pluralisierten Korporatismus** sprechen.

Die Träger und Orte von Gesundheitsförderung und Primärprävention sind vielfältiger. Neben staatlichen Einrichtungen wie der Bundeszentrale für gesundheitliche Aufklärung (BZgA) gibt es viele örtliche zivilgesellschaftliche und kommunale Initiativen. Entsprechend dem „weichen Konzept" der Gesundheitsförderung (**Salutogenese**) sind **Vernetzungsinitiativen, bürgerschaftliches Engagement**, aber auch **privatwirtschaftliche Akteure** in diesem Bereich zu beobachten. Die Befähigung zur selbstständigen Wahrnehmung individueller und kollektiver Gesundheitsbedürfnisse (**Emp-**

owerment) und die Nutzung und Erhaltung von sozialen Interaktionen als Gesundheitsressourcen **(Sozialkapital)** spielen hier eine zentrale Rolle (vgl. Altgeld & Kickbusch, 2023; Plaumann et al., 2023; Walter et al., 2023a). Die öffentlich finanzierte Primärprävention und Gesundheitsförderung lassen sich ordnungstheoretisch als staatlich-korporatistisch regulierte soziale Wohlfahrtsmärkte auffassen (Mosebach & Walter, 2021).

33.2 Health Governance im Wandel: von der korporatistischen Kranken- zur intersektoral koordinierten Gesundheitsversorgung

33.2.1 Der lange Weg zu einem bundesweiten Präventionsgesetz

Die Bedeutung von Prävention und Gesundheitsförderung im deutschen Gesundheitssystem ist seit den 1970er-Jahren, als erstmalig Früherkennungsmaßnahmen in den Katalog der GKV aufgenommen wurden, sukzessive gewachsen (Geene & Reese, 2016; Mosebach et al., 2014). In Deutschland wurde, beginnend mit der rot-grünen Regierungsära (1998–2005), die Entwicklung **bundesweiter Gesundheitsziele** im Rahmen des bei der Gesellschaft für Versicherungswissenschaft und -gestaltung e. V. (GVG) in Köln angesiedelten Projektes *gesundheitsziele.de* gefördert (Gerlinger & Rosenbrock, 2024; Mosebach et al., 2014). Eine fachliche Legitimation erhielt die Prävention durch den damaligen **Sachverständigenrat für die Konzertierte Aktion im Gesundheitswesen**, der mit dem Gutachten 2000/2001 einen Schwerpunkt auf die Neuausrichtung legte und Entscheidungsträger sensibilisierte (Sachverständigenrat für die Konzertierte Aktion im Gesundheitswesen (SVR-KAiG), 2002). Während der ersten rot-grünen Bundesregierung (1998–2002) wurde mit dem **GKV-Gesundheitsreformgesetz 2000** dieser Gedanke erstmalig sozialrechtlich festgeschrieben. So wurde nicht nur festgelegt, dass die Förderung von Primärprävention und Gesundheitsförderung einen Beitrag zur „Verminderung sozial bedingter Ungleichheit von Gesundheitschancen" (§ 20 Abs. 1 SGB V) leisten soll, sondern es wurde den gesetzlichen Krankenkassen auch vorgegeben, einen bestimmten Teil ihrer Leistungsausgaben hierfür zu nutzen. In der Konsequenz dieses gesetzlichen Auftrages entwickelte der Spitzenverband der GKV auch einen seitdem regelmäßig aktualisierten **„Leitfaden Prävention"** (Geene & Reese, 2016; GKV-Spitzenverband, 2016a; Mosebach et al., 2018).

In der zweiten rot-grünen Regierungsperiode (2002–2005) entwickelte sich unter der Regentschaft der Gesundheitsministerin Ulla Schmidt (SPD) das **Deutsche Forum Prävention und Gesundheitsförderung**, das die Vernetzung und den Ideenaustausch von zahlreichen auf diesem Politikfeld wirkenden Verbänden, Institutionen, Behörden, Körperschaften und Einrichtungen fördern sollte (Mosebach et al., 2014). Zum Ende der Amtszeit der sozialdemokratischen Gesundheitsministerin (2002–2008) ging dieses Forum in die bereits seit dem Jahr 1954 existierende **Deutsche Vereinigung Prävention und Gesundheitsförderung e. V.** (BPVG) auf.

Auch in dem nachfolgenden **GKV-Modernisierungsgesetz 2004** und dem **GKV-Wettbewerbsstärkungsgesetz 2007** der ersten großen Koalition unter der Bundeskanzlerin Angela Merkel (2005–2009) wurden bedeutsame Meilensteine einer an der GKV ausgerichteten stärkeren Präventions- und Gesundheitsförderungspolitik sichtbar (vgl. Geene & Reese, 2016; Mosebach et al., 2014). Von besonderer Bedeutung ist, dass sich im Jahr 2008 die Krankenkassen erstmalig eigene **„freiwillige Präventionsziele"** gesetzt haben; eine Reaktion auf eine – internationale – gesundheitspolitische Entwicklung, die beschränkten öffentlichen Ressourcen zielgerichteter einzusetzen und dafür prioritäre Gesundheitsziele zu entwickeln (GKV-Spitzenverband, 2023; Mosebach & Schwartz, 2023).

Wegen des **dreifachen Scheitern eines bundesweiten Präventionsgesetzes** (2005, 2008, 2013) wurden die sozialrechtlichen Ansprüche der Versicherten bzw. die Verpflichtungen der Sozialversicherungsträger in den relevanten Sozialversicherungszweigen ausgeweitet (vgl. Mosebach et al., 2014). In zahlreichen Regelwerken wurden seither Änderungen vorgenommen. Prävention und Gesundheitsförderung fanden besonders seit der Jahrhundertwende vermehrt Eingang in verschiedene Gesetze und nachgeordnete **Regelungen und Empfehlungen** wie **Ausbildungsverordnungen** (Medizin, Gesundheits- und Krankenpflege, Altenpflege) (Walter et al., 2016), die auch zu verschiedenen Kooperationsvereinbarungen zwischen den Sozialversicherungsträgern führten (vgl. Nationale Präventionskonferenz, 2016, Anlagen 1–4).

Der zweiten großen Koalition unter Angela Merkel (2013–2017) ist es schließlich gelungen, ein nationales Präventionsgesetz zu realisieren. Mit dem **Gesetz zur Stärkung der Gesundheitsförderung und der Prävention** (Deutscher Bundestag, 2015b), das – bis auf einige Regelungen – am 01.01.2016 in Kraft getreten ist, wird der Versuch gemacht, der bisherigen Marginalisierung und organisatorischen Zersplitterung primärpräventiver und gesundheitsförderlicher Maßnahmen im deutschen Gesundheitssystem entgegenzuwirken.

33.2.2 Aufbau einer Koordinations- und Kooperationsstruktur sowie finanzielle Dynamisierung

Die **Zielsetzungen des Präventionsgesetzes** wurden von der Bundesregierung im allgemeinen Teil der Begründung des Gesetzentwurfes festgehalten. Sie geht von **grundlegenden Defiziten** der bisherigen gesundheitspolitischen Umsetzung von Prävention und Gesundheitsförderung aus und will (Deutscher Bundestag, 2015a, S. 21 f.)

- die Qualität der Leistungen steigern,
- die Zugänglichkeit der Leistungen für sozial benachteiligte Gruppen verbessern,
- die kompetenzrechtliche Zersplitterung der Präventions- und Gesundheitsförderungspolitik in einem föderal-korporatistischen Gesundheitssystem durch eine bessere Koordination und Kooperation der betroffenen Trägerorganisationen beheben,
- die bisherige Früherkennung in Richtung der Identifizierung von Gesundheitsrisiken effektivieren und
- die Verbreitung von betrieblicher Gesundheitsförderung in bislang vernachlässigten klein- und mittelgroßen Unternehmen stärken.

Die bedeutsamste strukturelle Veränderung ist der **Aufbau einer Kooperations- und Koordinationsstruktur** der verschiedenen Trägerorganisationen von präventiven und gesundheitsförderlichen Maßnahmen. Die **Nationale Präventionskonferenz (NPK)** wird von einer **Arbeitsgemeinschaft der Spitzenverbände** der gesetzlichen Krankenversicherung (GKV), der gesetzlichen Unfallversicherung (GUV) sowie der Sozialversicherung für Landwirtschaft, Forsten und Gartenbau (SVLFG), der gesetzlichen Rentenversicherung (GRV) und der Sozialen Pflegeversicherung (SPV) getragen (§ 20e Abs. 1 SGB V) und hatte am 26.10.2015 ihre konstituierende Sitzung. Als zusätzliches Mitglied hat die Private Krankenversicherung (PKV) die gesetzliche Option einer Teilnahme durch ihre finanzielle Beteiligung an der NPK wahrgenommen. Neben den stimmberechtigten Spitzenverbänden der Leistungsträger werden noch beratende Mitglieder in die NPK berufen. Dabei handelt es sich um Vertreter der kommunalen Spitzenverbände auf Bundesebene, der Bundesagentur für Arbeit, der Spitzenverbände der Arbeitgeber- und Arbeitnehmerorganisationen, der Patientinnen und Patienten sowie des Präventionsforums, des Bundes und der Länder (§ 20e Abs. 1 SGB V). Das **Präventionsforum** tagt jährlich und besteht aus maßgeblichen Organisationen und Verbänden auf dem Feld der Prävention und Gesundheitsförderung. Es wird von der Bundesvereinigung Prävention und Gesundheitsförderung e.V. im Auftrag der Nationalen Präventionskonferenz durchgeführt (§ 20e Abs. 2 SGB V). Die **Geschäftsstelle der Nationalen Präventionskonferenz** ist bei der BZgA angesiedelt und unterstützt die Trägerorganisationen der NPK in ihren Aufgaben (§ 20e Abs. 1 SGB V).

Die zentralen Aufgaben der Nationalen Präventionskonferenz bestehen in der (Weiter-) Entwicklung und Fortschreibung der **nationalen Präventionsstrategie** sowie der Erarbeitung eines übergreifenden Präventionsberichtes (vierjährig; erstmalig 2019; § 20d Abs. 2 SGB V). Die nationale Präventionsstrategie basiert auf der Erarbeitung bundeseinheitlicher, trägerübergreifender Rahmenempfehlungen, die gemeinsame Ziele, vorrangige Handlungsfelder und Zielgruppen sowie zu beteiligende Organisationen und Einrichtungen festlegen (§ 20d Abs. 3 SGB V). Eine solche **Bundesrahmenempfehlung** wurde am 19.02.2016 erstmalig beschlossen (Nationale Präventionskonferenz, 2016); sie ist letztmalig am 29.08.2018 modifiziert worden (Nationale Präventionskonferenz, 2018) und soll unter Berücksichtigung des zweiten NPK-Präventionsberichts weiterentwickelt werden. Die Inhalte der Bundesrahmenempfehlung behandeln Fragen der kompetenzrechtlichen Zuständigkeiten der sozialversicherungsrechtlichen Trägerorganisationen der NPK, der leistungsrechtlichen Gewährung von präventiven und gesundheitsförderlichen Leistungen und Beispiele für zu beteiligende Organisationen zur Umsetzung der nationalen Präventionsstrategie.

Aufgrund des föderalen Aufbaus der Bundesrepublik Deutschland und der verfassungsrechtlichen **Zuständigkeit der Bundesländer** (und in der Konsequenz auch der Bedeutung der kommunalen Selbstverwaltung) für die Gesundheitsversorgung erfordert die wirksame Implementierung der nationalen Präventionsstrategie die landesrechtliche Umsetzung in **Landesrahmenempfehlungen** (§ 20f SGB V). Mittlerweile haben alle 16 Bundesländer eine von den Landesverbänden der Krankenkassen und der Ersatzkassen sowie der Pflegekassen, den Trägern der Rentenversicherung und der gesetzlichen Unfallversicherung sowie den in den Ländern zuständigen Stellen ausgehandelte Landesrahmenempfehlung verabschiedet und zum Teil fortgeschrieben, sodass der rechtliche Rahmen für die Umsetzung der nationalen Präventionsziele ausgefüllt ist (Böhm & Klinnert, 2019; Nationale Präventionskonferenz, 2023).

Die **Inhalte der Rahmenvereinbarungen auf Landesebene**, die unter Mitwirkung der Bundesagentur für Arbeit, den obersten Arbeitsschutzbehörden auf Landesebene und den kommunalen Spitzenverbänden festgelegt wurden, sollen folgende Punkte regeln (§ 20f Abs. 2 SGB V):

- Ziele und Handlungsfelder (gemeinsam und einheitlich),
- Koordination der Leistungen,
- Klärung von Zuständigkeiten,
- Möglichkeiten zur wechselseitigen Beauftragung von Leistungsträgern nach dem SGB X,
- Zusammenarbeit mit dem Öffentlichen Gesundheitsdienst und der örtlichen Kinder- und Jugendhilfe,
- Mitwirkung weiterer Einrichtungen für Gesundheitsförderung und Prävention.

Eine weitere Neuerung ist die **rechtliche Systematisierung der Leistungsstruktur** und der sie leitenden Normen. Zum einen werden erstmalig Leistungen in **Lebenswelten** (in Anlehnung an das Settingkonzept; Rosenbrock und Hartung, 2011) sozialrechtlich definiert (§ 20a Abs. 1 SGB V). Lebenswelten sind demgemäß „abgrenzbare soziale Systeme insbesondere des Wohnens, des Lernens, des Studierens, der medizinischen und pflegerischen Versorgung sowie der Freizeitgestaltung einschließlich des Sports" (§ 20a Abs. 1, S. 1, SGB V). Sie werden ausdrücklich gegen **verhaltensbezogene Präventionsmaßnahmen** (§ 20 Abs. 5 SGB V) und Interventionen im Rahmen der **betrieb-**

lichen Gesundheitsförderung (§ 20b SGB V) abgegrenzt.

Zum anderen werden auf Lebenswelten fokussierte (primär-)präventive und gesundheitsförderliche Maßnahmen in Zukunft finanziell gefördert (§ 20 Abs. 6 SGB V). So sollen nicht nur die **Ausgaben für primärpräventive und gesundheitsförderliche Leistungen** insgesamt auf 7,00 Euro pro GKV-Versicherten steigen, was im Vergleich zum Jahr 2015 einer Erhöhung der finanziellen Mittel um 56 % entspricht (2015: 4,49 Euro pro Versicherten). Die Ausgaben pro Versicherten bei Interventionen in der betrieblichen Gesundheitsförderung oder in nicht betrieblichen Lebenswelten soll jeweils mindestens 2 Euro pro Versicherten betragen, was mehr als eine **Verdopplung der bislang in diese Bereiche geflossenen Finanzmittel der GKV** wäre (Zahlen nach Schempp & Strippel, 2016, S. 28 ff.; eigene Berechnungen). Ebenso sollen in der Sozialen Pflegeversicherung die Ausgaben für Prävention und Gesundheitsförderung 0,30 Euro pro Versicherten betragen. Zur Umsetzung dieses Zieles hat der Spitzenverband der GKV/SPV erstmalig einen **Präventionsleitfaden für die stationäre (Alten-)Pflege** vorgelegt (GKV-Spitzenverband, 2016b, aktuell: 2023). Diese neuartige Koordinations- und Kooperationsstruktur gibt den institutionellen und organisatorischen Rahmen vor, in dem die weiteren vier Zielsetzungen der Bundesregierung (Deutscher Bundestag, 2015a; s. o.) verfolgt werden sollen (siehe Abbildung 33-1). Die leitenden Normen der Erbringung primärpräventiver und gesundheitsförderlicher Leistungen sind dabei, die **sozial bedingte** *und* **geschlechtliche gesundheitliche Ungleichheit** zu verringern sowie die **Qualität und Wirksamkeit** der Leistungen zu verbessern (§ 20 Abs. 1 und Abs. 2 SGB V).

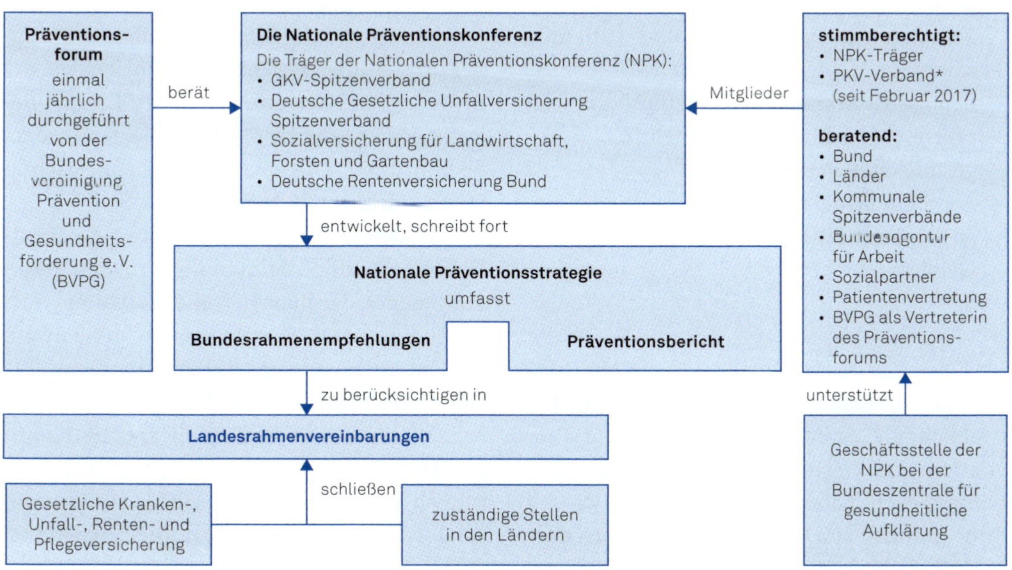
Präventions-forum
einmal jährlich durchgeführt von der Bundesvereinigung Prävention und Gesundheitsförderung e. V. (BVPG)
berät
Die Nationale Präventionskonferenz
Die Träger der Nationalen Präventionskonferenz (NPK):
• GKV-Spitzenverband
• Deutsche Gesetzliche Unfallversicherung Spitzenverband
• Sozialversicherung für Landwirtschaft, Forsten und Gartenbau
• Deutsche Rentenversicherung Bund
Mitglieder
stimmberechtigt:
• NPK-Träger
• PKV-Verband* (seit Februar 2017)
beratend:
• Bund
• Länder
• Kommunale Spitzenverbände
• Bundesagentur für Arbeit
• Sozialpartner
• Patientenvertretung
• BVPG als Vertreterin des Präventions-forums
entwickelt, schreibt fort
Nationale Präventionsstrategie
umfasst
Bundesrahmenempfehlungen
Präventionsbericht
zu berücksichtigen in
unterstützt
Landesrahmenvereinbarungen
schließen
Gesetzliche Kranken-, Unfall-, Renten- und Pflegeversicherung
zuständige Stellen in den Ländern
Geschäftsstelle der NPK bei der Bundeszentrale für gesundheitliche Aufklärung

* Verband der Privaten Krankenversicherung e.V.; stimmberechtigte Mitwirkung im Fall einer angemessenen finanziellen Beteiligung der PKV und der privaten Pflege-Pflichtversicherung an Programmen und Projekten im Sinne der Bundesrahmenempfehlungen (vgl. §20e Abs. 1 SGB V)

Abbildung 33-1: Nationale Präventionskonferenz und Umsetzung der nationalen Präventionsstrategie – eine schematische Übersicht. Quelle: Erster Präventionsbericht nach § 20d Abs. 4 SGB V (Nationale Präventionskonferenz, 2019). Abgedruckt mit freundlicher Genehmigung der Träger der Nationalen Präventionskonferenz.

33.2.3 Grundstrukturen der Implementierung des nationalen Präventionsgesetzes: die strategische Rolle der Sozialversicherungen

Bei der Entwicklung und Implementierung der nationalen Präventionsstrategie sollen die im Rahmen von *gesundheitsziele.de* entwickelten **bundesweiten Gesundheitsziele** beachtet werden (§ 20 Abs. 3 SGB V). Diese haben damit erstmals nicht nur einen empfehlenden Charakter, sondern erhalten eine stärkere Verbindlichkeit. Folgende Gesundheitsziele sollen leitend sein:

- Diabetes mellitus Typ 2: Erkrankungsrisiko senken, Erkrankte früh erkennen und behandeln,
- Brustkrebs: Mortalität vermindern, Lebensqualität erhöhen,
- Tabakkonsum reduzieren,
- gesund aufwachsen: Lebenskompetenz, Bewegung, Ernährung,
- gesundheitliche Kompetenz erhöhen, Souveränität der Patientinnen und Patienten stärken,
- depressive Erkrankungen: verhindern, früh erkennen, nachhaltig behandeln,
- gesund älter werden,
- Alkoholkonsum reduzieren,
- gesundheitsförderliche Bedingungen bei der Geburt.

Im Folgenden werden einerseits die Maßnahmen der verhaltensbezogenen Prävention, betrieblichen Gesundheitsförderung und Prävention und Gesundheitsförderung in nicht betrieblichen Lebenswelten im Hinblick auf ihren **Beitrag zur Erreichung der oben dargestellten Zielsetzungen** des Präventionsgesetzes skizziert (Deutscher Bundestag, 2015a). Hier kommt den gesetzlichen Krankenkassen (rechtssystematisch: dem SGB V) eine strategische Schlüsselrolle zu. Andererseits werden in Ergänzung jener die diesbezüglichen Leistungserweiterungen in den gesetzlichen Grundlagen der anderen Trägerorganisationen (SGB VI, SGB VII, SGB VIII, SGB XI u. a.) genannt.

Im Hinblick auf die Gewährung von Leistungen der **verhaltensbezogenen Prävention** sollen die Krankenkassen eine hausärztliche oder arbeitsmedizinische **Präventionsempfehlung** berücksichtigen (§ 20 Abs. 5 SGB V). Diese kann Erwachsenen sowie Kindern und Jugendlichen von Hausärzten oder vertraglich verpflichteten Betriebsärzten im Rahmen von Gesundheitsuntersuchungen zur Vermeidung oder frühzeitigen Erkennung eines Erkrankungsrisikos bescheinigt werden (§ 25 Abs. 1 SGB V; § 132f SGB V). Über die rechtlichen Bestimmungen des Präventionsgesetz hinausgehend ist auch kodifiziert worden, dass die gesetzliche Rentenversicherung in ihrer Mitwirkung an der Entwicklung der nationalen Präventionsstrategie darauf hinwirken soll, dass **berufsbezogene Gesundheitsuntersuchungen** in Modellprojekten erprobt werden (§ 14 Abs. 3 SGB VI). Der Gemeinsame Bundesausschuss (G-BA) hat am 21.07.2016 seine Richtlinie zu Gesundheitsuntersuchungen entsprechend aktualisiert (Bundesanzeiger BT, 12.10.2016). Hinsichtlich der Erfassung und Bewertung von Risiken und Belastungen ist er ferner dazu verpflichtet worden, bis zum 31.07.2018 eine entsprechende Richtlinie zu erarbeiten (§ 25 Abs. 4, S. 5, SGB V).

Hinsichtlich der **betrieblichen Gesundheitsförderung** bestimmt das Präventionsgesetz – neben der finanziellen Aufwertung – insbesondere, dass Krankenkassen gemeinsam mit Unternehmensorganisationen gemeinsame **regionale Koordinierungsstellen** einrichten sollen, um hierdurch kleinen und mittelgroßen Unternehmen einen Anreiz zu geben, Leistungen der betrieblichen Gesundheitsförderung stärker als bisher in Anspruch zu nehmen (§ 20b Abs. 3 SGB V). Zudem sind die Krankenkassen dazu verpflichtet worden, über das bisher erreichte Niveau der betrieblichen Gesundheitsförderung hinaus, **„den Aufbau und die Stärkung gesundheitsförderlicher Strukturen“** (§ 20b Abs. 1 SGB V) in den Betrieben zu unterstützen. Hierzu sollen die Verantwortlichen im Betrieb, auch unter Achtung der nationalen Arbeitsschutzstrategie, mit in die Förderungsprojekte einbezogen werden (ebd.).

Die Stärkung von **(Primär-)Prävention und Gesundheitsförderung in nicht betrieblichen Lebenswelten** schließlich erfordert von den Krankenkassen eine intensive Zusammenarbeit mit zahlreichen Akteuren (z. B. GUV, GRV, SPV, Bundesagentur für Arbeit, Kommunen; s. a. Nationale Präventionskonferenz, 2016, passim). Gesundheitspolitisch anerkanntes Schlüsselproblem auf diesem Feld ist – neben der bislang unzureichenden Finanzierung – vor allem die **mangelhafte Erreichbarkeit von Personengruppen**, die „den größten gesundheitlichen Nutzen von den Leistungen zur Prävention hätten" (Deutscher Bundestag, 2015a, S. 21).

Entsprechend dieser multidimensionalen Präventionsstrategie haben die Mitglieder der Nationalen Präventionskonferenz unter den gemeinsamen Zielen **„Gesund aufwachsen", „Gesund im Alter" und „Gesund leben und arbeiten"** verschiedene Personengruppen in den Fokus genommen und auf diese Gruppen zugeschnittene primärpräventive und gesundheitsförderliche Leistungen im jeweiligen Setting untereinander koordiniert (Nationale Präventionskonferenz, 2016). Aufgrund der Einnahme mehrerer sozialer Rollen können mit dieser Zielsystematik „im Grundsatz alle Menschen mit lebensweltbezogenen Präventions-, Gesundheitsförderungs-, Sicherheits- bzw. Teilhabeangeboten erreicht werden" (Nationale Präventionskonferenz, 2016, S. 12). Die konkrete Umsetzung vor Ort geschieht auf der Grundlage der bereits oben erwähnten **Landesrahmenempfehlungen** in jedem Bundesland in besonderer Weise, wobei eine nahe Orientierung an den Bundesrahmenempfehlungen gewünscht ist.

Hinsichtlich der **Qualität und Wirksamkeit** präventiver und gesundheitsförderlicher Maßnahmen bestimmt das Präventionsgesetz erstens, dass verhaltensbezogene Präventionsmaßnahmen und Interventionen der **betrieblichen Gesundheitsförderung** der Krankenkassen einem **„einheitlichen Verfahren für die Zertifizierung von Leistungsangeboten"** (§ 20 Abs. 2 SGB V) unterworfen werden müssen. Diese Aufgabe wurde dem GKV-Spitzenverband überantwortet, der in Zusammenarbeit mit der Zentralen Prüfstelle Prävention und im Rahmen der Neufassung seines Leitfadens Prävention dieser Pflicht nachkommt (Handschuch, 2016, S. 23).

In Bezug auf die **Sicherung der Qualität, Weiterentwicklung und Evaluation von Leistungen im Bereich der nicht betrieblichen Lebenswelten** waren die Krankenkassen – zweitens – aufgerufen, „die Bundeszentrale für gesundheitliche Aufklärung" entsprechend zu beauftragen, wobei die BZgA „geeignete Kooperationspartner heranziehen" soll (§ 20a Abs. 3 SGB V). Hierzu sollte eine **gemeinsame Vereinbarung zwischen dem GKV-Spitzenverband und der BZgA** speziellere Fragen der Beauftragung und Finanzierung der Dienstleistung durch die BZgA klären. Gegen diese „gesetzliche Beauftragung", die Versichertengelder (nach dem PrävG 0,45 Euro pro Versicherten/Jahr) für staatliche Verwaltungsaufgaben impliziere, hatte der GKV-Spitzenverband eine **Anfechtungsklage auf Verfassungsmäßigkeit** vor dem Landessozialgericht (LSG) Berlin-Brandenburg vorgelegt, die das LSG abwies. Nichtsdestoweniger haben sich die beiden Organisationen auf eine vorläufige Zusammenarbeit einigen können, die konzeptionelle, wissenschaftliche, beratende und evaluative Dienstleistungen der BZgA umfasst und auf sozial benachteiligte Zielgruppen – der Kernkompetenz der BZgA (Gerlinger & Rosenbrock, 2024; Plaumann et al., 2023) – fokussiert ist (Hupfeld et al., 2016). Im Mai 2021 entschied das Bundessozialgericht (BSG), dass die gesetzliche Verpflichtung zur Finanzierung der BZgA verfassungswidrig sei und „gegen die durch das Grundgesetz vorgeschriebene Verwaltung der Sozialversicherung durch eigenständige Körperschaften" (BSG Az: B 1A 2/20 R) verstoße. „Die Beitragsmittel der Versicherten", so das Urteil, „dürfen allein zur Finanzierung der Aufgaben der Sozialversicherung eingesetzt werden." Der § 20 SGB V wurde danach im Jahr 2023 entsprechend modifiziert und erweitert.

Drittens enthält das Präventionsgesetz erstmalig eine **Modellklausel** allein für den Bereich der Prävention/Gesundheitsförderung (§ 20g SGB V). Hierdurch soll es den Krankenkassen, den Trägern der gesetzlichen Krankenversicherung sowie der Unfallversicherung als auch den Pflegekassen (und ihren Verbänden) ermöglicht werden, Modellvorhaben durchzuführen, welche die „**Qualität und Effizienz der Versorgung mit Leistungen zur Gesundheitsförderung und Prävention** in Lebenswelten und mit Leistungen zur betrieblichen Gesundheitsförderung" (§ 20g Abs. 1 SGB V) verbessern sollen. Dabei kann das Modellprojekt auch dazu dienen, „geeignete Maßnahmen der Zusammenarbeit" zu evaluieren.

33.3 Stand der Umsetzung der multidimensionalen Präventionsstrategie vor der Novellierung des nationalen Präventionsgesetzes

Nach acht Jahren Erfahrung mit der Koordinations- und Kooperationsstruktur und der Vorlage von **zwei nationalen Präventionsberichten** stellt sich die Frage nach den Erfolgen und Misserfolgen der Umsetzung der nationalen Präventionsstrategie (Nationale Präventionskonferenz, 2019, 2023). Dies ist insbesondere von Bedeutung, da – regulär – nach zehn Jahren eine **Novellierung des Präventionsgesetzes** ansteht und daher eine **Bilanz des Standes der Umsetzung der nationalen Präventionsstrategie** gezogen werden sollte. Eine umfassende Bilanzierung ist an dieser Stelle zwar nicht möglich, dennoch sollen anhand von vier Unterpunkten, die den institutionellen Aufbau der Koordinations- und Kooperationsstruktur im Verhältnis zu den drei zentralen Interventionszielen der Präventionsstrategie („Gesund aufwachsen", „Gesund arbeiten und leben" sowie „Gesund im Alter") reflektieren, die **Stärken und Schwächen der bisherigen Präventionsstrategie** beschrieben werden. Zudem werden die Aktivitäten bezüglich der Kommune betrachtet, die maßgeblich die Rahmenbedingungen mitbeeinflusst und als Dach-Setting eine besondere Funktion in der Prävention und Gesundheitsförderung übernimmt. Mit dem 2019 aufgelegten **GKV-Bündnis für Gesundheit** sollen Landkreise und kreisfreie Städte explizit unterstützt werden. Betreffs der im Folgenden nicht betrachteten Koordinierungsstellen für die Betriebliche Gesundheitsförderung (Nationale Präventionskonferenz, 2019) sei auf die relevanten Kapitel in diesem Buch verwiesen.

Den allgemeinen **Zielen der multidimensionalen Präventionsstrategie** sind **spezifische Zielgruppen** zugeordnet, deren „Gesundheit" im Rahmen der föderalen Koordinations- und Kooperationsstruktur von den Trägern der Nationalen Präventionskonferenz und ihren jeweiligen Projekt- und Kooperationspartnern vor Ort gefördert werden soll (Tabelle 33-2). Während dem Ziel **„Gesund aufwachsen"** als Zielgruppen werdende und junge Familien, aber auch Kinder und Jugendliche während der Kita-Phase und der Schulzeit sowie Jugendliche und junge Erwachsene im Studium subsumiert sind, ist das Ziel **„Gesund leben und arbeiten"** nicht nur auf Betriebe und Beschäftigte, sondern auch auf arbeitslose Menschen und ehrenamtlich Tätige gerichtet. **„Gesund im Alter"** fokussiert im Sinne des Ziels in der Bundesrahmenempfehlungen auf ältere Menschen nach der Erwerbsphase in Kommunen und im Lebensraum der stationären pflegerischen Versorgung (Nationale Präventionskonferenz, 2018, 2023).

Zu beachten ist, dass die Pandemie mit den fünf Covid-19-Wellen 2021 zu deutlichen Einschränkungen in der Umsetzung und Strukturentwicklung führte. Dies spiegelt sich u. a. in einem Einbruch der Zahl der durch die GKV erreichten Lebenswelten wider, die 2021 nicht wieder den bisherigen Höchststand des Jahres 2019 erreichte (Nationale Präventionskonferenz, 2023). Auch die Kommunen haben durch die Pandemie und den Ukrainekrieg ihren Fokus teilweise verschoben. Insgesamt positiv zu verzeichnen ist eine Zunahme kombinierter verhaltens- und verhältnisbezogener Maßnahmen, 30 % der erreichten Lebenswelten befinden sich in sozialen Brennpunkten.

Im **Mittelpunkt** der folgenden Rekonstruktion stehen dabei weniger die konkreten und sehr zahlreichen Projekte, Kooperationen und Maßnahmen auf den verschiedenen Ebenen der mehrstufigen Koordinations- und Kooperationsstruktur (Nationale Präventionskonferenz, 2019, 2023). Auch die präventiven Herausforderungen und konkreten Maßnahmen für die Erreichung der allgemeinen Ziele der Präventionsstrategie sind nicht im Fokus dieses Abschnitts (siehe für beide Aspekte die zahlreichen zielgruppenorientierten Beiträge in diesem Band). Vielmehr sollen die **Formen, aber auch Probleme der Zusammenarbeit der vielfältigen Akteure** anhand der drei lebenslaufbezogenen Interventionsfelder dargestellt werden, um damit für eine Weiterentwicklung der multidimensionalen Koordinations- und Kooperationsstruktur notwendige Kriterien und Ansatzpunkte herauszuarbeiten (siehe dazu auch Kap. 33.4). Dabei stützen wir uns hauptsächlich auf die empirischen Ergebnisse der beiden Präventionsberichte zur Umsetzung der Bundesrahmenempfehlungen (Nationale Präventionskonferenz, 2019, 2023). Die Leitfrage ist: Wie lässt sich die Entwicklung der intersektoralen Health Governance zur Umsetzung der nationalen Präventionsstrategie beschreiben und bewerten?

33.3.1 „Gesund aufwachsen“: Prävention und Gesundheitsförderung für Kinder, Jugendliche, Familien und Studierende

Im Bereich „Gesund aufwachsen“ sind zahlreiche Akteure im föderal und sektoral strukturierten Gesundheitssystem zuständig (Nationale Präventionskonferenz, 2018). Die wichtigsten Akteure sind die GKV, die GUV und die PKV sowie der Bund und vor allem die Länder und Kommunen in ihrer Funktion als Gewährleister der öffentlichen Daseinsvorsorge, zu der insbesondere auch die Schul- und Bildungspolitik gehört. Selbst in diesem Zielbereich mischen sich aufgrund der Diversität der Zielgruppen jedoch lebensweltliche mit arbeitsweltlichen Belangen, genauer: Belangen der Ausbildung. Einen **gemeinsamen Nenner aller Aktivitäten bildet daher „die gesundheitsförderliche Ge-**

Tabelle 33-2: Ziele und Zielgruppen der Prävention, Gesundheits- und Sicherheits- und Teilhabeförderung gemäß den Bundesrahmenempfehlungen (Nationale Präventionskonferenz, 2019, S. 117).

Ziel	Zielgruppen
Gesund aufwachsen	• werdende und junge Familien • Kinder und ihre Eltern in der Kita-Phase • Kinder und Jugendliche im Schulalter bzw. in der Ausbildung • Jugendliche und junge Erwachsene im Studium
Gesund leben und arbeiten	• Beschäftigte • Betriebe, insbesondere kleinste, kleine und mittlere Betriebe und ihre Beschäftigten • arbeitslose Menschen • ehrenamtlich Tätige
Gesund im Alter	• Personen nach der Erwerbsphase in der Kommune • Personen in der Lebenswelt der stationären pflegerischen Versorgung

staltung von Bildungsreinrichtungen" (Nationale Präventionskonferenz, 2019, S. 125), der eine herausgehobene Bedeutung in diesem Zielfeld zukommt. Nicht überraschend sind daher „Kinder und Jugendliche im Schulalter bzw. in der Ausbildung" (Nationale Präventionskonferenz, 2019; S. 127) die am häufigsten fokussierte Zielgruppe, gefolgt von Maßnahmen für Eltern und Kinder in der Kita-Phase. Werdende und junge Familien wurden dagegen im ersten Berichtszeitraum ebenso wie die eher marginal avisierten Jugendlichen und jungen Erwachsenen im Studium (Ausbildung) weniger gefördert. Allerdings ist die empirische Erhebung der Zielgruppen im Rahmen des ersten Präventionsberichts hier bezüglich einer vergleichenden Bestandsaufnahme der Aktivitäten und erreichten Zielgruppen zwischen den verschiedenen Akteuren nicht valide genug, denn PKV, Bund, Kommunen und auch die Organisierte Zivilgesellschaft (OZG) berichteten, dass auch weitere Personengruppen (Eltern, Lehrkräfte, Erziehende) durch die Aktivitäten gezielt angesprochen, „Erwachsene im Umfeld von Kindern und Jugendlichen [... somit auch ...] als Zielgruppe [der Maßnahmen, Anmerkung der AutorInnen] wahrgenommen wurden" (Nationale Präventionskonferenz, 2019).

Im **ersten Präventionsbericht** zeigte sich, dass mit Ausnahme von SPV und GRV sehr vielfältige und unterschiedliche Maßnahmen und Projekte durchgeführt wurden (Nationale Präventionskonferenz, 2019). Die wesentlichen Inhalte konzentrierten sich auf die „Vermittlung von Gesundheitskompetenzen [...] sowie auf die allgemeine körperliche und psychische Gesundheit bezogene Themen" (Nationale Präventionskonferenz, 2019, S. 128). Diese beinhalteten zumeist Aktivitäten zur „Förderung gesunder Ernährung, Förderung von Bewegung, Stärkung psychischer Ressourecen und Resilienz und Entspannungstechniken" (Nationale Präventionskonferenz, 2019). Inwieweit diese Maßnahmen nachhaltig waren und einen messbaren Wirkeffekt entfalteten, lässt sich auf der Grundlage des zusammenfassenden Präventionsberichts der Nationalen Präventionskonferenz nicht sagen.

Die **Zahl der erreichten Personen der Zielgruppe** schwankt zwischen den Trägerorganisationen und Akteuren und weist eine hohe Streubreite auf (auch wegen unterschiedlicher Zählpraktiken). Sie unterstreicht die „Heterogenität der Aktivitäten: Teils handelte es sich um Aktivitäten in einzelnen Kitas oder Schulklassen, teils um bundesweite Kampagnen" (Nationale Präventionskonferenz, 2019, S. 129).

Laut dem **zweiten Präventionsbericht**, der unter dem Eindruck der Covid-19-Pandemie stand und damit auch die Gesundheitsförderung in der Pflege und den Umgang mit psychischer Gesundheit in der Familie thematisierte, haben sich sowohl die Zielgruppenpräferenz als auch die Formen der Aktivitäten konsolidiert (Nationale Präventionskonferenz, 2023). Eine Besonderheit dieser Berichtsperiode war, dass für die GKV „jeweils ca. 30 % aller erreichten Lebenswelten [und damit auch Bildungseinrichtungen, Anmerkung der AutorInnen] in sogenannten sozialen Brennpunkten" (Nationale Präventionskonferenz, 2023, S. 26) stattfanden; das **GKV-Bündnis für Gesundheit** zeigt somit Wirkungen.

33.3.2 „Gesund arbeiten und leben": Prävention und Gesundheitsförderung im Erwachsenenalter

Der Bereich „Gesund arbeiten und leben" ist sehr stark auf die Erwerbsarbeit bzw. die „Zielgruppe der Erwerbstätigen" (Nationale Präventionskonferenz, 2019, S. 20) zugeschnitten. In den hierfür zentralen Akteuren spiegelt sich die **lohnarbeitszentrierte Struktur und Tradition des deutschen Wohlfahrtsstaates** (Gerlinger & Rosenbrock, 2024). Entsprechend sind einige Träger der NPK, die zuständigen **Sozialversicherungsträger** (GKV, GUV, GRV + Arbeitsagentur und PKV) und (in begrenzter Form) die Kommunen im Rahmen von sozial- und arbeitsmarktpolitischen Bundes- und Landesgesetzen die zentralen (Finanz-)Akteure in diesem Feld (siehe Abbildung 33-2). Die Erwerbstätigenorientierung zeigt sich auch darin, dass die Bundesrahmenempfehlungen die zweite Zielgruppe in diesem Feld, arbeitslose Menschen, über ihren Erwerbstätigenstatus definieren (Nationale Präventionskonferenz, 2019). Für **arbeitslose Menschen** hat die GKV einen „Präventions- und Gesundheitsförderungsauftrag", wobei die Krankenkassen auch im Rahmen des GKV-Bündnisses für Gesundheit die „Verzahnung von Arbeits- und Gesundheitsförderung" (Nationale Präventionskonferenz, 2019, S. 133) unterstützen (s. u.). Als dritte Zielgruppe gelten „ehrenamtlich tätige Personen" (Nationale Präventionskonferenz, 2019, S. 30).

Die zahlreichen Maßnahmen auf dem Feld der betrieblichen Gesundheitsförderung, die durch bundesweite Kampagnen, wie z. B. die „Initiative Neue Qualität der Arbeit" (INQA) oder auch suchpräventive Maßnahmen am Arbeitsplatz (etwa das Programm „Kenn dein Limit"), unterstützt wurden, bestätigen, dass die Aktivitäten in diesem Feld sich vor allem auf **die „Zielgruppe der Erwerbstätigen"** (Nationale Präventionskonferenz, 2019, S. 134) konzentrieren. Der erste Präventionsbericht stellt bei seiner empirischen Bestandsaufnahme der erfolgten Maßnahmen dementsprechend nüchtern fest, dass jenseits von Beschäftigten „andere Zielgruppen wie arbeitslose Menschen, ehrenamtlich tätige Personen und Erwachsene außerhalb des Kontexts der Erwerbstätigkeit [...] insgesamt betrachtet selten genannt" wurden (Nationale Präventionskonferenz, 2019). Leider bestätigt sich dadurch erneut die „oft-

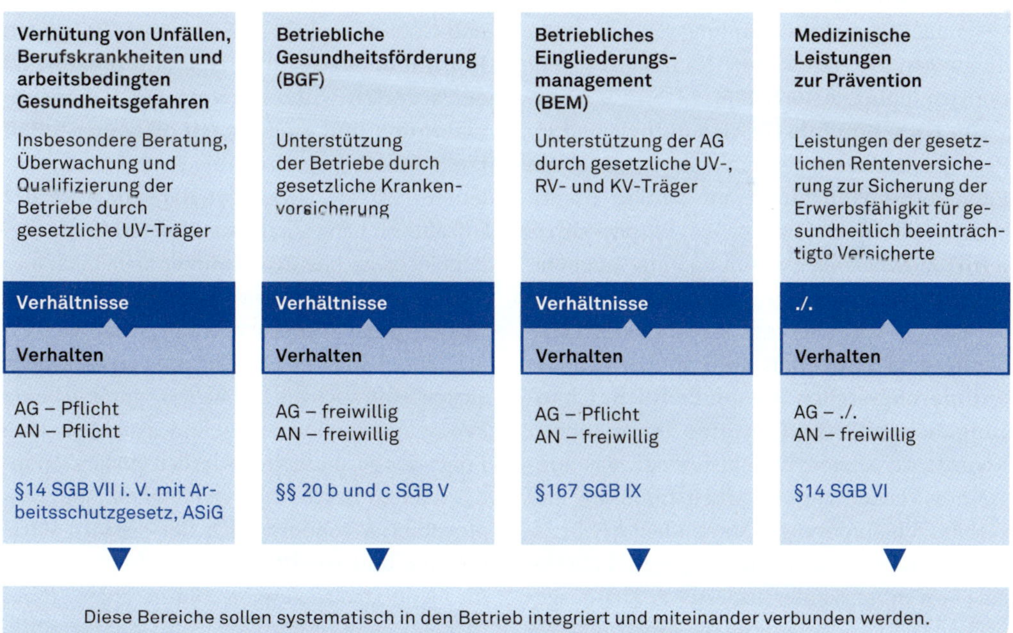
Verhütung von Unfällen, Berufskrankheiten und arbeitsbedingten Gesundheitsgefahren
Insbesondere Beratung, Überwachung und Qualifizierung der Betriebe durch gesetzliche UV-Träger
Verhältnisse
Verhalten
AG – Pflicht
AN – Pflicht
§14 SGB VII i. V. mit Arbeitsschutzgesetz, ASiG
Betriebliche Gesundheitsförderung (BGF)
Unterstützung der Betriebe durch gesetzliche Krankenversicherung
Verhältnisse
Verhalten
AG – freiwillig
AN – freiwillig
§§ 20 b und c SGB V
Betriebliches Eingliederungsmanagement (BEM)
Unterstützung der AG durch gesetzliche UV-, RV- und KV-Träger
Verhältnisse
Verhalten
AG – Pflicht
AN – freiwillig
§167 SGB IX
Medizinische Leistungen zur Prävention
Leistungen der gesetzlichen Rentenversicherung zur Sicherung der Erwerbsfähigkit für gesundheitlich beeinträchtigto Versicherte
./.
Verhalten
AG – ./.
AN – freiwillig
§14 SGB VI
Diese Bereiche sollen systematisch in den Betrieb integriert und miteinander verbunden werden.

Abbildung 33-2: Gesundheit in der Arbeitswelt – Beiträge der Unfall-, Kranken- und Rentenversicherungsträger. AG: Arbeitgebende; AN: Arbeitnehmende. Quelle: Bundesrahmenempfehlungen nach § 20d Abs. 3 SGB V, Fassung vom 29.08.2018 (Nationale Präventionskonferenz, 2018; modifiziert und ergänzt nach Initiative Neue Qualität der Arbeit, 2014). Abgedruckt mit freundlicher Genehmigung der Träger der Nationalen Präventionskonferenz.

mals geringe Wahrnehmung der gesundheitlichen Probleme Arbeitsloser" (Elkeles et al., 2023, S. 205), deren Bearbeitung auf dem Feld der Arbeitsschutzpolitik unzureichend und dysfunktional ist.

Die **Inhalte der auf diesem Feld durchgeführten Maßnahmen** konzentrierte sich laut dem ersten Präventionsbericht sowohl bei der GKV als auch der GRV vor allem auf die „Förderung von Bewegung, Entspannungstechniken und Stressbewältigung, Gesundheitsförderliche Gestaltung von Arbeitstätigkeit sowie Förderung gesunder Ernährung" (Nationale Präventionskonferenz, 2019, S. 135). Die GRV erweiterte Maßnahmen entsprechend ihrer gesetzlichen Funktion als Trägerin der medzinischen und beruflichen Reha noch um Aspekte der psychischen Gesundheit und Suchtmittelreduktion. Die GUV und die SVLFG zielten auf die „Prävention von Unfällen, Verhinderung bestimmter Krankheiten (insbesondere Berufskrankheiten), Gefährdungsbeurteilungen sowie gesundheitsgerechte Gestaltung von Arbeitsbedingungen und -tätigkeiten (Nationale Präventionskonferenz, 2019, S. 135).

Im **GKV-Bündnis für Gesundheit** und im Rahmen der strategischen Fokussierung von Präventionsmaßnahmen auf soziale Brennpunkte während der zweiten Berichtsperiode erreichten die Krankenkassen und ihre Kooperationspartner die Zielgruppe der Arbeitslosen jenseits typischer Settings für Gesundheitsförderung und Prävention. Im Rahmen der **Koordinierungsstellen „Gesundheitliche Chancengleichheit" (KGC)** wurde im zeitlichen Kontext der ersten Berichtsperiode das Programm „Verzahnung von Arbeitsförderung und Gesundheitsförderung in kommunalen Lebenswelten" auf 129 Standorte ausgeweitet (Nationale Präventionskonferenz, 2019, S. 210) ausgeweitet. Die Bundesagentur für Arbeit und die gesetzlichen Krankenkassen zusammen mit den kommalen Spitzenverbänden (Deutscher Städtetag, Deutscher Landkreistag) als Kooperationspartnern haben diese Kooperationen bis 2022 auf 226 Standorte erhöhen können (Nationale Präventionskonferenz, 2023, S. 69). Im Wesentlichen zielt das Bündnis auf den bereits lange im Arbeitsmarktrecht befindlichen Impuls, das **arbeitsmarktpolitische Fordern** durch ein **von den gesundheitlichen Bedarfen der Arbeitlosen ausgehendes zielgerichtetes Fördern** nicht nur zu ergänzen, sondern vielmehr mit Leben zu füllen (Hollederer, 2021a). So können z. B. „arbeitslose Menschen [...] unabhängig von ihrer jeweiligen Krankenkasse die Angebote in Anspruch nehmen" und „müssen außerdem keine Eigenanteile entrichten" (Nationale Präventionskonferenz, 2023, S. 69).

Inwieweit die fokussierten Maßnahmen an den 226 Standorten in der Lage sind, den vielfältigen Ursachen und Folgen gesundheitlicher Einschränkungen von Arbeitslosen entgegenzuwirken, lässt sich aus den beiden Präventionsberichten nicht herauslesen. In jedem Fall ist der These zuzustimmen, dass die „Ausgestaltung der Gesundheitsförderung für Arbeitslose [...] eine Public-Health-Herausforderung und Chance zugleich" (Hollederer, 2021b) ist. **Kommunalen Gesundheitskonferenzen** und der **sozialen Unterstützung bei Lebensbewältigung und Suche nach offenen Stellen** kommt hierbei eine zentrale Funktion zu (Hollederer, 2021b), auch wenn die Stagnation der Anzahl von Langzeitarbeitslosen (40 % aller Arbeitslosen im Jahr 2021) immer noch auch hier auf ein „Vollzugsdefizit" hinzuweisen scheint (Arbeitsgruppe Alternative Wirtschaftspolitik, 2023, S. 130). Die Überwindung von Arbeitslosigkeit – wie auch die Herstellung guter Arbeitsbedingungen – sind letzten Endes nicht nur eine Frage der gesundheitsförderlich gestärkten individuellen Beschäftigungsfähigkeit (sog. Employability), sondern auch der **sozial-, wirtschafts- und arbeitspolitischen Regulierung**, die jene Zielsetzungen unterstützen muss (Arbeitsgruppe Alternative Wirtschaftspolitik, 2023; Pickshaus, 2015; Urban, 2019).

33.3.3 „Gesund altern": Prävention und Gesundheitsförderung für ältere Menschen jenseits der Erwerbsphase

Die im Kern lebensweltlichen Maßnahmen richten sich in diesem Feld auf „Personen nach der Erwerbsphase in der Kommune sowie Bewohnerinnen und Bewohner von stationären Pflegeeinrichtungen" (Nationale Präventionskonferenz, 2019, S. 138), also auf Menschen im sogenannten „dritten" oder gar „vierten Lebensalter" (Wurm, 2019), deren psychosozialen, medizinischen und pflegebedürftigen Bedarfe höchst unterschiedlich sind (Junius-Walker, 2023). Genau betrachtet sind die wichtigsten Akteure auf diesem Feld einerseits **kommunale Ressorts**, insbesondere diejenigen, die sich auf Bau- und Umweltmaßnahmen, Gesundheit, Soziales und/oder Senioren beziehen, die wesentlich die Lebensverhältnisse für „Personen nach der Erwerbsphase in der Kommune" (Nationale Präventionskonferenz, 2019, S. 138; im Original: fett) beeinflussen. Auch hier – wie in allen Feldern – unterstützen die Krankenkassen diese Maßnahmen durch Bedarfserhebung, Planung und Konzipierung von Maßnahmen gemäß § 20a SGB V. Andererseits sind für die zweite Zielgruppe vor allem die **Trägerorganisationen der sozialen Pflegeversicherung und der privaten Pflegeversicherung** verantwortlich (Nationale Präventionskonferenz, 2018).

Neben den genannten Organisationen unterstützt auch die BZgA die vielfältigen Projekte in diesem Feld, die zum Teil auch auf bundesweite Programme des Bundesministeriums für Ernährung und Landwirtschaft (BMEL) und des Bundesgesundheitsministeriums (BMG) zurückgehen, wie z. B. die Programme zur Reduktion hitzebedingter Risiken für Menschen dieses Lebensalters, zur „Qualifizierung von Verantwortlichen in der kommunalen Seniorenarbeit" (Nationale Präventionskonferenz, 2019, S. 139) oder auch überkommunale, landesweite Angebote, die oft von Landesverbänden für Gesundheit oder auch Sportverbünden getragen werden. Die Inhalte der Maßnahmen der SPV während der **ersten Berichtsperiode** fokussierten zu gleichen Teilen auf die „Förderung der Bewegung" und die „Stärkung psychischer Ressourcen und Resilienz sowie Förderung kognitiver Leistungen" (Nationale Präventionskonferenz, 2019, S. 139). Doch auch die Maßnahmen für die zweite Zielgruppe orientierten sich an der Ausrichtung, Bewegung zu fördern und Gesundheitskompetenz zu stärken (Nationale Präventionskonferenz, 2019). Die Angaben zur Anzahl der erreichten Personen sind wegen der unterschiedlichen Zählpraktik ähnlich wie auf den anderen Feldern wenig valide und streuen entsprechend stark.

Im **zweiten nationalen Präventionsbericht** zeigt sich gerade für die Zielgruppe der pflegebedürftigen Menschen in stationären Pflegeeinrichtungen ein rapider Rückgang präventiver und gesundheitsförderlichen Maßnahmen, der im Wesentlichen auf die kontaktreduzierenden Effekte der Bekämpfung der Covid-19-Pandemie zurückzuführen ist; diese Zielgruppe war durch Covid-19 überaus gefährdet. Die Daten des zweiten Präventionsberichts reichen nur bis 2021 zurück und zeigen, dass an den etablierten Inhalten der (reduzierten) Maßnahmen (Stärkung körperlicher Aktivität, kognitiver Ressourcen und psychosozialer Gesundheit) festgehalten wurde. „In den Handlungsfeldern Prävention von Gewalt und Ernährung" (Nationale Präventionskonferenz, 2023, S. 57) verzeichnet der zweite Bericht jedoch nur geringe Aktivitäten. Für die Zielgruppe der nicht mehr erwerbstätigen Personen in diesem Feld legte das BMG das Programm „Gemeinsam bewegen – gesund leben im Alltag [GEniAL]" (Nationale Präventionskonferenz, 2023, S. 77) auf, während die Kommunen über ihre „Ämter und Fachabteilungen" (Nationale Präventionskonferenz, 2023, S. 91) und mit konzeptueller Unterstützung der BZgA und der Landesvereinigungen für Gesundheit sowie der OZG zahlreiche Maßnahmen umsetzen, die im Bericht jedoch nicht erscheinen (Quilling & Leimann, 2023). Bei der Konzipierung und Umsetzung lebensweltlicher

Maßnahmen – nicht nur in diesem Interventionsfeld – spielen kommunale Gesundheitskonferenzen eine zunehmend wichtigere Rolle, auch wenn nicht alle Bundesländer solche umgesetzt haben, im „Osten Deutschlands sind KGK insgesamt weniger stark verbreitet als in Westdeutschland" (Nationale Präventionskonferenz, 2023, S. 100; Hollederer, 2015). Letztlich bleibt jedoch die Ermöglichung „gesunden Alterns" in den Kommunen weiterhin ein herausforderndes Ziel, zumal wenn die unzureichenden bundes- und landesrechtlichen Regelungen ihrer Kompetenzen und die höchst ungleichen haushaltspolitischen Möglichkeiten der Städte und Landkreise reflektiert werden (Gerlinger et al., 2018).

33.3.4 Politische Umsetzung intersektoraler Health Governance: Erfahrungen und Herausforderungen aus acht Jahren nationales Präventionsgesetz

Neben der – oben kurz skizzierten – Entwicklung zielgruppenorientierter Maßnahmen zur Umsetzung der Bundesrahmenempfehlungen wurden weitere – auch zielgruppenübergreifende – Maßnahmen verfolgt und auch darauf gedrungen, ungleiche Gesundheitschancen zu vermindern; verschiedene Modellvorhaben wurden realisiert (Nationale Präventionskonferenz, 2019, 2023). Insbesondere auf Länderebene wurden zahlreiche weitergehende Maßnahmen angestoßen, deren Umfang hier nicht dargestellt werden kann (Nationale Präventionskonferenz, 2019, 2023); allerdings zeigt sich, dass die **Landesrahmenvereinbarungen** „nah an den Bundesrahmenempfehlungen bleiben" (Nationale Präventionskonferenz, 2019, S. 245). Im Endeffekt stellt sich abschließend die Frage, welche Erfahrungen und Herausforderungen sich aus acht Jahren Präventionsgesetz aus der Perspektive der Träger der Nationalen Präventionskonferenz einerseits und der gesundheitswissenschaftlichen Community andererseits ergeben haben. Hier wird zunächst die Perspektive der Trägerorganisationen rekapituliert, bevor abschließend in Kap. 33.4 einige gesundheitswissenschaftliche Reflexionen skizziert werden.

Die **intersektorale Zusammenarbeit** zwischen den Trägerorganisationen der NPK und weiteren Akteuren in den verschiedenen gesamtgesellschaftlichen Programmen geht zum Teil auf Vereinbarungen vor dem Präventionsgesetz zurück (Nationale Präventionskonferenz, 2016, Anlagen 1–4). Im ersten und im zweiten Präventionsbericht wurden die Auffassungen relevanter Organisationen zu den Kooperationserfahrungen zur Umsetzung des Präventionsgesetzes ausführlich empirisch erhoben (Nationale Präventionskonferenz, 2019, 2023). Für die **Arbeit in kommunalen Lebenswelten** z. B. zeigte sich dabei, dass die Krankenkassen nicht nur die tatsächlich bedeutsamsten Akteure und Partnerorganisationen waren, sondern auch, dass Akteure der Bundesebene, der Kommunen und der Landesvereinigungen für Gesundheit eine „verstärkte Zusammenarbeit mit den Sozialversicherungsträgern" (Nationale Präventionskonferenz, 2019, S. 169) wünschten. Die Zusammenarbeit in den lebensweltlichen Bereichen der Kommunen konzentrierte sich vor allem auf gegenseitigen Informationsaustausch, die Zusammenarbeit in Steuerungsgremien (v. a. in kommunalen Gesundheitskonferenzen) und eine gemeinsame Öffentlichkeitsarbeit, die auch in großen Teilen in eine gemeinsame Planung und Umsetzung der Aktivitäten mündete (Nationale Präventionskonferenz, 2019). Während der zweiten Berichtsperiode wurden die Bedingungen in der (Alten-)Pflege und die psychische Gesundheit in Familien zu gesamtgesellschaftlichen Schwerpunkten gemacht und entsprechende Kooperationsstrukturen genutzt und entwickelt (Nationale Präventionskonferenz, 2023).

Im **ersten Präventionsbericht** wurde angemahnt, sowohl die Kooperation und Koordination auf allen adminstrativen Ebenen und zwischen den beteiligten Organisationen als auch eine Evaluationsperspektive weiterzuentwickeln sowie die Bundesrahmenempfehlungen fortzuschreiben (Nationale Präventionskonferenz, 2019). Laut dem **zweiten Präventionsbericht** wurde – im Wesentlichen wegen der akuten Herausforderungen der Covid-19-Pandemie – von der Umsetzung dieser Ziele abgewichen. So sollen zukünftig im dritten Berichtszeitraum (2021–2026) die beiden gesamtgesellschaftlichen Themen „Pflege und Psychische Gesundheit" (Nationale Präventionskonferenz, 2023, S. 212) erneut verstärkt gefördert werden. Zudem sollen zukünftig auf Länderebene die Strategien zur „Verminderung der Ungleichheit von Gesundheitschancen" (Nationale Präventionskonferenz, 2023, S. 213) verfolgt werden. Schließlich meinen die Trägerorganisationen der Nationalen Präventionskonferenz, dass der **Schlüssel für weitere Kooperationen** „in der stärkeren Integration und Verpflichtung der beratenden Mitglieder zu sachlichem, personellem und finanziellem Einsatz" (Nationale Präventionskonferenz, 2023, S. 217) liegt. Insbesondere hält es die NPK für unerlässlich, die „Rolle des Öffentlichen Gesundheitsdienstes sowie des ‚Health in All Policies'-Ansatzes" (Nationale Präventionskonferenz, 2023, S. 218) nachhaltig zu stärken. „Aktuelle Reformvorhaben, wie die Weiterentwicklung des Präventionsgesetzes, die Einrichtung eines Bundesinstituts für öffentliche Gesundheit, die Entwicklung eines Nationalen Präventionsplans, einer Ernährungs- und Klimaanpassungsstrategie sowie der ‚Pakt für den ÖGD'" (Nationale Präventionskonferenz, 2023, S. 218), so hoffen die Trägerorganisationen der NPK, „bieten Synergiepotenziale und Möglichkeiten für einen entscheidenden Ausbau des ‚Health in All Policies'-Ansatzes."

33.4 Entwicklungsperspektiven der mehrstufigen Koordinations- und Kooperationsstruktur: nach der Reform ist vor der Reform

Im Zuge des PrävG haben sich die Aktiväten einzelner Akteure intensiviert, die bislang wenig oder nicht in der Prävention und Gesundheitsförderung tätig waren. Hierzu zählen die Bundesagentur für Arbeit und der PKV-Verband, der u.a. eine „Digitale Infrastruktur für Angebote der Setting-Prävention" (DIFA) entwickelt. Als „herausragendes Beispiel gelungener Zusammenarbeit der Länder im Bereich der Prävention" hebt der zweite Präventionsbericht (Nationale Präventionskonferenz, 2023, S. 78) die gegründete **Unterarbeitsgruppe Präventionsindikatoren** hervor. Die Zusammenarbeit führte zu einer koordinierten und vergleichbaren Gesundheitsberichterstattung, die insbesondere die nationalen Gesundheitsziele berücksichtigt und verhaltens- sowie verhältnisbezogene Indikatoren einbezieht.

Nach einer Befragung der an den Landesrahmenempfehlungen Beteiligten sehen 80 % einen Beitrag dieses Gremiums in der Etablierung nachhaltiger Strukturen in der Gesundheitsförderung und Prävention, 77 % in der Stärkung der politikfeldübergreifenden und 67 % in der sektorenübergreifenden Zusammenarbeit (Nationale Präventionskonferenz, 2023, S. 97). Als notwendig wird von den Befragten eine Zusammenarbeit mit kommunalen Akteuren angemahnt (Nationale Präventionskonferenz, 2023). Als zentral für eine erfolgreiche Zusammenarbeit wird „das gegenseitige Verständnis der Beteiligten für die gesetzliche Grundlage, den Auftrag und den Handlungsrahmen der jeweils anderen [...]" (Nationale Präventionskonferenz, 2023; S. 122), angesehen; dieses Verständnis wächst durch die angestoßene Zusammenarbeit. Als **nachteilig erscheint die fehlende gesetzliche Verpflichtung insbesondere der öffentlichen Hand sowie die fehlende Nach-**

haltigkeit der Finanzierung (Nationale Präventionskonferenz, 2023, S. 123).

Soll Prävention und Gesundheitsförderung wirksam und nachhaltig sein, kommt der Kompetenz der Kommune für Prävention und Gesundheitsförderung eine zentrale Bedeutung zu (Community Capacity). Im Rahmen der Evaluation der kommunalen Präventionsstrategie **Communities That Care (CTC)** konnte für Deutschland gezeigt werden, dass lokale Rahmenbedingungen wie Ressourcen für Prävention und Gesundheitsförderung und erfolgreiche intersektorale Kooperationen mit weniger Alkohol- und Drogenkonsum bei Kindern und Jugendlichen einhergehen (Birgel et al., 2023). Eine höhere **Community Capacity** ist auch mit der vermehrten Nutzung evidenzbasierter Maßnahmen verbunden, die zu einer verbesserten Gesundheit bei Heranwachsenden führt (Birgel et al., 2023; Walter et al., 2023b). Zukünftig sollte deshalb ein verstärkter Fokus auf der **Förderung der Community Capacity** und dem **Prozess der Implementation und Durchführung** liegen. Dies erfordert, dass eine kommunale Präventions- und Gesundheitsförderungsstrategie nicht nur klare Kompetenzzuweisungen enthält, sondern auch eine „solidarische Strukturreform des deutschen oder gar eines europaweiten Fiskalförderalismus" hier unterstützend wirken kann, wofür eine „sozial- und wirtschaftspolitische Wende" (Mosebach, 2022, S. 30) zur Realisierung des gesundheitlichen Paradigmenwandels in Richtung auf Prävention und Gesundheitsförderung nötig wäre (Hurrelmann et al. in diesem Band; Rosenbrock & Geene, 2023).

Konkret stehen in den nächsten Jahren mit der Integration der BZgA in ein neu zu erschaffendes Institut strukturelle Veränderungen an. Nach dem Koalitionsvertrag zwischen SPD, Bündnis 90/Die Grünen und FDP (2021, S. 83) geht die „Bundeszentrale für gesundheitliche Aufklärung [...] in einem Bundesinstitut für öffentliche Gesundheit am Bundesministerium für Gesundheit auf, in dem die Aktivitäten im Public-Health-Bereich, die Vernetzung des ÖGD und die Gesundheitskommunikation des Bundes angesiedelt sind". Nach zahlreichen Stellungnahmen und Anhörungen verkündete der Gesundheitsminister im Oktober 2023 die Errichtung eines neuen Instituts zum 01. Januar 2025, das aus der BZgA, einschlägigen Abteilungen des RKI und neuen Abteilungen 2025 entstehen soll. Der gewählte, aber vermutlich nicht endgültige Name – **„Bundesinstitut für Prävention und Aufklärung in der Medizin" (BIPAM)** – sowie der zunächst genannte Fokus auf Vermeidung nicht übertragbarer Erkrankungen stießen insbesondere in der Public Health Community auf deutliche Kritik (Zukunftsforum Public Health, 2023). Inzwischen liegt ein erster, noch nicht abgestimmter Referentenentwurf vor. Schwerpunkte sollen u.a. sein: Datenerhebungen zum Gesundheitszustand der Bevölkerung, Gesundheitskommunikation, Vernetzung von Wissenschaft/Praxis/Politik/Stakeholder, die Identifikation gesundheitlicher Bedürfnisse und Bedarfe, Krankheitsverhütung, epidemiologische Forschung sowie die Unterstützung von Studien zur Verbesserung der Primärprävention unter Nutzung von KI für epidemiologische Auswertungen. Wie und ob die für 2025 geplante Errichtung des Instituts tatsächlich erfolgt, bleibt wegen der derzeitigen haushaltspolitischen Herausforderungen abzuwarten.

Zusammenfassung

- Gesundheitspolitik ist ein normativ reguliertes Politikfeld, auf dem vielfältige Organisationen (Kostenträger, Leistungserbringer) im Kontext gesetzlicher Rahmenbedingungen sowohl kollektiv verpflichtende Aufgaben erfüllen als auch eigene Organisationsinteressen verfolgen.
- Die föderale Staatsverfassung der Bundesrepublik Deutschland und die lange sozialpartnerschaftliche Tradition machen den Staat bzw. die unmittelbare Staatsverwaltung in der Umsetzung (und Formulierung) von gesundheitspolitischen Zielset-

zungen von dem konkreten Steuerungswissen selbstverwalteter Körperschaften (z.B. Krankenkassen, Kassenärztlichen Vereinigungen und Ärztekammern), zunehmend aber auch von privatrechtlich organisierten Akteuren (Deutsche Krankenhausgesellschaft, Bundesärztekammer, Bundesvereinigung Prävention und Gesundheitsförderung etc.) abhängig.
- Der großen Koalition aus CDU, CSU und SPD ist es nach vielen gescheiterten Reformversuchen gelungen, einen präventionspolitischen Konsens zu erarbeiten, der sich zum Ziel setzt, die Unterfinanzierung primärer Prävention zu beenden, die Zielgenauigkeit von Förderprojekten zu erhöhen und wissenschaftlich zu überprüfen, mit einem Wort das (oft beklagte) Vollzugsdefizit in der Prävention anzugehen.
- Das Präventionsgesetz von 2015 setzt auf den Aufbau einer Kooperations- und Koordinationsstruktur von Kostenträgern und Trägern von Präventionsprogrammen und stärkt finanziell den Bereich primärer Prävention in Lebenswelten und im Betrieb sowie die wissenschaftliche Begleitung und Evaluation dieser Maßnahmen.
- Der erste und der zweite nationale Präventionsbericht zeigen, dass sowohl in kommunalen Lebenswelten als auch in arbeitsweltlichen Bereichen zahlllose Initativen und Projekte umgesetzt werden konnten, um „gesund aufwachsen", „gesund arbeiten und leben" und „gesund altern" für viele Menschen zu ermöglichen und die ungleichen Gesundheitschancen zu verringern. Dennoch ist eine Stärkung kommunaler Gesundheitskapazitäten dringend erforderlich, um die intersektorale Health Governance zu effektivieren.

Diskussionsanregung

- Welche Konflikte sind zwischen den Trägern der Präventionskonferenz und den Trägern von Präventionsleistungen vor dem Hintergrund der wettbewerbsbasierten Kostendämpfungspolitik im Gesundheitswesen zu erwarten?
- Welche Vorteile bzw. Nachteile hat die föderale Struktur der Bundesrepublik Deutschland für die Umsetzung der Bundesrahmenempfehlungen?
- Auf welche Weise könnte überprüft werden, ob das „Vollzugsdefizit" auf dem Gebiet der Prävention mit der neuen Kooperations- und Koordinationsstruktur überwunden werden wird?
- Welche Argumente sprechen für die Einbeziehung von kommunalen Akteuren, z.B. des Öffentlichen Gesundheitsdienstes (ÖGD), in die föderale und bundesweite Koordinations- und Kooperationsstruktur?

Literatur

Alber, J. (1992). Bundesrepublik Deutschland. In J. Alber & B. Bernardi-Schenkluhn (Hrsg.), *Westeuropäische Gesundheitssysteme im Vergleich. Bundesrepublik Deutschland, Schweiz, Frankreich, Italien, Großbritannien* (S. 31–176). Campus.

Altgeld, T. & Kickbusch, I. (2023). Gesundheitsförderung. In F.W. Schwartz, U. Walter, J. Siegrist, P. Kolip, R. Leidl, R. Busse, V. Amelung & M.L. Dierks (Hrsg.), *Public Health. Gesundheit und Gesundheitswesen* (4. Aufl., S. 323–335). Elsevier Urban & Fischer.

Arbeitsgruppe Alternative Wirtschaftspolitik (AAW). (2023). *Memorandum 2023: Globalisierung am Ende – Zeit für Alternativen.* PapyRossa.

Birgel, V., Röding, D., Reder, M., Soellner, R. & Walter, U. (2023). Contextual effects of community capacity as a predictor for adolescent alcohol, tobacco, and illicit drug use: a multi-level analysis. *SSM – Population Health, 24*, 101521. https://doi.org/10.1016/j.ssmph.2023.101521

Böhm, K. & Klinnert, D. (2019). Die Umsetzung des Präventionsgesetzes auf Länderebene: eine Analyse der Landesrahmenvereinbarungen. *Gesundheitswesen, 81*(12), 1004–1010. https://doi.org/10.1055/a-0638-8172

Deutscher Bundestag. (2015a). *Gesetzentwurf der Bundesregierung. Entwurf eines Gesetzes zur Stärkung der Gesundheitsförderung und der Prävention (Präventionsgesetz – PrävG) (Drucksache 18/4282)*. Deutscher Bundestag.

Deutscher Bundestag. (2015b). *Gesetz zur Stärkung der Gesundheitsförderung und der Prävention (Präventionsgesetz – PrävG) vom 17. Juli 2015* (Bundesgesetzblatt 2015, Teil I Nr. 31, S. 1368–1379). Verfügbar unter https://dejure.org/BGBl/2015/BGBl._I_S._1368

Döhler, M. & Manow, P. (1997). *Strukturbildung von Politikfeldern. Das Beispiel bundesdeutscher Gesundheitspolitik seit den fünfziger Jahren*. Leske & Budrich.

Elekeles, T., Beck, D., Girbig, M. & Seidler, A. (2023). Arbeitende und Arbeitslose. In F.W. Schwartz, U. Walter, J. Siegrist, P. Kolip, R. Leidl, R. Busse, V. Amelung & M.L. Dierks (Hrsg.), *Public Health. Gesundheit und Gesundheitswesen* (4. Aufl., S. 199–206). Elsevier Urban & Fischer.

Geene, R. & Reese, M. (2016). *Handbuch Präventionsgesetz. Neuregelung der Gesundheitsförderung*. Mabuse.

Gerlinger, T. (2002). *Zwischen Korporatismus und Wettbewerb: gesundheitspolitische Steuerung im Wandel* (Diskussionspapier P02-204 der Arbeitsgruppe Public Health am Wissenschaftszentrum Berlin). Wissenschaftszentrum Berlin (WZB).

Gerlinger, T., Kutzner, J., Lückenbach, C., Reiter, R. & Schmidt, P.F. (2018). Die Kommune als Akteur in der Gesundheitspolitik. In M. Alisch, M. Dale, A. Dieterich, R. Geene, T. Gerlinger & S. Greß (Hrsg.), *Kommune als Ort der Gesundheitsproduktion* (Jahrbuch für Kritische Medizin und Gesundheitswissenschaften, Bd. 52, S. 103–126). Argument.

Gerlinger, T. & Mosebach, K. (2009). Die Ökonomisierung des deutschen Gesundheitswesens: Ursachen, Ziele und Wirkungen wettbewerbsbasierter Kostendämpfungspolitik. In N. Böhlke, T. Gerlinger, K. Mosebach, R. Schmucker & T. Schulten (Hrsg.), *Privatisierung von Krankenhäusern. Erfahrungen und Perspektiven aus Sicht der Beschäftigten* (S. 10–40). VSA-Verlag.

Gerlinger, T. & Rosenbrock, R. (2024). *Lehrbuch Gesundheitspolitik. Eine systematische Einführung* (4. Aufl.). Hogrefe.

Gesundheitsstrukturgesetz. (1992). Gesetz zur Sicherung und Strukturverbesserung der gesetzlichen Krankenversicherung. In *Bundesgesetzblatt 1992 I* (S. 2266).

GKV-Spitzenverband. (2016a). *Leitfaden Prävention*. Verfügbar unter https://www.gkv-spitzenverband.de/krankenversicherung/praevention_selbsthilfe_beratung/praevention_und_bgf/leitfaden_praevention/leitfaden_praevention.jsp

GKV-Spitzenverband. (2016b). *Leitfaden Prävention in stationären Pflegeeinrichtungen nach § 5 SGB XI*. GKV-Spitzenverband.

GKV-Spitzenverband (Hrsg.). (2023). *Leitfaden Prävention. Handlungsfelder und Kriterien nach § 20 Abs. 2 SGB V zur Umsetzung der §§ 20, 20a und 20b SGB V vom 21. Juni 2000 in der Fassung vom 4. Dezember 2023*. Verfügbar unter: https://www.gkv-spitzenverband.de/media/dokumente/krankenversicherung_1/praevention__selbsthilfe__beratung/praevention/praevention_leitfaden/2023-12_Leitfaden_Pravention_barrierefrei.pdf

Handschuch, M. (2016). Einheitliche Zertifizierung von Präventionskursen. In Medizinischer Dienst des Spitzenverbandes Bund der Krankenkassen (MDS) & GKV-Spitzenverband (Hrsg.), *Präventionsbericht 2016. Leistungen der gesetzlichen Krankenversicherung: Primärprävention und betriebliche Gesundheitsförderung. Berichtsjahr 2015* (S. 23). Medizinischer Dienst des Spitzenverbandes Bund der Krankenkassen (MDS) & GKV-Spitzenverband. Verfügbar unter https://www.gkv-spitzenverband.de/media/dokumente/krankenversicherung_1/praevention__selbsthilfe__beratung/praevention/praeventionsbericht/2016_GKV_MDS_Praeventionsbericht.pdf

Hollederer, A. (2015). Gesundheitskonferenzen in Deutschland: ein Überblick. *Gesundheitswesen, 77*(3), 161–167.

Hollederer, A. (Hrsg.). (2021a). *Gesundheitsförderung bei Arbeitslosen*. Fachhochschulverlag.

Hollederer, A. (2021b). Gesundheitsförderung und Arbeitslosigkeit. In Bundeszentrale für gesundheitliche Aufklärung (BZgA) (Hrsg.), *Leitbegriffe der Gesundheitsförderung. Glossar zu Konzepten, Strategien und Methoden*. Verfügbar unter https://leitbegriffe.bzga.de/alphabetisches-verzeichnis/gesundheitsfoerderung-und-arbeitslosigkeit/

Hupfeld, J., Weiß, S., Tempelmann, A. & Bockermann, C. (2016). Beauftragung der BZgA. In Medizinischer Dienst des Spitzenverbandes Bund der Krankenkassen (MDS) & GKV-Spitzenverband (Hrsg.), *Präventionsbericht 2016. Leistungen der gesetzlichen Krankenversicherung: Primärprävention und betriebliche Gesundheitsförderung. Berichtsjahr 2015* (S. 26–27). MDS & GKV-Spitzenverband.

Initiative Neue Qualität der Arbeit (Hrsg.). (2014). *Gesunde Mitarbeiter – gesundes Unternehmen. Eine Handlungshilfe für das Betriebliche Gesundheitsmanagement* (S. 13). Verfügbar unter https://www.ihk.de/blueprint/servlet/resource/blob/5323948/6f60de679ae2ee3185888e1434efaa54/gesunde-mitarbeiter-data.pdf

Junius-Walker, U. (2023). Ältere und Alte. In F.W. Schwartz, U. Walter, J. Siegrist, P. Kolip, R. Leidl, R. Busse, V. Amelung & M.L. Dierks (Hrsg.), *Public Health. Gesundheit und Gesundheitswesen* (4. Aufl., S. 217–228). Elsevier Urban & Fischer.

Manzei, A. & Schmiede, R. (Hrsg.). (2014). *20 Jahre Wettbewerb im Gesundheitswesen. Theoretische und empirische Analysen zur Ökonomisierung von Medizin und Pflege*. VS Verlag für Sozialwissenschaften. https://doi.org/10.1007/978-3-658-02702-5

Moran, M. (1999). *Governing the health care state. A comparative study of United Kingdom, the United States and Germany*. Manchester University Press.

Mosebach, K. (2022). *Anforderungen an eine Kritische Public Health für das 21. Jahrhundert – in Form eines kritischen Reviews von H. Schmidt-Semisch/F. Schorb (Hrsg./2021): Public Health. Disziplin – Praxis – Politik* (IHPAC Working Paper 02/2022). Institute for Health Policy Analysis and Consultancy.

Mosebach, K. & Schwartz, F.W. (2023). Ziele und Strategien der Gesundheitspolitik. In F.W. Schwartz, U. Walter, J. Siegrist, P. Kolip, R. Leidl, R. Busse, V. Amelung & M.L. Dierks (Hrsg.), *Public Health. Gesundheit und Gesundheitswesen* (4. Aufl., S. 532–548). Elsevier Urban & Fischer.

Mosebach, K., Schwartz, F.W. & Walter, U. (2014). Gesundheitspolitische Umsetzung von Prävention und Gesundheitsförderung. In K. Hurrelmann, T. Klotz & J. Haisch (Hrsg.), *Lehrbuch Prävention und Gesundheitsförderung* (4. Aufl., S. 377–389). Huber.

Mosebach, K., Schwartz, F.W. & Walter, U. (2018). Gesundheitspolitische Umsetzung von Prävention und Gesundheitsförderung nach dem nationalen Präventionsgesetz. In K. Hurrelmann, M. Richter, T. Klotz & J. Haisch (Hrsg.), *Referenzwerk Prävention und Gesundheitsförderung* (5. Aufl., S. 451–464). Hogrefe.

Mosebach, K. & Walter, U. (2006). Was vermag der Staat? Möglichkeiten und Grenzen politischer Steuerung in der Prävention und Gesundheitsförderung. *Jahrbuch für Kritische Medizin und Gesundheitswissenschaften – Prävention, 43*, 8–24.

Mosebach, K. & Walter, U. (2021). Gesundheitspolitische Umsetzung von Prävention und Gesundheitsförderung: analytische Grundlagen und normative Orientierungen gesellschaftlicher Mehrfachsteuerung. In M. Tiemann & M. Mohokum (Hrsg.), *Prävention und Gesundheitsförderung* (Bd. 1, S. 107–121). Springer Nature.

Nationale Präventionskonferenz (NPK). (2016). *Bundesrahmenempfehlungen der Nationalen Präventionskonferenz nach § 20d Abs. 3 SGB V, verabschiedet am 19.02.2016*. Verfügbar unter https://www.gkv-spitzenverband.de/media/dokumente/presse/pressemitteilungen/2016/Praevention_NPK_BRE_verabschiedet_am_19022016.pdf

Nationale Präventionskonferenz (NPK). (2018). *Bundesrahmenempfehlungen nach § 20d Abs. 3 SGB V. Erste weiterentwickelte Fassung vom 29. August 2018*. Verfügbar unter https://www.npk-info.de/fileadmin/user_upload/ueber_die_npk/downloads/1_bundesrahmenempfehlung/bundesrahmenempfehlung_BRE_praevention_barrierefrei.pdf

Nationale Präventionskonferenz (NPK). (2019). *Erster Präventionsbericht nach § 20d Abs. 4 SGB V*. Verfügbar unter https://www.npk-info.de/fileadmin/user_upload/ueber_die_npk/downloads/2_praeventionsbericht/NPK-Praeventionsbericht_Barrierefrei.pdf

Nationale Präventionskonferenz (NPK). (2023). *Zweiter Präventionsbericht nach § 20d Abs. 4 SGB V*. Verfügbar unter https://www.npk-info.de/fileadmin/user_upload/ueber_die_npk/downloads/2_praeventionsbericht/zweiter_npk_praeventionsbericht_barrierefrei.pdf

Pickshaus, K. (2015). *Rücksichtslos gegen Gesundheit und Leben. Gute Arbeit und Kapitalismuskritik – ein politische Projekt auf dem Prüfstand* (2. Aufl.). VSA-Verlag.

Plaumann, M., Schwartz, F.W. & Walter, U. (2023). Prävention und Gesundheitsförderung. In F.W. Schwartz, U. Walter, J. Siegrist, P. Kolip, R. Leidl, R. Busse, V. Amelung & M.L. Dierks (Hrsg.), *Public Health. Gesundheit und Gesundheitswesen* (4. Aufl., S. 433–453). Elsevier Urban & Fischer.

Quilling, E. & Leimann, J. (2023). Kommunale Gesundheitsförderung. In F.W. Schwartz, U. Walter, J. Siegrist, P. Kolip, R. Leidl, R. Busse, V. Amelung & M.L. Dierks (Hrsg.), *Public Health. Gesundheit und Gesundheitswesen* (4. Aufl., S. 423–432). Elsevier Urban & Fischer.

Rosenbrock, R. & Geene, R. (2023). Gesundheit fördern und schützen: die Chance für ein modernen Public Health System in Deutschland nutzen –

jetzt! *Gesundheitswesen, 85*(6), 490–494. https://doi.org/10.1055/a-2052-2340

Rosenbrock, R. & Hartung, S. (2011). Settingansatz/Lebensweltansatz. In Bundeszentrale für gesundheitliche Aufklärung (BZgA) (Hrsg.), *Leitbegriffe der Gesundheitsförderung und Prävention. Glossar zu Konzepten, Strategien und Methoden* (Neuausgabe 2011, S. 497–500). Verlag für Gesundheitsförderung.

Sachverständigenrat für die Konzertierte Aktion im Gesundheitswesen (SVR-KAiG). (2002). *Zielbildung, Prävention, Nutzerorientierung und Partizipation. Gutachten 2000/2001* (Bedarfsgerechtigkeit und Wirtschaftlichkeit, Bd. 1). Nomos.

Schempp, N. & Strippel, H. (2016). *Präventionsbericht 2016. Leistungen der gesetzlichen Krankenversicherung: Primärprävention und betriebliche Gesundheitsförderung. Berichtsjahr 2015.* Medizinischer Dienst des Spitzenverbandes Bund der Krankenkassen (MDS) & GKV-Spitzenverband. Verfügbar unter https://www.gkv-spitzenverband.de/media/dokumente/krankenversicherung_1/praeventi on__selbsthilfe__beratung/praevention/praeven tionsbericht/2016_GKV_MDS_Praeventionsbe richt.pdf

Schmidt-Semisch, H. & Schorb, F. (Hrsg.). (2021). *Public Health. Disziplin – Praxis – Politik.* Springer VS.

Schwartz, F. W., Walter, U., Siegrist, J., Kolip, P., Leidl, R., Busse, V., Amelung, V. & Dierks, M.-L. (Hrsg.). (2023). *Public Health. Gesundheit und Gesundheitswesen* (4. Aufl.). Elsevier Urban & Fischer.

SPD, Bündnis 90/Die Grünen & FDP. (2021). *Mehr Fortschritt wagen. Bündnis für Freiheit, Gerechtigkeit und Nachhaltigkeit. Koalitionsvertrag zwischen SPD, Bündnis 90/Die Grünen und FDP.* Verfügbar unter https://www.spd.de/fileadmin/Dokumente/Koalitionsvertrag/Koalitionsvertrag_2021-2025.pdf

Stahl, T., Wismar, M., Ollila, E., Lahtinen, E. & Leppe, K. (Eds.). (2006). *Health in All Policies. Prospects and potentials.* Ministry of Social Affairs and Health.

Urban, H. J. (2019). *Gute Arbeit in der Transformation. Über eingreifende Politik im digitalisierten Kapitalismus.* VSA-Verlag.

Walter, U., Robra, B. P. & Schwartz, F. W. (2023a). Prävention. In F. W. Schwartz, U. Walter, J. Siegrist, P. Kolip, R. Leidl, R. Busse, V. Amelung & M. L. Dierks (Hrsg.), *Public Health. Gesundheit und Gesundheitswesen* (4. Aufl., S. 336–365). Elsevier Urban & Fischer.

Walter, U., Groeger-Roth, F. & Röding, D. (2023b). Evidenzbasierte Prävention für die psychische Gesundheit von Kindern und Jugendlichen: der Ansatz „Communities That Care" (CTC) für Deutschland. *Bundesgesundheitsblatt Gesundheitsforschung Gesundheitsschutz, 66*, 774–783. https://doi.org/10.1007/s00103-023-03725-0

Walter, U., Schauermann, L., Volkenand, K., Weber, J. Castedello, U. &. Gaede-Illig, C. (2016). *Gesundheitsförderung in Lebenswelten – Entwicklung und Sicherung von Qualität. Teilprojekt III: Rechtliche Regelungen zu Prävention, Gesundheitsförderung und Qualität sowie ihre Wahrnehmung (Abschlussbericht).* Medizinische Hochschule Hannover (MHH) & Gesellschaft für Beratung Bildung Innovation (GBB).

Wurm, S. (2019). Lebensalter, drittes und viertes. In *Dorsch – Lexikon der Psychologie.* Zugriff am 14. Januar 2024 unter https://dorsch.hogrefe.com/stichwort/lebensalter-drittes-und-viertes

Zukunftsforum Public Health (ZfPH). (2023, November). *Bundesinstitut für „Prävention und Aufklärung in der Medizin": Verpasste Chance für Public Health in Deutschland! Stellungnahme des Zukunftsforums (ZfPH) gemeinsam mit BVPG, DEGAM, DGMS, DGÖGB, DGPH, DGSMP, DGSPJ, DNVF, GesBB, GSN, LVF & AKS Nds HB, LVG Sachsen-Anhalt, GHUP, KLUG, NÖG, vdää.* Verfügbar unter https://www.dgph.info/fileadmin/user_upload/PDF/Paper/Stellungnahme_Public_Health-Akteure_Deutschland_zum_neuen_Institut.pdf

Lese- und Medienempfehlung zur Vertiefung

Bundesministerium für Gesundheit (BMG). (n.d.). *Prävention.* Verfügbar unter https://www.bundesgesundheitsministerium.de/themen/praevention.html

Bundeszentrale für gesundheitliche Aufklärung (BZgA) (Hrsg.). (n.d.). *Leitbegriffe der Gesundheitsförderung und Prävention. Glossar zu Konzepten, Strategien und Methoden.* Verfügbar unter https://leitbegriffe.bzga.de/

Bundesvereinigung Prävention und Gesundheitsförderung (BVPB). Verfügbar unter https://bvpraevention.de/cms/index.asp?newbv

Bundeszentrale für gesundheitliche Aufklärung (BZgA). *Geschäftsstelle der Nationalen Präventionskonferenz.* Verfügbar unter https://www.bzga.de/die-bzga/aufgaben-und-ziele/geschaeftsstelle-nationale-praeventionskonferenz/

Forum Gesundheitspolitik. Verfügbar unter https://www.forum-gesundheitspolitik.de/

Gerlinger, T. & Rosenbrock, R. (2024). *Lehrbuch Gesundheitspolitik. Eine systematische Einführung* (4. Aufl.). Hogrefe.

GKV-Bündnis für Gesundheit. Verfügbar unter https://www.gkv-buendnis.de/homepage.html

Hehlmann, T., Schmidt-Semisch, H. & Schorb, F. (2018). *Soziologie der Gesundheit*. UVK-Verlag. https://doi.org/10.36198/9783838547411

Politische Ökonomie des Gesundheitswesens. Verfügbar unter https://politisch-oekonomie-gesundheit.de/

Schmidt-Semisch, H. & Schorb, F. (Hrsg.). (2021). *Public Health. Disziplin – Praxis – Politik*. Springer VS.

Schwartz, F. W., Walter, U., Siegrist, J., Kolip, P., Leidl, R., Busse, R., Amelung, V. & Dierks, M. L. (Hrsg.). (2023). *Public Health. Gesundheit und Gesundheitswesen* (4. Aufl.). Elsevier Urban & Fischer.

34 Entstehung und Wirkung des Präventionsgesetzes

Thomas Altgeld

Überblick

- Was ist die gesundheitspolitische Vorgeschichte des Präventionsgesetzes?
- Welche Strukturen und Leistungen werden über das Gesetz neu geregelt?
- Wie erfolgt die Umsetzung des Gesetzes auf Bundes-, Länder- und kommunaler Ebene?
- Welche ärztlichen Handlungsfelder werden mit dem Gesetz neu eröffnet oder neu geregelt?

34.1 Drei gescheiterte gesundheitspolitische Anläufe zu einem Präventionsgesetz in Deutschland vor 2015

Das Gesetz zur Stärkung der Gesundheitsförderung und der Prävention (**Präventionsgesetz**, PrävG) ist nach Verabschiedung durch Bundestag und Bundesrat am 25. Juli 2015 in Kraft getreten und beendete damit eine über ein Jahrzehnt geführte gesundheitspolitische Debatte, wie in Deutschland Prävention und Gesundheitsförderung einen neuen Stellenwert erhalten könnten. Das Bundesgesundheitsministerium hatte in den zurückliegenden Jahren bereits drei Präventionsgesetze erarbeitet, nämlich 2005, 2007 und 2013. Zwei davon wurden vom **Deutschen Bundestag** mit der Mehrheit der jeweiligen Regierungsfraktionen verabschiedet, lediglich der Referentenentwurf unter Gesundheitsministerin Ulla Schmidt von 2007 schaffte es nicht in die Lesungen des Bundestages, da in der ersten Großen Koalition zu große Meinungsverschiedenheiten darüber bestanden. Den **Bundesrat** passierte letztlich allerdings erst ein vierter Gesetzesentwurf im Jahr 2015, der 2016 dann finanziell wirksam wurde.

Schon die Titel der jeweiligen Gesetzesentwürfe zeigen, dass die Gesundheitspolitik in Bezug auf Gesundheitsförderung und Prävention sprachfähiger geworden ist und die Termini technici der Weltgesundheitsorganisation auch dort angekommen sind (vgl. Altgeld & Kickbusch, 2023). Die ersten zwei Anläufe hantierten noch mit dem aus gesundheitswissenschaftlicher Sicht sinnlosen Begriff der „gesundheitlichen Prävention", der nicht weit von dem ebenfalls nicht auszumerzenden Begriff der „Gesundheitsprävention" anzusiedeln ist:

- Gesetz zur Stärkung der gesundheitlichen Prävention (2005)
- Gesetz zur Stärkung der Gesundheitsförderung und gesundheitlichen Prävention (2007)
- Gesetz zur Förderung der Prävention (2013)
- Gesetz zur Stärkung der Gesundheitsförderung und der Prävention (2015)

Allerdings waren die ersten beiden Gesetzesanläufe 2005 und 2007 deutlich umfassender angelegt. Obwohl die Gesetzestitel der „Gesundheitlichen Prävention" das nicht vermuten lassen, wurden darunter **alle Präventionsebenen** und gleichzeitig auch **Gesundheitsförderungsansätze** verstanden. Gesundheitliche Prävention im Rahmen der Zwecksetzung des Gesetzes von 2005 umfasste:

- „Vorbeugung des erstmaligen Auftretens von Krankheiten (primäre Prävention);
- Früherkennung von symptomlosen Krankheitsvor- und -frühstadien (sekundäre Prävention);
- Verhütung der Verschlimmerung von Erkrankungen und Behinderungen sowie Vorbeugung von Folgeerkrankungen (tertiäre Prävention);
- Aufbau von individuellen Fähigkeiten sowie gesundheitsförderlichen Strukturen, um das Maß an Selbstbestimmung über die Gesundheit zu erhöhen (Gesundheitsförderung)“ (Deutscher Bundestag, 2005, S. 3).

Der Gesetzesanspruch war, „die Gesundheitsvorsorge neben der medizinischen Behandlung, Rehabilitation und Pflege als eigene Säule im Gesetz“ (Deutscher Bundestag, 2005) zu verankern. Entsprechend breit angelegt waren die Regelungen für **alle Sozialversicherungsträger** und die Gründung einer **Präventionsstiftung** sowie neue Aufgaben für das Robert Koch-Institut, finanziert aus Bundesmitteln. In Art. 3 des Gesetzes wurde sogar die Arbeit der Bundeszentrale für gesundheitliche Aufklärung auf eine gesetzliche Basis gestellt (Deutscher Bundestag, 2005). Auch der Referentenentwurf von 2007, der es nie zur Gesetzesreife brachte, war ähnlich breit angelegt.

Der am engsten geführte Ansatz aller vier Anläufe findet sich in dem 2013 eingebrachten Gesetzentwurf zur Förderung der Prävention (Deutscher Bundestag, 2013), wie schon der Titel deutlich macht. Es ging um mehr Prävention durch **gesetzliche Krankenversicherungen**. In der damaligen Gesetzesbegründung wird sehr schnell klar, auf welcher „liberalen“ Grundlage dieses Vorgehen beruhte: „Gesundheit wird maßgeblich durch eine gesundheitsbewusste Lebensführung erhalten. Dies erfordert Wissen, Befähigung und **Eigenverantwortung**. Aufgabe der Prävention ist es, dieses Wissen, die Befähigung und die Eigenverantwortung jeder und jedes Einzelnen zu entwickeln und zu stärken“ (Deutscher Bundestag, 2013; S. 2). Wenn alles auf Eigenverantwortung, Wissen und Befähigung hinausläuft, ist klar, warum nur die Wissensvermittlung durch Krankenkassen im Mittelpunkt des kürzesten Präventionsgesetzestextes stand und kein Regelungsbedarf in weiteren Bereichen gesehen wurde. „Mit dem vorliegenden Gesetzentwurf sollen das Wissen, die Befähigung und die Motivation in der Bevölkerung zu gesundheitsbewusstem Verhalten in allen Lebensphasen gestärkt und gesundheitliche Risiken reduziert werden“ (Deutscher Bundestag, 2013, S. 8).

34.2 Neuer Stellenwert der Prävention und Gesundheitsförderung im SGB V durch die Verabschiedung des Präventionsgesetzes 2015

Mit dem 2015 in Kraft getretenen PrävG sind erstmals in der deutschen Gesetzgebung **Legaldefinitionen für Gesundheitsförderung und primäre Prävention** vorgenommen worden. Es hat zwar den präzisesten Gesetzestitel aller Gesetzgebungsanläufe, regelt im Wesentlichen aber nur die Ausgaben der gesetzlichen Krankenversicherung neu. Dementsprechend beziehen sich die Legaldefinitionen im SGB V § 20 auch nur auf den Wirkungskreis der gesetzlichen Krankenversicherungen: „Die Krankenkasse sieht in der Satzung Leistungen zur Verhinderung und Verminderung von Krankheitsrisiken (primäre Prävention) sowie zur Förderung des selbstbestimmten gesundheitsorientierten Handelns der Versicherten (Gesundheitsförderung) vor“ (SGB V; Bundesministerium der Justiz, n.d.).

Die gesetzlichen Krankenversicherer wurden verpflichtet, für alle Präventionsebenen mehr Geld auszugeben, von der **Gesundheitsförderung in Lebenswelten**, der **Individualprävention** und der **Ausweitung von Früherkennungsuntersuchungen** in allen Lebensaltern bis hin zur Verdopplung der Mittel für **Selbsthil-**

feförderung und dem Ausbau der **Zuschüsse für Rehabilitation**. Das Gesamtausgabenvolumen der Kranken- und Pflegekassen allein für Prävention und Gesundheitsförderung in den Lebenswelten sowie für die Individualprävention sah im ersten Jahr des Inkrafttretens 2016 den Betrag von 530 Mio. Euro vor. Jährliche Steigerungsraten sind im Gesetz festgeschrieben. Mehr Geld für Prävention war auch folgerichtig die Überschrift der Pressemeldungen zur Verabschiedung des Gesetzes. Das PrävG sollte zudem die Grundlagen für eine stärkere Zusammenarbeit der Sozialversicherungsträger, Länder und Kommunen in den Bereichen Prävention und Gesundheitsförderung stärken und zwar für alle Altersgruppen in unterschiedlichen Lebenswelten.

Die Soziale Pflegeversicherung erhielt zudem erstmals einen expliziten Präventionsauftrag, um Menschen in stationären Pflegeeinrichtungen mit gesundheitsfördernden Angeboten erreichen zu können. Der 2016 erstmals veröffentlichte **Leitfaden Prävention in der stationären Pflege** legte die Kriterien für die Leistungen der Pflegekassen zur Prävention und Gesundheitsförderung in stationären Pflegeeinrichtungen fest und wurde seitdem fortlaufend aktualisiert (vgl. GKV Spitzenverband, 2023a).

Eine weitere wesentliche Neuerung durch das PrävG ist die **Verbesserung des Impfschutzes** in Deutschland:

- Impfschutz soll bei allen Routine-Gesundheitsuntersuchungen für Kinder, Jugendliche und Erwachsene sowie den Jugendarbeitsschutzuntersuchungen überprüft werden.
- Auch Betriebsärzte können allgemeine Schutzimpfungen vornehmen.
- Bei der Aufnahme eines Kindes in die Kita muss ein Nachweis über eine ärztliche Impfberatung vorgelegt werden. Beim Auftreten von Masern in einer Gemeinschaftseinrichtung (z. B. Kita, Schule, Hort) können die zuständigen Behörden ungeimpfte Kinder vorübergehend ausschließen.
- Medizinische Einrichtungen dürfen die Einstellung von Beschäftigten vom Bestehen eines erforderlichen Impf- und Immunschutzes abhängig machen.
- Krankenkassen können Bonusleistungen für Impfungen vorsehen (vgl. Deutscher Bundestag, 2015).

Neu als Querschnittsanforderung an die GKV wurde mit dem PrävG in § 2b des SGB V die Berücksichtigung „geschlechtsspezifischer Besonderheiten" bei allen GKV-Leistungen festgeschrieben (Deutscher Bundestag, 2015). Diese Anforderung wird in § 20 noch einmal ausdrücklich für das Handlungsfeld Gesundheitsförderung und Primärprävention bekräftigt: „Die Leistungen sollen insbesondere zur Verminderung sozial bedingter sowie geschlechtsbezogener Ungleichheit von Gesundheitschancen beitragen" (Deutscher Bundestag, 2015). Damit wurde der Stellenwert geschlechtsspezifischer Unterschiede im Gesundheitsverhalten oder der Ausprägung von Erkrankungen (vgl. Altgeld, 2016) erstmals im SGB V anerkannt und muss bei der Leistungsgewährung berücksichtigt werden.

34.3 Strukturaufbau auf Bundesebene

In Rahmen einer **Nationalen Präventionskonferenz** sollen die Sozialversicherungsträger unter Beteiligung insbesondere von Bund, Ländern, Kommunen, der Bundesagentur für Arbeit und der Sozialpartner gemeinsame Ziele und Vorgehensweisen festlegen. Noch im Jahr 2015 fand die erste Sitzung der Nationalen Präventionskonferenz (NPK) statt, in der bis 2017 nur die Kranken-, Renten-, Pflege- und Unfallversicherungen stimmberechtigt waren. Alle anderen Mitglieder haben nur Beratungsrechte. Seit 2017 ist auch der PKV-Verband stimmberechtigtes Mitglied der Nationalen Präventionskonferenz, da er die Ausgabenverpflichtungen, die für die GKV gelten, ebenfalls erfüllt. Aufgabe der NPK ist es, in engem Zusammenwirken der Träger die nationale Präventionsstrategie zu entwickeln und sie fortzuschreiben (Abbildung 34-1). Dies umfasst insbesondere:

- Vereinbarung von bundeseinheitlichen, trägerübergreifenden Rahmenempfehlungen **(Bundesrahmenempfehlungen)** zur Gesundheitsförderung und Prävention in Lebenswelten einschließlich Betrieben;
- Erstellung eines **trägerübergreifenden Nationalen Präventionsberichts** alle vier Jahre über die Entwicklung der Gesundheitsförderung und Prävention mit Angaben zu den Ausgaben für die Leistungen der Mitgliedsorganisationen der Träger der NPK, den Zugangswegen, den erreichten Personen, den erreichten gemeinsamen Zielen und Zielgruppen, den Erfahrungen mit der Qualitätssicherung und der Zusammenarbeit sowie mögliche Schlussfolgerungen. Bislang sind zwei Nationale Präventionsberichte erschienen: 2019 und 2023 (Nationale Präventionskonferenz, 2019, 2023).

Das bei der Bundesvereinigung für Prävention und Gesundheitsförderung e.V. gesetzlich angesiedelte **Präventionsforum** soll eine Plattform für den Informations- und Erfahrungsaustausch zwischen der Nationalen Präventionskonferenz und der Fachöffentlichkeit bieten. AkteurInnen der Prävention und Gesundheitsförderung können im Rahmen der in der Regel einmal im Jahr stattfindenden Tagung ihre Vorstellungen zu den jeweils ausgewählten Themenschwerpunkten der Präventionsstrategie einbringen. Das erste Präventionsforum fand im September 2016 in Berlin statt. Seitdem finden die Präventionsforen regelmäßig einmal im Herbst statt, jeweils koordiniert durch einen Sozialversicherungsträger, der Träger der Nationalen Präventionskonferenz ist. Die Ergebnisse werden in Dokumentationen auf der Website der Nationalen Präventionskonferenz veröffentlicht.

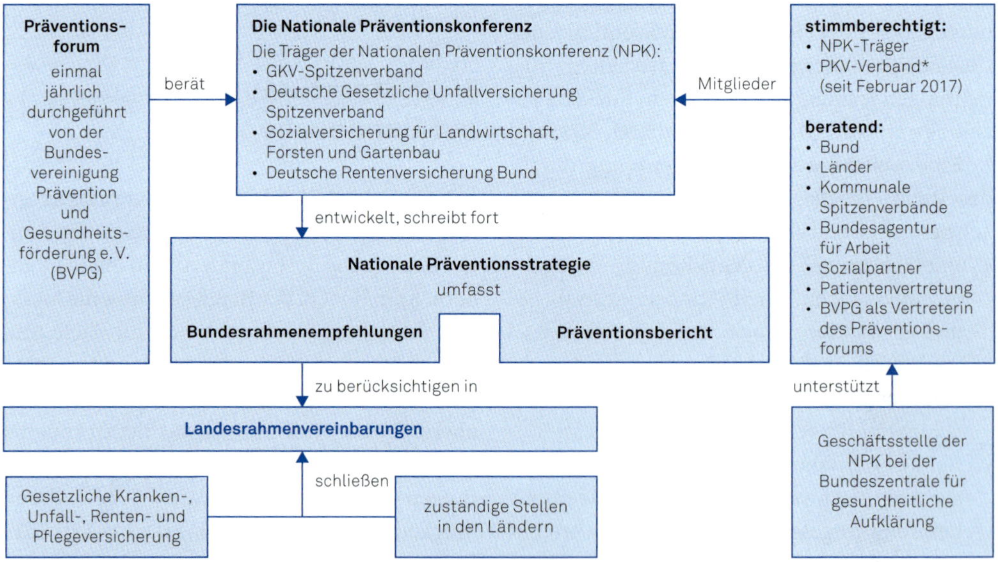
Präventionsforum
einmal jährlich durchgeführt von der Bundesvereinigung Prävention und Gesundheitsförderung e.V. (BVPG)
berät
Die Nationale Präventionskonferenz
Die Träger der Nationalen Präventionskonferenz (NPK):
• GKV-Spitzenverband
• Deutsche Gesetzliche Unfallversicherung Spitzenverband
• Sozialversicherung für Landwirtschaft, Forsten und Gartenbau
• Deutsche Rentenversicherung Bund
Mitglieder
stimmberechtigt:
• NPK-Träger
• PKV-Verband* (seit Februar 2017)
beratend:
• Bund
• Länder
• Kommunale Spitzenverbände
• Bundesagentur für Arbeit
• Sozialpartner
• Patientenvertretung
• BVPG als Vertreterin des Präventionsforums
entwickelt, schreibt fort
Nationale Präventionsstrategie
umfasst
Bundesrahmenempfehlungen
Präventionsbericht
zu berücksichtigen in
unterstützt
Landesrahmenvereinbarungen
schließen
Gesetzliche Kranken-, Unfall-, Renten- und Pflegeversicherung
zuständige Stellen in den Ländern
Geschäftsstelle der NPK bei der Bundeszentrale für gesundheitliche Aufklärung

* Verband der Privaten Krankenversicherung e.V.; stimmberechtigte Mitwirkung im Fall einer angemessenen finanziellen Beteiligung der PKV und der privaten Pflege-Pflichtversicherung an Programmen und Projekten im Sinne der Bundesrahmenempfehlungen (vgl. §20e Abs. 1 SGB V)

Abbildung 34-1: Strukturen auf Bundes- und Landesebene und deren Aufgaben. Quelle: Erster Präventionsbericht nach § 20d Abs. 4 SGB V (Nationale Präventionskonferenz, 2019). Abgedruckt mit freundlicher Genehmigung der Träger der Nationalen Präventionskonferenz.

Die sogenannten **Bundesrahmenempfehlungen** wurden am 19. Februar 2016 bereits in der zweiten Sitzung der Nationalen Präventionskonferenz beschlossen. Darin sind gemeinsame Ziele, vorrangige Handlungsfelder, Zielgruppen, zu beteiligende Organisationen und Einrichtungen sowie Dokumentations- und Berichtspflichten festgelegt. Orientiert an den Lebensphasen wurden drei gemeinsame **Oberziele** definiert:

- gesund aufwachsen,
- gesund leben und arbeiten,
- gesund im Alter.

Die inhaltliche Weiterentwicklung und Fortschreibung der Bundesrahmenempfehlungen wurde nach Erscheinen des zweiten Präventionsberichts der NPK 2023 in Angriff genommen (Nationale Präventionskonferenz, 2023). Vorgesehen sind dabei unter anderem ergänzende Empfehlungen zu den Themen „Barrierefreiheit“ sowie „Gesundheit und Klima“. Als **„prioritäre Zielgruppen“** der Bundesrahmenempfehlungen von 2016 werden folgende Bevölkerungsgruppen explizit genannt: Familien, Kinder, Jugendliche, Azubis, Studierende, Berufstätige, Arbeitslose, Ehrenamtliche, Pflegebedürftige, die zu Hause oder in stationären Einrichtungen betreut werden, sowie die pflegenden Angehörigen. Für all diese Gruppen können gesetzliche Krankenkassen Maßnahmen entwickeln. Der **Leitfaden Prävention** des GKV-Spitzenverbandes zu Handlungsfeldern und Kriterien für die Umsetzung der §§ 20, 20a und 20b SGB V wurde hierfür 2016 grundlegend überarbeitet und dann in fortlaufend aktualisierten Fassungen veröffentlicht (vgl. GKV-Spitzenverband, 2023b).

Die Erarbeitung und Umsetzung kassenübergreifender Maßnahmen wurde zunächst an die **Bundeszentrale für gesundheitliche Aufklärung** (BZgA) delegiert, die dafür sowie für die Qualitätsentwicklung und wissenschaftliche Evaluation der Maßnahmen knapp ein Viertel der für nicht betriebliche Lebenswelten zur Verfügung stehenden Mittel der GKV erhalten sollte, 31,5 Mio. Euro jährlich. Innerhalb der BZgA wurde dafür eine eigene Abteilung aufgebaut, nach der gesetzeskonformen Beauftragung durch die GKV. Die gesetzlichen Krankenversicherungen hatten allerdings grundsätzliche Einwände gegen die Finanzierung einer staatlichen Behörde durch Beitragsmittel der Versicherten und reichten deshalb parallel zur Beauftragung Klage bei der Sozialgerichtsbarkeit ein. Im Mai 2021 wurde dieser Klage letztinstanzlich mit einer Entscheidung des Bundessozialgerichtes in Kassel stattgegegeben. Der Bund darf demnach nicht auf Mittel der Sozialversicherung zurückgreifen, um eigene Behörden oder andere Aufgaben zu finanzieren. Die BZgA untersteht aber als Behörde dem Bundesgesundheitsministerium. Die GKV stellte ihre Zahlungen an die BZgA sofort ein und traf Übergangsregelungen mit der Behörde. Mit Stand vom 30. Juni 2021 lagen bei der BZgA 83,8 Mio. Euro aus Beitragsgeldern, die noch nicht verwendet wurden. Über die hohen Summen an nicht verwendeten Mitteln hatte es bereits im Oktober 2018 Kritik gegeben. Diese konnten in den beschlossenen Programmen bis Ende März 2023 verausgabt werden. Das im Rahmen der BZgA-Beauftragung gegründete **GKV-Bündnis für Gesundheit** als gemeinsame Initiative der gesetzlichen Krankenkassen zur Weiterentwicklung und Umsetzung von Gesundheitsförderung und Prävention in Lebenswelten wird seit 2023 von der GKV selbstständig weitergeführt. Im Fokus der bundesweiten Aktivitäten des GKV-Bündnisses stehen Menschen in belastenden Lebenslagen mit besonderem Bedarf, z. B. arbeitslose Menschen, Menschen mit Behinderungen und ältere Menschen. Dafür wurden bundesweite Modellprojekte gestartet:

- Verzahnung von Arbeits- und Gesundheitsförderung in 230 Jobcentern und Agenturen für Arbeit, um Langzeitarbeitslose zu erreichen;
- *KOMBINE* zur kommunalen Bewegungsförderung zur Implementierung der Nationalen Empfehlungen in diesem Sektor in sechs Modellkommunen;

- *AuF-Leben* zur Bewegungsförderung älterer Menschen in sieben Bundesländern mit den jeweiligen Landesturnverbänden;
- *BeuGe* zur Bewegungs- und Gesundheitsförderung von Menschen mit Behinderungen im Alltag an 25 Standorten der Special Olympics Landesverbände;
- *HaLT* zur kommunalen Alkoholprävention an 160 Standorten in 14 Bundesländern.

Neben diesen bundesweiten Aktivitäten war und ist das GKV-Bündnis für Gesundheit auch auf Landes- und kommunaler Ebene mit Förderungen aktiv. Hierfür wurde 2019 in jedem Bundesland ein Programmbüro eingerichtet, das u.a. interessierte Kommunen bei der Antragstellung der Förderung unterstützt. Darüber werden seit 2016 bereits die **Koordinierungsstellen Gesundheitliche Chancengleichheit** (KGC) in allen Bundesländern gefördert. Anfang 2019 wurde das **Kommunale Förderprogramm** aufgelegt, das zwei Förderbereiche umfasst: Zum einen den Auf- und Ausbau kommunaler Steuerungsstrukturen, zum anderen die Umsetzung von Maßnahmen auf kommunaler Ebene, von denen besonders sozial und gesundheitlich benachteiligte Menschen profitieren sollen. Für den Strukturaufbau konnten sich nur Kommunen bewerben, die nach Deprivationsindex ausgewählt wurden und ein hohes Maß an sozial benachteiligten Bevölkerungsgruppen aufwiesen (vgl. Kroll et al., 2017). Aufgrund der degressiven Förderstrategie mit einer hohen Selbstverpflichtung der Kommunen bewarben sich allerdings nur knapp die Hälfte der antragsberechtigten Kommunen. Gefördert wurden 2020 und in den Folgejahren insgesamt 120 kommunale Vorhaben.

Eine neue gesetzliche Regelung für die Erarbeitung und Umsetzung kassenübergreifender Maßnahmen sowie Qualitätssicherung und Evaluation im Handlungsfeld nicht betrieblicher Lebenswelten beschloss der Bundestag erst im März 2023. Im Wesentlichen werden darin die Aufgaben und Aktivitäten des GKV-Bündnisses für Gesundheit fortgeschrieben und unter dem Dach der GKV organisiert. Dafür sollen bis Ende 2023 auf Länderebene Arbeitsgemeinschaften der Krankenkassen gebildet werden und auf Bundesebene Strukturen für die bundesweiten Programme vorgehalten werden (Deutscher Bundestag, 2023). Die Arbeitsgemeinschaften auf Landesebene erhalten auch Länderbudgets nach dem Deprivationsindex, um länderspezifische Aktivitäten neben den kommunalen Förderprogrammen entwickeln zu können.

Für **betriebliche Gesundheitsförderung** wurde 2016 nicht nur der Richtwert auf zwei Euro pro Versicherten angehoben, sondern die gesetzlichen Krankenkassen wurden auch verpflichtet, insbesondere **Klein- und Mittelbetriebe** stärker zu unterstützten durch die Koordination ihrer Angebote im Rahmen von sogenannten regionalen Koordinierungsstellen für betriebliche Gesundheitsförderung (BGF). Gerade kleinere Unternehmen wurden von den bisherigen GKV-Aktivitäten kaum erreicht (vgl. Rosenbrock & Hartung, 2011). Die GKV hat sich für diese Koordination allerdings – wahrscheinlich entgegen der Intention des Gesetzgebers – für rein virtuelle Lösungen auf Landesebene entschieden. Im Mai 2017 haben diese virtuellen regionalen BGF-Koordinierungsstellen ihre Arbeit aufgenommen. Das neue Portal www.bgf-koordinierungsstelle.de soll Informationen zu Beratungs- und Unterstützungsangeboten bündeln. Zahlen über die Arbeit und die Anzahl der Anfragen an die Koordinierungsstellen wurden von der GKV nicht veröffentlicht, auch nicht im Rahmen der Nationalen Präventionsberichte. Die Inanspruchnahme scheint sehr gering zu sein. Eine Evaluation der Arbeitsweise und Aufgabenerfüllung liegt nicht vor.

Darüber hinaus sollen die Krankenkassen in ihren Satzungen Regelungen vorsehen, nach denen sowohl die ArbeitgeberInnen als auch die Versicherten einen Bonus erhalten, wenn sie bei Maßnahmen zur betrieblichen Gesundheitsförderung teilnehmen. Außerdem wird die arbeitsmedizinische Vorsorge mit den Präventionsangeboten der Krankenkassen verbunden. Betriebs- und WerksärztInnen können im Rahmen der arbeitsmedizinischen Vorsorge nun Präventionsempfehlungen abgeben, die von den Krankenkassen bei der Entscheidung über Präventionsleistungen berücksichtigt werden müssen.

34.4 Umsetzung des Präventionsgesetzes auf der Ebene der Bundesländer

Für die Umsetzung der Bundesrahmenempfehlungen sieht das Präventionsgesetz **Landesrahmenvereinbarungen** (LRV) vor, in denen sich die gesetzliche Kranken- und soziale Pflegeversicherung mit den Trägern der gesetzlichen Renten- und Unfallversicherung sowie mit den in den Bundesländern zuständigen Stellen auf gemeinsame Grundsätze ihrer Zusammenarbeit vor Ort verständigen. In den Vereinbarungen sollen insbesondere gemeinsame Ziele und Handlungsfelder definiert sowie die Koordinierung von Leistungen festgelegt werden. Sie klären zudem Zuständigkeitsfragen und regeln die Zusammenarbeit mit bzw. das Mitwirken von Dritten, denn der Kreis der Unterzeichnenden ist beschränkt (vgl. SGB V, § 20a).

Bis Anfang 2018 wurden in allen Bundesländern Landesrahmenvereinbarungen unterzeichnet. In den meisten Bundesländern sind neben den Sozialversicherungsträgern auch die **Kommunalen Spitzenverbände** den Vereinbarungen beigetreten. Die Landesrahmenvereinbarungen sind allerdings keinesfalls so länderspezifisch wie der Titel vermuten lassen würde. Die meisten der unterzeichneten Vereinbarungen folgen dem Text einer Mustervereinbarung auf Bundesebene zu vier Fünfteln oder noch mehr. Darin enthalten ist das erklärte Ziel der Unterzeichnenden, existierende Gesundheitsaktivitäten im Land zu bündeln und die Gesundheitsförderung in allen Lebenswelten weiterzuentwickeln. Spezifisch an den Vereinbarungen sind nur die vereinbarten Austauschroutinen auf Landesebene – wie oft man zusammen kommt oder ob landesweite Präventionskonferenzen durchgeführt werden –, der Einbezug vorhandener Gesundheitsziele und die Einbindung von **Landesvereinigungen für Gesundheit** bei der Umsetzung des PrävG. Hier sind Unterschiede festzustellen. Die unterschriebenen Vereinbarungstexte auf Länderebene finden sich auf der Homepage des GKV-Spitzenverbandes. Die intensivste Zusammenarbeit und Strukturbildung auf Länderebene wurde in Sachsen realisiert, wo es gelungen ist, eine funktionierende Kooperationsstruktur aufzubauen und Gemeinschaftsinitiativen voranzubringen (P. SACHSEN, 2024; Abbildung 34-2).

In Hessen wurde im Dezember 2021 die erste LRV bereits wieder novelliert, nach fünf Jahren Umsetzung. Der dortige Novellierungsprozess sollte vor allem eine größere Flächenwirkung erreichen und die Gesundheitsämter in Hessen stärker einbeziehen. Deshalb wurde das hessische Dialogforum der Partner um lebensphasenorientierte Arbeitsstrukturen und Netzwerke ergänzt, in denen alle relevanten Akteure (mit oder ohne gesetzlichen Auftrag) mitwirken können.

In allen Bundesländern wurden 2016, finanziert über die GKV-Gelder der BZgA, **Koordinierungsstellen Gesundheitliche Chancengleichheit** aus- und aufgebaut. Diese unterstützen die Vernetzung und Zusammenarbeit zwischen AkteurInnen auf kommunaler, Landes- und Bundesebene, um gesundheitsförderliche Aktivitäten für vulnerable Gruppen zu intensivieren, die bislang von den meisten Gesundheitsförderungsprogrammen nicht erreicht wurden. Zudem treiben sie die Qualitätsentwicklung in der soziallagenbezogenen Gesundheitsförderung voran. Die Koordinierungsstellen Gesundheitliche Chancengleichheit sind zumeist bei den Landesvereinigungen für Gesundheit oder – in zwei Bundesländern – bei den Landesgesundheitsämtern angesiedelt, zumeist kofinanziert durch Haushaltsmittel der jeweiligen Bundesländer. Die Zielstellungen der Koordinierungsstellen in den Bundesländern sind:

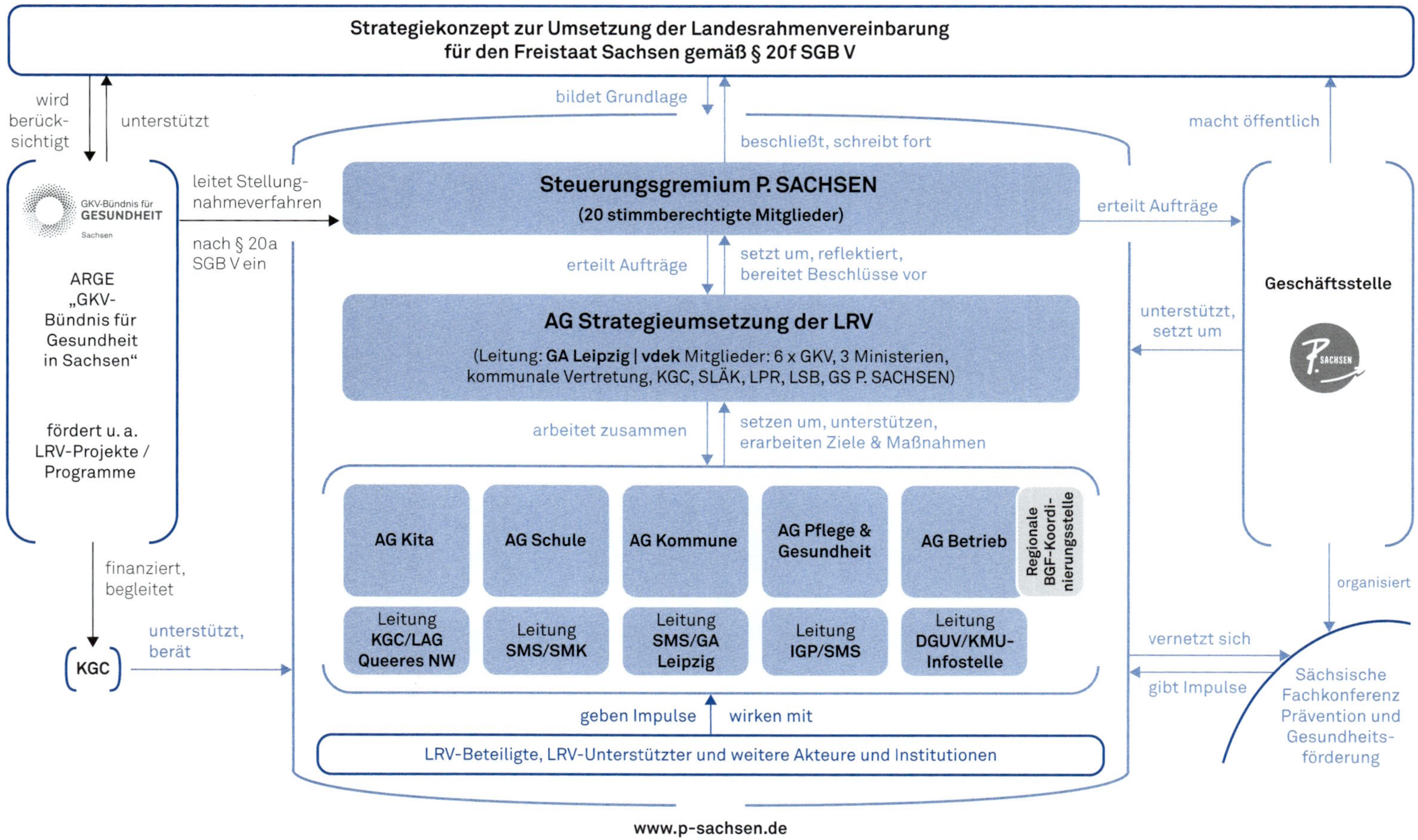

Abbildung 34-2: Struktur der LRV in Sachsen. Quelle: Steuerungsgremium zur Umsetzung der Landesrahmenvereinbarung für den Freistaat Sachsen (www.p-sachsen.de); Stand: Juli 2024. Abgedruckt mit freundlicher Genehmigung von P. SACHSEN. Abkürzungen: AG: Arbeitsgruppe; ARGE: Arbeitsgemeinschaft; BGF: Betriebliche Gesundheitsförderung; DGUV: Deutsche Gesetzliche Unfallversicherung; GA: Gesundheitsamt; GKV: Gesetzliche Krankenversicherung; GS: Geschäftsstelle; IGP: Informationsstelle zur Gesundheitsförderung in stationären Pflegeeinrichtungen; KGC: Koordinierungsstelle Gesundheitliche Chancengleichheit; KMU: Kleine und mittlere Unternehmen; LAG Queeres NW: Landesarbeitsgemeinschaft Queeres Netzwerk Sachsen e.V.; LPR: LandesPräventionsRat; LRV: Landesrahmenvereinbarung; LSB: LandesSportBund; SLÄK: Sächsische Landesärztekammer; SMK: Sächsisches Staatsministerium für Kultus; SMS: Sächsisches Staatsministerium für Soziales und Gesellschaftlichen Zusammenhalt.

- Sensibilisierung für das Thema gesundheitliche Chancengleichheit,
- Stärkung der soziallagenbezogenen Gesundheitsförderung und Prävention,
- Sichtbarmachung und Transfer von Erkenntnissen aus der Wissenschaft und aus Projekten und Beispielen guter Praxis in der Gesundheitsförderung,
- Unterstützung bei der Qualitätsentwicklung und -sicherung von Gesundheitsförderung in (kommunalen) Lebenswelten, unter anderem durch Qualifizierungs- und Fortbildungsangebote,
- Förderung von Vernetzung und Fachaustausch von AkteurInnen der kommunalen Gesundheitsförderung.

Seit 2019 existieren darüber hinaus in allen Bundesländern, angesiedelt bei der GKV, Programmbüros des GKV-Bündnisses für Gesundheit, mit denen die Arbeit der Koordinierungsstellen abgestimmt und weiterentwickelt wird. Diese Programmbüros werden ab 2024 von der Arbeitsgemeinschaft der GKV auf Landesebene getragen und beraten auch Kommunen zu Fördermöglichkeiten.

34.5 Schwerpunkte der heterogenen Umsetzungspraxis des Präventionsgesetzes

Mit dem Präventionsgesetz sind die Ausgaben der gesetzlichen Krankenkassen für den Bereich der nicht betrieblichen Lebenswelten massiv angestiegen, von 37 Mio. im Jahr 2015 auf insgesamt 165,6 Mio. im Jahr 2019, dem bislang ausgabenstärksten Jahr seit Verabschiedung des Präventionsgesetzes. Durch die Covid-19-Pandemie wurde für das Jahr 2020 die Ausgabenverpflichtung der GKV für Präventionsmaßnahmen ausgesetzt, weil viele Angebotsstrukturen wie Kursangebote oder Maßnahmen in Schulen aufgrund der Lockdowns ohnehin nicht wie bis dato vor Ort umgesetzt werden konnten. Das führte zu einer Verringerung der Ausgaben in 2020 um fast ein Drittel im Vergleich zum Vorjahr. Aber bis 2022 stiegen die Ausgaben wieder an auf das Ausgabenniveau vor der Pandemie (Verband der Ersatzkassen, 2023). Die Krankenkassen haben **junge Familien** dabei als zentrale Zielgruppe identifiziert und fokussieren ihre Aktivitäten auf die Settings, in denen sie am besten erreicht werden können: **Kindertagesstätten und Schulen.** Mehr als zwei Drittel der Aktivitäten der GKV finden dort statt (Abbildung 34-3). Doch gerade weil jetzt mehr in Kindergesundheit präventiv investiert wird, stellen sich viele Fragen nach der Wirksamkeit und der Nachhaltigkeit dieser Ausgaben.

Denn jenseits aller Meldungen über die erfolgreiche Ausgestaltung des gesetzlichen Rahmens und die immensen Ausgabensteigerungen bleibt die Frage, ob konkurrierende Kassen wirklich mit mehr Geld mehr Gesundheit in den Lebenswelten erreichen können. Da die gesetzlichen Krankenkassen im Wettbewerb miteinander stehen, sind Parallelaktivitäten quasi systemimmanent. In jedem Bundesland konkurrieren 30 bis 60 gesetzliche Kassen miteinander. Die Gesamtanzahl der gesetzlichen Krankenkassen nimmt zwar kontinuierlich ab (Abbildung 34-4), aber der Wettbewerb wurde eher schärfer mit mehr Geld im System.

Hat die Vielzahl neuer Aktivitäten tatsächlich auch einen größeren gesundheitlichen Nutzen, beispielsweise für das System Schule? Der Beschluss der Kultusministerkonferenz zur Umsetzung von Gesundheitsförderung und Suchtprävention sah schon 2012 eine Öffnung der Schulen für Kooperationen in diesem Bereich vor. Dem Beschluss wurde eine Liste von Institutionen beigefügt, mit denen Schulen zusammenarbeiten sollen bzw. die gerne mit Schulen zusammenarbeiten wollen:

- Einrichtungen der Kinder- und Jugendhilfe,
- Landesvereinigungen für Gesundheit, BZgA,
- Erziehungsberatungsstellen, Öffentlicher Gesundheitsdienst,
- Suchtberatungsinstitutionen, Zentren für Essstörungen,

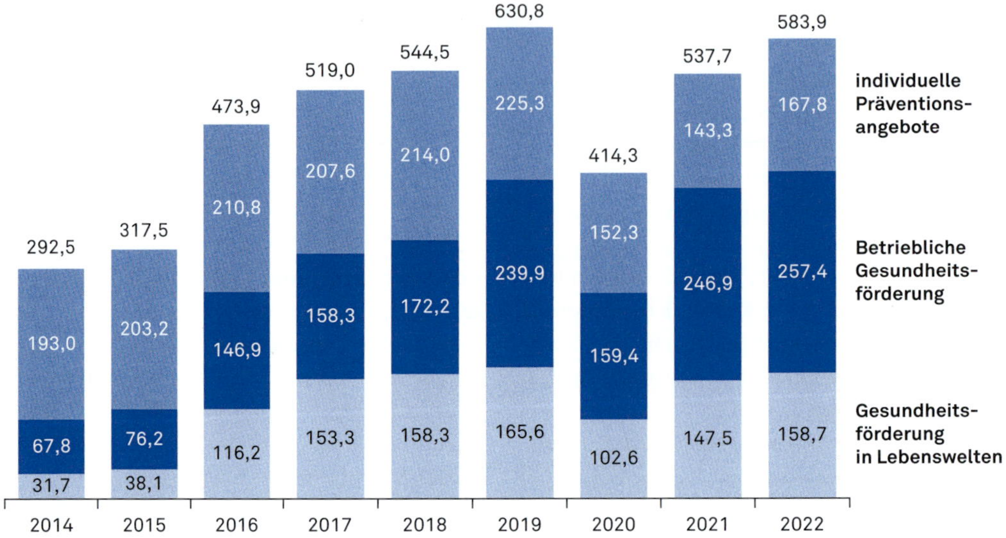

Abbildung 34-3: Ausgaben der GKV im Präventionsbereich nach Handlungsfeldern seit 2014 (Verband der Ersatzkassen, 2023). Abgedruckt mit freundlicher Genehmigung des Verbands der Ersatzkassen.

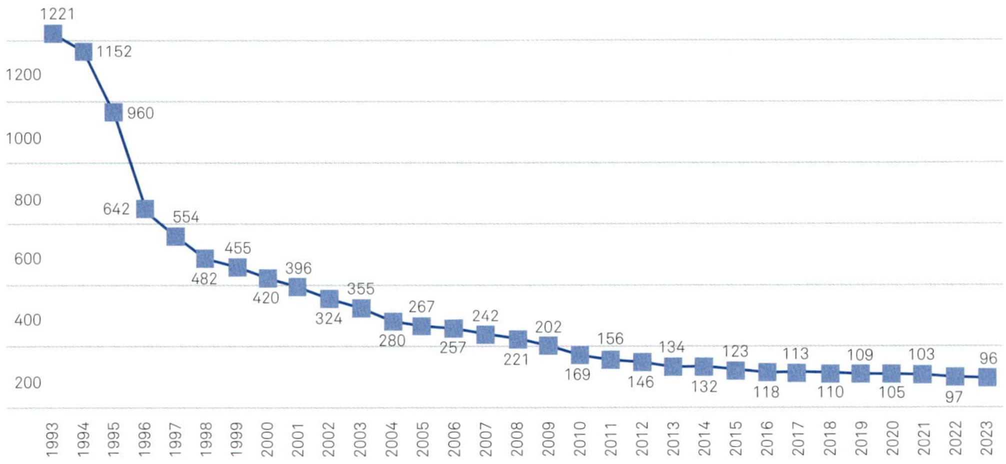

Abbildung 34-4: Anzahl der gesetzlichen Krankenkassen in Deutschland, jeweils zum Stichtag 01. Januar (GKV-Spitzenverband, 2023c; Stand: 01. Januar 2023).

- Unfallkassen der Länder sowie die Angebote der DGUV und Arbeitsschutzbehörden der Länder,
- Einrichtungen der Ersten Hilfe,
- Sportvereine und Sportorganisationen, Präventionsstellen der Polizei,
- Krankenkassen und -versicherungen,
- Deutsche Gesellschaft für Ernährung (DGE),
- Verbraucherberatungseinrichtungen,
- Stiftungen und gemeinnützige Einrichtungen.

Konkret könnten Schulen also ohnehin bereits mit 30 bis 50 Einrichtungen kooperieren. Wenn jetzt noch der Kassenwettwerb auf alle attraktiven Schulformen (Grundschulen und Gymnasien) fokussiert, werden Schulleitungen und Kollegien leicht den Überblick verlieren. Was ist besser, mit Sarah Wiener zu kochen oder im Rahmen von *fit4future* mit dem Skiläufer Felix Neureuther eine Tonne mit 50 Bewegungsspielzeugen aller Art in die Schule gerollt zu bekommen? Oder doch lieber die „Olympia-Box" mit unterschiedlichen Arbeitsmaterialien, die Lehrkräfte in Fortbildungen und Workshops fit für Olympia im eigenen Haus machen sollen? Diese Liste soll nicht einzelne Kassenaktivitäten desavouieren, über die Nachhaltigkeit und Wirksamkeit der genannten Programme ist ohnehin noch nichts bekannt, sondern aufzeigen, wie vielfältig und damit willkürlich der Wettbewerb Blüten treibt. In allen Landesrahmenvereinbarungen ist festgehalten worden, dass eine **Kooperation im Sinne der LRV** vorliegt, wenn in Projekten mindestens eine Krankenkasse mit „mindestens eine[r] Verantwortliche[n]/ein[em] Verantwortliche[n] für die Lebenswelt, in der die Maßnahme/das Projekt durchgeführt wird", kooperiert. Übersetzt heißt das, dass jede Kasse in allen Lebenswelten alles machen kann und darf.

Dieser verschärfte **Kassenwettbewerb** war im Gesetzestext selbst nicht angedacht, weil dort für die Lebenswelten eigentlich **gemeinsamer Strukturaufbau** gefördert wird. Wenn Transparenz darüber hergestellt wird, welche Einzelaktivitäten unter dem Siegel der Umsetzung des Präventionsgesetzes laufen, werden die ersten Diskussionen einsetzen, wie man diese Büchse der Pandora wieder schließen kann. Der Fokus auf die Finanzierung von Gemeinschaftsaktivitäten und die Erreichung **sozial benachteiligter Bevölkerungsgruppen** könnte dann ein Ausweg sein; ein anderer wären neue gesundheitspolitische Überlegungen, welche verhältnispräventiven Ansätze, wie z. B. eine systematische Besteuerung alkoholischer Getränke oder eine Zuckersteuer, im Rahmen eines Präventionsgesetzes auch hätten geregelt werden müssen, obwohl das keiner der vier Gesetzesanläufe überhaupt versucht hat.

Auch für den Bereich der **betrieblichen Gesundheitsförderung** wurden die finanziellen Ressourcen durch die GKV kräftig erhöht, jedoch wird nach wie vor nur ein sehr geringer Teil der Beschäftigten überhaupt davon profitieren. 2022 konnten die Krankenkassen mit ihren Maßnahmen 1,97 Mio. Beschäftigte in 26 439 Betrieben erreichen (Medizinischer Dienst Bund & GKV-Spitzenverband, 2023). 2022 gab es aber in Deutschland 3,4 Mio. Unternehmen mit insgesamt 35,7 Mio. Beschäftigten (Statistisches Bundesamt, 2023), d. h. mit den Maßnahmen der GKV wurden knapp 0,6 % aller Unternehmen erreicht und etwa 6 % aller Beschäftigten. Von einer nennenswerten Reichweite der GKV-Aktivitäten kann deshalb nicht die Rede sein. Ähnlich verhält es sich in Bezug auf die Gesamtzahl der erreichten Menschen in den nicht betrieblichen Lebenswelten.

Weitere Kritikpunkte an der Ausformulierung und Umsetzung des PrävG sind insbesondere die **unklare Rolle der öffentlichen Hand** sowie anderer AkteurInnen (Geene & Reese, 2016). Diese sieht jetzt in allen Bundesländern unterschiedlich/anders aus. Die GKV hat bereits im Gesetzgebungsverfahren kritisch angemerkt, dass nur zwei Sozialversicherungszweige zu neuen finanziellen Leistungen verpflichtet werden, nämlich die gesetzliche Kranken- und die Pflegeversicherung, nicht jedoch Bund, Länder oder andere AkteurInnen. Die **gesamtgesellschaftliche Verantwortung für Prävention und Gesundheitsförderung** findet sich nicht in den Inhalten des PrävG wieder. In Deutschland existieren bislang weder eine umfassende **„Healthy Public Policy"** noch wirklich nachhaltige staatliche Initiativen zur Verminderung sozial bedingter gesundheitlicher Ungleichheit.

34.6 Neue präventive Handlungsfelder für ÄrztInnen

Mit dem PrävG werden nicht nur die Aktivitäten der GKV in betrieblichen und nicht betrieblichen Lebenswelten ausgebaut, sondern auch die präventiven Handlungsmöglichkeiten von ÄrztInnen massiv erweitert. Prävention ist prinzipiell eine zentrale Aufgabe ärztlichen Handelns. Dazu heißt es in § 1 der ärztlichen Berufsordnung: „Aufgabe des Arztes ist es, das Leben zu erhalten, die Gesundheit zu schützen und wiederherzustellen, Leiden zu lindern, Sterbenden Beistand zu leisten und an der Erhaltung der natürlichen Lebensgrundlagen in Hinblick auf die Bedeutung für die Gesundheit der Menschen mitzuwirken" (Bundesärztekammer, 2021).

Seit dem 01. Januar 2017 können ÄrztInnen Leistungen zur verhaltensbezogenen Prävention in Form einer **Präventionsempfehlung** aussprechen und diese an die Krankenkassen weiterleiten. Dazu wurden 2016 vom Gemeinsamen Bundesausschuss (G-BA) die Richtlinien zu den Gesundheitsuntersuchungen für Erwachsene, Jugendliche und Kinder (Gesundheitsuntersuchungs-Richtlinie, Jugendgesundheitsuntersuchungs-Richtlinie und Kinder-Richtlinie) um entsprechende Anforderungen erweitert. Leistungen zur **verhaltensbezogenen Prävention** sollen durch eine frühzeitige Veränderung des individuellen Verhaltens gesundheitliche Risikofaktoren und Belastungen, die zu Krankheiten führen können, reduzieren sowie zur Förderung des selbstbestimmten gesundheitsorientierten Handelns der Versicherten beitragen. ÄrztInnen können nun entsprechende Präventionskurse aus den Handlungsfeldern Bewegung, Ernährung, Stressmanagement und Suchtmittelkonsum empfehlen. Die aufgeführten Handlungsfelder werden durch den Leitfaden Prävention des GKV-Spitzenverbandes vorgegeben. Die Krankenkassen müssen diese bei der Entscheidung über die Erbringung von Präventionsmaßnahmen berücksichtigen.

Außerdem werden die bereits existierenden Gesundheits- und Früherkennungsuntersuchungen für Kinder, Jugendliche und Erwachsene (**„Check-ups"**) weiterentwickelt und **alters- und geschlechtsspezifisch ausgerichtet.** Zukünftig sollen durch diese Erweiterung, deren genaue Ausgestaltung vom G-BA derzeit noch definiert wird, Menschen aller Lebensalter Gesundheits- und Früherkennungsuntersuchungen in Anspruch nehmen können. Die bisherige Lücke vom 15. bis zum 34. Lebensjahr soll damit geschlossen werden. Bei den Untersuchungen wird ein stärkeres Augenmerk auf **individuelle Belastungen und Risikofaktoren** für das Entstehen von Krankheiten gelegt. In § 25 SGB V wird das folgendermaßen festgehalten: „Versicherte, die das 18. Lebensjahr vollendet haben, haben Anspruch auf alters-, geschlechter- und zielgruppengerechte ärztliche Gesundheitsuntersuchungen zur Erfassung und Bewertung gesundheitlicher Risiken und Belastungen, zur Früherkennung von bevölkerungsmedizinisch bedeutsamen Krankheiten und eine darauf abgestimmte präventionsorientierte Beratung, einschließlich einer Überprüfung des Impfstatus im Hinblick auf die Empfehlungen der Ständigen Impfkommission nach § 20 Absatz 2 des Infektionsschutzgesetzes." Auch die erste **neue geschlechtsspezifische Leistung** wurde bereits durch den GBA verabschiedet: Ab 2018 können Männer ab dem Alter von 65 Jahren einmalig eine Ultraschalluntersuchung zur Früherkennung eines Bauchaortenaneurysmas (Erweiterung der Bauchschlagader) in Anspruch nehmen – dieses Angebot gilt nicht für Frauen.

Auch für das Kindes- und Jugendalter wurde mit dem Inkrafttreten des PrävG nunmehr bis zur Vollendung des 18. Lebensjahres ein verbindlicher Anspruch auf die entsprechenden, vom Gemeinsamen Bundesausschuss festgelegten Untersuchungen (dies sind aktuell die U1 bis U9 sowie J1) durch Erweiterungen der Untersuchungszeitpunkte erreicht. Gleichzeitig soll die **präventionsorientierte Beratung der Eltern** gestärkt werden. Teil der Untersuchung soll auch die Überprüfung des Impfstatus und die Beratung zur Verbesserung des **Impfschutzes des Kindes** sein. Bei Erstaufnahme eines Kindes in die Kita muss eine ärztliche **Impfberatung** nachgewiesen werden.

Zusammenfassung

- Das 2015 in Kraft getretene Präventionsgesetz erweitert die präventiven und gesundheitsfördernden Handlungsoptionen der gesetzlichen Kranken- und Pflegeversicherungen sowie der Ärzteschaft massiv.
- Nicht nur die Leistungsausgaben für diese Bereiche wurden insgesamt erhöht, sondern auch neue Strukturen und Leistungsbereiche definiert. Auf Bundes- und Landesebene ist der Strukturaufbau erfolgreich vollzogen worden.
- Mittlerweile wurden zwei Nationale Präventionsberichte veröffentlichen, die den Stand der Umsetzung des Präventionsgesetzes abbilden sollen.
- In einigen Lebenswelten, insbesondere Kitas und Schulen, werden bislang allerdings durch das Präventionsgesetz noch zu viele (Parallel-)Aktivitäten unterschiedlicher AkteurInnen unkoordiniert umgesetzt.

Diskussionsanregung

- Welche wesentlichen Neuerungen bringt das Präventionsgesetz für die Gesundheitsförderung und Primärprävention in Lebenswelten?
- Was unterscheidet die jetzt geltenden Regelungen von vorherigen gescheiterten Ansätzen zur Verabschiedung eines Präventionsgesetzes?
- Welche Strukturen wurden auf Bundes- und Landesebene aufgebaut? Wie bewerten Sie diesen erfolgten Strukturaufbau?
- Welche Beiträge liefert das Präventionsgesetz zur Herstellung gesundheitlicher Chancengleichheit?
- Welche neuen Handlungsoptionen ergeben sich aus dem Präventionsgesetz für das ärztliche Handeln?

Literatur

Altgeld, T. (2016). Geschlechteraspekte der Prävention und Gesundheitsförderung. In P. Kolip & K. Hurrelmann (Hrsg.), *Handbuch Geschlecht und Gesundheit* (2. Aufl., S. 300–311). Hogrefe.

Altgeld, T. & Kickbusch, I. (2023). Gesundheitsförderung. In F.W. Schwartz, U. Walter, J. Siegrist, P. Kolip, R. Leidl, R. Busse, V. Amelung & M.L. Dierks (Hrsg.), *Public Health – Gesundheit und Gesundheitswesen* (4. Aufl., S. 323–335). Elsevier Urban & Fischer.

Bundesärztekammer (BÄK). (2021). *(Muster-)Berufsordnung für die in Deutschland tätigen Ärztinnen und Ärzte.* Verfügbar unter https://www.bundesaerztekammer.de/fileadmin/user_upload/_old-files/downloads/pdf-Ordner/Recht/_Bek_BAEK_MBO-AE_Online_final.pdf

Bundesministerium der Justiz. (n.d.). *Sozialgesetzbuch (SGB) Fünftes Buch (V) – Gesetzliche Krankenversicherung* (Bundesgesetzblatt, Teil I, S. 2477). Zugriff am 13. Dezember 2023 unter https://www.gesetze-im-internet.de/sgb_5/

Deutscher Bundestag. (2005). *Gesetzentwurf der Fraktionen SPD und Bündnis 90/Die Grünen. Entwurf eines Gesetzes zur Stärkung der gesundheitlichen Prävention* (15. Wahlperiode, Drucksache 15/4833). Verfügbar unter https://dserver.bundestag.de/btd/15/048/1504833.pdf

Deutscher Bundestag. (2013). *Gesetzentwurf der Bundesregierung. Entwurf eines Gesetzes zur Förderung der Prävention* (17. Wahlperiode, Drucksache 17/13401). Verfügbar unter https://dserver.bundestag.de/btd/17/134/1713401.pdf

Deutscher Bundestag. (2015). *Gesetz zur Stärkung der Gesundheitsförderung und der Prävention (Präventionsgesetz – PrävG) vom 17. Juli 2015* (Bundesgesetzblatt 2015, Teil I Nr. 31, S. 1386–1379). Verfügbar unter: https://www.bgbl.de/xaver/bgbl/start.xav?startbk=Bundesanzeiger_BGBl&jumpTo=bgbl115s1368.pdf#__bgbl__%2F%2F*%5B%40attr_id%3D%27bgbl115s1368.pdf%27%5D__1702831533481

Deutscher Bundestag. (2023). *Entwurf eines Fünfzehnten Gesetzes zur Änderung des Fünften Buches Sozialgesetzbuch – Stiftung Unabhängige Patientenberatung Deutschland* (20. Wahlperiode, Drucksache 20/6014). Verfügbar unter https://dserver.bundestag.de/btd/20/060/2006014.pdf Zugriff am 13. Dezember 2023.

Geene, R. & Reese, M. (2016). *Handbuch Präventionsgesetz. Neuregelungen der Gesundheitsförderung in Deutschland*. Mabuse.

GKV-Spitzenverband (Hrsg.). (2023a). *Leitfaden Prävention in stationären Pflegeeinrichtungen nach § 5 SGB XI in der Fassung vom 28.09.2023*. Verfügbar unter https://www.gkv-spitzenverband.de/media/dokumente/pflegeversicherung/Leitfaden_Pravention_Pflege_2023_barrierefrei.pdf

GKV-Spitzenverband. (2023b). *Leitfaden Prävention. Handlungsfelder und Kriterien nach § 20 Abs. 2 SGB V zur Umsetzung der §§ 20, 20a und 20b SGB V vom 21. Juni 2000 in der Fassung vom 4. Dezember 2023*. Verfügbar unter https://www.gkv-spitzenverband.de/media/dokumente/krankenversicherung_1/praevention__selbsthilfe__beratung/praevention/praevention_leitfaden/2023-12_Leitfaden_Pravention_barrierefrei.pdf

GKV-Spitzenverband. (2023c). *Die gesetzlichen Krankenkassen*. Zugriff am 13. Dezember 2023 unter https://www.gkv-spitzenverband.de/krankenversicherung/kv_grundprinzipien/alle_gesetzlichen_krankenkassen/alle_gesetzlichen_krankenkassen.jsp

Kroll, L. E., Schumann, M., Hoebel, J. & Lampert, T. (2017). Regionale Unterschiede in der Gesundheit – Entwicklung eines sozioökonomischen Deprivationsindex für Deutschland. *Journal of Health Monitoring, 2*(2). 103–120.

Medizinischer Dienst Bund (MDB) & GKV-Spitzenverband (Hrsg.). (2023). *Präventionsbericht 2023*. Verfügbar unter https://www.gkv-spitzenverband.de/media/dokumente/krankenversicherung_1/praevention__selbsthilfe__beratung/praevention/praeventionsbericht/2023_GKV_MD_Praventionsbericht_barrierefrei.pdf

Nationale Präventionskonferenz (NPK). (2019). *Erster Präventionsbericht nach § 20d Abs. 4 SGB V*. Verfügbar unter https://www.npk-info.de/fileadmin/user_upload/ueber_die_npk/downloads/2_praeventionsbericht/NPK-Praeventionsbericht_Barrierefrei.pdf

Nationale Präventionskonferenz (NPK). (2023). *Zweiter Präventionsbericht nach § 20d Abs. 4 SGB V*. Verfügbar unter https://www.npk-info.de/fileadmin/user_upload/ueber_die_npk/downloads/2_praeventionsbericht/zweiter_npk_praeventionsbericht_barrierefrei.pdf

P. SACHSEN. (2024). *Prävention auf den Punkt. Gemeinsam für Gesundheit*. Zugriff am 13. Dezember 2023 unter https://www.p-sachsen.de/wer-p-sachsen-ist/arbeitsstruktur/

Rosenbrock, R. & Hartung, S. (2011). Gesundheitsförderung und Betrieb. In Bundeszentrale für gesundheitliche Aufklärung (BZgA) (Hrsg.), *Leitbegriffe der Gesundheitsförderung und Prävention. Glossar zu Konzepten, Strategien und Methoden* (Neuausgabe 2011, S. 231–235). Verlag für Gesundheitsförderung.

Statistisches Bundesamt (Destatis). (2023). *Statistisches Unternehmensregister*. Zugriff am 13. Dezember 2023 unter https://www.destatis.de/DE/Themen/Branchen-Unternehmen/Unternehmen/Unternehmensregister/_inhalt.html

Verband der Ersatzkassen (vdek). (2023). *Daten zum Gesundheitswesen: Prävention und Gesundheitsförderung*. Zugriff am 13. Dezember 2023 unter https://www.vdek.com/presse/daten/d_ausgaben_praevention.html

Lese- und Medienempfehlung zur Vertiefung

Nationale Präventionskonferenz. Verfügbar unter https://www.npk-info.de

Dokumentionenen der Präventionsforen zu aktuellen Fragestellungen der Präventionskonferenz. Verfügbar unter https://www.npk-info.de/die-npk/praeventionsforum

Informationen zur gesundheitlichen Chancengleichheit. Verfügbar unter https://www.gesundheitliche-chancengleichheit.de

Informationen zum GKV-Bündnis für Gesundheit. Verfügbar unter https://www.gkv-buendnis.de

35 Prävention und Gesundheitsförderung im Kontext gesundheitlicher Ungleichheiten

Simone Weyers und Ursula Kraus

Überblick

- Inwiefern gibt es gesundheitliche Ungleichheiten in Deutschland?
- Was ist das Präventionsdilemma und wie lässt es sich erklären?
- Welche kommunalen Strategien gibt es gegen das Präventionsdilemma?
- Was ist bei Präventionsketten zur Verminderung gesundheitlicher Ungleichheiten bei Kindern zu beachten?
- Was sind Good-Practice Kriterien zur Förderung gesundheitlicher Chancengleichheit?

35.1 Gesundheitliche Ungleichheiten

Je niedriger der sozioökonomische Status, desto größer ist das Risiko von Erkrankungen und frühzeitiger Sterblichkeit. Dies zeigt sich bei Erwachsenen (zum Überblick: Lampert et al., 2018; Lampert et al., 2019) und auch bei Kindern. Dort sind v.a. die **neuen Morbiditäten** (Reinhardt & Petermann, 2010) – Störungen der psychischen und funktionellen Entwicklung und verhaltensabhängige körperliche Erkrankungen – sozial ungleich verteilt: Sozioökonomisch benachteiligte Kinder sind häufiger von verhaltensbezogenen Auffälligkeiten (Klipker et al., 2018) und Sprachentwicklungsstörungen (Bantel et al., 2019) betroffen als ihre bessergestellten Altersgenossen. Sie zeigen eine schlechtere koordinative Leistungsentwicklung (Augste et al., 2012) und sind häufiger übergewichtig und adipös (Schienkiewitz et al., 2018). Neben diesen vertikalen gesundheitlichen Ungleichheiten finden sich auch Ungleichheiten nach Kultur, Geschlecht und anderen Merkmalen. So sind beispielsweise Kinder mit Migrationshintergrund häufiger von Sprachentwicklungsstörungen betroffen als Kinder ohne Migrationshintergrund (Bruns-Philipps et al., 2018), Jungen häufiger von Verhaltensauffälligkeiten betroffen als Mädchen (Hölling et al., 2007) und Kinder in sozialräumlich belasteten Wohnquartieren häufiger von Übergewicht betroffen als Kinder in bessergestellten Quartieren (Nguyen et al., 2021). Solche horizontalen gesundheitlichen Ungleichheiten fügen sich mit vertikalen Ungleichheiten zu komplexen Mustern der gesundheitlichen Benachteiligung.

Wesentliche Ursachen für gesundheitliche Ungleichheiten sind die materiellen, psychosozialen und verhaltensbezogenen Risiken und Ressourcen in spezifischen Bevölkerungsgruppen. Sie sind wechselseitig miteinander verbunden. So ist beispielsweise das Bewegungsverhalten mit ökonomischen Kosten verbunden oder es kann psychosoziale Belastungen kompensieren. Die Risiken und Ressourcen wiederum sind eingebettet in soziale Strukturen wie Wohnquartiere, Kitas und Schulen, Gemeinden, das Gesundheits- und das Wohlfahrtssystem (zum Überblick: Hurrelmann & Richter, 2009; Pearce et al., 2019). Somit gibt es vielfältige Eintrittspunkte, um gesundheitliche Ungleichheiten zu vermindern.

35.2 Präventionsdilemma

Auf kommunaler Ebene gibt es eine Bandbreite von Anbietern und Strategien der Prävention und Gesundheitsförderung (Walter et al., 2023) wie Gesundheitsämter, Jugendämter, ambulant und stationär tätige Ärztinnen und Ärzte, Krankenkassen, lokale Verbände gemeinnütziger Träger der freien Wohlfahrtpflege, Beratungsangebote und Kurse für Familien, Kitas, Schulen und Betriebe, Sport-, Kultur- und Bildungsvereine. Obwohl sozioökonomisch benachteiligte Personen einen erhöhten Bedarf an Prävention und Gesundheitsförderung haben, nutzen sie kommunale Angebote seltener. Dies zeigt sich bei Kindern z. B. im Bereich der U-Untersuchungen (Schmidtke et al., 2018), Frühen Hilfen (Eickhorst et al., 2016) oder Bewegungsförderung (Faßbender et al., 2022). Dieses Phänomen wurde in der Literatur **Präventionsdilemma** genannt (Bauer & Bittlingmayer, 2005). Zur Erklärung des Phänomens ist konzeptionell wenig ausgearbeitet. Es wird argumentiert, dass durch „Vernachlässigung der Alltags- und Handlungslogiken der Lebenslagen und Lebensweisen sozial randständiger Gruppen [...] deren grundlegende Distanz zu Bildungsangeboten und Vorsorge-Verhaltensimperativen bekräftigt [wird]" (Franzkowiak, 2022). Damit ergeben sich nur wenige konkrete Eintrittspunkte, um das Präventionsdilemma zu vermindern.

Einen differenzierteren Blick auf soziale Ungleichheiten in der Versorgung ermöglicht das Modell von Levesque et al. (2013). Es unterscheidet fünf aufeinanderfolgende Dimensionen der medizinischen Versorgung, die jeweils auf Anbieter- und Nutzerseite zum Tragen kommen:

- **Approachability/ability to perceive** setzt dort an, wo Menschen ihren Versorgungsbedarf erkennen und wo Anbieter sich in Bevölkerungsgruppen bekannt machen. Nutzerinnen und Nutzer benötigen zunächst Gesundheitsüberzeugungen und -kompetenzen, um Versorgungsbedarfe zu erkennen – auch dann, wenn es noch nicht wehtut, wie im Fall der Prävention. Anbieter und gesundheitspolitische Akteure haben die Aufgabe, Zielgruppen proaktiv über Angebote zu informieren und ggfs. aufzusuchen.
- **Acceptability/ability to seek** betrifft die Normen und Werte auf Nutzer- und Anbieterseite und bezieht Aspekte wie Kultur, Geschlecht etc. ein. Ein Beispiel ist, wenn Patientinnen und Patienten sich nur von gleichgeschlechtlichen Ärztinnen bzw. Ärzten untersuchen lassen möchten und das Gesundheitssystem diese Option zur Verfügung stellt.
- **Availability/ability to reach** fokussiert darauf, inwiefern Angebote räumlich und zeitlich erreicht werden können. Dies hängt dann davon ab, über welche Mobilität Nutzer verfügen und wie die Rahmenbedingungen auf Anbieterseite aussehen, etwa im Hinblick auf Standorte oder Öffnungszeiten.
- **Affordability/ability to pay** betrifft die Bezahlbarkeit von Angeboten. Ob Angebote tatsächlich genutzt werden, hängt davon ab, ob Nutzer sich Angebote leisten können und wie hoch die direkten und indirekten Kosten auf Anbieterseite ausfallen.
- **Appropriateness/ability to engage** bezieht sich auf die Bedarfsgerechtigkeit und Qualität des Angebotes. Dies beinhaltet auf Anbieterseite die technische und personelle Ausstattung von Angeboten und dass sie ko-

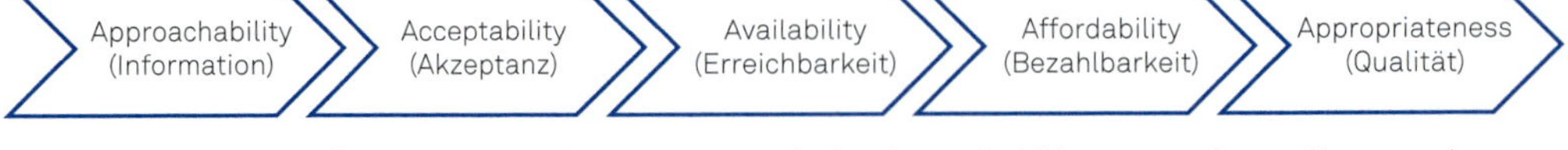
Approachability
(Information)
Acceptability
(Akzeptanz)
Availability
(Erreichbarkeit)
Affordability
(Bezahlbarkeit)
Appropriateness
(Qualität)

Abbildung 35-1: Fünf Dimensionen der Versorgung (adaptierte, frei übersetzte Darstellung nach Levesque et al., 2013).

ordiniert werden und kontinuierlich sind. Auf der anderen Seite ist relevant, inwiefern Nutzer sich einbringen können, d.h. ob sie an gesundheitsrelevanten Entscheidungen partizipieren können, ob sie adhärent sind und befähigt werden.

Die fünf Dimensionen sind in Abbildung 35-1 zusammengefasst. Das Modell zeigt, wie voraussetzungsreich eine gelungene Versorgung ist und wie viele Barrieren, aber auch Chancen auf Anbieter- und Nutzerseite liegen können.

35.3 Kommunale Prävention mit Soziallagenbezug

In diesem Kapitel wird das Modell exemplarisch auf die Versorgung mit kommunaler Prävention und Gesundheitsförderung für die Zielgruppe der Kinder angewendet. Zu jeder Dimension des Modells ist exemplarisch wissenschaftliche Evidenz zu ihrer Bedeutung im Kontext sozialer und gesundheitlicher Ungleichheit aufgeführt. Darüber hinaus wird ein praktisches Beispiel aufgezeigt, wie die jeweilige Dimension in der kommunalen Praxis berücksichtigt werden kann. Wir haben hierzu die Präventionskette Düsseldorf herangezogen (Tabelle 35-1).

35.3.1 Präventionsketten

Die Beispiele der kommunalen Prävention und Gesundheitsförderung für sozioökonomisch benachteiligte oder von einer solchen Benachteiligung bedrohte Kinder, Jugendliche und junge Erwachsene zeigen, dass Prävention im Kontext sozialer und gesundheitlicher Ungleichheiten verschiedene Kriterien erfüllen sollte:

- Sie sollte in der Zielgruppe bekannt gemacht werden.
- Sie sollte soziallagen-, kultur- und geschlechtersensibel, außerdem erreichbar und bezahlbar sein.
- Vor allem sollte sie bedarfsgerecht sein und koordiniert werden.

Diese Kriterien können u. E. auf andere Präventionsbereiche und Altersgruppen übertragen werden. Dabei sollten die Angebote nicht lose nebeneinanderstehen, sondern in einem kohärenten Ansatz zusammengeführt werden. Für die Zielgruppe der Kinder, Jugendlichen und jungen Erwachsenen wurden in den vergangenen Jahren zunehmend integrierte kommunalen Strategien, sogenannte **Präventionsketten**, aufgebaut.

Wichtig für Gesundheitsförderung und Prävention

Präventionsketten wollen die Unterstützungsangebote kommunaler Fachämter, Institutionen, Träger und Akteure ressort- und sektorenübergreifend und über alle Lebensphasen hinweg verbinden. Ziel ist die Förderung der Teilhabechancen junger Menschen für ein gelingendes Aufwachsen, insbesondere bei denjenigen, die in Armut aufwachsen (Richter-Kornweitz et al., 2023).

Kommunale Präventionsketten werden im Wesentlichen von der Kinder- und Jugendhilfe getragen, binden zunehmend aber auch das Sozialhilfe- und das Gesundheitssystem ein, wie beispielsweise die Gesundheitsverwaltung auf kommunaler Ebene, Kinderärzte und Hebammen. Am Beispiel NRW kann das derzeitige Ausmaß der Präventionsketten beschrieben werden: Im Frühjahr 2023 erhielten 123 von 427 Kommunen (28 %) Mittel des Landesprogramms „kinderstark – NRW schafft Chancen zum Aufbau kommunaler Präventionsketten“ (LVR, persönliche Kommunikation, 12. April 2023).

In Düsseldorf wurde 2019 das Konzept zur Kommunalen Präventionskette auf den Weg gebracht und 2020 vom Rat der Stadt verabschiedet. Das Konzept fordert alle Sektoren und engagierten Akteurinnen und Akteure in Düsseldorf auf, sich am Aufbau einer lückenlo-

Tabelle 35-1: Präventionskette Düsseldorf.

Evidenz	kommunale Praxis
Approachability (Information)	
Anhand von Daten der Schuleingangsuntersuchung zeigte sich, dass die Einführung eines verbindlichen Einladungs- und Erinnerungssystems in 2010 bei Kindern in benachteiligten sozialen Lebenslagen mit einer erhöhten Früherkennungs-Teilnahme verbunden ist (Weyers et al., 2021). Die U9-Teilnahme stieg nach der Einführung am meisten bei Kindern aus sehr stark belasteten Sozialräumen (verglichen mit Kindern aus weniger belasteten Sozialräumen) und bei Kindern aus Ein-Eltern-Familien (verglichen mit Kindern aus Zwei-Eltern-Familien). Proaktive Information zu Angeboten kann also bei vulnerablen Familien einen Unterschied ausmachen.	Elternbesuchsdienst: Um Eltern in der neuen Lebenssituation nach der Geburt des Kindes zu begleiten, bietet die Stadt auf freiwilliger Basis den Elternbesuchsdienst an. Unter dem Motto „Willkommen in Düsseldorf" besuchen pädagogische Fachkräfte Eltern von erstgeborenen Kindern. Dabei überreichen sie ein Geschenk und informieren Eltern über viele Themen rund um die Familie. Die Fachkräfte haben sich jeweils auf Stadtteile spezialisiert und vermitteln Angebote direkt am Wohnort der Familien, aber auch im gesamten Stadtgebiet, z. B. Kinderbetreuungsmöglichkeiten, Elternkurse, Freizeitangebote, Unterstützungsangebote. Eltern können im Gespräch auch persönliche Anliegen äußern. Auf Wunsch können ihnen im Nachgang Informationen zur Verfügung gestellt oder an Fachstellen vermittelt werden.
Acceptability (Akzeptanz)	
Kultursensible Prävention und Gesundheitsförderung für Kinder und ihre Familien berücksichtigt Gesundheits- und Krankheitskonzepte wie gesundheitsrelevante Einstellungen und Normen, Risikofreudigkeit, Konzepte von Macht und Kooperation, soziale Netzwerke und Vertrauen in Gesundheitsorganisationen (Betsch et al., 2016). Auch zur geschlechtersensiblen Prävention und Gesundheitsförderung für Kinder wurden Handlungsempfehlungen formuliert, wie z. B. verschiedene Geschlechterrollen und Lebensweisen adressieren, Diversität in professionellen Teams und Geschlechtersensibilität in Qualifikationsmaßnahmen (Kreffter et al., 2022).	Bedarfserhebung im Kontext der Covid-19 Pandemie: Um bedarfsgerecht planen zu können, wurden Zielgruppen (junge Familien, Jugendliche) in einem Quartier mit hohem sozialem Handlungsbedarf nach ihrem Unterstützungsbedarf befragt. Weiterhin wurden Fachkräfte um ihre Einschätzung zum Unterstützungsbedarf der Familien gebeten. Verschiedene Methoden wie Fokusgruppen, Workshops und Ausbildung von pädagogischen Fachkräften zu Co-Forschenden dienten der Erhebung (Weyers et al., 2024).

Evidenz	kommunale Praxis
Availability (Erreichbarkeit)	
Die räumliche Erreichbarkeit von Angebotsstrukturen variiert. So wurden z. B. in sozioökonomisch benachteiligten Quartieren mehr Verkaufsstellen für Alkohol, Zigaretten und Fastfood gezählt. GIS-Daten zeigten unterschiedliche Probleme im Hinblick auf Bewegungsangebote. Während in einem benachteiligten Quartier das Angebot an Spiel-/Bolzplätzen und Sportangeboten begrenzt war, war es im anderen benachteiligten Quartier gut ausgebaut, jedoch durch verkehrsreiche Straßen schlecht erreichbar (Götz et al., 2021).	Fortuna: Kinder in Bewegung bringen – Ein sozialraumorientiertes Bewegungs-/Sportangebot für Kinder im Alter zwischen drei und zehn Jahren: Der lokale Fußballverein entwickelt gemeinsam mit der Stadt Angebote zur Bewegungsförderung in einer Grundschule und umliegenden Kitas in einem Quartier mit hohem sozialem Handlungsbedarf. Dabei steht nicht der Fußball im Vordergrund, sondern eine allgemeine motorische altersgerechte Bewegungsförderung der Kinder. Die Angebote sind in den Schul- und Kita-Alltag, die offene Kinder- und Jugendarbeit und die Ferien integriert. Sie werden in Kooperation mit den Fachkräften der beteiligten Einrichtungen und den Kindern gemeinsam erarbeitet und stabilisieren besonders im Übergang Kita – Grundschule. Eine ämterübergreifende Steuerungsgruppe in Federführung des Amtes für Soziales und Jugend verantwortet das Projekt.
Affordability (Bezahlbarkeit)	
Auch die Bezahlbarkeit gesunder Ernährung variiert je nach Soziallage. Ältere Analysen zeigten, dass eine preisbewusste gesunde Ernährung mit dem im Arbeitslosengeld II (ALG II) vorgesehenen Betrag für die Ernährung von Kindern ab dem Schulalter nicht zu realisieren ist (Kersting & Clausen, 2007). Bei Bewegungsangeboten wurde außerdem gezeigt, dass sozioökonomisch benachteiligte Familien zwar häufig Ermäßigungen erhalten, die Kosten jedoch einen nicht unwesentlichen Teil des frei verfügbaren Einkommens ausmachen und daher nicht immer erschwinglich sind (Weyers et al., 2020).	Stadtbezirksfonds: Der Fonds des Amtes für Soziales und Jugend steht benachteiligten Kindern, Jugendlichen, jungen Erwachsenen und ihren Familien für individuelle Förder- und Unterstützungsleistungen zur Verfügung. Er unterstützt schnell und unbürokratisch in Lebenssituationen, in denen andere Unterstützungsleistungen nicht oder nicht schnell genug greifen und trägt damit zur Teilhabe am gesellschaftlichen Leben bei. Online-Anträge werden von Fachkräften der Jugendhilfe gestellt, die regelmäßig mit Kindern, Jugendlichen, jungen Erwachsenen und ihren Familien arbeiten und ihre Lebenssituationen kennen.

Evidenz	kommunale Praxis
Appropriateness (Qualität)	
(Kinder-)ärztinnen und -ärzte sind wichtige Akteure in der Koordination kommunaler Prävention und Gesundheitsförderung für Kinder. Sie sind die ersten Versorgungskontakte junger Familien, genießen ein hohes Vertrauen und können an bedarfsgerechte Angebote vermitteln. Eine Elternbefragung zeigte jedoch, dass Ärztinnen und Ärzte vergleichsweise selten als Informationsquelle genannt wurden und dass sozioökonomisch benachteiligte Eltern seltener über Beratungsangebote und Elternkompetenzkurse informiert wurden als bessergestellte Eltern (Kreffter et al., 2021).	Kita-Eingangsuntersuchung in Verbindung mit Präventionsmanagement im Quartier: Die Kita-Eingangsuntersuchung findet in einigen Kindertagesstätten in Quartieren mit hohem sozialem Handlungsbedarf statt. Sie hat zum Ziel, Kinder aus Lebensräumen mit vulnerablen Rahmenbedingungen möglichst früh zu identifizieren und zu fördern. Zunächst findet in der Kita eine Vorstellung bei der Kinder- und Jugendgesundheitspflegerin statt. Im Anschluss erfolgt eine ärztliche Untersuchung durch den Kinder- und Jugendgesundheitsdienst. Auf Basis des Befundes wird der Förderbedarf des Kindes geplant, eine Präventionsfachkraft vermittelt daraufhin die Familie an bestehende Förderangebote und begleitet im weiteren Verlauf. Weiterhin verantwortet die Präventionsmanagerin die Vernetzung von Ansätzen und Angeboten der Frühen Hilfen im Quartier.

sen Präventionskette zu beteiligen. Seit Beschluss wurden wichtige Prozesse angestoßen und strukturelle Änderungen in Kraft gesetzt. Oberste Zielsetzung ist ein möglichst chancengerechtes Aufwachsen in Düsseldorf. Dabei liegen die Schwerpunkte auf der Sicherstellung eines flächendeckenden Regelangebotes, einer besonderen Förderung in Gebieten mit sozialem Handlungsbedarf sowie der kontinuierlichen Identifizierung von Angebotslücken und deren Schließung (https://www.duesseldorf.de/jugendamt/wir/fth/praeventionsketten). Integrierte Gesamtansätze wie die Präventionsketten sind konzeptionell gut beschrieben, bedeuten aber in der Praxis der Kommunalverwaltung diverse Herausforderungen. Diese werden nachfolgend dargestellt.

35.3.2 Kommunale Vernetzung und kommunale Verwaltung

Vernetzung kann als zentrales Paradigma zukunftsfähigen kommunalen Handelns verstanden werden. Allerdings stellt das praktische Zusammendenken und Zusammenarbeiten zwischen den verschiedenen Politikfeldern und administrativen Zuständigkeitsbereichen eine Herausforderung dar. Klassisches kommunalpolitisches Handeln folgt in der Regel der administrativen Logik der jeweiligen Zuständigkeitsbereiche (Fischer & Geene, 2017). Bei der Umsetzung kommunaler Präventionsketten ist in der Regel das Jugendamt als Fachamt führend. Wie kann vor diesem Hintergrund Vernetzung im Sinne eines geschlossenen Vorgehens und integrierten Handelns – auf Basis einer gesicherten gemeinsamen Haltung – gelingen?

Die Erfahrung am Beispiel der Stadt Düsseldorf zeigt: Für gelingendes Aufwachsen, Leben und Älterwerden zu sorgen ist auf ideeller Ebene in das Leitthema des Amtes für Soziales und Jugend eingefasst. Die Verantwortung kommunaler Präventionsketten ist organisatorisch an die Amtsleitung angebunden. Auf den Aufbau neuer und aufwendiger Konferenzstrukturen zur Vernetzung mit anderen Zuständigkeitsbereichen wurde bewusst zugunsten eines agilen Vorgehens verzichtet. Stattdessen ist die Kommunikation durch relevante bereits bestehende Gremien innerhalb der Stadtverwaltung sichergestellt. So gibt es zum Beispiel einen festen Tagesordnungspunkt „Präventionsketten" in den Sitzungen des Jugendhilfeausschusses. Weiterhin ist die themenbezogene Kommunikation in die zu beteiligenden Ausschüsse und andere Konferenzstrukturen, z. B. die Gesundheits- und Bildungskonferenz, sichergestellt. Präventionsketten betreffende Förderaufrufe werden innerhalb der in der Jugendhilfeplanung gesicherten personellen Ressourcen bearbeitet und mit allen für das jeweilige Thema zuständigen Ämtern kommuniziert. So werden Förderaufrufe wie „kinderstark – NRW schafft Chancen" oder Aufrufe im Kontext der psychischen Gesundheit von Kindern und Jugendlichen von Jugend- und Gesundheitshilfe sowie Schule gemeinsam beantwortet und damit innerhalb der Kommune bearbeitet.

Eine besondere ämter-, träger- und institutionsübergreifende Zusammenarbeit zeigt sich im Rahmen der kommunalen Umsetzung der Ansätze zur Minderung der Folgen von Kinderarmut. Ziel ist, wie oben beschrieben, Lücken in der Präventionskette für ein gelingendes Aufwachsen der von Armut bedrohten oder betroffenen Kinder zu schließen. Das bedeutet, dass junge Menschen keine Benachteiligung in zentralen Bereichen wie Gesundheit, Bildung, Erziehung oder Teilhabe erfahren sollen. Der kommunal finanzierte Armutsfonds (Tabelle 35-1) bietet hier die Möglichkeit, innovative Programme und Projekte zur Linderung der Folgen von Kinderarmut – mit Blick auf die Verstetigung von geschaffenen Strukturen – anzustoßen. Neben der Finanzierung von kurzfristig benötigten Hilfen – pragmatisch, schnell, bedarfsorientiert und zunächst ohne langfristige Planung – wird immer auch im Sinne einer nachhaltigen Planung die Möglichkeit der Verstetigung von Beginn an mitgedacht und geprüft. Qualitätsdialoge mit Zuwendungsempfängern (Akteure der Prävention) und entsprechende Sachberichte sowie methodisch adäquate Befragungen der Zielgruppen sind Bestandteile jeder Projektplanung und Grundlage für Bewertung und Weiterentwicklung.

Wichtig für Gesundheitsförderung und Prävention

Praxiskommentar (Amtsleitung)

„Wir wollen wirklich an den Stellen und Ebenen ansetzen, an denen gelingendes Aufwachsen von Grund auf gestaltet werden kann und gestaltet werden muss. Mit einem guten Mix aus kommunalen und landesseitig geförderten Strukturen schaffen wir ein integriertes Vorgehen. Es ist wichtig, dass jeder junge Mensch einen Zugang zu geeigneten Angeboten und Strukturen hat, um für sich einen guten Weg des Aufwachsens zu gehen und diesen auch selbst aktiv gestalten zu wollen. Dazu müssen die Verwaltungsorganisationen gemeinsam fruchtbare Rahmenbedingungen schaffen und im Schulterschluss agieren. Daher sind wir längst aufgefordert, bekannte Strukturen und die eigenen Ämtergrenzen zu verlassen und gemeinsam Themen zu bearbeiten. Der berühmte ‚Blick über den Tellerrand' soll durch ein sektorenübergreifendes Konzept wie das der Präventionsketten gelingen oder zumindest die Voraussetzungen schaffen, auf denen wir diese gemeinsame Basis aufbauen oder weiterentwickeln können."

35.3.3 Bedarfs- und Bestandsanalyse

Bei der Umsetzung integrierter kommunaler Prävention und Gesundheitsförderung für sozioökonomisch benachteiligte Kinder sind zwei Instrumente von besonderer Bedeutung:

- **Sozialräumliche Gliederungen** (Klein, 2009) unterteilen anhand von Sozialdaten (z. B. Einwohnerzahl, Wohnfläche je Einwohner, Anzahl an Einwohnern mit Grundsicherung) Sozialräume in kartografische Bereiche oder sozialräumliche Typen (starke bis geringe sozialräumliche Belastung). Hierdurch können sozial besonders belastete Quartiere identifiziert und der Bedarf an Gesundheitsförderungsmaßnahmen abgeleitet werden (Rosenkötter et al., 2020). Vielfach werden auch gesundheitsrelevante Routinedaten (Schuleingangsuntersuchung, sportmotorische Testungen) sozialräumlich differenziert ausgewertet, um die lokale Größenordnung von Problemen und den Handlungsbedarf auszumachen (Bettge & Oberwöhrmann, 2018). Neben der Frage, in welchem Quartier Projekte besonders nötig sind, stellt sich die Frage, welche Strukturen bereits vorhanden sind. Hierfür braucht es ein weiteres Instrument.
- **Kommunale Präventionsdatenbanken** als zentrale Planungsinstrumente für Fachkräfte zeigen den Ist-Stand der Angebote zur Förderung des gesunden Aufwachsens. Während Angebotsstrukturen bis vor einiger Zeit noch listenbasiert gepflegt wurden, haben neue Informations- und Kommunikationstechnologien die organisationsbezogenen Arbeitsweisen in kommunalen Einrichtungen verändert – von interner Verwaltungsorganisation bis zur Steuerung von Strukturen, z. B. der Zusammenarbeit zwischen öffentlichen und freien Trägern, Gestaltung von Finanzierungsmodalitäten oder der Qualitätsentwicklung (Fachstelle für Internationale Jugendarbeit der Bundesrepublik Deutschland, 2023). Beispiel für solch eine digitale Präventionsdatenbank ist *AchtungKind.de* (https://www.achtungkind.de). Diese Präventionsdatenbank der Stadt Düsseldorf ist ein wichtiger Baustein in der gesamtstädtischen Präventionskette. Die Angebote können nach Altersgruppen, Setting, Angebotsart oder Quartier gefiltert werden. Digitale Instrumente sind jedoch voraussetzungsreich: Sie benötigen insbesondere einen guten politischen Willen, finanzielle Ressourcen, technische Ausstattung (Stiftung Wohlfahrtspflege NRW, 2022) und laufende Qualitätssicherung.

35.3.4 Kriterien guter Praxis

Die kommunalen Akteure der Prävention und Gesundheitsförderung werden durch Netzwerke auf Bundes- und Landesebene beraten und begleitet. Hier ist insbesondere der bundesweite **Kooperationsverbund Gesundheitliche Chancengleichheit** zu nennen. Dem von der Bundeszentrale für gesundheitliche Aufklärung (BZgA) initiierten Verbund gehören derzeit 74 Organisationen an. Gesundheitliche Chancengleichheit in Deutschland zu verbessern und die Gesundheitsförderung bei sozial benachteiligten Gruppen zu unterstützen sind die Leitziele des Kooperationsverbundes. Der Verbund fördert vorrangig die Qualitätsentwicklung in der soziallagenbezogenen Gesundheitsförderung und die ressortübergreifende Zusammenarbeit. Eine ausführliche Darstellung des Kooperationsverbundes und seiner Aktivitäten findet sich unter https://www.gesundheitliche-chancengleichheit.de.

An dieser Stelle sollen besonders die Kriterien guter Praxis hervorgehoben werden. Die **zwölf Kriterien** wurden unter Berücksichtigung aktueller wissenschaftlicher Erkenntnisse und Erfahrungen und Bedarfe der Praxis entwickelt. Sie unterstützen Fachkräfte der kommunalen Gesundheitsförderung bei der Entwicklung ihrer Angebote und fördern die Qualitätsentwicklung (Kooperationsverbund Gesundheitliche Chancengleichheit, 2021). Eine Auswahl von Beispielen guter Praxis ist in einer Praxisdatenbank sichtbar und es wurde eine Handreichung entwickelt, in der die Kriterien für Praktiker operationalisiert werden.

Wichtig für Gesundheitsförderung und Prävention

Kriterien guter Praxis

- **Basiskriterien**
  - **Konzeption:** Ziele, Wirkungsweisen und Wege werden klar benannt.
  - **Zielgruppenbezug:** Die Personengruppen, deren Situation verbessert werden soll, werden benannt.
  - **Settingansatz:** Lebenswelten werden gesundheitsgerecht gestaltet.
- **Zielgruppenorientierung der Maßnahmen**
  - **Empowerment:** Einzelne und Gruppen werden befähigt, informierte Entscheidungen zu treffen und umzusetzen.
  - **Partizipation:** Entscheidungsbefugnisse werden an die Mitglieder der Zielgruppen übertragen.
  - **Niedrigschwellige Arbeitsweise:** Zugangshürden werden vermieden.
  - **Multiplikatorenkonzept:** Multiplikatorinnen und Multiplikatoren werden systematisch qualifiziert und einbezogen.
- **Nachhaltigkeit und Qualitätsentwicklung der Maßnahmen**
  - **Nachhaltigkeit:** Die Maßnahme wird verstetigt und dabei kontinuierlich weiterentwickelt.
  - **Integriertes Handeln:** Die Maßnahme wird in kommunale Strategien eingebunden.
  - **Qualitätsmanagement:** Methoden der Qualitätsentwicklung werden systematisch angewendet.
  - **Dokumentation und Evaluation:** Arbeitsergebnisse werden dokumentiert und kritisch reflektiert.
  - **Beleg für Wirkungen und Kosten:** Indikatoren zur Bewertung der Kosten und Wirksamkeit werden ermittelt.

35.4 Fazit und Ausblick

Gesundheitliche Ungleichheiten werden in Deutschland von jeher beobachtet und sie sind durch die Pandemie vermutlich sogar angestiegen. Bezüglich der Kinder gibt es Evidenz, dass sozioökonomisch benachteiligte Kinder in besonderer Weise von den gesundheitspolitischen Maßnahmen zum Infektionsschutz, den Schließungen von Kitas und Schulen, betroffen waren (Bantel et al., 2021; Wessely et al., 2022; Weyers & Rigó, 2023). Umso wichtiger ist es, dass die Kommunen sozioökonomisch benachteiligte Familien mit ihren Angeboten erreichen. Die Anwendung des Versorgungsmodells von Levesque et al. (2013) auf die kommunale Prävention hat verschiedene Voraussetzungen aufgezeigt, unter denen Versorgung gelingen kann. Im vorliegenden Beitrag wurde das Versorgungsmodell auf die kommunalen Präventionsketten zugunsten der Kinder, Jugendlichen, jungen Erwachsenen und Familien angewendet. Es kann jedoch auch auf andere Bereiche der Prävention gesundheitlicher Ungleichheiten übertragen werden und so einen konzeptionellen Beitrag zur Förderung der gesundheitlichen Chancengleichheit leisten.

Zusammenfassung

- Je niedriger der sozioökonomische Status, desto größer ist das Risiko von Erkrankungen und frühzeitiger Sterblichkeit (gesundheitliche Ungleichheiten).
- Obwohl sozioökonomisch benachteiligte Personen einen erhöhten Bedarf an Prävention und Gesundheitsförderung haben, nutzen sie kommunale Angebote seltener (Präventionsdilemma).
- Prävention und Gesundheitsförderung sollte in der Zielgruppe bekannt gemacht werden, soziallagen-, kultur- und geschlechtersensibel sein, erreichbar und bezahlbar, bedarfsgerecht und koordiniert sein.
- Präventionsketten wollen kommunale Angebote sektorenübergreifend und über alle Lebensphasen hinweg verbinden.

- Kriterien guter Praxis unterstützen Fachkräfte der kommunalen Gesundheitsförderung bei der (Weiter-)Entwicklung ihrer Angebote.

Diskussionsanregung

- In welchen anderen Bereichen können Sie in Deutschland gesundheitliche Ungleichheiten finden?
- Welche anderen Beispiele für das Präventionsdilemma fallen Ihnen ein?
- Welchen Einfluss können bundespolitische Akteure der Prävention und Gesundheitsförderung auf die Dimensionen nach Levesque nehmen?
- Welche anderen Präventionsketten sind Ihnen bekannt? Auf welche Art und Weise werden dort die Dimensionen nach Levesque und die Kriterien guter Praxis des Kooperationsverbundes adressiert?

Literatur

Augste, C., Jaitner, D. & Storr, U. (2012). Schuleingangsuntersuchung offenbart soziale Unterschiede bei Körperkomposition, Bewegungsverhalten und motorischem Entwicklungsstand. *Deutsche Zeitschrift für Sportmedizin, 63*(9), 283–288.

Bantel, S., Buitkamp, M. & Wünsch, A. (2021). Kindergesundheit in der COVID-19-Pandemie: Ergebnisse aus den Schuleingangsuntersuchungen und einer Elternbefragung in der Region Hannover. *Bundesgesundheitsblatt Gesundheitsforschung Gesundheitsschutz, 64*(12), 1541–1550. https://doi.org/10.1007/s00103-021-03446-2

Bantel, S., Wattjes, A. & Wünsch, A. (2019). Medienkonsum und Sprachdefizite bei Vorschulkindern zum Zeitpunkt der Schuleingangsuntersuchung in der Region Hannover. *Gesundheitswesen, 81*(08/09), 685.

Bauer, U. & Bittlingmayer, U.H. (2005). Wer profitiert von Elternbildung? *Zeitschrift für Soziologie der Erziehung und Sozialisation, 25*(3), 263–280.

Betsch, C., Böhm, R., Airhihenbuwa, C.O., Butler, R., Chapman, G.B., Haase, N., Herrmann, B., Igarashi, T., Kitayama, S., Korn, L., Nurm, Ü.K., Rohrmann, B., Rothman, A.J., Shavitt, S., Updegraff, J.A. & Uskul, A.K. (2016). Improving medical decision making and health promotion through culture-sensitive health communication: an agenda for science and practice. *Medical Decision Making, 36*(7), 811–833. https://doi.org/10.1177/0272989X15600434

Bettge, S. & Oberwöhrmann, S. (2018). *Grundauswertung der Einschulungsdaten in Berlin 2017*. Berlin: Senatsverwaltung für Gesundheit, Pflege und Gleichstellung. Verfügbar unter https://www.berlin-suchtpraevention.de/wp-content/uploads/2019/04/2018_Einschulungsuntersuchung_Berlin.pdf

Bruns-Philipps, E., Hespe-Jungesblut, K., Jahn, N., Schicktanz, C. & Zühlke, C. (2018). *Kindergesundheit im Einschulungsalter: Ergebnisse der Schuleingangsuntersuchung 2017*. Niedersächsisches Landesgesundheitsamt (NLGA). Verfügbar unter https://www.nlga.niedersachsen.de/download/172847/Kindergesundheit_im_Einschulungsalter_-_Ergebnisse_der_Schuleingangsuntersuchung_2017.pdf

Eickhorst, A., Schreier, A., Brand, C., Lang, K., Liel, C., Renner, I., Neumann, A. & Sann, A. (2016). Inanspruchnahme von Angeboten der Frühen Hilfen und darüber hinaus durch psychosozial belastete Eltern. *Bundesgesundheitsblatt Gesundheitsforschung Gesundheitsschutz, 59*(10), 1271–1280. https://doi.org/10.1007/s00103-016-2422-8

Fachstelle für Internationale Jugendarbeit der Bundesrepublik Deutschland. (2023). *Kinder- und Jugendhilfe und Digitalisierung*. IJAB. Zugriff am 13. Juli 2023 unter https://www.kinder-jugendhilfe.info/allgemeine-rahmenbedingungen/gesellschaft/kinder-und-jugendhilfe-digitalisierung

Faßbender, D.M., Kreffter, K., Götz, S., Hagemeister, M., Lisak-Wahl, S., Nguyen, T.H., Stemper, T. & Weyers, S. (2022). Is the level of motor development at school entry related to the use of municipal exercise programs? A social-differential analysis. *International Journal of Environmental Research and Public Health, 19*(5), 3047. https://doi.org/10.3390/ijerph19053047

Fischer, J. & Geene, R. (Hrsg.). (2017). *Netzwerke in Frühen Hilfen und Gesundheitsförderung: neue Perspektiven kommunaler Modernisierung*. Beltz.

Franzkowiak, P. (2022). Prävention und Krankheitsprävention. In Bundeszentrale für gesundheitliche Aufklärung (BZgA) (Hrsg.), *Leitbegriffe der Gesundheitsförderung und Prävention. Glossar zu Konzepten, Strategien und Methoden*. Verfügbar unter https://leitbegriffe.bzga.de/alphabetisches-verzeichnis/praevention-und-krankheitspraevention/

Götz, S., Weyers, S., Joisten, C., Wessely, S., Starke, D., Hoffmann, B. & Buschka, A. (2021). *Die Visualisierung der Bewegungsfreundlichkeit von Stadtquartieren mit GIS Daten als Planungsinstrument in der kommunalen Prävention*. Beitrag präsentiert auf dem Gemeinsamen DGMP/DGMS Kongress 2021, Psychosoziale Medizin in Zeiten des Umbruchs, UKE Hamburg.

Hölling, H., Erhart, M., Ravens-Sieberer, U. & Schlack, R. (2007). Verhaltensauffälligkeiten bei Kindern und Jugendlichen. Erste Ergebnisse aus dem Kinder- und Jugendgesundheitssurvey (KiGGS). *Bundesgesundheitsblatt Gesundheitsforschung Gesundheitsschutz, 50*(5-6), 784–793. https://doi.org/10.1007/s00103-007-0241-7

Hurrelmann, K. & Richter, M. (Hrsg.). (2009). *Gesundheitliche Ungleichheit: Grundlagen, Probleme, Perspektiven* (2., aktualisierte Aufl.). VS Verlag für Sozialwissenschaften.

Kersting, M. & Clausen, K. (2007). Wie teuer ist eine gesunde Ernährung für Kinder und Jugendliche? Die Lebensmittelkosten der Optimierten Mischkost als Referenz für sozialpolitische Regelleistungen. *Ernährungsumschau, 54*(9), 508–513.

Klein, T. (2009). *Die Sozialräumliche Gliederung der Stadt Düsseldorf – zentrales räumliches Planungsinstrument nicht nur für die Jugendhilfe*. Bonn: socialnet. Verfügbar unter https://www.sozialraum.de/die-sozialraeumliche-gliederung-der-stadt-duesseldorf.php

Klipker, K., Baumgarten, F., Göbel, K., Lampert, T. & Hölling, H. (2018). Psychische Auffälligkeiten bei Kindern und Jugendlichen in Deutschland: Querschnittergebnisse aus KiGGS Welle 2 und Trends. *Journal of Health Monitoring, 3*(3), 37–45.

Kooperationsverbund Gesundheitliche Chancengleichheit (Hrsg.). (2021). *Kriterien für gute Praxis der soziallagenbezogenen Gesundheitsförderung*. Verfügbar unter https://www.gesundheitliche-chancengleichheit.de/fileadmin/user_upload/pdf/Good_Practice/21-08-30_Broschuere_Good_Practice-Kriterien_neu_barrierefrei_01.pdf

Kreffter, K., Götz, S., Lisak-Wahl, S., Nguyen, T.H., Dragano, N. & Weyers, S. (2021). Doctors as disseminators? Practicing physicians as multipliers for community-based prevention networks in a large city in western Germany. *Journal of Public Health, 31*(4), 701–709. https://doi.org/10.1007/s10389-021-01601-2

Kreffter, K., Wessely, S., Nguyen, T.H., Lisak-Wahl, S., Joisten, C. & Weyers, S. (2022). Geschlechtersensible Prävention und Gesundheitsförderung für Kinder: Chancen und Herausforderungen bei der Umsetzbarkeit. *Prävention und Gesundheitsförderung, 18*, 589–597. https://doi.org/10.1007/s11553-022-01006-3

Lampert, T., Hoebel, J. & Kroll, L.E. (2019). Soziale Unterschiede in der Mortalität und Lebenserwartung in Deutschland – Aktuelle Situation und Trends. *Journal of Health Monitoring, 4*(1), 3–14.

Lampert, T., Kroll, L.E., Kuntz, B. & Hoebel, J. (2018). Gesundheitliche Ungleichheit in Deutschland und im internationalen Vergleich: Zeitliche Entwicklungen und Trends. *Journal of Health Monitoring, 3*(Suppl. 1), 1–25.

Levesque, J.-F., Harris, M.F. & Russell, G. (2013). Patient-centred access to health care: conceptualising access at the interface of health systems and populations. *International Journal for Equity in Health, 12*, 18. https://doi.org/10.1186/1475-9276-12-18

Nguyen, T.H., Götz, S., Kreffter, K., Lisak-Wahl, S., Dragano, N. & Weyers, S. (2021). Neighbourhood deprivation and obesity among 5656 preschool children – findings from mandatory school enrollment examinations. *European Journal of Pediatrics, 180*(6), 1947–1954. https://doi.org/10.1007/s00431-021-03988-2

Pearce, A., Dundas, R., Whitehead, M. & Taylor-Robinson, D. (2019). Pathways to inequalities in child health. *Archives of Disease in Childhood, 104*(10), 998–1003. https://doi.org/10.1136/archdischild-2018-314808

Reinhardt, D. & Petermann, F. (2010). Neue Morbiditäten in der Pädiatrie. *Monatsschrift Kinderheilkunde, 158*(1), 14. https://doi.org/10.1007/s00112-009-2113-8

Richter-Kornweitz, A., Holz, G. & Kilian, H. (2023). Präventionskette – Integrierte kommunale Gesundheitsstrategie zur Gesundheitsförderung und Prävention. In Bundeszentrale für gesundheitliche Aufklärung (BZgA) (Hrsg.), *Leitbegriffe der Gesundheitsförderung und Prävention. Glossar zu Konzepten, Strategien und Methoden*. Verfügbar unter https://leitbegriffe.bzga.de/alphabetisches-verzeichnis/praeventionskette-integrierte-kommunale-gesamtstrategie-zur-gesundheitsfoerderung-und-praevention/

Rosenkötter, N., Borrmann, B., Arnold, L. & Böhm, A. (2020). Gesundheitsberichterstattung in Ländern und Kommunen: Public Health an der Basis. *Bundesgesundheitsblatt Gesundheitsforschung Gesundheitsschutz, 63*, 1067–1075. https://doi.org/10.1007/s00103-020-03190-z

Schienkiewitz, A., Brettschneider, A.-K., Damerow, S. & Schaffrath Rosario, A. (2018). Übergewicht und Adipositas im Kindes- und Jugendalter in Deutschland – Querschnittergebnisse aus KiGGS Welle 2 und Trends. *Journal of Health Monitoring, 3*(1), 16–22.

Schmidtke, C., Kuntz, B., Starker, A. & Lampert, T. (2018). Inanspruchnahme der Früherkennungsuntersuchungen für Kinder in Deutschland – Querschnittergebnisse aus KiGGS Welle 2. *Journal of Health Monitoring, 3*(4), 68–76.

Stiftung Wohlfahrtspflege NRW. (2022). *Digitalisierung in der Kinder- und Jugendhilfe. Digitale Gleichheit und Autonomie erleben – Bildungsgerechtigkeit erleben*. Verfügbar unter https://www.ptj.de/lw_resource/datapool/systemfiles/cbox/14054/live/lw_file/policy_brief_handlungsfeld_kinderjugendhilfe-1.pdf

Walter, U., Schwartz, F.W. & Plaumann, M. (2023). Institutionen, Systeme und Strukturen in der Gesundheitsförderung und Prävention: Prävention: Institutionen und Strukturen. In F.W. Schwartz, U. Walter, J. Siegrist, P. Kolip, R. Leidl, R. Busse, V. Amelung & M.L. Dierks (Hrsg.), *Public Health. Gesundheit und Gesundheitswesen* (4. Aufl., S. 271–285). Elsevier Urban & Fischer.

Wessely, S., Ferrari, N., Friesen, D., Grauduszus, M., Klaudius, M. & Joisten, C. (2022). Changes in motor performance and BMI of primary school children over time-influence of the COVID-19 confinement and social burden. *International Journal of Environmental Research and Public Health, 19*(8), 4565. https://doi.org/10.3390/ijerph19084565

Weyers, S., Dintsios, C.-M., Lisak-Wahl, S., Götz, S., Nguyen, T. & Kreffter, K. (2020). Ist Bewegung eine Frage des Geldes? Eine Analyse des Kostengeschehens kommunaler Prävention für Kinder aus Nutzerperspektive. *Prävention und Gesundheitsförderung, 11*(10), 117.

Weyers, S., Höhmann, A., Götz, S. & Kreffter, K. (2021). Reminder system for health screening in early childhood – an analysis regarding different social circumstances. *BMC Pediatrics, 21*(1), 438. https://doi.org/10.1186/s12887-021-02917-4

Weyers, S. & Rigó, M. (2023). Child health and development in the course of the COVID-19 pandemic: are there social inequalities? *European Journal of Pediatrics, 182*(3), 1173–1181. https://doi.org/10.1007/s00431-022-04799-9

Weyers, S., Kraus, U., Thesing, H. (2024). Partizipative Forschung in der Sozialberatung. *Theorie und Praxis der Sozialen Arbeit*, *2*, 79–87.

Lese- und Medienempfehlung zur Vertiefung

Kooperationsverband Gesundheitliche Chancengleichheit. (n.d.). *Aktiv für Gesundheit und Chancengleichheit*. Verfügbar unter https://www.gesundheitliche-chancengleichheit.de

Richter, M. & Hurrelmann, K. (Hrsg.). (2009). *Gesundheitliche Ungleichheit. Grundlagen, Probleme, Perspektiven* (2. Aufl.). VS Verlag für Sozialwissenschaften. https://doi.org/10.1007/978-3-531-91643-9

Richter-Kornweitz, A., Holz, G. & Kilian, A. (2023). Präventionskette – Integrierte kommunale Gesamtstrategie zur Gesundheitsförderung und Prävention. In Bundeszentrale für gesundheitliche Aufklärung (BZgA) (Hrsg.), *Leitbegriffe der Gesundheitsförderung und Prävention. Glossar zu Konzepten, Strategien und Methoden*. Verfügbar unter https://leitbegriffe.bzga.de/alphabetisches-verzeichnis/praeventionskette-integrierte-kommunale-gesamtstrategie-zur-gesundheitsfoerderung-und-praevention/

Robert Koch-Institut (RKI). (n.d.). *KiGGS: Studie zur Gesundheit von Kindern und Jugendlichen in Deutschland*. Zugriff am 19. März 2024 unter https://www.rki.de/DE/Content/Gesundheitsmonitoring/Studien/Kiggs/kiggs_node.html

36 Finanzierung und Kosten von Gesundheitsförderung und Prävention

Evelyn Plamper, Dirk Müller und Stephanie Stock

Überblick

- Welche gesundheitsökonomischen Verfahren zur Evaluation der Kosten und des Nutzens von Präventionsmaßnahmen gibt es?
- Wie können die Aussagen gesundheitsökonomischer Studien für Präventionsmaßnahmen interpretiert werden?
- Welche Stärken und Schwächen lassen sich in gesundheitsökonomischen Bewertungsverfahren erkennen?
- Wie können diese Verfahren zur Evaluation mitunter komplexer präventiver Maßnahmen für gesundheitspolitische Entscheidungen genutzt werden?

Angesichts begrenzter Mittel sind Kosten- und Nutzenbewertungen von Präventionsmaßnahmen für die Bewertung der Wirtschaftlichkeit bedeutsam. Sie sollen für die Kostenträger eine Entscheidungsgrundlage zur Priorisierung von Maßnahmen liefern. Zunehmend wird dabei beim G-BA die Einführung von Präventionsmaßnahmen beantragt, die auf zeitlich weit vor der eigentlichen Erkrankung liegenden Risikofaktoren basieren (Bertelsmann et al., 2013) und damit für die Evaluation eine besondere Herausforderung darstellen. Beispiele für solche Evaluationen finden sich für die Lebensphasen „Gesund aufwachsen“ und „Gesund leben und arbeiten“.

36.1 Finanzierung von Gesundheitsförderung und Prävention

Rund 4,6 % der Gesundheitsausgaben der GKV wurden 2022 in Deutschland für Prävention, Früherkennung, Gesundheitsschutz inklusive Schutzimpfungen, Schwangeren-/Mutterschaftversorgung und Vorsorge- und Rehaleistungen ausgegeben (GKV-Spitzenverband, 2022). Für Primärprävention, Gesundheitsförderung und Förderung der Selbsthilfe wendeten die gesetzlichen Krankenkassen 2021 mit 7,34 Euro pro Versicherten nur knapp mehr als den gesetzlich verankerten Richtwert von 7 Euro (SGB V, § 20) auf, lagen damit aber noch unter dem Wert von 2018 (Medizinischer Dienst des Spitzenverbandes Bund der Krankenkassen (MDS) & GKV-Spitzenverband, 2022).

Die **Finanzierung** verteilt sich gemäß der Sozialgesetzgebung auf verschiedene Kostenträger:

- Bundesamt für Arbeit (SGB III; Arbeitsförderung),
- Krankenversicherung (SGB V §§ 20–26; Primärprävention, Vorsorge- und Früherkennung), Zahnprophylaxe (SGB V), Selbsthilfe (SGB V, VII, IX), Kinder- und Jugendhilfe der Länder und Kommunen (SGB VIII),
- Unfallversicherung (SGB VIII; Betriebe und Arbeitgeber),
- Rehabilitation (SGB IX; BfA, Unfallversicherung, Kinder- und Jugendhilfe, Kranken- und Rentenversicherung),
- Pflege (SGB XI; Pflegekassen).

Aufgrund der gesetzlichen Forderung an die Kassen nach Präventionsangeboten, gleichzeitig aber auch der Vielzahl an Angeboten mit unklarer Langzeitevidenz besteht die Notwendigkeit, Entscheidungsträgern durch eine valide Abschätzung der klinischen und monetären Konsequenzen eine bessere Grundlage für ihre Entscheidungen zu liefern. Die gesundheitsökonomische Modellierung bietet hierbei die Möglichkeit, diese Konsequenzen auch über längere Zeiträume zu beleuchten.

36.2 Bewertung der Wirksamkeit und Kosten von Maßnahmen

Versichertenbezogene Leistungen sollten auf das jeweils individuelle Risiko abgestimmt sein und – ebenso wie an Lebenswelten orientierte Maßnahmen – nach den Prinzipien der Wirksamkeit, Qualität und Wirtschaftlichkeit ausgewählt werden. Die **Bewertung der Wirksamkeit** einer Präventionsmaßnahme sollte einer **ökonomischen Evaluation** vorangehen und nach Methoden der evidenzbasierten Medizin erfolgen. Die methodischen Anforderungen an qualitativ hochwertige Studien stellen bei der Evaluation von Präventionsmaßnahmen eine Herausforderung dar. Zur Bewertung der Qualität werden auch Struktur- und Prozessmerkmale der Planung, Durchführung und Evaluation der Interventionen herangezogen.

Die **Bewertung der Kosten** erfolgt idealerweise nach etablierten gesundheitsökonomischen Verfahren (Hannoveraner Konsens, 2007). Die Krankheitskosten werden dabei differenziert nach der direkten, indirekten oder intangiblen Zurechnung zur Krankheit (siehe Tabelle 36-1).

Zu den **direkten Kosten** gehören alle Kosten, die der Präventionsmaßnahme bzw. der Krankheit direkt zuzurechnen sind, wie beispielsweise der monetäre Aufwand für eine Verhaltensschulung oder für einer Erkrankung vorbeugende Medikamente, aber auch die später anfallenden Kosten für Krankenhausaufenthalte oder Arztbesuche. Neben den genannten direkten medizinischen Kosten sind hierbei auch direkte nichtmedizinische Kosten zu beachten (z. B. Fahrtkosten zu einem Sportverein).

Bei den **indirekten Kosten** handelt es sich, vereinfacht ausgedrückt, um den durch die Erkrankung verursachten Verlust an Produktivität. Eine Abschätzung wird in der Regel mit dem Humankapitalansatz oder dem Friktionskostenansatz vorgenommen (Lauterbach et al., 2010). Bei beiden Ansätzen wird unterstellt, dass die indirekten Kosten einer Erkrankung dem Verlust an Arbeitskraft entsprechen. Während der Humankapitalansatz diesen auf die Restlebenserwartung bezieht, berücksichtigt der Friktionskostenansatz nur einen definierten Zeitraum. Problematisch ist in beiden Fällen eine Berücksichtigung indirekter Kosten von Personen, die nicht im Erwerbsleben stehen.

Intangible Kosten bilden die aus einer Erkrankung resultierenden Einschränkungen wie Schmerz, Depressionen oder ganz allgemein den Verlust an Lebensqualität ab.

Bei Maßnahmen der Prävention und Gesundheitsförderung, die dem Public-Health-

Tabelle 36-1: Krankheitskosten (eigene Darstellung nach Schöffski & von der Schulenberg, 2000).

Zurechnung	Kosten
direkte Kosten	Krankheitskosten, z. B. direkte Behandlungskosten (ambulant, stationär, Arzneimittel, Fahrtkosten ...)
indirekte Kosten	Kosten außerhalb des medizinischen Sektors, wie z. B. Produktionsverluste durch Krankheit, verkürzte Lebenserwartung oder Berufsunfähigkeit
intangible Kosten	psychosoziale Kosten, z. B. durch verringerte Lebensqualität, Schmerzen

Bereich zugeordnet werden, können neben diesen klassischen Kostenkomponenten auch Kosten (und Nutzen) außerhalb des Gesundheitssektors anfallen. So ist denkbar, dass eine bestimmte Präventions- oder gesundheitsfördernde Maßnahme auch die Kosten im Bildungssektor beeinflusst oder diejenigen für die soziale Sicherheit. Beispielsweise könnte die „Kenn dein Limit"-Kampagne nicht nur zu einer Reduktion alkoholbedingter medizinischer Probleme führen, sondern darüber hinaus auch die Zahl erfolgreicher Schul- oder Berufsabschlüsse erhöhen und rauschbedingtes soziales Fehlverhalten verhindern. Auf die Notwendigkeit der Einbeziehung dieser in der englischsprachigen Literatur als *„inter-sectoral costs and consequences"* bezeichneten **externen Kosten** in gesundheitsökonomischen Analysen aus gesellschaftlicher Perspektive wird seit Jahren verwiesen, ohne dass dies bisher in hinreichender Form umgesetzt wurde.

36.3 Gesundheitsökonomische Verfahren zur ökonomischen Evaluation von Präventionsmaßnahmen

Nicht vergleichende Analysen als Grundlage für rationale Entscheidungen sind die **Krankheitskostenstudie** (engl. *cost of illness study*) oder die nur deskriptive **Kostenanalyse** (engl. *cost analysis*) einer Präventionsmaßnahme. Aufgrund der Heterogenität verfügbarer Krankheitskostenstudien hat die Arbeitsgemeinschaft (AG) Gesundheitsökonomie des Deutschen Netzwerks Versorgungsforschung (DNVF) in Abstimmung mit der Gesellschaft für Gesundheitsökonomie (DGGÖ) für Deutschland ein Instrument zur Planung/Durchführung und Beurteilung von Krankheitskostenstudien entwickelt (Müller et al., 2017).

Vergleichenden Analysen ist gemeinsam, dass sie die gesundheitlichen Auswirkungen von Interventionen zu den eingesetzten Kosten in Relation setzen. Zur Beurteilung der Kosteneffektivität einer Präventionsmaßnahme wird im Vorfeld in Abhängigkeit von der Analysenperspektive und des interessierenden Nutzenparameters die geeignete Form der Evaluation ausgewählt.

Die **Kosten-Nutzen-Analyse** (engl. *cost-benefit analysis*) ist die klassische Form einer ökonomischen Evaluation. Sie bewertet Kosten und Nutzen einer Therapie in monetären Einheiten. Damit erlaubt die Kosten-Nutzen-Analyse zwar auch den Vergleich von Maßnahmen im Gesundheitswesen mit Maßnahmen außerhalb des Gesundheitswesens, wird aber den Besonderheiten und Möglichkeiten einer differenzierten Betrachtung des Nutzens nicht gerecht. Probleme entstehen dabei vor allem bei der Bewertung von monetär nicht oder nur eingeschränkt zu beziffernden Nutzenparametern wie Überleben, Patientenzufriedenheit oder Lebensqualität.

Die **Kosten-Effektivitäts-Analyse** (auch Kosten-Wirksamkeits-Analyse genannt; engl. *cost-effectiveness analysis*) bewertet die medizinischen Ergebnisse einer Maßnahme in klinischen Einheiten. Je nach Studie werden dabei sehr spezifische Einheiten gewählt, wie z. B. die Senkung des Blutdrucks in mmHg oder des Cholesterinspiegels, eine schmerzfreie Gehstrecke oder übergreifende Kriterien wie gewonnene Lebensjahre oder die Anzahl vermiedener Amputationen. Können die Effekte von zwei Maßnahmen in den gleichen Einheiten gemessen werden, erlaubt die Kosten-Effektivitäts-Analyse einen Vergleich. Ein Beispiel für eine Kosteneffektivitätsstudie wären die mit einer Präventionsmaßnahme verbundenen Kosten pro Erhöhung der Schrittzahl zur Steigerung des individuellen Aktivitätslevels.

Sollen zwei Maßnahmen miteinander verglichen werden, die nicht die gleichen physischen Einheiten als Ergebnis haben, wie beispielsweise ein Programm zur Raucherprävention und ein Programm zum Screening bei Brustkrebs, werden die Ergebnisse in weiter gefassten Einheiten, wie gewonnene Lebensjahre, gemessen.

Die **Kosten-Nutzwert-Analyse** (engl. *cost-utility analysis*) bewertet die Kosten einer Maßnahme in monetären Einheiten und die Ergebnisse in standardisierten Nutzwerten. Dazu werden aus den unterschiedlichen Ergebniseinheiten nach definierten Verfahren Nutzwerte ermittelt und den Kosten gegenübergestellt. Das am häufigsten angewandte Verfahren zur Ermittlung von Nutzwerten ist das **QALY-Konzept**, das mit sogenannten qualitätsadjustierten Lebensjahren (engl. *quality adjusted life years*) arbeitet. Qualitätsadjustierte Lebensjahre werden berechnet, indem ein Maß für die relative Lebensqualität (der Nutzwert) mit der Zeit multipliziert wird, die in diesem Zustand verbracht wird. Der Nutzwert wird mit Fragebögen, wie z. B. dem „EuroQol", erhoben, die den Gesundheitszustand bewerten. Die Kosten-Nutzwert-Analyse erlaubt es, die Bewertung des Behandlungserfolgs aus Patientensicht zu normieren und indikationsübergreifende Maßnahmen im Gesundheitswesen zu vergleichen. Auf Nutzwerten beruhende Vergleiche werden in Deutschland unter ethischen Gesichtspunkten allerdings kritisch gesehen.

Die genannten Analyseformen lassen sich über unterschiedliche Designs operationalisieren. In der Regel wird ein entscheidungsanalytisches Verfahren oder eine begleitendende Erhebung ökonomischer Daten innerhalb einer klinischen Studie (sogenannte „Piggyback-Studie") oder mittels Versichertendaten genutzt. Relevant sind außer der Wahl der geeigneten Analyseform auch die Wahl der Perspektive der Analyse sowie der Zeithorizont, über den die Studie eine Aussage machen soll. Bei der Evaluation von Präventionsprojekten ist zu berücksichtigen, dass deren Nutzen in der Zukunft liegt und dass es für viele Fragestellungen der Primär- und Sekundärprävention keine Langzeitstudien mit verlässlicher Qualität gibt. Daher werden **Kosten und Nutzen** häufig mithilfe von **Modellen** simuliert und die Robustheit der Annahmen mithilfe von **Sensitivitätsanalysen** in verschiedenen Szenarien geprüft. Solche Modelle stellen eine Approximation an die Realität dar und müssen hierfür eine definierte Anzahl von Annahmen treffen, die das Ergebnis maßgeblich beeinflussen können. Die häufig verwendeten **Markov-Modelle** verfolgen eine hypothetische Kohorte von Patienten/Versicherten über einen definierten Zeitraum. Die Kohorte durchläuft dabei eine Reihe an Gesundheitszuständen, die sich am natürlichen Verlauf der Zielerkrankung orientieren, und denen jeweils Kosten und Nutzen zugewiesen werden. Zur Berücksichtigung der empirisch belegten Zeitpräferenz von Individuen (d.h. einem in der Zukunft erzielbaren Nutzen wird weniger Wert beigemessen als einem Nutzen in der Gegenwart) werden Kosten und Nutzen, die zu unterschiedlichen Zeiten anfallen, durch Diskontierungen vergleichbar gemacht.

Während sich die beschriebenen gesundheitsökonomischen Verfahren zu therapeutischen Einzelmaßnahmen, wie der Behandlung mit einem Arzneimittel, gut standardisieren lassen, ist die **gesundheitsökonomische Bewertung** präventiver und gesundheitsfördernder Maßnahmen aufgrund der Komplexität (und der methodisch aufwendigen Einbeziehung externer Kosten und Effekte) oft schwierig. Maßnahmen bestehen zudem häufig aus mehreren Einzelkomponenten, bedingen sich wechselseitig, sollen über lange Zeiträume betrachtet und darüber hinaus in vielschichtigen Settings implementiert werden. Der Beitrag der Einzelkomponenten zum Gesamtergebnis und die Interaktionen in der Lebenswelt sind dabei nur bedingt zu quantifizieren.

Seit einigen Jahren wird zur Bewertung und Synthese von komplexen Interventionen eine Differenzierung der methodischen Verfahren gefordert, aber bislang liegt kein konsentierter Standard zu Kriterien der gesundheitsökonomischen Evaluation komplexer Interventionen vor. Die Wahl geeigneter Endpunkte, die nicht gesicherte Übertragung von Kontextfaktoren auf andere Lebenswelten, die Angemessenheit der Verfahren zur Analyse und Synthese von komplexen Interventionen, die Möglichkeiten der Nutzung von GKV-Sekundärdaten oder Registerdaten, aber auch Indikatoren der Evidenzgüte sind Herausforderungen für gesundheitsökonomische Evaluationen präventiver Maßnahmen. Häufig mangelt es bereits an Nachweisen zur Wirksamkeit einer Maßnahme, die Aspekten der Kosteneffektivität vorgelagert sind.

Im Folgenden stellen wir exemplarisch gesundheitsökonomische Analysen für Maßnahmen in den von der Nationalen Präventionskonferenz für Deutschland definierten Handlungsfeldern „Gesund aufwachsen", „Gesund leben und arbeiten" und „Gesund im Alter" vor.

Unsere Auswahl zeigt einerseits das Spektrum unterschiedlicher Ansätze der gesundheitsökonomischen Evaluation, andererseits die Komplexität der Evaluation von Präventionsleistungen. Einige implizite methodische Herausforderungen weisen auf die Möglichkeiten, aber auch die Grenzen der Erkenntnis bei der Interpretation und Nutzbarkeit solcher Analysen hin.

36.3.1 Ökonomische Evaluation von Maßnahmen für die Lebensphase „Gesund aufwachsen"

In der Lebensphase des Aufwachsens können hohe Krankheitskosten durch Übergewicht, Bewegungsmangel oder falsche Ernährung bedingt sein und eine Triebfeder für gesundheitspolitisches Handeln darstellen. Die genannten Aspekte finden sich häufig nicht erst im Erwachsenenalter, sondern in zunehmendem Ausmaß bereits bei Kindern und Jugendlichen. Mögliche Folgeerkrankungen führen zu erheblichen direkten und indirekten Kosten für die Gesellschaft, sodass der Nachweis kosteneffektiver Maßnahmen zur Prävention von Übergewicht eine hohe Relevanz erfährt.

Beispiel: Programm zur Reduktion von Übergewicht

Für die Lebensphase „Gesund aufwachsen" ist eine Analyse von Kolu et al. beispielhaft für eine Evaluation der Kosteneffektivität einer primärpräventiven bzw. gesundheitsfördernden Maßnahme aus gesellschaftlicher Perspektive (Kolu et al., 2016) (Tabelle 36-2). Ziel dieser finnischen Studie war es, Kosten und Nutzen eines Lebensstil-Programms während der Schwangerschaft zu ermitteln, das zum Ziel hatte, bei werdenden Müttern und ihren Kindern die Entstehung eines Typ-2-Diabetes, einer Glukoseintoleranz sowie Übergewicht zu verhindern. An der Studie nahmen zunächst 399 Frauen teil, von denen 173 für die letzte Follow-up-Untersuchung nach sieben Jahren zur Verfügung standen. Die Intervention bestand aus fünf pränatelen Einheiten, in denen die Teilnehmerinnen zielgerichtete und personalisierte Empfehlungen zu Ernährung und physischer Aktivität erhielten. Untersuchte klinische Zielgrößen waren das Entstehen eines Diabetes Typ 2, der Body-Mass-Index (BMI) sowie die über den EQ-5D ermittelte gesundheitsbezogene Lebensqualität bei Müttern (zusätzlich der BMI, der HbA_{1c}-Wert sowie die Blutglukose bei Kindern). Bei Müttern wurden als weiterer Parameter mit Blick auf die ökonomischen Konsequenzen die krankheitsbedingten Ausfalltage im letzten Beobachtungsjahr erfasst. Die Studie konnte bei den für die gesundheitsökonomische Analyse vorgesehenen Parametern qualitätsadjustierte Lebensjahre (QALYs), Krankheitstage und Kosten keine signifikanten Unterschiede zwischen den Gruppen zeigen. Es zeigte sich aber eine Wahrscheinlichkeit von 90 % dafür, dass bei einer Zahlungsbereitschaft von 100 Euro ein Krankheitstag vermieden werden kann.

36.3.2 Ökonomische Evaluation von Maßnahmen für die Lebensphase „Gesund leben und arbeiten"

In der Lebensphase „Gesund leben und arbeiten" ist neben der weiteren Etablierung und Beibehaltung gesunder Lebensweisen aus der vorherigen Lebensphase aus präventiver Sicht das frühzeitige Erkennen von Erkrankungen auf der Basis individueller Risikoprofile rele-

Tabelle 36-2: „Gesund aufwachsen“: Lebensstil-Programm während der Schwangerschaft.

Beispielstudie: Kolu et al., 2016.	
Ziel	Untersuchung der langfristigen klinischen und ökonomischen Konsequenzen eines Programms zur Lebensstilveränderung während der Schwangerschaft
Intervention	wiederholte und zielgerichtete und personalisierte Empfehlungen zu Ernährung und physischer Aktivität
Setting	Teilnehmerinnen einer randomisiert-kontrollierten Studie, für die Daten zum 7-Jahres-Follow-up vorlagen
Methode	• **Analyseform:** Kosten-Effektivitäts-Analyse und Kosten-Nutzwert Analyse mittels Studiendaten (Lebensstiländerung vs. keine Intervention) • **Parameter**: Kosten pro reduziertem Krankheitstag, Kosten pro gewonnenem qualitätsadjustiertem Lebensjahr (QALY) • **Perspektive:** gesellschaftlich • **Zeithorizont:** 1 Jahr für die ökonomische Analyse (Jahr 7)
Ergebnisse	• **Gesamtkosten:** 2944 Euro (Intervention) versus 4243 Euro (Kontrolle) • **Effekt:** – Anzahl der vermiedenen Krankheitstage durch die Intervention: 6 – Anzahl der gewonnenen QALY durch die Intervention: 0,20 • **ICER:** Die Intervention dominiert die Kontrolle (d.h. kostet weniger bei zusätzlichem Effekt) • **Unsicherheit:** Weder für den Nutzen noch für die Kosten waren die Ergebnisse signifikant.
Stärken der Analyse	Betrachtung der Langzeitkonsequenzen, gutes Reporting der Studie, umfangreiche Sensitivitätsanalysen zur Prüfung der Unsicherheit
Limitationen	nur retrospektive Betrachtung der Kosten und Arbeitsausfälle des siebten Studienjahres, während sich die QALY-Unterschiede über den gesamten Zeitraum der Studie erstreckten; keine differenzierte Angabe der Interventionskosten, Outcomes auf die Mütter beschränkt

ICER: Incremental Cost-Effectiveness Ratio; inkrementelles Kosten-Effektivitäts-Verhältnis

vant. Diese Risikoprofile setzen sich zusammen aus Kombinationen von Einzelfaktoren wie Alter, Geschlecht oder einer bestimmten Familienanamnese mit dem Auftreten spezifischer klinischer Zeichen und Symptome (beispielsweise eines erhöhten HbA_{1c}-Wertes als Vorstufe eines Altersdiabetes). Darüber hinaus kann das Auftreten definierter Gen-Expositionen ein Indikator für spätere Erkrankungen sein, der das Angebot präventiver Maßnahmen sinnvoll macht (sofern Evidenz für deren protektive Wirkung besteht).

Beispiel: Krebsfrüherkennung

Evaluationen von Maßnahmen der Krebsfrüherkennung dienen dazu, Verdachtsfälle und frühe Krankheitsstadien eingehend zu diagnostizieren und im Bedarfsfall rechtzeitig zu behandeln. Gesetzlich Versicherte haben im Rahmen der Krebsfrüherkennungsprogramme jährlich oder zweijährlich Anspruch auf eine diagnostische Abklärung. Die Einführung einer systematischen, flächendeckenden Untersuchung Gesunder (Screening) erfordert einen wissenschaftlich nachgewiesenen kausalen Zusammenhang zwischen der Teilnahme am Screening und der Verminderung der Sterblichkeit.

Brustkrebs ist die häufigste Krebserkrankung von Frauen in Deutschland, ca. 69 000 Frauen sind jährlich von der Diagnose betroffen. Wenn Brustkrebs rechtzeitig erkannt und behandelt wird, ist er jedoch zumeist gut heilbar. Zur Früherkennung von Brustkrebs haben Frauen im Alter zwischen 50 und 69 Jahren deshalb alle zwei Jahre Anspruch auf eine Mammografie-Untersuchung. Ziel dieser Untersuchung ist es, Brustkrebs möglichst früh zu erkennen, um ihn besser behandeln zu können und die Heilungschancen zu erhöhen. Für Frauen im Alter von 70 bis 75 Jahren besteht seit 2023 ebenfalls die Möglichkeit der Screeningteilnahme.

Liegen darüber hinaus bestimmte Erkrankungskonstellationen in einer Familie vor, empfehlen Leitlinien, dass diesen Frauen eine ausführliche Beratung und eine genetische Testung in speziellen Zentren angeboten wird. Für den genetischen Test wird etwas Blut auf bekannte Genveränderungen untersucht (z.B. BRCA1, BRCA2). Ein positiver Test hat für die betroffe-

Tabelle 36-3: „Gesund leben und arbeiten":gentestbasiertes Screening zur Prävention von Brust- und Eierstockkrebs.

Beispielstudie: Hallsson et al., 2023.	
Ziel	Untersuchung der ökonomischen Wirkung einer gentestbasierten Screening-Strategie zur Prävention von Brust- und Eierstockkrebs
Intervention	prophylaktische Mastektomie (PM), prophylaktische Ovarektomie (PO), intensivierte Früherkennung, Kombination aus PM und PO
Setting	ambulante Facharztpraxis bzw. Fachklinik (Zentren für Familiären Brust- und Eierstockkrebs)
Methode	• **Analyseform:** Kosten-Nutzwert-Analyse über eine entscheidungsanalytische Markov-Modellierung • **Parameter:** Krebs-Inzidenzen, Mortalität, qualitätsadjustierte Lebensjahre (QALYs) • **Perspektive:** gesetzliche Krankonversicherung • **Zeithorizont:** lebenslang
Ergebnisse	• **Kosten:** 8760 Euro (PM mit 30 Jahren, gefolgt von PO mit 40 Jahren) als günstigste Intervention • **Effekt:** 11,1 QALY (PM mit 30 Jahren, gefolgt von PO mit 35 Jahren) als effektivste Intervention • **Kosten-Effektivität:** Eine Kombination aus initialer PM und nachfolgender PO (5 oder 10 Jahre später) dominierte alle anderen Strategien absolut (höherer Effekt, geringere Kosten). • **Unsicherheit:** In univariaten Sensitivitätsanalysen zeigten sich die Ergebnisse robust.
Stärken der Analyse	gute klinische Evidenzbasis, multiple Ansätze zur Modellvalidierung, Interventionen mit Berücksichtigung zeitlicher Verzögerungen
Limitationen	mangelnde Berücksichtigung der klinischen Heterogenität der Patientinnen, fehlende probabilistische Sensitivitätsanalysen, Nutzwerte zu Lebensqualität basierten auf unterschiedlichen Methoden, keine differenzierten Kosten für die Therapie von Ovarialkarzinomen

ne Frau das Angebot einer prophylaktischen Entfernung der Brust (Mastektomie) und/oder der Eierstöcke (Ovarektomie) zur Folge.

Exemplarisch für die **Evaluation der Kosteneffektivität** eines gentestbasierten Screeningprogramms stellen wir die literaturbasierte, d.h. aus mehreren publizierten Quellen konstruierte Markov-Modellierung von Hallson und Kollegen vor, anhand derer die Autoren unterschiedliche Screeningstrategien (intensivierte Überwachung, prophylaktische Mastektomie, prophylaktische Ovarektomie) bewerteten (Hallson et al., 2023). Das aus einem Entscheidungsbaum und einem Markov-Modell gebildete Design stellte den natürlichen Krankheitsverlauf eines Brust- oder Ovarialkarzinoms dar und war mit der epidemiologischen Datengrundlage kompatibel. Datengrundlage waren u.a. Informationen zu Inzidenzen des Brust- oder Ovarialkarzinoms, QALYs, klinischen Effekten durch operative Interventionen sowie Angaben zu Ressourcenverbräuchen bzw. Kosten. Gemäß internationaler Empfehlungen zur Gewährleistung einer hohen Modellqualität wurden die Ergebnisse verschiedenen Sensitivitätsanalysen unterzogen. Zur Validierung des Modells wurden die Modellberechnungen mit alternativen epidemiologischen Daten überprüft (Tabelle 36-3).

36.3.3 Ökonomische Evaluation von Maßnahmen für die Lebensphase „Gesund im Alter"

Bevölkerungsbezogenes Angebot zur Verbesserung der „physischen Aktivität im Alter"

Präventionsansätze zur Verbesserung der physischen Aktivität älterer Menschen zielen oft auf die Verbesserung der **Rahmenbedingungen physischer Aktivität** im Gemeinwesen und hier besonders für vulnerable Gruppen ab (Verhältnisprävention), können aber ebenso das Verhalten von Individuen ansprechen, z.B. in Form von Bewegungs- oder Ernährungsgewohnheiten (Verhaltensprävention). Die Herausforderungen liegen dabei meistens in der Planung, Umsetzung und Evaluation eines komplexen, die ganze Lebenswelt älterer Patient*innen betreffenden Präventionsansatzes. Dieser beinhaltet oftmals auch die kooperative Integration mehrerer Leistungserbringer mit dem Ziel einer besseren Vernetzung und Abstimmung des jeweiligen präventiven Angebots. Die Konzipierung derartiger multiprofessioneller und/oder multimodaler Konzepte ist dabei ebenso herausfordernd wie deren Implementierung und Evaluation.

Beispiel: interprofessionelle Kooperation in Alten- und Pflegeheimen

Dieses Beispiel für eine nicht vergleichende Kostenanalyse ist in Tabelle 36-4 dargestellt. Ziel dieser Studie war es, die Kosten-Effektivität eines interprofessionellen Kooperationsansatzes im institutionalisierten Kontext für Ältere zu bestimmen. Unter dem Begriff **interprofessionelle Zusammenarbeit** versteht man die Zusammenarbeit verschiedener Professionen, Patienten, Klienten, Angehörigen, aber auch Gesellschaften, um interprofessionelles Arbeiten zu ermöglichen und so eine optimale Gesundheitsversorgung zu gewährleisten. Im Pflegebereich stellt der Ansatz einer interprofessionellen Versorgung die Bedürfnisse der Patientinnen und Patienten in den Mittelpunkt. Um die beste Versorgung zu gewährleisten, arbeiten die verschiedenen Gesundheitsexperten zusammen und vereinen die jeweiligen beruflichen Perspektiven und Expertisen. Dieser Ansatz soll die Position der Pflege und Gesundheitsfachberufe als Partner in der Versorgung stärken. Unklar ist, wie sich das Kosten-Nutzen-Verhältnis von interprofessionell arbeitenden Teams im Vergleich zu eher „konventionell" arbeitenden Teams verhält bzw. welche zusätzlichen Kosten oder Einsparungen sich daraus ergeben. In der Studie

Tabelle 36-4: „Gesund im Alter“: interprofessionelle Kooperation in Alten- und Pflegeheimen.

Beispielstudie: Muntendorf et al., 2023.	
Ziel	Untersuchung der Kosten-Effektivität eines interprofessionellen Kooperationsansatzes in deutschen Alten- und Pflegeheimen
Intervention	Kooperation zwischen Pflegepersonal und niedergelassenen Ärzten zur Optimierung der therapeutischen Abstimmung bei Pflegeheimbewohner*innen (z. B. regelmäßige Meetings für Zielabstimmung und Medikamentengabe, Prozessstandardisierungen, Erreichbarkeit)
Setting	Pflegeheim
Methode	• **Analyseform:** Kosten-Nutzwert-Analyse mittels einer cluster-randomisierten, kontrollierten Multicenterstudie • **Parameter:** Kosten pro qualitätsadjustiertem Lebensjahr (QALY) • **Perspektive:** gesetzliche Krankenkasse, gesetzliche Pflegekasse • **Zeithorizont:** 1 Jahr
Ergebnisse	• **Kosten:** nicht signifikante Kostenersparnis durch die Intervention im Vergleich zur Kontrolle (852 Euro) – Krankenhauskosten und Kosten für Rehabilitation stellten die höchsten Kostenkomponenten dar (IG: 1799 Euro; KG: 2203 Euro), – gefolgt von den Kosten für Medikamente und Heilmittel (IG: 994 Euro; KG: 979 Euro)- • **Effekt:** nicht signifikanter Verlust an QALYs (0,06) im Vergleich zur Kontrolle • **Kosten-Effektivität:** 15 289 Euro Ersparnis pro reduziertem QALY, d. h. die Intervention spart Kosten, ist aber (nicht signifikant) weniger effektiv.
Stärken der Analyse	Analyse basierte auf randomisiert-kontrollierter Studie, Nutzung standardisierter Kosten für Deutschland, QALY-Werte basierten auf deutschen Tarifen
Limitationen	Randomisierung nur auf Cluster-Ebene, nicht alle möglichen, individuellen Kostenveranderungen erfasst; mögliche Dokumentationsfehler in der Erfassung der Studiendaten

IG: Interventionsgruppe; KG: Kontrollgruppe

von Muntendorf et al. zielte die Intervention auf die Kooperation zwischen Pflegeheimpersonal und lokalen niedergelassenen Ärzten ab. Es wurden hierfür 34 Pflegeheime cluster-randomisiert, sodass sich insgesamt 622 Patient*innen auf Interventions- und Kontrollgruppe verteilten (Muntendorf et al., 2023).

Die Ergebnisse der Kostenanalyse in der Studie können Entscheidungsträger bei Allokationsentscheidungen über die Förderung interprofessioneller Kooperationsprogramme unterstützen.

36.3.4 Lebensphasenübergreifende Präventionsmaßnahmen bewerten: Beispiel Tabakkonsum

Tabakkonsum ist weltweit das bedeutsamste Gesundheitsrisiko. In Deutschland entstehen durch Rauchen jährliche indirekte Ressourcenverluste von rund 66,92 Mrd. Euro, davon bedingt durch frühzeitigen Tod ein Ressourcenverlust von rund 22,92 Mrd. Euro sowie jährliche direkte Krankheitskosten von rund 30,32 Mrd. Euro. Weitere indirekte Kosten betreffen langfristige Arbeitslosigkeit, Arbeitsunfähigkeit, kurzfristige Arbeitslosigkeit. Erwerbsminderung, Pflegebedürftigkeit oder Zeit durch Rehabilitationsmaßnahme (Deutsches Krebsforschungszentrum, 2020).

Mittels einer systematischen Übersichtsarbeit sollten wirksame und kosteneffektive pharmakologische Entwöhnungsmaßnahmen identifiziert, die Evidenz zur Kosteneffektivität bereits zugelassener pharmakologischer Entwöhnungshilfen dargestellt und deren Qualität bewertet werden (Aumann et al., 2016). Aus einer Recherche mit einer Primärtrefferzahl von 10340 identifizierten Studien wurden 33 Studien, unter ihnen drei aus Deutschland, final in die Analyse eingeschlossen. Der Großteil der Studien zeigte, dass **Rauchentwöhnungsangebote** nicht nur **medizinisch sinnvoll**, sondern auch **kosteneffektiv** sind. So zeigte sich in einer deutschen Studie auf der Basis eines entscheidungsanalytischen Modells eine Dominanz (geringere Kosten bei höherem Effekt) der Nikotinersatztherapie gegenüber der Alternative „kein Entwöhnungsangebot" (Wasem et al., 2008).

Liegen keine systematischen Übersichten für ein interessierendes Präventionsangebot vor, sollte man sich inhaltlich und methodisch mit verfügbaren Einzelstudien befassen oder eine eigene Analyse anstreben.

Zusammenfassung

- Die Finanzierung von Gesundheitsförderung und Prävention erfolgt durch mehrere Kostenträger und ist im Sozialgesetzbuch geregelt.
- Um die finanziellen Ressourcen bestmöglich einzusetzen, stehen gesundheitsökonomische Verfahren zur Bewertung von Kosten und Nutzen von Präventionsmaßnahmen zur Verfügung. Dabei unterscheidet man nicht vergleichende Analysen (Krankheitskostenstudie, Kostenanalyse) und vergleichende Analysen (Kosten-Nutzen-, Kosten-Effektivitäts- und Kosten-Nutzwert-Analysen).
- Unter Beachtung der jeweiligen Limitationen der Verfahren können die Analysen dazu dienen, die zu erwartenden Kosten einer Präventionsmaßnahme abzuschätzen und eine Entscheidungsgrundlage für die Kostenträger zur Prioritätensetzung zu schaffen.

Diskussionsanregung

- Welche Kosten- und Nutzenarten werden bei der Evaluation von Präventionsmaßnahmen berücksichtigt?
- Welche Analysemethode beschreibt die Kosten einer Präventionsmaßnahme?
- Welche Analysemethode kann Grundlage für die Entscheidung zwischen verschiedenen Handlungsmöglichkeiten liefern?
- Welche Herausforderungen stellen sich bei der gesundheitsökonomischen Evaluation komplexer Interventionen?

Literatur

Aumann, I., Rozanski, K., Damm, K. & Graf von der Schulenburg, J.M. (2016). Kosteneffektivität von pharmakologischen Raucherentwöhnungsmaßnahmen – ein systematisches Literaturreview. *Gesundheitswesen, 78*(10), 660–671.

Bertelsmann, H., Perleth, M. & Matthias, K. (2013). Entscheidungen des Gemeinsamen Bundesausschusses zu Früherkennungsuntersuchungen – methodische Analyse der Beschlüsse im Zeitraum 2000 bis 2009. *Gesundheitswesen, 75*(01), 7–12.

Deutsches Krebsforschungszentrum (DKFZ). (2020). *Tabakatlas Deutschland 2020*. Verfügbar unter https://www.dkfz.de/de/krebspraevention/Downloads/pdf/Buecher_und_Berichte/2020_Tabakatlas-Deutschland-2020.pdf

GKV-Spitzenverband. (2022). *GKV-Kennzahlen*. Zugriff am 18. Oktober 2023 unter https://www.gkv-spitzenverband.de/service/zahlen_und_grafiken/gkv_kennzahlen/gkv_kennzahlen.jsp

Hallsson, L.R., Sroczynski, G., Engel, J. & Siebert, U. (2023). Decision-analytic evaluation of the comparative effectiveness and cost-effectiveness of strategies to prevent breast and ovarian cancer in German women with BRCA-1/2 mutations. *BMC*

Cancer, 23(1), 590. https://doi.org/10.1186/s12885-023-10956-6

Hannoveraner Konsens. (2007). Deutsche Empfehlung zur gesundheitsökonomischen Evaluation – dritte und aktualisierte Fassung des Hannoveraner Konsens. *Gesundheitsökonomie & Qualitätsmanagement, 12*(5), 285–290. https://doi.org/10.1055/s-2007-963505

Kolu, P., Raitanen, J., Puhkala, J., Tuominen, P., Husu, P. & Luoto, R. (2016). Effectiveness and cost-effectiveness of a cluster-randomized prenatal lifestyle counseling trial: a seven-year follow-up. *PloS One, 11*(12), e0167759. https://doi.org/10.1371/journal.pone.0167759

Lauterbach, K.W., Lüngen, M. & Schrappe, M. (2010). *Gesundheitsökonomie, Management und Evidence-based Medicine. Handbuch für Praxis, Politik und Studium* (3. Aufl.). Schattauer.

Medizinischer Dienst des Spitzenverbandes Bund der Krankenkassen (MDS) und GKV-Spitzenverband (Hrsg.). (2022). *Präventionsbericht 2022. Leistungen der gesetzlichen Krankenversicherung: Primärprävention und betriebliche Gesundheitsförderung. Berichtsjahr 2021.* Verfügbar unter https://www.gkv-spitzenverband.de/media/dokumente/krankenversicherung_1/praevention__selbsthilfe__beratung/praevention/praeventionsbericht/2022_GKV_MDS_Praeventionsbericht_barrierefrei.pdf

Müller, D., Stock, S., Charalabos-Markos, D., Chernyak, N., Gerber-Grote, A., Gloede, T.D., Hermann, B., Huppertz, D., Jülich, F., Mostardt, S., Köberlein-Neu, J., Prenzler, A., Salize, H.-J., Santos, S., Scheckel, B., Seidl, A., Wahlers, K. & Icks, A. (2017). Checkliste zur Erstellung und Bewertung von Krankheitskostenstudien. *Gesundheitswesen, 80*(08/09), 744–753.

Muntendorf, L.K., Balzer, K., Friede, T., Hummers, E., König, H.H., Müller, C., Scherer, M., Steyer, L., Tetzlaff, B., Pfeiffer, S., Konnopka, A. & interprof ACT Consortium. (2023). Cost-effectiveness of inter-professional collaboration to reduce hospitalisations in nursing home residents: results from the German Interprof ACT Trial. *International Journal of Integrated Care, 23*(2), 8. https://doi.org/10.5334/ijic.7001

Schöffski, O. & von der Schulenburg, J.M. (Hrsg.). (2000). *Gesundheitsökonomische Evaluationen.* Springer. https://doi.org/10.1007/978-3-662-11871-9

Wasem, J., Jung, M., May, U., Ochotta, T., Hessel, F., Wegner, C., Gutsch, A. & Neumann, A. (2008). Nutzen und Kosteneffektivität der Nikotinersatztherapie zur Raucherentwöhnung – eine entscheidungsanalytische Modellierung der direkten medizinischen Kosten. *Gesundheitsökonomie und Qualitätsmanagement, 13*(2), 99–108. https://doi.org/10.1055/s-2007-963541

Lese- und Medienempfehlung zur Vertiefung

Stock, S., Lauterbach, K.W. & Sauerland, S. (Hrsg.). (2021). *Gesundheitsökonomie. Lehrbuch für Mediziner und andere Gesundheitsberufe* (4., aktualisierte und erweiterte Auflage). Hogrefe.

37 Prävention und Gesundheitsförderung – Aussichten für die Zukunft

Hajo Zeeb und Heide Busse

Überblick

- Was sind wesentliche Zukunftsaspekte von Prävention und Gesundheitsförderung?
- Welche Bedeutung haben Systemdenken und Diversität für die kommenden Entwicklungen?
- Gibt es passende Zukunftsszenarien für Prävention und Gesundheitsförderung?

Was hat Pokémon Go mit der **Zukunft von Prävention und Gesundheitsförderung** zu tun? Im Sommer 2016 konnte eine erstaunte (Fach-)Öffentlichkeit beobachten, wie – angeregt durch ein geschickt gestaltetes virtuelles Versteckspiel – Scharen von Kindern und Jugendlichen, aber auch Erwachsene, in die Straßen und Parks ihrer Umgebung strömten. Zumindest vorübergehend intensivierten viele dieser Spielerinnen und Spieler ihre körperliche Aktivität, und es gab sogar Hinweise auf differenziell positive Effekte bei vorher besonders Inaktiven (Howe et al., 2016; Xian et al., 2017). Auch für andere gesundheitsbezogen Effekte liegen mittlerweile Studien mit positiven Ergebnissen vor (Lee et al., 2021). Dieses Spiel wurde weltweit über 500 Mio. Mal heruntergeladen, hatte somit globale Attraktion, und konnte durch seine Gestaltung und eine die Freude am Spiel ansprechende Ausrichtung erreichen, was vielen Ansätzen der Gesundheitsförderung und Prävention über Jahre scheinbar nicht gelungen war (Reisch et al., 2017).

Diese kurze Beschreibung spricht einige interessante Zukunftsaspekte von Prävention und Gesundheitsförderung an. Sie bietet auch Anknüpfungspunkte für kontroverse Diskussionen und schließt an mehrere Kapitel dieses Buches an. In Bezug auf **gesundheitliche Problemlagen** ist das Beispiel direkt mit dem Megathema mangelnde Bewegung und mit der Gesundheitsproblematik Übergewicht und damit assoziierte Folgen verbunden. Zudem werden wichtige Gruppen wie Kinder und vor allem Jugendliche angesprochen, die nicht immer leicht erreichbar für Prävention und Gesundheitsförderung sind. Das virtuelle Spiel benutzt Ansätze, die im Gesundheitsbereich als E-und M-Health, zusammengefasst auch als **digitale Public Health**, entwickelt und diskutiert werden, und setzt zudem auf eine verhaltensbezogene Technik, die als „nudging“, Anstubsen, mittlerweile viele Verfechter und vermutlich ebenso viele Kritiker unter den Public-Health-Akteuren gefunden hat. Das Beispiel illustriert zudem sehr deutlich das Problem der **Nachhaltigkeit** von Maßnahmen und Programmen der Prävention und Gesundheitsförderung – die Pokémon-Go-Welle ebbte nach einigen Monaten wieder ab, und damit vermutlich auch das erhöhte Aktivitätsniveau vieler junger Fans und Spieler – allerdings gab es in den Folgejahren wieder höhere Nutzungszahlen. Und nicht zuletzt weist das Beispiel auf die globale Dimension von Prävention und Gesundheitsförderung hin. Akzeptiert man für einen Moment das Spiel als eine Intervention mit präventiven Komponenten, so wird deutlich, dass sich diese durch **moderne Informationstechnologien** eher zwanglos und extrem schnell global verbreiten ließ. Allerdings werden z. B. durch die Erfassung individueller Bewegungs- und Aufenthaltsmuster in entsprechenden Anwendungen **Datenschutzfragen** aufgeworfen, die auch für die Prävention wachsende Bedeutung haben. Dass Pokémon Go kein Programm der WHO oder sonstiger Public-Health-Institutionen ist, sondern kommerziellen Interessen der Hersteller dient, muss hier nicht betont werden.

Die Vignette illustriert einige der für Prävention und Gesundheitsförderung der Zukunft relevanten gesellschaftlichen, sozialen und technologischen Trends. Zudem sind der demografische Wandel und die zunehmende soziokulturelle Diversität zu nennen, die den Kontext der Prävention der Zukunft ebenfalls prägen.

Das breite Spektrum wissenschaftlich basierter Ansätze der Prävention und Gesundheitsförderung und ihre Komplementarität in Bezug auf Wirkweisen und Zielsetzungen werden in dem vorliegenden Buch umfassend erläutert und kritisch diskutiert. In Zukunft wird sich die Vielfalt der Ansätze und Programme noch weiter erhöhen und ausdifferenzieren, weil davon auszugehen ist, dass in Deutschland durch die Vorgaben und Möglichkeiten des **Präventionsgesetzes**, aber auch durch eine – allerdings nur sehr langsam – gestärkte **präventive Grundorientierung im Gesundheits- und Sozialwesen** insgesamt die Rolle von Prävention und Gesundheitsförderung wächst. Wichtig ist aus Sicht von Public Health, dass diese Grundorientierung einen **prägenden Charakter** gewinnt und nicht als Feigenblatt der kurativen Individualmedizin anzusehen ist. Die zu erwartende dynamische Entwicklung dieses Bereiches muss zudem qualitätsorientiert sein und durch Evidenz geleitet werden. Gesundheitswissenschaftliche Theorien sind eine wichtige Basis für die Entwicklung neuer Ansätze und Programme der Prävention und Gesundheitsförderung. Als Desiderat für die Zukunft ist eine noch stärkere und explizite **Theoriebasierung von Interventionen** und Programmen zu sehen, nicht zuletzt, um für alle Beteiligten Transparenz darüber zu schaffen, was auf welchen Wegen erreicht werden soll und was sinnvolle und messbare Ergebnisse sein können.

37.1 Gesundheitslast und zukünftige Themen für Prävention und Gesundheitsförderung

Auch in Zukunft wird das Themenspektrum der Prävention und Gesundheitsförderung breit bleiben, die im Band behandelten Gesundheitsthemen und Settings spiegeln diese Vielfalt. Aus epidemiologischer Perspektive werden die **nicht übertragbaren Erkrankungen** weiterhin den größten Raum der zielgerichteten Prävention einnehmen. Muskuloskelettale Erkrankungen prägen die Krankheitslast in erheblichem Maß und die **psychische Gesundheit** ist zunehmend bedeutsam. Auswertungen der aktuellen Krankheitslast in Deutschland zeigen dies etwa durch die in den vergangenen 20 Jahren bei Männern wie Frauen deutlich gestiegenen Zahlen für Depressionen (Plass et al., 2014). Übertragbare Erkrankungen werden aber insbesondere unter Global-Health-Gesichtspunkten und der Verbindung von veterinärer und humaner Public Health unter dem „One Health“-Rahmen (Lebov et al., 2017) weiterhin bedeutsam sein. Eng verbunden mit vielen Aspekten der Prävention und Gesundheitsförderung ist auch das sich entwickelnde Themenfeld der **planetaren Gesundheit** (Whitmee et al., 2015). Zentrale Aspekte wie nachhaltige Mobilität, planetare Ernährung und nachhaltiges Wirtschaften als entscheidende Voraussetzungen für die Gesundheit und das Leben auf dem Planeten Erde lassen sich oftmals hervorragend mit Prävention und Gesundheitsförderung integrieren, da viele gemeinsame Zielsetzungen bestehen.

Am Beispiel der Ebola-Epidemie 2014/2015 und besonders eindrucksvoll der Covid-19-Pandemie der Jahre 2020–2023 lässt sich sehr deutlich demonstrieren, wie **Infektionserkrankungen** die Bevölkerung, das Gesundheitswesen und die Politik auch in heutigen Zeiten massiv prägen können. Hier ist kontinuierliche Prävention mit klassischen und innovativen Methoden der Infektionskontrolle und -bekämpfung, darunter die Aufrechterhaltung und weitere Verbesserung des Impfstatus der Bevölkerung, auch weiterhin entscheidend. Die moderne Pandemievorbereitung („pandemic preparedness") als präventive Aufgabe sollte jedoch dringend nicht nur auf die Infektionsverhinderung und -kontrolle ausgerichtet sein, sondern als Lehre aus der Covid-19-Pandemie auch nichtinfektiöse, psychische wie körperliche Risiken in Pandemiezeiten einbeziehen.

Auch wenn die aktuellen Einschätzungen der wichtigsten Einflussfaktoren global und lokal bekannte Risiken wie die ernährungsbedingten Faktoren, Bluthochdruck, Übergewicht, Rauchen und Bewegungsmangel als Treiber der gesundheitlichen Probleme auch einzeln kenntlich machen, ist davon auszugehen, dass die Antworten der Prävention und Gesundheitsförderung auf diese epidemiologische Analyse überwiegend **strukturell, vernetzt und übergreifend** sein müssen. Hier liegen auch heute, mehr als 35 Jahre nach der Ottawa-Charta, die wesentlichen Herausforderungen und Aufgaben von Prävention und Gesundheitsförderung: in der Stärkung der Ressourcen der Bevölkerung für eine übergreifende Kompetenz, die eigene Gesundheit positiv zu gestalten. Hinweise zur Notwendigkeit der Kombination von verhaltens- und verhältnisorientierten Maßnahmen und einer breit angelegten gesundheitsförderlichen Politik finden sich durchgehend in diesem Band, einschließlich des Verweises auf das Potenzial – und die Notwendigkeit – interdisziplinärer Zusammenarbeit. Nur in wenigen Fällen ist von einer vertikal angelegten Einzelmaßnahme ein nachhaltiger Effekt in der Prävention und Gesundheitsförderung zu erwarten – für manche impfpräventable Erkrankungen und Unfälle gilt dies jedoch. Zudem muss Public Health viel deutlicher als bisher den **systemischen Charakter von Public-Health-Problemen** und deren Bewältigung in den Blick nehmen.

37.2 Komplexität und Systemdenken

Prävention und Gesundheitsförderung der Zukunft werden sich mit der wachsenden **Komplexität** der gesundheitlichen, sozialen, wirtschaftlichen und technischen Zusammenhänge zentraler Public-Health-Probleme auseinandersetzen und Antworten finden müssen. Es werden vermehrt Systemansätze als eine nicht mehr auszublendende Antwort auf diese Komplexität propagiert (Bolton et al., 2022; Rutter et al., 2017). Diese werden auch als komplexe Systemmodelle von Public Health bezeichnet. Dahinter steht ein Grundverständnis von gesundheitlicher Ungleichheit und mangelhafter Gesundheit als Ergebnis des **Zusammenspiels** vieler verschiedener, aber miteinander verbundener Elemente. Das Zusammenspiel kann auf vielschichtige, nicht immer offensichtliche Weise erfolgen. Entsprechendes ist von Interventionen in derartige komplexe Systeme zu erwarten – sie können **unerwartete Folgen** haben, anders wirken als bei einer eher linearen Betrachtung erwartet und über Feedbackschleifen zu einer Verstärkung oder auch Abschwächung der Wirkung auf Bevölkerungsebene führen. In dieser Gedankenwelt liegt der Fokus auf Nichtlinearität und auf Interaktion zwischen verschiedenen Maßnahmen sowie auf neuartigen Umsetzungshürden. Somit ergeben sich auch neue Fokusse und Fragestellungen in der Wirkungs- und Implementationsforschung, da es weniger darum geht, einzelne Risikofaktoren oder Interventionsmaßnahmen isoliert zu untersuchen, sondern wesentlich stärker als bisher auf **Systemzusammenhänge und -wirkungen** zu achten und diese mit jeweils angemessenen Methoden zu beforschen.

Als Beispiel einer komplexen Herausforderung für die Prävention und Gesundheitsförderung kann – an die Eingangsthematik anknüpfend – die in vielen Alters- und sozialen Gruppen weiter zunehmende Übergewichts- und Adipositasproblematik angesehen werden. Allein in Bezug auf mögliche Interventionsansätze ist die Vielfalt groß, und es ist von erheblichen **Wechselwirkungen** verschiedener Ansätze auszugehen. Politische Maßnahmen wie die Besteuerung von Lebensmitteln und gesüßten Getränken, Schaffung bewegungsförderlicher Lebenswelten als Settingansatz in Schulen, Kindertagesstätten etc., Veränderungen im Mobilitätskonzept der Städte, aber auch individuelle Ansätze bis hin zur gezielten Veränderung des Darmmikrobioms werden diskutiert, beforscht und im Alltag umgesetzt. Soziale und individuelle Stigmatisierungstendenzen, Fitnesswahn oder Industrielobbyismus sind Beispiele möglicher **„Störfaktoren“** im komplexen Gefüge der Interventionen und ihrer Gesamtwirkung auf das gesellschaftliche Phänomen Übergewicht. Die bewusste Auseinandersetzung mit der Komplexität gesundheitlicher Problemlagen und darauf ausgerichteten Maßnahmen der Prävention und Gesundheitsförderung hat auch Folgen für die **Evaluation komplexer Interventionen**. Veröffentlichungen des Medical Research Council (Skivington et al., 2021) und des Robert Koch-Instituts (Robert Koch-Institut & Bayerisches Landesamt für Gesundheit und Lebensmittelsicherheit, 2012) geben hierzu differenzierte, zukunftsgerichtete Hinweise.

Systemansätze sind nicht neu für die **interdisziplinäre Forschung und Praxis** der Prävention und Gesundheitsförderung. Auch in der Vergangenheit wurden schon kreative und methodisch vielfältige Untersuchungen durchgeführt und Interventionen umgesetzt und evaluiert. Allerdings kann durch eine entschiedenere Positionierung der Prävention und Gesundheitsförderung mit einem starken Fokus auf komplexe Interventionen – also deutlich über die bisher schon verfolgten komplexen Zustandsbeschreibungen und Modelle hinaus – neuer Wind in das Gebiet kommen. Hier ist auch das Systemdenken (engl. *systems thinking*) zu nennen, bei dem lokale Wissensbestände zur Adaptation und Implementierung evidenzbasierter Maßnahmen und Ansätze genutzt werden. Was jedoch nicht geschehen sollte, ist – bei aller Emphase auf die angemessene Berücksichtigung der Systemzusammenhänge bei Public-Health-Problemen – die **Klarheit** in der Analyse, Planung und Bewertung präventiver Interventionen aus den Augen zu verlieren.

37.3 Diversität als Herausforderung

Prävention und Gesundheitsförderung stehen heute und in Zukunft vor einer weiteren wichtigen Herausforderung: Die **Diversität der Gesellschaft**, z.B. in Hinsicht auf soziale Ungleichheit und Migrationshintergrund, nimmt laufend zu. Die weltweiten Krisensituationen einschließlich der Klimakrise werden weiter zu dieser Entwicklung beitragen. Vielfach sind Forschende und Akteure mittlerweile sehr sensibel für diese Dynamik und richten ihre Studien, Maßnahmen und Vorgehensweisen entsprechend aus. Allerdings ist auch aktuell der Vorwurf einer – oft unwillentlichen – Konzentration auf die gesundheitsbewusste Mittelschicht nicht immer zu entkräften. Es muss noch viel deutlicher werden, dass eine entsprechende Forschung und Praxis, die Diversität als konstituierendes Merkmal der Bevölkerung und ihrer verschiedenen Gruppen anerkennt, selbstverständlich auch angemessene Ressourcen für ihre Aufgaben benötigt. Erhebliche Herausforderungen liegen hier auch in der Organisation und Umsetzung partizipativen Planen und Handelns. Das Konzept der Ko-Kreation (Morales-Garzón et al., 2023) wird hier immer häufiger genutzt. **Partizipation** bleibt eine der unabdingbaren Anforderungen an moderne Prävention und Gesundheitsförderung.

37.4 Prävention und Bürgerrechte

Neue Vorschläge der Prävention und Gesundheitsförderung sehen sich nicht selten den Vorwürfen der Propagierung einer **Gesundheitsdiktatur** ausgesetzt, die in bedenklicher Weise die **Bürgerrechte** und individuelle Freiheiten – auch solche, die mit Selbstgefährdung durch nachweislich schädliche Verhaltensweisen einhergehen – einem abstrakten Gemeinwohl- und Gesundheitsfetischismus opfert. In der Tat hat es in der Vergangenheit einzelne Beispiele gegeben, bei denen vorgeblich präventive Gesundheitsziele durch massive Einschränkung von Bürgerrechten erreicht werden sollten. Dazu gehört beispielsweise die in den 1980er-Jahren diskutierte (und in Kuba zeitweilig umgesetzte) „Kasernierung von Aidskranken". Weniger drastisch, aber auch diesen Themenkreis berührend, sind Rauch- oder Alkoholverbote, die bis in die **Privatsphäre der Einzelnen** reichen, wenn z. B. das Rauchen im eigenen Wohnraum oder Fahrzeug gesetzlich unterbunden werden soll (Jarvie & Malone, 2008). Hier gilt es, Begründungen genau und aus unterschiedlichen Perspektiven zu prüfen und – möglichst gemeinsam – zu einer angemessenen Abwägung zu kommen.

Auch **Stigmatisierungen**, ein Thema beispielsweise beim Umgang mit Übergewicht und Adipositas, sind in diese Richtung interpretierbar. Und wenn durch mobile Überwachungstechnologien ein kontinuierliches individuelles Monitoring von Verhalten, verbunden mit Belohnungssystemen für „erwünschtes" Verhalten, ermöglicht oder gar angestrebt wird, nimmt diese Diskussion noch ernstere Züge an. Hierzu wird ein Argument zur Diskussion gestellt: Prävention und Gesundheitsförderung müssen so stark wie möglich **demokratisch verankert** sein.

Das eingangs angesprochene **„Nudging"** wird ebenfalls unter dem Aspekt der ungewollten Bevormundung diskutiert. „Nudging" soll unterschwellige, steuernde Anreize in eine bestimmte Richtung setzen, ohne dabei Freiheiten zu beschneiden (Thaler & Sunstein, 2008). Als kostengünstiges Tool der Verhaltensökonomie findet „Nudging" zunehmend Anwendung. Neben der erwähnten Bevormundung ist die reine Verhaltensorientierung ohne Berücksichtigung struktureller Faktoren kritisch zu sehen. Offenheit über die Vorgehensweise und expliziter Verzicht auf Manipulationen als ethische Maxime können viele Kritikpunkte entkräften, so ein Argument. Internationale Surveydaten ergaben eine recht hohe Zustimmung zur Nutzung von „Nudging" als Präventionsstrategie (Reisch et al., 2017). In dem 6-Länder-Survey wurden allerdings auch massenmediale Gesundheitsinformationen als „Nudging" eingeordnet.

> **Wichtig für Gesundheitsförderung und Prävention**
>
> Das Ausmaß möglicher individueller Einschränkungen zugunsten der Gesundheit der Gesamtbevölkerung oder von Gruppen muss Ergebnis einer gesellschaftlichen Diskussion sein. Dabei ist eine offene Abwägung der Auswahl und der jeweiligen Konsequenzen von Maßnahmen der Prävention und Gesundheitsförderung eine entscheidende Grundlage. Public Health insgesamt muss sich dagegen wehren, Spielball machtpolitischer Erwägungen und von **Lobbyismus** zu sein, vielmehr muss das gemeinsame Ziel einer bestmöglichen Gesundheit für alle Bevölkerungsgruppen immer neu formuliert, geprüft, verteidigt und vorangetrieben werden. Eine kritische Einschätzung der tatsächlichen Bedrohungen der individuellen Freiheiten wird Public Health, Prävention und Gesundheitsförderung in aller Regel nicht an erster Stelle verorten.

37.5 Zukunftsszenarien für Prävention und Gesundheitsförderung

Patrick diskutiert in einem Buchbeitrag (Patrick, 2008) Zukunftsoptionen für Prävention und Gesundheitsförderung im US-amerikanischen Kontext. Er arbeitet dabei mit drei möglichen Zukunftsszenarien, die mit Anpassung auch heute und für hiesige Verhältnisse eine Diskussionsgrundlage darstellen können.

Wichtig für Gesundheitsförderung und Prävention

Drei **Zukunftsszenarien** für Prävention und Gesundheitsförderung (in Anlehnung an Patrick, 2008):

- Weiter wie bisher.
- Das System platzt aus den Nähten.
- Prävention und Gesundheitsförderung stehen im Mittelpunkt.

Im **„Weiter wie bisher"-Szenario** würden wir in Deutschland eine zwar auf vielen Ebenen aktive, aber zu wenig evidenzbasierte, stark projektlastige und insgesamt zu wenig ausgewogene Prävention und Gesundheitsförderung beibehalten, die vielfach nahe am individualmedizinischen Paradigma verortet bleibt. Insofern würden auch die Ressourcenflüsse innerhalb eines gewissen Korridors unverändert bleiben. Zudem wäre nicht zu erwarten, dass sich grundlegende präventiv begründete Erfolge bei den wichtigen gesundheitsbezogenen Problematiken ergeben. Die notwendige engere Zusammenarbeit zwischen Forschung und Praxis wird nur unzureichend vorangetrieben, und die Implementation gut evaluierter Maßnahmen unter dem Aspekt einer nachhaltig gestalteten und gerechten Prävention und Gesundheitsförderung bleibt erschwert. Die allzu langsame Digitalisierung samt der notwendigen, aber noch unzureichenden **Stärkung der Gesundheitskompetenz** legt nahe, dass dieses Szenario in Teilen zutrifft.

Im **zweiten Szenario** beschreibt Patrick, wie im Rahmen neoliberaler Entwicklungen, wirtschaftlicher Rezession und demografischen Wandels ein immer größerer **Wettstreit um Ressourcen** entsteht, die sich zunehmend auf die medizinische Behandlung chronischer Erkrankungen konzentrieren. Er beschreibt eine Abkehr vom Solidarsystem und eine zunehmende soziale Ungleichheit bei der Versorgung mit präventiven Leistungen, die nicht mehr zum Regelangebot gehören. Dieses Szenario erscheint für Deutschland zumindest in der von Patrick skizzierten drastischen Form nicht wahrscheinlich. Einige der Herausforderungen, inklusive der Tendenz zur Individualisierung (kostspieliger) präventiver Leistungen, bestehen allerdings auch in Deutschland.

Das **dritte Szenario** wird bei Patrick am immer weiter steigenden Anteil der Gesundheitskosten am Bruttoinlandsprodukt aufgehängt, der zum Umdenken zwingt: Die Krise, gepaart mit vernünftigem Denken und wissenschaftlicher Beratung, führt zu substanziellen Änderungen bei den Perspektiven auf Gesundheit als „common good". Dies betrifft auch die Akzeptanz eines langfristigen und nachhaltigen Handelns und Planens für Prävention und Gesundheitsförderung, die Ausbildung im Gesundheits- und Sozialsektor und die Finanzierung. Prävention würde hier das **zentrale Organisationsprinzip** der Gesundheitsversorgung. Davon ist natürlich auch in Deutschland noch längst nicht zu sprechen. Steigende Gesundheitskosten, die fast ausschließlich vom medizinisch-klinischen Sektor verursacht werden, sind ein wichtiges Thema, noch wird aber ein radikales Umschwenken auf eine umfassend präventionsorientierte Ausrichtung des Gesundheitssystems sowie anderer Politikbereiche nur ansatzweise diskutiert. Mit dem Präventionsgesetz wurden Weichen z.B. für die settingbasierte Gesundheitsförderung gestellt, die zu mehr Aktivität in diesem Bereich, aber noch wenig messbaren Erfolgen geführt haben. Der mittlerweile wieder deutlich stärker geförderte Öffentliche Gesundheitsdienst bringt ebenfalls Chancen für Prävention und Gesundheitsförderung. Ohne eine systematische, auf den Erfahrungen der ersten Jahre des Präventionsgesetzes aufbauende **Weiterentwicklung der gesetzlichen Grundlagen** sowie eine deutlich stärkere strukturelle Verankerung von Prävention und Gesundheitsförderung – nicht nur im Gesundheitssystem, sondern in vielen anderen Bereichen des gesellschaftlichen Zusammenlebens – wird es jedoch noch dauern, bis dieses Themenfeld eine echte politische und gesellschaftliche Hauptrolle erhält. An dieser Stelle sei auf Abbildung 1-2 in Kap. 1 hingewiesen, die schematisch den zukünftigen Sollzustand der verschiedenen Segmente darstellt. Zu bedenken ist darüber hinaus, dass Prävention und Gesundheitsförderung im Sinne der **„Health in all Policies"** in viele verschiedene Politikbereiche einstrahlen soll. Ob sich die hierfür notwendige Konvergenz der treibenden sozialen und politischen Kräfte ergibt, bleibt weiter fraglich.

37.6 Prävention und Innovation

Digitale Gesundheitstechnologie wird für die innovative Prävention und Gesundheitsförderung der Zukunft zunehmend von Bedeutung sein. Die weitere Diffusion dieser Technologien in so gut wie alle Facetten der Gesellschaft ist sicher. Für manche Bereiche der Prävention und Gesundheitsförderung, z. B. im Kontext körperlicher Aktivität, werden diese Entwicklungen bedeutsamer sein als für andere Bereiche, bei denen auch in Zukunft persönlichere Interaktionsformen oder politische Vorgehensweisen im Vordergrund stehen. Akteure und Adressatengruppen werden noch stärker als bisher ihre **„digitale gesundheitsbezogene Kompetenz"** entwickeln müssen, nicht zuletzt, um Sinnvolles und Vernünftiges von Nutzlosem und Schädlichem zu trennen. Infodemien zählen mittlerweile zu den großen gesundheitlichen Herausforderungen. Im Bereich Kommunikation und Gesundheitskompetenz ergeben sich vielfältige Aspekte auch für die Lehre und Ausbildung in der Prävention und Gesundheitsförderung.

Das umfangreiche **Methoden- und Strategienarsenal** der Prävention und Gesundheitsförderung ist darauf zu testen, wo ggf. noch ungehobene „Schätze" liegen, die zu einer Stärkung beitragen können: Sind z. B. Erkenntnisse der Glücksforschung für diesen Bereich wichtiger als bisher erkannt (Singh et al., 2023; Soong et al., 2015)? Können neue Ansätze in der Verbindung von gemeindebezogener partizipativer Prävention, Gesundheitsförderung und umweltbezogener Gesundheit entwickelt und erfolgreich implementiert werden (Gavin et al., 2015)? Und wie steht es mit anderen Settings und Verbündeten für Prävention und Gesundheitsförderung (Linnan et al., 2014)? Auch hier bietet sich eine noch engere Zusammenarbeit und Abstimmung zwischen Forschung und Praxis an (Amaro, 2017).

Prävention und Gesundheitsförderung für alle und mit allen – ein solcher Slogan würde auch einen oftmals vernachlässigten Aspekt des Themengebiets ansprechen: Auch bei eingeschränkter Gesundheit und Behinderung gilt es, die vorhandene Gesundheit zu stärken, Ressourcen zu fördern und somit zur gesundheitlichen Chancengleichheit beizutragen (Kuijken et al., 2016; Sandforth & Hasseler, 2014). Das Präventionsgesetz setzt hierzu einige Akzente, etwa durch die Forderung nach Barrierefreiheit in der Primärprävention und die Beteiligung der Selbsthilfe in der Nationalen Präventionskonferenz. Insofern müssen die Akteure der Prävention und Gesundheitsförderung auch vermehrt diversifizierte, angepasste Konzepte und Ansätze für unterschiedliche Lebenssituationen entwickeln und dabei auf den Sachverstand der unterschiedlichen Adressatengruppen bauen. So wird das Thema auch für Menschen mit weniger guten gesundheitlichen Ausgangsbedingungen attraktiv und für Individuen wie für Gruppen zunehmend unterstützenswert. Dass jedoch nie alle Personen in gleicher Weise und Intensität beteiligt sein werden, u. a. weil ihre Prioritätensetzung anders und die vorhandenen Angebote und Ansätze für sie unattraktiv sind, kann nur ein Ansporn sein, weiter über Prävention und Gesundheitsförderung zu informieren, ihre Bedeutung noch klarer herauszuarbeiten und die Potenziale weiterzuentwickeln. Die Entscheidungsfreiheit von Einzelnen darf dadurch nicht gefährdet, sondern muss im Gegenteil gestärkt werden, indem transparent gemacht wird, was Prävention und Gesundheitsförderung bedeutet und leisten kann, und was nicht. Dem Diktum „Es ist besser gesund zu sein als krank oder tot“, das Rose als grundlegendes **humanitäres Argument für Prävention** bezeichnete (Rose, 1992, 2008), wird auch in Zukunft die überwältigende Mehrheit aller Menschen zustimmen.

Zusammenfassung

- Einige Zukunftsthemen und -entwicklungen der Prävention und Gesundheitsförderung können anhand eines sich schnell ausbreitenden Online-Umgebungsspiels angerissen werden, darunter die Entwicklung des Gebiets „digitale Public Health“ und die schnelle und bessere Erreichbarkeit von bestimmten Bevölkerungsgruppen.
- Mit Blick auf die für Prävention und Gesundheitsförderung relevanten Gesundheitslasten sind auch in Zukunft die nicht übertragbaren chronischen Erkrankungen sowie die psychischen Störungen bedeutsam; Infektionskrankheiten und deren Prävention bleiben jedoch auf der Agenda.
- Systemzusammenhänge und die Wechselwirkung verschiedener Faktoren und Rahmenbedingungen für Prävention und Gesundheitsförderung sind in der Zukunft stärker zu beachten als bisher. Dies bedarf auch neuer Forschungs- und Implementationsansätze, die sich vielfach mit dem neuen Themengebiet der planetaren Gesundheit integrieren lassen.
- Prävention und Gesundheitsförderung muss demokratisch legitimiert sein, die Wahrung der Bürgerrechte ist – statt bevormundender Ansätze – zu stärken. Die Zielsetzungen und Strategien von Prävention und Gesundheitsförderungen müssen hierauf immer wieder kritisch geprüft werden.
- Mögliche Szenarien für eine Zukunft von Prävention und Gesundheitsförderung umfassen u.a. ein „Weiter wie bisher“ und ein den Wettstreit um knappe Ressourcen fokussierendes Szenario. Wünschenswerter erscheint ein drittes Zukunftsbild, das ein durchgreifendes Umdenken hin zu einer umfassend präventionsorientierten Ausrichtung des Gesundheitswesens und einer stärkeren Verankerung von „Health in all Policies“ skizziert.
- Innovationspotenzial liegt u.a. in der Digitalisierung (E- und M-Health), aber auch in der weiteren Entwicklung interdisziplinärer Forschung und Praxis, die neue Akteure einbezieht und innovative Wege findet, Chancengleichheit zu stärken.

Diskussionsanregung

- Welche Vorteile und welche Probleme birgt das „Anstubsen“ (Nudging) für die Prävention und Gesundheitsförderung?
- Überlegen Sie am Beispiel der Gesundheitsförderung bei Migrantinnen und Migranten, warum Systemdenken und Umgang mit Komplexität für die Zukunft von Prävention und Gesundheitsförderung eine große Bedeutung haben.
- Wie schätzen Sie die genannten Zukunftsszenarien ein? Sehen Sie weitere mögliche Szenarien?
- Hat sich durch die Erfahrungen in der Covid-19-Pandemie eine geänderte Einstellung der Bevölkerung zu Themen rund um Prävention und Gesundheitsförderung ergeben?

Literatur

Amaro, H. (2017). Four priorities to guide a public health of consequence. *American Journal of Public Health, 107*(5), 671–672. https://doi.org/10.2105/AJPH.2017.303741

Bolton, K.A., Whelan, J., Fraser, P., Bell, C., Allender, S. & Brown, A.D. (2022). The Public Health 12 framework: interpreting the ‚Meadows 12 places to act in a system‘ for use in public health. *Archives of Public Health, 80*, 72. https://doi.org/10.1186/s13690-022-00835-0

Gavin, V.R., Seeholzer, E.L., Leon, J.B., Chappelle, S.B. & Sehgal, A.R. (2015). If we build it, we will come: a model for community-led change to transform neighborhood conditions to support healthy eating and active living. *American Journal of Pub-*

lic Health, 105(6), 1072–1077. https://doi.org/10.2105/AJPH.2015.302599

Howe, K.B., Suharlim, C., Ueda, P., Howe, D., Kawachi, I. & Rimm, E.B. (2016). Gotta catch'em all! Pokemon GO and physical activity among young adults: difference in differences study. *British Medical Journal, 355*, i6270.

Jarvie, J.A. & Malone, R.E. (2008). Children's secondhand smoke exposure in private homes and cars: an ethical analysis. *American Journal of Public Health, 98*(12), 2140–2145. https://doi.org/10.2105/AJPH.2007.130856

Kuijken, N.M., Naaldenberg, J., Nijhuis-van der Sanden, M.W. & van Schrojenstein-Lantman de Valk, H.M. (2016). Healthy living according to adults with intellectual disabilities: towards tailoring health promotion initiatives. *Journal of Intellectual Disability Research, 60*(3), 228–241. https://doi.org/10.1111/jir.12243

Lebov, J., Grieger, K., Womack, D., Zaccaro, D., Whitehead, N., Kowalcyk, B. & MacDonald, P.D.M. (2017). A framework for One Health research. *One Health, 3*, 44–50. https://doi.org/10.1016/j.onehlt.2017.03.004

Lee, J.E., Zeng, N., Oh, Y., Lee, D. & Gao, Z. (2021). Effects of Pokémon GO on physical activity and psychological and social outcomes: a systematic review. *Journal of Clinical Medicine, 10*(9), 1860. https://doi.org/10.3390/jcm10091860

Linnan, L.A., D'Angelo, H. & Harrington, C.B. (2014). A literature synthesis of health promotion research in salons and barbershops. *American Journal of Preventive Medicine, 47*(1), 77–85. https://doi.org/10.1016/j.amepre.2014.02.007

Morales-Garzón, S., Parker, L.A., Hernández-Aguado, I., González-Moro Tolosana, M., Pastor-Valero, M. & Chilet-Rosell, E. (2023). Addressing health disparities through community participation: a scoping review of co-creation in public health. *Healthcare, 11*(7), 1034. https://doi.org/10.3390/healthcare11071034

Patrick, K. (2008). The future of health promotion and disease prevention in clinical practice. In S.H. Woolf, S. Jonas & E. Kaplan-Liss (Eds.), *Health promotion and disease prevention in clinical practice* (2nd ed., pp. 582–593). Lippincott Williams & Wilkins.

Plass, D., Vos, T., Hornberg, C., Scheidt-Nave, C., Zeeb, H. & Krämer, A. (2014). Trends in disease burden in Germany: results, implications and limitations of the Global Burden of Disease study. *Deutsches Ärzteblatt International, 111*(38), 629–638.

Reisch, L.A., Sunstein, C.R. & Gwozdz, W. (2017). Beyond carrots and sticks: Europeans support health nudges. *Food Policy, 69*, 1–10. https://doi.org/10.1016/j.foodpol.2017.01.007

Robert Koch-Institut (RKI) & Bayerisches Landesamt für Gesundheit und Lebensmittelsicherheit (LGL Bayern). (2012). *Evaluation komplexer Interventionsprogramme in der Prävention: lernende Systeme, lehrreiche Systeme* (Beiträge zur Gesundheitsberichterstattung des Bundes). Robert Koch-Institut.

Rose, G. (1992). *The strategy of preventive medicine*. Oxford University Press.

Rose, G. (2008). *Rose's strategy of preventive medicine*. Oxford University Press. https://doi.org/10.1093/acprof:oso/9780192630971.001.0001

Rutter, H., Savona, N., Glonti, K., Bibby, J., Cummins, S., Finegood, D.T., Greaves, F., Harper, L., Hawe, P., Moore, L., Petticrew, M., Rehfuess, E., Shiell, A., Thomas, J. & White, M. (2017). The need for a complex systems model of evidence for public health. *Lancet, 390*(10112), 2602–2604. https://doi.org/10.1016/S0140-6736(17)31267-9

Sandforth, E. & Hasseler, M. (2014). Gesundheitsförderung und Prävention bei Menschen mit geistigen und mehrfachen Behinderungen. Eine theoretische Diskussion und Reflexion. *Gesundheitsförderung und Prävention, 9*, 80–84. https://doi.org/10.1007/s11553-014-0432-7

Singh, S., Kshtriya, S. & Valk, R. (2023). Health, hope, and harmony: a systematic review of the determinants of happiness across cultures and countries. *International Journal of Environmental Research and Public Health, 20*(4), 3306. https://doi.org/10.3390/ijerph20043306

Skivington, K., Matthews, L., Simpson, S.A., Craig, P., Baird, J., Blazeby, J.M., Boyd, K.A., Craig, N., French, D.P., McIntosh, E., Petticrew, M., Rycroft-Malone, J., White, M. & Moore, L. (2021). A new framework for developing and evaluating complex interventions: update of Medical Research Council guidance. *British Medical Journal, 374*, n2061.

Soong, C.S., Wang, M.P., Mui, M., Viswanath, K., Lam, T.H. & Chan, S.S. (2015). A „community fit" community-based participatory research program for family health, happiness, and harmony: design and implementation. *JMIR Research Protocols, 4*(4), e126. https://doi.org/10.2196/resprot.4369

Thaler, R.H. & Sunstein, C.R. (2008). *Nudge: improving decisions about health, wealth, and happiness*. Yale University Press.

Whitmee, S., Haines, A., Beyrer, C., Boltz, F., Capon, A.G., de Souza Dias, B.F., Ezeh, A., Frumkin, H.,

Gong, P., Head, P., Horton, R., Mace, G. M., Marten, R., Myers, S. S., Nishtar, S., Osofsky, S. A., Pattanayak, S. K., Pongsiri, M. J., Romanelli, C., ... Yach, D. (2015). Safeguarding human health in the Anthropocene epoch: report of The Rockefeller Foundation-Lancet Commission on planetary health. *Lancet, 386*(10007), 1973–2028. https://doi.org/10.1016/S0140-6736(15)60901-1

Xian, Y., Xu, H., Xu, H., Liang, L., Hernandez, A. F., Wang, T. Y. & Peterson, E. D. (2017). An initial evaluation of the impact of Pokémon GO on physical activity. *Journal of the American Heart Association, 6*(5), e005341. https://doi.org/10.1161/JAHA.116.005341

Lese- und Medienempfehlung zur Vertiefung

Marckmann, G. (2023). Gerechtigkeit und Gesundheit. In M. Richter & K. Hurrelmann (Hrsg.), *Soziologie von Gesundheit und Krankheit* (S. 139–151). Springer VS.

Tesi, B., Donia, P., Covelli, A., Aloise, I., Renzi, E., Massimi, A. & Villari, P. (2023). "Health is a serious game": Gamification as a tool for primary prevention in Public Health. *European Journal of Public Health*, *33* (Suppl.2), ckad160.032.

Übersicht „Thinking in Systems“: Diese Webseite ermöglicht einen Einstieg in Systemansätze für Public Health und bietet u. a. einige Webinare zum Thema. Verfügbar unter https://www.cdc.gov/policy/polaris/tis/index.html

38 Prävention auf globaler Ebene

Johanna Hanefeld und Julika Loss

Überblick

- Was versteht man unter der Disziplin „Global Health"?
- Welche gesundheitsbezogenen Auswirkungen hat die Globalisierung?
- Inwiefern sind Tabakkonsum und Alkoholmissbrauch als globale Präventionsthemen zu betrachten?
- Wie hängen Globalisierung und Infektionsgeschehen zusammen?
- Was sind soziale Determinanten von Gesundheit?
- Inwiefern prägt die Ottawa-Charta internationale Leitbilder von Prävention und Gesundheitsförderung?

38.1 Globale Gesundheit und ihr Bezug zu globaler Prävention

Globale Gesundheit als wissenschaftliches Feld der Forschung, Lehre und Praxis ist in den letzten 20 bis 30 Jahren international gewachsen. Dabei hat sich diese Disziplin sukzessive aus zwei Vorläufern entwickelt: der Tropenmedizin des 19. und frühen bis mittleren 20. Jahrhunderts und dem Feld der sogenannten „internationalen Gesundheit", das sich zwischen 1970 und 1990 mit der gesundheitlichen Situation im globalen Süden und den Ländern mit mittlerem und niedrigem Einkommen befasste (Koplan et al., 2009).

Durch die voranschreitende Globalisierung wurde eine Erweiterung dieser Ansätze notwendig. Die Globalisierung ist einerseits durch eine weltweite Integration der Handels- und Produktionsketten geprägt und hat andererseits ermöglicht, dass sich durch die Kommunikations- und Technologierevolution Bevölkerungen, Kulturen, Wirtschaft und Politik viel stärker miteinander vernetzen. In einer globalisierten Welt nehmen internationale Mobilität, Migration sowie Handel mit Tieren und Lebensmitteln zu, sodass sich Pathogene und Infektionskrankheiten immer schneller und leichter verbreiten. Zudem gleichen sich weltweit auch die Häufigkeiten für nicht übertragbare Erkrankungen an. Ursächlich hierfür sind gemeinsame beziehungsweise ähnlich geprägte Risikofaktoren und sozioökonomische Determinanten von Gesundheit. Zu diesen Determinanten zählen beispielsweise Klimawandel, wachsende Urbanisierung, Migrationsbewegungen und soziale Ungleichheit, die wiederum Gesundheitsverhalten und Zugang zur medizinischen Versorgung beeinflussen. Daraus leitet sich ab, dass Ansätze der Prävention übertragbarer sowie nicht übertragbarer Krankheiten von einer globalen Perspektive erheblich profitieren können.

Dabei bedeutet das „global" bei „globaler Gesundheit" nicht, dass die Forschungs-, Lehr- und präventiven Aktivitäten unweigerlich immer über geografische Grenzen hinweg oder auf der globalen Ebene angelegt werden müssen. Vielmehr bezieht sich der **Begriff „global"** auf die Ursache und die Art eines gesundheitlichen Problems, das durchaus lokal oder national betrachtet und adressiert werden kann. Gesundheitliche Auswirkungen von Migration, ein Ebola-Ausbruch oder ein erhöhtes hitzebezogenes Mortalitätsrisiko für Herz-Kreislauf-Erkrankte als Folge des Klimawandels sind Beispiele für globale Gesundheit; die entsprechenden Studien oder präventiven Interventionen können sich auf die konkrete Situation vor Ort, d.h. in einem Staat oder einer Region, fokussieren. Globale Gesundheit beschäftigt sich demnach mit Public-Health-Herausforderungen, deren Ursachen (z.B. Determinanten und begünstigende Faktoren) und mögliche übergeordnete Lösungsansätze auf der globalen Ebene verortet sind, auch wenn das aktuell vorrangige Problem lokal auftritt, wie etwa Hitzesterblichkeit im Rahmen einer Hitzewelle in einer Region oder ein Ausbruchsgeschehen in einem umgrenzten Gebiet.

Nicht zuletzt aufgrund der skizzierten **gesamtgesellschaftlichen Hintergründe** der Globalisierung, die für den Ansatz globaler Gesundheit so wesentlich sind, zeichnet sich das Feld durch seine große Interdisziplinarität aus. Globale Gesundheit ist dabei auch explizit normativ ausgerichtet und orientiert sich an Prinzipien, die oft unter dem Begriff der „sozialen Gerechtigkeit“ zusammengefasst werden. Seit 2018 wird globale Gesundheit auch zunehmend **kritisch diskutiert**, in Hinblick auf Dekolonisierung bzw. die kritische Auseinandersetzung mit den kolonialen Ursprüngen und hegemonialen Strukturen von globaler Gesundheit und deren Einfluss auf Themensetzung, Praxis und Forschung (Gräser, 2023).

In Deutschland sind Interesse und wissenschaftliche Aktivitäten auf dem Gebiet der globalen Gesundheit seit etwa 2015 stark gewachsen. Seit 2019 gibt es für Akteure in diesem Bereich ein Netzwerk, den **Global Health Hub Germany**, und seit 2020 ein eigenes **Forschungsnetzwerk** (German Alliance for Global Health Research, GHLORA), das durch designierte wissenschaftliche Förderung diesen Bereich stärkt. Die Bundesregierung hat zudem 2020 eine neue **„Strategie zu Globaler Gesundheit“** verabschiedet, die sich zu den Zielen der Weltgesundheitsorganisation (WHO) im Sinne der Gesundheitsförderung bekennt und eine aktive Rolle der Europäischen Union bei der Vorbeugung und Bewältigung globaler gesundheitsbezogener Herausforderungen befürwortet (Deutscher Bundestag, 2021).

Wichtig für Gesundheitsförderung und Prävention

Die wissenschaftliche Basis von Prävention und Gesundheitsförderungen sowie ihre Entwicklung in der deutschen Politik und Praxis wären ohne Arbeiten und Expertise aus anderen Ländern und internationale Kooperationen undenkbar. Der Austausch von Forschungsergebnissen, praktischen Erfahrungen und Konzepten über Ländergrenzen hinweg ist wichtig, da viele Länder der Welt vor ähnlichen Herausforderungen stehen – sowohl hinsichtlich Krankheitslast als auch verhaltens- und verhältnisbezogener Risikofaktoren. Wichtig ist ebenso, die Gesundheitsbedürfnisse von Menschen weltweit, über nationale Grenzen hinweg, zu betrachten und globale Herausforderungen zu adressieren, die sich den Kontrollmöglichkeiten einzelner Staaten entziehen (Brown et al., 2006; Gräser, 2023).

38.2 Beispiele für globale Herausforderungen für Prävention

Internationale Handelsketten sind ein zentrales Element der Globalisierung. Gleichzeitig haben sie einen erheblichen Einfluss auf übertragbare und nicht übertragbare Erkrankungen sowie riskante Lebensstile. Daher kann eine globale Perspektive erheblich zum Verständnis nationaler gesundheitsbezogener Herausforderungen beitragen.

Im Folgenden wird dies anhand zweier Beispiele verdeutlicht: Tabak- und Alkoholkonsum einerseits und Ausbreitung von Infektionskrankheiten andererseits.

38.2.1 Tabak- und Alkoholkonsum als globales Gesundheitsproblem

Die erheblichen negativen Auswirkungen, die Zigarettenrauchen und riskanter Alkoholkonsum für die Gesundheit haben, sind wissenschaftlich eindeutig belegt (Doll & Hill, 1956; Marmot et al., 1981; Pirie et al., 2013), Gleiches gilt für die starke Verbreitung dieser Verhaltensweisen in vielen Gesellschaften der Welt. Tabak- und Alkoholkonsum sind daher vordringliche Public-Health-Probleme. Diese klare wissenschaftliche Evidenz führte seit der zweiten Hälfte des 20. Jahrhunderts fortschreitend zu Maßnahmen der Tabak- und Alkoholprävention, auch auf internationaler Ebene (Reubi & Berridge, 2016).

Im Jahr 2003 wurde das Rahmenübereinkommen der Weltgesundheitsorganisation (WHO) zur Eindämmung des Tabakgebrauchs verabschiedet (https://fctc.who.int/who-fctc/overview). Dieser völkerrechtliche Vertrag wurde von der WHO erarbeitet und durch ihre Mitgliedsstaaten einstimmig angenommen, wobei ein Großteil der Staaten ihn bereits ratifiziert hat. Seit 2005 ist diese **Framework Convention on Tobacco Control** (FCTC) ein internationales Gesetz und zielt darauf ab, „heutige und künftige Generationen vor den verheerenden gesundheitlichen, gesellschaftlichen, umweltrelevanten und wirtschaftlichen Folgen des Tabakkonsums und des Passivrauchens zu schützen“. Die Bestimmungen des Vertrages beziehen sich unter anderem auf Einschränkungen von Tabakwerbung, Verkaufsförderung und Sponsoring von Tabak, Schutz vor Passivrauchen an öffentlichen Orten einschließlich der Arbeitsplätze, Warnhinweise auf Zigarettenpackungen, Unterbindung des Tabakschmuggels und die Erhöhung der Tabaksteuer.

Bereits relativ bald nach Einführung des Rahmenübereinkommen wurde ersichtlich, dass internationaler Handel, insbesondere internationale Handelsabkommen, oft **in direktem Widerspruch zu Versuchen der Tabakkontrolle** und der Umsetzung des FCTC stehen (Chen et al., 2023; Jarman, 2019; Shaffer et al., 2005). Ursächlich dafür sind vor allem die Globalisierung von Marketing- und Werbestrategien und die **Einflussnahmen multinationaler Konzerne**, die durch Öffentlichkeitsarbeit und **Lobbystrategien** die Regulierungsbefugnis von nationalen Regierungen beeinträchtigen können (Afshari et al., 2020; Allen et al., 2021). Die Erkenntnisse der letzten Jahre zeigen, dass global agierende Unternehmen oft eine Strategie auf globaler Ebene planen und diese gezielt in einzelnen Ländern umsetzen. So verlagern transnationale Tabakkonzerne ihre Marketing-, wie auch preis- und produktpolitischen Aktivitäten auf neue Märkte, da sie sich in den angestammten Märkten in wohlhabenderen Ländern mit einer geringeren Nachfrage konfrontiert sehen. Um die rückläufigen Umsätze in den traditionellen Märkten auszugleichen, verstärken Tabakkonzerne ihre Präsenz in Ländern mit wachsenden Volkswirtschaften und einer vergleichsweise jungen Bevölkerung wie Nigeria, Indonesien oder der Türkei (Isip & Calvert, 2020). Vor diesem Hintergrund prognostiziert die WHO, dass bis 2030 80 % der tabakbedingten Todesfälle in Ländern mit niedrigem und mittlerem Einkommen auftreten werden (Isip & Calvert, 2020).

Auch bei **Alkohol** kommt es zu Einflussnahme von Unternehmen auf nationale Präventionspolitik und Gesetzgebung. Dies lässt sich sowohl in Ländern des globalen Nordens (Hawkins et al., 2018) als auch des globalen Südens (Hanefeld et al., 2016; Walls et al., 2020) beobachten, beispielsweise indem die Unternehmen Expertinnen und Experten finanzieren und Gesetzgebungsverfahren, welche die Industrie stärker regulieren sollen, beeinflussen – über Ländergrenzen hinweg (Bakke & Endal, 2010). Weiterhin untergräbt Schmuggel nationale Gesetzgebungen, die den Konsum gesundheitsschädlicher Produkte wie Tabak und Alkohol einschränken sollen (Van Walbeek et al., 2012).

Diese Beispiele zeigen, wie stark die Herausforderungen von Public Health bzw. Prävention global und national verknüpft sind. Oft ist es das Zusammenspiel zwischen lokalem, regionalem und globalem Handeln, das bestimmt, ob präventionspolitische Maßnahmen erfolgreich sind (Dodgson et al., 2017).

38.2.2 Infektionserkrankungen als globales Gesundheitsproblem

Die Globalisierung hat dazu beigetragen, dass auch Infektionsgeschehen schneller globale Dimensionen annehmen. So hat die Liberalisierung des Handels weitreichende Auswirkungen auf die **Verbreitung von Pathogenen**, vor allem durch die mit verstärktem Handel einhergehende erhöhte Mobilität von Menschen. Das ließ sich bereits lange vor der Globalisierung beobachten. Die Geschichte zeigt, dass die ersten Bemühungen zur internationalen Zusammenarbeit im Bereich Gesundheit, insbesondere hinsichtlich Präventionsmaßnahmen, oft im Zuge von Handelsabkommen realisiert wurden. So leitet sich der Begriff der „Quarantäne“ aus dem italienischen Wort für „vierzig“ ab, was auf die Anzahl der Tage zurückgeht, die ausländische Handelsschiffe im 15. Jahrhundert warten mussten, bevor die Besatzung das (italienische) Festland betreten durfte (Hanefeld, 2015).

Wie sehr die enge internationale Vernetzung dazu führt, dass Erreger sich sehr schnell über Grenzen hinweg ausbreiten können, haben die Covid-19-Pandemie und auch der grenzübergreifende Ausbruch von MPOX in den letzten Jahren auf dramatische Weise demonstriert (Russell et al., 2021). Die internationale Gesundheitsverordnung **(International Health Regulations, IHR)** der WHO führt die entscheidenden Maßnahmen zur Eindämmung von Ausbrüchen und der Pandemieprävention auf. Insbesondere schreiben die IHR staatliche Verpflichtungen zum Melden von Informationen und Daten in diesen Bereichen fest. Allerdings hat nicht zuletzt auch die Covid-19-Pandemie verschiedene Limitationen der IHR aufgezeigt, sodass eine Überarbeitung notwendig und ein Pandemieabkommen verhandelt wird, das viele Bereiche der Pandemieprävention und -reaktion regeln soll (Da Silva Nunes et al., 2023).

Nicht nur die gestiegene Mobilität von Menschen führt zu einer beschleunigten Verbreitung von Erregern, auch der **Handel mit Tieren und Pflanzen** im Lebensmittelbereich hat oftmals direkte Konsequenzen für den Infektionsschutz. Auch im Bereich von **Antibiotikaresistenzen** ist dies eine Herausforderung. Trotz vorhandener Regulationen im Bereich des Tierhandels, auch durch die Welttiergesundheitsorganisation (WOAH), ist zum Beispiel die Surveillance von Antibiotikaresistenzen bei Tieren limitiert. Hinzu kommt der umfangreiche regionale grenzübergreifende Nutztierhandel, der nur unzureichend reguliert ist (Valerio et al., 2020). Der **illegale Handel mit Wildtieren**, besonders für den menschlichen Verzehr, gilt darüber hinaus als einer der Risiken für die Entstehung neuer Zoonosen (Baker et al., 2022).

38.2.3 Weitere globale Herausforderungen für Prävention und Gesundheitsförderung

Handel und Mobilität sind aber nur zwei der globalen Faktoren, die das Risiko von Infektionskrankheiten wie auch nicht übertragbaren Erkrankungen auf globaler Ebene erhöhen. So begünstigen die durch den **Klimawandel** verursachten Veränderungen der Ökologie und auch die zunehmende Urbanisierung einen „Spill-over“ von Erregern aus der Natur, von Tier zu Mensch (Baker et al., 2022). Diese Entwicklungen betreffen auch die Übertragung durch Vektoren wie etwa Moskitos, was sich an einer veränderten Verbreitung z. B. des Denguefiebers bemerkbar macht (Banu et al., 2011). Insgesamt stellt der Klimawandel eine der größten globalen Herausforderungen auch für die Gesundheit dar und wird absehbar sowohl die Häufigkeit vektorübertragener Erkrankungen als auch die Häufigkeit von Allergien oder die hitzebedingte Mortalität erhöhen.

Ebenso führt die **Liberalisierung des Handels**, einschließlich des Preisabbaus und des Wettbewerbs auf dem internationalen Markt, zur Veränderung von wichtigen Gesundheitsdeterminanten und nicht zuletzt der **Arbeitsbedingungen** weltweit (Afshari et al., 2020), mit möglichen Auswirkungen auf eine Vielzahl somatischer und psychischer Erkrankungen.

Ein weiterer wichtiger globaler Faktor sind weltweite **Migrationsbewegungen**. Geflüchtete bzw. emigrierte Menschen sind durch Erlebnisse und Traumata beim Migrationsprozess gefährdet und haben nicht selten einen eingeschränkten Zugang zum Gesundheitssystem. Zudem leben sie im Gastland oder der neuen Heimat oft unter Bedingungen sozioökonomischer Benachteiligung, mit entsprechenden gesundheitsbezogenen Auswirkungen (Zimmerman et al., 2011). Hier ergeben sich große Bedarfe für Prävention und Gesundheitsförderung.

Wichtig für Gesundheitsförderung und Prävention

Die Komplexität der Zusammenhänge im Feld globaler Gesundheit prägt auch die Forschungsansätze in diesem Bereich, die sich oft auf „Complexity Science“ oder „Implementation Science“ beziehen (Guzmán, 2022; Hill, 2011). Zudem machen diese Entwicklungen deutlich, dass koordinierte Präventionsstrategien und diplomatische Initiativen entwickelt werden müssen, um den multinationalen Charakter vieler gesundheitsbezogener Risiken anzugehen (Afshari et al., 2020). Die Prozesse der Globalisierung, die auf verschiedenen Ebenen die Gesundheit von Menschen überall auf der Welt bedrohen, bieten auch Lösungsmöglichkeiten für Prävention und die Chance zu wissenschaftlichem Fortschritt – durch größere Kooperation und gegenseitiges Lernen aus Erfahrungen.

38.3 Internationale Erfahrungen und globaler Konsens als Grundlage für Prävention

Gesundheitsförderung und Prävention werden in der Regel vor Ort in komplexen Interventionen umgesetzt und durch nationale politische Maßnahmen unterstützt. Sie sollten auf die konkreten Bedürfnisse bestimmter Bevölkerungsgruppen abgestimmt sein und die Rahmenbedingungen spezifischer Kontexte berücksichtigen. Doch trotz dieser wichtigen lokalen Perspektive ergeben sich bei nationalen Maßnahmen zur Prävention viele Bezüge zum globalen Kontext.

Risiko- und Schutzfaktoren für Erkrankungen und riskanten Lebensstil sind über Ländergrenzen hinweg vergleichbar: (mangelnde) Gesundheitskompetenz, Befähigung, Bildung, soziale Unterstützung und unterstützende Lebenswelten. Sie beeinflussen die Gesundheit und Inanspruchnahme der Gesundheitsversorgung in vielen Ländern dieser Erde, unabhängig von der Nation (World Health Organization, 2023). Daher können einzelne Länder als Präventionsakteure durch die Verbreitung von Innovationen und von „Good Practice“-Modellen von den Entwicklungen und Erfahrungen in anderen Ländern oder Regionen profitieren (Gräser, 2023). Tatsächlich orientiert man sich beim Vorgehen in der Gesundheitsförderung und Prävention oft (oder meist) an international bewährten Vorgehensweisen und an Grundsätzen, die auf internationalen Initiativen beruhen und praktisch universale Gültigkeit haben.

Es gibt zahlreiche internationale Dokumente, Rahmenwerke und Abkommen, die sich mit Konzepten und Empfehlungen zu Gesundheitsförderung und Prävention beschäftigen. Das können einerseits **globale „Prinzipien Guter Praxis“** sein, für die in der Public-Health-Praxis und -Wissenschaft weltweit weitestgehend Konsens bestehen dürfte, was z. B. für den **Settingansatz** gilt. Andererseits gibt es auch globale Übereinkünfte zu Prävention und Gesundheitsförderung, die eine höhere Formalität oder Verbindlichkeit haben, wie eine Resolution, die von Mitgliedern unterzeichnet oder ratifiziert wird, wie beispielsweise das oben genannte **Tabakrahmenübereinkommen**. Wichtige Akteure für die Erarbeitung und Abstimmung globaler Rahmenkonzepte und Programme sind unter anderem die Vereinten Nationen (United Nations) mit ihren assoziierten Organisationen wie der WHO oder UNAIDS, die Weltbank oder die OECD (Afshari et al., 2020).

38.3.1 Die Ottawa-Charta als Beispiel für eine international breit unterstützte Programmatik für Gesundheitsförderung

Ein Beispiel für eine von vielen Ländern entwickelte Programmatik der Prävention, deren Prinzipien mittlerweile weltweit unterstützt werden, ist die Ottawa-Charta, die 1986 von der WHO verabschiedet wurde. Sie hat erstmals **zentrale Prinzipien der Gesundheitsförderung** festgelegt und im internationalen Public-Health-Raum verankert. Sie war eine Antwort, so heißt es in der Einleitung der Charta, auf „wachsende Erwartungen an eine neue öffentliche Gesundheitsbewegung in der ganzen Welt". Konsequenterweise sind die zentralen Leitkonzepte, welche die Ottawa-Charta für Gesundheitsförderung vorsieht, auch global gültige Ansätze: soziale Gerechtigkeit und Chancengleichheit, ein stabiles Ökosystem, Befähigung (Empowerment), Gesundheitsförderung als Thema für alle Politikbereiche und Umsetzung in Lebenswelten (Hancock, 2011). Als Einschränkung mag gelten, dass die Ottawa-Charta sich nach eigenen Angaben „vorrangig mit Erfordernissen in Industrieländern" befasste, wenngleich „auch Probleme aller anderen Regionen erörtert (wurden)". Manche der Vorschläge sind daher in gewissen politischen Kontexten weniger zielführend, z. B. die Entwicklung einer gesundheitsfördernden Gesamtpolitik in Form von sektorübergreifenden Gesetzesinitiativen und steuerlichen Maßnahmen (Nutbeam, 2008). Die Ottawa-Charta dürfte seit ihrem Entstehen in unzähligen Ländern der Welt das Verständnis und die Entwicklung der jeweils nationalen Public-Health-Strategien geprägt haben (Nutbeam, 2008), auch wenn es sich eher um eine visionäre Programmatik handelt und nicht um eine zu ratifizierende Resolution. Auf der Grundlage der Ottawa-Charta wurde (und wird) das Konzept der Gesundheitsförderung international fortlaufend weiterentwickelt, z. B. auf den wiederholten internationalen Konferenzen der WHO zum Thema Prävention und Gesundheitsförderung.

38.3.2 Global von Bedeutung: soziale Determinanten von Gesundheit

Ein Modell, das den Prinzipien der Ottawa-Charta sehr verwandt ist und ebenfalls weltweit breite Unterstützung erfährt, ist das 1991 entwickelte **„Regenbogen"-Modell** von Dahlgren und Whitehead (Abbildung 38-1). Es stellt die sozialen Determinanten von Gesundheit auf verschiedenen Ebenen dar – von der individuellen über die soziale Ebene und die Arbeits- und Wohnbedingungen hin bis zur nationalen bzw. politischen Ebene (Dahlgren & Whitehead, 2021). Das Modell verdeutlicht die Komplexität, mit der Einflussfaktoren die Gesundheit von Menschen formen, und ist von universaler Gültigkeit.

38.3.3 Umsetzung von Präventionsmaßnahmen im internationalen Vergleich

Auch wenn global ein Konsens bezüglich dieser Grundprinzipien und Leitkonzepten besteht oder Verträge ratifiziert werden, heißt das nicht, dass die Umsetzung in den einzelnen Ländern auch mit vergleichbarer Konsequenz erfolgt. Die von der WHO vorgegebenen Strategien werden von einzelnen Staaten in durchaus unterschiedlichem Maße umgesetzt (Deutscher Bundestag, 2021). Das zeigt sich beispielsweise im

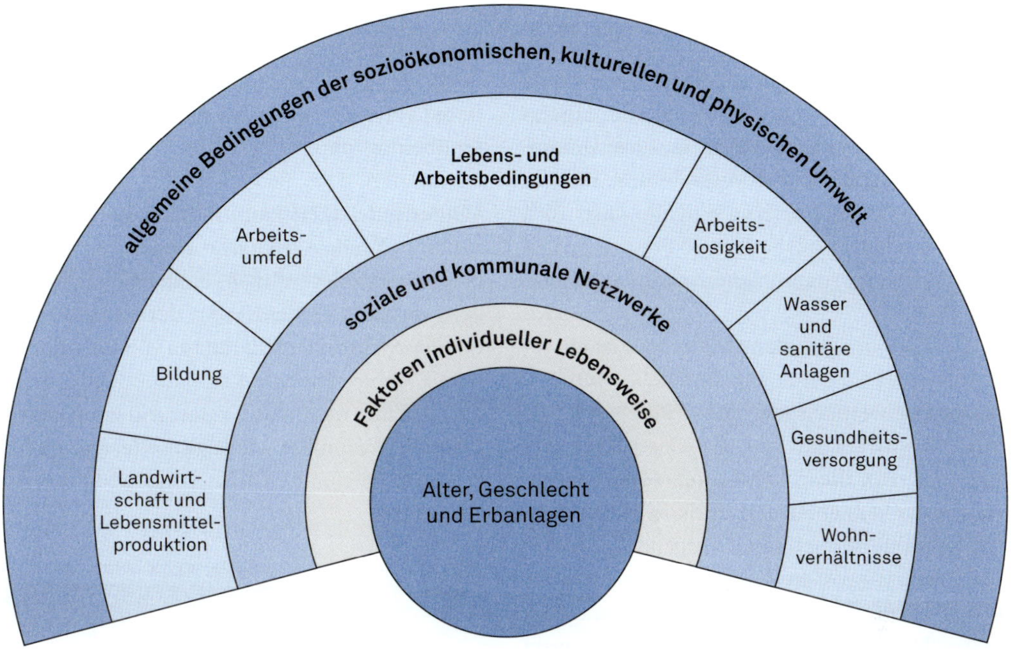

Abbildung 38-1: Soziale Determinanten von Gesundheit (in Anlehnung an Dahlgren & Whitehead, 2021). Das Modell verdeutlicht, dass Gesundheit von vielschichtigen Faktoren auf unterschiedlichen Ebenen einschließlich der politischen Ebene und Arbeits- und Wohnbedingungen beeinflusst wird. Diese Sichtweise der Entstehung von Gesundheit und Krankheit wird weltweit akzeptiert und schafft damit eine Grundlage für internationale Abstimmungen zu Präventionsmaßnahmen. Sie ist zudem anschlussfähig für die Perspektive von globaler Gesundheit, die Präventionsbedarfe aufzeigt, indem die Auswirkungen von globalen Prozessen auf die jeweils nationalen ökonomischen, ökologischen und gesellschaftlichen Rahmenbedingungen von Gesundheit untersucht werden.

Ergebnis der regelmäßigen Überprüfung der WHO, inwieweit die einzelnen Mitgliedsstaaten die Vorgaben der oben erwähnten FCTC umsetzen (World Health Organization, 2022): Im internationalen Vergleich ist Deutschland langsam und teilweise ineffizient bei der Umsetzung von Tabakkontrollpolitik (https://www.tobaccocontrolscale.org/).

Wichtig für Gesundheitsförderung und Prävention

Der von der WHO regelmäßig veröffentlichte „Non-communicable Diseases Progress Monitor" (https://www.who.int/publications/i/item/9789240047761) zeigt, dass es eine hohe Varianz zwischen Staaten gibt, was die Umsetzung der wichtigsten Interventionen für die Prävention nicht übertragbarer Krankheiten betrifft. Weltweit zeigte sich allerdings der deutliche Trend, dass nationale Pläne und Aufklärungskampagnen die am häufigsten umgesetzten Maßnahmen waren, während weiterführende strukturelle Maßnahmen wie Einschränkung von Werbung für Tabak, Alkohol und ungesunde Lebensmittel, Salzreduktionsstrategien oder Steuererhöhung auf gesundheitsschädliche Produkte nur von wenigen Ländern umgesetzt wurden. Haben große Unternehmen und Konzerne eine starke Einflussnahme auf die nationale Regierung und die Gesellschaft, behindert das in der Regel die Implementierung von präventiven Maßnahmen (Allen et al., 2021).

38.4 Fazit

Bevölkerungsgesundheit ist oftmals ein Produkt globaler Veränderungsprozesse, wie der Liberalisierung des internationalen Handels, Urbanisierung, Migration und Veränderung sozialer Netzwerke. Diese Faktoren sind alle wesentlich für Prävention, insbesondere wo Präventionsansätze Verhältnisse und Determinanten miteinbeziehen.

Das Feld der globalen Gesundheit ist ein relativ junges Feld der Forschung, Lehre und Praxis, das sich explizit mit diesen Prozessen und ihren Auswirkungen auf die Gesundheit beschäftigt. Um diese komplexen Herausforderungen zu verstehen und effektiv anzugehen, wird ein interdisziplinäres Vorgehen benötigt. Die Evidenz in vielen Bereich der globalen Gesundheit unterstreicht auch, dass übertragbare und nicht übertragbare Krankheiten gemeinsam betrachtet werden sollten. So wie Public Health zum Ziel hat, Gesundheit für alle Menschen zu stärken und gesundheitliche Chancengleichheit zu erreichen, zielt auch globale Gesundheit auf soziale Gerechtigkeit ab. Oftmals zeigt eine globale Sicht auf die gesundheitliche Lage und Risiken von Bevölkerungen Ungleichheiten auf, innerhalb von Ländern ebenso wie zwischen unterschiedlichen Regionen der Welt. Der Fokus auf systemische Faktoren, auf Wechselwirkungen zwischen ökonomischen und sozialen Bedingungen und Gesundheit, bietet wichtige Einsichten auch für die Präventionsforschung und -praxis, ebenso wie die Vorgehensweise von „Implementation and Complexity Science" neue methodische Zugänge eröffnet.

Die beschriebenen Beispiele zeigen, dass viele Präventionsmaßnahmen nur dann langfristig erfolgreich sein können, wenn sie explizit die globale Dimension miteinbeziehen. Die globalen Strategien multinationaler Hersteller von gesundheitsschädlichen Produkten, die Mobilität von Menschen und Pathogenen, die fortschreitende Urbanisierung und nicht zuletzt die globale Erderwärmung verändern das epidemiologische Profil vieler übertragbarer und nicht übertragbarer Erkrankungen auf jeweils nationaler Ebene. Diese Herausforderungen benötigen gemeinsame Ansätze, um – international vernetzt – auch auf nationaler und lokaler Ebene effektive Präventionspolitik gestalten zu können. Das Modell von Dahlgren und Whitehead (2021) kann hier als Rahmenkonzept für globale Aktivitäten dienen, um auf globaler Ebene ein vereintes Handeln voranzubringen, das die Verbesserung der sozialen und ökonomischen Determinanten von Gesundheit zum Ziel hat. Globale Regulation („governance") und ihre nationale Umsetzung spielen hierbei eine besonders wichtige Rolle, um global bedingte gesundheitliche Ungleichheiten zu verringern.

Zusammenfassung

Die Globalisierung führt zu vielen gesundheitsbezogenen Herausforderungen auf nationaler und lokaler Ebene, die für Prävention und Gesundheitsförderung relevant sind, z. B. durch internationale Handelsketten, multinational agierende Konzerne, Migration und Bevölkerungsbewegungen oder sich verändernde Arbeitsbedingungen, um nur einige Gesellschafts- und Politikbereiche zu benennen. Zudem erfordert der Klimawandel – als globale Krise – viele neue präventive Aktivitäten, sowohl für übertragbare wie für nicht übertragbare Krankheiten. Diese globalen Herausforderungen bedürfen globaler Lösungen. Internationale Kooperationen und grenzüberschreitende Abstimmungen (und Abkommen) zu guter Präventionspraxis sind wesentlich, um dies zu realisieren.

Diskussionsanregung

- Inwieweit kann politische Instabilität eine wirksame Prävention beeinträchtigen?
- Welche Maßnahmen der Prävention und Gesundheitsförderung sind durch den Klimawandel notwendig oder notwendiger geworden?

- Wie bewerten Sie die Sinnhaftigkeit eines Abkommens wie der Tabakrahmenkonvention? Und sollte es ähnliche Abkommen auch für andere Gesundheitsbereiche geben?
- Welche Herausforderungen an Prävention und Gesundheitsförderung stellen sich durch zunehmende Mobilität und Migration? Denken Sie explizit an unterschiedliche Ebenen: lokal, regional und national.

Literatur

Afshari, M., Teymourlouy, A., Asadi-Lari, M. & Maleki, M. (2020). Global Health diplomacy for non-communicable diseases prevention and control: a systematic review. *Global Health, 16*(1), 41. https://doi.org/10.1186/s12992-020-00572-5

Allen, L. N., Wigley, S. & Holmer, H. (2021). Implementation of non-communicable disease policies from 2015 to 2020: a geopolitical analysis of 194 countries. *Lancet Global Health, 9*(11), e1528–e1538. https://doi.org/10.1016/S2214-109X(21)00359-4

Baker, R. E., Mahmud, A. S., Miller, I. F., Rajeev, M., Rasambainarivo, F., Rice, B. L., Takahashi, S., Tatem, A. J., Wagner, C. E., Wang, L. F., Wesolowski, A. & Metcalf, C. J. E. (2022). Infectious disease in an era of global change. *Nature Reviews Microbiology, 20*(4), 193–205. https://doi.org/10.1038/s41579-021-00639-z

Bakke, Ø. & Endal, D. (2010). Vested interests in addiction research and policy alcohol policies out of context: drinks industry supplanting government role in alcohol policies in sub-Saharan Africa. *Addiction, 105*(1), 22–28. https://doi.org/10.1111/j.1360-0443.2009.02695.x

Banu, S., Hu, W., Hurst, C. & Tong, S. (2011). Dengue transmission in the Asia-Pacific region: impact of climate change and socio-environmental factors. *Tropical Medicine and International Health, 16*(5), 598–607. https://doi.org/10.1111/j.1365-3156.2011.02734.x

Brown, T. M., Cueto, M. & Fee, E. (2006). The World Health Organization and the transition from "international" to "global" public health. *American Journal of Public Health, 96*(1), 62–72. https://doi.org/10.2105/AJPH.2004.050831

Chen, T. Y., Lin, Y. J., Chiang, T. L. & Tsai, F. J. (2023). Trade agreements and tobacco control policy: analysis of the impact of FCTC on regulatory contents of trade agreements from 2001 to 2019. *Globalization and Health, 19*(1), 77. https://doi.org/10.1186/s12992-023-00979-w

Dahlgren, G. & Whitehead, M. (2021). The Dahlgren-Whitehead model of health determinants: 30 years on and still chasing rainbows. *Public Health, 199*, 20–24. https://doi.org/10.1016/j.puhe.2021.08.009

Da Silva Nunes, T., Soliman, A., Taguchi, K., Matsoso, P., Driece, R. A. & Tangcharoensathien, V. (2023). Addressing inequity: the world needs an ambitious pandemic accord. *Lancet, 402*(10398), 271–273. https://doi.org/10.1016/S0140-6736(23)01369-7

Deutscher Bundestag. (2021). *Sachstand: Prävention und Gesundheitsförderung im internationalen Kontext* (WD 9 – 3000 – 089/20). Verfügbar unter https://www.bundestag.de/resource/blob/827936/f8584fce89d2a1a598fa32d50adb41e3/WD-9-089-20-pdf-data.pdf

Dodgson, R., Lee, K. & Drager, N. (2017). Global health governance, a conceptual review. In J. J. Kirton (Ed.), *Global Health* (pp. 439–461). Routledge.

Doll, R. & Hill, A. B. (1956). Lung cancer and other causes of death in relation to smoking; a second report on the mortality of British doctors. *British Medical Journal, 2*(5001), 1071–1081. https://doi.org/10.1136/bmj.2.5001.1071

Gräser, S. (2023). Globale Gesundheit/Global Health. In Bundeszentrale für gesundheitliche Aufklärung (BZgA) (Hrsg.), *Leitbegriffe der Gesundheitsförderung und Prävention. Glossar zu Konzepten, Strategien und Methoden*. Zugriff am 20. März 2024 unter https://leitbegriffe.bzga.de/alphabetisches-verzeichnis/global-health-globale-gesundheit/

Guzmán, C. A. F. (2022). Complexity in global health – bridging theory and practice. *Annals of Global Health, 88*(1), 49. https://doi.org/10.5334/aogh.3758

Hancock, T. (2011). The Ottawa Charter at 25. *Canadian Journal of Public Health, 102*(6), 404–406. https://doi.org/10.1007/BF03404186

Hanefeld, J. (2015). *Globalization and Health.* McGraw-Hill Education, Open University Press.

Hanefeld, J., Hawkins, B., Knai, C., Hofman, K. & Petticrew, M. (2016). What the InBev merger means for health in Africa. *BMJ Global Health, 1*(2), e000099. https://doi.org/10.1136/bmjgh-2016-000099

Hawkins, B., Holden, C., Eckhardt, J. & Lee, K. (2018). Reassessing policy paradigms: a comparison of the global tobacco and alcohol industries. *Global Pub-*

lic Health, 13(1), 1–19. https://doi.org/10.1080/17441692.2016.1161815

Hill, P.S. (2011). Understanding global health governance as a complex adaptive system. *Global Public Health, 6*(6), 593–605. https://doi.org/10.1080/17441691003762108

Isip, U. & Calvert, J. (2020). Analyzing big tobacco's global youth marketing strategies and factors influencing smoking initiation by Nigeria youths using the theory of triadic influence. *BMC Public Health, 20*, 377. https://doi.org/10.1186/s12889-020-8451-0

Jarman, H. (2019). Normalizing Tobacco? The politics of trade, investment, and tobacco control. *Milbank Quarterly, 97*(2), 449–479. https://doi.org/10.1111/1468-0009.12393

Koplan, J.P., Bond, T.C., Merson, M.H., Reddy, K.S., Rodriguez, M.H., Sewankambo, N.K., Wasserheit, J.N. & Consortium of Universities for Global Health Executive Board. (2009). Towards a common definition of global health. *Lancet, 373*(9679), 1993–1995. https://doi.org/10.1016/S0140-6736(09)60332-9

Marmot, M.G., Rose, G., Shipley, M.J. & Thomas, B.J. (1981). Alcohol and mortality: a U-shaped curve. *Lancet, 1*(8220 Pt 1), 580–583. https://doi.org/10.1016/S0140-6736(81)92032-8

Nutbeam, D. (2008). What would the Ottawa Charter look like if it were written today? *Critical Public Health, 18*(4), 435–441. https://doi.org/10.1080/09581590802551208

Pirie, K., Peto, R., Reeves, G.K., Green, J. & Beral, V. (2013). The 21st century hazards of smoking and benefits of stopping: a prospective study of one million women in the UK. *Lancet, 381*(9861), 133–141. https://doi.org/10.1016/S0140-6736(12)61720-6

Reubi, D. & Berridge, V. (2016). The internationalisation of tobacco control, 1950–2010. *Medical History, 60*(4), 453–472.

Russell, T.W., Wu, J.T., Clifford, S.J., Edmunds, W.J., Kucharski, A.J. & Jit, M. (2021). Effect of internationally imported cases on internal spread of COVID-19: a mathematical modelling study. *Lancet Public Health, 6*(1), e12–e20. https://doi.org/10.1016/S2468-2667(20)30263-2

Shaffer, E.R., Brenner, J.E. & Houston, T.P. (2005). International trade agreements: a threat to tobacco control policy. *Tobacco Control, 14*(Suppl. 2), ii19–ii25. https://doi.org/10.1136/tc.2004.007930

Valerio, V.C., Walther, O.J., Eilittä, M., Cissé, B., Muneepeerakul, R. & Kiker, G.A. (2020). Network analysis of regional livestock trade in West Africa. *PloS One, 15*(5), e0232681. https://doi.org/10.1371/journal.pone.0232681

Van Walbeek, C., Blecher, E., Gilmore, A. & Ross, H. (2012). Price and tax measures and illicit trade in the framework convention on tobacco control: what we know and what research is required. *Nicotine & Tobacco Research, 15*(4), 767–776. https://doi.org/10.1093/ntr/nts170

Walls, H., Cook, S., Matzopoulos, R. & London, L. (2020). Advancing alcohol research in low-income and middle-income countries: a global alcohol environment framework. *BMJ Global Health, 5*(4), e001958. https://doi.org/10.1136/bmjgh-2019-001958

World Health Organization (WHO). (2022). *2021 global progress report on implementation of the WHO Framework Convention on Tobacco Control*. World Health Organization.

World Health Organization (WHO). (2023, April). *Achieving well-being. A global framework for integrating well-being into public health utilizing a health promotion approach*. Geneva: WHO. Retrieved February 20, 2024 from https://www.who.int/publications/m/item/wha-76---achieving-well-being--a-global-framework-for-integrating-well-being-into-public-health-utilizing-a-health-promotion-approach

Zimmerman, C., Kiss, L. & Hossain, M. (2011). Migration and health: a framework for 21st century policy-making. *PLoS Medicine, 8*(5), e1001034. https://doi.org/10.1371/journal.pmed.1001034

Lese- und Medienempfehlung zur Vertiefung

Gräser, S. (2023). Globale Gesundheit/Global Health. In Bundeszentrale für gesundheitliche Aufklärung (BZgA) (Hrsg.), *Leitbegriffe der Gesundheitsförderung und Prävention. Glossar zu Konzepten, Strategien und Methoden*. Zugriff am 20. März 2024 unter https://leitbegriffe.bzga.de/alphabetisches-verzeichnis/global-health-globale-gesundheit/

Merson, M.H., Black, R.E. & Mills, A.J. (2011). *Global health: Diseases, programs, systems, and policies*. Jones & Bartlett Publishers.

World Health Organization (WHO). (2024). *The WHO Framework Convention on Tobacco Control: Overview*. Zugriff am 20. März 2024 unter https://fctc.who.int/who-fctc/overview

Autorinnen und Autoren

Thomas Altgeld
Landesvereinigung für Gesundheit
und Akademie für Sozialmedizin
Niedersachsen Bremen e.V.
Schillerstraße 32
D-30159 Hannover
thomas.altgeld@gesundheit-nds-hb.de

PD Dr. Katharina Althaus
Klinikum Christophsbad
Abt. für Neurologie, Neurophysiologie,
Frührehabilitation und Schlafmedizin
Faurndauer Str. 6–28
D-73035 Göppingen
katharina.althaus@christophsbad.de

Lea Blunck
University of Southern Denmark
Health Sciences Faculty
Department of Public Health
Research Unit for Health Promotion
Degnevej 14
DK-6705 Esbjerg Ø
leblu22@student.sdu.dk

Prof. Dr. Michael Böhm
Universitätsklinikum des Saarlandes
und Medizinische Fakultät
der Universität des Saarlandes
Innere Medizin III - Kardiologie, Angiologie
und internistische Intensivmedizin
Gebäude 41
Kirrberger Str. 100
D-66421 Homburg
michael.boehm@uks.eu

Prof. Dr. Elmar Brähler
Universitätsklinikum Leipzig
Abt. für Med. Psychologie und Med. Soziologie
Philipp-Rosenthal-Straße 55
D-04103 Leipzig
elmar.braehler@medizin.uni-leipzig.de

Dr. Tilman Brand
Leibniz-Institut für Präventionsforschung
und Epidemiologie – BIPS GmbH
Abt. Prävention und Evaluation
Achterstraße 30
D-28359 Bremen
brand@leibniz-bips.de

Prof. Dr. Klara Brixius
Institut für Kreislaufforschung
und Sportmedizin
Deutsche Sporthochschule Köln
Am Sportpark Müngersdorf 6
D-50933 Köln
brixius@dshs-koeln.de

PD Dr. Andrea Budnick
Institut für Medizinische Soziologie
und Rehabilitationswissenschaft Charité
Charité Centrum für Human- und
Gesundheitswissenschaften Charité
Charité – Universitätsmedizin Berlin
Campus Charité Mitte (CCM)
Charitéplatz 1
D-10117 Berlin
andrea.budnick@charite.de

Prof. Dr. Anneke Bühler
Hochschule für angewandte
Wissenschaften Kempten
Fakultät Soziales und Gesundheit
Bahnhofstraße 61
D-87435 Kempten
anneke.buehler@hs-kempten.de

Prof. Dr. Gerhard Bühringer
Technische Universität Dresden
Klinische Psychologie und Psychotherapie
Arbeitsgruppe Abhängiges Verhalten,
Risikoanalyse und Risikomanagement
Chemnitzer Straße 46
D-01187 Dresden
Gerhard.Buehringer@tu-dresden.de

IFT Institut für Therapieforschung
Leopoldstr. 175
D-80804 München

Dr. Maxie Bunz
Universitätsklinikum Köln
Institut für Allgemeinmedizin
Kerpener Str. 62
D-50937 Köln
maxie.bunz@uk-koeln.de

Dr. Heide Busse
Leibniz-Institut für Präventionsforschung
und Epidemiologie – BIPS GmbH
Abt. Prävention und Evaluation
Achterstraße 30
D-28359 Bremen
busse@leibniz-bips.de

Dr. Ulrike de Vries
Universität Bremen
Zentrum für Klinische Psychologie
und Rehabilitation
Grazer Str. 6
D-28359 Bremen
udevries@uni-bremen.de

Prof. Dr. Kevin Dadaczynski
Hochschule Fulda
Fachbereich Gesundheitswissenschaften
Leipziger Straße 123
D-36037 Fulda
kevin.dadaczynski@gw.hs-fulda.de

Zentrum für Angewandte Gesundheits-
wissenschaften
Leuphana Universität Lüneburg
Wilschenbrucher Weg 84a
D-21335 Lüneburg

PD Dr. Ralf Decking
Orthopädie und Endoprothetik
St. Remigius Krankenhaus Opladen
An St. Remigius 26
D-51379 Leverkusen

Prof. Dr. Manfred Döpfner
Klinik und Poliklinik für Psychiatrie,
Psychosomatik und Psychotherapie
des Kindes- und Jugendalters
Robert-Koch-Straße 10 (Gebäude 53)
D-50931 Köln
manfred.doepfner@uk-koeln.de

Prof. Dr. Karsten Dreinhöfer
Charité Universitätsmedizin Berlin
Abt. Orthopädie und Unfallchirugie
Medical Park Berlin Humboldtmühle
An der Mühle 2–9
D-13507 Berlin
karsten.dreinhoefer@charite.de

Prof. Dr. Toni Faltermaier
Europa-Universität Flensburg
Abteilung für Gesundheitspsychologie
und Gesundheitsbildung
Auf dem Campus 1
D-24943 Flensburg
faltermaier@uni-flensburg.de

Prof. Dr. Raimund Geene
Alice Salomon Hochschule
Berlin School of Public Health
Wilhelm-Kabus-Str. 39
D-10829 Berlin
raimund.geene@charite.de

Dr. Elena Gomes de Matos
IFT Institut für Therapieforschung
Leopoldstr. 175
D-80804 München
GomesdeMatos@ift.de

Prof. Dr. Johanna Hanefeld
Robert Koch-Institut
Nordufer 20
D-13353 Berlin
HanefeldJ@rki.de

Prof. Dr. Charlotte Hanisch
Universität zu Köln
Humanwissenschaftliche Fakultät,
Psychologie und Psychotherapie
in Heilpädagogik und Rehabilitation
Klosterstraße 79a
D-50931 Köln
charlotte.hanisch@uni-koeln.de

PD Dr. Bernhard Haring
Universitätsklinikum des Saarlandes
und Medizinische Fakultät
der Universität des Saarlandes
Innere Medizin III - Kardiologie, Angiologie
und internistische Intensivmedizin
Gebäude 41
Kirrberger Str. 100
D-66421 Homburg
Bernhard.Haring@uks.eu

PD Dr. Christopher Hautmann
Ausbildungsinstitut für Kinder- und Jugend-
psychotherapie an der Uniklinik Köln (AKiP)
Pohlingstr. 9
D-50969 Köln
christopher.hautmann@uk-koeln.de

Dr. Alina Herrmann
Universitätsklinikum Köln
Institut für Allgemeinmedizin
Kerpener Str. 62
D-50937 Köln
alina.herrmann@uk-koeln.de

Patricia Hilgers
Emma-Bahlke-Weg 7
D-31275 Lehrte
patricia.hilgers@icloud.com

Prof. Dr. Dr. h. c. Klaus Hurrelmann
Hertie School of Governance
Quartier 110, Friedrichstr. 180
D-10117 Berlin
hurrelmann@hertie-school.org

Prof. Dr. Dr. Andrea Icks
Heinrich-Heine-Universität Düsseldorf
Medizinische Fakultät
Center for Health and Society
Institut für Versogungsforschung
und Gesundheitsökonomie
Moorenstr. 5
D-40225 Düsseldorf
andrea.icks@uni-duesseldorf.de

Dr. Veronika Jäger
Institut für Epidemiologie und Sozialmedizin
Universität Münster
Domagkstraße 3
D-48149 Münster
veronika.jaeger@uni-muenster.de

Prof. Dr. André Karch
Institut für Epidemiologie und Sozialmedizin
Universität Münster
Domagkstraße 3
D-48149 Münster
andre.karch@uni-muenster.de

Prof. Dr. Theodor Klotz
Klinikum Weiden
Söllnerstr. 16
D-92637 Weiden
theodor.klotz@kliniken-nordoberpfalz.ag

Dr. Peter Koppe
CCSH MVZ GmbH
Altonaer Straße 34
D-24534 Neumünster

Dipl.-Sozialpäd. Ursula Kraus
Landeshauptstadt Düsseldorf
Amt für Soziales und Jugend
Querschnitt Kindheit, Jugend & Gesundheit
Präventionsketten
Willi-Becker-Allee 7
D-40227 Düsseldorf
ursula.kraus@duesseldorf.de

Prof. Dr. Adelheid Kuhlmey
Institut für Medizinische Soziologie
und Rehabilitationswissenschaft
Charité – Universitätsmedizin Berlin
Charitéplatz 1
D-10117 Berlin
adelheid.kuhlmey@charite.de

Dr. Romy Lauer
Abteilung für Allgemeinmedizin (AM RUB)
Medizinische Fakultät
Ruhr-Universität Bochum
Universitätsstraße 150
D-44801 Bochum
romy.lauer@rub.de

Janna Leimann
Hochschule für Gesundheit
Department für Angewandte
Gesundheitswissenschaften
Gesundheitscampus 6–8
D-44801 Bochum
Janna.Leimann@hs-gesundheit.de

Prof. Dr. Anja Leppin
University of Southern Denmark
Health Sciences Faculty
Department of Public Health
Research Unit for Health Promotion
Degnevej 14
DK-6705 Esbjerg Ø
aleppin@health.sdu.dk

Prof. Dr. Julika Loss
Robert Koch-Institut
Nordufer 20
D-13353 Berlin
LossJ@rki.de

Prof. Dr. Albert C. Ludolph
Universitäts- und Rehabilitationskliniken Ulm
Abteilung für Neurologie
Oberer Eselsberg 45
D-89081 Ulm
albert.ludolph@rku.de

Dr. Martin Merbach
Evangelisches Zentralinstitut
für Familienberatung Berlin
Auguststraße 80
D-10117 Berlin
merbach@ezi-berlin.de

PD Dr. Dr. Ricarda Mewes
Universität Wien
Forschungs-, Lehr- und Praxisambulanz
Renngasse 6–8
A-1010 Wien
ricarda.nater-mewes@univie.ac.at

Prof. Dr. Ute Mons
Universitätsklinikum Köln
Klinik II für Innere Medizin
Kerpener Str. 62
D-50937 Köln
ute.mons@uk-koeln.de

Dipl. Pol. Kai Mosebach
Hochschule Ludwigshafen am Rhein
Fachbereich Sozial- und Gesundheitswesen
Ernst-Boehe-Str. 4
D-67059 Ludwigshafen
kai.mosebach@hwg-lu.de

Prof. Dr. Beate Sigrid Müller
Universitätsklinikum Köln
Institut für Allgemeinmedizin
Kerpener Str. 62
D-50937 Köln
beate.mueller@uk-koeln.de

Dr. Dirk Müller
Institut für Gesundheitsökonomie
und Klinische Epidemiologie
Universitätsklinikum Köln
Gleueler Straße 176–178
D-50935 Köln
dirk.mueller@uk-koeln.de

Dr. Uta Nennstiel
Bayerisches Landesamt für Gesundheit
und Lebensmittelsicherheit
Veterinärstr.2
D-85762 Oberschleißheim
uta.nennstiel@lgl.bayern.de

Dr. Veronika Ottová-Jordan
Universitätsklinikum Hamburg-Eppendorf
Zentrum für Psychosoziale Medizin
Klinik für Kinder- und Jugendpsychiatrie,
-psychotherapie und -psychosomatik
Martinistraße 52
Gebäude W 29
D-20246 Hamburg
v.ottova-jordan@uke.de

Prof. Dr. Holger Pfaff
Institut für Medizinsoziologie, Versorgungsforschung und Rehabilitationswissenschaft
(IMVR) der Humanwissenschaftlichen
Fakultät und der Medizinischen Fakultät
der Universität zu Köln
Eupener Str. 129
D-50933 Köln
holger.pfaff@uk-koeln.de

Prof. Dr. Timo-Kolja Pförtner
IMVR – Institut für Medizinsoziologie,
Versorgungsforschung und
Rehabilitationswissenschaft
der Humanwissenschaftlichen Fakultät
und der Medizinischen Fakultät
der Universität zu Köln (KöR)
Eupener Str. 129
D-50933 Köln
timo-kolja.pfoertner@uk-koeln.de

Prof. Dr. Martin Pinquart
Universität Marburg
Fachbereich Psychologie
Gutenbergstr. 18
D-35032 Marburg
pinquart@staff.uni-marburg.de

Dr. Nina Pintzinger
Österreichische Gesellschaft
für Verhaltenstherapie (ÖGVT)
Kolingasse 11/9
A-1090 Wien
n.pintzinger@gmail.com

Dr. Evelyn Plamper
Leiterin Unternehmensentwicklung
Universitätsklinikum Köln
Josef-Stelzmann-Str. 9A
D-50931 Köln
evelyn.plamper@uk-koeln.de

Prof. Dr. Eike Quilling
Hochschule für Gesundheit Bochum
DAG · Department für Angewandte Gesundheitswissenschaften
Gesundheitscampus 6 – 8
D-44801 Bochum
eike.quilling@hs-gesundheit.de

Prof. Dr. Wolfgang Rathmann
Deutsches Diabetes-Zentrum
Institut für Biometrie und Epidemiologie
Auf'm Hennekamp 65
D-40225 Düsseldorf
wolfgang.rathmann@ddz.de

Dr. h. c. Walter Rätzel-Kürzdörfer
Universität Bayreuth
Lehrbeauftragter
D-95445 Bayreuth
wrk08@web.de

Dr. Marcus Redaèlli
Institut für Gesundheitsökonomie und Klinische Epidemiologie
Universitätsklinikum Köln
Gleueler Straße 176–178
D-50935 Köln
marcus.redaelli@uk-koeln.de

Dr. Gaby Resmark
Abteilung für Psychosomatische Medizin und Psychotherapie
Universitätsklinikum Tübingen
Osianderstr. 5
D-72076 Tübingen
gaby.resmark@med.uni-tuebingen.de

Prof. Dr. Matthias Richter
Fakultät für Sport- und Gesundheitswissenschaften
Lehrstuhl für Soziale Determinanten der Gesundheit
Uptown München-Campus D
Georg-Brauchle-Ring 60/62
D-80992 München
richter.matthias@tum.de

Prof. Dr. Kerstin Rhiem
Universitätsklinikum Köln
Zentrum Familiärer Brust- und Eierstockkrebs
Universitätsklinikum Köln
CIO – Gebäude 70
Kerpener Str. 62
D-50937 Köln
kerstin.rhiem@uk-koeln.de

Michael Schäfer
Centrum für Sportwissenschaften und Sportmedizin (CSSB)
Charité Universitätsmedizin Berlin Abt. Orthopädie und Unfallchirugie
Medical Park Berlin
Humboldtmühle
An der Mühle 2–9
D-13507 Berlin
m.schaefer@medicalpark.de

Dr. Kathrin Schlößler
Abteilung für Allgemeinmedizin (AM RUB)
Medizinische Fakultät
Ruhr-Universität Bochum
Universitätsstraße 150
D-44801 Bochum
kathrin.schloessler@rub.de

Prof. Dr. Rita Schmutzler
Universitätsklinikum Köln
Zentrum Familiärer Brust- und Eierstockkrebs
Universitätsklinikum Köln
CIO – Gebäude 70
Kerpener Str. 62
D-50937 Köln
rita.schmutzler@uk-koeln.de

Maria Schumann
Autobahn GmbH des Bundes
Heidestr. 15
D-10557 Berlin
maria.d.schumann@gmail.com

Prof. Dr. Friedrich Wilhelm Schwartz
Medizinische Hochschule Hannover
Institut für Epidemiologie, Sozialmedizin und Gesundheitssystemforschung
Carl-Neuberg-Str. 1
D-30625 Hannover
fw.schwartz@web.de

Prof. Dr. Johannes Siegrist
Heinrich-Heine-Universität Düsseldorf
Life Science Center
Merowinger Platz 1a
D-40225 Düsseldorf
siegrist@uni-duesseldorf.de

Prof. Dr. Rainer K. Silbereisen
Friedrich-Schiller-Universität
Institut für Psychologie
Am Steiger 3
D-07743 Jena
rainer.silbereisen@uni-jena.de

Prof. Dr. Jacob Spallek
Brandenburgische TU Cottbus-Senftenberg
Institut für Gesundheit
FG Gesundheitswissenschaften
Universitätsplatz 1
D-01968 Senftenberg
jacob.spallek@b-tu.de

Katja Stenzel
Romanstr.11
D-95444 Bayreuth
katjastenzel@yahoo.de

Prof. Dr. Stephanie Stock
Universitätsklinikum Köln
Institut für Gesundheitsökonomie und Klinische Epidemiologie
Gleueler Str. 176–178
D-50935 Köln
stephanie.stock@uk-koeln.de

PD Dr. Doris Stöckl
Sachgebietsleitung GP1
Bayerisches Landesamt für Gesundheit und Lebensmittelsicherheit
Veterinärstr. 2
D-85764 Oberschleißheim
Doris.Stoeckl@lgl.bayern.de

Dr. Harald Strippel
Medizinischer Dienst Bund
Team Versorgungsberatung Medizin
Theodor-Althoff-Str. 47
D-45133 Essen
harald.strippel@md-bund.de

Prof. Dr. Ana Nanette Tibubos
Universität Trier
Diagnostik in der Gesundheitsversorgung & E-Health
Max-Planck-Str. 6
D-54296 Trier
tibubos@uni-trier.de

Anja Tüchler
Universitätsklinikum Köln
Zentrum Familiärer Brust- und Eierstockkrebs
Universitätsklinikum Köln
CIO – Gebäude 70
Kerpener Str. 62
D-50937 Köln
anja.tuechler@uk-koeln.de

Prof. Dr. Horst Christian Vollmar
Abteilung für Allgemeinmedizin (AM RUB)
Medizinische Fakultät
Ruhr-Universität Bochum
Universitätsstraße 150
D-44801 Bochum
horst.vollmar@rub.de

Prof. Dr. Olaf von dem Knesebeck
Institut für Medizin-Soziologie
Universitätsklinikum Hamburg-Eppendorf
Martinistraße 52
D-20246 Hamburg
o.knesebeck@uke.de

Prof. Dr. Ulla Walter
Medizinische Hochschule Hannover
Institut für Epidemiologie, Sozialmedizin und Gesundheitssystemforschung
Carl-Neuberg-Str. 1
D-30625 Hannover
walter.ulla@mh-hannover.de

Prof. Dr. Rolf Weitkunat
Universität Fribourg
Department für Psychologie
Rue de Faucigny 2
CH-1700 Fribourg

PD Dr. Simone Weyers
Heinrich-Heine-Universität, Universitätsklinikum
Institut für Medizinische Soziologie
Universitätsstraße 1
D-40225 Düsseldorf
simone.weyers@uni-duesseldorf.de

Prof. Dr. Manfred Wildner
c/o Landesinstitut Gesundheit
Bayerisches Landesamt für Gesundheit und Lebensmittelsicherheit
Veterinärstr. 2
D-85764 Oberschleißheim
Vorzimmer-Bereichsleiter@lgl.bayern.de

Prof. Dr. Dr. h. c. Manfred Wolfersdorf
Am Weiherer Weg 9
D-96142 Hollfeld
mwolfersdorf@t-online.de

Prof. Dr. Hajo Zeeb
Leibniz-Institut für Präventionsforschung und Epidemiologie – BIPS GmbH
Abt. Prävention und Evaluation
Achterstraße 30
D-28359 Bremen
zeeb@leibniz-bips.de

Prof. Dr. Stephan Zipfel
Abteilung für Psychosomatische Medizin und Psychotherapie
Universitätsklinikum Tübingen
Osianderstr. 5
D-72076 Tübingen
stephan.zipfel@med.uni-tuebingen.de

PD Dr. Fionna Zöllner
Universitätsklinikum Hamburg-Eppendorf
Zentrum für Psychosoziale Medizin
Klinik für Kinder- und Jugendpsychiatrie, -psychotherapie und -psychosomatik
Martinistraße 52
Gebäude W 29
D-20246 Hamburg
fionna.zoellner@gmail.com

Sachwortverzeichnis

B

C

E

F

G

H

J

K

N

Q

R

S

T

U

V

W

Z

Anzeigen